骨髓细胞与组织病理诊断学

主　编　卢兴国　叶向军　徐根波

副主编　马顺高　吴建国　高海燕　董　敖

编　委（按姓氏汉语拼音排序）

董　敖　浙江大学医学院附属儿童医院
高海燕　哈尔滨医科大学附属第二医院
龚旭波　浙江大学医学院附属第二医院
姜育燊　杭州迪安检验医学中心
康可上　浙江慈溪市人民医院
李宏波　浙江大学医学院附属第二医院
李菁原　杭州迪安检验医学中心
刘　军　浙江萧山医院
卢兴国　杭州迪安检验医学中心
　　　　浙江大学医学院附属第二医院
马顺高　云南大理州人民医院
莫伟明　浙江萧山医院
史　敏　河北医科大学第二医院
寿　爽　杭州美康盛德医学检验实验室有限公司
王海军　浙江大学医学院附属第二医院
吴建国　浙江大学医学院附属第四医院
吴婧妍　杭州迪安检验医学中心
徐根波　浙江大学医学院附属第二医院
叶向军　浙江省兰溪市人民医院
周　晟　浙江省兰溪市人民医院
周述玮　杭州迪安检验医学中心
朱　蕾　浙江大学医学院附属第二医院

人民卫生出版社

图书在版编目（CIP）数据

骨髓细胞与组织病理诊断学/卢兴国，叶向军，徐根波主编. —北京：人民卫生出版社，2020

ISBN 978-7-117-29666-3

Ⅰ.①骨… Ⅱ.①卢…②叶…③徐… Ⅲ.①骨髓细胞-病理-诊断 Ⅳ.①R446.11

中国版本图书馆 CIP 数据核字(2020)第 019562 号

骨髓细胞与组织病理诊断学

主　　编：卢兴国　叶向军　徐根波
出版发行：人民卫生出版社（中继线 010-59780011）
地　　址：北京市朝阳区潘家园南里 19 号
邮　　编：100021
E - mail：pmph @ pmph.com
购书热线：010-59787592　010-59787584　010-65264830
印　　刷：人卫印务（北京）有限公司
经　　销：新华书店
开　　本：889×1194　1/16　　**印张**：47
字　　数：1489 千字
版　　次：2020 年 5 月第 1 版　2020 年 5 月第 1 版第 1 次印刷
标准书号：ISBN 978-7-117-29666-3
定　　价：480.00 元
打击盗版举报电话：010-59787491　E-mail：WQ @ pmph.com
质量问题联系电话：010-59787234　E-mail：zhiliang @ pmph.com

序　言

由卢兴国主任领衔主编，叶向军、徐根波任主编，马顺高、吴建国、高海燕、董敖任副主编以及参与撰写的其他成员，组成具有实力的坚强编写团队。他们以干一行爱一行、静生时勤助长的理念，在血液病形态学及其整合诊断学的田园里结出了丰硕的成果，取得了突出的成绩。他们编著的《骨髓细胞与组织病理诊断学》一书即是其中之一。该书是一部实用性、创新性学术著作和参考工具书，是他们近半个世纪经过三代人不断求知与实践、总结与探索的结晶，又几经修改充实，非常不易！

卢兴国主任是国内知名血液骨髓形态学家和血液肿瘤整合诊断专家，对血液骨髓细胞和组织病理形态学作出了重要贡献。他主编了18本学术专著，让一代又一代年轻人学到了许多新的技术和知识；发表了200余篇研究论文，发现的一些形态学以及创新性甚至原创性成果或学术观点，丰富了形态学内涵；还凭常规染色和光学显微镜下的工作获浙江省科学技术进步三等奖2项和相关的2项、省级高校科研成果二等奖1项、省级医药卫生科技创新二等奖2项、省级卫生厅A类科技成果重点推广和适宜科技成果转化项目2项。这些成果的取得，是辛勤耕耘的结晶，难能可贵，令人钦佩，受人尊敬。

该部专著有许多特色，尤其醇厚的是以下五个方面。其一是系统全面，如从形态学的历史论述至今的整合诊断学，从细胞和组织形态学到诊断技术与质量管理，从不同方法的形态学诊断、到几种形态学方法的整合再到疾病的定义与多学科信息整合诊断的关联。其二是创新实用，作者十多年来倡导的四片联检整合诊断模式与理论、流式免疫表型检测与形态学检查整合的诊断模式及其与其他学科信息整合的血液病整合诊断学的论述；经三十多年研究的巨核细胞胞核离散小圆化与病态造血、髓系肿瘤经过中骨髓涂片巨核细胞"三化"和骨髓切片出现"四化（细胞小型化、裸核化、异形极端化和移位聚集化）"与骨髓纤维化，以及巨核细胞溢核和核质连体分离形态学；还有对血液肿瘤原始细胞形态学的理解与把握，造血细胞胞质突起与分离形态学、造血细胞凋亡形态学的描述与解读，骨髓检查及其诊断学质量管理中的新理念与新经验，以及运用实践方法理清了细胞形态学领域不容易把握和诊断的淋巴瘤血液骨髓侵犯的形态学及其类型之间的关系，这些都是新颖而实用的内容。其三是学术价值，除了上述的这些研究成果与观点，还有精选的1 990余幅图片中，一些是尚未所见的或十分罕有的，如骨髓涂片与印片"三化"形态巨核细胞和骨髓真菌感染中的部分图片等。其四是解读实用，"WHO造血和淋巴组织肿瘤分类"是全球通用性标准，2017年正式出版的修订第四版与2016年发表于*Blood*上的已有一些变化。这些在书中全新呈现。作者对发表于1999年的WHO分类开始研读，对2001版、2002年的部分修订和2008版以及2017修订第四版WHO分类都有解读与应用的论文（发表30余篇）和相关著作出版，解读内容易读易理解。其五是适用面广，作者行文风格娴熟，表述由浅入深、简繁结合，且图文并茂，既适用于初学者又适合于有一定基础的血液肿瘤形态学与诊断学研究者，也是高等医学院校师生拓展教学思路和提高知识水平的良师益友。

形态学需要紧跟时代潮流大步前进！该书的出版非常及时、十分必要，将会促进我国这一领域的改革和发展。在该部新作出版之际，我欣然作序、热情推荐，祝各位专业同仁开卷获益。

上海交通大学医学院瑞金医院、上海血液学研究所　终身教授

上海医学发展终身成就奖获得者

王鸿利

2019年11月

前　言

自19世纪后半叶开始，Ehrich、Romanowsky等用合成染料染色血细胞以来，血细胞形态学、骨髓细胞形态学和骨髓组织病理形态学相继形成，促使了血液形态学的腾飞。在相当长的年代里，这一简单的技术没有变化而实用性经久不衰，被冠之为“传统形态学”。但在我国，由于体制因素，形态学中的血液细胞形态学属于临床检验，骨髓细胞形态学一部分在检验科，一部分在独立的血液学实验室，骨髓活检（骨髓切片）绝大多数属于病理科范畴，严重影响了这些形态学方法整合的诊断价值和时代意义。我们从2002年起，编著了《现代血液形态学理论与实践》等十余本著作，发表了“完善血液形态学诊断的模式”等许多论文，一直在倡导血液病整合诊断学的理念。骨髓细胞和组织病理学是血液病、尤其是血液肿瘤整合诊断学的基础和核心，随着其他学科的发展，形态学的内涵和价值，都发生了巨大的变化。有鉴于此，作为各分支学科整合诊断学的需要，包括复合型诊断学人才的培养并为临床提供最大化和更可靠的诊治信息，我们将近半个世纪历经三代人，在诊断学田园里，勤耕勤耘积累起来的经验与心得、诊断模式与理念、学术成果与观点，参考新近国内外形态学和2017修订第四版WHO分类精要，在2008年出版的《骨髓细胞学和病理学》基础上编著了这部《骨髓细胞与组织病理诊断学》。

全书分五部分37章。第一部分为诊断学总的发展轮廓，共2章。在“历史回顾”一章中，系统介绍了血液骨髓细胞形态学和组织病理学及其相关诊断技术与疾病关系的发展史，可以让我们明白先辈们走过的路，有益于我们对专业深度的了解和拓展；在“现状与展望”一章中，以我们倡导的实验室“二十字”诊断理念（紧贴临床、形态为本、整合诊断、满意临床、学术提升）为核心，对形态学以及现代诊断技术对形态学的影响与互补整合的重要性和必要性，进行剖析。第二部分为诊断学基础，共3章。在“临床基础”一章中，以作者的经验较为详细地介绍了血液病诊断中重要的一些临床特征；在密切相关的“其他学科基础”一章中，对免疫学、细胞遗传学和分子学，与形态学以及相互影响的关系做了概括性阐述；在“造血细胞和淋巴组织的病理生理”一章中，以我们的实践方法，特别对细胞形态学中不易理清的骨髓和淋巴组织造血与不同淋巴瘤类型之间的定位关系由浅入深、化繁为简进行梳理。第三部分为细胞和组织形态学，共9章，对“原始细胞和血细胞的界定与共识”、“粒系细胞形态学”、“红系细胞形态学”、“巨核细胞和血小板形态学”、“单核巨噬细胞形态学”、“淋系细胞形态学”、“少见及特殊细胞形态学”、“胞质突起与离体形态学”和“骨髓组织形态学”结合文献介绍我们形态学方面的一些创新性和原创性认知。第四部分为诊断技术与管理，共7章。以科学的态度，对形态学检查各种诊断方法的长处和不足进行评价，尤其是对我们倡导的“四片联检”整合诊断模式进行总结；并从适用性和规范性角度，详细介绍“标本采集与病况了解”、“标本运送、查对、染色与质控”、“骨髓涂片检查”、“骨髓印片与血片检查”和“骨髓切片检查”，以及“骨髓检查质量管理”中的一些新理念与经验。第五部分为疾病篇，共17章。以2017修订第四版WHO造血和淋巴组织肿瘤分类为主线，从新理念和贴切实用的角度，包括我们从1999年来对WHO分类每一次发表或修订的追踪与解读的体会以及应用经验，介绍各种类型的“急性髓细胞白血病”、“骨髓增生异常综合征”、“骨髓增殖性肿瘤”、“骨髓增生异常-骨髓增殖性肿瘤”、“伴嗜酸性粒细胞增多和*PDGFRA/B*或*FGFR1*重排及*PCM1-JAK2*形成髓系或淋系肿瘤”、“遗传易感性髓系肿瘤”、“急性原始淋巴细胞白血病”、“成熟B(T)细胞肿瘤”的临床特征、形态学基本诊断及其与其他学科技术的诊断标准。此外，对贫血、血小板减少症和白细胞减少症与缺乏症、噬血细胞综合征血液骨髓疾病、血液寄生虫病、骨髓真菌感染病、苯与铅中毒性血液学异常等，也都有较为全面、实用与适用性展现。

在编著中，我们认真酝酿与交流，以新颖实用、深简结合、客观科学为特点进行展示，一些成果和见解罕见于国内外文献中，愿为我国形态学紧跟时代并促进与其他学科技术诊断的互补再添砖瓦。但是，限于学识，书中不免存在错误，敬请前辈、专家和读者指正！

干一行爱一行，我们坚持理念；静生时勤助长，我们践行其中。在此，由衷感谢给予我们关怀与支持、帮助与理解的诸位长辈、专家、同仁、家人和朋友！

主　编

2019 年 12 月 25 日

目　录

第一部分　历史与现状

第二部分　诊断学基础

第三部分 细胞和组织形态学

第四部分 诊断技术与管理

第一部分

历史与现状

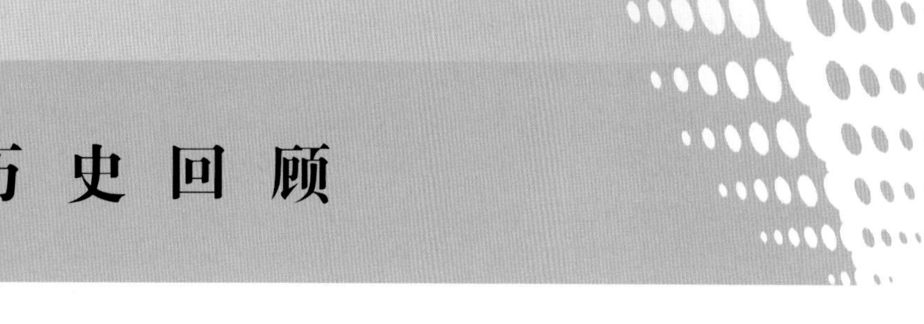

第一章

历 史 回 顾

历史是知识沉淀的宝库。正如休谟所说的“历史不仅是知识中很有价值的一部分,而且还打开了通向其他许多部分的门径,并为许多科学领域提供了材料。”故我们在了解一门学科时,通常先要了解它的历史。对骨髓细胞和病理诊断学的发展史做些回顾,可以让我们明白一些事由,有益于对专业深度的了解和拓展,激发对这一学科的热情,甚至触发灵感。

第一节 血液形态学的发展

在骨髓细胞和病理诊断出现之前,经过了漫长的前期知识和技术的积累。血液细胞形态学就是在这一漫长的过程中发展起来的。

一、染色剂发明前血液形态学时代

放血疗法可追溯到遥远的古代,但是在显微镜出现之前人们只能从感观上认识血液。随着科学逐渐进步,人们对血细胞的认识渐渐变得深入和科学。1590 年,荷兰 Jannsen 父子发明复合显微镜后,检查血液有形成分成为可能。1665 年 Hook 应用自制的简陋显微镜发现并取名“cell”,即“细胞”,1838—1839 年德国植物学家 Schleiden 和动物学家 Schwann 创建细胞学说(cell theory),成为 19 世纪自然科学的三大发现之一。显微镜的问世和改进开启了血液学科和组织学科的研究之门。

1658 年,荷兰自然学家 Swammerdam(1637—1680)成为第一个在显微镜下观察红细胞的人,Swammerdam 的熟人,另一位荷兰显微镜专家 Leeuwenhoek(1632—1723),是世界上第一位正式描述人“红血球”(红细胞)大小和形状的人,并于 1695 年绘制出“红血球”图(图 1-1)。但是,在接下来的 150 年里,人们在显微镜下看血液时,除“红血球”外未能观察出其他成分。

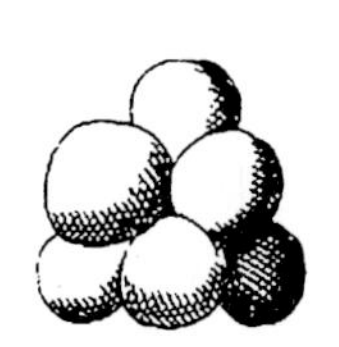
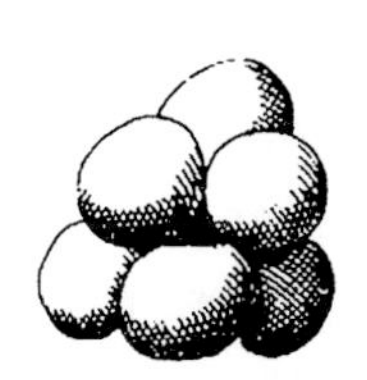
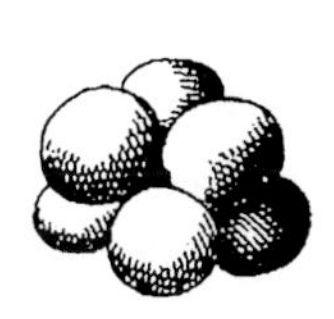

图 1-1 Leeuwenhoek 绘制的人类第一幅红血球图

1826 年 Lister 使显微镜分辨率达到 1μm 左右,为血小板的发现创造了条件。法国医生 Donné(1801—1878)于 1842 年,发现血小板。1843 年,法国医学教授 Andral(1797—1876)和英国医生 Addison(1802—1881)同时首次报道描述白细胞。两人都认为血液中有的“红血球”以及“白血球”(白细胞)在疾病中会改变。Addison 还推断脓细胞是通过毛细管壁的血液白细胞。1839 年前后 Donne 观察到当时还不知道是白血病而呈脓样的血液中有许多“黏液状小球”。Donne 和 Andral 还描述了妊娠性贫血和铅中毒时的红细胞改变,强调应用显微镜观察血液的量和质的变化,并提出常见于年轻女性的萎黄病(chlorosis)红细胞明显比正常人红细胞为小。萎黄病是 16 世纪中后期被欧洲医生所熟悉的病,实际上就是铁缺乏所致的贫血。至 20 世纪初期被确认为血中铁含量减少和出现低色素性红细胞为特征的一种疾病,即缺铁性贫血(IDA)。但在 1850 年以前,由于尚未发现染色血液细胞的染料,鉴定外周血细胞还是仅仅基于传统光学显微镜(conventional light microscopy)的直接观察。1841 年 Craigie 偶见一例发热、脾大和白细胞增多症的患者,3 年后他又发现类似病例并让他的同事 Bennett(1812—1875)等于 1845 年报告了对该例患者尸检的致死原因——血液中大量脓样成分。Bennett 还在 1841 年出版过一本关于使用显微镜诊断疾病的著作。德国病理学家 Virchow 在 1945 年将尸检的脾脏放大,发现血管中充满了无处不在的类似脓的球体,即在显微镜下观察到的所谓"无炎症的脓毒血症"是"无色血球"(colorless corpuscles),即无色细胞(白细胞)的过剩,有大有小,大的有颗粒,有一种为圆形、马鞍形或花瓣形的核,"红血球"很少,而在正常人中也有无色的小球,主要为有色的"红血球",并于 1847 年提出这是一种"无色血球(无色细胞)"增多的疾病,取名为白血(Weisses Blut,White Blood),基于它的希腊文并转变成德文即为白血病(leukamie)。1852 年 Bennett 用血液检查诊断患者生前的白血症(leucocythemia or white cell blood),即白血病(leukemia)。这些可谓是最早的血液形态学诊断(hematic morphological diagnosis),是血液形态学诊断的萌芽时代。1857 年德国学者 Friedeich 详细描述(急性)白血病,但急性白血病病名由 1889 年 Ebstein 提出。1858 年 Virchow 提出一切的病理现象都是基于细胞的损伤,一切细胞只能来自原来的细胞,首创具有划时代影响的细胞病理学(cytopathology)。随之,血液病理学(hematopathology)成为一个旺盛的分支,蓬勃发展。在血液病的诊断史上,细胞学(cytology)还作为一个整体成为学科之母和新生学科的基础,如随后逐渐形成的细胞生理学(细胞学与生理学的结合)、细胞生物学(细胞学等与生物学的结合)、细胞化学(形态学和生物化学的结合)、细胞遗传学(细胞学与遗传学的结合)、细胞分子生物学(细胞学与生物学和分子学的结合)等子学科。

二、染色技术的出现与血液形态学的腾飞

血液形态学的腾飞得益于德国两大工业的发展:一是德国光学工业,制造了精良的光学显微镜;另一是德国的染料业,细胞学家们尝试了种种染料,试图使不同的细胞与细胞结构被染色,以便在显微镜下区分开来。1856 年 Perkins 采用有机方法首次合成人工染料。不久 Ehrich、Romanowsky 等将这些合成染料染色血液。用这一染色技术描述细胞,不但发现了年青红细胞(young erythrocytes)或活体染色(supravital stain)识别网织红细胞(reticulocytes),还依据不同的染料或化合物染色的色泽特性鉴识出一种又一种的血液细胞和骨髓细胞,并根据染料与细胞颗粒的亲和性区分出非特异性(与天青染料结合的颗粒称为嗜苯胺蓝颗粒或嗜天青颗粒)与特异性(与酸性染料结合的称为嗜酸性颗粒,与碱性染料结合的称为嗜碱性颗粒,两者均可结合者即为中性颗粒),推动了血液形态学诊断的快速发展。在 19 世纪下半叶德国的染料工业得到了迅速的发展,许多合成染料非常有益于病理学家的研究。

1877 年仍是医学生的德国人 Ehrlich,开始使用苯胺染料(aniline dyes)染色血细胞。他将苯胺染料分类为酸性或碱性,发现一组染料易染红细胞和嗜酸性的白细胞颗粒,而另一组易染细胞核和淋巴细胞的胞质。1879 年,他开发出一种含酸性品红和亚甲蓝的中性染色液,并用这种染色液记录了中性粒细胞的紫色颗粒,详细描述了淋巴细胞、中性粒细胞、嗜酸性粒细胞和嗜碱性粒细胞的形态;Ehrlich 首次提出了这种白细胞按照颗粒染色特性划分的方法,也就是沿用至今的分类标准。另外,他还发现了肥大细胞以及恶性贫血的巨幼红细胞和失血后的幼红细胞。1888 年 Chenzinsky 将酸性成分(阴离子)改成伊红。1898 年,Ehrlich 和 Lazarus 介绍了一个由 Orange G、甲基绿(methyl green)和酸性品红(acid fuchsin)的混合物,他们称之三酸混合染色液,用于外周血涂片染色,能清晰地区分白细胞的不同种类,奠定了血细胞形态学的基础。Ehrlich 等发明的复合染料具有划时代的意义,基于这一独特的染色特点,辨认了中性粒细胞、嗜酸性粒细胞和嗜碱性粒细胞,鉴别了淋巴细胞与大多数表现为大而单个核的单核细胞,并与 Gramer(1855)发明的血细胞计数板、血细胞(毛细)吸管(1852—1867)和血红蛋白计(1878—1895)血细胞计数等技术一起,开创了血细胞研究和临床应用的新纪元(表 1-1)。

在 Ehrlich 的混合染色剂作为诊断试剂普及的年代里,德国的光学工业和显微镜(light microscopy)技术得到了飞速的发展。1891 年俄罗斯学者 Romanowsky 等开发含有"成熟"亚甲蓝(ripened methylene blue)和伊红的罗氏染色法,对不同的血细胞有不同染色能力,尤其可将核物质染成鲜艳的紫色(天青 B-伊红化合物的颜色),即"罗氏效应",染色有助于鉴定疟原虫,且染色白细胞的效果更佳。同年 Malachowski 等报告用多彩的亚甲蓝溶液类似的染色方法辨别白细胞。Ehrlich 等(1898)将镜检标本应用于不同的贫血和白血病病人的研究,并于 1900 年鉴别了分叶核细胞和细胞内的颗粒,命名为分叶核粒细胞等。使人们认识到应用合成性染料作为诊断试剂的重要性。近一二十年来,用纺织染料染血和骨髓细胞又引起人

们的兴趣,新染料染色方法不断推出,期待某种染料与不同功能细胞特异性之间的关系,如巨核细胞、辅助性T淋巴细胞(helper T lymphocyte,Th)及T淋巴细胞亚群检测等(Erenpreiss J,2001;李顺义,2005)。碱性蓝148是一种噁嗪类纺织染料,Th的核和胞质可染为深红~紫红色,而其他血细胞不见这种着色。碱性蓝141甲醇溶液和碱性蓝141碱性缓冲液双染色可用于区分Th细胞和细胞毒性T淋巴细胞或抑制性T淋巴细胞(Tc/Ts),Th细胞体积小,核与胞质呈深蓝色,Tc/Ts细胞比Th细胞大,核与胞质呈绿色,在核附近或凹陷处出现特征性红色颗粒。

表1-1 血细胞学诊断史上的主要事件

1695年荷兰人Leeuwenhoek描述了"红血球"的大小和形状,并第一次绘制出"红血球"图
1842年法国医生Donné发现血小板
1843年法国的Andral和英国的Addison同时报道首次描述白细胞
1845年德国病理学家Virchow在显微镜下观察到"无炎症的脓毒血症"是无色血球(白细胞)过剩的疾病
1845年Virchow描述轻度至中度脾大和淋巴结肿大患者,外周血出现大量小而无颗粒的淋巴细胞(慢性淋巴细胞白血病)
1847年Virchow提出无色血球增多的疾病,取名为白血,其德文为Leukamie(白血病)
1852年英国的Bennett用血液检查诊断患者生前的白血症(leucocythemia),即白血病(leukemia)
1855年Gramer发明血细胞计数板
1857年德国的Friedeich学者详细描述(急性)白血病,而急性白血病的正式病名由1889年Ebstein提出
1858年Virchow首创具有划时代意义的细胞病理学(cytopathology),对病理学甚至整个医学发展的影响巨大
1868年和1870年德国的Neumann学者提示白细胞生成于骨髓,红细胞来源于骨髓有核红细胞,并认为白血病是骨髓部位的病变,记载骨髓性白血病
1879年德国科学家Ehrlich应用纺织染料的混合物染色固定血片
1891年俄罗斯学者Romanowsky等应用伊红和"成熟的"亚甲蓝染色液鉴定疟原虫,区分白细胞
1896年Ehrlich研究血细胞起源,认为粒细胞来源于骨髓无颗粒的原始细胞,而淋巴细胞起源于淋巴结
1898年Ehrlich和Lazarus介绍三酸(Orange G、甲基绿和酸性品红)混合染色液能清晰地区分白细胞的不同种类
1900年Naegeli等提出血细胞发生的二元论
1902年Turk研制成白细胞稀释液,May和Grunwald改良血细胞染色液
1902年Wright、Giemsa改进Romanowsky混合物染色剂,建立Wright染色法和Giemsa染色法
1911年Pappenheim和1915年Maximon提出血细胞起源的一元论学说
1912年Schilling等描述和命名单核细胞
1926年Schilling和Reschad提出血细胞发生的三元论
1964年加拿大科学家Till和McCulloch创建脾集落形成技术阐明所有血细胞起源于造血干细胞,解决了长期悬而不决的血细胞起源的学说之争
1953年美国的Coulter研发了世界上第一台电子血细胞计数仪,开创了血细胞计数由手工到自动化的新纪元
1984年国际血液学标准委员会(ICSH)推荐使用纯化天青B和伊红Y混合血细胞染色剂
2010年欧洲白血病网络形态学组报告欧洲血细胞共识,对一些肿瘤相关的血细胞术语(名词)和形态确认(如不典型淋巴细胞、原始细胞、中性粒细胞核叶过多、Mott细胞与Russell小体)的标准做了一些细化,并强调血液形态学仍然是诊断中十分重要的一项方法
2015年国际血液学标准化委员会(ICSH)提出了外周血细胞形态特征的命名和分级标准化建议,并与血液自动分析仪产生的参数相结合进一步规范了外周血细胞形态特征的命名和分级

Jenner(1899)、Leishman(1901)、Wright(1902)、May-Grunwald(1902)、Giemsa(1902)和MacNeqal(1922)等改进Romanowsky混合物染色剂,建立起Wright和Giemsa等Romanowsky型染色法。由于Romanowsky型混合物染色剂或Wright-Giemsa混合染色法,都由亚甲蓝、伊红和天青(azure)组成,具有良好的染色效果,直到现在其基本的配方仍被广泛使用着。

各种细胞染色方法和血细胞计数方法的建立,对血细胞了解的深入,相继创立了不同的造血学说。

1868 年和 1870 年德国学者 Neumann 提示骨髓是白细胞生成的场所，红细胞来源于骨髓有核红细胞，认为白血病是骨髓部位的病变，并记载骨髓性白血病。1896 年 Ehrlich 研究血细胞起源，认为粒细胞来源于骨髓无颗粒的原始细胞，而淋巴细胞起源于淋巴结。1900 年 Naegeli 等描述原始粒细胞并把它作为其他血细胞的祖细胞而认为具有潜能的原始细胞，支持 Ehrlich 的观点，提出了血细胞发生的二元论。1869 年 Bizzozero 和 Neumann 在他们的关于骨髓基础研究中就清楚地描述一种巨大细胞，被 Howell(1894)取名为巨核细胞。1906 年 Wright 证明 1842 年 Donne 发现的血小板由巨核细胞生成。1911 年 Pappenheim 和 1915 年 Maximon 分别对二元论提出异议，他们认为所有血细胞均起源于同一种游离的血原细胞，提出血细胞起源的一元论学说。Schilling 等于 1912 年描述并命名单核细胞，与 Reschad 一起于 1913 年首次报告单核细胞白血病，于 1926 年提出血细胞发生的二元论。1896 年细胞生物学家 Wilson 在他的经典著作《The Cell in Development and Inheritance》中首次提出干细胞的概念，但是胚胎干细胞作为第一层次干细胞的假设以及 20 世纪 20~30 年代涌现的不同造血理论和造血干细胞(hematopoietic stem cell，HSC)的概念，一直到 1961 年才被证实。1961 年 Till 等用小鼠实验首次证明了造血干细胞的存在，随之发现 HSC 具有高度自我更新和多向分化能力的两个基本特性，是机体赖以维持生理造血的稳定的主要原因，解决了长期悬而不决的血细胞造血的学说之争。髓系中，红细胞、中性粒细胞、嗜酸性粒细胞、嗜碱性粒细胞、肥大细胞、单核-巨噬细胞和/或树突细胞、血小板，都有各自的祖细胞分化经原始细胞而逐渐成熟；淋系中，B 细胞、T 细胞、NK 细胞和树突细胞也各有自己的祖细胞分化和成熟。造血理论的确立，同时促进了细胞培养学和造血干细胞病理生理学研究的兴起，解释了许多血液病是造血干细胞克隆性疾病。尽管造血干细胞还限于生物学定义，但对造血干细胞广泛的多潜能分化性、高度自我更新性和可塑性(图 1-2)的认识，以及细胞培养技术的多学科渗透，不但建立起造血干细胞移植、骨髓移植疗法或细胞疗法(cytotherapy)，HSC 被人们喻为种子细胞进行移植以达到治疗再生障碍性贫血和血液肿瘤病的目的，还促进了再生医学(regenerative medicine)的起步(图 1-3)。骨髓也成为临床和实验研究的一种稀缺资源。

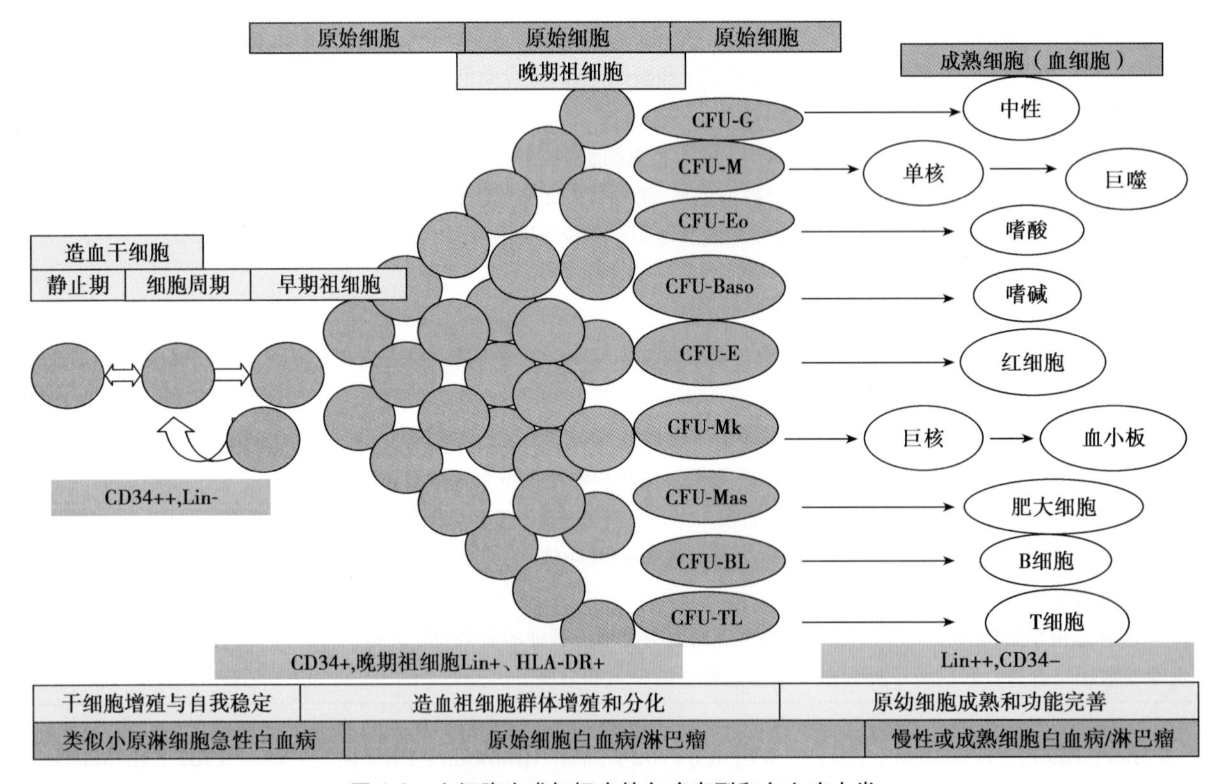

图 1-2　**血细胞生成与相应的免疫表型和白血病大类**

CFU-G 为粒系祖细胞，CFU-M 为单核-巨噬祖细胞，CFU-Eo 为嗜酸性祖细胞，CFU-Baso 为嗜碱性祖细胞，CFU-E 为红系祖细胞，CFU-Mk 为巨核系祖细胞，CFU-Mast 为肥大祖细胞，CFU-BL 为 B 系祖细胞，CFU-TL 为 T 系祖细胞，Lin 为系列特异抗原

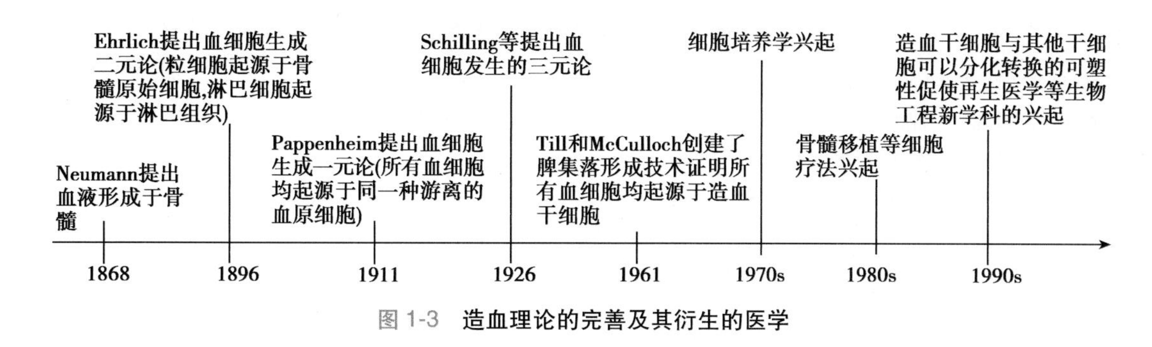

图 1-3　造血理论的完善及其衍生的医学

第二节　穿刺技术的创建与细胞学的腾飞

在仪器(光学显微镜)和染色技术的并驱下,血细胞学诊断完善(图 1-4)之时,20 世纪初创建了骨髓穿刺技术。1903 年 Wolff 首创动物骨髓穿刺术,同年 Pianess 应用于人体。1929 年德国 Arinkin 首次打破仅仅在患者死后获取骨髓标本的方法,用改进的简便的胸骨穿刺吸引法技术,在住院病人身上获取胸骨骨髓涂片进行直接的细胞形态学诊断,奠定了骨髓(细胞学)检查(bone marrow examination)的基础。从此,“骨髓检查”这一术语被约定成俗地沿用下来,而其后发展起来的以骨髓为标本进行的细胞电镜检查、细胞遗传学检查、细胞分子生物学检查、造血细胞培养等,都不在这一骨髓检查范畴之内。骨髓穿刺术技术(图 1-4)的应用,具有划时代的影响,是血液病诊断史上的又一里程碑。血细胞学诊断也由外周血进入到两者相辅的骨髓细胞学诊断为主的时代。由于血液病诊断找到了根本性方法,从 20 世纪 30 年代起,细胞(形态)学进入了一个全新的鼎盛时期,带动了临床血液学的迅猛发展。至今,骨髓细胞形态学检查依然是临床诊断和观察血液病最基本、适用和实用的项目。

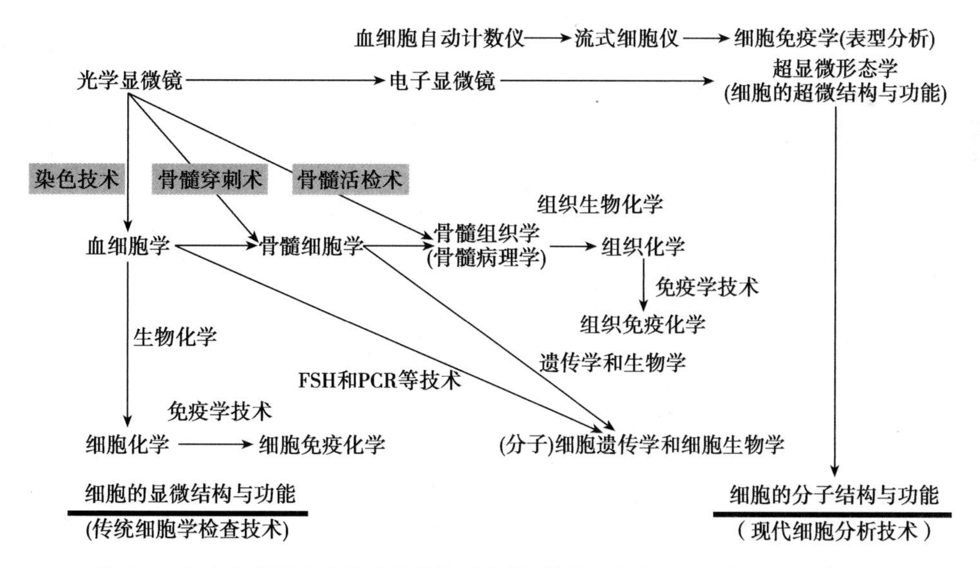

图 1-4　血液病诊断史上发现的关键性仪器、技术以及由此产生的实验诊断学科

光学显微镜、电子显微镜和流式细胞仪为具有划时代意义的仪器;染色技术、骨髓穿刺术、骨髓活检术、免疫学技术、FSH 和 PCR 等技术为具有开创性的技术;血细胞学、骨髓细胞学、骨髓组织(病理)学、组织化学、细胞化学、细胞免疫化学、超显微形态学,(分子)细胞遗传学和细胞生物学为创建起来的诊断学科

首先是各种各样的造血细胞和非造血细胞被相继识别,随之是各种血液系统疾病被发现。诸如不同类型的贫血被逐一鉴定,详见卢兴国主编,人民卫生出版社 2015 年出版的《贫血诊断学》;血液肿瘤被进一步分类和定义(表 1-2)。西方骨髓细胞学的快速发展也带动了我国血液学的发展。1960 年我国著名的血液学家郁知非教授对当时细胞和疾病译名的紊乱现状,进行了规范性命名,至今我们使用的绝大多数细胞

表 1-2 骨髓穿刺技术应用以来的主要发现和认知

1903 年 Wolff 首创骨髓穿刺术
1904 年 Foa 报道浆细胞白血病
1905 年 Lazahus 描述嗜碱性粒细胞白血病
1906 年 Auer 发现急性粒细胞白血病细胞 Auer 小体
1912 年 Stillman 描述嗜酸性粒细胞白血病
1913 年 Reschad 和 Schilling 描述急性单核细胞白血病(Schilling 型)
1914 年 Ascheff 和 Kiyono 提出网状内皮系统的概念
1917 年、1928 年 Di Gugliemo 报告红血病和红白血病
1920 年 Tuohey 描述慢性中性粒细胞白血病
1920 年 Di Gugliemo 描述特发性血小板增多症
1923 年 Ewald 描述白细胞网状内皮细胞增生(症),后来被取名为多毛细胞白血病
1929 年德国 Arinkin 用改进的简便胸骨穿刺抽吸法获取生前病人骨髓,奠定了骨髓检查(骨髓细胞学)的基础
1931 年 Von Baros 和 Karos 报道急性巨核细胞白血病
1937 年 Isaacs 报道淋巴瘤细胞白血病
1937 年 Osgood 描述慢性单核细胞白血病
1938 年 Naegeli 描述急性粒单细胞白血病,Downey 取名为 Naegeli 型
1938 年 Sezary 和 Bouvrain 描述 Sezary 综合征
1938 年 Mettier 和 Rusk 取名骨髓纤维化
1938 年 Rhoades 等报道一组骨髓红系细胞高增生和贫血患者对治疗无反应,并取名难治性贫血
1939 年英国两位病理学家 Scott 和 Robb-smith 描述组织细胞性髓性网状细胞增生症
1942 年 Di Guglielmo 等报道可进展为急性白血病的慢性红系细胞增多症
1944 年 Waldenstrom 描述特发性巨球蛋白血症,被 2008 年 WHO 界定为具有骨髓浸润和单克隆 IgM 血症的淋巴浆细胞淋巴瘤
1949 年 Gilly 描述伴有出血综合征的不明类型白血病,1957 年 Hillstad 命名为早幼粒细胞白血病
1949 年 Hamilton-Paterson 使用白血病前期性贫血(preleukemic anemia)并描述由难治性贫血先行而发展成急性粒细胞白血病的病例
1951 年 Dameshek 提出骨髓增殖性疾病(MPD),2008 年 WHO 将其改名为骨髓增殖肿瘤(MPN)
1951 年 Berger 描述低增生性急性白血病
1953 年 Block 和 Coworkers 认为任一系列血细胞减少症可以发展成急性白血病而提出白血病前期概念
1955 年 Doan 和 Reihart 报道急性嗜碱性粒细胞白血病
1957 年 Efrati 描述肥大细胞白血病
1958 年 Bouroncle 等报道慢性淋巴细胞肿瘤——白血病性网状内皮细胞增多症,1966 年 Schreck 等取名为多毛细胞白血病
1959 年杨崇礼教授报告亚急性粒细胞白细胞
1960 年我国郁知非教授命名不同阶段的血细胞和骨髓细胞
1963 年滨岛正瑞报道全髓白血病
1974 年 Galton 等报告慢性幼淋巴细胞白血病
1974 年 Norberg 等描述手镜型急性淋巴细胞白血病(H-ALL)
1976 年 Takatsuki 和 Uchiyama 报道成人 T 细胞白血病/淋巴瘤(ATLL)
1976 年 FAB 协作组提出以细胞形态学为基础的 FAB 分类,将 AML 分为 M1~M6,ALL 分为 L1~L3
1977 年 McKenna 等报道慢性中性粒细胞减少的临床综合征病人中大颗粒淋巴细胞增多(症)
1980 年我国发表全国白血病分类分型的建议,将一般类型的急性淋巴细胞白血病分为 L1~L3 三个亚型,急性非淋巴细胞白血病分为 M1~M7
1981 年 FAB 协作组补充 ALL 形态学诊断积分系统
1982 年 FAB 协作组以外周血和骨髓的细胞学特征为纲,提出骨髓增生异常综合征(MDS)
1983 年 Stein 等报道颗粒型急性淋巴细胞白血病(G-ALL)
1985 年 FAB 协作组修订 AML 形态学分类标准和定义原始巨核细胞白血病(M7)
1985 年 Mirro,1987 年 Gale,1991 年 Catovsky 等用免疫表型界定了急性混合系列白血病或双表型急性白血病
1986 年我国再次发表修订的 FAB 分类分型标准
1986 年和 1988 年 MIC 协作组提出形态学(M)、免疫学(I)和遗传学(C)相结合的白血病 MIC 分型,其后还提出结合分子生物学(M)的 MICM 分类

续表

1987 年 Brito-Babapulle 等报告伴三系病态造血的 AML
1987 年 Lee 等首先报告微分化急性非淋巴细胞白血病，可用系列特异或系列相关的克隆抗体鉴定新的亚型
1987 年 Melo 等发现脾淋巴瘤患者外周血绒毛淋巴瘤细胞，将有这一形态学特征的淋巴瘤取名为伴外周血短绒毛淋巴细胞的脾性淋巴瘤（SLVL）。后被证明 SLVL 和脾边缘带 B 细胞淋巴瘤（SMZL）是同一淋巴瘤
1988 年 Klye 等提出意义未明单克隆免疫球蛋白血症（MGUS）
1989 年 Lo Coco 等报道 CD7+AML，认识了伴淋系标记的 AML（Ly+AML）和伴髓系阳性的 ALL（My+ALL）
1989 年 FAB 协作组报告慢性（成熟）B 系（CLL、CLL 混合型、HCL、伴短绒毛的脾性淋巴瘤、NHL 性白血病、原发性球球蛋白血症和浆细胞白血病）与 T 系（T-CLL、T-PLL、ATLL 和 Sezary 综合征）淋巴细胞白血病的分类
1991 年 FAB 协作组定义微分化急性髓细胞白血病，并列入 AML 分类中的 M0。按细胞成熟性，其前有急性未分化细胞白血病，后有不伴成熟的 AML（M1）和伴成熟的 AML（M2）
1993 年 Sokolet 把大颗粒淋巴细胞分为 T、NK 系列，随之证明 LGLL 的两个类型：NK-LGLL 和 T-LGLL
1994 年 FAB 协作组提出慢性髓系白血病（CML）的形态学鉴别诊断，并将 CML 分为 Ph+CGL（CML）和 Ph-CGL（CML），后者包括不典型慢性粒细胞白血病和慢性粒单细胞白血病
1995 国际血液学标准化委员会（ICSH）推荐急性白血病中择优应用最低的细胞化学和免疫表型诊断分类方案
1996 年定义 MDS 新类型——伴多系病态造血难治性血细胞减少症（RCMD）
1997 年、1999 年 WHO 提出造血和淋巴组织肿瘤系统性分类，突出髓系肿瘤和淋系肿瘤两个大类，将淋巴瘤与白血病合并而分为原始 B、T 淋巴细胞肿瘤和成熟 B、T 细胞肿瘤，将髓系肿瘤分为骨髓增殖性疾病、骨髓增生异常综合征、骨髓增生异常-骨髓增殖性疾病（定义的新分类病名）和 AML 等，FAB 分类被取代（当时 WHO 分类中将 FAB 类型仅作为 AML 非特定类型（AML，NOS）诊断参考的一部分）
2005 年 WHO-EORTC 提出新的皮肤淋巴瘤/白血病分类
2008 年 WHO 修订造血和淋巴组织肿瘤分类，AML 及其相关肿瘤中增加了新的分子和遗传学异常类型（慢性骨髓增殖性疾病改为骨髓增殖性肿瘤，新增伴嗜酸性粒细胞增多与 *PDDFRA*、*PDDFRB* 或 *FGFR1* 异常的髓系或淋系肿瘤）
2016、2017 年 WHO 更新了造血和淋巴组织肿瘤分类，更多地采用遗传学和分子学信息，AML 中又新增 2 个遗传学类型、伴特定遗传学改变的嗜酸性粒细胞增多髓系或淋系肿瘤中新增 *PCM1-JAK2* 类型、MDS 全部采用新病名（如 MDS 伴原始细胞增多）

名就是从那时开始的；著名的血液学家杨崇礼教授论述了 Wright-Giemsa 染色下血细胞形态学的新发现和再识别（如亚急性粒细胞白血病形态学和淋巴样巨核细胞与淋巴细胞的特征区别）；王鸿利教授倡导了血液学检验优化组合对血液病诊断的重要性，并创建理论-检验-疾病相结合和紧密联系的新体系等，为我国骨髓细胞学和血细胞学检验诊断的发展作出了重要贡献。我们在近四十年研究骨髓巨核细胞的异常形态中，总结出界定巨核细胞异常的主要特点和方法，以及现代识别的异常巨核细胞与血液肿瘤的一些关系，在 20 世纪 80 年代当时认为的病态巨核细胞，即小巨核细胞，我们提出这是胞核的小（圆）形改变，胞体则可以小也可以大；在 20 世纪 90 年代应用 CD41 鉴定微小（淋巴样）巨核细胞和白血病性原始巨核细胞；在 2015 年提出核叶离散小圆化与病态形态，典型病人骨髓涂片中的"三化"巨核细胞异常形态学，即细胞小型化、裸核化和异形极端化可以高度警示这些异常与髓系肿瘤典型骨髓纤维化（myelofibrosis，MF）的关系，并总结出髓系肿瘤（如 MPN、MDS、MDS-MPN）病情中出现巨核细胞核叶离散小圆化、细胞小型化和异形化是这些疾病向病态造血（MPN）或向 AML（MPN、MDS、MDS-MPN）和/或向 MF 早期进展（MPN、MDS、MDS-MPN 和 AML）的一个形态学信号。

白血病首次于 1845 年英国学者 Bennett 和德国细胞病理学家 Virchow 等描述。1856 年，Virchow 根据发病起始部位将白血病分为以脾大为主的脾型白血病（慢性粒细胞白血病）和以淋巴结肿大为主的淋巴型白血病（慢性淋巴细胞白血病），这是最早的白血病分型。1857 年 Friedreich 将白血病分为急性和慢性。细胞染色方法由 Ehrlich 所建立，由那时起才在临床分型的基础上出现细胞系列分类，1900 年前后将白血病分为粒细胞型和淋巴细胞型，证明原来提出的脾性白血病或髓性白血病是粒细胞型白血病。后来增加红血病和红白血病、单核细胞型等（表 1-2）。1938 年 Naegli 还曾将单核细胞白血病描述为 Naegli 型（粒单核细胞白血病）和 Schilling 型（纯单核细胞白血病）。1906 年 Auer 在急性粒细胞白血病细胞的胞质中发现条状小体，称为 Auer 小体，它是急性粒（单）细胞白血病的标记，这一观点至今未变。

多毛细胞白血病（hairy cell leukemia，HCL）于 1958 年 Bouroncle 等首先报告，1966 年 Schrek 描述该病是

以外周血或骨髓中异常单个核细胞胞质有显著细长不规则突起为特征的多毛细胞浸润，并具有好发于40岁以上、全血细胞减少和脾大的临床特点。1976年Takatsuki和Uchiyama首次报告由人类T细胞白血病病毒Ⅰ型（human T cell leukemia virus-Ⅰ，HTLV-Ⅰ）感染CD4T细胞并导致肿瘤转化的成人T细胞白血病/淋巴瘤（adult T cell leukemia/lymphoma，ATLL），该患者的瘤细胞形态独特，胞核呈费解的旋绕的三叶草形状（clover leafed）或花瓣样，故异常T细胞又名花细胞（flower cell）、多形态性多形核叶细胞（pleomorphic，polylobed cells）。1977年McKenna等首次描述大颗粒淋巴细胞增多（症），随后报道大颗粒淋巴细胞白血病（large granular lymphocytic leukemia，LGLL），不久又发现LGLL的两个类型：CD3+的T-LGLL和CD3-的NK-LGLL。

1976年，法、美、英（French-American-British，FAB）三国七位血液学专家（Bennett JM，Catovsky D，Daniet MR，Flandrin G，Glalton DAG，Gralnick HR和Sultan C）组成的协作组，简称FAB协作组（FABco或FAB），提出以细胞学为基础的FAB分类，将当时众多的急性白血病以及不一致的分类法，依据血细胞起源的理论和临床化疗的反应性，进行梳理，把常见类型分为急性髓细胞白血病或急性髓系白血病（acute myeloid leukemias，AML）和急性原始淋巴细胞白血病或急性淋系白血病（acute lymphoblastic leukemias，ALL）两大类型若干亚型。其后几经修订，于1980年补充AML-M3变异型——M3v（相当于细颗粒型）；1981年补充区分ALL-L1与ALL-L2的积分法；1982年补充骨髓增生异常综合征（MDS）与AML原始细胞的定义，以及Ⅰ型（胞质无颗粒）与Ⅱ型（胞质有少许颗粒）原始细胞形态学；1985年明确界定AML与MDS诊断顺序，原始细胞数量（>30%与<30%），幼红细胞百分比（>50%与<50%），增加非红系细胞（non erythroid cell，NEC）分类（去除幼红细胞、淋巴细胞、巨噬细胞、浆细胞和网状细胞的分类），修正AML-M1~M6细胞学诊断标准，新增急性巨核细胞白血病（AML-M7）和伴嗜酸性粒细胞增多急性粒单细胞白血病（AML-M4Eo）。FAB分类方法的简便性和实用性，成为20世纪80~90年代世界上应用最广、影响最大的白血病分类方法。1989年FAB协作组将慢性淋巴细胞白血病分为慢性（成熟）T系和B系细胞白血病，慢性白血病随之也被分为髓系细胞和淋系细胞白血病两大类型。1991年FAB协作组定义急性微分化髓细胞白血病（AML-M0），按细胞分化和成熟，其前有急性未分化细胞白血病（acute undifferentiated leukemia，AUL），后有不伴成熟的AML（acute myeloid leukemia without maturation，即AML-M1）和伴成熟的AML（acute myeloid leukemia with maturation，即AML-M2）。

继1976年FAB分类后，我国于1980年发表了全国白血病分类分型经验交流会关于白血病分型的建议，将白血病分为一般类型与特殊类型；一般类型分为急性和慢性；急性分为ALL和急性非淋巴细胞白血病（acute non-lymphocytic leukemias，ANLL），两者再分别分为L1~L3和M1-M7（M7为亚急性粒细胞白血病）。继1985年FABco又一次较大修正后，我国于1986年再次发表修订的FAB分类分型标准，但原始细胞定义、原始细胞Ⅰ型和Ⅱ型、NEC分类、M2b（亚急性粒细胞白血病）、M4a~M4b、M6标准以及M1与M2译名等，与FABco的FAB分类和定义有不一致的地方。2011年后，中华医学会血液学分会陆续公布白血病等造血和淋巴组织肿瘤的中国诊疗指南，极大地推动了我国这一领域的发展。

1987年Brito-Babapulle等报告伴三系病态造血的AML，从而将AML有无病态造血分为三种情况（图1-5）：一开始初发（无骨髓增生异常综合征、骨髓增殖性肿瘤和骨髓增生异常-骨髓增殖性肿瘤病史）便为典型的大量原始细胞生成的AML（de novo AML），也称原发急性白血病（占多数）；一开始初发（无骨髓增生异常综合征、骨髓增殖性肿瘤和骨髓增生异常-骨髓增殖性肿瘤病史）但外周血细胞减少、骨髓有多系髓细胞病态造血的AML（形态学定义）；由骨髓增生异常综合征（myelodysplastic syndromes，MDS）、骨髓增殖性肿瘤（myeloproliferative neoplasm，MPN）和骨髓增生异常-骨髓增殖性肿瘤（myelodysplastic/myeloproliferative neoplasms，MDS-MPN）进展而来并有骨髓病态造血的AML，2008年还新增有MDS相关遗传学异常AML，并将伴多系病态造血AML归类于新增类型——伴病态造血或骨髓增生异常相关改变AML（AML with myelodysplastic related changes，AML-MRC）中的一个类型，另两个类型为有MDS或MDS-MPN病史AML和有MDS相关遗传学异常AML。20世纪70年代随着化疗缓解率的提高和生存期的延长，人们就注意到由此继发的继发性白血病（secondary leukemia，SL）增加，SL后来被称之为治疗相关白血病（therapy-related leukemia，TRL）。由于TRL具有临床、血液学、细胞遗传学等（细胞生物行为）的特点，大多被1999年WHO分类为一种独特的AML——治疗相关急性髓细胞白血病（therapy-related acute myeloid leukemia，

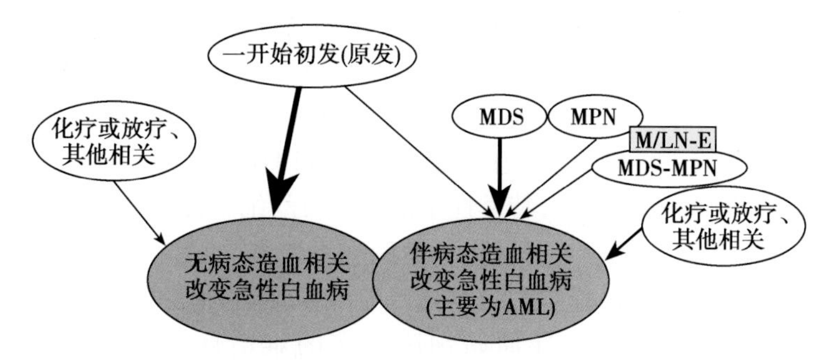

图 1-5 **急性白血病发病时有无病态造血相关改变及其来源的认知**
有无病态造血(骨髓增生异常)相关改变的类型除了形态学外还有其他细胞生物行为上的差异;箭头粗细示所占比例的高低;MDS 为骨髓增生异常综合征;MPN 为骨髓增殖性肿瘤;MDS-MPN 为骨髓增生异常-骨髓增殖性肿瘤;M/LN-E 为伴嗜酸性粒细胞增多髓系肿瘤或淋系肿瘤

t-AML)。t-AML 与 AML-MRC 具有相似的形态学和其他的细胞生物行为。如果 AML-MRC 中有另一种肿瘤的细胞毒性治疗史,则该病例诊断为 t-AML 而非 AML-MRC。t-AML 和治疗相关骨髓增生异常综合征(therapy-related myelodysplastic syndromes,t-MDS)合称为治疗相关髓系肿瘤。

1892 年 Vaquez 最先描述真性红细胞增多症,1903 年 Osler 总结本病的特点是慢性绀色、红细胞增多和中度脾大;患者的主要主诉是虚弱、眩晕、头痛和便秘。特发性骨髓纤维化(idiopathic myelofibrosis,IMF)是以脾大、血中出现幼粒细胞和有核红细胞、出现扭歪的或变形的(distorted)泪滴形红细胞以及与造血改变相关的骨髓纤维化为特征,由 1879 年 Heuck 以"2 例白血病和奇特的血液和骨髓所见"为标题最先予以描述;1938 年 Mettier 和 Rusk 取名骨髓纤维化;由于较长时期对骨髓纤维化的认识不一,先后出现过 30 余种同义名,如原因不明的髓样化生(agnogenic myeloid metaplasia)、伴髓外造血的骨髓纤维化(myelofibrosis with extramedullary hematopoiesis)、髓样化生骨髓纤维化(myeloid metaplasia myelofibrosis)等。1951 年 Dameshek 提出一组有共性表现的血液疾患,称为骨髓增殖性疾病(myeloproliferative disorders,MPD),包括 4 种经典疾病——真性红细胞增多症(polycythemia vera,PV)、特发性血小板增多症(essential thrombocythemia,ET)、原发性骨髓纤维化(primary myelofibrosis,PMF)和慢性粒细胞白血病(chronic myelogenous leukemia,CML;chronic granulocytic leukemia,CGL)。它们的特征是起病缓慢,脾大,骨髓一系或一系以上细胞增殖,外周血中一系或一系以上细胞增多。MPD 有急性和慢性之分,急性型主要是急性白血病。但 MPD 通常不作为急性白血病的术语使用。故临床上(一般)所指的 MPD 就是慢性 MPD(chronic MPD,CMPD)。随着对造血肿瘤的不断认知,2008 年 WHO 将 MPD 改称为 MPN,并扩展了 MPN 的内涵,将慢性中性粒细胞白血病(1999)、慢性嗜酸性粒细胞白血病/高嗜酸性粒细胞综合征(1999)和肥大细胞增生症(2008)被归类于 MPN。同时,使我们认识到:与年龄相悖的造血细胞增殖致血细胞增多在 MPN 和 MDS-MPN 中的评判意义(因正常造血是随年龄增长而减退的);另外,当不能解释的单核细胞或嗜碱性粒细胞持续增多常是不良指标,尤其在中老年患者中。

早在 20 世纪初期就有许多有关难于治疗的病理性血细胞减少症的报告。1938 年 Rhoades 等报道一组骨髓红系细胞高增生(erythroid hyperplasia)和贫血患者对治疗无反应,并取名难治性贫血(refractory anemia,RA),1942 年 Di Guglielmo 等将这一异常称为慢性红系骨髓细胞增多症(chronic erythremic myelosis),并认为可进展为急性白血病。1942 年 Chevallier 和 Colleague 将这些血细胞减少症论述为"odo-leukemia","odo"为希腊语"开始"、"入口"(threshold)之意,指出病理性血细胞的减少可以是白血病的起始。1949 年 Hamilton-Paterson 使用白血病前期性贫血(preleukemic anemia)病名并描述由难治性贫血先行而发展成急性粒细胞白血病的病例。Block 和 Coworkers 于 1953 年详细介绍了所有系列的血细胞减少症,都可由此先行而后发展成急性白血病,提出了白血病前期(preleukemia,PL)的概念。白血病前期最突出的特点是外周血细胞减少而骨髓却是增生异常活跃(myelodysplasia),这是一对有悖常理的矛盾。而术语"myelodysplasia"或"myelodysplastic"一词意味着髓系细胞量的异常增生和增生细胞形态,包括组织结构的异常(克隆性异常)。增生异常细胞又称病态造血细胞(dyshemopoietic cells),多是指有形态学病变的细胞,比如类巨变幼红细胞、多核幼红细胞、小圆核巨核细胞、微小巨核细胞(micromegakaryocytes)或侏儒巨核细胞(dwarf megakaryocytes)、颗粒缺少(hypogranulation)中性粒细胞。这些细胞也是无效造血形态学的主要组成。20世纪中期后,曾对相关的特发性血细胞减少症先行而后可转为急性白血病的血液学异常,予以广泛的评价,可是许多同义病名或术语也随之伴生。诸如先兆期白血病(herald state leukemia)、难治性贫血,铁利用障碍性贫血(sideroachrestic anemia),特发性难治性铁粒幼细胞性贫血,伴骨髓增生的全血细胞减少症(pancytopenia with hyperplastic marrow),骨髓中原始细胞不增多(≤2%)的血细胞减少症——真性白血病前期(true preleukemia),骨髓原始细胞增多(>3%)的低原始细胞白血病(oligoblastic leukemia, hypoblastic leukemia)、慢性粒单细胞白血病、伴原始细胞增多的难治性贫血(refractory anemia with excess blast)、冒烟性白血病(smoldering leukemia)、不典型白血病(atypical leukemia),慢性红血病(chronic erythremia),白血病前期综合征,获得性异常或病态幼红细胞(胞核生芽、核碎裂和断片、异常分裂、双核和多核、核质发育不同步)生成性贫血(dyserythropoietic anemia),等等。进入20世纪70年代对这些共性表现的血液学异常有了深入的理解和认识,1975年INSERM国际会议将这类疾病命名为造血组织异常增生症(hemopoietic dysplasias, HPD)。dysplasia被描述为造血细胞增生异常(包括组织结构异常),包含造血细胞数量的增多(异常)和形态(质量)的异常,中文译名有病态造血、增生异常、发育异常和发育不良等。除了原始细胞外,造血细胞质的改变(形态学异常)意义往往大于单纯数量不明显的变化。1982年FAB协作组以外周血和骨髓的细胞形态学特征为纲,将它们命名为骨髓增生异常综合征(myelodysplastic syndromes, MDS),并进行重新归纳和分类,制定了MDS的FAB分类法。而这一纲包含两个诊断的核心指标:其一为原始细胞数量;其二是病态造血。临床上,病名"myelodysplastic syndromes"指那些伴有贫血的病症或外周血细胞减少的骨髓造血紊乱(disorders)存在潜在恶性或恶性状态,并能解释特别的和变化的形态学表现以及转化急性白血病的概率增加。1996年又定义了另一类型:伴多系病态造血的难治性血细胞减少症(refractory cytopenia with multilineage dysplasia, RCMD),2001年和2002年WHO增加了伴单系病态造血的难治性贫血等分类,2008年和2017年WHO又对MDS进行了若干修正。

现在细胞(形态)学赋予MPN和MDS这两组疾病的基本含义是:MPN为类似有效造血的克隆性骨髓增殖异常,且无细胞成熟异常,不见明显病态造血细胞和/或细胞蓄积性增加(凋亡减少),外周血细胞增加;MDS为骨髓增生异常,其一为骨髓增生,且主要表现为成熟异常的(克隆性)增生(包括原始细胞增多),其二为病态造血细胞出现和/或无效造血(细胞凋亡增加),其三为外周血细胞减少。

1999年WHO将血液学和骨髓细胞形态学介于MDS和MPD中间表现者,即既有不稳定的MDS病态造血特征又有MPD骨髓增殖而外周血细胞又多减少为特征者,界定为骨髓增生异常-骨髓增殖性疾病(myelodysplastic/myeloproliferative diseases, MD-MPD或MDS-MPD),即2008年改称的MDS-MPN。这是血液形态学的又一新认识,它既有理论的指导意义又有临床的实际意义。如MPD的造血细胞没有分化(成熟)障碍和明显的形态异常,而MDS则主要表现造血细胞成熟异常和形态异常。由此推测MDS的病理基础是由于控制转录及细胞分化和/或成熟的基因发生了改变而造成的,而MPD则涉及那些调节细胞增殖或存活的基因(包括凋亡基因)的改变。MDS在其自然发展过程中,可见造血细胞成熟不断受到阻遏、原始细胞不断积累,疾病的不同类型也随之可以发生。

1932年德国科学家Ruska和Knoll在西子门公司设计创造了世界上第一台透射电子显微镜(transmission electron microscope, TEM);1938年Ardenne首创扫描电子显微镜。两者导致了超微显微形态学的发生,促进了细胞结构的又一次突破性进展(图1-4),同时在细胞生物化学和细胞遗传学的影响下促使细胞学发展成为细胞生物学。电子显微镜的应用不仅阐明了光学显微镜可以看到而看不清的或有争议的细胞器,如高尔基体(Golgi, 1895)、线粒体(Benda, 1897)、中心体(Hertwig, 1875)、内质网(Porter, Claude 1945; Fullam, 1902),还发现了光学显微镜从未观察到的细胞器,如溶酶体、核糖体、过氧化酶体和细胞骨架;电子显微镜MPO方法的建立,阐明了所谓光镜下的非特异性颗粒与特异性颗粒的重要不同是前者含有髓过氧化物酶,而后者没有。应用电子显微镜观察虽不是临床上的实用性诊断项目,但它是光学显微镜观察细胞形态学的补充和延伸,是光学显微镜下对细胞形态学进一步理解和深化的基础,如高尔基体发育(核旁浅染区)被视为原始粒细胞向早幼粒细胞成熟的一个标记,是中性颗粒最初产生的区域;蓝染明显的胞质为含有丰富核糖核酸的核糖体,核糖体的多少又与细胞合成蛋白功能的旺盛程度有关,故细胞嗜碱性着色的深浅可以评判细胞的功能和细胞的幼稚性;粒细胞和破骨细胞等含有的颗粒即为丰富的溶酶体。

第三节 (骨髓)病理学的发展

病理学(pathology)是研究病因、发病机制、形态结构改变及其功能变化的一门学科。1843 年 Virchow 开始用显微镜观察病变部位的细胞和组织结构,Combe(1824)和 Addison(1855)描述伴有巨大细胞的贫血,1872 年 Bigermer 认为该病呈进展性且预后不良而取名恶性贫血(pernicious anemia),1876 年 Cohnheim 首次描述恶性贫血患者尸检标本的骨髓病理,第一次观察到骨髓巨幼红细胞增生症(megaloblastosis)。1928 年 Di Gugliemo 首次详细报告了急性红白血病的骨髓病理学,指出其中的一个异常病期(红血病期)与当时认为的典型恶性贫血不同。1893 年 Hand 首次报告一例组织细胞增生症。1939 年英国两位病理学家 Scott 和 Robb-smith 描述不同于"非典型的霍奇金病"病理变化的一种独立疾病,称之组织细胞性髓性网状细胞增生症(histiocytic medullary reticulosis,HMR),其特点为全身淋巴网状组织中存在着形态异常的组织细胞,并有大量红细胞被吞噬,临床表现发热、消瘦、肝脾淋巴结肿大、进行性贫血、白细胞减少和血小板减少。之后又相继被称为组织细胞性网状细胞增生症(histiocytic reticulosis),恶性网状细胞增生症(Malignant reticulosis)、白血病性网状内皮细胞增生症(leukemic reticuloendotheliosis)等。1953 年 Lichtenstein 将嗜酸性粒细胞肉芽肿,Hand-Schuller-Christian 综合征和 Letterer-Siwe 病三种疾病合并一起称之组织细胞增生症 X(histiocytosis X,HX)。1966 年 Rappaport 将有异型组织细胞及其前体细胞在肝、脾、骨髓和淋巴结等造血组织中发生的肿瘤性增殖,呈致死性转归的疾患,称之为恶性组织细胞病(malignant histiocytosis,MH)。我国在 20 世纪 70~80 年代前后也有大标本量的 MH 细胞学和病理学研究的报告,作者协助陈朝仕教授拍摄的恶性组织细胞见图 1-6 和图 1-7。1987 年国际组织细胞协会写作组将 HX 重新命名为 Langer-

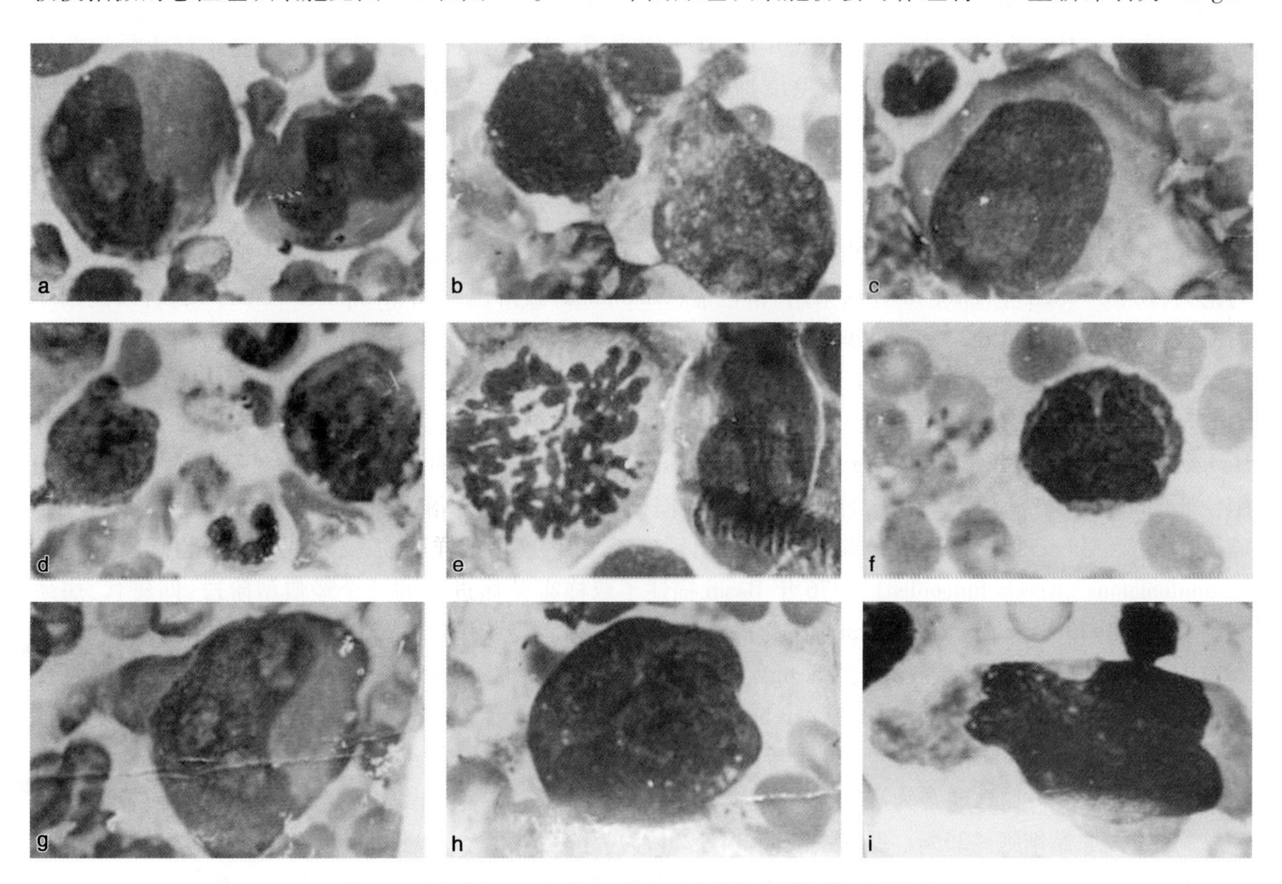

图 1-6 20 世纪 60 年代和 70 年代初期识别的恶性组织细胞
除了 d、f 淋巴样与单核样组织细胞外,均为异常(幼)组织细胞。前者诊断意义小,后者诊断意义巨大

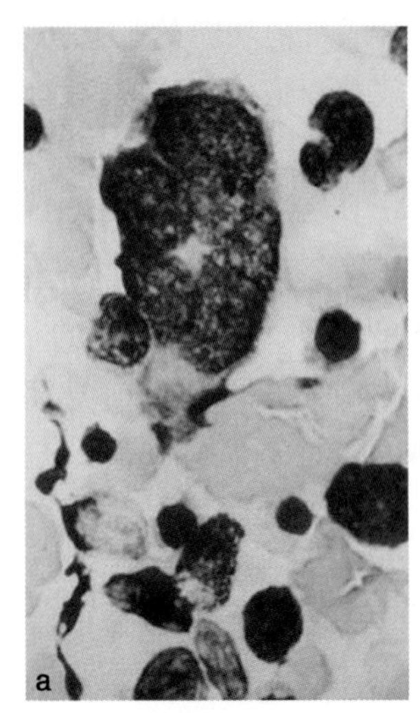

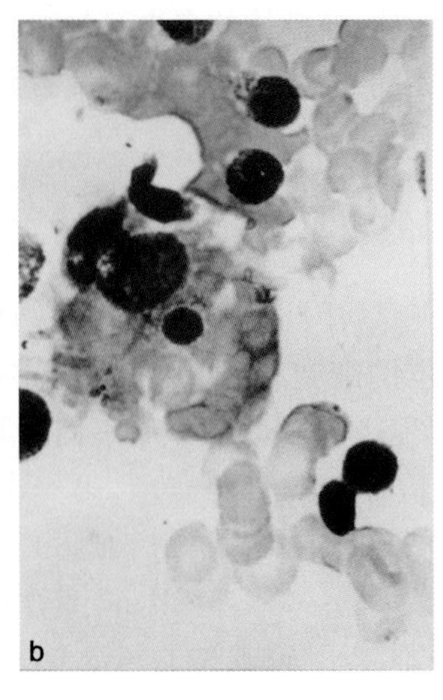

图 1-7 **20 世纪 60 年代和 70 年代初期识别的恶性组织细胞**
a 为多核巨(幼)组织细胞;b 为吞噬异常组织细胞(巨噬细胞)

hans 细胞组织细胞增生症(Langerhans cell histiocytosis,LCH),并建议分为三类:Ⅰ类为 LCH;Ⅱ类为除 Langerhans 以外的单核吞噬细胞的组织细胞增生症(非 Langerhans 细胞组织细胞增生症);Ⅲ类为恶性组织细胞病。1990 年 Wilson 等根据免疫组织化学染色检测了过去诊断为"恶性组织细胞病"的病理组织,发现绝大多数为表达 T 细胞系的淋巴恶性肿瘤,引起了对 MH 的重新评价。1999 年和 2001 年 WHO 按受损细胞的系列和生物行为,以及组织细胞(巨噬细胞和免疫系统的树突细胞)个体发生学的相关性,区分出巨噬细胞或组织细胞肿瘤和树突细胞肿瘤两大类,LCH 被归类于树突细胞肿瘤中。家族性噬血细胞综合征由 1952 年 Farquhar and Claiireaux 报道,但不同于 MH 的良性的噬血细胞综合征(Hemophagocytic syndrome,HS 或 HPS)最初由 Risdall 在 1977 年报道。HS 是以成熟组织细胞增生伴有活跃的吞噬血细胞现象为特征,其发生与感染及免疫抑制等有关,酷似 MH 表现的反应性(见于病毒和细菌等感染)或继发性(见于淋巴瘤和癌症等)组织细胞增多(reactive/secondary histiocytosis, reactive/secondary hemophagocytic syndrome)。对 HS 细胞学、病理学的新认识也促进了人们对 MH 讨论的话题:"MH 是在消失的疾病吗?"

人们对淋巴瘤的认识早于白血病和 MPD(MPN)。1832 年 Hodgkin 首次发表有关原发淋巴恶性肿瘤的论文,1846—1863 年 Virchow 先后采用"淋巴瘤(lymphoma)或淋巴肉瘤(lymphosarcoma)"病名以区别于白血病。Dreschfield(1892)和 Kundrat(1893)将白血病肿瘤细胞仅限定于淋巴系统者称为淋巴肉瘤,而"恶性淋巴瘤(malignant lymphoma)"一词则为 1871 年 Bilroth 首次应用。1865 年 Wilks 报告了常与脾病有关的奇特的淋巴结肿大疾病,因近一半病例与 Hodgkin 最初描述的病例相同而取名为 Hodgkin 病(现称 Hodgkin 淋巴瘤),1889 年 Sternberg 和 1902 年 Reed 发现 Hodgkin 病的特征性细胞——Reed-Sternberg 细胞。非 Hodgkin 病或非 Hodgkin 淋巴瘤是源于机体任何组织(常见为淋巴结)中 B 或 T 细胞的异质性肿瘤。1806 年 Alibert 首次报告蕈样霉菌病,患者出现皮疹,并发展为蕈样肿瘤,又称之肉芽肿性蕈样霉菌病(granulomatous mycosis fungoides);1876 年 Bazin 描述了蕈样霉菌病进展的三个经典型阶段,即斑状、斑块和肿瘤期。1938 年 Sezary 和 Bouvrain 描述了一种综合征,患者皮肤瘙痒、广泛的皮肤剥脱性红皮症以及外周血中淋巴细胞形态呈脑回样,即为 Sezary 综合征;临床上通常将 Sezary 综合征定义为具有瘙痒性红皮病、淋巴结病和外周血出现脑回细胞(cerebriform cells)的三联征者。1937 年 Isaacs 报道淋巴瘤细胞白血病(lymphoma cell leukemia,LCL)。2001 年和 2008 年 WHO 造血和淋巴组织肿瘤界定的初诊急性原始淋巴细胞白血病和淋巴瘤,通常为浸润血液骨髓为主,原始细胞>25%者为白血病,瘤块浸润而无或轻微血液和骨髓累及(原始细胞≤25%。现在一般倾向以 20%为界)者为淋巴瘤。1958 年 Burkitt 首先描述非洲儿童颚部多发的肉瘤,后被证实为与 EB 病毒有关的特殊淋巴瘤——Burkitt 淋巴瘤,其白血病性即为 FAB 描述(1976)的 ALL-L3(具有特征性 B 细胞形态学——细胞较大、胞质嗜碱性和蜂窝样空泡)、WHO 淋巴组织肿瘤分类(1999)中的 Burkitt 细胞白血病,与细胞免疫表型分型的成熟 B 细胞型 ALL(B-ALL)相吻合。这一白血病具有恶性度高(高增殖高凋亡)、预后差的特点。1977 年描述成人 T 细胞淋巴瘤,患者从感染人类 T 细胞白血病病毒到发病平均约为 50 年,由于起病后常在外周血和骨髓中出现瘤细胞,故通常称本病为成人 T 细胞淋巴瘤/白血病或成人 T 细胞白血病/淋巴瘤(综合征)。同样,呈相同病理改变(既有白血病表现又有淋巴瘤特点)的还有其他成熟 T 细胞肿瘤,如 T 细胞白血病、蕈样霉菌病和 Sezary 综合征。小淋巴细胞淋巴瘤也常与慢性淋巴细胞白血病(chronic lymphocytic leukemia,CLL)重叠,它们是同一疾病的不同临床形式。1987 年 Melo 等发现部分脾淋巴瘤患者的外周血有绒毛的淋巴瘤细胞,将有这一形态学特征的淋巴瘤取名为伴外周血短绒毛淋巴细胞的脾淋巴瘤(splenic lymphoma with circulating villous lymphocytes,SLVL)。1992 年 Schimid 等根据脾组织学特征提出脾边缘区细胞淋巴瘤(splenic marginal cell lymphoma,SMZL)。不久被证明 SLVL 和 SMZL 为同一淋巴瘤,为低度恶性小 B 细胞肿瘤,可累及骨髓,外周血有短绒毛淋巴细胞。1944 年 Waldenstrom 报告多见于老年人,表现为贫血、出血和血液高黏滞综合征而缺乏多发性骨髓瘤的溶骨性损害的特发性巨球蛋白血症。本病易浸润骨髓,也称为 Waldenstrom 巨蛋白血症。1882 年法国的 Philippe Gaucher 首先描述一种脾脏有奇特大细胞的原发肿瘤,1964 年 Brady 等证明这一疾病是由于缺乏葡萄糖脑苷脂酶(glucocerebrosidase)而引起葡萄糖脑苷脂(glucocerebroside)沉积病,即 Gaucher 病。脾脏肿大和累及骨髓是巨噬细胞不能消化(清除)葡萄脑苷脂而变性后形成的特征性细胞——Gaucher 细胞积聚所致。另一种脂质沉积病——Niemann-Pick 病(NPD),最初由 1914 年柏林的儿科医生 Niemann 描述,细胞形态学类似不典型的 Gaucher 细胞;1922 年 Pick 详细报告本病的病理学所见,故而得名 Niemann-Pick 病。1966 年证明为神经鞘磷脂酶(sphingomyelinase)活性的缺乏,导致巨噬细胞不能及时清除神经鞘磷脂而变性,形成 Niemann-Pick 细胞聚集于骨髓、脾等器官。

骨髓病理组织学研究与骨髓抽吸物涂片检查几乎同时起步,许多血液肿瘤的诊断在很大程度上取决于骨髓活组织切片检查。骨髓纤维化,包括其他 MPD(MPN),以及幼稚前体细胞异常定位(abnormal localisation of immature precursors,ALIP)、微小残留白血病细胞、淋巴瘤和浆细胞骨髓瘤(多发性骨髓瘤)的早期浸润,还有巨核细胞的移位性和聚集性异常、肿瘤细胞的浸润性结构之类,几乎都需要骨髓组织学检查提供诊断。在前一节中我们总结的异常巨核细胞"三化"与髓系肿瘤典型 MF 的关系,加上骨髓活检(切片)标本中,髓系肿瘤 MF 患者有巨核细胞的移位簇状增生,我们进一步提出(2015)比骨髓涂片可靠的异常巨核细胞"四化"(细胞小型化、裸核化、异形极端化、移位聚集化)特征与髓系肿瘤 MF 的关系。除了原发性骨髓纤维化(primary myelofibrosis,PMF)外,MF 还是其他 MPN、MDS、MDS-MPN 和 AML 共同伴发的病理环节,WHO 在 2017 年造血和淋巴组织肿瘤分类更新版中,再次强调骨髓活检在诊断中的重要性。MDS 和白血病时伴有明显的 MF 常示较差预后。1970 年 Trentin 提出造血微环境的概念,认为一个造血干细胞之所以分化为粒细胞、红细胞或巨核细胞等是由其所处的微环境决定的。1972 年 Knospe 和 Crosby 提出再生障碍性贫血与其看作是造血干细胞的衰竭,不如看作为骨髓微环境病变的结果。因此,血液学诊断不能只满足于骨髓涂片的观察。20 世纪 80 年代曹德聪教授采用骨髓小粒展片,杨崇礼教授试用骨髓小粒切片,研究造血系统疾病拓展了骨髓细胞形态学的检查及其诊断。

骨髓组织标本的处理技术过去采用脱钙石蜡包埋,因组织收缩、染色欠佳和背景欠清晰等技术影响着它的应用。自 20 世纪 70 年代起,骨髓活组织采集工具的改良以及新技术的应用,特别是不脱钙组织块塑料包埋超薄切片(slice)技术的应用,使骨髓病理组织学检查在全球范围内取得了快速的发展。在我国,浦权教授等自 20 世纪 80 年代起开始了这一领域的研究工作。我们认为,随着技术经验的积累,脱钙石蜡包埋切片、染色与背景并无明显质量上的影响,与便于进行大批量常规的免疫组化技术一起,而重新受到重视。骨髓组织形态学已成为广义现代血液形态学的一个重要组成部分,进入了一个与骨髓涂片和骨髓印片互补的快速的发展时期。如评估骨髓细胞构成和巨核细胞增生性的准确性,骨髓活组织检查优于骨髓抽吸物涂片检查;又如 MDS,可有骨髓组织结构上破坏,粒系早期细胞的生成部位从正常的骨小梁旁移至造血主质的中间,还可出现 ALIP,而红细胞和巨核细胞生成部位则可从正常的骨髓中央区移至骨小梁表面。这些错位性的造血异常状态,对于确诊 MDS 和 MPN 很有帮助,但这些病理改变在骨髓抽吸物涂片上是无从观察的。还有急性白血病骨髓涂片细胞学表现完全缓解时,一部分患者的骨髓切片上仍可见

ALIP,这意味着患者的白血病并没有达到生物学意义上的真正完全缓解。

骨髓病理组织学与骨髓涂片细胞学一样,存在个体发育和不同年龄时期的造血和外周血细胞成分的生理性变化,在评估中应该注意与患者年龄相对应的常态细胞数目(基础值)的改变。小儿血液学是基于这一背景之一发展起来的;基于老年造血的生理病理特征形成的"老年血液学(hematology in the aged)"也为人们所关注,如病理特点上年老患者既有反应的迟钝性,又有骨髓-血液屏障稳固性差而在外周血中易于出现幼稚细胞,甚至可见原始细胞。

第四节 细胞化学染色的发展

细胞化学(cytochemistry)是在血细胞学飞跃发展的基础上结合化学和生物化学的研究成果发展起来的(图 1-4)。19 世纪晚期,Ehrlich 三酸混合染色的发明促进了血液细胞化学染色的诞生(表 1-3)。细胞化学染色可以看为细胞一般染色法(如 Wright-Giemsa)的延续和补充,以区别于一般染色法,故也称细胞化学染色为特殊染色。

表 1-3 细胞化学染色的主要发现

1867 年 Perls 介绍了显示铁的普鲁士蓝方法(Prussian blue method),后被应用到骨髓铁染色中
1909 年 Schultze 用过氧化物酶染色技术鉴别原始淋巴细胞性和原始粒细胞性白血病
1924 年比利时科学家 Feulgen 和 Rossenbeck 建立了 Feulgen 反应的 DNA 染色法
1939 年 Sheehan 将脂类(苏丹黑 B)用于白细胞染色,与 POX 一起成为急性白血病最常用和最重要的细胞化学方法
1939 年 Gomori 和 Takamatsu 建立白细胞碱性磷酸酶染色
1942 年 Brracher 建立甲基绿-派洛宁(pyronin)染色显示血细胞的核糖核酸染色
1949 年 Nachlas 和 Seligman 介绍偶氮染料酯酶方法
1952 年 Gomori 建立起酸性磷酸酶等细胞化学染色
1953 年 Gomori 介绍以 α-萘酯和 AS 萘酯的氯乙酸为底物的酯酶反应,建立起氯乙酸酯酶染色方法
1954 年 Naidoo 和 Pratt 以及 1957 年 Wachstin 和 Meisel 建立 5′核苷酸酶染色法,作为急性淋巴细胞白血病一种标记
1955 年和 1958 年 Kaplow 和 Hayhoev 建立起白细胞碱性磷酸酶的偶氮偶联法
1959 年和 1960 年 Moloney 用高发色性底物——氯乙酸 ASD 萘酚可以更灵敏地显示出阳性反应,证实氯乙酸酯酶为粒系和肥大细胞的特异性酯酶
1959 年 Braunstein 和 1964 年 Fisher 等用 α-乙酸萘酯为底物显示的酯酶反应主要见于单核细胞,用 AS 萘酯作底物时得到同样结果,这类酯酶被称为非特异性酯酶(nonspecific esterase,NSE)
1960 年 Quaglino 和 Hayhoe 用过碘酸雪夫染色分析血细胞糖原成分,用于红白血病的诊断
1964 年 Fischer 和 Schmalzl 建立起氟化钠酯酶抑制反应
1970 年 Li CY 和 1971 年 Yam 等用抗酒石酸酸性磷酸酶染色鉴定多毛细胞白血病
1977 年 Higgy,Burns,Hayhoe 识别丁酸萘酯酶(naphthyl butyrate esterase,NBE)为单核细胞性酯酶
1977 年 Hanker 在急性粒细胞白血病患者的原幼细胞中发现氢过氧化物酶阳性的 Phi 小体,建立起 Phi 小体染色

1867 年 Perls 介绍了显示铁的普鲁士蓝方法(Prussian blue method),后被应用到骨髓铁染色中。至今,它与形态学同步检查,仍是评估体内铁是否缺乏的金标准。1909 年 Schultze 和 1910 年 Kreiblich 用过氧化物酶(peroxidase,POX)染色技术,以鉴别原始淋巴细胞性和原始粒细胞性白血病。与一般染色细胞相比较,POX 成为鉴定细胞类型独特的工具,并从那时起,细胞化学染色技术被广泛地应用于临床诊断,陆续报告了急性白血病和慢性白血病不同细胞类型的细胞化学特征,以及许多血液异常疾病的细胞形态学改变与细胞化学的关系。1924 年 Feulgen 和 Rossenbeck 建立了 Feulgen 反应的 DNA 染色法,1939 年 Sheehan 最先将脂类染色法——苏丹黑 B(Sudan black B,SBB)用于白细胞染色,与 POX 一起成为急性白血病最常用和最重要的细胞化学染色方法,而 POX(MPO)则经百余年的实践检验,同 Auer 小体一样依然是粒(单)系 AML 最简便实用的特异性标记。1939 年 Gomori 和 Takamatsu 同时发表了证明白细胞碱性磷酸酶的染色方法,1955 年和 1958 年 Kaplow 和 Hayhoev 建立起白细胞碱性磷酸酶的偶氮偶联法,1952 年 Gomori 又用类似技术设计了酸性磷酸酶等细胞化学染色,1970 年 Li CY 和 1971 年 Yam 等则用抗酒石酸酸性磷

酸酶染色鉴定多毛细胞白血病。1942 年 Brracher 建立甲基绿-派洛宁(pyronin)染色以显示血细胞的核糖核酸含量。1954 年 Naidoo 和 Pratt 以及 1957 年 Wachstin 和 Meisel 建立 5′核苷酸酶(5′-nucleotidase,5′-ND)染色法,作为急性淋巴细胞白血病,尤其是慢性粒细胞白血病急淋变的一种生化标记进行鉴别诊断。1960 年 Quaglino 和 Hayhoe 用过碘酸雪夫染色(periodic acid Schiff method,PAS)分析血细胞糖原成分用于红白血病的鉴别诊断,是 20 世纪 80 年代前用于鉴定红(白)血病细胞和巨幼红细胞的主要方法。

1949 年 Nachlas 和 Seligman 介绍偶氮染料酯酶方法,1953 年 Gomori 首先介绍以 α-萘酯(α-naphthyl)和 AS 萘酯(naphthyl AS)的氯乙酸(chloroacetate)为底物的酯酶反应,建立起氯乙酸酯酶染色方法,以区分于阳性的肥大细胞和各阶段粒细胞与阴性的单核细胞。1959 年和 1960 年 Moloney 用高发色性底物——氯乙酸 ASD 萘酚(naphthol ASD acetate,NASDA)可以更灵敏地显示出阳性反应,证实氯乙酸酯酶(chloroacetate esterase,CE)为粒系和肥大细胞的特异性酯酶。1959 年 Braunstein 和 1964 年 Fisher 等用 α-乙酸萘酯(α-naphthyl acetate)为底物显示的酯酶反应主要见于单核细胞,用 AS 萘酯作底物时得到同样结果,这类酯酶被称为非特异性酯酶(nonspecific esterase,NSE)染色,主要鉴定单核细胞,用于单核细胞白血病的辅助诊断;1964 年 Fischer 和 Schmalzl 报告在 NSE 染色液中加入一定量的氟化钠,显示单核细胞的 NSE 活性被氟化钠抑制,而粒细胞者则不被抑制,从而建立起氟化钠酯酶抑制反应。丁酸萘酯酶(naphthyl butyrate esterase,NBE)是后来被认识的单核细胞性酯酶(Higgy,Burns,Hayhoe,1977),是鉴别诊断单核细胞性和粒单核细胞性以及巨核细胞性白血病的方法。1977 年 Hanker 在急性粒细胞白血病患者的原幼细胞中发现一种氢过氧化物酶阳性的 Phi 小体,建立起 Phi 小体染色,用于鉴别急性髓细胞白血病与急性淋巴细胞白血病,阳性检出率比 Auer 小体为高。1955 年 Scheldon 和 1956 年 Brandes 等学者将电子显微镜与酶组织化学技术相结合,开创了电镜细胞化学染色的新领域。

细胞化学是建立在细胞形态学和化学基础上,使血液形态学诊断上升到一个新的高度。由于细胞化学染色与染色剂染色的细胞形态学观察的方法和原理相似,历史较为悠久,都属于传统形态学的范畴,其鼎盛时代为 20 世纪 50 年代至 70 年代。时至今日仍有许多不失为有重大诊断评估价值的染色方法,如用于骨髓切片的铁染色、Gomori 网状纤维染色等都是相关项目评估的金标准方法;POX,即髓过氧化物酶(MPO)或 SBB、非特异性酯酶(NAE)和 CE 为 1985 年和 1995 年国际血液学标准化委员会(International Council for Standardization in Haematology,ICSH)推荐的急性白血病鉴定项目,且血液细胞和骨髓细胞的鉴定正在向着多种染色互补的方向发展,比如甲苯胺蓝染色识别不典型嗜碱性粒细胞和肥大细胞,CD41 染色用于骨髓细胞学常规检查微小巨核细胞和原始巨核细胞(卢兴国,1997);用碱性蓝染色鉴别 T 细胞(Erenpreiss,2001),用新的染料染色鉴定巨核细胞等(李顺义,2005)。

组织化学(histochemistry)与细胞化学基本同义,不过组织化学含义和范畴更为广泛。组织化学是在细胞学、组织学与组织生物化学的基础上发展起来的。细胞化学与组织化学的方法学一样,但研究的对象有所不同。前者研究细胞(涂片标本为主)而后者侧重研究组织(切片标本为主)中的化学组分、分布及其与功能的关系。

第五节　细胞免疫学技术的发展

细胞免疫化学(immunocytochemistry)是一种通过与特定抗原特异性结合的抗体来确定细胞中这些抗原位置的技术,主要通过研究细胞抗原的特征来确定细胞的起源、类别、发育、分化、结构和功能等属性。在血液病,尤其是血液肿瘤领域,检测和研究的细胞免疫表型,主要有三个方法:流式免疫表型检测技术、细胞免疫化学染色和组织免疫化学染色。

细胞免疫化学或免疫细胞化学(immunocytochemistry)与组织免疫化学染色,由于方法相同而材料不同,可以归纳为一个类别。它们是细胞学与免疫学原理和技术相结合而应用到组织学或细胞学领域,使组织或细胞内能够作为抗原的物质与其相应的特异性抗体之间发生抗原抗体的结合反应,在组织切片或细胞涂片标本上显示出来的诊断技术,也可以看做是细胞化学或组织化学诊断技术的延续。1975 年英国学者 Kohler 和 Milstein 成功地创建了淋巴细胞杂交瘤技术,使人们利用此项技术制备了许多单克隆抗体并用以鉴定血液和骨髓细胞,促发了白血病细胞免疫表型分析诊断新技术的应用,白血病的免疫学分型随之兴起。伴随单克隆抗体认识了造血细胞表面分化抗原。1982 年国际人类白细胞分化抗原国际会议对表达于白细胞表面的蛋白分子标记,统一命名为分化(抗原)簇(cluster of differentiation,CD)。于是,在白血病诊断史上,又增加了分析白血病细胞免疫表型这一新的诊断方法,作为细胞形态学诊断不足的补充,同时提供白血病患者预后因素的更佳依据,尤其是 ALL 和慢性淋巴细胞增殖性肿瘤。

从那时起,细胞免疫化学或组织免疫化学技术得到了快速的发展。1966 年 Nakane 和 Abrameas 等用过氧化物酶代替荧光色素标记抗体,建立了免疫酶标法。1979 年 Sternberger 等进一步发展了酶标抗体法,建立了非标记抗体酶标记法,即过氧化物酶-抗过氧化物酶复合物(peroxidase anti-peroxidase complex,PAP)方法,显著地提高了方法的敏感性。1981 年 Hsu 等建立起亲和素(抗生物素蛋白)生物素复合物(avidin-biotin complex,ABC)法,成为非标记抗体法中最敏感的方法。随后 Mason 和 Cordell 等用碱性磷酸酶代替过氧化物酶,建立了碱性磷酸酶-抗碱性磷酸酶桥联酶标(alkaline phosphatase-anti-alkaline phosphatase,APAAP)方法,成为更适宜于血液和骨髓细胞涂片进行细胞免疫化学染色(immunocytochemistry staning)的方法,融入于形态学检验诊断。现在,细胞(组织)免疫化学染色已成为血液、骨髓细胞学和病理学诊断的常规项目,对一些少见白血病,如急性微分化髓细胞白血病(M0)、急性未分化细胞白血病和急性巨核细胞白血病(M7)。我们在 1997 年提出根据病人的具体需要适当选取 1 至数种单抗(如抗 MPO、抗溶菌酶;CD41 和 CD42;CD68)进行定性或鉴别诊断,适用于一般性诊断的要求。应用流式细胞仪(在血细胞自动计数仪基础上发展起来的现代分析仪器,世界上第一台商用仪器于 1973 年 BD 公司与美国斯坦福大学研发)检测细胞免疫表型则属于另一层次的现代细胞分析技术。流式细胞仪的应用是将细胞免疫表型分析技术提高到系统化和量化的进一步的精细阶段,对造血和淋巴组织肿瘤的类型诊断等作出了更大的贡献(表 1-4)。

表 1-4 细胞免疫表型诊断技术对造血和淋巴组织肿瘤的贡献

确认急性巨核细胞白血病,被 FAB 协作组列为 FAB 分类型的 M7
确认急性微分化髓细胞白血病,被 FAB 协作组列为 FAB 分类的 M0
鉴定急性未分化细胞白血病和混合表型急性白血病
提供 ALL 的 B、T/NK 系列分类诊断的依据
细分成熟淋系肿瘤免疫亚型,提供临床治疗方案选择和预后评估的信息
提高了部分 AML 类型分型诊断的准确性
病态造血细胞免疫表型的紊乱(增强减弱与异位表达),有助于 MDS 的诊断
促进了形态学对某些造血和淋巴组织肿瘤细胞的重新认识和评估
促进了针对细胞免疫表型强表达肿瘤的分子靶疗法

血细胞分化抗原的识别和检测方法的应用,对形态学诊断中存在的不足进行了补充,同时界定了白血病新的免疫表型。1931 年德国的 Von Baros 和 Karos 首先报道的急性巨核细胞白血病(acute megakaryoblastic leukemia,AMKL),曾被描述为多种病名,如 1963 年 Lewis 和 Szur 称为急性骨髓纤维化或恶性骨髓硬化,正是因为原始巨核细胞形态学多变,长期来对此型白血病存在争议。直至进入 20 世纪 70~80 年代,原始巨核细胞的特征性标记,电镜细胞化学血小板过氧化物酶(platelet peroxidase,PPO)染色和细胞免疫表型(CD41)分析技术的应用,AMKL 才被公认,并被 FAB 协作组列为 AML 中的 M7。1985 年 Mirro,1987 年 Gale,1991 年 Catovsky 等用免疫表型界定了急性混合系列白血病(acute mixed lineage leukemia,AMLL)或双表型急性白血病(biphenotypic acute leukemia,BAL)。1989 年 Lo Coco 等报道 CD7+AML,认识了伴淋系标记的 AML 和伴髓系阳性的 ALL。1987 年 Lee 等首先报告微分化急性非淋巴细胞白血病,可用系列特异或系列相关的克隆抗体鉴定新的亚型,并被 FAB 协作组列为 AML 分类中的 M0。20 世纪 80 年代通过免疫表型界定的免疫类型还有急性未分化细胞白血病(acute undifferentiated leukemia,AUL)。ALL 与免疫表型的关系更为密切,为了评估白血病细胞的系列和成熟性以及与临床的关系,ALL 的形态学基本诊断都需要通过免疫表型检测,并于 20 世纪 80~90 年代逐渐形成急性白血病的免疫学分类,以及细胞形态学(M)、细胞免疫学(I)和细胞遗传学(C)相结合的 MIC 分类。将 ALL 分为 B 系和 T 系 ALL,B 系 ALL 分为早前 B-ALL、普通型 ALL(C-ALL)、前 B-ALL 和 B-ALL,T 系 ALL 分为早前 T-ALL 和 T-ALL 等类型,可以提

供临床治疗选择和预后上更多的信息。免疫表型检查已经识别，FAB 分类的 ALL-L3（原始细胞大、胞质嗜碱性较丰富，胞质空泡亮而常呈珍珠样排列，为免疫表型成熟的 B 细胞，曾被称为成熟 B 细胞 ALL），不是通常意义上 CD34 等阳性的原始 B 细胞性 ALL。因此，ALL-L3 已不再属于现在使用的术语——B-ALL 的范畴。2008 年 WHO 认为，从诊疗与预后信息看，将 ALL 分层为 B 系和 T 系 ALL 后不需要进一步细分，但在 2017 年的更新分类中又有变化。

更为有趣的是，最重要的免疫细胞淋巴细胞和浆细胞，早在 1774 年和 1875 年分别通过形态学就予以了描述，慢性淋巴细胞白血病也早在 19 世纪初期被认识，1845 年 Virchow 也曾描述慢性淋巴细胞白血病的表现和血液细胞的变化。但是，直至 20 世纪 60 年代，才在沿袭的形态学的定义上，了解了淋巴细胞与免疫球蛋白的关系，发现了细胞介导的免疫，发现了淋巴细胞膜和胞质抗原，然后依据抗原将外周血成熟的淋巴细胞定义四种亚型：T（淋巴）细胞、B（淋巴）细胞、自然杀伤细胞和树突细胞（dendritic cell，DC；由 1973 年美国的 Steinman and Cohn 发现）。1967 年 Dameshek 推测 CLL 是免疫不胜任小淋巴细胞的积蓄，不久即发现绝大多数 CLL 白血病细胞表达表面免疫球蛋白，属于 B 细胞起源的肿瘤细胞。1977 年在慢性中性粒细胞减少的临床综合征病人中识别大颗粒淋巴细胞增多，80 年代认识其肿瘤性病变——大颗粒淋巴细胞白血病（large granular lymphocytic leukemia，LGLL），根据免疫特性又被分为 CD3 阴性（NK 细胞）和 CD3 阳性（T 细胞）大颗粒淋巴细胞白血病两型。不同的肿瘤伴有不同的生物学特性和临床预后。因此，确定淋巴组织肿瘤的免疫属性需要通过细胞免疫学检测手段，同时也促进了细胞（形态）学对这些淋巴细胞（包括其他肿瘤性 T、B 细胞）形态的重新认识和评估。

第六节 细胞和分子遗传学的发展

细胞和分子遗传学检查与流式免疫表型分析一样，虽然不是狭义的骨髓细胞学和骨髓组织学的检查内容，但它们相互之间的互补性极强，而且在造血和淋巴组织肿瘤中以细胞和分子遗传学定义的病种或类型在不断增加，有些虽然不是定义疾病的指标，但对评判预后和指导治疗很重要。

一、细胞遗传学的发展

1888 年 Waldeyer 提出染色体一词。1890 年 von Hansemann 发现肿瘤细胞分裂异常，并认为可用于肿瘤诊断。1914 年德国病理学家 Boveri 提出肿瘤细胞的分裂异常可能是染色体异常所致，认为这些染色体异常通过体细胞突变获得，具有克隆性，并于 1941 年提出肿瘤的染色体理论。1956 年 Tjio 和 Levan 培养胎儿肺成纤维细胞中，借助低渗法扩散中期细胞染色体分裂象，确认了人类染色体数目 46 条，标志着人类细胞遗传学的开始。1960 年 Moorhead 等发表末梢血染色体培养法，其简便方法促进了临床染色体研究的发展。同年 Nowel 和 Hungerford 在培养 CGL 患者的染色体研究中首次发现微小染色体——G 组染色体长臂缩短（缺失），即以发现地的城市费城（Philadelphia，Ph）命名为 Ph 染色体。人类第一次将染色体异常与特定的肿瘤类型联系在一起，为 Boveri 提出的肿瘤染色体理论提供主要的实验证据，被认为是肿瘤细胞遗传学发展史上的一个重要的里程碑。

1968 年和 1970 年瑞典细胞化学家 Caspersson 等发现用荧光染料氮芥喹吖因染色后，可使人体染色体显示明暗相间的独特带型，可以清楚地识别每一条染色体，这一技术称为 Q 带技术。此后通过技术改进又相继出现了 G 带（Seabright，1971）、C 带、R 带和高分辨 G 带等显带技术。1971 年巴黎人类染色体标准会议确认了 Q、G、R 和 C 四种主要显带类型及其包含带型的数字和符号含义。1976 年后应用同步化技术获得了高分辨带型，从而证实大多数肿瘤有非随机的染色体异常，特定的肿瘤有特定的染色体异常，染色体检查对肿瘤的诊断分型、预后估计和治疗选择均有重要意义。

由于造血和淋巴组织肿瘤的标本易于采集，染色体畸变类型单一而易于识别，肿瘤的染色体研究首先在造血和淋巴组织肿瘤中取得了惊人的发现（表 1-5），并在短短的 10～20 年间发现了许多造血和淋巴组织肿瘤的重现性（recurrent）染色体异常，使造血和淋巴组织肿瘤染色体标记技术的应用进入了快速的发展期，证明白血病细胞遗传学表型与形态学类型有关，与临床治疗和预后有关，与肿瘤的生物学有关。如

t(8;21)具有大原始细胞伴有成熟的 AML(M2)形态表型,多见于儿童,成人较少,预后良好;t(15;17)易位更具有独特的多颗粒早幼粒细胞性白血病,并有良好的维 A 酸反应,成为肿瘤细胞成熟的重要模式;11q23异常则是另一组异常特征的白血病,多见于 AML-M5,预后差;inv(16)或 t(16;16)为具有独特的嗜酸性粒细胞增多的粒单细胞白血病,预后也较好;而有 t(6;9)易位的 M2 和 M4 则示差的预后;t(8;14)(q24;q32)易位 ALL 为具有大原始淋巴细胞、胞质较丰富多有蜂窝样空泡的形态学特征,是 FAB 分型 ALL-L3 的特征性染色体易位,侵袭性强,恶性程度高,现在明了它是成熟 B 细胞肿瘤(白血病性);T 系急性白血病和 B 系急性白血病形态学上常较难鉴别,但细胞遗传学上则有助于鉴别,14q32 受累常为 B 系白血病/淋巴瘤,14q11、7q34 和 7q15 区带受累常为 T 系恶性肿瘤。

表 1-5 细胞遗传学与血液肿瘤关系的重要发现

发现年	作者	发现或证实的染色体异常
1960	Nowel 和 Hungerford	CML G 组染色体长臂缩短(缺失)
1962	Hungerford 和 Nowel	AML C 组染色体三体
1966	Kay 等	PV F 组染色体缺失
1968	Kamada 等	AML C-G 组染色体易位
1970	Propp 等	AML 和 ALL 中也有 Ph 染色体
1970	Caspersson 等	用 Q 显带技术显示 Ph 染色体为 22q-
1972	de la Chapelle 等	AML C 组染色体三体为三体 8
1972	Reeves 等	PV F 组染色体缺失为 del(20q)
1972	Manolov 和 Manolova	非洲淋巴瘤 14q 异常
1973	Rowley	Ph 染色体为 t(9;22)
1973	Rowley 等	AML 的 t(8;21)
1976	Zech 等	Burkitt 淋巴瘤 14q-为 t(8;14)
1977	Rowley 等	APL 的 t(15;17)
1977	Oshimura 等	ALL t(4;11)
1978	Fukuhara 等	滤泡性淋巴瘤 t(14;18)
1979	Miyoshi 等	Burkitt 淋巴瘤 t(2;8)
1979	Berger 等	Burkitt 淋巴瘤 t(8;22)
1980	Geraedts 等	MDS t(1;7)
1980	Gahrton 等	CLL12 三体
1982	Hagemeijer 等	AML t(9;11)
1982	Bernstein 等	AML inv(3)
1983	le Beau	AML inv(16)
1983	Sandberg 等	AML t(6;9)
1983	Carroll 等	前 B-ALL t(1;19)
1983	Kowalczyk 和 Sandberg	ALL 9p-
1984	van Den Berghe	浆细胞骨髓瘤第 14 号染色体 *IgH* 易位
1984	Mori 等	MDS t(1;3)
1984	Willims 等	T-ALL t(11;14)
1984	Tono-oka T 等	ALL t(5;14)
1985	Stein 等	间变性大细胞淋巴瘤 t(2;5)
1985	Mecucci 等	AML t(16;21)
1985	Van den Berghe	5q-综合征
1986	辻本	浆细胞骨髓瘤 t(14;18)
1986	Raimondi 等	ALL12p12 异常
1987	Sato 等	AML t(7;11)
1987	Heim 等	AML t(8;16)
1988	Ince	浆细胞骨髓瘤 t(11;14)
1989	Offit 等	弥散性非霍金奇淋巴瘤 3q27 易位
1990	Rowley JD 等	ALL t(v;11q23.3)
1990	Kamps MP 等	ALL t(1;19)
1991	Carroll A 等	AML t(1;22)
1992	Bastard C 等	DLBCLt(3;14)
1993	Chen Z 等	APL t(11;17)
1995	Romana SP 等	ALL t(12;21)
1996	Iida S 等	淋巴浆细胞淋巴瘤 t(9;14)
1996	Bergsagel	浆细胞骨髓瘤 t(4;14)
1997	Resnitzky P 等	套细胞淋巴瘤 t(11;14)
1999	Akagi T 等	MALT 淋巴瘤 t(11;18)
2003	Streubel B 等	MALT 淋巴瘤 t(14;18)

CML 为慢性粒细胞白血病,AML 为急性髓细胞白血病,PV 为真性红细胞增多症,APL 为急性早幼粒细胞白血病,ALL 为急性淋巴细胞白血病,MDS 为骨髓增生异常综合征,CLL 为慢性淋巴细胞白血病,DLBCL 为弥漫性大 B 细胞淋巴瘤,MALT 为黏膜相关淋巴组织

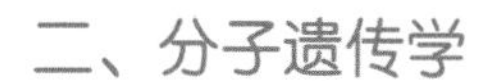

二、分子遗传学

1953 年，Waston 和 Crick 发现了脱氧核糖核酸（deoxyribonucleic acid，DNA）双螺旋的基本结构，导致了分子生物学这门新兴学科的发展。1969 年 Pardue 和 Gall 建立起 RNA-DNA 原位杂交技术，1974 年 Evans 等将染色体显带技术应用于染色体原位杂交，1981 年 Bauman 首次应用荧光染料标记的 DNA 探针进行原位杂交，1981 年 Langer 首次成功应用生物素标记的核苷酸探针进行原位杂交。1985 年 Mulleis 等研制成功聚合酶链反应（polymerase chain reaction，PCR）体外扩增 DNA 技术。1986 年 Penkel 改用非放射性核素——荧光标记探针完成的原位杂交即荧光原位杂交（fluorescence in situ hybridization，FISH）技术，可准确检测染色体微小片段的改变和基因定位，并可直接检测间期细胞核，促进了分子遗传学的迅猛发展。1992 年 Kallioniemi 和 1993 年 Manoir 在 FISH 技术的基础上建立起比较基因组杂交（comparative genome hybridization，CGH）技术，可在全部染色体或染色体亚带水平上对不同基因组间 DNA 序列拷贝进行检测、定位，也可以鉴定用细胞遗传学技术难以判断的肿瘤染色体的某些成分（如双微体和标记染色体）的来源。这些新技术是分子生物学研究的重要工具，也是造血和淋巴组织肿瘤分子遗传学常用的技术。20 世纪 70 年代诞生了重组 DNA 技术（recombinant DNA technique），80 年代开创了新一代的遗传工程，90 年代开发和完善了基因测序和生物芯片（biochip）等新技术。使人们对疾病的认识深入到分子（基因）水平，成为疾病精细诊断的新方法。

在造血和淋巴组织肿瘤方面亦不例外，约在 20 世纪 90 年代前后迈入肿瘤分子血液学时代，应用分子生物学的思维和技术，提供人们进一步认识造血和淋巴组织肿瘤的分子病理及其诊断，可以评估患者预后，还进一步影响临床的治疗手段——分子靶向疗法和个体化医疗等多个领域。

造血和淋巴组织肿瘤的染色体标记率先在 CML 中获得突破，分子标记物研究也首先在 CML 标本中找到。1983 年 Heisterkamp 等报告 CML 的 t(9;22)（q34;q11）易位，为位于 9q34 断裂点的原癌基因 *ABL* 易位至 22q11 区带，同年的 de Klein 等发现第 9 号染色体长臂末端的 *ABL* 与 22 号染色体长臂的 *BCR* 因染色体易位而融合组成 *BCR-ABL*，次年从 22q11 断裂点中分离了 *BCR* 基因以及与 *ABL* 结合的各自特定结构域，阐明了具有酪氨酸激酶活性的癌性蛋白——P210 的 BCR-ABL（融合蛋白）。1990 年 Daley 等首先用实验证实 BCR-ABL 可使鼠发生粒细胞转化并诱发 CML 样疾病。1990 年 von Lindern 发现 1983 年 Sandberg 报告见于 FAB 分类 M2 和 M4 且预后不佳的 t(6;9)易位，为 6p23 上的 *DEK* 基因与 9q34 上的 *CAN* 基因发生重排而融合，有此表型者常有嗜碱性粒细胞增多，预后较差。而 1991 年 Miyoshi 和 1992 年 Erickson 等报告 t(8;21)易位的受累基因表达的 AML1-MTG8（融合蛋白），是儿童 AML 的最常见分子表型，也是 AML-M2 的分子标记物，有较好的预后；1993 年 Liu 等报告 1983 年 le Beau 发现于 M4Eo 的 inv(16)易位为 *CBFB-MYH11* 融合，有此表型者也有良好的预后（表 1-6）。

表 1-6 造血和淋巴组织肿瘤中发现的主要分子标记物

发现或报告年份	作者	疾病	重排或融合基因	表达蛋白	临床和形态特点
1983	de Klein 等	CML	*BCR-ABL*	BCR-ABL	形态学典型，预后良好
1984	Waldmann 等	Burkitt 淋巴瘤/白血病	*MYC-IgH*	MYC	形态学为 ALL-L3，免疫表型为成熟 B 细胞型，恶性程度高，预后差
1985	Cleary 和 sklar	滤泡性淋巴瘤	*BCL2-IgH*	BCL2	
1988	Ince	浆细胞骨髓瘤	*BCL1-IgH*	BCL1（CCND1）	易发生浆细胞白血病，对化疗有抗性
1989	McGuire 等	T-ALL	*TTG1-TCRδ*	TTG1	预后较差
1989	Grimaldi 和 Meeker	B-ALL	*IL3-IGH*	IL3	外周血嗜酸性粒细胞增多，预后未知

续表

发现或报告年份	作者	疾病	重排或融合基因	表达蛋白	临床和形态特点
1989	Mellentin 等	T-ALL	*LYL1-TCRβ*	LYL-1	预后较差
1989	Begley，Finger 等	T-ALL	*TAL1-TCRα/δ*	TAL-1	预后较差
1990	von Lindern	AML-M2(M4)	*DEK-CAN*	DEK-CAN	常有嗜碱性粒细胞增多，预后较差
1990	Crist，Mellentin 等	前 B-ALL	*E2A-PBX1*	E2A-PBX1	预后差，常需更强化疗获得缓解
1990，1991	Borrow，de The 等	AML-M3	*PML-RARA*	PML-RARα	形态学典型，对维 A 酸敏感
1991	Royer-Pokora 等	T-ALL	*TTG2-TCRδ*	TTG2	预后较差
1991	Hatano 等	T-ALL	*HOX11-TCRδ*	HOX11	预后较差
1991，1992	Miyoshi，Erickson 等	AML-M2	*AML1-MTG8*	AML1-MTG8	伴细胞成熟，预后较好
1992	Seto 等	MCL	*CCND1-IgH*	CCND1 (PRAD1)	侵袭性淋巴瘤，扩散早，预后差
1993	陈竺等	AML-M3	*PLZF-RARA*	PLZF-RARα	形态学不典型，对维 A 酸不敏感
1993	Liu 等	AML-M4Eo	*CBFB-MYH11*	CBFB-MYH11	伴嗜酸性粒细胞增多，预后好
1993	Iida 等	AML-M5、M4	*MLL-MLLT3*	MLL-MLLT3	预后好
1993	Prasad 等	AML-M4、M5	*MLL-MLLT4*	MLL-MLLT4	常白细胞增多、肝脾大
1994	Golub 等	CMML	*TEL-PGDFRB*	TEL-PGDFRB	常伴嗜酸性粒细胞增多
1994	Morris 等	ALCL	*NPM-ALK*	NPM-ALK	多形性大细胞，表达较强 CD30 抗原
1994，1996	Corey，Redne 等	AML-M3	*NPM-RARA*	NPM-RARα	形态学不典型，但对维 A 酸敏感
1995	Golub 等	儿童 ALL	*AML1-TEL1*	AML1-TEL1	预后良好，对左旋门冬酰胺酶和抗代谢药物的反应敏感
1995	Chaplin 等	AML-M4、M5	MLL-MLLT10	MLL-MLLT10	常白细胞增多、肝脾大、中枢神经系统累及
1996	Kato 等	AML，MDS	*NPM-MLF1*	NPM-MLF1	多见病态造血细胞
1996	Borrow 等	AML-M5	*MOZ-CBP*	MOZ-CBP	伴巨噬细胞增多和吞噬红细胞现象，器官浸润症状明显，预后差
1996	Bergsagel	浆细胞骨髓瘤	*FGFR3-IgH*	FGFR3	常有显著的骨病变
1997	Iida 等	浆细胞骨髓瘤	*IRF4(MUMI)-IgH*	IRF4(MUMI)	?
1997	Wells 等	AML-M3	*MuMA-RARA*	MuMA-RARα	对维 A 酸有反应
1998	Reiter 等	8p11 骨髓增殖综合征	*ZMYM2-FGFRI*	FGFRI	嗜酸性粒细胞增多，预后差

续表

发现或报告年份	作者	疾病	重排或融合基因	表达蛋白	临床和形态特点
1999	Arnorld 等	AML-M3	*STAT5-RARA*	STAT5-RARα	对维 A 酸不敏感
1999	Akagi	MALT* 淋巴瘤	*API2-MALT1*	API2-MALT1	胃 MALT 淋巴瘤，与幽门螺杆菌感染有关，抗菌治疗多可缓和病情
2000	Mochizuki 等	AML	*RPN1-PRDM16*	PRDM16	预后差，常规化疗无效
2001	Ma 等	AML-M7	*BM15-MKL1*	BM15-MKL1	通常有肝脾大、骨髓纤维化
2002	Hansen-Hagge	儿童 ALL	*RanBP17/HOX11L2-TCRδ*	RanBP17/HOX11L2-TCRδ	
2003	Cools 等	CEL、AML	*FIP1L1-PDGFRA*	FIP1L1-PDGFRA	伊马替尼非常敏感
2005	Reiter 等	aCML、AML、CEL	*PCM1-JAK2*	PCM1-JAK2	卢索替尼非常敏感
2006	van Zutven 等	儿童 AML-M7	*NUP98-KDM5A*	NUP98-KDM5A	预后差
2012	Gruber 等	儿童 AML-M7	*CBFA2T3-GLIS2*	CBFA2T3-GLIS2	预后差

CML 为慢性粒细胞白血病，T-ALL 为 T 细胞急性原始淋巴细胞白血病，B-ALL 为 B 细胞急性原始淋巴细胞白血病，AML 为急性髓细胞白血病，CMML 为慢性粒单细胞白血病，MCL 为套细胞淋巴瘤，ALCL 为间变性大细胞淋巴瘤，MALT 为黏膜相关淋巴组织，CEL 为慢性嗜酸性粒细胞白血病，aCML 为不典型慢性粒细胞白血病

1990 年 Borrow 等，1991 年 de The 和 Kakizuka 等多位学者用分子分析证明 1977 年 Rowley 等发现 M3 特征的 t(15;17)(q22;q11-12)易位，为 15q22 的 *PML* 基因与 17q11-12 区带上的 *RARα* 原癌基因发生融合(*PML-RARα*)表达的融合蛋白之后，相继发现 *RARα* 与另外四个伙伴基因组成 M3 的分子变异型。分子学检查有助于 AML-M3 的精细分型，不同的分子表型有着形态学和临床治疗上的某些差异。

分子生物学研究表明，分子水平上染色体易位基因重排有两种类型，其一为基因融合型，主要见于 AML，如前述的融合基因(fusion gene)形成的多种 AML 亚型，少数见于 ALL 和淋巴瘤；另一为非融合型，即转录调控异常型(transcriptional disregulation type)，主要见于如表 1-7 中所列的淋巴组织肿瘤，为原表达的原癌基因经与免疫球蛋白基因或 T 细胞受体基因易位后被激活，出现持续的癌基因蛋白高表达而致癌。非染色体易位所致的原癌基因点突变则是其被激活的另一分子类型，如 *FMS* 突变与 AML(Ridge 等，1990)，*KIT* 突变与肥大细胞肿瘤和 AML(Furitsu 等，1993)，*FLT3*(*FLT-3*)突变与 AML(Nakao 等，1996)，*AML1* 的 runt 结构域点突变与 AML-M0 和 M7(Langabeer 等，2002)有关。一部分 *MPN1* 和 *FLT3*-TID 突变与急性原始单核(或粒单)细胞白血病的杯口状核细胞(胞核凹陷超过直径 25% 的原始细胞)有关(FP Kroschinsky，2008)。

肿瘤基因谱研究始于 20 世纪 90 年代中期，1996 年 DcRisi 和 Brownt 等首次将基因芯片(又称微阵列)技术应用于癌症研究。1998 年和 1999 年 Golub 等以急性白血病为对象，应用基因芯片、形态学和免疫学等检测指标，分别建立起 AML 和 ALL 基因数据库，从中选取 50 个与 AML 和 ALL 发病密切相关的基因，对 38 例白血病样本进行分型，检查结果成功率 100%，并通过监测基因表达变化，从 ALL 中区分出了 AML。Wellmann 等应用 588 个已知基因 cDNA 芯片对淋巴瘤进行特异性标记物研究，发现不同类型的淋巴瘤中存在基因差异，其中与凋亡等有关的聚集素(clusterin)基因仅见于间变性大细胞淋巴瘤(anaplastic large cell lymphoma，ALCL)。2000 年 Alizadeh 等首次将基因表达谱与临床预后相联系，用 cDNA 微阵列技术对弥散性大 B 细胞淋巴瘤(diffuse large B-cell lymphoma，DLBCL)进行基因表达谱(gene expression profiling，GEP)检测，发现两种不同的分子类型有不同的生存率等。

表 1-7 部分慢性髓系和淋系肿瘤形态学、核型和基因重排或突变型

形态学类型	染色体核型	基因重排或突变类型
慢性粒细胞白血病(CML)	t(9;22)(q34;q11)	*BCR-ABL1*
慢性中性粒细胞白血病(CNL)		*CSF3R* 突变
慢性粒单细胞白血病(CMML)		*SRSF2*, *TET2* 和/或 *ASXL1* 突变
	t(5;12)(q33/31;p13)	*TEL-PDGFRB* *
	t(5;7)(q33;q11.2)	*HIPI-PDGFRB* *
不典型慢性粒细胞白血病(aCML)		*SETBP1* 和/或 *ETNK1* 突变
慢性嗜酸性粒细胞白血病(CEL)	del(4)(q12)	*FIP1L1-PDGFRA* **
慢性淋巴细胞白血病(CLL)	t(11;14)(q13;q32.3)	*BCL1(CCND1)-IgH*
	t(14;19)(q32;q13)	*BCL3-IgH*
	t(11;22)(q13;q11)	*Igκ-CCNDI*
	t(14;18)(q32.3;q21)	*IgH-BCL2*
	t(14;19)(q32;q11.3)	*IgH-BCL3*
多毛细胞白血病(HCL)		*BRAF* V600E 突变
T 幼淋巴细胞白血病(T-PLL)	t(14;14)(q11.2;q32.1)	*TCRα/δ-TCL1*
	t(8;14)(q24;q11)	*MYC-TCRα/δ*
	inv(14)(q11.2q32.1)	*TCRα/δ-TCL1*
成人 T 细胞白血病/淋巴瘤(ATLL)	t(14;14)(q11;q32)	*TCRα-IgH*
	inv(14)(q11q32)	*TCRα/δ-IgH*
淋巴浆细胞淋巴瘤(LPL)		*MYD88*L265P 突变
套细胞淋巴瘤(MCL)		*SOX11* 突变
	t(11;14)(q13;q32)	*IgH-BCL2*
大 B 细胞淋巴瘤(LBCL)	t(14;18)(q32;q21)	*IgH-BCL2*
	t(3;14)(q27;q32)	*BCL6-IgH*
	t(3;4)(q27;p11)	*BCL6-TTF*
滤泡淋巴瘤(FL)	t(14;18)(q32;q21)	*IgH-BCL2*

* 现称此型为伴嗜酸性粒细胞增多与 *PDGFRB* 重排髓系肿瘤，** 现称此型为伴嗜酸性粒细胞增多与 *PDGFRA* 重排髓系肿瘤

因此，造血和淋巴组织肿瘤中，不论是急性还是慢性，是髓系还是淋巴系，分子学等检查可提供精细的诊断信息和治疗方案的依据，还能解释一些疾病发病的分子原理。基因芯片技术应用于肿瘤，除了提供基因诊断信息外，还可进行病情预测、定位肿瘤细胞来源、预测病情发展的阶段、提供个体化诊断和个体化治疗的依据。近几年发展起来的蛋白质芯片、纳米阵列免疫芯片以及飞行质谱等新技术(后基因——蛋白质组学技术)研究肿瘤时异常基因表达的众多蛋白质，可进一步揭示疾病的分子信息，将可为肿瘤学奠定新的分子基础。

第七节 不同信息互补的整合诊断学时代

每一种实验室诊断方法都不是完美的，不论是外周血细胞形态学、骨髓细胞形态学、骨髓组织病理学还是现代的流式免疫表型检查、细胞遗传学和分子学技术，都是如此。所以恰当地结合其他方法或信息加

以优化组合，即(多学科信息)整合诊断学已经成为疾病(血液肿瘤)诊断的主流。

根据目前的认知，形态学始终是重要的和基础的，依然是定义特征性并构成疾病分类的基石。但需要认识到这一形态学已经不是单一的骨髓涂片形态学和/或外周血片形态学，需要前进。2008 年国际血液学标准化委员会(ICSH)报告的骨髓标本和报告标准化指南中，强调完整的形态学诊断常常需要骨髓涂片和骨髓切片(包括细胞化学染色)，有时还需要与血片的综合检查；同时强调当骨髓穿刺因干抽等不成功时，应做骨髓印片细胞学检查。2008 年，在 WHO 造血和淋巴组织肿瘤分类中提到 Burkitt 淋巴瘤用组织印片细胞学检查的意义，并在该书序言中强调形态学诊断的重要性，在 2017 年更新分类中还强调了原始细胞计数的标准性，2010 年的欧洲白血病网(European LeukemiaNet，ELN)共识血细胞形态学的观点也是如此。我们在长期的形态学诊断实践中，发现消除一些方法不足的最好方法就是通过几种检查在同一实验室进行优化的互补检查，于 2002 年(卢兴国主编《现代血液形态学理论与实践》第一章现代血液形态学的新认识)和 2003 年(卢兴国. 完善血液形态学诊断的新模式，实用医技杂志)，正式提出比较完善的形态学诊断新模式——四片联检的形态学整合诊断。四片，即由血片、骨髓涂片、骨髓印片和骨髓切片组成，包括细胞化学染色和细胞免疫化学染色，也可以细分为六个项目的检验诊断与评价(图 1-8)。这属于同学科同层次或同一层面不同方法之间的优化整合。郑州大学岳保红教授在 2017 年 2 月 21 日全国形态学诊断学术交流群上的一篇题为“看一看国外的骨髓形态学报告单”中所介绍的“国外骨髓细胞形态学概念比较大，送来的标本包括骨髓穿刺涂片、离心涂片、骨髓活检切片、骨髓印片，细胞化学和组织免疫化学染色、有时还有骨髓液凝块，一般还会同时送来血涂片。他们认为只有这样全方位的观察、分析造血组织才能比较彻底了解造血组织发生了什么问题。就像要了解一个箱子，不仅要看看箱子的外面，还要看看里面、要反反复复从各个角度和层面去分析”。

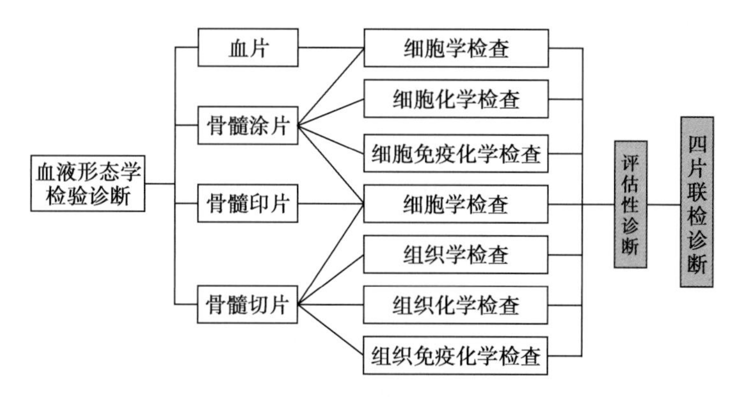

图 1-8 **四片联检整合诊断的组成**

四片联检进一步提供的简便、快速、可靠的诊断信息，其重要性不言而喻。但在通常情况下，依然作为血液病诊断的基础，而疾病精细的或特定的类型诊断往往需要与现代技术进行整合。在造血和淋巴组织疾病的诊断中，细胞遗传学和分子学技术是补充、整合细胞学、病理学以及流式免疫表型诊断不足的两个重要方面。

WHO(2001，2008)认为免疫表型、遗传学表型和基因表型特征则是定义疾病的重要组成部分，是当今细分特定类型(包括新类型)的确诊方法，是提供分子靶向治疗和更好地预测预后的依据。这是新的检查方法，尤其是分子(基因)检查已经成为临床诊断和治疗参考常规项目的原因。但是，这些方法也有长处与不足，还有各自学科的框定与特色，在不同疾病中显现各种方法特征的重要性也各不相同。故从整体看，不存在定义与诊断全部疾病的金标准，这就是我们在 2005 年提出将临床信息与所需的现有实验检查整合进行诊断并称为多学科信息整合诊断模式(图 1-9)的缘由。

早在 1986 年和 1988 年，美国、法国、英国的 Bennett、Bergce 和 Catovsky 等七个国家 14 位专家组成形态学(morphologic，M)，免疫学(immunologic，I)和细胞遗传学(cytogenetic，C)国际协作组(简称 MIC 协作组)，即在 FAB 急性白血病分型的基础上提出 MIC 三者互补的分类诊断。MIC 分类仍将 AML 按 FAB 分为 M1～M7，另增加伴有其他细胞增多(如嗜碱性粒细胞)的 M2 等，确认与形态学相关的染色体异常 10 种

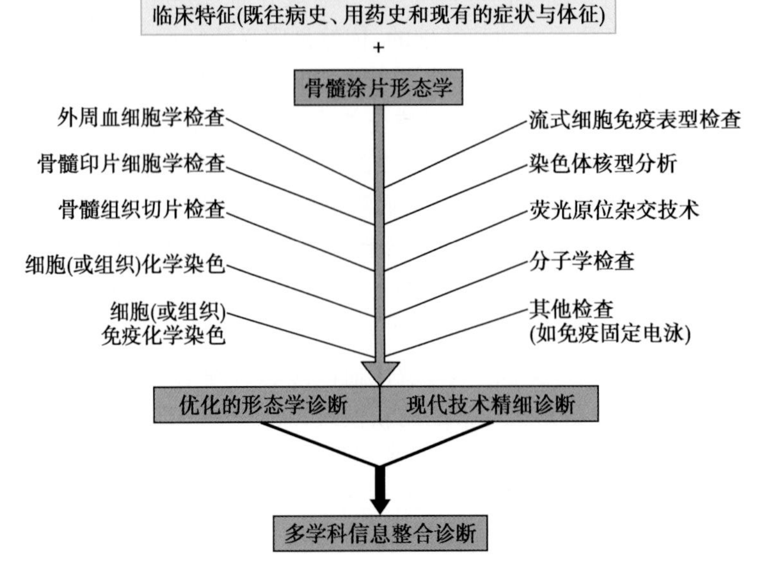

图 1-9 造血和淋巴组织疾病的诊断方法及其整合诊断

类型(表 1-8),与形态学无关的 10 种染色体异常类型。后 10 种染色体异常类型分别为+8,-7,7q-,5q-,-Y,+21,9q-,i(17q),20q-和+22。

表 1-8 AML 的 MIC 分类(形态学相关染色体异常 10 型)

异常染色体	发生率(%)	FAB 亚型	MIC 建议分型
t(8;21)(q22;q22)	12	M2	M2/t(8;21)
t(15;17)(q22;q12)	10	M3、M3V	M3/t(15;17)
t/del(11)(q23)	6	M5a(M5b、M4)	M5a/t(11q)
inv/del(16)(q22)	5	M4Eo	M4Eo/inv(16)
t(9;22)(q34;q11)	2	M1(M2)	M1/(t(9;22)
t(6;9)(p21-22;q34)	1	M2 或 M4 伴嗜碱性粒细胞增多	M2/t(6;9)
inv(3)(q21;q26)	1	M1(M2、M4、M7)伴血小板增多	M1/inv(3)
t(8;16)(p11;p13)	<0.1	M5b 伴巨噬细胞增多	M5b/t(8;16)
t/del(12)(p11-13)	<0.1	M2 伴嗜碱性粒细胞增多*	M2Baso/t(12p)
+4	<0.1	M4(M2)	M4/+4

* 在原始细胞及成熟的粒细胞中可见嗜碱性颗粒

随之,MIC 分类将 ALL 分为 T 系 ALL(T lineage acute lymphoid leukemias,T-ALL)和 B 系 ALL(B lineage acute lymphoid leukemias,B-ALL)两大类若干亚型。概述 B 系 ALL 和 T 系 ALL 的 MIC 分类见表 1-9 和表 1-10。

1987 年 Bennett 等又提出 MDS 的 MIC 分型,确立了细胞遗传学在血液肿瘤诊断和分类中的地位。白血病染色体畸变的发现,克隆性染色体异常的检出还具有临床和生物学意义,如急性白血病最初的核型异常经治疗后完全消失,而完全缓解后原有的异常核型重又出现,则提示白血病复发;在病情中除了原有异常外,又增添了新的异常染色体,则提示发生了克隆性核型的演变,通常意味着疾病的进展和严重性。细胞遗传学检查又是分子遗传学和分子学研究的前提,染色体易位断裂点的克隆导致一系列与白血病有关的重要基因被相继发现,确立了结合分子学的 MICM 方法进行诊断和分类。

表 1-9　B 系 ALL 的 MIC 分类

	细胞标记						FAB 类型	预后
	CD19	TdT	HLA-DR	CD10	cIg	sIg		
1. 早前 B-ALL	+	+	+	−	−	−	L1,L2	好
早前 B-ALL,t(4;11)								
早前 B-ALL,t(9;22)								
2. 普通型 ALL(C-ALL)	+	+	+	+	−	−	L1,L2	好
C-ALL,6q−								
C-ALL,近单倍体								
C-ALL,t/del(12p)								
C-ALL,t(9;22)								
3. 前 B-ALL	+	+	+	+/−	+	−	L1	稍差
前 B-ALL,t(1;19)								
前 B-ALL,t(9;22)								
4. B-ALL	+	−	+	+/−	−/+	+	L3	差
B-ALL,t(8;14)								
B-ALL,t(2;8)								
B-ALL,t(8;22)								
B-ALL,6q−								

表 1-10　T 系 ALL 的 MIC 分类

亚型和核型	细胞表型			FAB 类型	预后
	CD7	CD2	TdT		
1. 早前 T-ALL	+	−	+	L1,L2	差
早前 T-ALL,t/del(9p)					
2. T-ALL	+	+	+	L1,L2	好
T-ALL,t(11;14)					
T-ALL,6q−					

从血液肿瘤的广度和深度看,MICM 分型也有一些不足,随后被更为完善的 WHO 造血和淋巴组织肿瘤分类所覆盖(1999)。在 20 世纪 90 年代前后迈入肿瘤分子血液学时代,应用分子学的思维和技术,提供人们进一步认识造血和淋巴组织肿瘤的分子病理及其诊断(表 1-6),可以评估患者预后,还进一步影响临床的治疗手段——分子靶向疗法和个体化医疗等多个领域。

WHO 分类是一种多参数的整合分类和整合诊断。正如第 4 版所说的:“分类是医学的语言:疾病必须被描述、定义和命名之后,方能被诊断、治疗和研究。关于定义和术语的一致意见对于临床实践和调查研究是至关重要的。”分类过程的主要步骤(包括了 WHO 临床顾问委员会分类标准的建立及其应用)如图 1-10 所示。在 2008 年第四版和 2017 年修订第四版 WHO 造血和淋巴组织肿瘤分类介绍中,Harris 等明确指出,WHO 分类是以国际淋巴瘤研究组在“修订的欧洲-美国淋巴组织肿瘤(REAL)分类”中所制定的原则为基础的(图 1-11)。简而言之,其目的是定义能用所列出的标准可靠诊断的“真正”的疾病。凸显了以下 3 个特征:①采用了使用所有可用信息的整合多参数定义疾病的方法,即临床特征、形态学、免疫表型和(分子)遗传学数据;②分类依赖于尽可能多的专家在血液肿瘤的定义和命名上达成共识;

③分类的制定主要由病理学家负责，而参与的临床医师和(分子)遗传学家确保分类在实践和基础或临床调研中的有用性和接受度。并随着科学的进步和疾病的深入认知，可以期待更多更精细(精准)的分类、诊断与治疗。

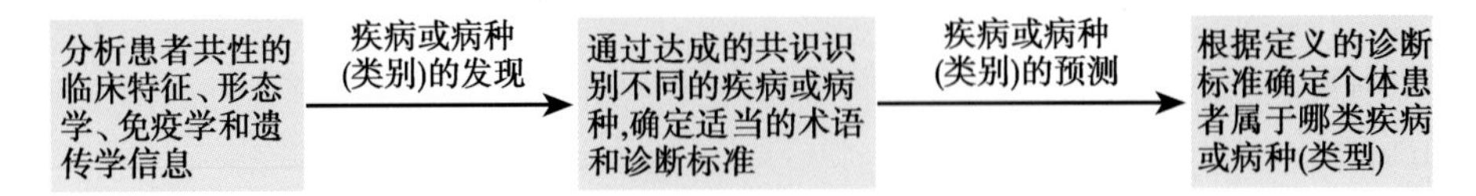

图 1-10 WHO 临床顾问委员会病种分类的建立及其应用(2017)

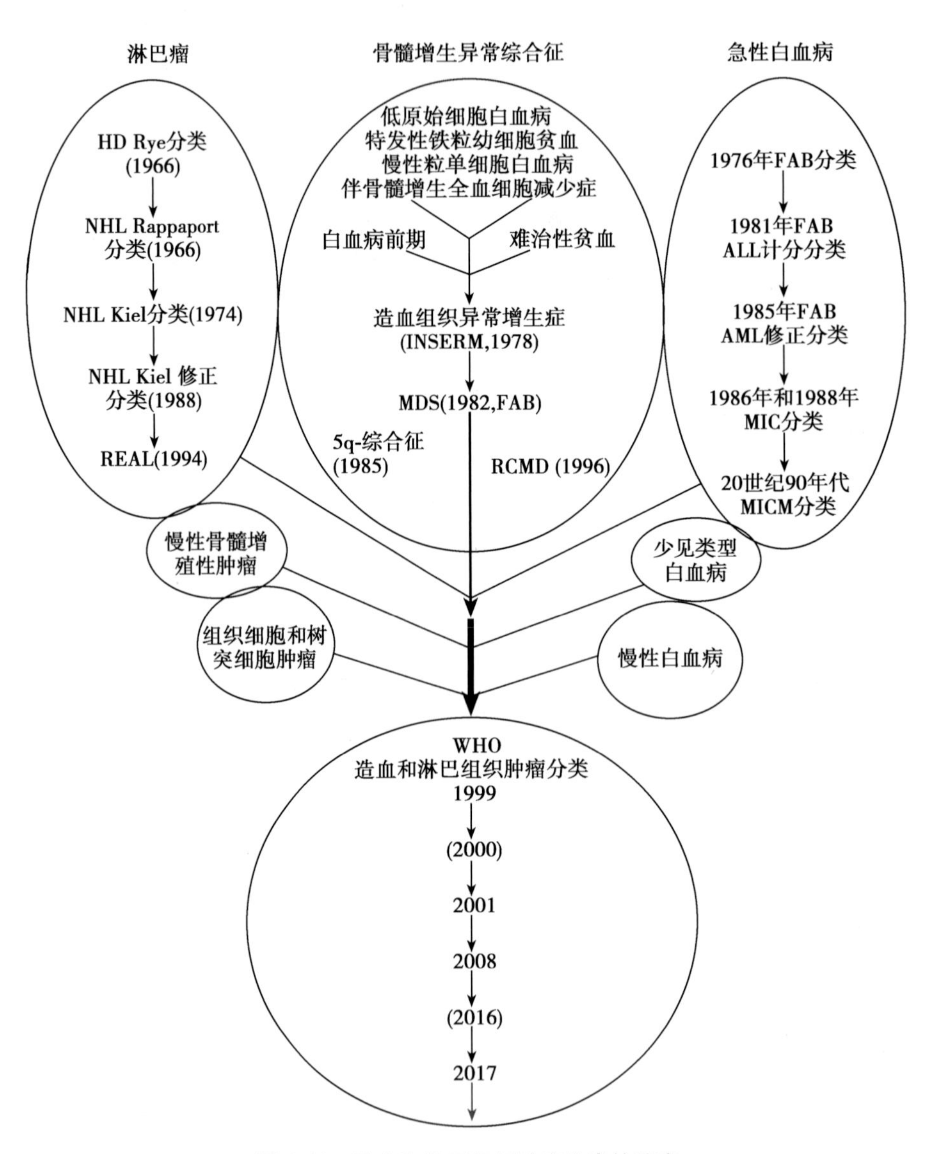

图 1-11 造血和淋巴组织肿瘤分类的演变

HL 为霍奇金淋巴瘤，NHL 为非霍奇金淋巴瘤，REAL 为修订的欧美淋巴组织肿瘤分类，MDS 为骨髓增生异常综合征，RCMD 为伴多系病态造血难治性血细胞减少症，ALL 为急性淋巴细胞白血病，AML 为急性髓细胞白血病，MIC 为形态学、细胞免疫学和细胞遗传学分类，MICM 为形态学、细胞免疫学、细胞遗传学和分子生物学分类

第二章 现状与展望

骨髓细胞学(bone marrow cytology)诊断是以骨髓抽吸物(bone marrow aspiration,BMA)涂片、小粒展片和骨髓组织印片为标本,辅以外周血涂片(peripheral blood films,PB),进行的细胞学检验和分析评估。骨髓(组织)病理学(bone marrow pathology)诊断即骨髓活组织检查(bone marrow biopsy,BMB),简称骨髓活检,是以骨髓组织切片为标本,进行的骨髓组织(造血组织和细胞)形态学检验和分析评估。骨髓抽吸物涂片、骨髓组织印片和骨髓组织切片,分别简称为骨髓涂片、骨髓印片和骨髓切片。细胞化学或组织化学染色和细胞免疫化学或组织免疫化学染色,包含其内。所谓骨髓检查通常是传统形态学(conventional morphology)诊断的习惯性用术语,骨髓细胞学是传统形态学的主要内容。骨髓细胞学和病理学中的组织结构和细胞学都属于形态学范畴,两者可以合称为骨髓形态学或造血形态学。它们既属于检验医学,又属于病理学诊断。骨髓细胞学和骨髓病理学检查因其方法简便、实用以及百闻不如一见的直接所见的特性,一直来是血液病,尤其是血液肿瘤诊断,最重要和最基本的方法。但是,在长期的实践中也发现许多不足之处,尤其是骨髓细胞学和外周血细胞学,需要紧跟时代前进,以适应现代临床血液学诊治的基本需求,提升简便、实用、快速为特长的自身价值。

第一节 诊断地位

在我国,一般所述的细胞形态学是以骨髓细胞形态学为主外周血细胞形态学为辅的形态学,也有与骨髓组织病理学进行联检的整合模式。但是,随着时代的变迁,细胞形态学的诊断地位也在发生着变化。

一、地位变迁

骨髓细胞形态学的鼎盛时期是在20世纪30年代至70年代前后。在这一时期,以骨髓检查为主的细胞形态学主导了血液病病种和类别的定义与诊断,并提供临床治疗与预后评判信息,是临床血液学快速发展的带动者(详见第一章)。骨髓病理学诊断的鼎盛时期始于20世纪80年代,至今尚在继续中,突出的优势是可以洞察到组织结构和有核细胞相互之间变化的特征并提供免疫表型(组织免疫化学)的诊断信息。

但是,随着时代的变迁,细胞形态学的诊断地位,由先前静悄悄地发生,到近十余年来的剧烈冲撞。愕然回首,有的今非昔比,有的让人纠结。这一地位变化,主要体现在白血病和淋系肿瘤方面。如FAB分类曾是20世纪70~80年代风靡世界的分类法,至90年代受到流式免疫表型、细胞遗传学和分子学技术的影响,诊断的重要性逐渐下沉。

细胞形态学跛态(不足)显现,对于一些血液肿瘤不能提供较好的依据进行评判,不能满足现代临床诊治需求。具体包括在特定类型诊断、评估预后和指导治疗(如Ph阳性ALL需要调整治疗方案)三个方面。典型的例子有20世纪60年代和70年代确认的恶性组织细胞和大量报告的恶性组织细胞病(见第一章图1-6和图1-7),后经免疫组化鉴定多为T细胞淋巴瘤;髓过氧化物酶(myeloperoxidase,MPO)阴性原始单核细胞(尤其是中小型者)白血病,经流式免疫表型鉴定一部分为ALL(图2-1),也有少数形态学提示为ALL而流式免疫表型为AML等类型。而在AML非特定类型中,各形态学亚型提供的预后和治疗意义又有限。

又如急性微分化髓细胞白血病、急性未分化细胞白血病、混合表型急性白血病、双系列急性白血病、急

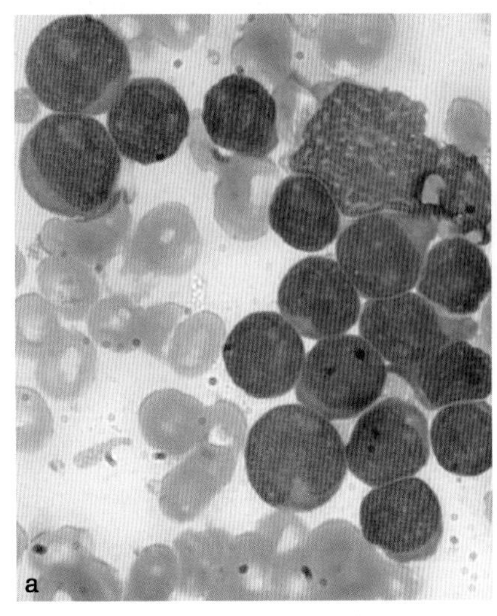

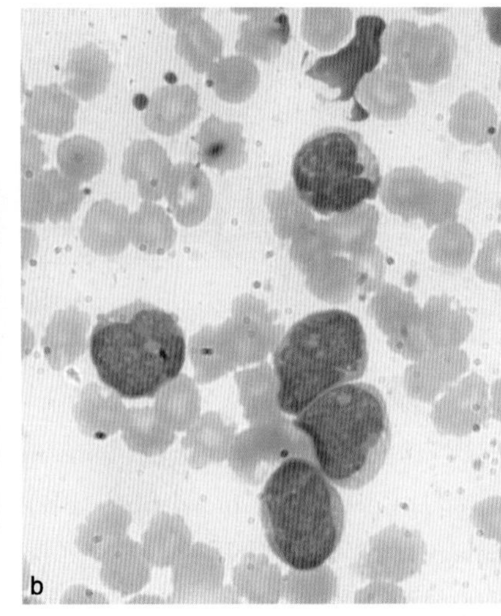

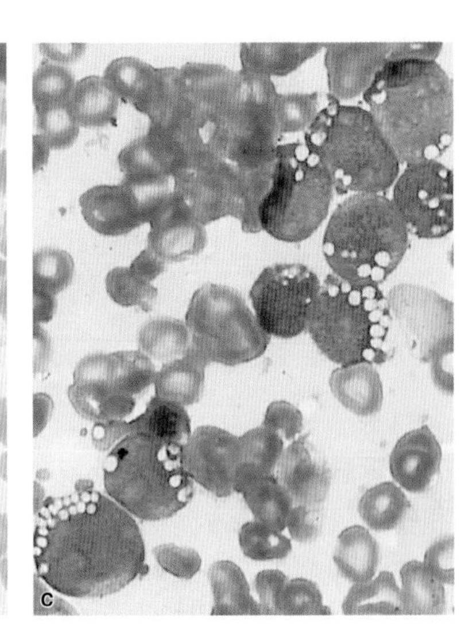

图 2-1 **急性原始淋巴细胞白血病**

a 为原始 B 淋巴细胞；b 为原始 T 淋巴细胞，胞核有扭折等不规则特点，胞体中等大小，细胞形态学都容易评判为原始单核细胞；c 为 FAB 分类的 ALL-L3（原始细胞大、胞质嗜碱性较丰富，胞质空泡亮而常呈珍珠样排列，免疫表型为成熟 B 细胞，与通常意义上的 CD34 等阳性 B-ALL 不同

性巨核细胞白血病，以及急性原始淋巴细胞白血病和淋巴瘤侵犯血液骨髓的异常细胞系列判定（图 2-2），还有急性白血病的特定类型等，细胞形态学均不能较好地提供这些类型诊断的依据。

还有一些原始细胞白血病镜下形态非常相似而细胞遗传学和基因重排则不同，而不同细胞遗传学和基因重排血液肿瘤的治疗方案和预后常有明显差异。如急性原始 B 淋巴细胞白血病（B acute lympho blastic leukemias，B-ALL）和急性原始 T 淋巴细胞白血病（T acute lympho blastic leukemias，T-ALL），它们的形态学多无明显特征，而它们的治疗与遗传学异常相关，在治疗方案中 Ph 阳性 ALL 的方案不同于 Ph 阴性 ALL。

另外，随着人们生活的提高和诊断技术的巨大进步，使得血液肿瘤早期发现增加以及一些血液肿瘤（尤其是成熟淋巴细胞肿瘤）的免疫表型和分子标记（如多毛细胞白血病的流式免疫表型特点与 *BRAF V600E* 和淋巴浆细胞淋巴瘤 *MYD88* 的突变）在诊断中的优势日益凸显，而形态学（包括细胞化学）在这些疾病诊断中的重要性下沉。

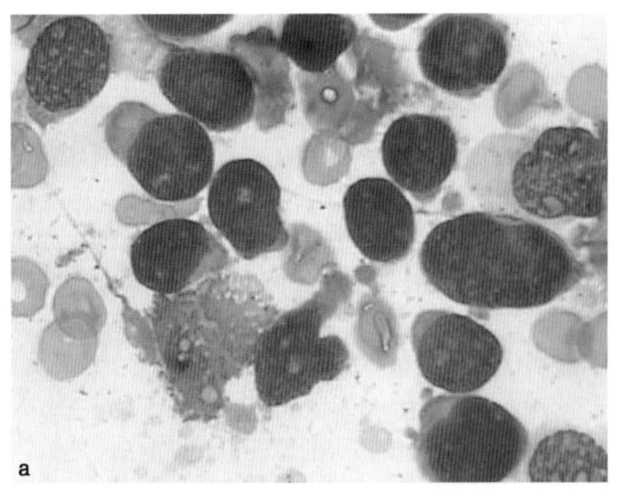

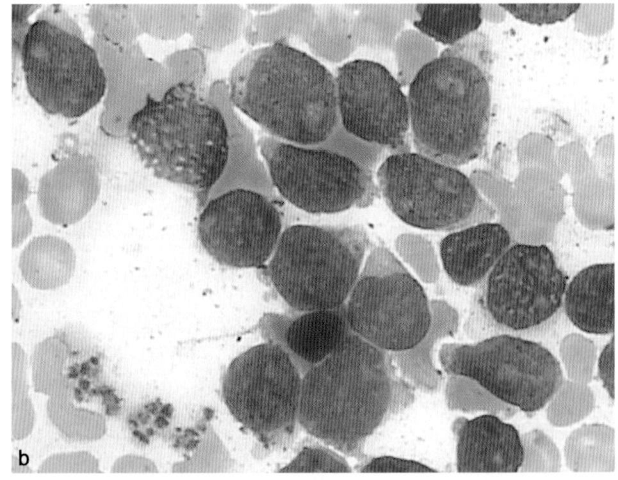

图 2-2 **Ph+急性原始 B 淋巴细胞白血病**

伴 Ph 阳性 B-ALL，细胞形态学只能作出 ALL 的大类诊断，但胞核较不规则、大小不一（a）并可见颗粒（b）原始淋巴细胞，虽多为 B 细胞且常伴有 Ph 和 *BCR-ABL1*，但明确证据唯有免疫表型（B 系）和遗传学检查（Ph 阳性）提供；在治疗上，Ph 阳性 ALL 的一线方案中，联合酪氨酸激酶抑制剂（tyrosine kinase inhibitor，TKI）如伊马替尼和达沙替尼已成为标准治疗

二、摆正位置

自20世纪90年代以来，细胞遗传学、细胞免疫学和细胞分子学方面的新技术取得了长足的进步，许多项目进入临床实验室，可以提供更加精细的可靠诊断、预后和个体化与分子靶向治疗方面的信息。尤其是分子技术的应用，具有三个重大的价值：其一是诊断上进一步分出特定类型，并可以更好地预示预后、监测病情进展、缓解与复发的信息；其二是治疗上指导问题，提供分子靶向治疗（molecularly targeted therapy）的依据；其三是分子机制方面的深入认识。这些新技术，逐渐替代细胞形态学，成为定义血液肿瘤（尤其是新病种）分类及其特定类型诊断的主导者，是新世纪以来，临床血液学高速发展的推动力量。

新技术对细胞形态学（主要是白血病和淋系肿瘤）的影响是明显的。细胞形态学需要面对现实——鼎盛时代不再，需要摆正现时代下的位置，在自己的范围内充实新时期的新理念。但是，细胞形态学作为血液肿瘤分类诊断的基础或基本项目的这个地位依然存在，因任何一项新技术作为整体都不能替代这一基本的诊断地位。如FAB分类作为初诊病人的基本诊断，包括取代FAB分类命名或一些术语的形态学，都是以形态学诊断为主体，依然具有无法被替代的价值，但要处理好（细胞）形态学分类与WHO分类之间的关系，处理好与流式免疫表型、细胞遗传学和分子学之间的关系，为临床提供更为恰当和实用的诊治信息。

根据当前的认知，WHO、欧洲白血病网（European LeukemiaNet，ENL）等对形态学的总体评价是："形态学诊断仍是血液病诊断的基本方法"，"形态学诊断始终是重要的，许多疾病有典型的甚至诊断性形态学特征"，在临床诊断中的简便性、实用性和重要性依然存在。如典型的慢性粒细胞白血病（chronic myelogenous leukemia，CML）和急性早幼粒细胞白血病（acute promyelocytic leukemia，APL）等特定类型（图2-3和图2-4），都是可以做出诊断的，只是在指导治疗、监测疗效和评判预后方面存在明显不足，但因不能提供指导治疗和监测疗效等方面的可靠信息，这一形态学诊断仍被视为类型的"基本诊断"。这些"基本诊断"也是后继检查和最终诊断的基础。

然而，在一般的血液病诊断中，如找到血液寄生虫、深部组织感染的真菌（如组织胞浆菌、马尔尼菲青霉菌）、骨髓转移性肿瘤；不需要对血液肿瘤进一步分类的非特定类型者，如急性嗜碱性粒细胞白血病、急性全髓增殖症伴骨髓纤维化、髓系肉瘤、肥大细胞白血病、治疗相关髓系肿瘤、骨髓增生异常综合征（myelodysplastic syndromes，MDS）；贫血和其他血液病等。还有以找到恶性肿瘤细胞见长的体液脱落细胞学、细针穿刺细胞学。对于这些疾病或形态学方法，细胞形态学的诊断地位，基本上没有受到影响或影响较小，依然举足轻重。图2-5为基层医院临床检验中发现的2例外周血片马尔尼菲青霉菌感染。

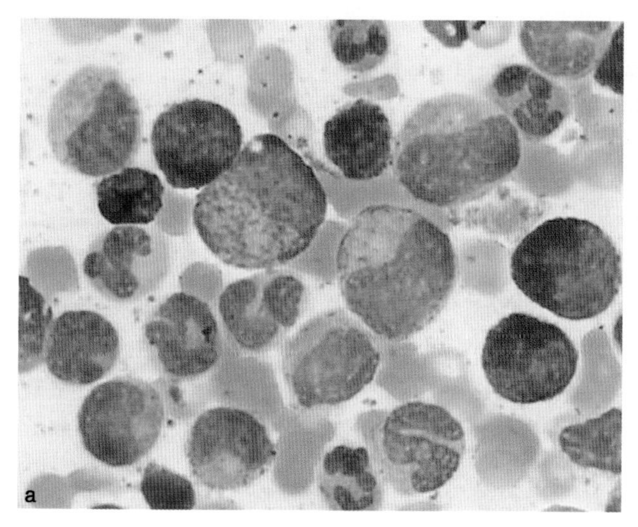

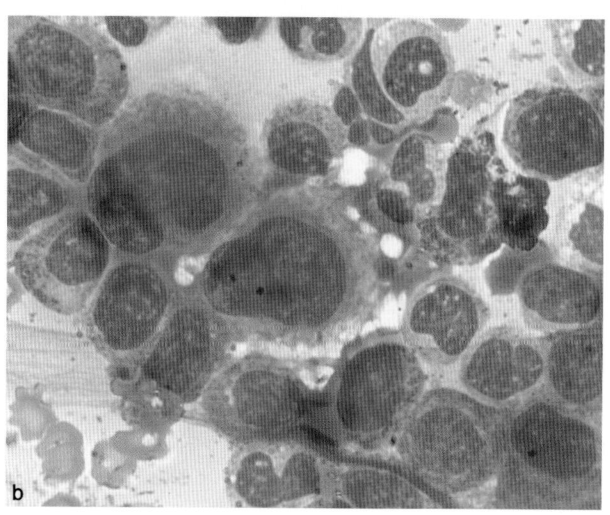

图2-3　**CML细胞形态学特征**

a为血片，白细胞显著增多，幼粒细胞20%以上，嗜碱性粒细胞和嗜酸性粒细胞多见；b为骨髓涂片，中晚阶段为主的中性粒细胞增多以及多见的嗜碱性和嗜酸性粒细胞，增多且胞体偏小为特征的巨核细胞等。具有这些特征再结合临床可以做出可靠诊断，并与特定的细胞遗传学或融合基因相关，但由于不能提供分子靶向治疗和监测方面的信息，细胞形态学因诊断扩展的其他意义缺失而显示不足

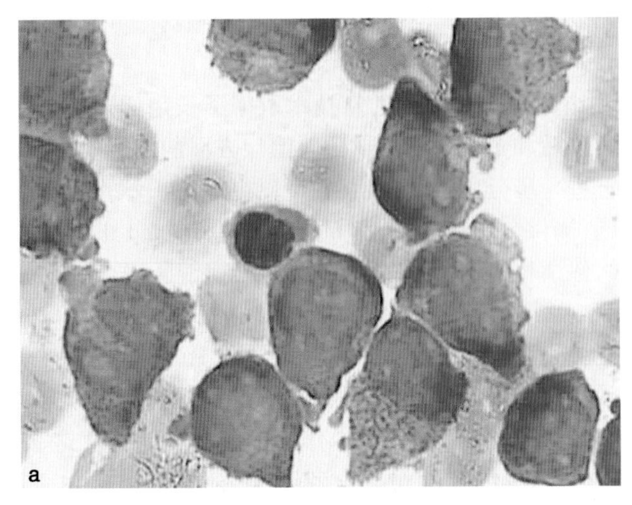
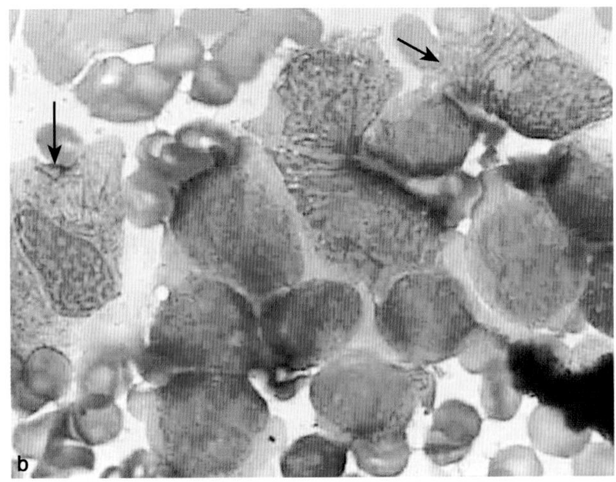

图 2-4 **APL 细胞形态学特征**

有早幼粒细胞异常增殖,颗粒密集(a)、胞体胞核改变(a、b)以及柴棒状 Auer 小体(b 箭头)的形态特征者,结合血象和临床特征可以做出可靠诊断,并与特定的细胞遗传学或融合基因相关,但由于不能提供分子靶向治疗和监测方面的信息,细胞形态学因诊断扩展的指导治疗和评判预后的意义缺乏而显示不足

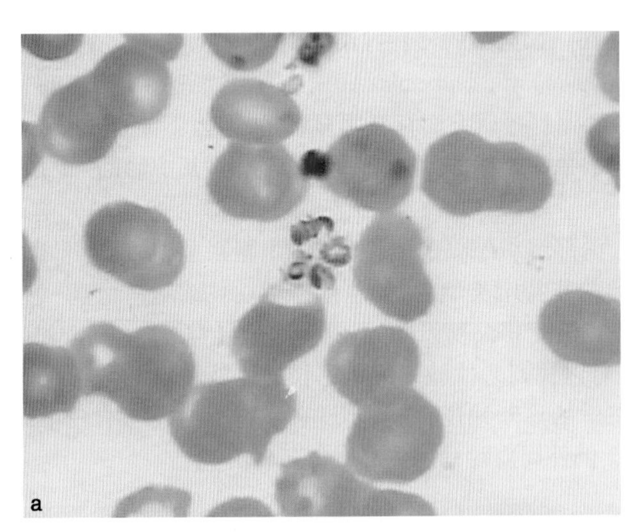
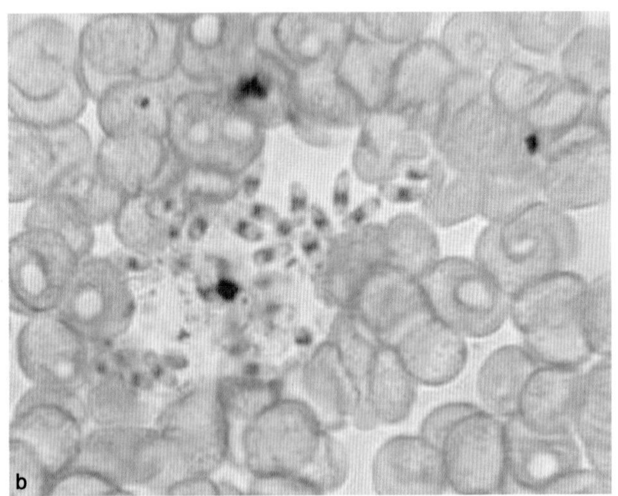

图 2-5 **基层医院发现的 2 例外周血片马尔尼菲青霉菌**

a、b 为 2 个不同病例。马尔尼菲青霉菌散在于细胞外,数量多少不一、类圆形、有 1~2 个紫红色小核,多可以在中性粒细胞胞质内检出

更可喜的是,原始细胞、病态造血细胞和浆细胞等特定的原幼细胞计数优于其他方法。如在急性髓细胞白血病(acute myeloid leukemias,AML)、MDS、骨髓增生异常-骨髓增殖性肿瘤(myelodysplastic/myeloproliferative neoplasms,MDS-MPN)、浆细胞骨髓瘤(plasma cell myeloma,PCM),以及急性原始淋巴细胞白血病(acute lymphoblastic leukemias,ALL)和淋巴瘤等肿瘤中,除了一般性有核细胞外,细胞形态学检查的原始细胞、病态造血细胞、浆细胞(骨髓瘤细胞)和原幼淋巴细胞(淋巴瘤细胞)的百分比,优于流式免疫表型检测等其他方法。在定义或诊断这些肿瘤的分类类型中,细胞形态学提供的肿瘤细胞百分比是作为基准方法的。

第二节 面对现状谋发展

在刚过去的十余年中,形态学(尤其是细胞形态学)本身,还是临床血液学,都在思考(细胞)形态学的长处和不足。走自身发展的路,(细胞)形态学的现代认识与趋向,主要体现在几个方面。

一、形态学方法互补，提升诊断力度

形态学涵盖的范围除了外周血细胞学、骨髓细胞形态学，还包括骨髓组织病理形态学、骨髓组织印片形态学以及其他穿刺细胞形态学，也有广义上的淋巴组织病理形态学。这些形态学方法都是同一层面的工作，各有长处和不足，在一个实验室或部门更由一位检验医师（病理医师）进行全信息联检互补诊断的优势非常明显。单一的细胞形态学还是单一的骨髓组织病理学，都不是好的诊断模式。

在我国，由于体制或其他原因，细胞学与组织病理学的方法几乎都不在一个实验室或同一部门展开，更不是在一个诊断工作者中完成检验诊断，忽视了这些同层次方法之间的内在联系和更全信息评估性诊断的力度，尤其是骨髓细胞学检验诊断中，可以造成一些假阳性和假阴性的结论。其次，这几种形态学方法学的特异性和灵感度是一对严重的矛盾，而精密度也是一个问题，因为方法学中许多系统误差不能被轻易消除。比如骨髓涂片有核细胞量的多少与诸多因素有关，骨髓活检虽被冠以金标准但它观察细胞结构明显不及骨髓细胞学检查，骨髓印片细胞学检查也只能解决一部分病例的诊断等。在现实中要消除这些因素或达到满意的程度并非易事。“尺有所短，寸有所长”，可以鲜明地形容这些方法中存在的问题。因此，树立新理念、完善形态学诊断的方法，极其重要和迫切。

我们在长期的形态学诊断实践中，发现消除这些方法欠缺的最好方法就是通过同层次的几种检查在同一实验室且常由同一位检验医师（或病理医师）进行优化的互补，于 2002 年正式提出完善的形态学诊断新模式——四片联检形态学整合诊断（见第一章图 1-8）。四片联检互补诊断也称为优化形态学诊断。四片，即由血片、骨髓涂片、骨髓印片和骨髓切片组成，前三片为细胞学方法，后一片为组织病理学方法，其中包括细胞（组织）化学和细胞（组织）免疫化学染色。四片联检也可以细分为多个项目的检验诊断与评价（图 1-8）。四片联检由骨髓检验诊断科室或临床科室同步采集标本、一步四片到位（图 2-6），常以骨髓涂片为主进行骨髓涂片、血片和骨髓印片的同步检查和诊断信息上的互补，稍后与骨髓切片连接，最后完成系统的评估性诊断报告。

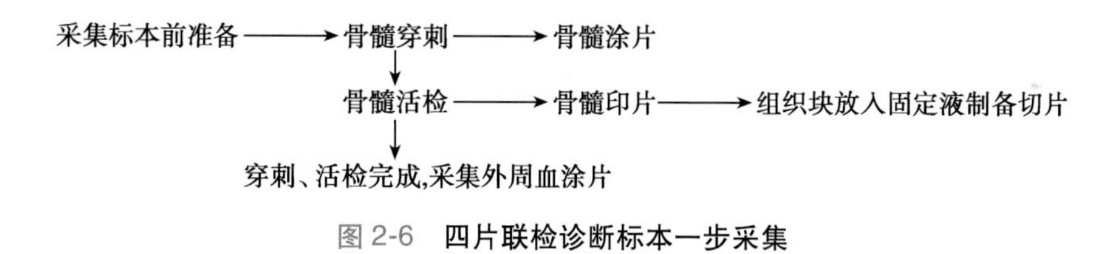

图 2-6　四片联检诊断标本一步采集

四片联检中的每一片都有各自的长处和各自的不足（详见第十五章），但这些检查需要相互照应。只有通过互补，才能更全面地了解和评价血液和骨髓病理（图 2-7），从而提升形态学诊断的整体水平。

四片联检的整合模式可以提高诊断效能，比原先分离的检查显示出优越性。它可以降低各自分散检查的假阳性和假阴性结果或诊断，结合临床和其他检查可以最大限度地达到明确诊断而排除其他可能性的目的。从现状看，四片联检是解决造血和淋巴组织疾病临床期诊断简便、实用的方法，也是一条互补诊断链（图 2-8）。随着诊断链的延长，疾病诊断率逐步提高。因此，它是符合时代的形态学常规诊断方法，尤其能使造血和淋巴组织肿瘤 WHO 分类得到更好的应用。比如一部分白血病的骨髓涂片因有核细胞过少而不易明确诊断，所谓骨髓细胞学诊断的低增生性白血病经骨髓印片和骨髓切片检查后多不是低细胞量的；一部分成熟淋巴细胞肿瘤（如淋巴浆细胞淋巴瘤和慢性淋巴细胞白血病）因骨髓中的细胞行为致使穿刺时细胞明显减少而被骨髓细胞学检查判断为再生障碍性贫血等疾病。又如骨髓涂片诊断骨髓增殖性肿瘤（myeloproliferative neoplasms，MPN）、骨髓增生异常-骨髓增殖性肿瘤（myelodysplastic/myeloproliferative neoplasms，MDS-MPN）有显著欠缺，骨髓印片检查能提供较可靠的有核细胞评估并可以警示骨髓纤维化存在与否而有益于诊断（详见第九章和第十九章），骨髓切片更能提供细胞增殖性、原始细胞增生状态、巨核细胞异常（如核叶异常和结构错位）的证据（详见第十四章和第二十章）。

四片联检是符合循证检验诊断的优化模式，也是将经典的、传统的方法及实践经验和现代思维结合起来，符合我国国情可行的创新方法，并在形态学基础学科的理论指导下，彰显现代理念的形态学内涵。我

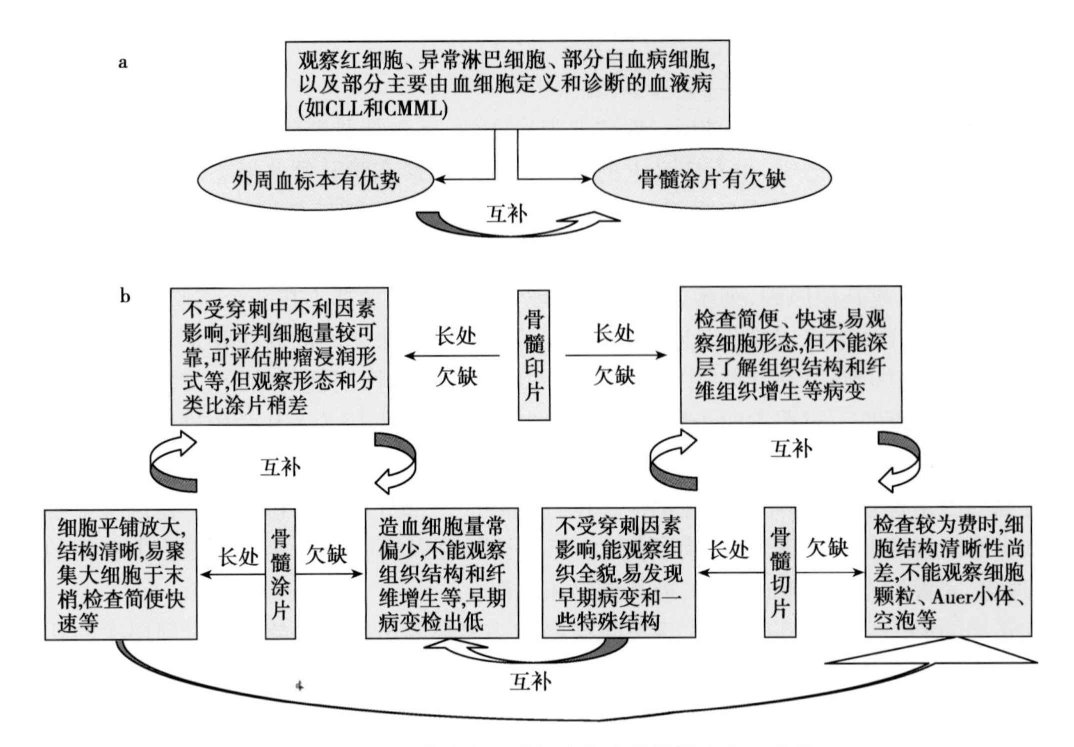

图 2-7 **四片联检中每一片标本检查的优缺点和互补性**

a 为外周血涂片与骨髓涂片互补,b 为骨髓涂片与印片和切片互补。CLL 为慢性淋巴细胞白血病,CMML 为慢性粒单细胞白血病

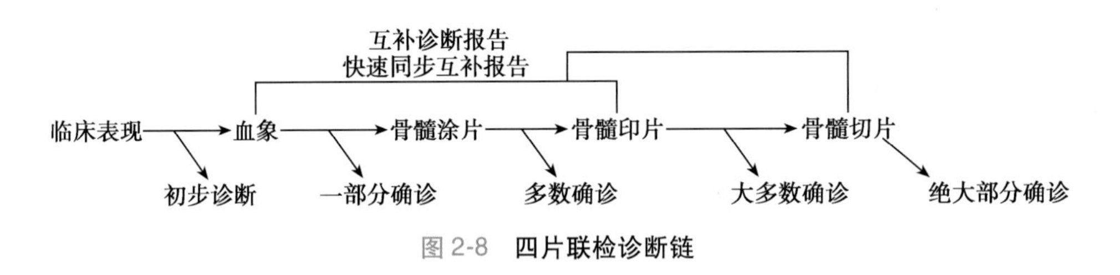

图 2-8 **四片联检诊断链**

们所浅见的现代形态学(current morphology)就是指以现代理念为指导通过同层次方法上互补而能提升整体水平的形态学。我们认为应改变我国多数由病理科作单一骨髓活检而检验科作单一骨髓涂片检查的的现状,避免因检查分离而造成的评估力降低。四片联检中,即使基层医院形态学检验中不能进行骨髓切片检查,但前三片(血片、骨髓涂片、骨髓印片)联检,整体上也能拓展分析思路,增加诊断信息的依据,能在原来的诊断水平上提升到一个新的层次。对患者而言,同步骨髓印片检查的开展还可以避免许多因骨髓穿刺不成功或其标本不理想的再次穿刺。在临床上,由于形态学仍是血液病诊断的基础,四片同步和连续的联检进一步提供的简便、快速、经济和全面而可靠的诊断信息,其重要性不言而喻。

二、修炼内功降低主观性,巩固形态学在临床上的口碑

形态学诊断需要足够的基础知识、工作经验和诊断学把握,整体上的工作难度加大。从当前形态学诊断中暴露出来的问题看,较多的不是不能诊断疾病临床期的问题,也不全是主观性问题,而是基本功不扎实和镜检时间不足的问题。

形态学基础不扎实(如新定义不熟悉、新病种不了解、临床知识欠缺)、细胞形态掌握不扎实(细胞在自己的眼皮底下溜过),还有一些自信心不足等问题,都是基本功不扎实的表现。

由于每个人所受的专业教育不同、实验室的氛围不同、带教的老师差异、各自学习的爱好和研究的深度与广度不同,因认知不同而给出的评判和诊断会有不一样的结果,加上方法学缺乏重复性良好的评价性指标,造成了带有一定偏见的普遍性看法——形态学的主观性。但是,干任何工作都有经验积累的过程,只有积累了足够的经验才会熟能生巧。不过形态学诊断因灵活性较大,要求的知识面宽广,而规范性又较

宽松,故工作的经验性尤其明显。经验性强的工作一有审视问题的因果不全、不当,主观性见解便随之发生。这就是被普遍认为形态学工作应具有的经验性。尽管,干任何工作都会有差错的发生!尽可能地吸取教训,尽可能地降低可能发生的差错率,则是我们的目标。在形态学诊断中,修炼内功、降低或消除主观性的最佳方法之一,是不断地学习和有(新)理论指导的实践。细胞学和组织学世界依然充满奥妙、生机和精彩,我们的工作天天会有新问题和新认知让每位参与者有所收获、有所感悟,但感悟的深浅又与掌握的技术和知识的深度相关。

因此,首要的是加强自我学习和职业素质,同时也需要通过制度的制定、实施、考核加以引导和督促。形态学是经典的经验性医学,工作一生是与学习相伴随的一生。在学校学到的知识仅是一个起步的初级阶段,现在学到的也会渐感日显不敷。只有在不断学习和消化中,可以增加信息量(包括临床特征和临床的最终诊断),纠正既往不恰当的认识和诊断。在弥补既往的不足过程中,会有知识的深化和前沿化;在增强自信和乐观的同时,又会不断地获得进一步思考的武器;有了充实的理论做指导,就会在实践中不断地得到升华,使经验上升为科学。有了这样感悟历程,形态学主观性也会逐渐淡去。

加强内功修炼的另一个好方法是温习标本的实践活动。它是学以致用,检验平时吸收和掌握新知识、新技术程度的自我鉴定。认识细胞、评估细胞意义是件既容易又不易的事,熟悉了很简单,掌握前就很难;对疾病的认识和诊断的把握也一样。在不断地温习或阅读标本的过程中,能体会到曾在自己眼皮下溜掉的东西,能发现自己和别人既往诊断中存在的问题或不当。这是收获和经验积累过程的一个重要方式。我们依然提倡我们的情怀,静生时勤助长,在寂寞的细胞学田园里勤耕勤耘,不断地向"火眼金睛"迈进。细胞学和病理学诊断工作应是重视学问(包括掌握的信息量)、经验和解决问题的能力。我们认为加入这一领域的新成员应接受3~5年以上的培训和继续教育,并需要引入淘汰制。

充实了知识、拓宽了视野之后,还需要反复的实践和总结。我国著名的血液学家和教育家王鸿利终身教授在近年出版的《实用实验诊断学》一书中所述:"检验诊断学……必须认真地学习,全面地掌握,积极地思维和灵活地应用";以及我国著名的血液病学家杨崇礼教授曾在"对瑞氏染色检查血细胞形态的评价"一文中鲜明地指出:"瑞氏染色观察的是细胞,扩展细胞学知识面,对细胞的生理、病理的了解至关重要;形态学的东西确需多观察,但还需要结合一定的理论去思索、去分析"。

加强形态学方法(如前述的四片联检模式)的优化与其他新技术的互补则是克服主观性,提高综合性细胞学评判可靠性的另一种好方法。例如,急性粒单白血病细胞,部分病例外周血中的形态比骨髓典型,也有一部分标本形态相反;成人T细胞白血病细胞和成熟T细胞肿瘤细胞,在外周血中的形态和数量都比骨髓典型和显著;淋巴浆细胞淋巴瘤和慢性淋巴细胞白血病,部分患者的骨髓印片和切片中的瘤细胞数量比骨髓涂片多;单核细胞白血病细胞,常见POX染色阴性而SBB染色阳性;巨核细胞白血病的原始细胞和髓系肿瘤中的微小巨核细胞常缺乏形态典型性,用细胞(组织)免疫化学CD41染色则能清晰地显示。因此,从我国检验科的血液形态学诊断现状看,仍需要拓展。

镜检时间不足是另一普遍的严重问题。许多基层医院检验科骨髓细胞形态学检验无专职人员或固定的检查时间,大医院虽有专职人员和专门实验室,但工作量常负荷。这些都会影响到仔细镜检和足够的思考时间,或多或少会出现一些不恰当的或有欠缺的诊断报告,或因检查不细而造成疏忽和漏检。对此,需要重视并通过工作量化的制定和保证来提高检验诊断的质量,巩固细胞形态学基本诊断技术在临床上的口碑。我们认为工作量化,需要考虑合理而适当的忙碌、留有若干空间让员工做些他们自己有兴趣的相关工作(例如总结与科研)。人员按岗会造成浪费,按量定员可以使工作紧凑而有效。一般,较为适当的可能年工作量是:单一的骨髓涂片检查在1 000~1 200份左右配置1位检验医师或技师,2 000~2 400份左右的配置2位。骨髓活检年工作量600~700份以上的另配置一位技术员。以人均日工作量计,单一的骨髓涂片检查为4~6份可能比较合适,包括标本染色和细胞化学染色、镜检等,直至发出报告。

三、增加信息进行综合性界定或评判

光有个人的努力学习和经验积累还不够,还需要集合形态学专家的精髓达成较为一致的观点所形成的共识性报告——专家共识。如ELN血细胞共识、国际MDS形态学工作组(International working group on morphology of myelodysplastic syndrome，IWGM-MDS）原始细胞和环形铁粒幼细胞的共识；还有ICSH外周血细胞形态特征的命名和分级标准化建议，法美英（French-American-British，FAB）协作组和世界卫生组织（World Health Organization，WHO）造血和淋巴组织肿瘤分类委员会对血液肿瘤原始细胞的界定或描述、对病态造血细胞的系列和百分比数量的界定等，都是参照性的"文件"。

虽然，形态学共识是形态学的一个显著进步，是缩小相互之间距离的一个有效方法。但是，形成的专家共识也不一定是科学性的。诸如病态造血细胞，界定的病态造血细胞数量标准（WHO）：单系细胞分类，每个系列受累的病态造血细胞的界定值设定为10%；当检出的病态细胞占单系细胞分类中的比例≥10%，为有意义或明显病造血，<10%为轻度（轻微）病态造血或无病态造血。多系病态造血是指2系或3系（≥2系）细胞符合病态造血的条件，即观察到的2系或3系病态细胞各占单系细胞分类的≥10%。评判巨核细胞病态造血为骨髓涂片或切片中至少在30个巨核细胞中有病态形态细胞的比例≥10%。然而，在实践中，病态造血细胞的比例确定容易，而具体的形态界定不容易。虽然，ELN骨髓中将轻微的或细小改变的病态造血细胞不作为病态造血细胞进行计数。但是，怎样把握好轻微与明显之间的形态关系？什么样的形态异常可以归入病态造血细胞？这除了重视病态造血细胞的形态定义外，还需要结合其他技术诊断、临床特征及其最终诊断的信息，通过加大信息量，综合性地描述或界定病态细胞的典型性和不典型性，并按它们的意义大小（因有的常见但特异性差、诊断意义小；有的不常见但特异性高、诊断意义大）予以适当的分值，可以缩小差异进一步提高形态学评判上的准确性。

通常，对于某类特定意义细胞的总体归纳与界定是在临床最终准确诊断的基础上进行的。在实践中，结合临床特征可以作为一个重要参考，看看这个初诊患者的异常细胞符不符合某类特定细胞；结合其他技术诊断的结果，常可以与形态学相互印证，评判的某类特定细胞是否正确、是否需要矫正（图2-9）。这也是我们的浅见——对一些特定的细胞形态需要增加信息进行综合性界定或评判，即比较而言的"科学进步性"。

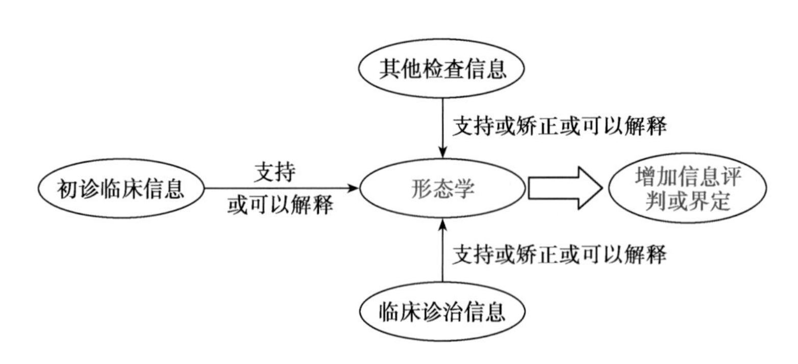

图2-9 **增加信息量的形态学整合评判或界定**

以这一原则为前提，仔细观察（所界定）病态造血细胞形态、程度、系列，就可以更大限度地与其他疾病中的相似细胞做出区别。这些其他疾病，包括一些营养性因素（包括维生素B_{12}和叶酸等造血元素的缺乏）和细胞毒性因素（重金属，特别是砷）所致的造血细胞异常形态。一些常用的药物、生物试剂，如复方磺胺甲噁唑可致中性粒细胞核分叶减少。B19小病毒感染可以导致幼红细胞减少，并可见巨大的巨幼样幼红细胞和空泡形成有核红细胞。粒细胞集落刺激因子可引起中性粒细胞病态造血，如颗粒明显增多、Dohle小体、少分叶核，外周血原始细胞也可偶见，骨髓原始细胞可以增多，还有重症感染性疾病可以导致血细胞减少和骨髓造血细胞的显著异常等。总之，只有了解临床和用药史以及其他检查信息的情况下，做出的病态造血评判或诊断为MDS的结论更为可靠。又如，原始细胞由20世纪70年代前界定的胞质无颗粒，到可以有少许颗粒、20颗颗粒、20颗以上颗粒，以及胞质有颗粒而胞核和胞质的其他形态基本具有原始细胞特点者仍被界定为原始细胞的过程，也反映了单一形态为主到初诊临床特征、现代新技术检查以及临床诊治信息为主体的相互结合、印证而体现的逐步矫正。

四、重视常规进展，加强规范和管理

规范形态学检验，加强质量管理，界定或定义一些有诊断意义细胞的形态共识，也是当前细胞形态学亟须解决或加强研究的迫切议题。

在常规方面，需要重视一些细胞的参考区间，对没有明确界定的细胞需要达成专家共识，拓展细胞形态学检验的范围。诸如巨核细胞，由于历史的原因，几乎在每一本专业教科书上的总数和分类参考值（标准）都是源自1960年一篇“10例正常骨髓象分析”的数据。这是不断被简单引用而忘了出处的结果。因此，有不少学者提出了不同的参考值，包括产血小板型巨核细胞。

由于巨核细胞不同形态学及其意义的识别，除了病态巨核细胞外，如大型巨核细胞与小型巨核细胞，高核叶巨核细胞与低核叶巨核细胞，小细胞性、多形性、异形性和裸核性异常巨核细胞形态学，它们在MPN和感染等疾病中的形态界定和数量意义，都需要补充到相关疾病的常规检验中。

又如，髓系肿瘤中的原始细胞计数，为了计数的可靠性，需要分类计数500个有核细胞。部分髓系肿瘤需要用到单系细胞分类，便于对单系细胞异常程度做进一步评价。如MDS、AML和MDS-MPN等髓系肿瘤是否存在明显的病态造血，就需要应用单系细胞分类。在急性单核细胞白血病的细胞分类中，也需要单核系细胞的单系细胞分类，以确定原始单核细胞是否>80%（急性原始单核细胞白血病）与<80%（急性单核细胞白血病）；反之为幼单核细胞和单核细胞是否<20%或>20%。还有当髓系肿瘤与非髓系肿瘤并存时，如慢性中性粒细胞白血病（chronic neutrophilic leukemia，CNL）与PCM并存时，则需要用到除去非髓系肿瘤细胞分类，即除去非髓系肿瘤细胞后，再进行有核细胞分类，以合理评判髓系细胞的增殖状态。这些分类在相关的疾病检验中，都需要作为常规项目进行。形态学的SOP技术文件都要按新理念、新标准展开并严格执行。

病态造血是许多髓系肿瘤诊断的重要指标，WHO和ELN都有对病态造血细胞作出数量定义，是细胞形态学的重要认知和进展。病态造血细胞的量化是形态学的进步，但是仅有这个还不够，如何界定病态造血细胞的形态，如何评判这个细胞是病态形态或不是病态，是需要有志之士进行更多的探究。此外，国内对病态造血与增生异常、发育异常、发育不良等同义译名的使用。我们认为哪个最适当或正确需要从词语“dysplasia”的原义来思考，“dysplasia”主要词义就是“增生异常”，用于“myelodysplastic syndromes（MDS）”为“骨髓增生异常综合征”的译名是很恰当的，译名“病态造血”因含有“异常（病态）”、“增生（造血）”之意，但“增生异常”用于细胞形态（质的改变）上不如“病态造血”惬意。“发育异常”、“发育不良”等术语重在细胞形态（质的改变）或个体发育上，体现在造血细胞异常的“增生性”方面则有不足，如浅见的反义字“aplasia”主要词义是不发育、发育不全、再生不良、增生不良或造血不良，如再生障碍性贫血（aplastic anemia，AA）即含此意，不过“发育异常”还含有质的（细胞或个体）发育生长不良方面的异常。

FAB协作组（1976）修正的原始细胞，WHO（2008）描述的原始细胞和原始细胞等同意义细胞，MDS形态学国际工作组（IWGM-MDS，2008）共识的原始细胞，ELN（2010）共识的原始细胞，ENL形态学组共识的血细胞等，都是旨在提高肿瘤血液形态学报告（认识）的一致性。这些都可以作为我们根据国情学习和参照的样本。

质量管理的一个重要方面是形态学的两级镜检复核制度、二级报告审核制度，以及实验室内的读片讨论制度。即使学有专长者，有时会由于涂片差异或在不适当区域观察被评价过度；也可由于急促而过的阅片结果，或技术经验不足，或结合其他资料分析不力等原因，造成评估不足；有时也确实存在疑难标本。因此，需要理性地认知，尽可能规避不必要的检查误差和不恰当结论，在实验室内建立起相关的管理制度极其必要。

二级检查是对一级形态学检查质量的全面评定，确认提出的初步诊断是否恰当，并结合临床和实验室信息有无不适当、有无异常成分漏检等。二级报告审核制度是检查即将输送的报告单信息中有无遗漏的内容和错误，包括用字等。发送的报告单页面简洁与质量是反映一个单位、一个实验室的对外形象，更是展示一个专业人员的品质和工作素质。此外，需要注意“形态学检查单”而不是“形态学申请单”，这里体现的是一个自身位置与服务理念。

读片讨论制度，如每天进行当日疑难标本的读片讨论；每周进行读书读片会；地域性读片交流会等，大家都可以畅谈每一病例标本检验中的经验体会以及给出结论（疾病诊断）的思路和依据，结合当前学科的进展，并讨论存在的问题和差距，以及可以解决的方法。

在管理上，还需要突出人性化、效率化和满意度等指标，使工作质量、效率和服务在一个新的高点上。防范差错和多出成绩方面的制度和举措也要加强和重视。诸如标本核对制度，特殊病例交流沟通制度，与后续报告不一致的处理制度，总结与科研制度，重视年轻人才的培养等（详见第二十一章），也要加强和重视。

形态学上一些术语或名称的规范与发展也是对立而统一的学问。对遗存的一些不适当或有误的所谓“规范性”术语,宜从社会进步角度去看待它。诸如在白血病的 FAB 类型中,由急性非淋巴细胞白血病到 AML,AML 的 M_1、M_2、M_3、M_4、M_5、M_6、M_7、M_0 到 M1、M2、M3、M4、M5、M6、M7、M0 的表示;血细胞膜表面复合体中,如粒细胞的 CD11b/CD18 和血小板的 GPⅡb/GPⅢa 到 CD11b-CD18 和 GPⅡb-GPⅢa,融合基因 BCR/ABL、PML/RARA 到 *BCR-AB1L*、*PML-RARA* 的表示(专业程度上的认识),包括复合疾病中骨髓增生异常/骨髓增殖性肿瘤(MDS/MPN)为骨髓增生异常-骨髓增殖性肿瘤(MDS-MPN);如急性粒细胞白血病部分分化型和未分化型到 AML 不伴成熟型和伴成熟型的表示,郎罕细胞(Langhans cell)与朗格汉斯细胞(Langerhans cell)的不同等(不对译名的纠正)。还有一些不适当的描述需要应用适当,如柴捆状或柴束状 Auer 小体(faggot Auer body),其实颗粒过多早幼粒细胞胞质中的多条 Auer 小体几乎都不是捆状或束状的,而是杂乱的柴棒状结构。

随着时代的进步,有的白血病分类类型的重要性已经不再,如 FAB 分类中的部分 M1 与 M2、M2 与 M4、M4 与 M5 之间的鉴别诊断,不必过于拘泥;有的类型不够规范也无实际意义,如我国 FAB 分类中的 M4a、M4b、M4c。

AML 与 MDS 中的非红系细胞(nonerythroid cells,NEC)分类,WHO 认为因缺乏相互之间的一致性并考虑到疾病生物学特性,已被取消。髓系肿瘤原始细胞计数一致采用有核细胞(all nucleated bone marrow cells,ANC)分类计数,进而确定是 AML(≥20%)还是 MDS(<20%)等。

五、加强临床特征的结合,使诊断更贴近临床

临床医学是形态诊断的首要基础,它可以帮助我们回答形态学检验中的许多问题。形态学与临床,两者密不可分,诊断中有的依赖形态学,有的则以临床为主,因形态学缺乏特征性(只要排除其他或对疾病严重性作出评价)。结合临床尽可能多地作出诊断,发现的异常可以解释临床所见,而不是“请结合临床”或“请临床结合参考”、“供临床参考”将诊断推给临床。如代偿性溶血病与非代偿性贫血,形态学变化和溶血性实验室检查几乎一样,但前者无贫血,后者有贫血;原发性免疫性血小板减少症与继发性血小板减少症(如系统性红狼疮、干燥综合征、肝硬化等慢性肝病、慢性消耗性血小板减少症),它们的骨髓细胞学表现类似甚至完全一样,包括外周血液变化,骨髓切片检查更无明显差异,但原发性免疫性血小板减少症无原发疾病,除了出血外,也常无明显的其他体征,而继发性者则不然;Still 病与 MPN 常有相似的细胞学和病理学所见,而不同的临床特点则成为鉴别诊断的一个重要参考;病态造血或异常增生是骨髓细胞学和病理学诊断中高频率使用的术语,是评估髓系肿瘤及其类型和病变程度的指标,但它也见于重症的感染、慢性溶血和造血因子缺乏等疾病。临床信息,有时还有趋向作用,诸如浆细胞骨髓瘤几乎都是 35~40 岁以上患者,对低于此年龄患者作出 PCM 的诊断需要慎重;治疗相关髓系肿瘤的诊断最后还是取决于相关病史;HCL 则有独特的脾大而常无淋巴结肿大,同样特点的还见于一些成熟淋巴细胞肿瘤;CLL 与百日咳和一些传染性淋巴细胞增多症的细胞学表现相似,但临床明显有别。随着人们物质生活水平的提高,医治意识的加强,一些诸如 CLL 和 PCM 等早期,出现的不典型形态学不结合临床常不易作出评估性诊断;又如,我们的一般工作中,CML 外周血白细胞>500×10^9/L 者已不多见,而>$1\ 000\times10^9$/L 者可能只见于教科书的描述中。随着人们物质生活水平的提高,巨幼细胞贫血(megaloblastic anemia,MA)由单纯营养性因素所致者已大幅减少,而慢性消化系统疾病伴发且年龄偏大患者则成为患这一贫血的主要群体。

更为明显的是,因影响(细胞)形态学变化的因素日益增加,使得(细胞)形态学诊断的局限性和复杂性进一步凸显,使得结合临床特征的重要性比过去变得更为紧密更为重要。分析临床,不光是镜检时和镜检后,更重要的是在镜检前,它是(细胞)形态学诊断的开始。如不了解临床,就容易把给予粒细胞集落刺激因子后白细胞增高和骨髓粒系增殖反应性而误诊;不了解患者年龄(如 PCM 患者 97%在 40 岁以上),不了解治疗相关髓系肿瘤患者事先应用相关细胞毒药物的病史(如治疗相关 MDS/AML),不了解淋巴瘤的一些临床特征,不了解患者年龄与造血的关系(如 MPN、MDS)等,都容易造成形态学的不适当诊断(详见第三章、第七章和第十八章)。

不管是工作还是生活,书写字迹潦草者是常见的。但是,人们常说的不易读懂或不能读懂它的多半是

因为专业性强或对自己不太熟悉内容的缘故。因此,我们是否能读懂临床医师送检单上经常潦草字迹(图2-10)中的信息,考验着我们对临床知识掌握的程度。

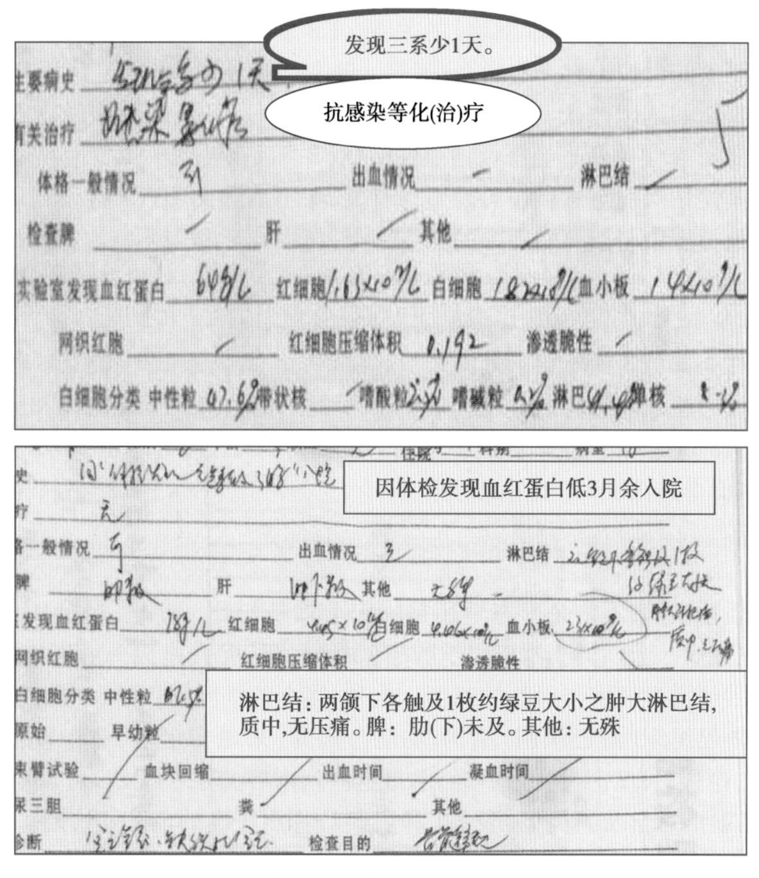

图2-10 临床医师填写项目字迹经常潦草

六、加强与细胞生化学、超微结构和微生物学的联系

在形态学中融入相关学科知识,会加深形态学的理解和认识,形态学的发现又会丰富相关学科的研究。在细胞生化学和超微结构方面,Wright-Giemsa染色胞质深蓝和核仁蓝染显示它们含有丰富的核糖核酸,为原始幼稚细胞和恶性肿瘤细胞的形态特点之一,且蓝染愈深细胞愈幼稚。例如原始细胞的核仁,原始红细胞的胞质,霍奇金淋巴瘤细胞、间变性原始T淋巴瘤细胞和转移性癌细胞的大或巨大核仁,多有这种染色特征。中幼红细胞和晚幼红细胞胞质的灰色、浅红色是细胞内游离核蛋白体合成的特殊蛋白质——血红蛋白的结果,从着色的深浅和胞质的多少可以衡量细胞是否正常,如缺铁性贫血因胞质生成不足的小幼红细胞和MA中因幼红细胞胞质血红蛋白相对过多的浓染形态。但是晚幼红细胞胞质完全正色素性,尤其胞质量同时增多而胞核不增大时往往为病态形态,如MDS中的幼红细胞多是这种细胞。细胞胞质近核处透明感的淡染区常为高尔基区,多是原幼细胞开始成熟的标志,典型的有早幼粒细胞胞质中的浅染区。浆细胞胞质浅红色区域则为合成免疫球蛋白的丰富的内质网。胞质浑厚常示丰富的细胞器,同时表明该细胞处于幼稚阶段,胞质淡清薄层状为成熟细胞,如原始巨核细胞及癌细胞胞质往往浑厚,淋巴细胞和单核细胞胞质则可见淡薄。但当淋巴细胞和单核细胞受抗原刺激转化(细胞返幼)时又会出现胞质和胞核的形态变化,细胞外形会恢复尚未成熟的前体细胞的不典型形态。这也是细胞生化成分和超微结构,以及细胞功能在形态学上的体现。

感染时有细胞量和质的异常,如中性粒细胞和单核细胞增多,中毒性颗粒和空泡形成,出现不典型淋巴细胞、多形性多核叶细胞(花样T细胞)、有吞噬的和不见吞噬的形态各异的巨噬细胞增多等。虽然细胞学变化复杂,但有的已明确细胞形态与病原微生物感染之间的相关关系,诸如不典型淋巴细胞与病毒感染，伤寒细胞或戒指样巨噬细胞与沙门菌属（伤寒杆菌）感染，花样T细胞与人类T细胞白血病病毒Ⅰ型（human T-cell leukemia virus type Ⅰ，HTLV-Ⅰ）感染，Burkitt细胞白血病/淋巴瘤细胞与EB病毒感染，以及B19小病毒感染与急性造血停滞（感染的靶细胞为红系祖细胞，形态学异常的主要表现为骨髓中幼红细胞锐减但却出现巨大的原始红细胞、早幼红细胞）的关系。EB病毒感染还与免疫缺陷相关淋巴瘤细胞形成有关，EB与多发性骨髓瘤的发病也有一些联系，等等。随着微生物学（尤其是病毒）检验的不断完善将会有一些针对性意义的特指的细胞被认识。研究提示丙型肝炎病毒又是一种亲淋巴细胞病毒，感染丙型肝炎病毒与B淋巴细胞的形态学改变直至恶性增殖性疾病（B细胞淋巴瘤、多发性髓髓瘤等）的发生可能有关。另有证据说明一些慢性疾病与感染病源微生物有关，除了前述的HTLV-Ⅰ和EB病毒外，形态学上还能说明的是人乳头瘤病毒感染与妇科病理中的挖空细胞（核大异形和胞质空泡，有时仅为少量胞质贴附胞核），也可予以细胞形态学的一些启示。在细胞形态学检查中常见难以认定某疾病的血细胞减少或增加患者中，其血细胞和骨髓细胞常可见很多细小或显明而大的空泡，有的出现胞体胞核巨大而异质的粒单系细胞等。这中间是否存在一部分为尚不明了且尚未引起注意的一些病原微生物感染所致的慢性病变形态学呢，需要深究。此外，在一些发热患者的骨髓和外周血涂片中，有时淋巴细胞胞体和胞核，尤其是胞质呈蝌蚪样、拖尾状伸展（详见第十一章），我们称这种细胞为变异淋巴细胞（可能是T/NK细胞），与病毒感染或细胞因子刺激有关，也值得关注。

七、重视其他学科知识，更好地把握疾病的新定义与诊断

淋巴瘤是高度异质性疾病，不管是形态学还是临床上都是如此。而且，在WHO分类中，淋巴瘤没有独立的类别，它是与白血病一起归类于淋巴组织肿瘤（淋系肿瘤，尤其是成熟淋巴细胞肿瘤）中，这更增加了细胞形态学对这些肿瘤类型理解与诊断的难度。但是，当今的细胞免疫学、细胞遗传学和细胞分子生物学等学科的发展给了淋巴组织（淋巴细胞）结构、功能与病理（来源与定位、细胞形态与临床行为、分子病理与诊断）之间全新的诠释（图2-11和图2-12），掌握这些新内容并用于实践，可以对WHO分类中复杂的淋巴细胞白血病/淋巴瘤形态学及其类型（表2-1和表2-2）作出正确的理解和诊断。

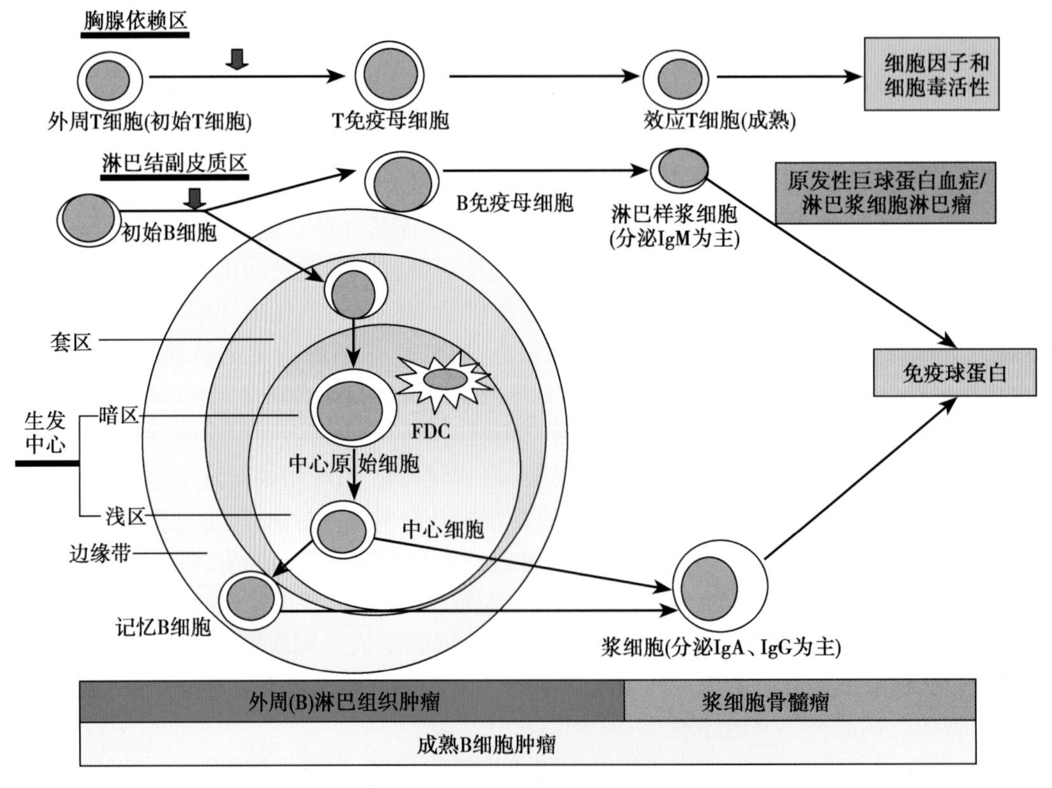

图2-11 T、B细胞在各自适宜环境中增殖、分化和免疫功能及其对应的肿瘤
FDC为滤泡树突细胞，红色宽箭头示抗原刺激

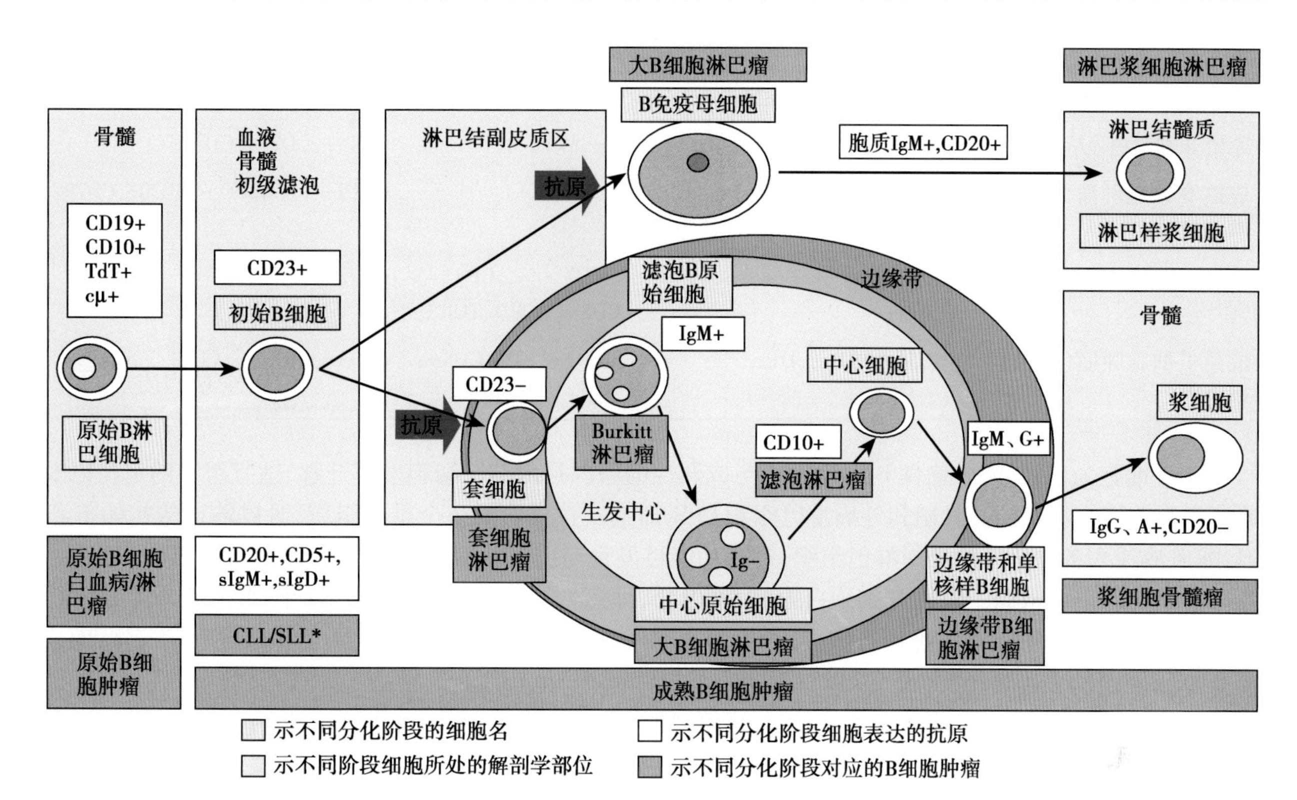

图 2-12 B 细胞分化、主要抗原表达及对应细胞发生的淋系肿瘤

* 多认为 CLL 和 SLL 细胞来源于生发中心后 B 细胞,也有源于骨髓初始 B 细胞者。CLL 为慢性淋巴细胞白血病,SLL 为小淋巴细胞淋巴瘤。文献上的前 B 原始淋巴细胞即为形态学上的原始 B 淋巴细胞

表 2-1 化繁为简的成熟 B 细胞肿瘤

按传统方法简分 3 大块:	
白血病	CLL、B-PLL、HCL、Burkitt 淋巴瘤/白血病(FAB 分类的 ALL-L3),以及相关类型 MBL、WM/LPL
淋巴瘤	SLL、MCL、FL、SMZL(SMZBL)、MALT 淋巴瘤、各类大 B 细胞淋巴瘤(LBCL)
浆细胞肿瘤	PCM、浆细胞瘤、MGUS 和单克隆免疫球蛋白沉积病
按细胞大小简分两大块:	
小 B 细胞肿瘤(由小和中小型细胞组成)	CLL、B-PLL、HCL、MBL、WM/LPL、SLL、MCL、FL、SMZL、MALT 淋巴瘤
大 B 细胞淋巴瘤(由大和大中型细胞组成)	各个类型的 LBCL、包括 DLBCL,原发性浆膜腔渗出性淋巴瘤、免疫母细胞淋巴瘤、Burkitt 淋巴瘤/白血病(ALL-L3)、高度恶性 B 细胞淋巴瘤(HGBL)
按细胞成熟性简分两大块:	
原幼 B 细胞型肿瘤	各种类型的 LBCL、侵犯血液和/或骨髓或体液的肿瘤性成熟 B 细胞,形态学上均以不成熟的原幼淋巴细胞为主(主要特点是大,胞质丰富、嗜碱性与无颗粒)
成熟 B 细胞型肿瘤(冠名"成熟 B 细胞肿瘤",则既有成熟又有不成熟细胞的类型)	CLL、HCL、SLL、LPL/WM、SMZL、FL、MCL 和 MALT 淋巴瘤等,侵犯血液和/或骨髓的肿瘤性成熟 B 细胞,均为形态学上成熟的淋巴细胞(主要由淋巴细胞和幼淋巴细胞构成,主要特点是小、胞质少、胞质常有棉絮状或绒毛状、偏少或一般,HCL 和 WM/LPL 细胞胞质可以丰富)
按生发中心简分三个大块:	
生发中心前淋巴瘤/白血病	MCL、CLL/SLL
生发中心淋巴瘤/白血病	FL、DLBCL、Burkitt 淋巴瘤/白血病、霍奇金淋巴瘤
生发中心后淋巴瘤/白血病	MZL 及 MALT 淋巴瘤、LPL、CLL/SLL、PCM、一部分 DLBCL

CLL 为慢性淋巴细胞白血病;B-PLL 为 B 幼淋巴细胞白血病;HCL 为多毛细胞白血病;MBL 为单克隆 B 细胞增多症;WM/LPL 为 Waldenstrom 巨球蛋白血症/淋巴浆细胞淋巴瘤;MCL 为套细胞淋巴瘤;FL 为滤泡淋巴瘤;SMZL(SMZBL)为脾性边缘区(B)细胞淋巴瘤;MALT 为黏膜相关淋巴组织;LBCL 为大 B 细胞淋巴瘤;PCM 为浆细胞骨髓瘤;MGUS 为意义未明单克隆球蛋白血症;SLL 为小淋巴细胞淋巴瘤;DLBCL 为弥散性大 B 细胞淋巴瘤;MZL 为边缘区淋巴瘤

表 2-2 免疫表型一般特征区分原始和成熟淋巴细胞肿瘤

	原始细胞抗原	成熟细胞抗原	共表达抗原
原始 B 细胞白血病/淋巴瘤	CD34+(常见),TdT+,CD10+/-	sIg-(κ/λ-)	CD19+,CD22+,CD79+
成熟 B 细胞肿瘤(白血病/淋巴瘤)	CD34-,TdT-,CD10-/+	sIg+(κ/λ+)	CD19±/+,CD22+/-,CD20+,CD79+
原始 T 细胞白血病/淋巴瘤	CD34 +/-, TdT +, cCD3 +, CD1a+	mCD3 -/+, CD4 与 CD8-(常见)、TCR-	cCD3+,CD7+,CD2+/-,CD5+/-
成熟 T 细胞肿瘤(白血病/淋巴瘤)	CD34-,TdT-,CD1a-	mCD3+,CD4/CD8+, TCR+	cCD3+,CD7+/-,CD2+/-,CD5+

以 B 细胞为例,影响肿瘤性 B 细胞大小与成熟性的原因是由淋巴细胞发育迁移、适宜组织的定位以及免疫表型的特性决定的。骨髓和外周淋巴组织是 B 细胞发育成熟的 2 个重要组织,骨髓输送的初始 B 细胞,随血液迁入各自适宜的外周淋巴组织,进行功能性发育与成熟。免疫表型演变是评判肿瘤性 B 细胞成熟与不成熟的重要指标。原始 B 细胞白血病/淋巴瘤,即急性原始 B 淋巴细胞白血病(B-ALL)/原始淋巴细胞(淋巴母细胞)淋巴瘤的肿瘤细胞表达 CD34+(常见)、TdT+,一般不表达成熟细胞限定性的 κ/λ,而成熟 B 细胞肿瘤的表达则相反(表 2-2)。

学习细胞免疫学、细胞遗传学和分子学,还可以加深理解一些疾病细胞学与分子病理之间的关系。在临床上,血液肿瘤分子学的应用除了诊断细分的特定类型外,还有另外三个重大的价值:其一是治疗上指导意义,在这一点上最直接的是提供分子靶向治疗的依据,譬如 1996 年开发的竞争性抑制 BCR-ABL1 等非受体型酪酸激酶活性癌性蛋白与 ATP 的结合,封闭底物酪氨酸残基磷酸化的 STI571(Imatinib,Glivec),以及新的靶向药物酪氨酸激酶抑制剂——Rydapt(midostaurin)治疗伴 *FLT3*-ITD 的 AML,都具有划时代意义的代表性靶向药物;组蛋白脱乙酰化酶(histone deacetylase)与 AML1-ETO(RUNX1-RUNX1T1)、PML-RARα 等组成的复合物参与白血病的形成,为另一类白血病的分子病理,即组蛋白的乙酰化(histone acetylation)与脱乙酰化化学修饰过程,开发的组蛋白脱乙酰化酶抑制剂通过促进组蛋白乙酰化激活转录而抑制白血病的增殖、诱导细胞成熟和凋亡(图 2-13)。如在 Ph 阳性 ALL 的一线治疗方案中,联合酪氨酸激酶抑制剂(tyrosine kinase inhibitor,TKI)如伊马替尼和达沙替尼已成为标准治疗。然而,TKI 治疗耐药的出现也是对原发难治性或含 TKI 方案初始治疗后复发病人的挑战。有些伊马替尼耐药 *ABL* 突变对新的 TKI 不敏感,如达沙替尼对包含 *ABL* T315I、V299L 和 F317L 突变的细胞没有活性,因此需要用分子学技术鉴别出可能对治疗耐药的 *ABL* 突变。

其二是对白血病等造血和淋巴组织肿瘤发病机制(分子病理)的深入了解,诸如 CLL、CML 和 PV,在血液和骨髓中的异常细胞均有凋亡途径障碍所致的蓄积性机制参与;MDS 和 MA 则是存在细胞凋亡过多的疾病。在细胞通迅和识别等应答中的信号转导失控而引起的细胞增殖、细胞骨架重排和转化、细胞凋亡障碍是促发白血病等造血和淋巴组织肿瘤发生的又一原理,如 CML 被认为是致癌性 BCR-ABL 融合蛋白(非受体型酪氨酸激酶)使底物酪氨酸残基持续磷酸化,使核内靶基因转录增强而促发;细胞凋亡理论指导的实践又让我们认识一些造血和淋巴组织肿瘤(如 Burkitt 细胞白血病,即 FAB 分类的 ALL-L3)高增殖和高凋亡的细胞学特征以及肿瘤性凋亡细胞的形态;受体型酪氨酸激酶癌性蛋白(如原癌基因 *KIT* 突变和 *FIT3* 突变)均可经细胞膜受体使下游信号转导途径持续激活而促发造血和淋巴组织肿瘤;细胞因子介导的细胞内信号转导异常,如细胞膜受体对粒细胞巨噬细胞集落刺激因子(granulocyte-macrophage colony stimulating factor,GM-CSF)特别敏感,持续激活 RAS-MAPK 和 JAK-STAT 信号转导途径被认为是促发幼年型慢性粒单细胞白血病的分子病理。又如急性白血病发生的分子病理,除了基因突变外,有两个分子类型(图 2-14)。AML 的发生,多是染色体易位、基因重排导致癌基因与易位处的某个基因形成融合基因,抑制了正常调控的靶基因功能而导致细胞增殖失控、分化成熟和凋亡障碍,涉及这组原癌基因(proto-oncogene)与伙伴基因(partner gene)形成的融合基因有 *AML1-ETO*(AML-M2)、*PML-RARα*(AML-M3)、*CBFβ-MYH11*(AML-M4)、*DEK-CAN*(AML-M2、AML-M4)、*MLL-AF9* 等;而急性淋巴细胞白血病(acute lymphocytic leuke-

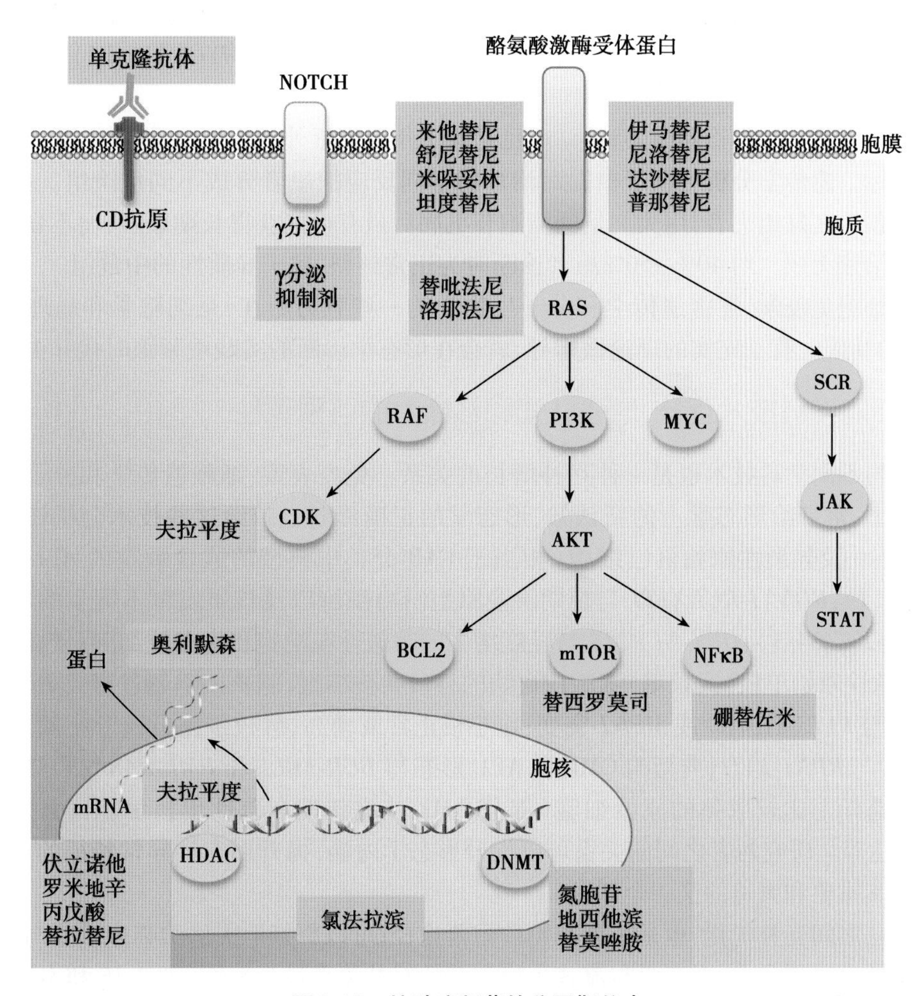

图 2-13 抗肿瘤新药的分子靶位点

金黄色背景方框内为靶向药物，绿色椭圆形表示各种信号转导分子；HDAC 为组蛋白去乙酰化酶；DNMT 为 DNA 甲基转移酶

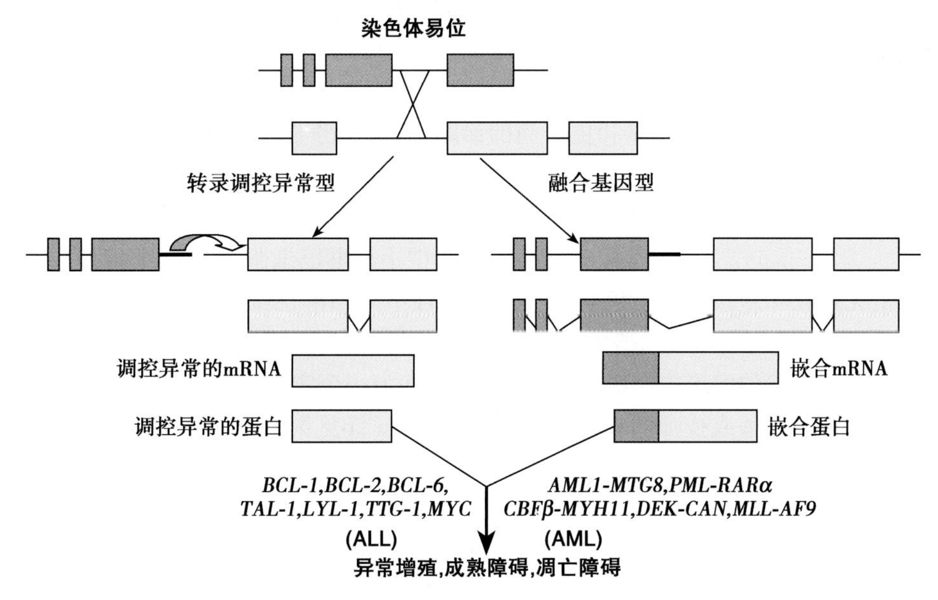

图 2-14 染色体易位基因异常的两个主要类型与急性白血病发生

mias,ALL)的发生则多是染色体易位、基因重排导致原本处于相对静止状态的原癌基因激活而过度表达(癌基因异位高表达),使细胞失控而增殖和转化,涉及这组原癌基因有 *MYC*(ALL-L3)、*TAL1*、*LYL1*、*TTG1* 和 *TCL3*(T-ALL)等。

其三是预后方面评判。在诊断时,遗传学所见是除了年龄因素外评判治疗反应性、复发危险性和总生存率的最重要指标。遗传学分析习惯于根据对治疗的不同反应把患者分成不同危险组。例如,对于核心结合因子突变的预后良好组患者,用大剂量阿糖胞苷巩固后最有可能获得长期缓解;而不良预后的细胞遗传学患者对这一治疗无效。约 40%~50%患者诊断时为正常核型,属于异质性的中危组。

这些是当今细胞免疫学、细胞遗传学和分子生物学的一些魅力所在,是细胞学和病理学诊断所要熟知、参考和解释的基础。有了充实的理论做指导,就会在形态学诊断的实践中紧跟时代并更上一层楼。

八、加强不同学科技术互补,增强认知和诊断上的可预见性

细胞形态学与不同学科技术也是一种互补增长的关系。免疫表型、细胞遗传学和分子学科技术定义的或新发现的类型,常带给形态学上的新认知,形态学的正确诊断也带给这些技术分析诊断的基础。如 Ph+ALL 与大小不一及异形性原始淋巴细胞(相当于 FAB 分类中典型的或含颗粒的 ALL-L2);AML 伴 t(8;21)(q22;q22.1);*RUNX1-RUNX1T1* 与晚期阶段原始(粒)细胞以及核质发育不同步的早中幼粒细胞;AML 伴 t(6;9)(p23;q34.1);*DEK-NUP214* 与轻度增多的嗜碱性粒细胞和病态粒细胞;伴杯口状核原始细胞 AML,多见于急性原始单核(或粒单)细胞白血病的杯口状核细胞(胞核凹陷超过直径 25%的原始细胞,比例至少>10%)与 *FLT3*-TID 和/或 *MPN1* 突变;血小板正常或增高、巨核细胞低核叶小圆形和/或其他细胞病态造血 AML 与 *RPN1-EVI1*;典型的 CML 和 APL 形态与 *BCR-ABL1* 和 *PML-RARA*;颗粒过多早幼粒细胞(APL)以及形态学上比较成熟的原始细胞(部分 AML 伴成熟型和急性单核细胞白血病)与 CD34 和 HLA-DR 的不表达等。研究两者之间的关系可以提升形态学内涵,提升形态学异常特征的可预见性,是当前细胞形态学极其重要和紧迫的又一个课题。

不同学科方法之间互补优化,也是拓展视野的重要途径;可以更好地提供给临床诊疗与预后评判方面的信息。在各相关学科技术中,形态学与流式免疫表型的互补关系最为密切(图 2-15 和本章第三节)。细胞形态学以大类诊断或基本诊断见长,流式免疫表型检查重在检出异常细胞群的系列、克隆性、抗原表达的增强、减低或缺失或跨系性。由于流式免疫表型检测迅速,几乎与细胞形态学同步,可为形态学提供非常有用的细胞表型信息(如疑难的不易分类的白血病和 ALL 的系列),同时形态学也为流式免疫表型分析带去细胞的真实外观(如 AML 中较多类型的评判),两者是一对非常好的互为促进的诊断方法,互补后会得出更多、更可靠和更恰当的诊断信息,服务临床。从整体上说,没有细胞形态学,流式免疫表型检测相当部分标本的诊断无所适从;没有流式免疫表型,细胞形态学相当部分的诊断也不会提高,诸如胞质棉絮状和毛发样突起的肿瘤性中小型淋巴细胞与小 B 细胞型成熟 B 细胞肿瘤,胞质嗜碱性较丰富无颗粒和胞核较大染色质幼稚的肿瘤性中大型淋巴细胞与大 B 细胞淋巴瘤的关系等,都是在细胞免疫学的认知上帮助了形态学的识别和可预见性(详见第十一章)。因此,作为细胞形态学和流式免疫表型技术同步联检的发展方向极其必要,需要合并为一个实验室或部门,并由互为洞悉的或既会流式检测又会阅片的一位医师或技师同步检查发出诊断报告(详见第四章)。

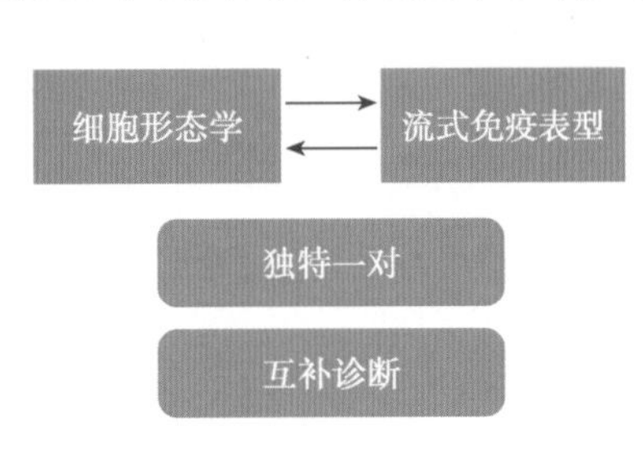

图 2-15 **细胞形态学与流式免疫表型互补必不可少**

九、形态学的认识和新时期的研究

在形态学的认识和辨别上,需要注意一般书本上描述的细胞形态学是侧重教学上的意义,是了解细胞形态的起点。可是,愈是典型愈可能不具有形态学上的普遍性,即多数细胞形态并不如此。实际上,在不同的病人、不同的厚薄涂片和观察的区域、获取细胞的环境和涂片的背景以及染色差异的标本中,细胞的大小变化和形状变化是显著的。细胞的阶段划分是人为的、机械的,细胞的演进则是自然的、连续的过程。

因此,把握细胞的种类和阶段需要一个适度的范围,通常对某一细胞或某一阶段甚至某一系列细胞的确定除了形态学特点外,还需要参考其他因素。如强调细胞个体形态与群体之间的关系,观察细胞整体并寻找与之相关的证据,目的是发现细胞群体(如 1 个或多个系列细胞)中存在的问题及异常细胞总体形态学上的性质。这一总体性质还包含了细胞数量、质量的独立性和互补性的关系,细胞量变到质变的关系。对于个体(细胞)形态特性和/或一部分细胞(非主要的或不典型的)异常之间的重叠则是很普遍的一个现象,中度和重度的溶血性贫血(hemolytic anemia,HA)以及重症的感染性疾病,它们骨髓象中可出现类似造血干细胞恶性克隆性疾病样的畸形(或异形)粒系细胞和有核红细胞。

在这些重叠的细胞形态中,由于它们最重要的异常细胞的总体性质发生了根本性变化,一小部分的细胞形态重叠多不是举足轻重的。又如维生素 B_{12} 和/或叶酸缺乏所致的 MA,在骨髓中表现的总体细胞异常(巨幼变)为数量众多(显著性)、形态改变严重(典型性)、系统和阶段显明、旁证细胞显著(粒系晚幼和杆状核以及巨核细胞巨变等);而 MDS 和红(白)血病表现的总体细胞巨幼变为典型巨幼变细胞数量不多(不显著性)、形态改变不严重(不典型性巨幼变为主,多为胞核大或不明显增大而胞质量显著者,一部分标本中还可见细胞的肿瘤性改变特质)、系统和阶段性不明显(如 MDS 多见于晚幼红细胞巨变)、旁证细胞少(典型的旁系细胞巨变少,而非特异性形态异常显著),况且还有临床等资料可以参考。由于已明确后一类总体细胞巨幼变予以维生素 B_{12} 和/或叶酸无效或不会产生明显效果,故可把这类病引起的形态学和病因学均不同于 MA 的细胞巨幼变称为类巨变,真正的巨幼变形态描述应属于通常情况下的维生素 B_{12} 和/或叶酸缺乏相关者,并可通过简单的治疗而使细胞巨幼变消失。

又如白细胞减少症、原发性免疫性血小板减少症和贫血的部分患者中三系血细胞异常互有重叠而它们的临床表现和/或血细胞减少的程度和侧重性不同。在急性白血病中,ALL 与 AML,AML 中的伴不成熟型(相当于 FAB 分类的 M1)与伴成熟型(M2),M2 与急性粒单细胞白血病(M4),M4 又与急性单核细胞白血病(M5),它们之间的原始细胞类型也可有一部分重叠。这与白血病细胞的异质性相一致,况且白血病分类分型标准中所要求系列原始细胞的百分数不过是人为划定的一个比较适中的数值而已。

在前述的总体性质中,还可认识到细胞数量、质量的独立性和互补性的关系,细胞量变到质变的关系。所谓异常形态,其中的相当部分为正常形态的细胞数量增多。因此形态学判断意义包括数量价值和形态价值两方面单独的或兼之的意义。对细胞量质变化的判断应按疾病及出现细胞异常的特性而论,有的是以量定之(符合量变到质变原理),有的以质定之(量不足唯有质变),有的两者兼之。灵活、适度地运用这些关系有助于理清主次分步确定,这与科研的要求是有所不同的。如在结合临床的前提下,骨髓涂片中原始细胞达到 5%~10%时可以先考虑造血肿瘤(然后再进一步检查与鉴别诊断,下同),>20%时可以明确为急性白血病,浆细胞比例>30%时绝大多数是恶性浆细胞病。然而,当骨髓中浆细胞比例在 15%~20%以下时,要诊断 PCM 唯有细胞质变的同时存在或有其他异常才行,且其细胞量(%)愈低愈需要细胞质变的程度。在 MDS 诊断中,对原始细胞不增多者唯有病态造血细胞(质变)的明显出现,抑或有 MDS 相关细胞遗传学异常。骨髓中找到癌细胞,外周血中检出寄生虫等,不论其量多少(结合临床)都可作出诊断,这是由形态学的特异性高决定的,不过数量上的差异可以体现疾病的严重程度。

在病理学上的“类”本身常是不能确切定义的模糊概念。正常组织和炎症,瘤样增生和肿瘤,同一储备细胞起源的不同类型肿瘤之间,同一类型肿瘤的良恶性之间以及分级、分型、分期的区分都没有绝对分界。作为良恶性的中介,本身是模糊的。造血形态学诊断中由定性到量化也是一个亟须探索、发展和规范的问题。病态造血形态学,还有在使用的“明显与不明显”,“易见与不易见”,“多见与少见”,以及颗粒增多、少许和缺如等,都是不易确切定义的模糊概念。如由健康人经 MDS 到急性白血病是一个渐进的过程,临床上或检验诊断上所划定的不过是一个比较认可的界限,而其中介部分是模糊的。这种客观模糊性是形态学诊断差异产生的主要原因,甚至可造成诊断的不稳定性。因此,在形态学研究中宜推出形态学积分法、病态造血细胞量化比例等,这是克服形态学模糊性的一些弥补方法。形态学量化和积分方法应从两个方面考虑:细胞数量意义和细胞质量意义,同时又应根据它们意义的大小予以不同的分值。

形态学依然是一门实用性见长的科学,迄今仍不缺探究和实用诊断价值的内容,造血细胞的世界依然丰富和精彩！诸如小圆形低核叶巨核细胞与 MDS 伴 5q-等髓系肿瘤，大而高核叶巨核细胞与 ET 和 PV 以及一部分感染和特发性血小板减少性紫癜，骨髓涂片中的“三化”异常巨核细胞（小型化、裸核化和异形极端化）与髓系肿瘤骨髓纤维化，核叶离散小圆化巨核细胞与 MDS、MDS-MPN 和 AML 病态造血，胞核小圆化、细胞小型化和多形化与 MPN、MDS-MPN、MDS 疾病进展（详见第九章和第十四章），骨髓印片清晰基质背景下异常裸核及巨核细胞（簇）或肿瘤细胞（簇）与骨髓纤维化（图 2-16），骨髓切片标本中的“四化”异常巨核细胞（小型化、裸核化、异形极端化、移位聚集化）与骨髓纤维化（详见第二十章）及其引起巨核细胞变形的机制，粒细胞为主无效性增生和巨（幼）变与维生素 B_{12} 缺乏性 MA，不典型慢性粒细胞白血病（atypical chronic myelogenous leukemia，aCML）和 MDS 中常见胞体小和胞核小圆形及颗粒缺少中晚幼粒细胞的意义，肿瘤性成熟 B、T/NK 细胞肿瘤形态学，伴重现性遗传学异常 ALL 或 AML 形态学，*JAK2*、*CALR* 或 *MPL* 突变阳性与阴性 MPN 形态学，免疫表型与形态学（图 2-1），细胞因子刺激形态学与感染（见第七章图 7-17 和第十一章），造血性凋亡细胞形态学，病态造血细胞的界定或定义，厌食症营养不良性和消耗性营养不良性（如恶病质）骨髓细胞形态学，细胞免疫化学染色（见第十七章）开展和改良的意义，胞质体（胞质脱落物）与核质连体分离形态学及其生物学意义等。

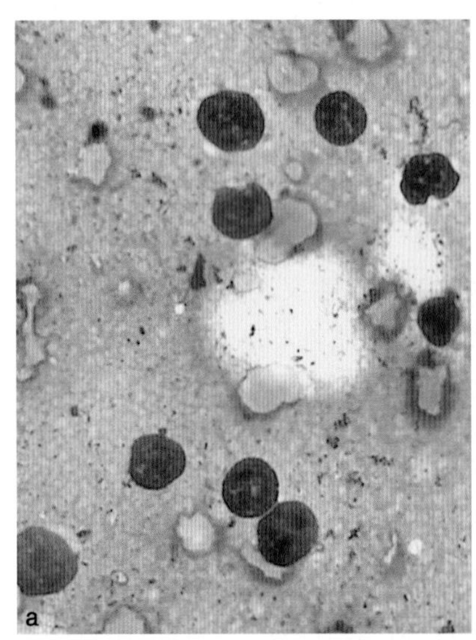

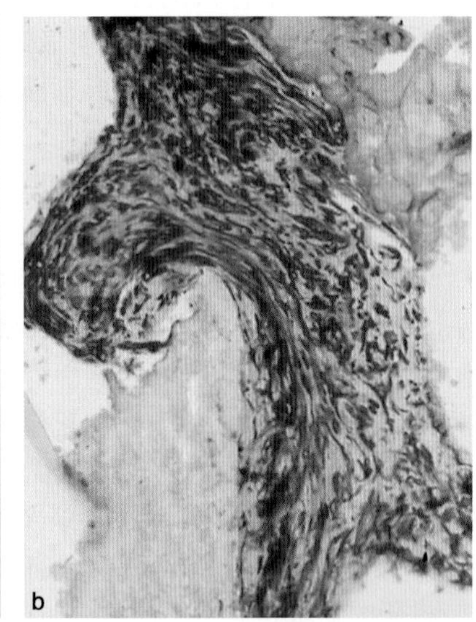

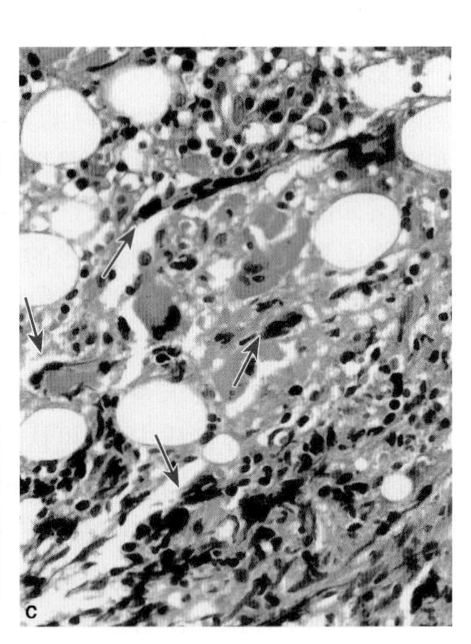

图 2-16 **骨髓印片特征与骨髓纤维化以及骨髓切片巨核细胞变形**

a 为 59 岁男性患者，病理确诊 NHL 4 个月（脾大肋下 6cm，Hb 61g/L，WBC 4.8×10^9/L，Plt 44×10^9/L）的骨髓印片象，淋巴细胞占 90%以上，造血细胞几乎消失，基质背景浅紫红色可提示伴骨髓纤维化；b 为 a 病人的骨髓切片象，淋巴细胞浸润，纤维组织明显增生；c 为骨髓纤维化巨核细胞发生变形的不同状态，它是怎样演变的，也值得探究

还有许多细胞的形态及其意义仍然是难解之谜或有待深入研究。譬如巨核细胞胞核象与细胞成熟和异常以及胞核溢核与核质分离现象（图 2-17），树突细胞形态学，原始幼稚细胞嗜碱性胞质的突起分离状及其行为，幼稚细胞脱落的嗜碱性胞质以及成熟细胞脱落的非嗜碱性胞质、形态学及其功能状态，非肿瘤性 T/NK 细胞异常形态学，感染时巨噬细胞等特定形态学与病原微生物的种类，慢性感染性疾病形态学（尤其是病毒整合细胞致使细胞肿瘤化形态学），非感染性细胞空泡形态学的临床评估，骨髓定居型巨噬细胞与造血功能，骨髓切片中多形性、异形性和异常裸核巨核细胞与涂片形态的对照研究，巨核细胞的变形机制（图 2-16c），骨髓切片嗜碱性粒细胞、肥大细胞和嗜酸粒性细胞染色与涂片中的比较研究，模糊与定量形态学；细胞化学染色的新评价和新方法的开展，细胞免疫化学染色的开展、改良和完善（免疫表达形态学），化疗后造血和淋巴组织肿瘤细胞核质变化与凋亡的关系等，都需要我们不懈的努力和发掘。从横向看，形态学还可进行核象形态学和胞质形态学研究。按疾病而分，重要的有感染形态学、热源形态学、形态变化明显与不明显的肿瘤形态学等，都需要深入研讨。还有（细胞）形态学与流式免疫表型、形态学与遗传学和分子异常的相关性，是形态学必须迎接的新课题。

应继承和发扬老一辈形态学家的优良传统，以新时期、新思维继续在形态学田园里耕耘。我们依然相

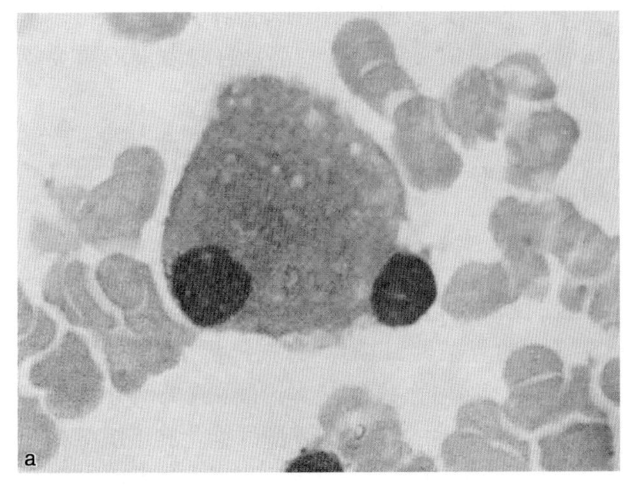

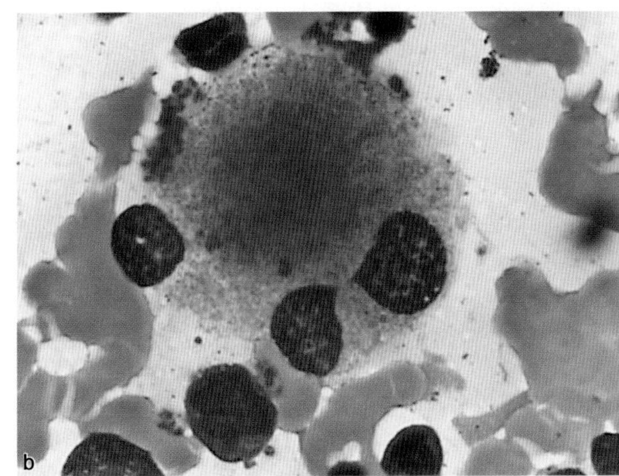

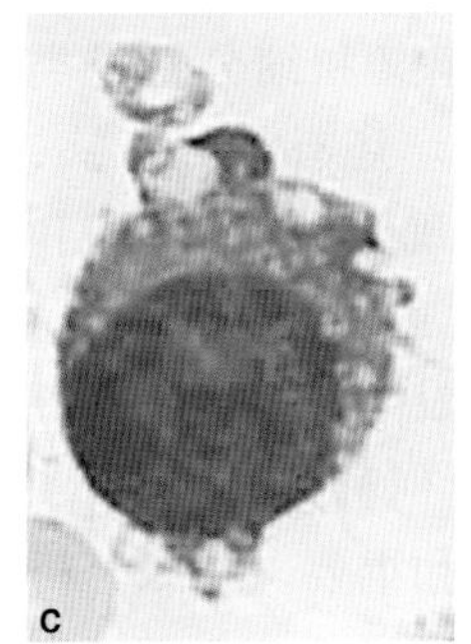

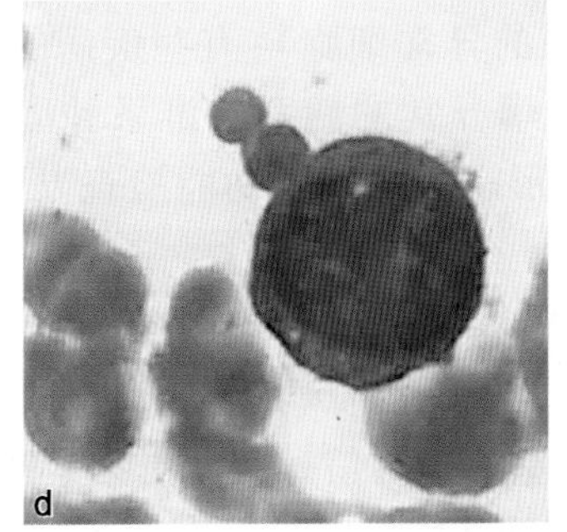

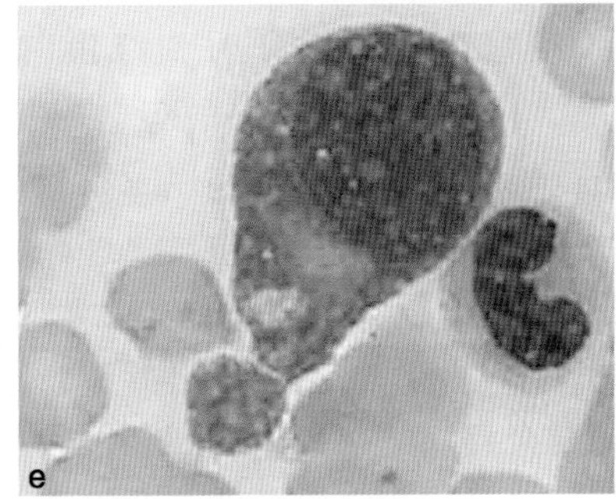

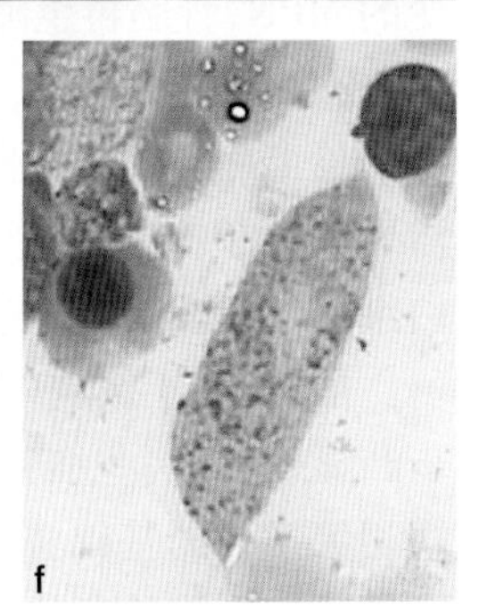

图 2-17 **巨核细胞溢核与胞质突起分离状形态**

a、b 为巨核细胞核被厚实和鼓起的颗粒挤向边缘，逸出状(MDS 和 MDS-MPN-U 标本)；c～e 为白血病原始细胞、原始红细胞和早幼粒细胞突起分离状的嗜碱性胞质；f 为离体的幼粒细胞胞质

信目睹到的各种各样细胞(如肿瘤细胞、血液寄生虫和真菌感染细胞)比用间接方法得出的或推导出来的结论要踏实得多，百闻不如一见可以恰当地比喻这种关系，尤其在基层医院中更有其突出的临床价值(如图 2-5)。这就是通常情况下的形态学金标准的一个原因吧。经过历史的沉淀，开展新技术以及与其他新技术相互结合，可以再度迸发出绚丽的火花，尽管形态学的诊断地位因不同疾病中的重要性不同以及方法上的特点还会分化。

十、加强交流，重视专业培养

当前，从我国检验医学的教学、学科设置和继续教育看，还不能很好地实现形态学与形态学基础学科之间的密切互动和生动联系。现代的形态学也不是镜下认识一些细胞和组织结构就可以给出精细结论的事，从形态学相关学科的广度和深度、形态学诊断专业的广度、深度和难度看，宜开设形态学科或其亚专业学科教学，加快形态学，尤其是以形态学为主整合诊断学的复合型(融合各分支学科)人才培养。

近几年正在盛行的“互联网+细胞形态学”和各种形式“细胞”、“血液”交流群也是增进互补增强见识的途径。同时在修炼内功、增强底气中，彰显细胞形态学与流式免疫表型、细胞遗传学和分子学整合中的价值。

十一、开发新技术和新的诊断方法

从历史回顾(第一章)中可以发现，血液病诊断的不断向前，都离不开诊断的工具(仪器)、诊断的试剂和诊断的技术(见图 1-4)的创新。因此，充分地了解历史、借鉴历史，以新时期新理念以及对未来的洞察力，开展符合自身发展的新方法和新技术。如开展细胞免疫化学染色，开发新的标记技术，寻找特定染料的细胞染色鉴定细胞的特定成分，开发和完善骨髓细胞自动染色以及自动识别的诊断仪器(自动化或智能化仪器)。近年在形态学智能化方面，进展较快，一些科研机构和研发公司不断推出细胞自动分类计数和自动评判的自动诊断体系，同时也使骨髓形态学工作者从繁忙的工作量中解放出来。因此，以骨髓形态学为基点，可以期待形态学诊断工具、诊断技术或染色技术技巧的再次突破。这些都是自身发展的重要支柱，需要更多有志于奉献的同仁、科研机构与研发公司进行协作攻关。

第三节 整合诊断学

对血液病的定义与诊断，已从临床与细胞形态学的结合时期，发展到临床、形态学、细胞免疫学、细胞遗传学、分子学和其他生物学特征等信息的整合时期。但是，在临床上恰当而合理地应用各种项目是有分层和渐进性需求的，而项目的多样性，必然造成检查顺序安排的复杂性，也对项目选择提出了高的要求。有的通过外周血和骨髓细胞学的特异性就能作出有信心的诊断，如白血病的基本诊断（或类型分型）、贫血的一般类型；有的需要通过骨髓组织病理学检查才能发现疾病的根本异常（如骨髓纤维化和组织结构病变的 MPN，骨髓再生障碍或造血衰竭的贫血）。有的需要通过免疫表型检查才能明确细胞系列或缺陷（如淋系肿瘤的 B、T、NK 细胞，阵发性睡眠性血红蛋白尿的异常细胞）；有些疾病的定义和细分特定类型的诊断，需要细胞遗传学和分子检查（如伴重现性遗传学异常的髓系与淋系肿瘤）。还有部分疾病，需要其他检查，如组织病理学、组织免疫化学以及特殊的形态学与细胞功能检查方可确诊（如淋巴瘤和白细胞功能异常疾病）。

加之，由于影响（细胞）形态学变化的因素日益增加，使得（细胞）形态学诊断的局限性和复杂性进一步凸显；又如一些细胞遗传学和分子学检查虽有异常特征但不一定发病等。因此，不管何种诊断方法，了解相关学科的基础、密切结合疾病的临床特征和相关实验室检查的信息变得更为紧密和重要。临床分析既是一切疾病诊断的起步，又是实验室诊断的首要组成，血液病的检验要以临床为前提。

形态学是重要的和基本的诊断方法。检测和分析免疫表型、细胞遗传学表型和基因表型特征则是定义疾病的重要组成，是当今细分特定类型（包括新类型）确诊的主要方法。但是，不同学科不同实验室检查都有长处与不足，还有各自学科的限定与特色，在不同疾病中显现各种方法特征的重要性也各不相同，而且随着资料的积累，也发现一些高特异性和高灵敏性方法不一定完美，故在整体上不存在定义与诊断全部疾病的金标准。相反，将多种方法整合评判，则会放大它们各自原有的临床意义。这些学科信息的互补性明显且互为学科基础，通过整合才会使诊断达到一种相对完美或更为精细（精准）的阶段。

血液病整合诊断学就是在这样的背景下，经实践检验而衍生的紧跟临床医学发展需要的一种新的诊断模式，也是在循证医学原则指导下的发展方向。在血液疾病，尤其是血液肿瘤，按整合的学科和方法分为几种场合下的整合诊断（图 2-18）。同层面不同方法之间的优化整合，如四片联检；不同学科之间方法的优化整合，如形态学（morphologic，M）、免疫学（immunologic，I）、细胞遗传学（cytogenetic，C）和分子学（molecular，M），即 MICM 诊断模式；还包括可以收集的各种不同学科检查（如血清游离轻链、血清蛋白电泳和血清免疫球蛋白固定电泳联检）信息与临床特征之间的整合——多学科信息整合诊断。

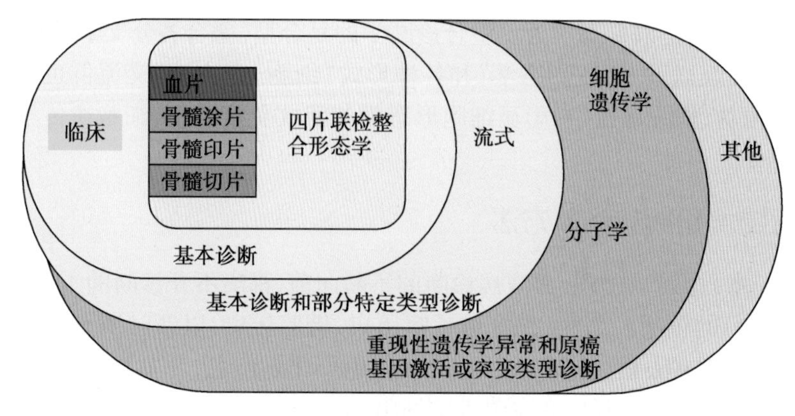

图 2-18 不同学科的整合及其诊断

一、形态学方法之间整合

四片联检中的每一片都有优缺点。血片观察红细胞和异常淋巴细胞具有优势，但不能深层了解造血情况；骨髓涂片观察细胞形态和细胞成熟性等具有优势，但评判细胞数量有不足，也不能观察造血的组织性病变；骨髓印片在细胞量和评判一些成熟淋巴细胞肿瘤方面显有优势，但观察组织结构和形态不及骨髓切片和骨髓涂片；骨髓切片检查组织结构性病变和免疫表型具有优势，但观察细胞形态明显不足。因此，只有通过优化组合的互补——整合，才是较佳模式，也是符合 WHO 分类中的形态学要求而有益于诊断。

形态学方法的优化整合加强了形态学基本诊断中的影响力。在白血病为主的血液肿瘤中，形态学的基本诊断地位尚无其他方法可以替代。形态学在没有其他参考信息情况下，多数或大多数还是可以作出其基本类型诊断的。故形态学是整合诊断中非常重要的一项大的内容，也常是后续检查与进一步特定类型诊断的前提。

二、形态学与流式免疫表型整合

流式细胞免疫表型检查具有方法和诊断上的许多优势（见第四章），除了血液肿瘤进行基本诊断与分类外，还可以对部分血液肿瘤作出进一步的特定诊断与分类，如 WHO（2017）T-ALL 特定类型的临时病种——早期前体 T 原始淋巴细胞白血病和 NK 细胞原始淋巴细胞白血病/淋巴瘤的免疫表型诊断。

可是，流式细胞免疫表型检查的不足也很明显。诸如理论上与实际上有一定的较大差距。尽管单抗是专一特异性，但一些肿瘤细胞无明确的特异性抗原标记，还由于肿瘤细胞的异质性，表面抗原出现跨系表达而影响对肿瘤类型的判断。故对于具体病例的诊断而言相当多情况下并没有理想效果。又如 MDS，受到单抗种类的限制以及其他不足因素，对 MDS 的定性诊断与分类可能是最不容易明确的。

由于流式细胞提供的是 events 间接性信息，对一些信息的评判或界定不很明确，除了抗体的组合和标本因素外，一些细胞区域范围（包括表型特征）不明显，如单核细胞与幼粒细胞以及细胞碎片、血小板与有核红细胞（不易区分）；鉴定嗜酸性粒细胞、嗜碱性粒细胞尚不够准确。还需要流式细胞分析者排除碎片、细胞粘连及血小板黏附等出现的假阳性结果。界定的 P_1、P_2 等细胞群，圈定细胞范围时有模糊，会造成某一细胞群比例偏高偏低。反映出流式检查带有一些主观性，也容易漏掉极少肿瘤细胞的分析而出现假阴性。有核细胞增加与减少的相对性时有评判问题，如造血减低和血液稀释时的淋巴细胞比例增高与粒细胞减少症或缺乏症的中性粒细胞减少，常有混淆。干扰因素太多，存在任一因素都可以影响结果评判，诸如标本有微小凝块，影响细胞量又会影响仪器运行；浆细胞最易于凝聚，加之处理影响，可以出现 PCM 诊断的假阴性；标本放置时间过长，影响有效细胞的数量。流式图形分析显示粒细胞的成熟性和所含颗粒的多少，作为一个方法有它的特定含义和意义，但流式中重视的颗粒缺少的疾病谱偏宽，也不解释缺少的是嗜苯胺蓝颗粒还是中性颗粒。常规计数≥5 万～10 万个有核细胞，但与检测标本有核细胞中的目标细胞多少无关，故当骨髓稀释明显而异常细胞减少（如原始细胞、淋巴瘤细胞、骨髓瘤细胞）时，因目标细胞构成比例发生了变化而检出的细胞数常低于形态学检查。毫无疑问，不能真实反映骨髓内细胞的组成会影响定性与诊断。鉴定血小板和巨核细胞普遍不重视，对 CML、*BCR-ABL1* 阴性 MPN 以及一些良性疾病的诊断明显不足。临床信息不详且病种多，对临床不提示的或超出流式常规单抗套餐时，实际上常会出现漏诊或影响分析的定性与诊断等。

还有三个显著性问题：一是缺乏流式细胞的参考区间；二是一部分肿瘤性原始细胞不表达 CD34 甚至 HLA-DR 等标记，MRD 检测一些病人化疗后出现抗原的变异和丢失；三是流式检测并非一种简单的技术活，尤其是多色补偿需要多年的知识积累。

在参考区间方面，包括细胞的数量和质量，都没有很好建立。除了微小残留病灶检测多有一个不严格的参考范围外，报告单中大多有检测的各类细胞百分比，在描述或解释中也有这些细胞比例的变化或异常。很明显既然有检测的数值就会有参考区间。缺了参考区间，除了免不了带有随意性解释因素外，还不能对血液稀释（骨髓稀释）的程度做出适当的评估。例如报告的一部分细胞弱阳性，带有模糊性，部分阳性和阴性设定的范围也有欠缺。

二是原始细胞形态特征与免疫表型不一致。形态学根据形态学特征评判原始细胞，当原始细胞比例达到一定比例时，如>20%就可以归类为AML；而流式是间接性根据门内某一特定细胞群的比例和表达抗原特性评判的。如流式检查的原始细胞CD34和HLA-DR阴性，除了APL和嗜碱性粒细胞白血病外，还见于AML伴成熟型；甚至CD34、CD117阴性的一部分，是急性（粒）单细胞白血病等类型。即形态学检查，除了颗粒原始细胞外，无颗粒原始细胞也可以不表达CD34。这样，在流式分析中会造成混淆（如第四章图4-3）。三是流式检测和分析实际上是一个非常复杂的过程，涉及许多方面，如抗体的选择与合理设计、操作的技术与经验、结果的合理解释、形态学的结合与对照、临床特征的结合与不断更新的血液病诊断标准的掌握等，故专业上以“流式细胞术”称之。

时有所见的事实告诉我们：“整合互补”诊断是不可缺少的。流式免疫表型检查的长处与不足，恰与形态学形成互补，最重要的是流式与形态学都是快速且几乎都是同步的检查。两者的整合，灵敏度提高、特异性增强、结果易于分析、应用范围变得宽广。可以显著提高诊断的可靠性和精细化，并在第一时间提供临床诊治信息。因此，对没有改变诊断模式的实验室，建议临床送检流式细胞免疫表型时，附上1~2张骨髓涂片，极其重要。

三、形态学、免疫学与（分子）遗传学整合

基因检测技术（基因诊断）即分子技术（分子诊断）。通过分子技术可发现染色体畸变所累及的基因位置及其表达产物，检出细胞遗传学检查方法不能发现的异常，还能发现（尤其是核型正常者）癌基因突变、抑癌基因失活、凋亡基因受抑与DNA-染色质空间构型改变。此外，检查的主要方法，PCR检测快速、高效，其实用性价值大于细胞遗传学检测。分子异常特征的信息是造血和淋巴组织肿瘤定义的重要组成部分，是继形态学、细胞遗传学和免疫学技术之后的第四大类新技术。

检测染色体数量和结构的变异（染色体畸变）的细胞遗传学检查自20世纪60年代来，成为继形态学检查之后第二个可以对血液肿瘤进行诊断（血液肿瘤中特定类型或用细胞遗传学定义类型的确认）、预后评判、检测MRD和病情监测的大类技术。但是，染色体常规核型分析有明显的多个不足：一是时间影响，通常从接受标本细胞培养到发出报告需要10个工作日或更长；二是标本影响，如采集血液标本培养分析染色体，阳性低；三是药物影响，用药后影响染色体形态分析；四是常不能检出如白血病中存在的遗传水平上的隐蔽异常。此外，如果标本采集到达实验室时间偏长，细胞存活低而影响培养。

使用分子探针的FISH技术，是一种遗传学与分子学相结合的技术，具有经济、安全，实验周期短，可以发现一般核型技术不能发现的异常（如隐蔽异常），也可以对不易细胞培养的标本（如CLL和PCM）进行检测。不过，FISH的不足之处也存在：①不提供染色体全基因组评估；②所用探针的选择受临床疑诊的指导（鉴别诊断），不适合未知缺陷的筛查；③需要多个滤镜的高质荧光显微镜，以及可以检测出低水平发光的电荷耦合器件摄像机与先进的成像软件；④检测MRD，敏感性比RT-PCR等定量方法差（1∶100对1∶100 000）；⑤不同立体空间的荧光在镜下可重叠，可产生假阳性；⑥不能达到100%杂交，特别是在应用较短的cDNA探针时效率明显下降；⑦报告时间偏长。

不管是细胞遗传学还是分子学，由于方法学本身，或是人为因素，都会影响到分析的结果。分子学和细胞遗传学诊断也需要与形态学和/或免疫表型检查进行整合，互相印证和提高（图2-18）。展望国情，首要的是完善形态学方法的整合，随后重视或加强形态学与免疫表型之间的整合，最后再与分子学和细胞遗传学等信息更紧密地整合，并熟悉相互之间的关系（如部分白血病和淋巴瘤的表型见表2-3和第一章表1-7）。

事实上，血液肿瘤分类是一种类似于通过临床和实验室的共同努力，对疑似患者进行逻辑性整合诊断。因在不同病例中，每种特征的相对贡献不同。只有掌握分类系统和各个病种的标准，才能选择适当的检查并以恰当的方式进行整合诊断。如WHO的AML分类，说明了在一个疾病亚组中，是如何根据不同特征来定义病种的。在具有重现性遗传学异常的AML中，形态学和遗传学是关键的；在伴骨髓增生异常相关改变AML中，形态学、临床病史和细胞遗传学在定义病种中具有同等的重要性；在治疗相关髓系肿瘤中，细胞毒性治疗或放疗的临床病史是能否归入这组肿瘤的最终因素。不另作特定分类（非特定类型）

AML(AML,NOS)仍然由形态学定义。即使如CML,象征着WHO分类方法的楷模,是整合所有相关信息以定义病种的完美模型。这种白血病主要通过临床和形态学特征识别,并且始终与特定遗传学异常,即*BCR-ABL1*基因关联。该融合基因编码的融合蛋白足以引起白血病,也提供了治疗的靶标,延长了患者的生命。然而,也有不足(如*BCR-ABL1*不只见于CML),不是任何单个参数可以诊断或完美解决临床问题的。

表2-3　部分急性白血病基因重排和突变与免疫表型的关系

基因重排类型	急性白血病类型	免疫表型
BCR-ABL1	ALL(L2、L1)	TdT+,CD19+,CD10+,CD34+,CD9+
*KMT2A*重排	ALL(L2、L1)	TdT+,CD19+,CD10-,CD34-,CD9+
ETV6-RUNX1	ALL(L2、L1)	TdT+,CD19+,CD10+,CD34+,CD9-
TCF3-PBX1	ALL(L1)	TdT+,CD19+,cμ+,CD10+,CD34-,CD9+
IL3-IGH	ALL(L2、L1)	TdT+,CD19+、CD10+,CD34+/-
*MYC-Ig*或*TCF3*或*ID3*突变	ALL(L3)*	CD19+,CD20+,sIg+,CD34-
PML-RARα	APL(M3)	CD13+,CD33+,CD34-,HLA-DR-,CD9+
RUNX1-RUNX1T1	APL(M2)	CD13+,CD33+,CD19+,CD34+/-
CBFB-MYH11	AML(M4Eo)	CD13+,CD14+,CD2+,CD33+,CD34+/-
*KMT2A*重排	AML(M4/M5)	CD13+,CD14+,CD15+,CD34-/+

*以白血病为起病的Burkitt细胞白血病,不属于B-ALL范畴

又如,在以前的MPN分类方案中,检出Ph或*BCR-ABL1*融合基因用于CML的确诊。剩余的*BCR-ABL1*阴性MPN类型,如PV、PMF和ET的诊断规则较为复杂,包括非特异性临床和实验室特征用于区分各个类型以及容易混淆的反应性骨髓增生。2005年发现的*JAK2* V617F和类似突变几乎见于所有的PV和一半以上的ET和PMF,从而改变了这些肿瘤的诊断标准。之后,在许多*JAK2*阴性MPN病例中又发现了*MPL*突变及更常见的*CALR*突变。这些突变,尽管不是某种MPN类型的特异性指标,但检测到这些突变可确定为克隆性,使这些MPN与反应性骨髓增生的鉴别变得容易。然而,对于无这些突变的ET和PMF患者,肿瘤性和反应性的区别依旧不容易,没有*JAK2* V617F或类似的激活突变不能排除MPN。此外,有突变也不能区分MPN类型,照样需要引入其他的标准。有意思的是在过去十年中,对MPN组织学特征方面有了更多的认识:特定的组织病理形态学特征作为诊断参数的重要性得到公认,如巨核细胞的形态和分布位置,骨髓基质的改变以及增殖细胞的系列与临床特征的对应关系。因此,现在的MPN诊断规则包括临床、血液学、遗传和组织学数据,可以准确地识别和分类各种类型。

因此,从整体上看,面对疑似血液肿瘤的患者,毫无疑问,形态代表并将继续代表诊断过程的基本步骤。也无疑问,我们所讨论的"诊断"更多地包含了对预后的更好评判、对治疗的导向性选择、对病理机制的深层解释诸方面含义。因此,如有可能,建立和完善与形态学互动的流式细胞免疫表型、细胞遗传学和分子学等技术相整合的一个部门实验室,更能增强诊断的系统性和互补性。

四、诊断理念与整合报告

临床特征是实验室诊断的重要组成,血液病的检验要以临床为前提,以形态为本,整合同学科和不同学科技术,尽可能使发出的整合诊断报告更加放心和踏实。我们提出的理念与服务是:紧贴临床(了解临床、熟悉临床、结合临床)、形态为本(血液病诊断的基本技术之本)、整合诊断(作出精细的疾病类型诊断和病损程度的评判)、满意临床(临床满意反映的是实验室质量之根)和学术提升(总结与研究,提升自我)。作者实验室从2002年开始使用形态学四片联检整合诊断报告,从2014年开始实施流式免疫表型与形态学相结合的整合诊断报告,以及多学科信息的造血和淋巴肿瘤整合诊断报告。

五、WHO(2017)推荐的髓系肿瘤检查与评估

髓系肿瘤的诊断需要临床医生和病理学家协调并仔细地评估临床、形态学、免疫表型和遗传学数据(表2-4)。诊断经常基于不充分的临床和实验室信息,特别是不恰当的诊断标本。一个经验法则是,形态学是诊断所有髓系肿瘤的关键标准,即使是存在密切相关的遗传学异常或特征性免疫表型者。如果样本不足以评估形态,应重新获取样本。

表2-4 髓系肿瘤的检查与评估

1. 标本要求
①疑似髓系肿瘤者应在任何决定性治疗之前采集外周血和骨髓标本
②血片和骨髓涂片或印片用瑞-姬染色或类似方法
③骨髓活检标本≥1.5cm,并且尽可能与皮质骨成直角
④骨髓标本用于细胞遗传学分析,并有指征时也用于流式细胞术;冷冻保存标本用于分子学检查,通常在初始核型、临床、形态学和免疫表型结果的基础上进行
2. 外周血和骨髓原始细胞评估
①通过镜检确定外周血和骨髓涂片原始细胞百分比
②诊断AML或原始细胞转化时,原始细胞包括原始粒细胞、原始单核细胞、原始巨核细胞;异常早幼粒细胞作为APL、幼单核细胞作为M_4、M_5和CMML时的"原始细胞等同意义细胞"
③除罕见急性纯红系细胞白血病外,原始红细胞不计为原始细胞
④不推荐以流式细胞法评估CD34+细胞替代镜检。因不是所有原始细胞表达CD34,且经样本处理的人为影响可导致错误估算
⑤抽吸骨髓少或骨髓纤维化时,如果骨髓切片原始细胞CD34+,可能提供诊断信息
3. 原始细胞系列评估
①建议使用多参数流式细胞仪(至少3色);所用组合单抗应足以确定肿瘤细胞群系列和异常抗原谱表达
②细胞化学,如髓过氧化物酶或非特异性酯酶可有帮助,尤其是AML,NOS,但不是所有病例都是必需的
③骨髓活检免疫组化可有帮助,许多抗体可用于识别髓系和淋系肿瘤
4. 遗传学特征评估
①初诊患者,需要完整的骨髓细胞遗传学分析
②通常在临床、实验室和形态学信息指导下进行额外检查,如PCR或反转录酶聚合酶链反应
③在*BCR-ABL1*阴性MPN患者中,如有指征应进行*JAK2*突变检查,然后检查*CALR*和*MPL*
④初诊AML应进行*NPM1*、*CEBPA*、*RUNX1*和*FLT3-ITD*突变检查,更大的突变组合可能成为大多数髓系肿瘤的标准检查
5. 数据关联与报告
所有数据应整合到一份诊断报告中

AML为急性髓细胞白血病;MPN为骨髓增殖性肿瘤;NOS为非特定类型

采集初诊外周血和骨髓标本,通过形态学、细胞化学和免疫表型检查,确定肿瘤细胞的系列并评估其成熟性。原始细胞百分比仍然是对髓系肿瘤进行细分类型并判断其进展的实用工具。血液或骨髓中≥20%为AML,若发生在有MDS或MDS-MPN病史的患者,则为该病演变的AML,或先前诊断为MPN者则称为急变。任何水平上逐渐增多的原始细胞数,通常与疾病进展相关。在可能的情况下,原始细胞百分比应当从Wright-Giemsa或相似染色的外周血涂片的200个白细胞和骨髓涂片上500个有核细胞中分类得到。原始细胞形态定义按骨髓增生异常综合征形态学国际工作组的标准。流式检测到CD34+细胞较形态学评估所预期的CD34+细胞更多时需重新评估两个标本以解决差异。如可以鉴定最初与淋巴细胞混淆的异常的小原始细胞,还是因红系增生标本经流式溶解幼红细胞后使CD34+细胞数错误地升高。髓系肿瘤也可以通过骨髓切片标本免疫组化进行检测。不过,肿瘤性髓系细胞不同步表达成熟相关抗原并不少见,以流式检测为佳。

虽然,并非每位髓系肿瘤患者都需要骨髓活检,但合格的活检标本可以准确地评估骨髓增生程度、各

种组织分布、基质变化和各系细胞的成熟模式，并且在治疗后的残留病检测中很有价值，尤其当骨髓涂片标本不佳时。

常见髓系肿瘤中细胞遗传学和分子学检查的所需与例举见表 2-5。

表 2-5　常见髓系肿瘤细胞遗传学和分子学检测的需要情况及例举

类型	目的	核型分析	FISH 检测	分子学检测
MDS	诊断	需要：WHO 定义的 MDS 相关细胞遗传学异常（例如，单体 7）	需要：当常规细胞遗传学分析结果差或者检查不完善时，MDS 的 FISH 套组很有用	可能需要：鉴定 MDS 相关突变基因套组越来越可用（例如 *SF3B1*），但目前为止不包括在正式的诊断标准内
	分型	需要：定义孤立 del（5q）MDS 必需要通过核型分析确定	可能需要：虽然可确定 del（5q），但无法确定是否为孤立的异常	不需要：各亚型中突变基因有重叠
	预后	需要：根据 R-IPSS 临床危险分层核型至关重要	需要：MDS 的 FISH 套组结果有助于根据 R-IPSS 临床危险分层	可能需要：基因突变可提供 R-IPSS 以外，可提供有益的预后信息
MPN	诊断	需要：确定 t（9；22）（q34；q11.2）易位及其他克隆性异常	需要：确定 *BCR-ABL* 易位	需要：*JAK2*，*MPL*，*CALR*，和 *CSF3R* 等突变
	分型	需要：CML 诊断需要	需要：CML 诊断需要	需要：CML 诊断需要，*JAK2*，*MPL*，*CALR*，和 *CSF3R* 等突变有助于分型
	预后	有时需要：如 CML 克隆演化	不需要	需要：CML 中监测 *BCR-ABL* 转录本的变化，PMF 中 *CALR* 和 *ASXL1* 突变有预后意义
AML	诊断	需要：某些核型［例如 t（15；17）］对诊断 AML 所需原始细胞数有影响	需要：某些异常（例如 *PML-RARA*）对诊断 AML 所需原始细胞数有影响	需要：RT-PCR 融合转录本可用于诊断某些类型的 AML（例如 APL）而不管原始细胞比例
	分型	需要：许多 AML 亚型由细胞遗传学所见定义［例如 inv（16），骨髓增生异常相关变化］	需要：如 APL 中的 *PML-RARA* 融合	需要：APL 中 *PML-RARA* 转录本；AML 伴基因突变
	预后	需要：核型对于危险评估至关重要	需要：某些 FISH 异常有预后意义	需要：很多基因突变的预后意义（如 *FLT3*，*KIT*）；RT-PCR 融合转录本水平变化对某些类型的 AML 有预后意义（如 APL）
MDS-MPN	诊断	需要：排除 *PDGFRB* 和 *FGFR1*（5q31-33 和 8p11）、孤立 del（5q）、inv3（q21q26），以及某些 AML 特定易位（有些易位原始细胞可少于 20%）	需要：排除 *PDGFRA*、*PDGFRB*、*FGFR1* 重排和 *PCM1-JAK2*，以及某些 AML 特定易位；某些 CMML 患者 MDS 的 FISH 套组可见异常（尤其是+8）	可能需要：*TET2* 突变在 CMML 中很常见（其他许多突变也可检测），但不包括在正式的诊断标准中
	分型	需要：若无诊断性病态造血，还有近期发作的单核细胞增多或者尚未排除反应性原因的患者诊断 CMML 需要克隆性细胞遗传学异常的支持	不需要	需要：某些突变有亚型特异性，如 JMML 中的 *PTPN11*、*NF1*、*CBL* 突变，以及 RARS-T 中的 *SF3B1* 突变
	预后	需要：在 CMML 中细胞遗传学结果（包括单体核型）具有预后意义	需要：当常规细胞遗传学分析结果差或者检查不完善时，MDS 的 FISH 套组很有用	需要：*ASXL1* 突变在 CMML 中有预后意义

MDS 为骨髓增生异常综合征，AML 为急性髓系白血病，FISH 为荧光原位杂交，PCR 为聚合酶链反应，R-IPSS 为修订的国际预后评分系统，CML 为慢性粒细胞白血病，PMF 为原发性骨髓纤维化，RT-PCR 为逆转录 PCR，APL 为急性早幼粒细胞白血病，CMML 为慢性粒单细胞白血病

第四节 诊断学的责任与使命

形态诊断学也是一门复杂而严肃的分支学科。我们应以我国德高望重的著名血液学家和教育家——王鸿利终身教授为楷模"做人、做事、做学问"、"尽心、尽力、尽责任"为准则，以乐观与敬业的精神，从科学和社会两个方面，尽可能地满足临床和患者的需求。

细胞学和病理学诊断的医疗行为是需要人文素质和技术，又需要不断地充实相关学科知识（伴随一生学习）的工作。所以，形态学诊断首先需要具备高尚的职业品质，紧衔的是精湛的技术。如果你有意愿干这一行，就应有甘于（一些）寂寞的准备，有乐于奉献的（一些）精神。王鸿利教授曾在《血液学和血液学检验》一书中指出："随着医学检验专业的崛起和发展，血液学和血液学检验创建了一个理论-检验-疾病相互结合、紧密联系的新体系，且在实践过程中不断发展、完善和提高……，而肩负的血液学检验医师的任务和责任是重大的"。当你选择了这一行，除了良好的素质，还需要具备过硬的技术和扎实的相关学科知识，才能对形态学所见给出合理的解释和可靠的诊断（包括对治疗和预后的影响，人体危害度评估）。这就意味着你还需要打量自己，需要不断地勤奋学习和实践。只有不断学习才会有专业知识的深层次和前沿化，不断地实践与总结才会有更深的体会和提高。有了提高，有了科学的思路和研究耐力，才有可能在平凡的岗位上独辟蹊径甚至达到创新的境地——打破原有的规范和观点，对专业的诊断理论或诊断技术提出新的见解或创建新的或改良的方法。

不拘一格用才，容才，尊重人才；合理地量化稍为偏紧的工作量，保证一定的镜检和思考的时间，并通过制度的实施与激励等，营造或支持浓厚又不失快乐的敬业和学术氛围，则是部门和科室管理者还有资深者的德行、职责与使命。我们认为的专业人才应该是对形态学诊断具有浓厚兴趣，又具有实际的学力（包括自主的学习能力、学问和经验）和能力（包括接受、解决和创新的能力或潜力）以及良好心理素质（包括理性、责任和抱负，敬业与奉献）的人，而不是被动学习和一般工作的胜任者。对有潜力的（中）青年应高度重视并加以专门培养。

处在每个部门、职能科室和特定的场合，不可避免地会出现一些心理偏向。形态学诊断中常有的灵活特性更易于受到心理与职责因素的影响，尤其是工作者所掌握的知识和技术还达不到一定的深度时。如有的工作者已经检出某些异常，而在报告异常的程度上和数量上避重求轻，多一事不如少一事的心理较浓，生怕惹事；有的因与临床配合不佳，在形态学检验中的思路会被初步诊断所左右；有的在检查分析之前形成诊断概念，会牵强附会地在检查中寻找支持它的变化。另有一些经验娴熟者偶尔会因过度自信而一时缺乏周全考虑造成判断失误；或工作繁忙，缺乏仔细检查和评估而仓促得出偏见性结论；有时也会因过分牵强考虑特殊的例外性、罕见性而失策。因此，在工作中应理性地认识自我，从多方面看待自己给出的结论的重要性和严肃性。应从不同角度审视、论证诊断参数（diagnostic parameters）和其他因素中的关系。一句话或许有益于工作："从一点看往往是对的，而放到整体上去衡量可能是片面的"。这可避免一些医事上短暂惯性思维和行为。

在做好诊断的同时，应有意识地积累有意义的标本，供教学之用；并结合最新相关学科进展进行不间断的温习、总结和研究，使经验上升为科学，增强自信与乐观。这是我们的职责，也是高瞻远瞩、有支点和攀点的任务。另外需要做好对本专业历史（详见第一章）的了解，更好地把握我们的今天和明天。

第二部分

诊断学基础

第三章

临 床 基 础

临床医学是骨髓细胞学和病理学诊断的首要基础,极其重要。分析患者临床特征更是实验室诊断的开始。诊断疾病有的依赖形态学,有的则因形态学缺乏特征性而以临床为主,形态上只要排除其他或对疾病严重性作出评价。还有形态学中的许多符合性诊断等,都彰显了掌握临床医学知识以及密切结合临床的必要性和普遍性。

第一节 特定场合下性别、年龄和职业

患者的性别、年龄和职业,有时隐含某些疾病或状态发生的相关性。所谓特定场合就是有针对性,只要把它限定于一定的场合或恰当的范围内,这些一般性信息的意义就会凸现。

一、年龄与性别

1. PCM、CLL 和 PV 在年龄方面,作者一组 553 例浆细胞骨髓瘤(plasma cell myeloma,PCM)统计,40 岁以下仅占 2%,最小为 36 岁,>40 岁占 98.0%,表明年龄与 PCM 有着密切关系。同样,在 128 例中,典型慢性淋巴细胞白血病(chronic lymphocytic leukemia,CLL)也未见<35 岁者。真性红细胞增多症(polycythemia vera,PV)与特发性血小板增多症(essential thrombocythaemia,ET),也是好发于 40 岁以上年龄患病。

2. 白血病和淋巴瘤 成熟 B、T 细胞肿瘤,如 CLL、幼淋巴细胞白血病(prolymphocytic leukemia,PLL)、成人 T 细胞白血病(adult T cell leukemia/lymphoma,ATLL)、多毛细胞白血病(hairy cell leukemia,HCL)、继发性浆细胞白血病,脾边缘带淋巴瘤(splenic marginal zone lymphoma,SMZL)、红皮病(Sezary syndrome,SS)、蕈样霉菌病(mycosis fungoides,MF)等血液浸润,均好发于 40 岁以上年龄。急性白血病中,急性淋巴细胞白血病(acute lymphocytic leukemias,ALL)高发于儿童和年轻人;急性早幼粒细胞白血病(acute promyelocytic leukemia,APL)多见于青壮年,60 岁以上患 APL 趋少,与其他类型急性髓细胞白血病(acute myeloid leukemias,AML)有所不同。同时,HCL、CLL 等还是男性易患疾病。

3. 缺铁性贫血 任何年龄和性别均可患缺铁性贫血(iron deficiency anemia,IDA),但由于年龄和性别中的一些特殊性,患病率在年龄和性别间有较大差异。女性因经期和生育等因素,患 IDA 几倍于男性。10 岁以下患儿无性别差异。妇女育龄期患 IDA 高于闭经期,闭经期后 IDA 只是其前的 1/10。婴幼儿、少年和孕妇由于生理需铁量增加亦易患 IDA。我们一组 513 例成人 IDA(男 197 例、女 306 例)报告,31~50 岁为两个高发年龄阶段,21~30 岁和 61~70 岁为两个小高峰,70 岁以上和 51~60 岁为低发年龄阶段。分析 20 岁以上男女患者的年龄段分布,女性患者 41~50 岁和 31~40 岁为两个高发年龄阶段,其次为 21~30 岁,51~70 岁为低发年龄段,70 岁以上更低。男性 50 岁以后患 IDA 高于女性,在 61~70 岁组中,男性 IDA 是女性患者的 2 倍,70 岁以后组患病数是女性的 3 倍以上。

4. 其他血液病 如原发性免疫性血小板减少症(immune thrombocytopenia,ITP),急性型多见于小儿,慢性型主要见于成年人,尤其是成年女性。骨髓增生异常综合征(myelodysplastic syndromes,MDS)是中老年人易患血液病。阵发性睡眠性血红蛋白尿(paroxysmal nocturnal hemoglobinuria,PNH)主要见于男性,女性患病少见。骨髓增殖性肿瘤(myeloproliferative neoplasms,MPN)中,还有原发性骨髓纤维化(primary myelofibrosis,PMF)、慢性中性粒细胞白血病(chronic neutrophilic leukemia,CNL),以及骨髓增生异常-骨髓增

殖性肿瘤(myelodysplastic/myeloproliferative neoplasms, MDS-MPN)的不典型慢性粒细胞白血病(atypical chronic myelogenous leukemia, aCML)和慢性粒单细胞白血病(chronic myelomonocytic leukemia, CMML)多为中老年患者,而慢性粒细胞白血病(chronic myelogenous leukemia, CML)则以年轻中年者居多。

维生素 B_{12} 缺乏性巨幼细胞性贫血(megaloblastic anemia, MA)多见于慢性胃肠道疾病的中老年人,而叶酸缺乏性 MA 多见于营养不良或利用增加的婴幼儿和妊妇患者。遗传性溶血性贫血、Gaucher 病和 Niemann-Pick 病多在婴幼儿期被诊断。此外,症状轻重还与年龄因素有一定关系,如年轻力壮的患贫血时,对贫血的耐受力强、症状偏轻,而老年患者或有心血管、肺部疾病患者,即使轻度贫血也会有较明显的症状。

二、职业和环境

长期从事接触有害物质(如从事皮革、橡胶、印刷、油漆)的职业,需要考虑这一职业与形态学异常的关系。如从事皮革职业的慢性苯中毒与血液、造血异常有着密切的联系,且多为女性并常有聚集性发病的特点。此外,还应关注生活环境中是否经常接触对造血系统有潜在危险性的有害物质,如近年在热议的儿童 ALL。除了广泛使用的室内装修材料外,还有汽车内的材质,往往含有一些有毒物质,在缓慢的散发过程中,可能会造成一部分特定素质人的血液学异常。还有长期接触放射性物质和二甲苯等化学物质者会发生血细胞减少;接触铅的焊接工、接触四氯化碳的炮击手以及长跑运动员(机械性损伤)可以引起溶血。因此,遇有相关职业和不良生活环境接触的风险者,都需要仔细询问和评估。如有生食石蟹习惯者,可致肺吸虫病,图 3-1 即

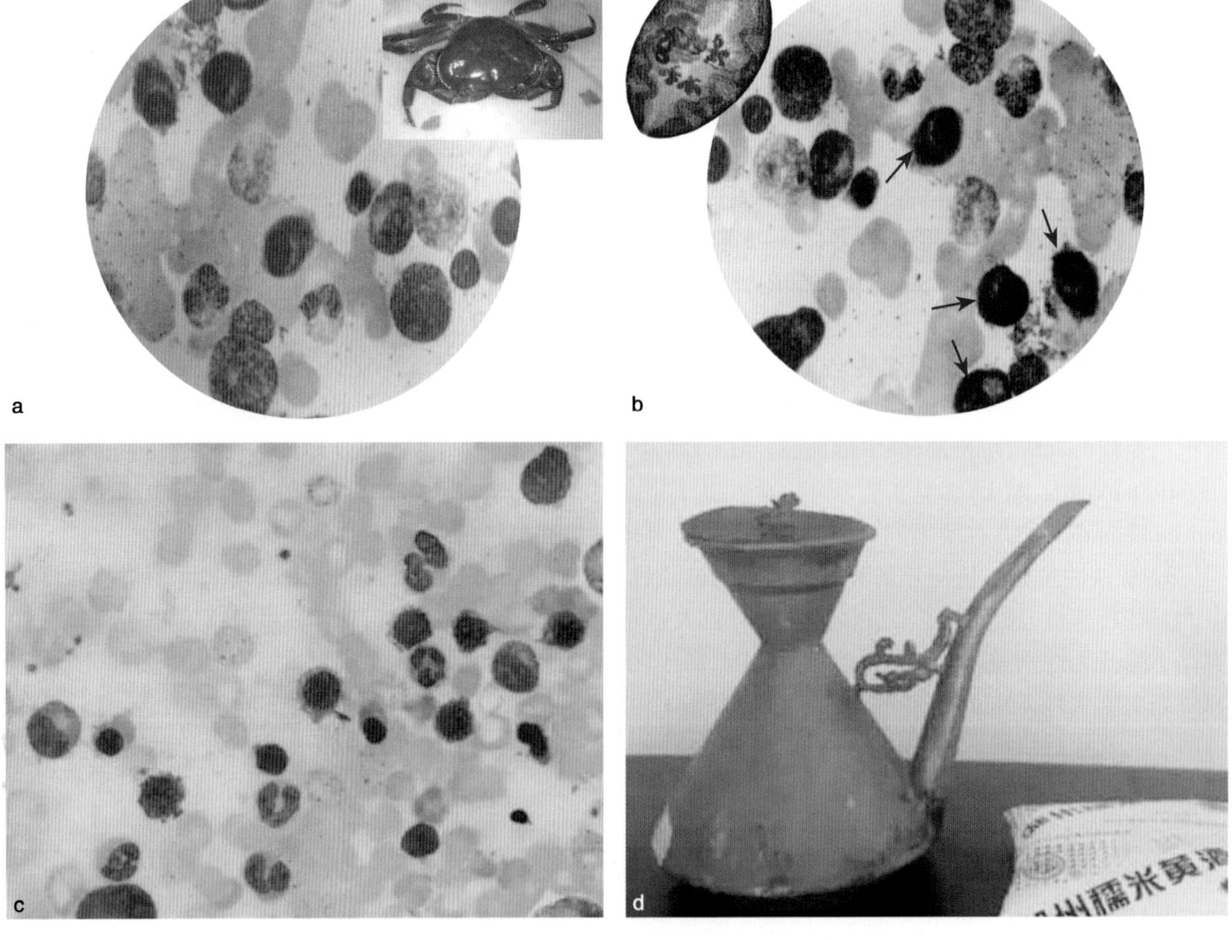

图 3-1 误诊浆细胞骨髓瘤的肺吸虫病和延误诊断的铅中毒病例

a、b 为误诊 PCM 的肺吸虫病,患者因无明显诱因而畏寒、发热、咳嗽、胸闷、胸腔积液 10 个月余,血清球蛋白增高、蛋白电泳示 M 带,血尿轻链增高,IgG 显著增高、IgA 和 IgM 轻度增高,骨髓浆细胞增多而被诊断为 PCM;c、d 为延误诊断铅中毒患者嗜碱性点彩红细胞增多骨髓涂片与盛酒(酒当佐料长期食用)的铅锡壶(俗称蜡壶),因上腹部胀痛、间歇性发作伴阵发性加剧,就诊多家医院不见好转

为一例26岁因生食石蟹，骨髓浆细胞增多与血清出现M蛋白而误诊为PCM并予以化疗的肺吸虫病骨髓象。又如浙江三门县人民医院朱凤娇主任发现一例就诊于各大医院原因不明腹痛患者，血片和骨髓涂片检出明显增多嗜碱性点彩红细胞，并经详细询问为铅锡壶（俗称蜡壶）盛酒（酒当佐料长期食用）造成的铅中毒（图3-1cd）；最近她还发现一例乡镇企业在废料提炼做门把手的过程中，因废料中含高浓度铅等重金属吸入而致铅中毒，患者因脐周痛和乏力，一直被误诊为胃病治疗几年不愈，直至明显贫血做骨髓检查而被发现并进一步确诊。所以，我们如果没有这些因果关系方面的知识，没有查出病因，就容易发生延误诊断甚至错误诊断。

第二节 起病方式、主诉和病史

除了临床医师，检验医师或病理医师同样需要关心患者的一般性信息。患者的临床信息多来自临床医师开具的检验单。但是，光靠检验单上信息往往不够，需要我们主动跟临床进行沟通和交流，或同病人面对面交谈。对一些需要而没有填写的临床信息（包括相关的实验室检查）需要及时补充。院内网络的建设和普及，应在形态学检查室可以查看电子病历的系统。

一、起病方式与主诉

随着社会进步和生活水平的提高，使得许多疾病能早发现。疾病的起病方式有所变化，相当多的患者症状不太严重。诸如白血病，诊断普遍提前，甚至出现无症状者。如CML、CLL、PCM，相当一部分都是在无明显症状中，偶然在体检或其他检查中被额外发现；即使有症状，患者也往往不能记忆确切的起病时间。可以怀疑这些白血病的依据是无明显原因可以解释的白细胞轻度增高和相应的细胞成分增多，如CML的幼粒细胞、CLL的小淋巴细胞及可能的轻度脾大等体征。CLL早期为白细胞和淋巴细胞轻度增高外，不见其他异常；CML中，白细胞计数也比以前明显降低，白细胞$>500\times10^9$/L者已为罕见或少见。急性白血病多为急性起病（约占80%），常无前驱症状，起病时间短而进展快。相比AML，ALL的急重表现相对为轻，几乎都是一步到位的典型急性白血病，个别患者血红蛋白（haemoglobin，Hb）和/或血小板正常。

在病人主诉上，IDA、慢性再生障碍性贫血（aplastic anemia，AA）、难治性贫血（refractory anemia，RA）和铁粒幼细胞贫血（sideroblastic anemia，SA）等，通常表现为慢性贫血症状，而继发性贫血常以非贫血症状为主，血液学症状常不明显，若有血液病症状也时常不成为患者就诊时的主诉。慢性白细胞减少症常表现乏力、腿酸和失眠等。遗传性溶血性贫血常有发育障碍的特殊面容（方脸、塌鼻、宽眉间距宽、发际低等），贫血从小存在，时愈时发，可呈现发作与自行缓解交替的特点。

原发性ITP则多以出血（如皮肤和黏膜出血）为主诉就诊。APL与造血停滞和粒细胞缺乏症的血象（分类例外）和临床表现时有相同，它们起病均急，而造血停滞和粒细胞缺乏症的许多病例有高热、咽痛和畏寒等症状，且有急性感染（如B19小病毒）和原有疾病治疗药物（如抗精神病、抗甲状腺和抗肿瘤的药物）对骨髓造血有影响的基础上急性起病，有时可用“骤然或突发”来描述，白细胞数可以在数天内急剧下降，并伴随高热、咽痛和畏寒等症状。另有一些病人，起病隐匿或无任何症状，如早期病变的PCM、ET、PV、CLL。CML初诊时也可以无明显症状。

感染骨髓象者，几乎都有感染症状和体征而无明显血液病性病变：如患者平素正常，或原有疾病不能解释现有表现，例如患者主诉为急性起病的畏寒、发热，检查血常规白细胞增高或减低。

也有一些血液病表现更为复杂和隐蔽，病人因其他系统疾病的症状常就诊于其他科室，甚至住院手术也在其他科室。如在神经科中，有以神经末梢炎为早期症状的维生素B_{12}缺乏的中老年MA患者，有以脑血栓为首发的PV和ET患者，有以脊髓浸润或下肢行走不便及瘫痪为首发的白血病和髓系肉瘤，也有以眼眶底部肿瘤为表现而就医于神经外科或眼科的造血肿瘤。在外科中，有以脾脏肿大而被切脾的早期或潜在的MPN和惰性小B细胞肿瘤。在皮肤科中，有以皮肤表现（皮肤肿块、皮炎、皮疹、溃疡和红皮症）为首发的成熟T细胞白血病/淋巴瘤、急性（原始）单核细胞白血病及其他造血肿瘤进展期。在骨科，部分以骨痛、腰痛或骨折等为表现的PCM，甚至在临手术前1~2天或术后作骨髓检查才确诊者。PCM部分病例还因有持续的蛋白尿入住肾内科，因胸腔积液（胸闷气急）而入住呼吸科，如果此时检查血沉显著增高并不能一般解释时，就需要疑似或排除。也有少数CML男性患者，因起病时的主要症状是持续性阴茎勃起而就诊于泌尿科或被收住于泌尿科治疗。这些，对于尚未获得经验的血液检验医师和年轻临床医生都易被忽视。

二、既往病史

病史是了解患者情况的一个非常步骤和内容。在较全面了解病人的症状和体征后，进一步了解病人以前病况以及相关情况，对于疾病或类型的方向性诊断起着重要的作用。既往病史，包括家族史、生活史、饮食史和服药史等。其中，比较重要的有家族史和服药史等。

如贫血种类繁多，既往病史、生活史、家族史常能提供有用信息，尤其是许多溶血性贫血（hemolytic anemia，HA），如地中海贫血、遗传性球形细胞增多症（hereditary spherocytosis，HS）、异常血红蛋白病、6-磷酸葡萄糖脱氢酶（glucose-6-phosphate dehydrogenase，G-6-PD）缺乏症等，都是遗传的。因此，如能获得家族中有贫血或相似表现的病人（如亲属中有黄疸、贫血、脾大和胆石症），对查明贫血的性质、病因与遗传规律具有重要的方向性或指导性意义。在遗传方式方面，常染色体隐性遗传的溶血性贫血，如镰状细胞病、地中海贫血、丙酮酸激酶缺乏症，患者父母往往不患病，但是携带杂合子的镰状细胞特性，在其兄弟姐妹中则可能已是相似（两个等位基因突变相同的纯合子患者）临床表现的患者。在常染色体显性遗传的HA中，如HS，患者的父母一方及其兄弟姐妹（单一拷贝基因突变的杂合子患者）中均可以发现该病的特征；在X-连锁遗传中，如G-6-PD缺乏症、磷酸甘油酸酯激酶缺乏症，患者是带杂合子的母亲遗传的。偶尔，还有新生代遗传突变的病例（详见卢兴国主编，人民卫生出版社，2015年出版的《贫血诊断学》）。

在MDS或急性白血病中，越来越清楚地表明部分病例与胚系突变或携带缺陷的遗传基因有关，并有家族性。2017年修订WHO分类的主要变化之一，就是增加了伴遗传易感性髓系肿瘤。包括易感性胚系突变背景下发生的MDS、MDS-MPN和急性白血病，以及有特定潜在遗传缺陷或易感综合征的患者。所以，我们在确诊MDS或急性白血病过程中，也要注意到对家庭成员了解和筛查。

询问既往病史或对疾病经过的前期了解，还有助鉴别诊断白血病与类白血病反应。一部分血液肿瘤，如治疗相关白血病和MDS，以及有MDS和MDS-MPN病史的AML和苯相关白血病的诊断，有赖于临床病史的采集和分析。药物治疗的利弊已受到当今社会的普遍关注。在药物相关的血液肿瘤中，随着对恶性肿瘤（实体瘤）缓解率和治愈率的提高，由化疗药物和/或放疗后而造成的对造血系统的远期影响（如治疗相关急性白血病和MDS）日益凸显。这些治疗，除了肿瘤细胞外，骨髓造血细胞等其他生长快速的正常细胞或组织也容易受到波及，产生所谓的副作用，如不同程度的骨髓抑制。一些药物引起的白细胞减少症、贫血，更是常见。如G-6-PD缺乏症常无症状，常在服用一些氧化性药物后发生急性HA；长期服用阿司匹林可以是消化道出血进而发生IDA的原因。

了解饮食史也可为贫血提供有意义的一些解释：严格的素食者常因缺失某些维生素和矿物盐而容易发生IDA，患者的体重也偏轻；多年不吃动物性食物的人群，容易患维生素 B_{12} 缺乏的营养性贫血；神经性厌食症（相当多病例为不适当的减肥所致）和恶病质由于长期失去必要的营养物摄入，常发生营养不良性骨髓变性和造血功能减退；嗜喝浓茶（摄入鞣酸过多）又持续素食者，容易影响铁的吸收而患IDA；嗜酒又饮食不合理者，容易患大细胞性贫血或MA。

第三节 地域和社会背景因素

一些血液病有着明显的地域（地理分布）和社会、人种背景因素。如地方型Burkitt淋巴瘤发生于赤道非洲、巴布亚岛和新几内亚，是该地区儿童（发病高峰4~7岁）最常见的恶性肿瘤，与地理学事件和一些气候因素有关，患者几乎都有EB感染史；我们遇见的则是散发型病例，90%以上有腹部肿块，与EB病毒感染的相关性低。ATLL主要见于日本、加勒比海海岸地区和中非的部分地区，与HTLV-1流行人群密切相关，属于地方病；我国的散发病例主要见于沿海地区。ATLL从感染至发病的平均时间为50年。有些疾病有流行性,如某些寄生虫病(如疟疾、黑热病)和真菌感染,对来自流行地区的患者,还要考虑这些疾病引起血液异常的可能性。一些引起血液和骨髓细胞明显异常的感染性疾病,如流行性出血热、传染性单核细胞增多症,都有着季节和环境因素。有些贫血也有明显的地域性,如地中海贫血是地中海沿岸和东南亚地区的常见贫血,在我国主要散发于广东、广西、海南、福建和浙江等地区。G-6-PD 缺乏症主要见于南欧、非洲和亚洲,在我国多见于西南和长江中下游地区。PNH 在我国北方地区则比南方为多见。地域性中,还包含了种族背景,同时也需要注意患者祖籍及其双亲家系人员的迁徙情况。

社会经济条件差的地域人群,发生的营养不良相关性贫血,如叶酸缺乏的 MA 较多;而社会经济条件好的地域人群,发生的 MA,则以胃肠道黏膜萎缩、吸收障碍所致的维生素 B_{12} 缺乏症居多,尤其是老年患者。反甲虽是 IDA 的严重症状,但在一般的诊疗中已极少见;CML 外周血白细胞高达(700~1 000)$\times 10^9$/L 也不为我们一般所遇。无症状性血液病,是诸如一些造血和淋巴组织肿瘤,在潜在性徐徐起病的早期中,无症状地发展,也是日益凸现的社会经济学相关现象。除一般性贫血、白细胞减少症和血小板减少症,以及偶见的白血病等血液病外,当属重视的是在每年体检中可见的 PCM、CLL、PV 和 ET 的无症状性早期病人。

第四节 肝脾淋巴结肿大、出血症状和皮肤表现

对于血液病患者,应了解有无肝脾淋巴结增大体征。若有,还需了解存在的时间、肿大的程度以及与其他症状的相关性。它们可是血液病的特征所见,或是可能的血液病表现,或是与血液病无关的体征。

一、脾肝淋巴结肿大

在血液病中,不管是急性白血病还是慢性白血病抑或淋巴瘤,常见肝脾肿大。但通常情况下,脾大意义显著大于肝大。取患者侧卧位或仰卧位,如触及脾脏即为肿大,脾下缘在肋下 2~3cm 以内为轻度肿大,3cm 至脐水平线为中度肿大,超过脐水平线为重度肿大或称巨脾(图 3-2)。

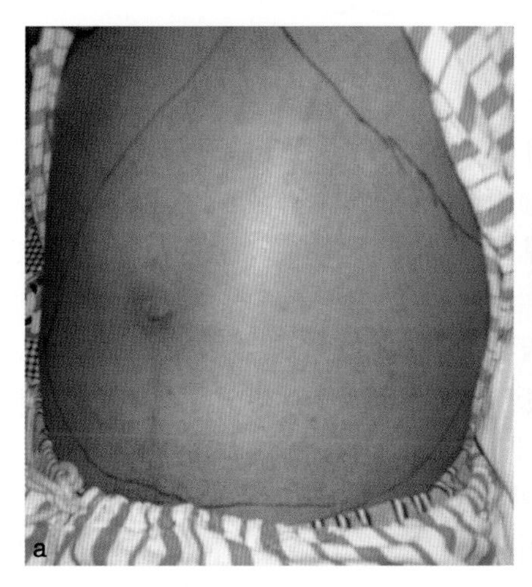

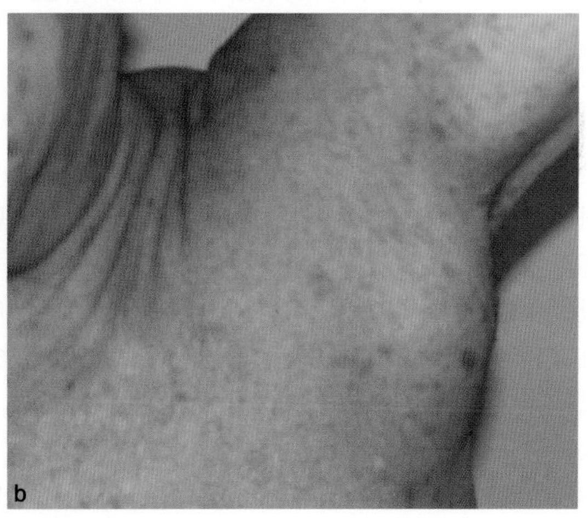

图 3-2 巨脾症和腋下巨大淋巴结
a 为慢性粒单细胞白血病巨脾症,肿大的脾脏伸达盆腔;b 为 Hodgkin 淋巴瘤患者腋下巨大淋巴结肿

白血病中,慢性白血病常见脾大,急性白血病要少见一些。但急性白血病脾大者则多见于 ALL 和急性单核细胞白血病,而 APL、急性红血病和急性巨核细胞白血病多不见脾大。急性白血病的脾大大多为轻度肿大,偶见巨脾者多为 CML 等 MPN 转化。在慢性白血病中巨脾症较易见,可是 CML 和 CLL 的早期病例均可无脾大。CML 脾大与白细胞数成正比,并与疾病缓解、复发相消长。当 CML 病情中出现与治疗无相关的渐进性脾大常示疾病进展。

因此,当发现脾大,原因不明并有血细胞异常者,需要考虑血液肿瘤的可能。在中老年患者中,伴淋巴

细胞增多且不知何时发生的孤立性脾大，可以疑似成熟 B 细胞肿瘤（白血病/淋巴瘤），如 HCL、SMZL、PLL，甚至 CLL；脾大伴淋巴结肿大和/或皮肤损害、血钙增高以及血片见异常淋巴细胞者，可以疑似成熟 T 细胞肿瘤血液浸润，如 T-PLL、Sezary 综合征以及蕈样霉菌病。

MPN 中，PMF 脾大相对多见，而 PV 和 ET 多为轻度脾大或不大。脾性淋巴瘤和其他淋巴瘤侵犯脾脏时有明显的脾大。脾大伴有外周血白细胞轻中度增高和低百分比幼粒幼红细胞血象应疑似髓外造血或血液骨髓屏障遭到破坏（如 PMF 和癌症骨髓转移）。

伤寒、疟疾等感染常有脾大，但与肿瘤性增殖不同，为参与机体防御的单核巨噬细胞炎症性增生所致。脂质贮积病脾大是由于巨噬细胞吞噬了类脂质不被消化而在脾内不断沉积所致。慢性乙肝后肝硬化和血吸虫性肝硬化性脾功能亢进则是血细胞被扣留和破坏增加的充血性脾大。

淋巴结肿大是常见体征，可以为局部性或全身性肿大，或开始为局部性而后发展为全身性。体检时需要注意肿大淋巴结的部位、大小、数目、质地、压痛性、活动度、融合性，与周围皮肤粘连性，有无局部红肿热痛等。还需要注意肿大淋巴结发生的时间与现在症状或疾病的关系。

淋巴结肿大的意义与脾大基本类似，但在成熟淋巴细胞肿瘤中有例外。如 B 细胞的 HCL 和 PLL 淋巴结肿大少见，而常表现为孤立性脾大。白血病中，淋巴细胞白血病比髓系白血病多见，CLL 又比 ALL 为多见。AML，除急性（原始）单核细胞白血病外，淋巴结肿大少见。CML 到疾病晚期才可能发生淋巴结肿大。成熟淋巴细胞肿瘤中，CLL 淋巴结肿大发生早，且常以无痛性为特点；浅表和胸腹部均可见淋巴结肿大，但以腹股沟、腋下和颈部为多见，也是部分病人被首先引起注意的体征。经检查确认有浅表性、无痛性、无融合现象、抗炎无效的淋巴结肿大，并有血细胞异常者需要疑似白血病或淋巴瘤；同时有皮肤损害和/或血钙增高者应怀疑成熟 T 细胞肿瘤血液浸润。

局限性或一个淋巴结区淋巴结明显的无痛性（除非淋巴结肿大很快或累及神经）、进行性和融合性肿大，常为淋巴瘤的表现（图 3-2）。红痛淋巴结肿大以非肿瘤性居多。锁骨上淋巴结肿大常可以预示不良体征。此部位淋巴结肿以肿瘤转移偏多，如左侧多见于胃癌，右侧多为肺癌转移。对原有癌症患者而出现淋巴结肿大，应疑及肿瘤复发和转移。问诊中，获知位于腹股沟和腋下曾因局部感染而遗留的米粒或黄头大小淋巴结无参考意义；与患病相关或同时存在的淋巴结肿大则有意义。

二、出血症状

根据出血的主要原因分为血管性出血（如血管脆性增加）、凝血障碍性出血（关节和肌肉出血及皮下较大范围瘀斑）、血小板障碍性（数量减少或质的异常）出血和混合性出血。皮肤出血、血尿、鼻出血、外伤后出血、内脏出血和性器官出血等，虽在各出血类型中可见，但结合其他体征和检查，仔细分析也会发现一些不同的甚至特征性的意义。

血小板减少的原因很多，但不管何种原因引起，血小板减少型出血的一般特点是皮肤瘀点、紫癜、瘀斑和黏膜出血，以及鼻和牙龈出血；较少情况下严重的血小板减少可以导致胃肠道、泌尿道或中枢神经系统出血。常规检查中最常见的是原发性和继发性 ITP 与血小板功能异常；在白血病中，主要见于急性白血病。血小板计数下降的速度可以影响出血，持续缓慢的血小板减少可以使机体出现代偿过程。

瘀点为皮肤表面出现针头样大小（常<3～4mm）不高出皮肤的圆形出血点，开始为鲜红色，后为棕色或铁锈色；紫癜为皮肤小动脉毛细血管连接处破裂，血液外渗到皮肤或黏膜，外观为棕红色或浅蓝色比瘀点为大的紫斑（直径≥4～5mm，可达 1cm），特点是有紫癜性病损、瘀斑和易致青紫的倾向，原因是血小板数减少、血小板异常、血管缺陷或一些药物反应。瘀斑为血液渗到组织间隙，范围较广、较深，外观为平的不规则的淡紫色或青紫色斑片，消退时为淡黄色（乌青块）。也有将>3～4mm 的瘀点和瘀斑统称为紫癜。四肢内侧面瘀点、紫癜（图 3-3）和可见的黏膜出血（胃肠道黏膜出血相对少见），常是原发性 ITP 出血的特点，且常缺乏其他特征体征和症状。

血尿、外伤后出血和性器官出血等出血症状中，血小板减少虽可加重出血，但外伤后出血延长或出血不止多是凝血缺陷的特征。黏膜出血中，单纯不严重的牙龈出血、鼻出血和月经血过多（尤其是鼻出血），对原发性 ITP 诊断的意义相对较小，尤其在血小板计数不明显降低时常缺乏参考价值；机械性牙龈出血与

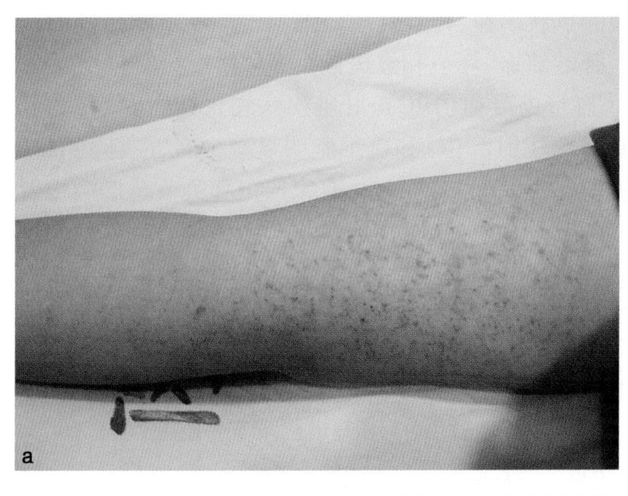

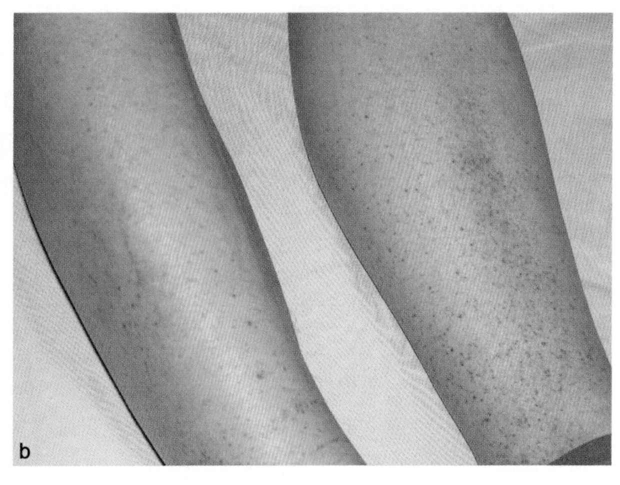

图 3-3 原发性 ITP 患者四肢瘀点状出血的特点

a 为女性患者手臂内侧多于外侧面的密集瘀点状出血;b 为女性患者下肢内侧面出血点亦明显多于外侧面

自发性牙龈渗血的评判意义不同,后者为疾病严重的出血症状。慢性失血,如消化性溃疡、痔疮和月经过多是引起 IDA 的主要原因,但短期内急性失血性贫血不会引起细胞形态学上的明显变化。

过敏性紫癜为下肢大关节附近及臀部分批出现对称分布、大小不等、颜色深浅不一,可融合成片和高出皮肤的斑丘疹样紫癜。出现紫癜的疾病很多,一些可能有特殊性,如原发性淀粉样变性无痒而摩擦后易出血的蜡样皮肤和紫癜(图 3-4),冷球蛋白血症的指甲下紫癜和下唇黏膜紫癜样出血,皮肤结节性多动脉

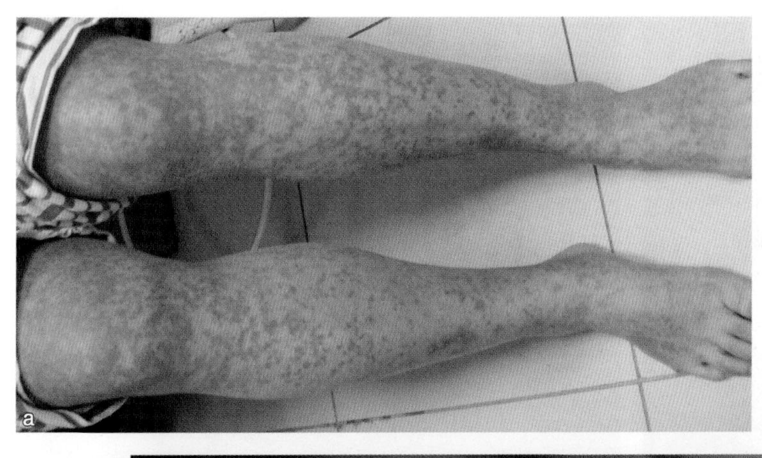

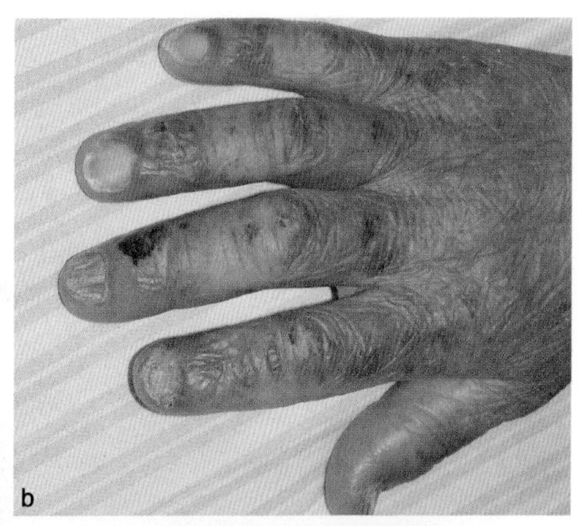

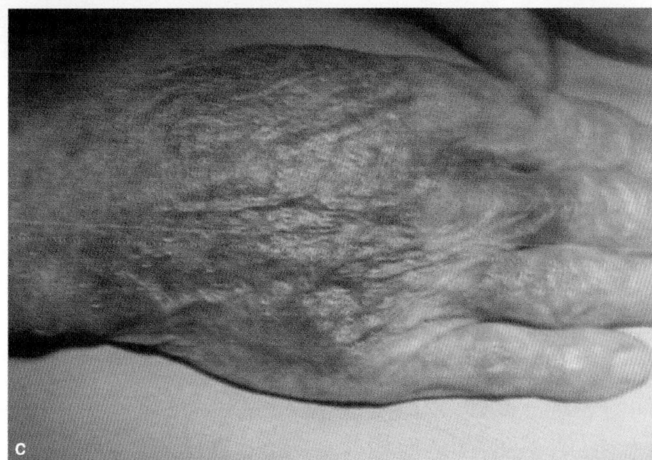

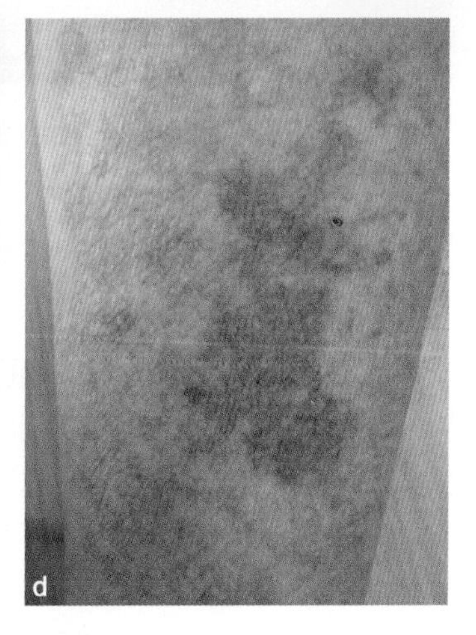

图 3-4 过敏性紫癜、蜡样紫癜和老年性紫癜

a 为过敏性紫癜;b 为原发性淀粉样变性无痒而摩擦后易出血的蜡样皮肤和紫癜;c、d 为老年性手背和下肢紫斑(有时呈地图样)

炎的伴疼痛性结节性红斑肢端紫癜，败血症患者手指端的点状出血，传染性单核细胞增多症上腭黏膜的广泛出血点，特发性血小板增多症周围血管堵塞可以发生趾端缺血、坏疽和红斑性趾痛等。

混合性出血是多因素所致的出血，主要见于弥散性血管内凝血（DIC）、肝脏疾病和急性白血病（尤其是 APL）等。当急性起病伴广范围皮肤瘀斑（如臀部或肘部注射部位）和血细胞明显减少者，应怀疑 APL 和伴 DIC 的疾病。血肿则可能多为凝血缺陷性出血的特征，尤其是自幼起病，有家族史和关节畸形病史者（表 3-1）。

表 3-1 血小板异常与凝血缺陷性出血的异同

	血小板异常	凝血缺陷
轻微外伤浅表	少量出血	常多量出血
外伤后出血	常立即出血或局部压迫后停止出血	少数数小时后明显出血，短期止血后又会出血
典型表现	皮肤瘀点瘀斑和性器官出血，关节和肌肉出血不见或罕见	关节、肌肉出血和皮下瘀斑，外伤后长时间出血

急性白血病出血比慢性白血病为多见。白血病视网膜出血常是过高的白血病细胞淤滞所致。尤其是针刺部位的大范围的皮肤瘀斑、严重的黏膜出血（口腔黏膜血泡、牙龈肿胀性渗血、非妇科疾病的明显阴道出血），且经过既往史和现在病况的分析，很容易判断为非凝血障碍性出血和血小板病性出血者，如 APL 的显著出血症状。在急性（原始）单核细胞白血病患者中，牙龈肿胀性渗血（图 3-5），比其他急性白血病更常见。

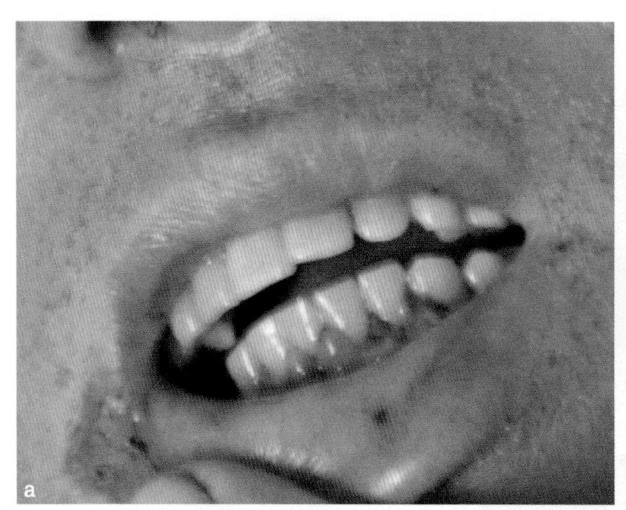

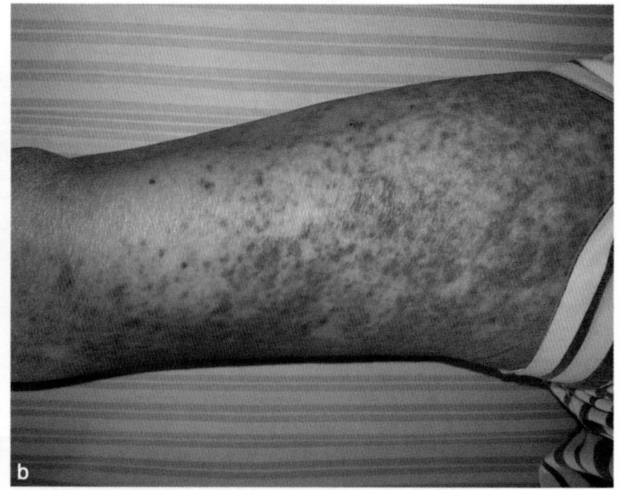

图 3-5 **急性（原始）单核细胞白血病牙龈肿胀性渗血和皮疹**
a 为牙龈肿胀性渗血，b 为手臂皮疹

三、皮肤表现

侵犯皮肤常是白血病和淋巴瘤的重要症状和体征，尤其是一些特定的类型。AML 侵犯皮肤可见以下异常：非特异性病变，包括斑疹、丘疹、水痘、血管炎和中性粒细胞皮炎等；皮肤白血病或皮肤和皮下髓系肉瘤。广泛的红皮病（图 3-6）常见于皮肤 T 细胞淋巴瘤（主要是 Sezary 综合征）。皮下斑块或结节、皮肤皱缩样皮疹常是一些皮肤 T 细胞淋巴瘤浸润的表现。此外，发生皮肤结节、斑块（斑片状）、广范围丘疹、皮炎和体表肿块等，也可以是单核细胞型白血病（图 3-5b）的浸润特点。

还有少数病例，先于血液和骨髓病变或在复发前发生由白血病细胞组成的肿块（如髓系肉瘤），以及一部分患者在白血病进展中或恶化时，出现造血肿瘤细胞组成的可扪及的体表肿块（图 3-7），包括皮肤和皮下软组织。

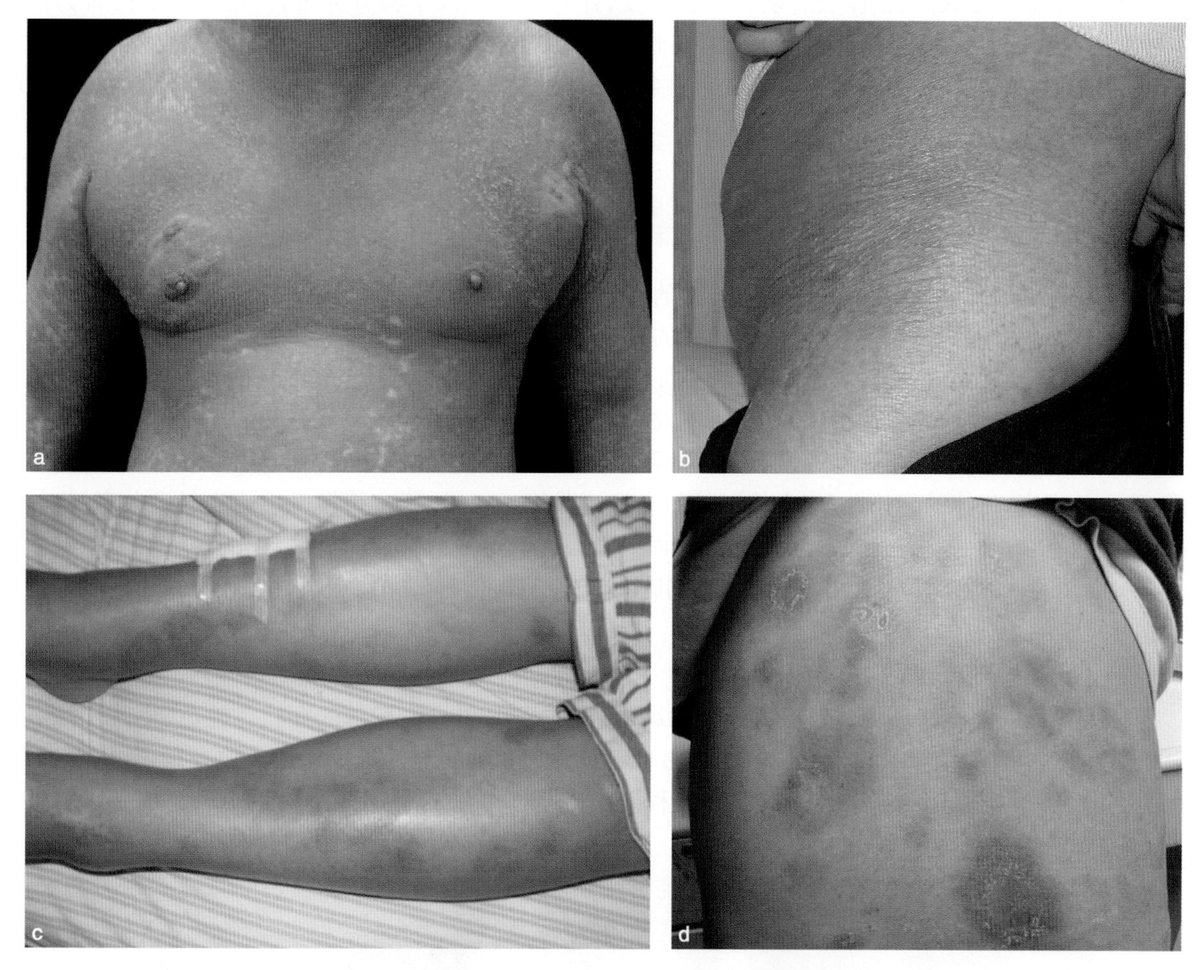

图 3-6 **红皮病和蕈样霉菌病皮疹、皮下斑块或结节**

a 为 Sezary 综合征红皮病；b 为蕈样霉菌病皱缩样皮疹，为 42 岁女性患者，患皱缩样皮疹 6 年，确诊皮肤 T 细胞淋巴瘤 5 年，骨髓侵犯 2 次；c 为 46 岁女性患者，自诉躯体和双下肢稍为红色伴疼痛 1 个月的斑块，皮肤活检为皮肤 T 细胞淋巴瘤，初诊时骨髓淋巴瘤早期浸润；d 为皮肤 T 细胞淋巴瘤背部境界明显的浸润性斑块

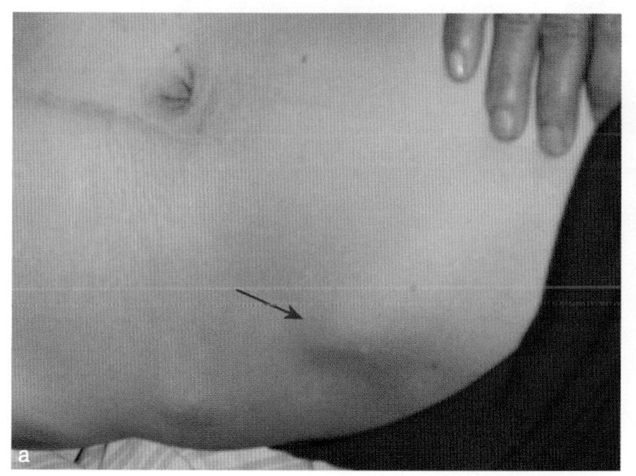

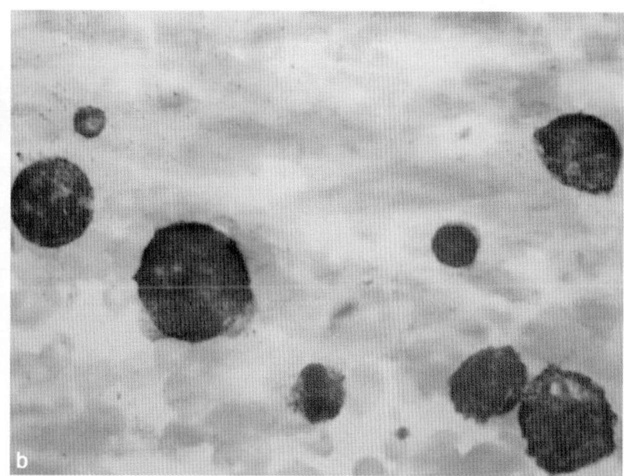

图 3-7 **急性粒单细胞血病复发时体表肿块及肿块穿刺涂片**

a 为复发时以肿块为先行的腹壁肿块；b 为腹壁肿块穿刺涂片白血病细胞

因此,有明显的皮肤病变、体表肿块和黏膜病变,伴有一般血液学检查异常者,也应考虑是否为白血病。伴有皮肤病变的白血病特称为皮肤白血病,也可为皮肤淋巴瘤的血液骨髓浸润,主要类型有急性(原始)单核细胞白血病、急性粒单细胞白血病、急性粒细胞白血病、T-ALL、Sezary 综合征、蕈样霉菌病、T-PLL 及其他的皮肤淋巴瘤。

第五节 贫血症状与体征

贫血既是病又是一个病的症状。贫血病人的症状与体征,部分与贫血有关,部分由基础疾病所引起。血液学上最需要关注的是贫血由血液肿瘤所致的一个症状或体征还是需要单独明确性质的一般性贫血,后者要了解是慢性贫血或其急性发作症状与体征的特点。

急性贫血中,由于血容量的很快减少,可能发生与低血压和急性组织缺氧有关的症状,但总的来说它不是实验诊断,也不是形态学诊断通常所关注的重点。从临床角度看,贫血症状与体征取决于贫血发生的快慢、贫血的程度、机体的代偿性、病人的年龄和全身情况等。如果,贫血缓慢发生或为时已久者,机体逐渐适应,即使患者 Hb 低至 70g/L 而器官功能方面的障碍可以不多,自觉症状可以不明显。贫血中的一些症状与病因相关,如遗传性球形红细胞增多症的脾大,恶性贫血的神经系统退行性变和胃黏膜萎缩。

一、皮肤和黏膜苍白、萎黄和黄疸

明显贫血(<90g/L)患者,有精神不振、体力减退、四肢乏力和脸色苍白的症状。脸色、皮肤和黏膜的苍白(如口唇黏膜和睑结膜苍白)和萎黄,是贫血患者最常见和最明显的外表特征。检查时还可见患者粉红色的手掌线消失(图 3-8),苍白的程度与贫血程度和持续时间有关,尤其在单纯的 IDA 患者中。需要注

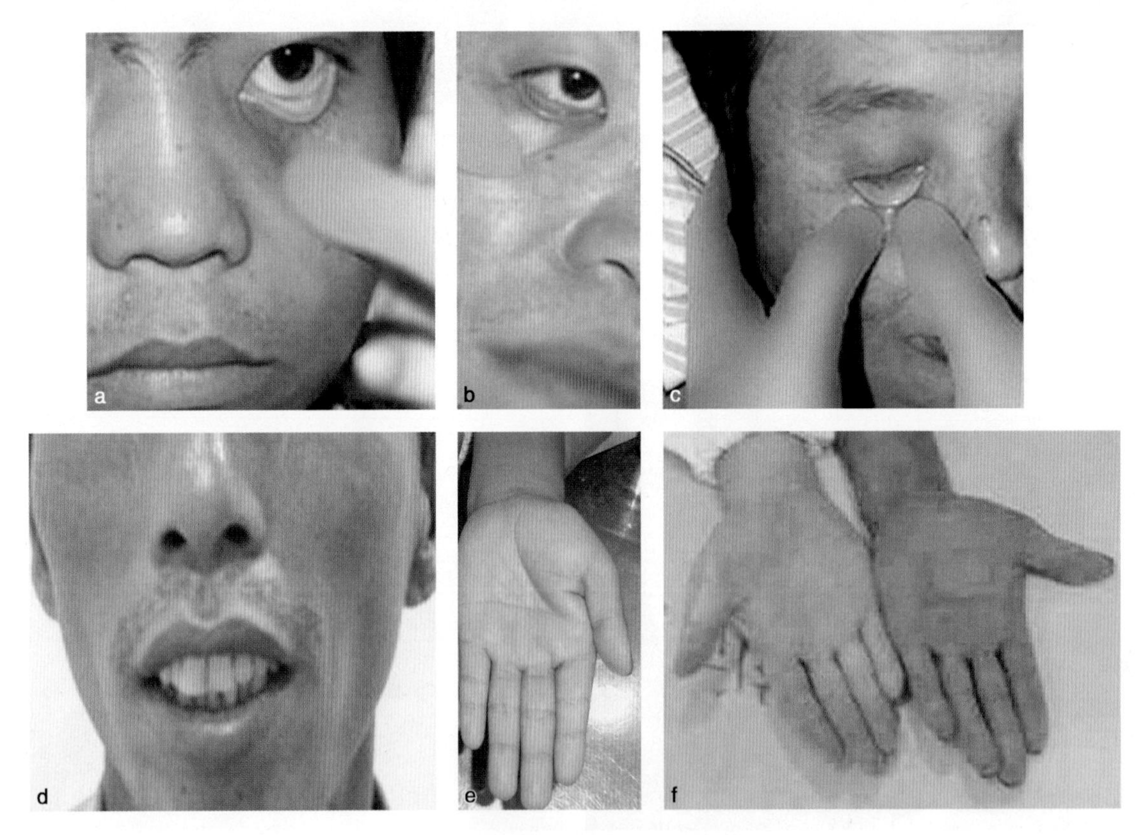

图 3-8 **脸结膜和口唇苍白与手部肤色**

a 为 IDA 苍白的睑结膜和口唇;b 为正常人睑结膜、口唇和脸色;c 为 HA 苍白的睑结膜、黄染的巩膜和脸色;d 为 PV 绛红色面容和暗红色口唇;e 为 IDA 粉红色手掌线消失、肤色苍白;f 左为正常人粉红色手掌线及其肤色,右边为 PV 过深的手掌线及其暗红肤色

意的是少数个体皮肤色素差异对肤色有若干影响；情绪也可以改变肤色，但它是一过性的。AA肤色苍白常带有萎黄色；皮肤苍白和水肿，同时舌质鲜红（暗红、绛红）伴灼样痛感或乳头萎缩、舌面光滑如镜（舌苔平滑犹如牛肉），或有肢体麻木、针刺感和步态不稳，是MA中可见的临床特征。深黄色、柠檬黄色或苍黄色（苍白和黄疸同时存在）、巩膜黄染者，则大多是HA的外观。黄疸是由于皮肤被胆色素染色所致，常是明显溶血的表现之一。检查黄疸应在白天自然光下，易在结膜、黏膜或没有较深色的皮肤处观察到。轻度黄疸更需要仔细的体检，如在HA、MA等贫血中常见轻度黄疸；PNH、G-6-PD缺乏症等血管内溶血急性发作时常见明显黄疸，且常伴有明显的尿色加深。较明显的黄疸见于自身免疫性溶血性贫血（温反应性抗体型）和遗传性球形红细胞增多症。新生儿患者中，G-6-PD缺乏和同种免疫性溶血性贫血常见严重黄疸。柠檬黄色面容也见于一部分MA，系皮肤苍白加黄疸（多为轻度）所致。

贫血患者的体表外观与PV的外观相反（图3-8）。PV患者皮肤、黏膜为暗红色（多血）是最显著的外貌改变，也是每一个PV患者都有的症状，且患者知道这一现象很长时间，但往往说不出始于何时。少数PV患者除了肤色异常外并无其他症状。

二、心悸、气促、乏力与头昏、耳鸣、眼花

心悸、气促、乏力在一般的活动或用力后出现（耐力下降），如走楼梯、提东西，包括运动性呼吸困难，这是贫血患者因缺氧而发生在心血管和呼吸系统的表现，也是贫血患者最常见的一种自觉症状。当贫血严重时，即使在休息时也会发生。检查时，可见脉压增大、心前区可听到收缩期杂音；慢性的重度贫血患者，可见心脏扩大、ST段降低与T波平坦或倒置，即贫血性心脏病。

头昏、耳鸣、眼花（包括起立性眩晕）、疲倦是贫血发生在神经系统的缺氧症状。一般，在明显的贫血患者中都有这一表现。急性发生的严重贫血，患者常有烦躁不安。神经系统症状中，肢体麻木、针刺感和步态不稳见于MA。婴儿MA可以表现为精神呆滞、四肢肌肉和面肌震颤症状。

三、舌苔光滑、食欲减退、脾脏肿大与出血

舌苔光滑与食欲减退是贫血发生在消化系统的另一常见症状。如IDA和MA都有舌乳头萎缩表现，但MA为舌苔光滑和舌质绛红色（牛肉舌、镜面舌），部分患者还伴有灼痛感（舌炎），而IDA一般为舌表面平滑不如MA明显（图3-9）。贫血患者中，还常有纳差。IDA还可有吞咽异物感和喝酱汤时的刺激感觉（影响到上皮细胞形态和功能），严重者患者可有异食癖行为。

有脾大者常见于HA、MA和脾功能亢进。IDA、AA、RA和SA不见或少见脾大，尤其是这些贫血的原发患者。MA约1/3有轻度脾大。自身免疫性溶血性贫血（autoimmune hemolytic anemia，AIHA）、疟疾和遗传性等慢性溶血性贫血常见脾大，且在发作时明显增大并与病情消长有平行关系，有一定特征性。

出血主要与AA、IDA、PNH和其他贫血突然加重而发生的并发症有关。AA出血与血小板减少有关，尤其是急性患者。血红蛋白尿（如酱油色尿或茶色尿）常是血管内溶血性贫血的指征，常见于PNH和运动性贫血等。慢性失血，如消化性溃疡、痔疮和月经过多是引起IDA以及其他任何血液病并发缺铁的主要原因。

四、其他

贫血患者易见微热或低热以及其他的基础代谢改变、工作和学习能力下降，部分有月经不调和性欲减退。皮肤干燥、指甲变脆，毛发缺少光泽和变脆常见于重度IDA患者。指甲扁平、纵向皱褶和反甲见于严重且患IDA旷久的病例。MA患者还可见阵发性睡眠性呼吸困难和端坐呼吸以及激恼性精神状态改变甚至精神错乱。地中海贫血及其他遗传性HA患者中，常有不一样的体貌：发育障碍的面容，方脸、塌鼻、宽眉间距、发际低等。脸部水肿或肢体水肿常见于营养不良性等原因所致的贫血。中老年贫血患者，有步态不稳和麻木感（感觉异常），需要怀疑维生素B_{12}缺乏性MA。这是由于维生素B_{12}缺乏引起末梢神经和脊髓后索与侧索的变性与功能障碍，出现痛觉、触觉、位置和震动感觉的减退和腱反射的异常，且多见于双下肢。出现这些症状时，贫血常已明显，但也有一部分病人见于血液和骨髓病理改变之前。

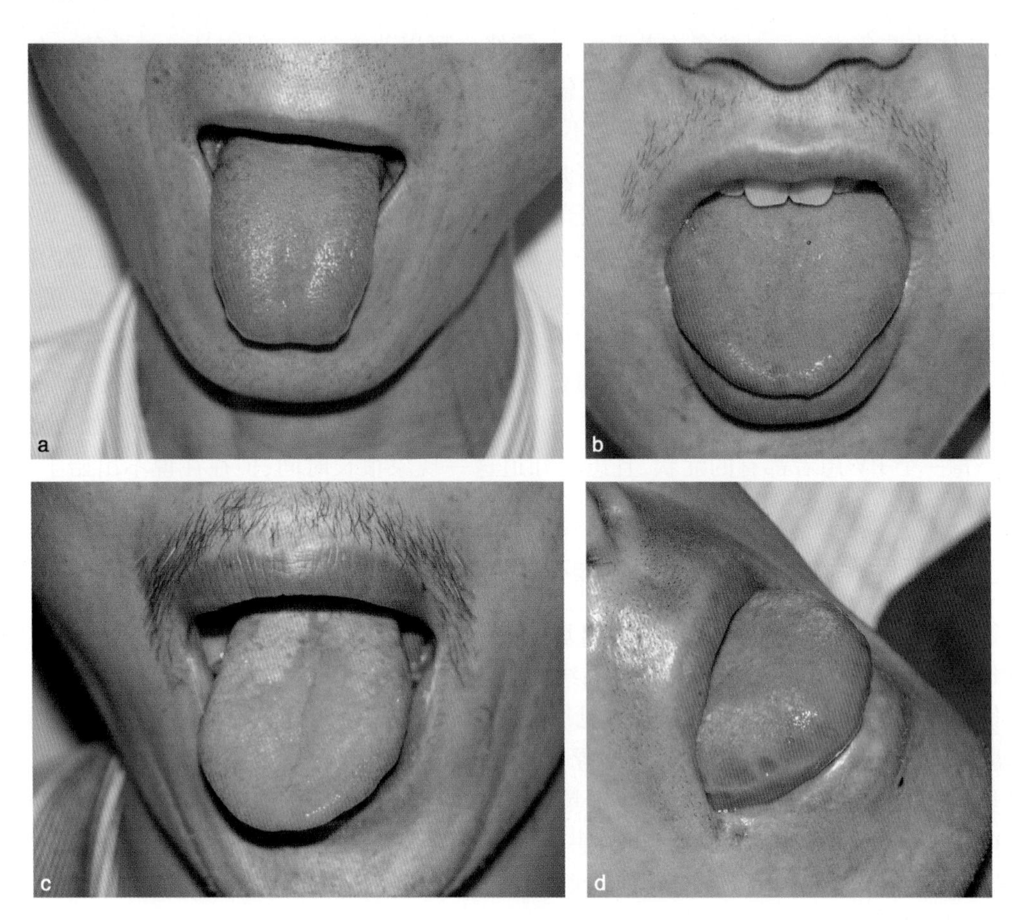

图 3-9 IDA 与 MA 舌面变化和继发性淀粉样变性巨舌症

a 为正常人明显可见的舌乳头；b 为 MA 患者舌乳头萎缩，舌苔光滑；c 为 IDA 明显萎缩的舌乳头，舌苔较为光滑；d 为轻链型 PCM 继发性淀粉样变性巨舌症

口内有金属味和牙齿有铅线见于铅中毒性贫血。间隙性腹泻可见于 MA。蛋白尿伴贫血，尤其是明显贫血，可以提示肾病性贫血和 PCM 所致的骨髓病贫血。甲状腺功能低下所致的贫血，可见皮肤干燥、粗糙、鳞状。在贫血中，不易治愈的腿部溃疡，尤其是内外踝部溃疡，需要考虑是否为镰形细胞贫血常见的症状。尿色加深，如红茶、红葡萄酒或酱油样颜色的尿液需要提示血红蛋白尿，且往往是严重血管内溶血的特征，但需要与血尿、肌红蛋白尿、卟啉尿（遇光变黑）或服用某些药物后的尿色变深相鉴别。经尿潜血试验阳性，确认血红蛋白尿后，需要进一步了解发生的原因。临床上常见的四种血管内溶血性贫血：PNH（尤其是急性发作时）、阵发性寒冷性血红蛋白尿（paroxysmal cold hemoglobinuria，PCH）、冷凝集素综合征以及服用药物或蚕豆病，它们诱发的血红蛋白尿的特殊条件各不相同，可以结合病史等作出（初步）诊断（表 3-2）。

表 3-2 常见四种血管内溶血性贫血所致血红蛋白尿的表现

	PNH	PCH	CAS	蚕豆病
病因	获得性干细胞克隆性疾病	可能继发于某些病毒感染和梅毒	免疫性	遗传性 G-6-PD 缺乏
临床特征	睡眠后、晨起和酸性饮食后发生，多为慢性或急性发作	寒冷环境返回温暖环境后发生，多为急性发作	寒冷后肢体末梢发绀，温暖后缓解	食蚕豆和服用氧化性药物后发生，急性发作

PNH 为阵发性睡眠性血红蛋白尿；PCH 阵发性寒冷性血红蛋白尿；CAS 为冷凝集素综合征；G-6-PD 为 6-磷酸葡萄糖脱氢酶缺乏症

第六节 发热、骨痛与其他

发热可以是血液病，尤其是血液肿瘤的一个早期症状。需要结合病人主诉、血液学检查和其他体征，了解或明确发热是否属于血液病相关的发热，然后分析发热程度、时间、类型以及与疾病的相关关系。

常见伴有发热的血液病有淋巴瘤、急性造血停滞、急性 AA、白血病及骨髓瘤等。

T 细胞淋巴瘤累及骨髓、急性溶血性贫血、急性造血停滞、急性 AA 与合并感染的急性白血病多见高热。噬血细胞综合征中，发热常为 T 细胞淋巴瘤浸润相关细胞因子升高和/或感染所致。伴随发热或周期性发热而淋巴结肿大者需要怀疑淋巴瘤；持续高热伴消瘦、脾肝肿大和恶病质表现时应疑及淋巴瘤或淋巴瘤累及骨髓。T 细胞淋巴瘤浸润骨髓伴噬血细胞综合征多见高热或持续不退（也可以周期性）发热，可伴有多汗，也常是疾病发展一定时期内的主要症状。白血病发热有三种情况：并发感染，代谢亢进和消耗增加。后两者又称为非感染性发热或原因不明性发热，是由于释放的致热源性细胞因子所引起，反映了疾病自身的特性。急性白血病感染性发热，多为突然发生、体温较高；非感染性发热，急性白血病和慢性白血病中，约见于 50% 患者，为低热和轻微发热，且多为慢性发热。因此，当有以下的发热特点，尤其是有前述的贫血和出血特点共存时，应怀疑急性白血病：骤起中至高热且多为持续性而很少伴有寒战者；无明显原因可以解释的，即使有合并感染的因素也往往不能单用感染病情解释者；无明显感染原因且用抗生素不易控制者；伴随发热而病情快速加重或恶化者。CML 慢性期约 1/10 病人有发热，当疾病急变时常见原因不明性高热，为临床特征之一。急性溶血时多为高热伴寒战、腰疼、血红蛋白尿和黄疸。一般贫血大多为低热。发热和寒战往往见于急性感染。粒细胞缺乏症常为突感畏寒、发热伴咽喉疼痛和多汗。骨髓坏死、肿瘤转移也常伴有不同程度的发热。当发热与贫血、脾和淋巴结肿大、黄疸、骨痛任何一项体征一起出现时，需要疑及血液系统病变。

一般患者发热数日多可自愈，但有一小部分患者长期发热而原因不明，称为原因不明发热（fever of undetermined origin，FUO）。FUO 是指体温超过 38℃，热程持续 3 周以上，经过详细询问病史、体格检查和常规检验，住院 1 周以上仍不能明确诊断者。FUO 病因可分为感染性、非感染性和无原因（始终不能查明原因，可持续拖延数月至一年），病死率约为 16.5%~30%。非感染中少数为肿瘤性，在血液肿瘤中则多见于（T 细胞）淋巴瘤。

骨痛是临床常见的症状，可为局部病变所致，也可为全身疾病的反映。明显骨痛的血液肿瘤有 PCM、急性白血病、骨髓坏死以及骨髓转移性肿瘤等。PCM 的约一半病例有骨痛，为骨髓内瘤细胞异常增生并破坏骨皮质累及骨膜，可造成骨组织缺损、破坏；多见于胸椎、腰椎、骶椎和肋骨，尤其是负重的骨骼在活动后出现，且开始时较轻、短暂而局限，随疾病进展而持续扩大。转移性肿瘤患者则有诉说不清部位的骨痛和酸痛或游走性疼痛。年龄 40 岁以上的骨痛并有原因不明的血沉明显增高时很可能为 PCM 和转移性癌症的表现。急性白血病骨痛以 ALL 多见，儿童比成人为多见，最常见为胸骨。由于白血病浸润骨膜、骨骼或关节，或白血病细胞浸润造成骨髓髓腔扩张，导致患儿跛行、骨痛、关节痛或不愿行走，部分患儿外周血细胞接近正常可以造成诊断延误。30%~50% 的急性白血病胸骨中下段有压痛，轻压难忍（触痛）为白血病的信号。急性粒细胞白血病比其他类型易累及颅骨和眼窝等骨骼，且易形成骨皮质向外隆起的结节，即髓系肉瘤（绿色瘤）。CML 骨痛少见，但急变时可出现强度不一的骨痛，有时疼痛难忍，甚至可是急变前的征兆。骨髓坏死的骨痛多为局部剧痛且几乎都伴有贫血和发热症状，原发病以转移骨髓的肿瘤居多，儿童骨髓坏死以明显的全身骨痛为主，原发病大多数为 ALL。骨髓坏死也见于化疗过程中，且可不表现（明显的）骨痛症状。遇见以下特点的骨痛者需要怀疑（急性）白血病：持续性酸痛和隐痛、部位不固定又无明显的游走性，且以肢体骨痛为主者，一般止痛药效果不显著、无红肿和发热（关节炎）的骨痛者，同时伴有一般血液学检查异常（尤其检出幼稚细胞）时。

其他方面，口腔黏膜溃疡、牙龈肿胀、皮肤结节和广范围丘疹等，常为单核细胞白血病的浸润特点（图 3-5）。急性单核细胞白血病还易见直肠炎。白血病细胞侵犯睾丸的特点常为单侧性无痛性，多见于 ALL 患者。持续性阴经勃起常见于 CML。纵隔肿块造成的上腔静脉综合征多见于 ALL，尤其是 ALL-L3。约

5%AML 和约 15%的 CML 可见高白细胞(AML 大多>100×10^9/L,CML>300×10^9/L)的淤滞症状。中区神经系统、肺和阴茎的血液循环对白血病细胞淤滞的影响最敏感。脑出血是最致命的并发症,主要是白血病细胞造成的血管闭塞、浸润和细胞破坏所致,也有其他的复杂因素,如血小板减少。PCM 继发性淀粉样变性(多见于轻链型)和原发性淀粉样变性的巨舌症,虽为少见但有特征性(图 3-9)。黄疸伴随溶血的发作、血红蛋白降低和脾大共消长时常是慢性 HA 的特点。但是,溶血不是 HA 所特有,轻度黄疸、轻中度血清非结合胆红素增高和/或网织红细胞增高,也见于 MA 和 IDA(网织红细胞可高至 5%~10%)。有明确的原发疾病而出现不能用血液病解释的明显血细胞减少往往指示疾病的严重性,如平素体健而突发的发热和血细胞减少的感染。

第七节 血液常规检查

血液病是实验室检查倚重的疾病,病人在就诊过程中常有一些必要的血常规等检验。临床上,也常把这些常规检查作为临床分析的一个组成部分。而且,同一疾病的较多患者有着近似的表现,以及这些相似表现与某些实验室指标之间的较好关系(疾病的典型性),实验室检查也容易给出符合性或排除性诊断。

一、红细胞、血红蛋白和网织红细胞

通过最简单的血细胞数分析,可以回答有无贫血、贫血的程度、可能的贫血类型,白细胞和血小板增高或减低的程度以及可能的疾病,也可以从一个方面反映骨髓是否正在产生正常数量和形态的各系成熟细胞。

自动血细胞分析仪可以提供诊断参考的许多参数。这里,仅介绍较为实用的红细胞计数(RBC)与血红蛋白测定(Hb)及其两个参数之间的关系。RBC 和 Hb 是评判贫血及贫血程度的指标,尤其是 Hb 的数值更是一目了然。在实践中,临床医师填写的检验单常不规范,常缺乏完整的参数,但 RBC 与 Hb 这两个数值常有。我们从这两个参数及其相互的关系中找出有意义的参考信息——RBC∶Hb 的值,即 1×10^{12}/L 的 RBC 相当于 30g/L Hb。正常情况下参考区间约为(0.033~0.034)∶1(红细胞计数单位:$\times10^{12}$/L)或(3.3~3.4)∶1(红细胞计数单位:万/μl)。这是一个简便而实用的方法。当红细胞降低明显于血红蛋白(RBC∶Hb 的比值降低)时,表明细胞较大,见于大细胞性贫血(如 MA);当血红蛋白降低比红细胞显著(RBC∶Hb 比值增高)时见于小细胞低色素性贫血(如 IDA);正细胞正色素性贫血的这一比值大致不变。我们的临床实践认为,直接将仪器测得的患者 Hb 值乘以系数 3.3 或 3.4 而得出的红细胞数(单位:万/μl)或患者 Hb 值乘以系数 0.033 或 0.034 而得出的红细胞数(单位:$\times10^{12}$/L)与仪器测得的红细胞数比较,可以更简便地得出患者是小细胞性贫血还是大细胞性贫血或 MA 的结论(表 3-3)。如红细胞数明显高于仪器红细胞数为大细胞性贫血或 MA,明显低于仪器红细胞数为小细胞性贫血。

表 3-3 血红蛋白与红细胞比值的变化与贫血的类型

RBC∶Hb	简明计算法	原因	评判意义
(0.033~0.034)∶1*	Hb 乘以 0.033 或 0.034 的红细胞数大致等于仪器红细胞数	红细胞与血红蛋白含量适中,正常人比值或贫血中两者的数值没有分离	见于正常人或正细胞性贫血
>(0.033~0.034)∶1	Hb 乘以 0.033 或 0.034 的红细胞数明显低于仪器红细胞数	红细胞体积变小且血红蛋白含量不足,使比值分离而增大,分离越大评判意义越大	见于小细胞性贫血
<(0.033~0.034)∶1	Hb 乘以 0.033 或 0.03 的红细胞数明显高于仪器红细胞数	红细胞体积增大且血红蛋白含量充足甚至饱和,使比值分离而变小	见于大细胞性贫血

* 为红细胞计数单位($\times10^{12}$/L)除以 Hb 单位(g/L)的值;若红细胞计数单位(万/μl)除以 Hb 单位(g/L)的值为(3.3~3.4)∶1

可以通过由 RBC 和 Hb 两者计算而来的平均红细胞血红蛋白含量(MCH=Hb∶RBC)进行评估。MCH(正常参考范围 27～31pg)增高(>32)时,表明红细胞血红蛋白较多、较大,见于大细胞性贫血(如 MA);MCH 减小(<25pg)见于小细胞低色素性贫血(如 IDA);正细胞正色素性贫血不变。其意义见表 3-4。也有用 RBC/MCV 比值鉴别 IDA 与地中海贫血,一般为前者大于后者。

表 3-4　血红蛋白与红细胞比值的变化与贫血的类型

MCH	原　因	评判意义
27～31pg	平均每个 RBC 所含 Hb 在正常范围	见于正常人或正细胞性贫血
<25pg	平均每个 RBC 所含 Hb 变少,越少评判意义越大	见于小细胞性贫血
>32	平均每个 RBC 所含 Hb 变多	见于大细胞性贫血

检查网织红细胞(reticulocyte,Ret)可以反映骨髓红细胞的生成情况,大致评判贫血属于低增生性(Ret 减少,红系造血减低)还是溶血性或失血性等骨髓增生性贫血(Ret 增加,红系造血有效、红细胞释放增加,指示红细胞破坏或丢失增加)或非溶血性骨髓无效增生性贫血(Ret 不增加,红系无效造血),对评判贫血的性质有帮助。Ret 参考区间 0.5%～1.5%,平均 0.8%(反映每日红细胞的更新),新生儿偏高(参考区间 2%～6%)。对未经治疗的贫血患者(新生儿除外),检查 Ret 增高(常>5%)时可以怀疑为 HA,>10%可以基本确诊 HA,急性而严重的 HA 可以高达 30%以上;低于正常,尤其是绝对值减低($<15\times10^9/L$),常说明骨髓造血功能减退,如 AA 和 PRCAA。铁剂治疗后 5～10 天左右 Ret 会有较明显的上升,是治疗后的一种良好反应。给予叶酸或维生素 B_{12} 后 Ret 明显上升,也是进一步证实 MA 的指标。贫血患者网织红细胞(Ret)绝对值增高说明骨髓有产生新生红细胞以取代被提前破坏或溶血或失血而丧失的红细胞,Ret 低于正常表示骨髓缺乏足够的代偿功能维持失去的或破坏的红细胞抑或是无效造血的结果。这是一个简明方法(图 3-10),结合血片形态更能提供进一步的诊断信息,如 Ret 不增高且小红细胞为主常是 IDA,Ret 增高且红细胞明显大小不一常是 HA。

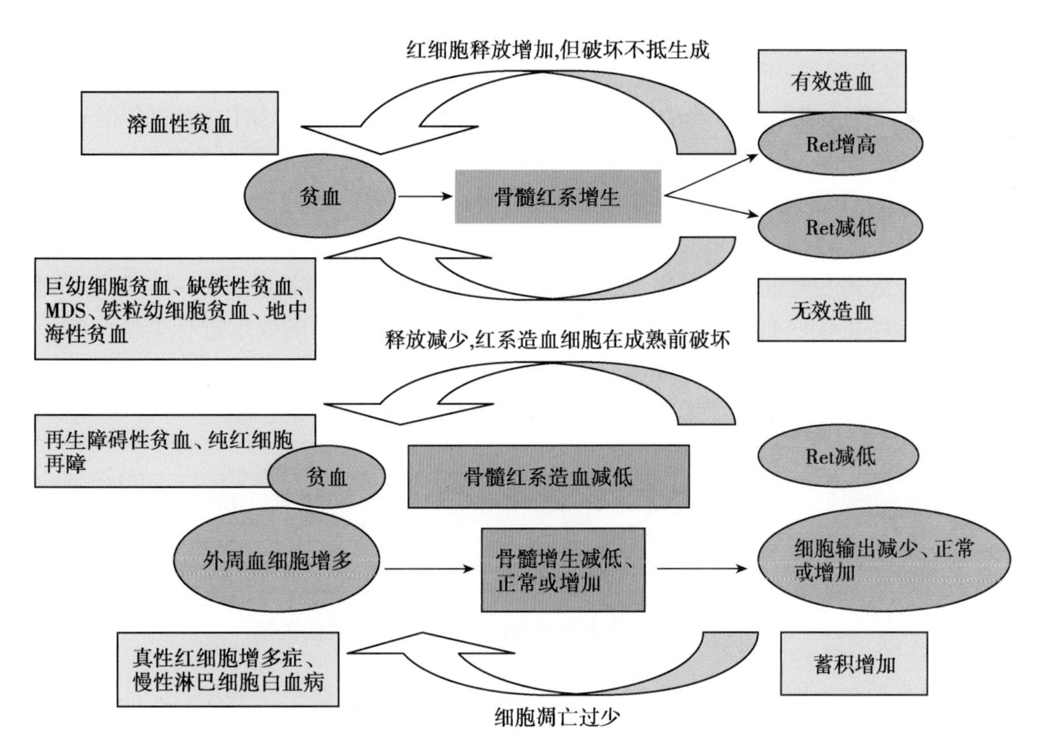

图 3-10　评估骨髓有效造血、无效造血和细胞蓄积性增多的初步方法
Ret 为网织红细胞;白细胞和血小板以类似方式存在无效造血

二、白细胞计数与白血病及骨髓增生性的关系

白细胞计数(WBC)增减与白血病有若干关系,作者分析 1 015 例急性白血病初诊病例的白细胞计数,发现白细胞<4×10^{9}/L 的急性白血病主要见于 APL,其次为急性原始单核细胞白血病和 AML 伴成熟型。在>10×10^{9}/L 的急性白血病患者中,急性红血病和 APL(粗颗粒型)显著少见,而 ALL 白细胞明显偏高。这些差异有若干参考意义,尤其是在一些特定病例中。按白细胞计数高低可以分为多个级别:明显减低(<2×10^{9}/L),减低(<4×10^{9}/L),正常,增加(>10×10^{9}/L),明显增加(>50×10^{9}/L),极度增加(>100×10^{9}/L)。通常,白血病时白细胞增高的意义大于减低,且增高的幅度愈大其评估价值愈大,甚至达到决定性诊断意义。作者分析 398 例白细胞计数>30×10^{9}/L 的结果,发现>30×10^{9}/L 者的非白血病患者 36 例,仅占总病例数的 9. 1%(表 3-5)。这 36 例中,以感染所致为多见,其次为癌症、嗜酸性粒细胞增多症、手术后、烧伤后和切脾后等,白细胞增高的特点是白细胞上升几乎都与基础疾病的进展或病因相伴随,且在疾病进展前往往没有白细胞量质(原幼细胞)异常。

表 3-5 白细胞增多症(>30×10^{9}/L)分析(n=398)

白细胞增多分级	白血病	感染等类白血病反应
(30. 1~50)×10^{9}/L	102 例(70%)	31 例(30%)
(50. 1~100)×10^{9}/L	96 例(94. 5%)	5 例(5. 2%)
(100. 1~150)×10^{9}/L	75 例(100%)	0 例(0)
>150×10^{9}/L	89 例(100%)	0 例(0)

我们进一步分析>10×10^{9}/L 的 2 720 例白细胞增多症,白血病患者白细胞在(10~30)×10^{9}/L 间评估意义较小,而>30×10^{9}/L 时则价值凸现;但不包括 MPN 中白细胞在(10~30)×10^{9}/L 之间的 CML 患者。少数类白血病反应虽高达(50~100)×10^{9}/L,但所占比例仅为白细胞增多症的 5. 5%,占感染等类白血病反应的 1%。因此,当白细胞>50×10^{9}/L 时,结合患者症状和体征确诊白血病多可作出;>100×10^{9}/L 时,除了少见的 MPN 和其他罕见原因外,可以明确为白血病。当白细胞>150×10^{9}/L 时,除偶然性外,全是白血病。此时,如果患者起病缓慢并有原因不明的明显脾大,可以作出 CML 的初步结论,如果年龄在 40 岁左右或伴有淋巴结肿大则很可能是 CLL;起病急重无脾大或轻度肿大的白血病几乎全为急性白血病。白细胞减低的白血病主要见于急性白血病,APL 是常见的类型;慢性白血病中则见于 HCL 等类型。这些白细胞减低的慢性白血病常有一些体征,如 HCL 的孤立性脾大。

外周血白细胞数大多与骨髓细胞增生成正比例关系,少数为反比例关系(图 3-11)。在白血病诊断中首先要求明确是不是增生性白血病,然后再按照 FAB 分类或 WHO 分类的要求进行类型诊断。因此,白细胞增高可以提示骨髓为增生性的一项指标。外周血白细胞低的白血病,其在骨髓中的细胞多数是增生的,如白细胞减低的 APL 和急性巨核细胞白血病;只有少数 AML 病例为低增生性。

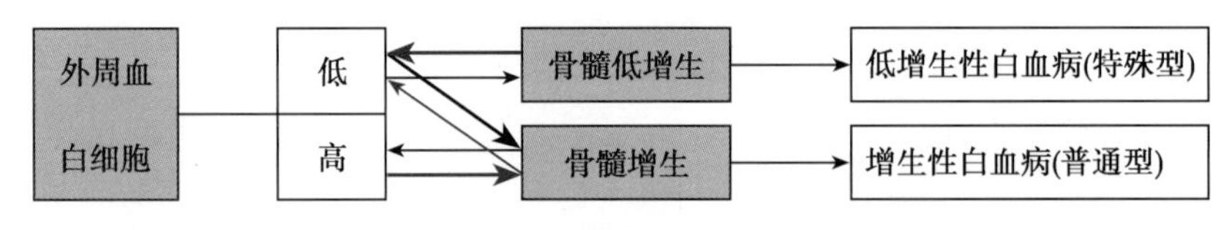

图 3-11 白血病患者白细胞计数与骨髓增生性的关系

外周血白细胞高的急性白血病是一类典型的急性白血病,大多数属于一开始(de nove)即是的原发性急性白血病,大多数见于 ALL、AML 不伴成熟型和急性原始单核细胞白血病。故对这类白血病,通过外周血细胞学检查可以大胆地作出评判,并可预示骨髓细胞的高增生性、高原始细胞比例、细胞图像单一、缺乏细胞成熟现象和缺乏成熟细胞的病态形态。

个别急性白血病,血小板计数正常,所见的类型为 ALL,其次为 APL。血小板增高的急性白血病和

MDS 少见，但偶见时需要疑似伴 inv(3)(p21q26.2)或 t(3;3)(q21;q26.2)；*RPN1-EVI1* AML 和 MDS-伴 5q-。

三、血沉和血液生化

1. 血沉　血沉与贫血程度不相称的明显增高是继发性(如癌症转移、免疫性疾病、感染)或血液肿瘤(如 PCM)所致贫血的一个特征(图 3-12)。癌症和 PCM 都常见于 35 岁以上年龄，也常有骨痛等表现，不过 PCM 患者的血沉增高幅度更大，常在 100mm/h 以上。因此，有贫血而无明显原因可以解释的血沉明显增高、年龄 35 岁以上的，需要怀疑 PCM 和癌症这两种病。

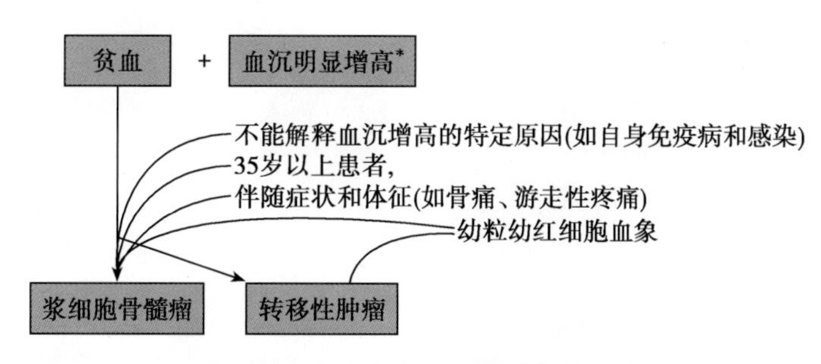

图 3-12　**贫血和血沉明显增高与疾病**

* 与贫血程度不相称性明显增高

2. 非结合和结合胆红素及乳酸脱氢酶　血液生化中的某些项目可以反映溶血及溶血的程度。血清非结合和结合胆红素测定，是用于明确黄疸的性质和衡量溶血的程度，但需要注意的是血清胆红素的升高程度不一定与溶血的程度完全相一致，因它不但与溶血中释放的血红蛋白多少有关，还与肝脏处理过多胆红素的功能状态有关。血清乳酸脱氢酶(lactate dehydrogenase，LDH)在溶血时明显升高而谷丙转氨酶不升高。MA 时 LDH 常显著升高，与红细胞的过早破坏和骨髓造血的原位溶血有关(图 3-13)。即血液 LDH 增高最常见于两种贫血：溶血性贫血和红系无效造血性贫血(如 MA 和 IDA)。

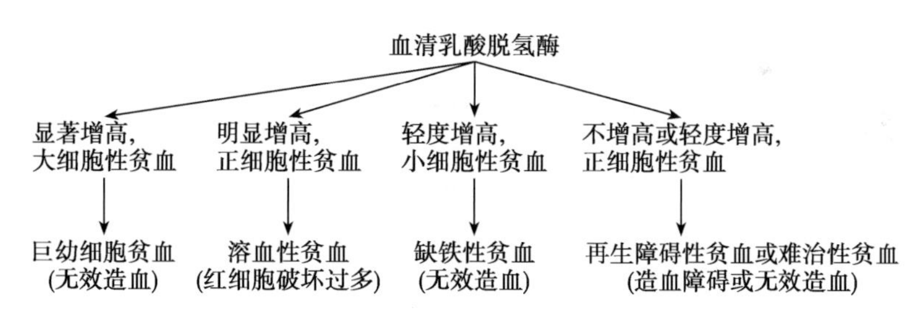

图 3-13　**血清乳酸脱氢酶与贫血**

3. 血清叶酸和维生素 B_{12} 检查　当怀疑维生素 B_{12} 和叶酸缺乏时，一个共同的诊断出发点是检测血清维生素 B_{12} 和叶酸浓度，最好是在患者空腹时检查。一般，叶酸或维生素 B_{12} 的减低表示机体摄入减少或吸收障碍或需求量明显。MA 的临床、形态与叶酸和维生素 B_{12} 缺乏的关系见图 3 14。此外，红细胞叶酸可因维生素 B_{12} 缺乏而减少，可以导致不适当的判断。对血清维生素 B_{12} 水平的解释也有若干问题，如在叶酸缺乏病例中血清维生素 B_{12} 水平可以下降。参考区间(化学发光免疫分析法)，血清叶酸为 5.5~23.4nmol/L，红细胞叶酸为 340~1 020nmol/L，血清维生素 B_{12} 为 172~674pmol/L。

4. 血清铁及相关检查　贫血中有缺铁的和铁增加的类型，检查血清铁及相关指标有重要的评判意义，也是早期发现缺铁的实验室检查的主要项目。

(1) 血清铁蛋白：血清铁蛋白(serum ferritin，SF)是体内铁贮存的一种形式，在血液中微量存在。SF 与骨髓贮存铁有良好的正比关系，是体内铁贮存可靠的指标。当体内铁负荷或铁过多(iron overload)时增加，铁减少时降低(表 3-6)。因此，检查 SF 可以反映体内铁的贮存情况，用于评估病人体内铁缺乏的一个重要指标；除非炎症不依赖贮存铁量刺激铁蛋白的合成或肝细胞损伤致铁蛋白释放而增加时。在无这些并发症的

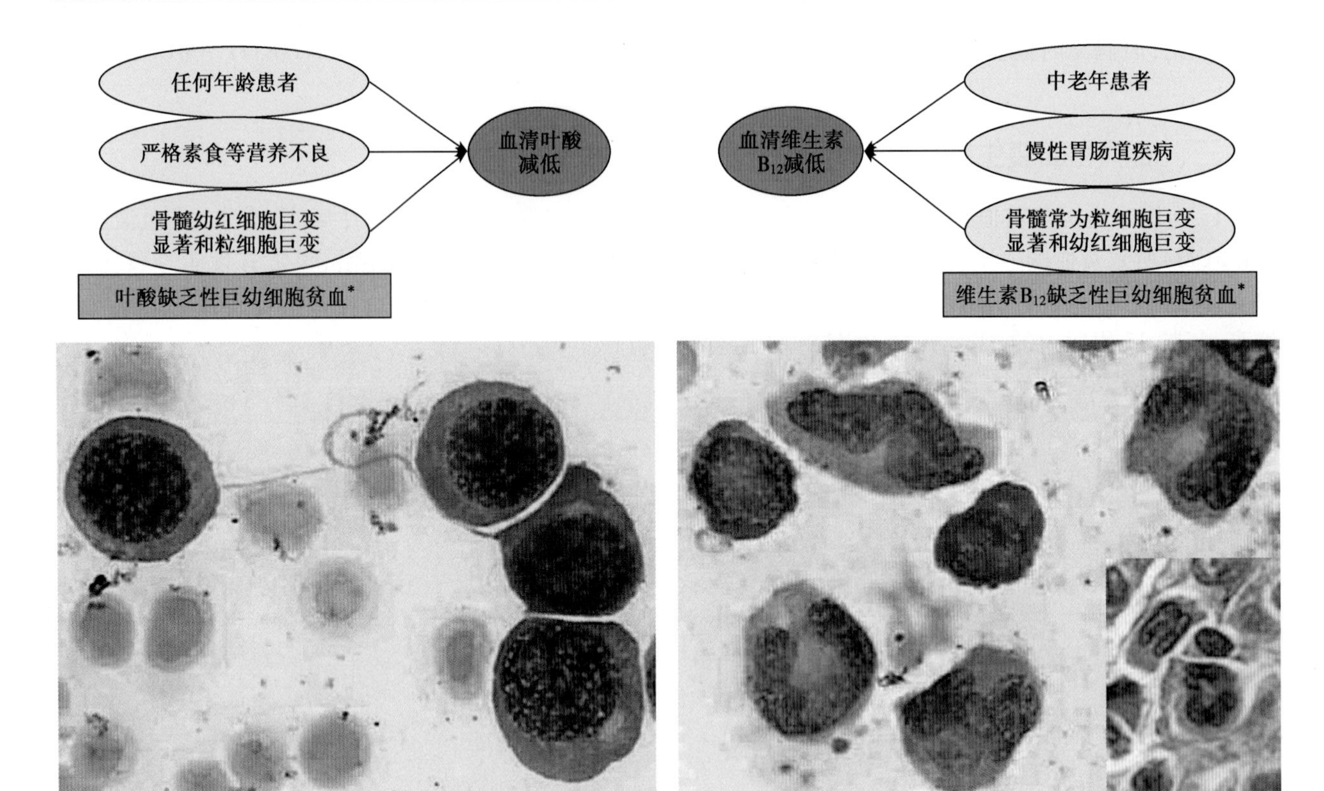

图 3-14 MA 临床和形态学与血清叶酸或维生素 B_{12} 缺乏的关系

*指缺乏所致的相对性。随着生活和医疗水平的提高，维生素 B_{12} 缺乏所致的 MA 日益增多，并具有一定的临床与形态学特征（插图为维生素 B_{12} 缺乏性 MA 骨髓切片巨变杆状核粒细胞）

表 3-6 贫血患者 SF、SI 和 TS 的浓度变化△

类型	SI	SF	TS	TFR	UIBC	TIBC
缺铁性贫血	减低	减低	减低	增高	增高	增高
再生障碍性贫血	增高	增高	增高	减低	减低	减低
溶血性贫血	增高	增高	增高		减低	减低或增高
铁粒幼细胞贫血	增高	增高	增高		减低	减低或增高
巨幼细胞贫血	增高	增高	增高		减低	减低
感染性贫血	减低	增高	减低		减低	减低
恶性肿瘤性贫血	减低或正常	增高	正常或减低	减低或增高*	减低	减低
结缔组织病性贫血	减低或正常	正常或增高	正常或减低	减低或增高*	不定	正常或减低
肝病性贫血	不定	不定	不定	减低或增高*	不定	不定
肾病性贫血	正常	正常或偏高	正常或偏高	减低	不定	正常或偏低
内分泌性贫血	不定	不定	不定	减低或增高*	不定	不定

SI 为血清铁，SF 为血清铁蛋白，TS 为运铁蛋白饱和度，TFR 为运铁蛋白受体，UIBC 为未饱和铁结合力，TIBC 为总铁结合力；△SF 与 TIBC 成反比，与 TS 成正比；*者示有缺铁

情况下，SF 低于 20μg/L 提示铁缺乏，有并发症时的临界值约为 100μg/L，因此无并发症的缺铁具有诊断意义。SF 参考区间为成年男性 18~330μg/L，成年女性 9~200μg/L，儿童 8~101μg/L（平均 34μg/L）。

（2）血清铁：血清铁（serum iron，SI）即血浆铁，占总铁量的 0.05%~0.1%，是血浆中与约 1/3 的运铁蛋白（transferrin，TF，又名转铁蛋白）结合的铁量，直接反映体内运输铁含量的指标。参考区间为男性 0.76~1.58mg/L，女性为 0.60~1.73mg/L。当铁丢失大于摄入时或摄入小于机体需要时，在骨髓可染铁缺乏的同时，SI 开始下降。

（3）血清运铁蛋白：血清运铁蛋白（transferrin，TF）是正常血清中的一种蛋白成分，为β球蛋白中能和铁结合的一种糖蛋白，主要功能是转运铁，调节铁的吸收，防止铁中毒，并有抗细菌和抗病毒的功能。当机体受到急性感染或慢性感染时，血清TF浓度可以降低，肾病综合征、肝硬化、恶性肿瘤、HA、营养不良时也可以出现减低；IDA、妊娠后期血清TF含量增高。参考区间为28.6~51.9μmol/L或2.65~4.30mg/L（免疫比浊法）。

（4）血清运铁蛋白受体：运铁蛋白受体（transferrin receptor，TFR）是位于细胞表面的跨膜糖蛋白，介导含铁的铁蛋白从细胞外进入细胞内。血清TFR是细胞（主要是早期有核红细胞）表面受蛋白水解而衍生的可溶性形式，即可溶性TFR（sTFR），并与运铁蛋白以复合物的形式存在。sTFR诊断IDA（浓度增高）有较强的敏感性和特异性，较少受炎症及恶性疾病的影响。但需要注意的是在初期缺铁，sTFR增加不明显，随着贮存铁及贫血程度的加重，浓度才会明显升高。sTFR降低，见于AA和肾衰竭等慢性病性贫血。此外，sTFR可用于观察某些疾病（肿瘤）骨髓造血和化疗后骨髓受抑（降低）的程度和恢复状态（升高），骨髓移植后造血重建情况（升高示佳）及用EPO治疗贫血时的监测指标。

（5）运铁蛋白饱和度：运铁蛋白饱和度（transferrin saturated，TS）又称血浆铁饱和度，等于SI/TIBC（血浆总铁结合力）。参考区间20%~40%。>20%~25%可以排除缺铁，IDA常<15%，铁负荷性增加时常>55%。

（6）血浆未饱和铁结合力：血浆未饱和铁结合力（unsaturated iron binding capacity，UIBC），通常情况下，血浆中TF的2/3不与铁结合，这一不结合的TF量即为UIBC，它相等于TIBC-SI。参考区间为2mg/L。

（7）血浆总铁结合力：血浆总铁结合力（total iron binding capacity，TIBC），是指100ml或1 000ml血清中的TF所能结合的最大铁量，即相等于SI+UIBC。参考区间，男性为249~387μg/dl，女性为204~429μg/dl，基本上近于或相等于血浆TF水平。SI、UIBC和TIBC三者合称运铁参数，意义见表3-6。

四、溶血检查

血常规和骨髓检查与Ret、血清胆红素和乳酸脱氢酶等一起，是初步评判有无溶血或HA的过筛试验。通常，在确认溶血证据（溶血的共同特点是红细胞寿命缩短、红细胞破坏过多、骨髓代偿性造血亢进并存）的先后或同时需要确认溶血的部位，即血管内溶血还是血管外溶血和/或HA的类型（病因）。血管外溶血性贫血的类型多为遗传性溶血性贫血，但临床上最常见是AIHA。血管外溶血的特点与血管内溶血基本相反（表3-7）。

表3-7 血管外溶血与血管内溶血性贫血的特征

特　征	血管外溶血	血管内溶血
红细胞破坏部位	单核巨噬细胞系统	血管内
红细胞破坏速度	慢（慢性）	快（大多为急性）
红细胞破坏的量	少	多
异常红细胞（球形或椭圆形、口形、靶形等）	明显	不明显
盔形红细胞	不明显	微血管性溶血时明显
贫血	自小贫血、一般较轻，除非急性发作	多为明显或严重
脾大	明显，常与发作有平行性	不明显
黄疸	在溶血（急性）发作或溶血危象时明显	常见，且往往较为明显
胆结石（胆红素性结石）	常见，与溶血特征有关	不见或少见，与溶血特征无关
血红蛋白血症	无	有
血红蛋白尿症	无	常见
含铁血黄素尿	无	常见
脾切除	常有效	无效
病因	大多为遗传性或先天性	大多为获得性

第八节 基础数据与个体状况和初筛是否血液病

病人就诊血液专科或在形态学检查中面对患者时，认真而耐心地听取病人的主诉极其重要。除了与血液病相关的常见主诉，以及相当部分病人已经过初诊检查而无明显原因可以解释的或经过一般性治疗而无明显效果的白细胞增高或减少、细胞分类异常、Hb 减低和血小板减低等外，还需要与患者的其他病况和患者原有的基础数据相联系。或者说，在患者的主诉症状出现前，有无其他疾病或可能存在原因的相关性，只有当不能用原有疾病或原有的原因予以解释，包括也无暂时可以解释现在病况的原因时，这些信息才有很大的可能性为血液疾病的表现。

了解患者病前相关的检查数据和体质，即基础状态，对分析和评估患者病况的动态或疾病存在的可能性非常有益。在血液学检查基础值方面，有无持续性血细胞数值增高或减低的病史，如 ET、PV、CLL 常有持续性偏高的数值，而慢性白细胞减少症和血小板减少症相反。在体征方面，哪些血细胞变化与就诊时病人主诉症状的过程相关，哪些无关，也有助于诊断评估。如既往因急性淋巴结炎而遗留的淋巴结肿大，与当前的病理改变无关；而平素体健的急性发热且缺乏其他体征的大多为非血液病。又如手术和烧伤后的血细胞明显升高，感染、Still 病和给予激素治疗后的血细胞增高，都可出现 MPN 细胞学和病理学样的改变（图 3-15）。此时，临床特征的分析就显得非常重要。

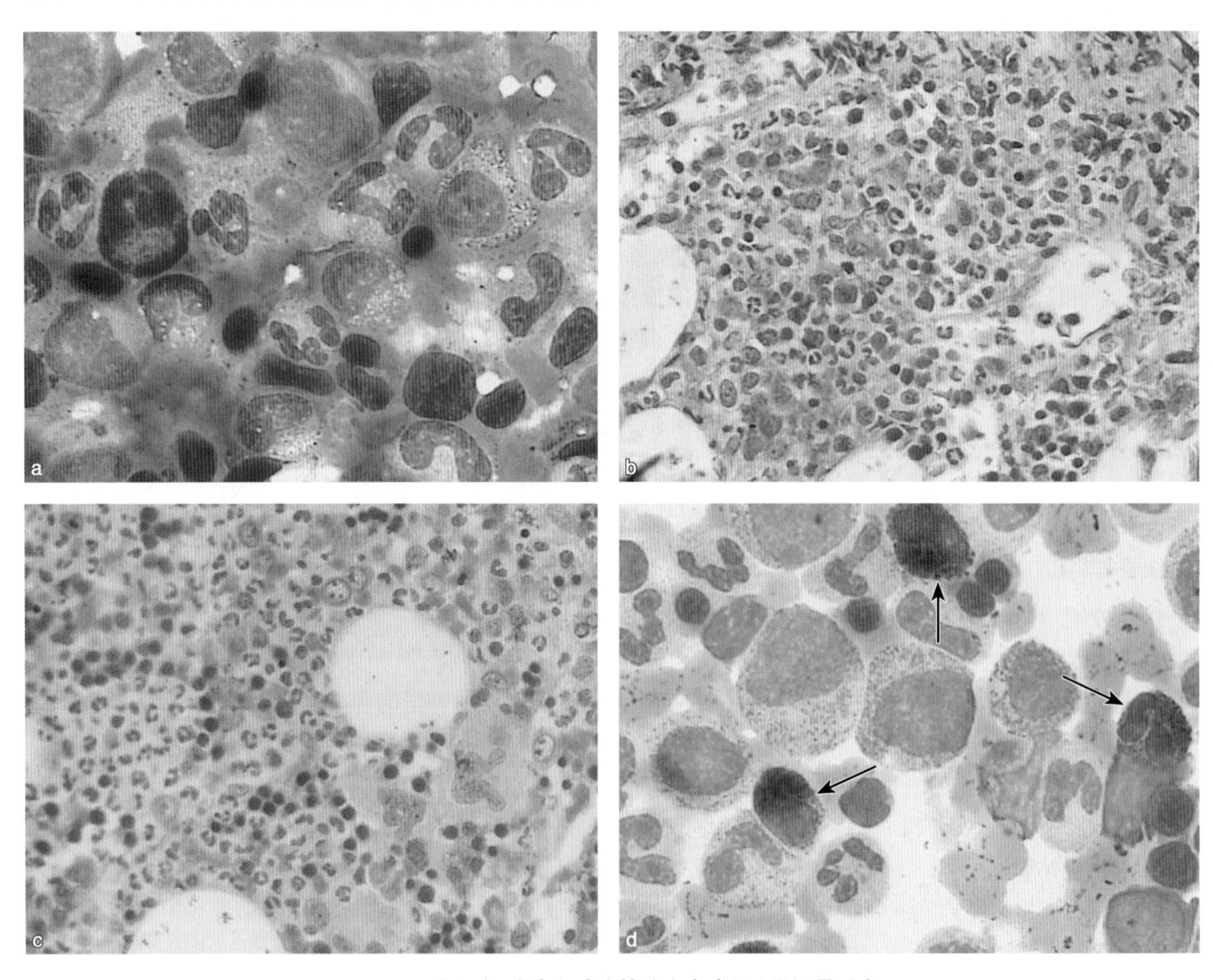

图 3-15 **Still 病、感染和肿瘤转移患者类似 MPN 骨髓象**

a 为 Still 病骨髓印片，粒系细胞明显增多；b 为 a 患者骨髓切片，粒系为主造血细胞增殖；c 为感染所致的粒细胞和巨核细胞显著增生，类似 MPN 改变；d 为肿瘤转移患者类似 CML 表现（外周血白细胞高达 60×10^9/L）的骨髓涂片象（箭头指处为 3 个嗜碱性粒细胞）

生理性变化所致的基础改变(年龄与血液)也应引起重视。如新生儿至青少年的生长发育中,血液红细胞、白细胞和淋巴细胞的波动性变化,至成人时的相对稳定状态。中老年后,又可出现一些变化,如淋巴细胞趋高,骨髓造血有向心性萎缩趋向,40 岁以上者的髂骨骨髓可发生明显的脂肪化。当中老年患者中,出现与年龄不相符的造血增殖时,多为造血肿瘤,尤其是 MPN、MDS-MPN。

初筛是血液病还是非血液病方面。通常,形态学检查的第一步不是镜检,而是将已有的临床表现和其他信息进行归纳。结合临床和血象的意义,包括询问病况和病史中获得的额外的信息,运用自己的经验和实践,初步判断病人所患的是不是血液病;确定形态学检查的主要目的或检查的侧重点,与临床要求解决的诊断或需要排除的疾病是否一致。如考虑初诊患者为感染性疾病,在骨髓检查时除了重点注意感染相关的细胞外,还需要评判细胞学的变化是否存在血液病所致的继发性感染。又如有水肿及尿常规和肾功能改变伴血细胞异常的幼儿和青年患者,可先疑似为继发性血细胞异常;若为中老年者则注意有无 PCM 等血液病所致的肾损害。关节肿痛和自身抗体阳性伴血细胞异常者,也可先考虑非血液病所致。慢性肝病以及其他器质性疾病伴有的血液学异常多是继发性。反之,以慢性贫血为主征者,皮肤瘀点和/或黏膜出血者,无明显原因的脾大伴血液异常者,伴明显肝脾和/或淋巴结肿大的发热者,无明显原因的白细胞增高(包括淋巴细胞增高)和/或血小板增高的中老年患者,原发的血液病可能性大。继发性血液病的原发疾病明显,因果关系基本明确,表现的血液学症状不如原发性血液病突出。但也有例外。因形态学特殊性又需要血液病临床处理的,按血液病诊断的思路进行。这些较为例外的有消化道疾病等慢性出血所致的 IDA,药物等所致的粒细胞缺乏症、慢性肝病等所致的脾功能亢进、自身免疫性疾病引起的 HA 等。经过初筛,对多数病人是否患有血液病会有较为清晰的轮廓,一部分患者的病因可基本明了。通过检查和分析,还可从复杂的病况或实验资料中找出问题所在,或明确形态学检验的目的,对于考虑什么、鉴别什么,尽可能心中有数。如未见明显原因的脾大和白细胞显著增高,首先考虑为 CML 或 CLL 等白血病,而不考虑类白血病反应等白细胞增多症,因类白血病反应几乎都有明确的病因和相关体征;以单纯血小板减少伴肢体瘀点为主要体征者多为原发性 ITP。

第四章

其他学科基础

骨髓细胞学和组织病理学诊断是灵活性和难度均大的形态学诊断，负责检验和诊断的医师既要保证检验的准确性并作出适当的诊断，又要协助临床解释检验结果的合理意义。因此，做好这一项工作，除了5~10年以上的实践外，还需要具备细胞学与病理学诊断的基础。它涉及多个学科，包括临床医学基础、细胞学基础、组织学基础、免疫学基础、细胞遗传学基础、细胞分子生物学基础和心理医学基础等。除了首要的临床基础外，最重要的是细胞免疫学、细胞遗传学和细胞分子学。这些学科是与血液形态学诊断互补性、相关性最强和最密切的学科。多学科的渗透和交叉，既给形态学本身提出了更高的要求，也给形态学以重新评估和矫正的动力。

第一节　细胞免疫学

担负和执行免疫效应或组成免疫系统的细胞几乎都来自造血细胞，免疫学与血液学是紧密地交织在一起的学科。在血液病的诊断上也一样，流式细胞和骨髓免疫组化的免疫表型，成为形态学外的另一个最重要和最基本的诊断项目。这里重点介绍流式免疫表型检测的基本方法及其在诊断中的意义。免疫固定电泳技术及其意义见第三十一章。

一、流式检测方法和诊断上的优势

流式细胞仪采用激光作为激发光源，利用荧光染料与单克隆抗体技术结合的标记技术，保证了结果的灵敏度和特异性；强大的计算机系统对单细胞多参数的分析处理，保证了结果的正确性。在方法上，对单个有核细胞进行大数据、多参数定量分析，自动化效率高，检测快速，定性优势强，灵敏度高，如检测残留病灶细胞，灵敏度高达$1/10^{4\sim6}$。用于流式细胞免疫表型检测的单抗种类多，有CD分类号的300多种，没有CD编号的也很多。

在诊断上，可以可靠地评判白血病细胞或淋巴瘤细胞的系列、类型和克隆性，骨髓增生异常综合征(myelodysplastic syndromes，MDS)的表达紊乱，浆细胞病的良恶性增殖等，可以对血液肿瘤作出明确的诊断或进一步的细化诊断与分类，还可评判预后、了解疾病机制、提供靶向治疗信息等诸多方面。

二、标本种类与要求

流式检测最常见的样本是骨髓，其次为外周血，脑脊液、胸腹腔积液以及淋巴结和脾脏等组织细胞混悬液标本。

1. 骨髓和外周血　抽取后立刻置于EDTA或肝素抗凝抗凝管中，颠倒混匀8~10次，要求18~25℃下尽快送检，标本尽量在24小时内处理。若不能及时处理，建议置于4℃环境内保存，检测前1小时将标本置于室温待其温度恢复，由于骨髓中含有细小组织影响仪器检测，需要将样本用40μm孔径细胞滤网过滤后使用。

2. 脑脊液、胸腔积液、腹水　新鲜抽取的体液若在2小时内检测，除脑脊液外需要抗凝，建议用EDTA抗凝管或肝素抗凝管保存，要求18~25℃下需尽快送检。样本经1 500~2 000r/m×5分钟，离心后弃去上清液，留取沉渣可以直接检测。若样本不能在2小时内检测，需要将新鲜抽取的样本置于EDTA或肝素抗

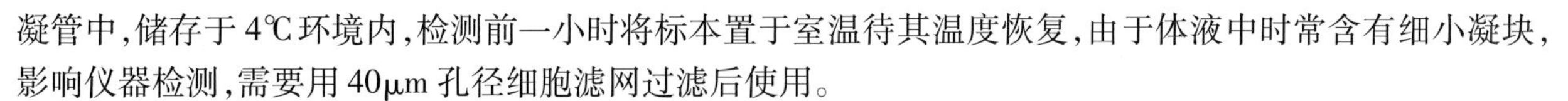

凝管中，储存于4℃环境内，检测前一小时将标本置于室温待其温度恢复，由于体液中时常含有细小凝块，影响仪器检测，需要用40μm孔径细胞滤网过滤后使用。

3. 淋巴结等实体组织　实体组织离体后需要立刻置于生理盐水中，也可以置于PBS缓冲液或置于专用保存管中，若红细胞较多，可以加入少量抗凝剂，要求18~25℃下需尽快送检。标本尽量在24小时内处理，若未能及时处理，建议置于4℃环境内保存，检测前一小时将标本置于室温待其温度恢复。实体组织经处理后制备成细胞悬液，并用40μm孔径细胞滤网过滤。

三、免疫表型和图形异常与血液病

正常造血细胞不同阶段的抗原表达呈现规律性变化，但患疾病时会出现异常表达。如某一阶段的细胞某些抗原表达增高或减低、某些抗原表达缺失或伴随（跨阶段或跨系列抗原表达）。这种情况下，图像位置常无改变，常见于MDS。异常表达如HLA-DR（表达增强），CD33缺失或减弱；CD13/CD11b分化模式异常、CD13/CD16分化模式异常、CD15表达异常；单核细胞常出现CD14、CD13、CD33表达异常；CD16表达缺失等。一例原始细胞增多的案例分析见图4-1。

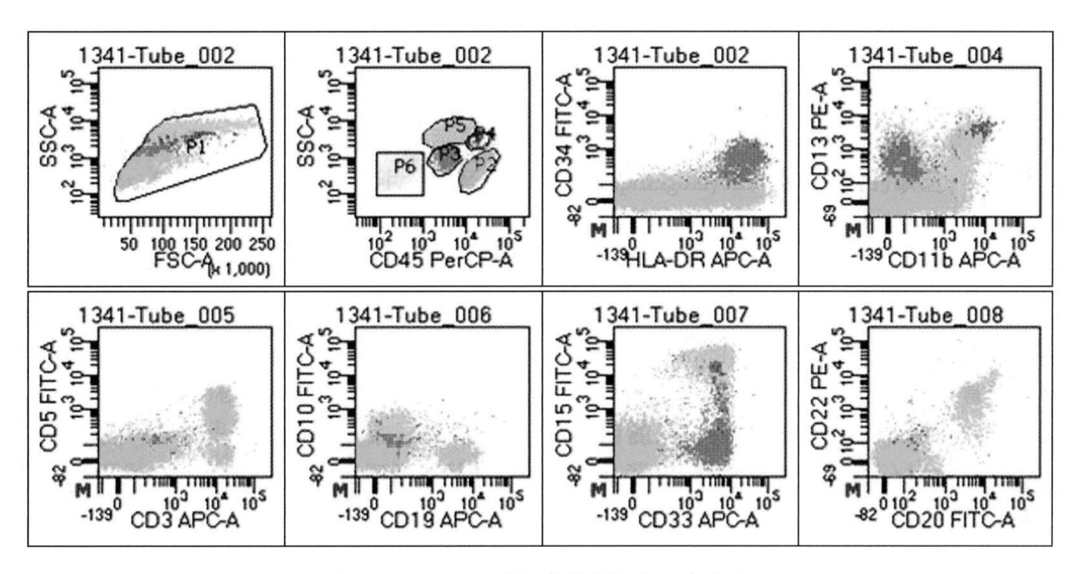

图4-1　**一例原始细胞增多流式图像分析**

检测白血病免疫表型20种单抗和图形分析，检测到P3群原始细胞比例增高，占有核细胞计数10.0%，CD117、CD34、HLA-DR、CD13、CD33阳性，CD19、CD7、CD3等阴性，示髓系原始细胞免疫表型（MDS）；P5群粒细胞占62.8%，CD13、CD11b、CD16表达异常，在SSC/FSC位置上偏低，示颗粒减少

正常人外周血细胞、骨髓细胞最终在流式细胞仪上呈现出的散点图有类似性，若异常细胞较多，则在图形上出现明显可见的图形异常，常在原始细胞区域、CD45阴性区域出现异常细胞群（图4-2）。

四、质控、管理、形态学关系及诊断模式

流式细胞仪检测的数据和结果要保证准确无误，参考《中国医药行业标准YY/T 0588-2017流式细胞仪》及《ISO15189质量体系》，主要包括仪器和人员两个方面。仪器方面，根据《中国医药行业标准YY/T 0588-2017流式细胞仪》规定，要求流式细胞仪的质量控制包括荧光灵敏度、荧光线性、前向角散射光检测灵敏度、仪器分辨率、前向角散射光和侧向角散射光分辨率、表面标记物检测准确性、表面标记物检测的重复性、携带污染率等，按要求检测校准、并符合规定、规范和标准。人员方面，有仪器厂家的培训合格证及相应的授权，以及一年一度的人员能力评估，包括仪器的理论考核、实践考核以及人员间的比对等。

从整体上看，流式检测的免疫表型与细胞形态学都属于血液肿瘤诊断的基本项目，两者的互补优势极其显著（详见第二章）。迪安诊断从2014年起执行两者互补的实用性适用性诊断至今，取得了非常好的诊断效果和临床满意度。实施这一诊断模式首先是将流式实验室与形态学实验室合并为一个科室，便于管

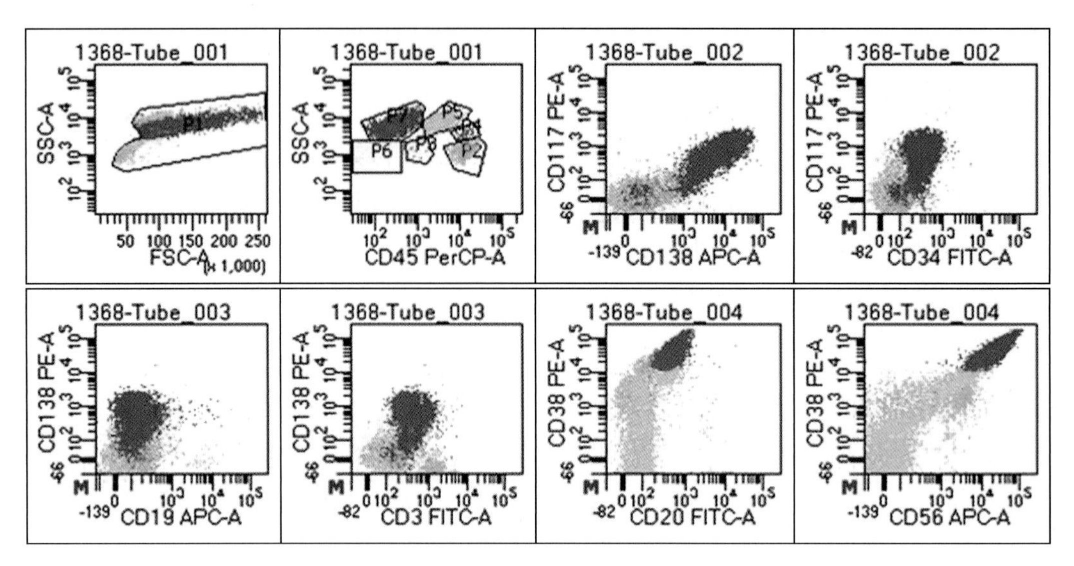

图 4-2 **CD45 阴性区域见异常细胞群**

检测到 P7 群异常细胞占有核细胞计数的 46.0%，CD138、CD117、CD38、CD56 阳性，CD19、CD20、CD3 等阴性，示异常浆细胞免疫表型，符合浆细胞骨髓瘤免疫表型象

理和协调；规定形态学工作者需要了解流式等检测技术的基础，熟悉常用单抗反应特性及常见疾病的免疫表型特征。规定流式检查需要了解形态学及其相关的基础，也需要掌握血液病诊断标准，尤其是 WHO 在不断更新的造血和淋巴组织肿瘤诊断标准。除了每日因需交流外，科内定期进行案例分析与探讨。规定每一份流式标本都需要进行有核细胞计数。骨髓有核细胞计数的意义：①可以准确计数骨髓中有核细胞的数量，有效提高与单克隆荧光抗体及相应抗原结合的特异性和准确性；②可以提高单克隆抗体选择的准确性，避免盲目选择抗体。规定每一份标本都应制片 3 张，2 张 Wright-Giemsa 染色，1 张备用，必要时做细胞化学染色；如显微镜下根据原始细胞比例和形态，可以提前预判是否为白血病等血液肿瘤及其系列，可提前加做相关抗体，有效提高工作效率。规定流式检测数据分析必须与同步的形态学镜检互补（图 4-3），两者的结果又必须与临床特征相联系；如果发现两者中一个项目不符或诊断证据尚有欠缺，必须查明原因（如增加单抗验证或提供进一步的依据；或是形态学问题，如小原始粒细胞不注意误认为淋巴细胞）；最后经审核发出诊断报告。

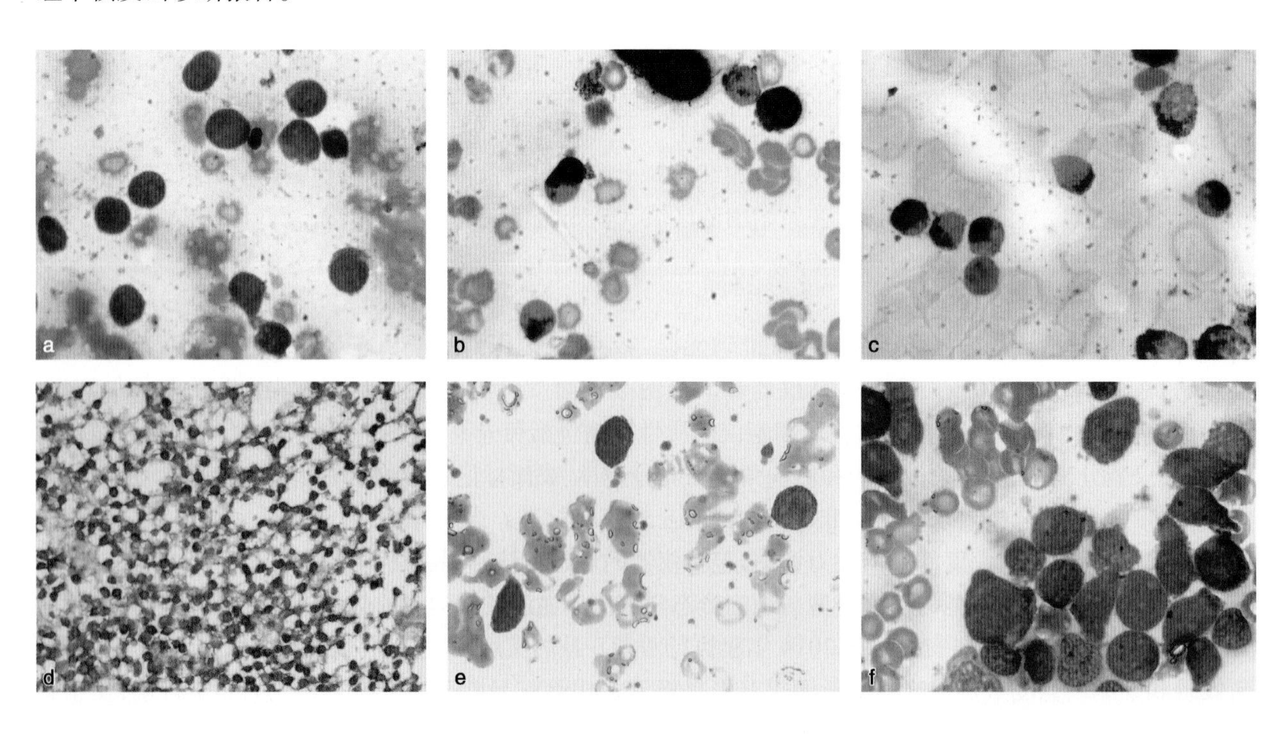

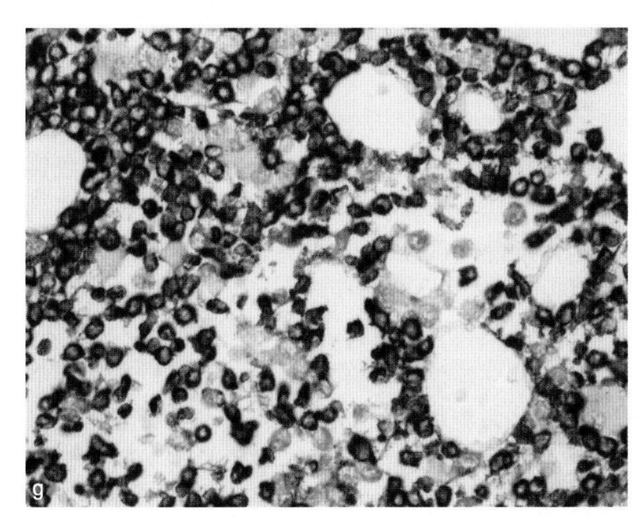

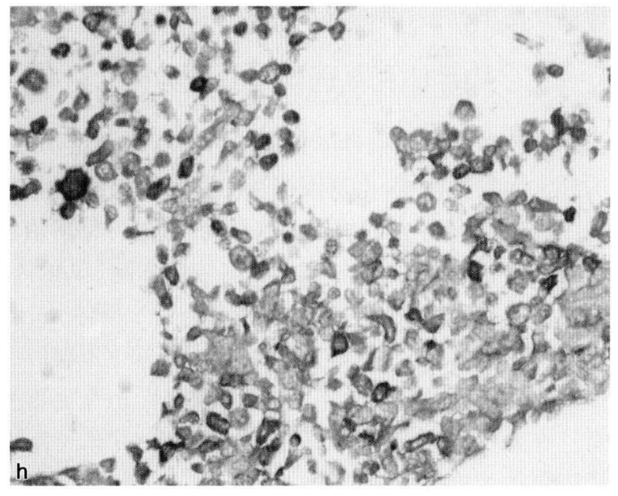

图 4-3　2 例形态学与免疫表型不一的 AML

a~d 为一例细胞化学 MPO 和 SBB 阳性而流式和免疫组化 MPO 等阴性 AML，骨髓涂片，白血病性原幼细胞偏小，少量胞质位于一侧，大多见不易察觉的浅紫红色细颗粒（a），MPO（b）和 SBB（c）阳性，骨髓切片形态学与骨髓涂片相同，免疫组化仅为 CD33 阳性（d），包括流式检测 CD34、HLA-DR、CD117、MPO 及 B、T 系列 2 次结果阴性，后续核型正常和 30 种白血病融合基因阴性。e~g 为另一例 MPO 阴性有淋系（T/NK）形态学而流式和骨髓免疫组化为髓系表型 AML，血片（e）和骨髓涂片（f）原始细胞多不规则状，MPO 阴性，免疫组化 CD34（g）和 CD33（h）阳性，流式髓系免疫表型 CD34、CD117、HLA-DR、CD33、MPO 阳性

第二节　细胞遗传学与分子学

血液肿瘤由于标本易于采集、染色体畸变类型单一而易于识别，成为肿瘤遗传学研究最先突破的领域。WHO 分类认为，一种疾病类型的遗传学变化可能有高度的特异性，或者在一定程度上决定疾病的预后。因此，血液肿瘤诊断需要进行染色体和分子分析以确定患者细胞遗传学和分子学特征。有以下三种情况之一者，分类为独立的血液肿瘤遗传学病种：①与独特的临床或表型特征相关；②有生物学独特性；③具有重要的预后意义。

一、检查方法

细胞遗传学检查首先要制备染色体，然后作染色体分析。方法包括：非显带技术、显带技术、高分辨技术、姐妹染色单体互换技术等技术。染色体杂交技术（FISH、SKY 等）使用分子探针，是细胞遗传学与分子学相结合的分子细胞遗传学（molecular cytogenetics）技术。

分子学检查的主要技术平台包括聚合酶链反应（polymerase chain reaction，PCR）、基因芯片及基因测序等。基因测序（sequencing）是测定 DNA 中 4 种核苷酸及其表观遗传修饰的变体（尤其是 5-甲基胞嘧啶）序列的一种技术。在许多方面，DNA 测序直接获得待测标本的遗传密码，而后者是其他一切生物学和临床行为的核心。因此基因测序是最确定性的分子学技术。其他技术，如探针杂交、限制性核酸内切酶消化甚至 PCR，都是替代试验，其结果最终取决于目标 DNA 的序列。在方法上，传统的化学降解法、双脱氧链终止法以及在它们基础上发展的各种 DNA 测序技术统称为第一代 DNA 测序技术。第二代测序技术以罗氏公司的焦磷酸测序法、Illumina 公司的可逆链终止物和合成测序法技术以及 ABI 公司的连接测序法为代表。第三代测序技术以赫利克斯公司的单分子测序技术、太平洋生物科学公司的实时单分子测序技术和牛津纳米孔公司的纳米孔单分子测序技术为代表。测序技术正在向着高通量、低成本、长读取长度的方向发展。由于测序能精确到单个碱基的变化，已是突变分析的金标准，在血液病的精细诊断中发挥重要作用。

细胞遗传学和分子学方法的长处与不足（见第二章）、方法的基本原理及其在血液肿瘤中的应用意义详见叶向军、卢兴国主编人民卫生出版社 2015 年出版的《血液病分子诊断学》。

二、染色体和基因异常的种类

染色体异常是染色体数量和结构发生的变异，又称染色体畸变。由于基因位于染色体上，它随染色体的异常而发生改变，由基因控制的遗传性状也发生相应的变化。

1. 染色体异常的种类　数目变化包括：①多倍体，细胞内染色体数目成倍增加，多倍体和单倍体两者又合称为整倍体；血液肿瘤常见多倍体细胞，单倍体不见，近单倍体在 ALL 中可见。②非整倍体，为染色体数目增减不是成倍，少于 46 条者为亚二倍体，如果缺少某一条染色体为单体；少于 69 条者为亚三倍体；多于 46 条者为超二倍体，如果多出一条染色体则为三体；白血病非整倍体相当普遍。③嵌合体，为同一个体具有两种或两种以上不同核型的细胞，分为性染色体嵌合体和常染色体嵌合体，常见于先天性异常的患者。在恶性肿瘤中，肿瘤细胞的核型改变不算嵌合体。染色体结构变化包括断裂和裂隙，缺失，易位（是人类染色体结构畸变最常见的形式，也是白血病中非常普遍的染色体异常），倒位，等臂染色体，环状染色体。

从发病意义上看，染色体数量和结构异常分为原发性和继发性染色体异常。原发性异常为核型分析时只发现一种异常染色体克隆，并且在某一类型白血病中非随机性出现，被视为细胞恶性转化的根源。它发生于疾病早期，往往单独存在，和白血病的细胞学、免疫学改变相关，对该白血病的发生、发展以及表型有重要影响。如 CML 的 Ph 染色体，急性早幼粒细胞白血病（acute promyelocytic leukemia，APL）的 t（15；17）。继发性或额外的异常是伴随原发性异常或在疾病进展过程中由于克隆演变而出现的，大多为复杂异常，往往和原发性畸变相伴，可预示疾病进展或预示白血病恶性程度高、耐药性增强，或表示病情更趋恶化，如 CML 急变期出现的+8、i（17q），AML 的三体（如+8 和+21）、单体（如-5 和-7）、缺失（如 5q-和 7q-）。

有些染色体异常与血液常规指标有关，如有-7、16q22 或者 11q23 染色体异常的患者，初诊时外周血白细胞较高，而伴有 t（15；17）和 t（8；21）的患者，初发时白细胞计数较低。伴有 inv（3）或 t（3；3）的患者初发时血小板数较高，而伴有 t（15；17）和 t（8；21）血小板较低。血红蛋白浓度在 t（15；17）患者中较高，t（8；21）患者中较低。t（7；11）AML 骨髓中易见病态造血细胞。有的与病情有关，如在病情中又增添了新的异常染色体，提示发生了克隆性核型的演变，意味着疾病进展；在完全缓解后重新出现原有的异常核型，提示白血病复发。以染色体序号总结染色体异常与大类血液肿瘤见表 4-1。染色体记述符号与倍体变化含义、结构异常类型、带型与区带标示与意义等详见卢兴国主编的《造血和淋巴组织肿瘤现代诊断学》。

表 4-1　染色体异常与血液肿瘤

畸变类型	血液肿瘤	畸变类型	血液肿瘤
t（1；2）（p36；p21）	MDS、T-ALL	t（1；14）（q21；q32）	ALL、淋巴瘤
t（1；3）（p36；q21）	先前有 MDS 的 AML、ALL、MDS	t（1；16）（p31；q24）	红白血病
t（1；3）（p32；p21）	T-ALL	t（1；17）（p11；p11）	CML 急变
t（1；5）（p32；q31）	T-ALL	t（1；17）（p36；q21）	AML
t（1；6）（p36；p21）	MDS、AML	t（1；19）（q23；p13.3）/der（19）t（1；19）（q23；p13.3）	前 B-ALL
t（1；7）（p11；p11）	MPN、MDS、AML		
t（1；7）（p32；q34）	T-ALL		
t（1；7）（p36；q34）	AML	t（1；21）（p36；q22）	t-AML
t（1；11）（p23；q23）	ALL-L1 和 L2	t（1；22）（p13.3；q13.3）	非唐氏综合征 AMKL
t（1；11）（q21；q23）	ALL-L1 和 L2	t（1；22）（q21；q11）	NHL 和 ALL
t（1；11）（p32；q23）	ALL-L1 和 L2，M4、M5	inv（2）	间变性大细胞淋巴瘤
t（1；14）（p32；q11）	T-ALL	t（2；3）（p12；q27）	DLBCL
t（1；14）（p22；q32）	MALT 淋巴瘤	t（2；3）（p21-23；q26）	AML，有巨核系病态造血

续表

畸变类型	血液肿瘤
t(2;3)(p23;q21)	间变性大细胞淋巴瘤
t(2;5)(p23;q35)	间变性大细胞淋巴瘤
t(2;8)(p12;q24)	Burkitt 淋巴瘤、ALL-L3
t(2;11)(p21;q23)	MDS、AML-MRC
t(2;11)(q31;p15)	AML-M4
t(2;11)(q37;q23)	t-AML
t(2;14)(p13;q32)	CLL
t(2;17)(p23;q23)	ALK+DLBCL
t(2;17)(p23;q25)	ALK+DLBCL
t(2;22)(p23;q11.2)	ALCL
+3	浆细胞骨髓瘤、ATLL
inv3(q21.3q26.2)/t(3;3)(q21.3;q26.2)	AML、MDS
ins(3;3)(q26;q21~q26)	AML、MDS、MPN
del(3)(p13)	B-幼淋巴细胞白血病
t(3;1)(q26;q22)	MPN
t(3;5)(q25;q35)	AML-MRC、MDS
t(3;12)(q26;p13)	AML-MRC(巨核系病态造血)、MDS
t(3;14)(p21;q32)	淋巴瘤
t(3;17)(q26;q22)	MPN
t(3;21)(q26;q22)	t-AML、AML-MRC
+4	原发的 AML-M0、M1
t(4;11)(q21;q23)	ALL-L1 和 L2、M4 和 M5
t(4;12)(q12;p13)	AML-M0、M1
t(4;14)(p16.3;q32)	浆细胞骨髓瘤
+5	浆细胞骨髓瘤
-5	MDS、AML
del(5q)	MDS、AML、
t(5;9)(q22;q34)	ALL
t(5;11)(q31;q23)	AML-M4、M5
t(5;11)(q35;p15)	原发 AML-M4、M5
t(5;12)(q32;p13.2)	CMML
t(5;14)(q31.1;q32.3)	B-ALL
t(5;14)(q35;q32)	T-ALL
t(5;17)(q22;q12)	AML-M3(APL)
t(5;17)(q32;q12)	APL 变异型
t(5;17)(q35;q21)	APL 变异型,无 Auer 小体
del(6)(p24-p23)	T 细胞淋巴瘤
del(6q)	FL、CLL、DLBCL、MZL、T/NK 细胞白血病/淋巴瘤、ALL
del(6)(q15q21)	ATLL、B-PLL
del(6)(q23q25)	ALL
t(6;9)(p22;q34.1)	原发 AML-M2
t(6;11)(q27;q23)	原发 AML-M4、M5
t(6;12)(q15;q16)	B-幼淋巴细胞白血病
t(6;12)(q15;p13)	B-幼淋巴细胞白血病
t(6;14)(p22;q32)	浆细胞骨髓瘤
t(6;14)(p25;q32)	浆细胞骨髓瘤
-7/del(7q)	AML、MDS、ALL、MPN、SMZL、LPL、CLL/SLL
+7	浆细胞骨髓瘤
i(7q)	肝脾 γδT-细胞淋巴瘤
inv(7)(p15q34)/t(7;7)(p15;q34)	T-ALL
t(7;11)(p15;p15)	原发 AML-M2
t(7;12)(q36;p13)	AML-M0、M1
+8	AML、CML 急变
inv(8)(p11q13)	AML
t(8;9)(p11;q34)	MPN
t(8;14)(q22;q32)	淋巴瘤
t(8;14)(q24.1;q32.3)	Burkitt 淋巴瘤、ALL-L3
t(8;16)(p11;p13)	AML
t(8;21)(q22;q22)	AML-M2
t(8;22)(p11;q13)	AML
t(8;22)(q24;q11)	淋巴瘤、Burkitt 淋巴瘤、ALL-L3
del(9q)	AML
del(9p)	ALL、CML 急变期、MCL、DLBCL
+9	PV、浆细胞骨髓瘤
t(9;11)(p21.3;q23.3)	AML-M4、M5
t(9;14)(p13;q32)	浆细胞骨髓瘤
t(9;22)(q34;q11)	CML、ALL、AML
+10	AML-M0、M1
t(10;11)(p12;q14)	AML-M0、M1

续表

畸变类型	血液肿瘤
t(10;11)(q21;q23)	原发 AML-M4、M5
t(10;14)(q24;q11)	T-ALL
t(10;16)(q22;p13)	AML-M4、M5
+11	AML-M1、M2、MDS、骨髓瘤
inv(11)(p15q22)	MDS、AML、CML 进展
del(11q)	CLL、MCL、DLBCL、AML、MDS、ALL、MPN、T-幼淋巴细胞白血病
11q+	AML-M0、M1
t(11;12)(p15;p13)	非唐氏综合征 AMKL
t(11;12)(p15;q13)	AML-M2
t(11;14)(p13;q13)	T-ALL
t(11;14)(q13.3;q32.3)	淋巴瘤、CLL、骨髓瘤及其白血病
t(11;14)(q23;q32)	ALL-L1 和 L2
t(11;16)(q23;p13)	t-AML、AML-M4、M5
t(11;17)(q23;q12)	AML-M4、M5
t(11;17)(q23;q21)	APL 变异型
t(11;17)(q23;q25)	AML-M4、M5
t(11;19)(q23;p13.1)	ALL-L1 和 L2
t(11;19)(q23;p13.3)	ALL-L1 和 L2
t(11;20)(p15;q12)	AML-M2、t-AML
t(11;22)(q23;q11)	AML-M4
t(11;22)(q24;q12)	浆细胞骨髓瘤
del(12p)	MPN、ALL、MDS、AML、NHL
inv(12)	MDS、AML、ALL、MPN、淋巴瘤、CML 急变
dup(12)(q13-q22)	淋巴瘤
+12	MCL、CLL、FL、MZBL
t(12;21)(p13.2;q22.1)	B-ALL
t(12;22)(p13;q12)	AML
+13	AML-M0
del(13q)/-13	MPN、MCL、浆细胞骨髓瘤
t(13;14)(q22;q32)	CLL
del(14)(q22-q32)	多毛细胞白血病
inv(14)(q11q32)	T-幼淋巴细胞白血病
t(14;14)(q11;q12;q23)	ATLL
t(14;16)(q32;q22-23)	浆细胞骨髓瘤
t(14;17)(q32;q23)	CLL
t(14;18)(q32.3;q21.3)	淋巴瘤、浆细胞骨髓瘤
t(14;19)(q32;q13)	CLL
t(15;17)(q22;q21)	APL 及其变异型
del(16)(q22)	AML-M4Eo、M4
inv(16)(p13.1q22)/t(16;16)(p13.1;q22)*	AML-M4Eo、CML
inv(16)(p13q24)	非唐氏综合征 AMKL
t(16;16)(p13;q22)	AML-M4、M4Eo
t(16;21)(p11;q22)	AML-M2、M1
t(16;21)(q24;q22)	t-AML
del(17p)/-17	淋巴瘤、CLL、MDS、AML、CML 进展
i(17)	CML 急变、MDS、AML、淋巴瘤
del(20q)	AML、MDS、MPN
+21	ALL-L1 和 L2、AML
+22	AML
t(X;2)	间变性大细胞淋巴瘤
t(X;6)(p11;q23)	急性嗜碱性粒细胞白血病
t(X;7)(q28;q35)	T-幼淋巴细胞白血病
t(X;11)	AML、T-ALL
t(X;14)(q28;q11.2)	T-幼淋巴细胞白血病
-Y	AML
t(Y;1)(q12;q12)	MDS

ALL 为急性淋巴细胞白血病，AML 为急性髓细胞白血病，AMKL 急性巨核细胞白血病，ATLL 为成人 T 细胞白血病/淋巴瘤，CLL 为慢性淋巴细胞白血病，CML 为慢性髓细胞白血病，CMML 为慢性粒单细胞白血病，DLBCL 为弥漫性大 B 细胞淋巴瘤，FL 为滤泡淋巴瘤，LPL 为淋巴浆细胞淋巴瘤，MPN 为骨髓增殖性肿瘤，MDS 为骨髓增生异常综合征，MZL 为边缘区 B 细胞淋巴瘤，t-AML 为治疗相关急性髓细胞白血病

2. 基因异常的种类　有基因重排、基因扩增和基因突变，详见卢兴国主编的《白血病诊断学》。血液肿瘤中常见的一些基因突变见表 4-2。

3. 表观遗传学异常　表观遗传学（epigenetics）是研究 DNA-染色质结构改变与基因调控的相互关系，是不改变 DNA 核苷酸序列而对基因表达水平进行调控的机制，为分子学研究范围从肿瘤细胞基因变异（如 DNA 的序列突变、丢失、扩增和染色体易位）拓展到 DNA-染色质空间构型以及这些构型改变对细胞生

物行为的影响。如 DNA-染色质结构中 CpG 序列胞嘧啶的甲基化(methylation)与脱甲基化(demethylation);染色质主要成分组蛋白的乙酰化(acetylation)与脱乙酰化(deacetylation)。

表 4-2 基因突变与血液肿瘤

突变基因	染色体定位	主要血液肿瘤和应用
ANKRD26(锚蛋白重复结构域蛋白 26)基因	10p12.1	伴胚系 ANKRD26 突变的髓系肿瘤
ASXL1(附加性梳样 1)基因	20q11.1	见于 35%~44%的 CMML,20%~30%的 aCML 和 10%的 MDS-MPN-RS-T;还见于 10%~15%的 MDS,独立危险因子,与 OS 减低和进展为 AML 时间短相关
ATM(共济失调毛细血管扩张突变)基因	11q22.3	几乎所有散发 T 幼淋巴细胞白血病患者,为双等位基因失活;还见于 9%~10%的慢性淋巴细胞白血病
BRAF v-raf(鼠科肉瘤病毒癌基因同源物 B1)基因	7q34	几乎全部的多毛细胞白血病都有 *BRAF* V600E 突变,不见于多毛细胞白血病变异型或其他小 B 细胞淋巴肿瘤
CALR(钙网蛋白)基因	19p13.3-p13.2	见于 20%~25%的 ET 和原发性骨髓纤维化,协助骨髓增殖性肿瘤的诊断与鉴别
CARD11(半胱天冬酶募集结构域家族成员 11)基因	7p22	见于 9% 的活化型弥漫性大 B 细胞淋巴瘤(ABC-DLBCL)
CBL(Casitas B 细胞淋巴瘤)基因	11q23	见于 1%的 AML,NOS,纯合子突变见于 10%~15%的 JMML
CD79A(CD79a)基因	19q13.2	见于 20%的活化型弥漫性大 B 细胞淋巴瘤
CD79B(CD79b)基因	17q23	见于 20%的活化型弥漫性大 B 细胞淋巴瘤
CDKN2A(细胞周期素依赖性激酶抑制因子 2A)基因	9p21	T 淋巴细胞白血病常见该基因突变,CML 急淋变中也有 40%患者纯合子型缺失
CEBPA(CCAAT 增强子结合蛋白 α)基因双等位基因突变	19q13.1	多见于正常核型 AML 患者,预后良好
CEBPA(CCAAT 增强子结合蛋白 α)基因	19q13.1	伴胚系 *CEBPA* 突变 AML
CHD2(染色体螺旋蛋白 2)基因	15q26.1	见于 5%的淋巴细胞白血病
CNOT3(CCR4-NOT 非转录复合物亚单位 3)基因	19q13.4	抑癌基因,见于 3.8%原始 T 淋巴细胞白血病(T-ALL)
CREBBP(CREB 结合蛋白)基因	16p13.3	见于 2%的原始 B 淋巴细胞白血病
CSF3R(集落刺激因子 3 受体)基因	1p35-p34.3	见于 90%~100%的慢性中性粒细胞白血病,帮助诊断
DDX41[DEAD(天冬氨酸-谷氨酸-丙氨酸-天冬氨酸)盒多肽 41)基因	5q35.3	伴胚系 *DDX41* 突变髓系肿瘤
DNMT3A(DNA 甲基转移酶 3A)基因	2p23	见于 29%~36%核型正常的 AML 患者,与患者年龄大、M4 或 M5 类型和高白细胞计数等密切相关,缓解期和生存期均较短
ETNK1(乙醇胺激酶 1)基因	12p12.1	见于 3%~14%的 CMML,9%的 aCML
ETV6(ETS 变异 6)基因	12p13	见于 4%的原始 B 淋巴细胞白血病,还见于伴胚系 *ETV6* 突变髓系肿瘤
EZH2(Zeste 基因增强子同源物 2)基因	7q35-q36	见于 5%的 MDS,独立危险因子,与较短 OS 和预后差相关;也见于 20%~25%的滤泡淋巴瘤和 22%的生发中心型弥漫性大 B 细胞淋巴瘤
FAM46C(序列相似性家族 46 成员 C)基因	1p12	见于浆细胞骨髓瘤
FBXO11(F-box 蛋白 11)基因	2p16.3	见于弥漫性大 B 细胞淋巴瘤(DLBCL)、脾边缘区淋巴瘤(SMZL)

续表

突 变 基 因	染色体定位	主要血液肿瘤和应用
FLT3(FMS 样酪氨酸激酶 3)基因	13q12	见于 1/3 核型正常 AML 患者,见于 20%~25%的成人 AML 和 12%的儿童 AML,5%~10%的 CML 和 MDS。伴 *FLT3*-ITD 的 t(15;17)急性早幼粒细胞白血病(APL)多为微颗粒型,预后较差
GATA2(GATA 结合蛋白 2)基因	3q21.3	见于 10%的慢性粒细胞白血病患者,预后较 *RUNX1* 突变或无突变者差,还见于伴胚系 *GATA2* 突变髓系肿瘤
IDH1(异柠檬酸脱氢酶 1)基因	2q33.3	见于 4%~10%的 MDS,也见于早前 T 细胞 ALL(ETP ALL)
IDH2(异柠檬酸脱氢酶 2)基因	15q26.1	见于 4%~10%的 MDS,也见于早前 T 细胞 ALL
IKZF1(Ikaros 基因家族锌指蛋白 1)基因	7p12.2	见于 3%的原始 B 淋巴细胞白血病
IL7R(白介素 7 受体)基因	5p13	见于 *BCR-ABL1* 样急性原始淋巴细胞白血病(ALL)和早前 T 细胞 ALL
JAK1(Janus 激酶 1)基因	1p32.3-p31.3	见于 2%的原始 B 淋巴细胞白血病
JAK2(Janus 激酶 2)基因	9p24	见于 98% PV,50%~60% 的 ET、PMF 和 MDS-MPN-RS-T,也见于 1%~7%的 CMML、4%~8%的 aCML 和 9%的原始 B 淋巴细胞白血病
JAK3(Janus 激酶 3)基因	19p13.1	见于急性巨核细胞白血病、早前 T 细胞 ALL
KIT(哈迪氏-祖克曼氏 4 猫科肉瘤病毒致癌基因同源物)基因	4q11-12	见于 5%~10% AML,*KIT* 突变的 CBF 基因重排 AML 患者和 *FLT3*-ITD 突变的正常核型 AML 患者,复发风险比较高
KRAS(大鼠肉瘤 2 病毒癌基因同源物)基因	12p12.1	*NRAS* 和 *KRAS* 突变为常见的二次事件,见于 20%~30% AML,15%~20% MDS 和 CML,预后均差;也见于 20% aCML 和 20%~30%的 ALL
LRP1B(低密度脂蛋白受体相关蛋白 1B)基因	2q22.1-q22.2	见于 5%的慢性淋巴细胞白血病
MPL(骨髓增殖性白血病病毒癌基因,血小板生成素受体)基因	1p34	见于 5%的 ET 和原发性骨髓纤维化,帮助诊断骨髓增殖性肿瘤类型的诊断与鉴别
MYD88(髓系分化初级反应基因 88)基因	3p22	见于绝大多数 Waldenstrom 巨球蛋白血症,形态学联合 *MYD88* L265P 检测是淋巴浆细胞淋巴瘤的重要诊断标准。也见于 30%活化型 DLBCL
Ⅰ型神经纤维瘤(*NF1*)基因	17q12	见于 3%的原始 B 淋巴细胞白血病
NOTCH1(notch 蛋白同源物 1)基因	9q34.3	见于原始 T 淋巴细胞白血病和 12%的慢性淋巴细胞白血病
NOTCH2(notch 蛋白同源物 2)基因	1p13-p11	见于 20%~25%的脾性边缘区淋巴瘤,预后不良
NPM1(核磷蛋白)基因	5q35	见于核型正常 AML 的 50%患者,女性多见,骨髓原始细胞比例、乳酸脱氢酶、白细胞及血小板计数高,CD33 高表达,CD34 低表达或缺如。还常与 *FLT3*(ITD 或 TKD)突变共存,预后不良
NRAS(成神经细胞瘤 RAS 病毒(v-ras)癌基因同源物)基因	1p13.2	见 *KRAS*
NT5C2(5′-核苷酸酶 II)基因	10q24.32	见于复发急性原始淋巴细胞白血病
PAX5(配对盒基因 5)基因	9p13	见于 15%的原始 B 淋巴细胞白血病
PHF6(PHD 锌指蛋白 6)基因	Xq26.3	见于早前 T 细胞 ALL

续表

突变基因	染色体定位	主要血液肿瘤和应用
POT1(端粒保护蛋白1)基因	7q31.33	见于5%慢性淋巴细胞白血病
PRDM1(含PR结构域蛋白1)基因	6q21	见于25%的活化型弥漫性大B细胞淋巴瘤
PTPN11(非受体型蛋白酪氨酸磷酸酶11)基因	12q24.1	约见于35%的JMML,10%的MDS,6%的原始B淋巴细胞白血病和3%的AML
PTPRC(蛋白酪氨酸磷酸酶受体)基因	1q31-q32	见于原始T淋巴细胞白血病
RAD21(RAD21蛋白同源物)基因	8q24.11	见于AML
REL(V-Rel网状内皮增生病毒癌基因同源物)基因	2p13-p12	见于霍奇金淋巴瘤
RPL5(核糖体蛋白L5)基因	1p22.1	见于原始T淋巴细胞白血病
RPL10(核糖体蛋白L10)基因	Xq28	见于原始T淋巴细胞白血病
RUNX1(runt相关转录因子1)基因	21q22.3	AML伴*RUNX1*突变作为2017版WHO分类新的临时病种,预后较差
SETBP1(SET结合蛋白1)基因	18q21.1	见于25%的aCML,4%~15%的CMML
SF3B1(剪切因子3B亚基1)基因	2q33.1	见于15%~30%的MDS,与MDS-RS强相关;见于6%的CMML,80%~90% MDS-MPN-RS-T和10%的慢性淋巴细胞白血病
SH2B3(SH2B接头蛋白3)基因	12q24.12	见于骨髓增殖性肿瘤、原始B淋巴细胞白血病
SOCS1(细胞因子信号抑制物1)基因	16p13.13	见于霍奇金淋巴瘤、原发纵隔B细胞淋巴瘤
SRSF2(富精氨酸/丝氨酸剪接因子2)基因	17q25	见于40%~50% CMML,15%的MDS,1%的MDS-MPN-RS-T
STAT3(信号转导及转录激活蛋白3)基因	17q21.31	T-大颗粒淋巴细胞白血病
TBL1XR1(转导素β样1X连锁受体1)基因	3q26.32	见于2%的原始B淋巴细胞白血病
TET2(Tet原癌基因家族,成员2)基因	4q24	约见于原发AML的10%、非原发AML的25%,预后欠佳;见于20%的MDS,伴正常核型;见于50%~60%的CMML,30%的aCML,25%的MDS-MPN-RS-T
TNFAIP3(肿瘤坏死因子α诱导蛋白3)基因	6q23	见于霍奇金淋巴瘤、单克隆B细胞增多症、原发纵隔B细胞淋巴瘤
TNFRSF14(肿瘤坏死因子受体超家族成员14)基因	1p36.32	见于滤泡淋巴瘤
TP53(肿瘤蛋白p53)基因	17p13	见于多种血液肿瘤,预后差
U2AF1(U2小核RNA辅助因子1)基因	11p13	见于12%正常核型AML,与更小的年龄、较高的乳酸脱氢酶和白细胞计数,以及*FLT3*-ITD和*CEBPA*突变共存,这群患者有更低的完全缓解率和较差的无复发生存率、总体生存率
UBR5(泛素蛋白连接酶E3成分N-识别蛋白5)基因	21q22.3	见于慢性淋巴细胞白血病,见于8%的MDS
WT1(肾母细胞瘤基因1)	8q22	见于套细胞淋巴瘤
XPO1(输出蛋白1)基因	2p15	见于2.5%慢性淋巴细胞白血病
ZRSR2(CCCH型锌指,RNA结合基序和富含丝氨酸/精氨酸2)基因	Xp22.1	见于3% MDS,参与U2 snRNP组装/功能的早期步骤

CMML为慢性粒单细胞白血病,aCML为不典型慢性粒细胞白血病,MDS-MPN-RS-T为骨髓增生异常-骨髓增殖性肿瘤伴环形铁粒幼细胞和血小板增多,MDS为骨髓增生异常综合征,OS为总生存期,AML为急性髓细胞白血病,ET为特发性血小板增多症,JMML为幼年型粒单细胞白血病

表观遗传学研究主要包括四个方面:DNA 甲基化;组蛋白共价修饰(包括乙酰化、甲基化和磷酸化);核(小)体重塑和 microRNA。DNA 甲基化方面,发现较多的 AML、ALL 和 MDS 患者都有 *P15INK4b* 启动子区域的(过度)甲基化(在 APL 中提示预后不良,在 MDS 中提示疾病进展),ALL 中还见 *P21WAF1* 甲基化者预后不佳。如在第二章第二节中介绍的参与造血的 TEL 经组蛋白脱乙酰化而抑制转录,PML-RAR 通过阻遏物组蛋白脱乙酰化而抑制维 A 酸作用,AML1-ETO 通过 ETO 组蛋白脱乙酰化而瓦解 *AML1* 靶基因功能等,这些都是组蛋白脱乙酰化参与了白血病发生或影响了药物治疗效果的例子。microRNA 是近年认识的微小片段 RNA,通过与靶基因 mRNA 的结合抑制靶基因的翻译,参与造血肿瘤的发生,尤其是参与 CLL 的进展(microRNA 与 ZAP70 有关)。

三、染色体易位、基因重排与血液肿瘤

肿瘤的发生和演变是一个多因素参与的复杂的多步骤累积过程。在白血病发生中可能有至少两种不同的基因突变(包括点突变、基因重排以及表达异常)共同起作用。在基因激活异常中,染色体易位引起的基因重排是最常见者,可以分为酪氨酸激酶相关基因重排(以 CML 为代表)、混合系列白血病基因重排(以急性原始/单核细胞白血病、急性粒单细胞白血病和婴幼儿 ALL 为代表)、核心结合蛋白基因重排(以 AML 伴成熟型和急性粒单细胞白血病伴嗜酸性粒细胞增多为代表)、维 A 酸 A 基因重排(以 APL 为代表)、核孔蛋白基因重排(多见于 AML 伴成熟型、急性粒单细胞白血病和治疗相关白血病)、核磷酸蛋白基因重排(见于 APL 和间变性大细胞淋巴瘤)、*Ig* 基因重排(以 B-ALL 为代表)和 *TCR* 基因重排(以 T-ALL 为代表)等,详见卢兴国和叶向军等编著的《白血病诊断学》。总结的形态与免疫表型和细胞遗传学与基因重排类型之间的关系见表 4-3 和表 4-4。

表 4-3 AML 形态学、染色体核型与基因重排(融合)表型

形态学(免疫表型)类型	遗传学表型	重排(融合)基因表型
M0	t(10;11)(p13;q14)	*CALM-AF10*
M1	t(9;22)(q34;q11)	*BCR-ABL1*
	t(6;9)(p23;q34)	*DEK-NUP214(CAN)*
M2	t(8;21)(q22;q22)	*RUNX1-RUNX1T1(AML1-MTG8/ETO)*
	t(9;22)(q34;q11)	*BCR-ABL1*
	t(6;9)(p23;q34)	*RUNX1-RUNX1T1*
	t(7;11)(p15;p15)	*NUP98-HOXA9*
	t(10;11)(p12-14;q23)	*AF10-KMT2A*
	t(1;12)(q21;p13)	ETV6(*TEL*)-*ARNT*
	t(19;21)(q13;q22)	*RUNX1(AML1)-APM19*
M3	t(15;17)(q22;q12)	*PML-RARA*
	t(5;17)(q35/q32;q21)	*NPM1-RARA*
	t(11;17)(q23;q21)	*PLZF-RARA*
	t(11;17)(q13;q21)	*NuMA-RARA*
	dup(17)(q21.3q23)	*STAT5b-RARA*
M4Eo	inv(16)(p13q22)	*CBFB-MYH11*
	t(16;16)(p13;q22)	*CBFB-MYH11*
M4	t(6;9)(p23;q34)	*DEK-NUP214*
	t(8;21)(q22;q22)	*RUNX1-RUNX1T1*

续表

形态学(免疫表型)类型	遗传学表型	重排(融合)基因表型
	t(7;11)(p15;p15)	*NUP98-HOXA9*
	t(8;16)(p11;p13)	*MOZ-CBP*
M5	t(11;19)(q23;p13)	*KMT2A(MLL/ALL1)-ENL*
	t(4;11)(q21;q23)	*KMT2A-AF4*
	t(8;16)(p11;p13)	*MOZ-CBP*
M5a	t(9;11)(p21-22;q23)	*KMT2A-MLLT3(AF9)*
M6	t(3;5)(q25/35;q35.1)	*NPM1-MLF1*
M7	t(1;22)(p13;q13)	*RBM15(OTT)-MKL1(MAL)*
	t(3;3)(q21.3;q26.2)	*GATA2,MECOM(EVI1-RBN1)*
	inv(3)(q21.3q26.2)	*GATA2,MECOM*
AML(未分类型)	t(12;22)(p13;q11)	*ETV6-MN1*
	t(16;21)(p11;q22)	*FUS-ERG*
	t(16;21)(q24;q22)	*RUNX1-MTG16*
	inv(8)(p11q13)	*MOZ-TIF2*
	t(11;16)(q23;p13)	*KMT2A-CBP*
	t(11;22)(q23;q13)	*KMT2A-P300*
	t(2;11)(q31;p15)	*NUP98-HOXD13*
	inv(11)(p15q31)	*NUP98-DDX10*
	t(1;11)(q23;p15)	*NUP98-PMX1*
	t(9;9)(q34;q34)	*SET-NUP214*
	t(9;12)(q34;p13)	*ETV6-ABL1*
	t(6;11)(q27;q23)	*KMT2A-AF6*
	t(5;14)(q33;q32)	*CEV14-PDGFRB*

重排基因括号内表示前一基因不同缩写名

表 4-4 ALL 形态学、染色体易位与重排(融合)基因表型

形态学(免疫表型)类型	遗传学表型	重排(融合)基因表型
1. B-ALL		
早前 B-ALL(L2,L1)	t(4;11)(q21;q23)	*KMT2A(HRX/ALL1)-AF4*
	t(9;22)(q34;q11)	*BCR-ABL1*
	t(17;19)(q22;p13.3)	*TCF3(E2A/ITF1)-HLF*
	t(9;12(p24;p13)	*JAK2*-ETV6(*TEL*)
普通型-ALL(L2,L1)	t(9;22)(q34;q11)	*BCR-ABL1*
前 B-ALL(L2,L1)	t(1;11)(p32;q23)	*AF1P-KMT2A*
	t(1;19)(q23;p13)	*TCF3-PBX1*
	t(5;14)(q31;q32)	*IL-3-IgH*
	t(6;11)(q27;q23)	*KMT2A-AF6*

续表

形态学(免疫表型)类型	遗传学表型	重排(融合)基因表型
	t(9;22)(q34;q11)	*BCR-ABL1*
	t(9;11)(p21-22;q23)	*KMT2A-MLLT3(AF9)*
	t(11;14)(q13;q32)	*IgH-PRAD1*
	t(11;19)(q23;p13)	*KMT2A-MLLT1(ENL)*
	t(11;19)(q23;p13)	*KMT2A-MLLT1/MEN*
	t(12;21)(p13;q22)	*ETV6-RUNX1(AML1)*
	t(14;19)(q32;q13)	*BCL3-IgH*
	t(17;19)(q22;p13)	*TCF3-HLF*
FAB 分类 ALL-L3	t(8;14)(q24;q32)	*IgH-MYC*
	t(8;22)(q24;q11)	*Igλ-MYC*
	t(2;8)(p11-12;q24)	*MYC-Igκ*
2. T-ALL(L2,L1)		
	1p33 隐蔽缺失	*STIL-TAL1*
	t(1;7)(p34;q34)	*TCRβ-LCK*
	t(1;7)(p32;q35)	*TAL1-TRB(TCRβ)*
	t(4;11)(q21;p15)	*NUP98-RAP1GDS1*
	t(5;14)(q35.1;q32.2)	*TLX3(HOX11L2)-BCL11A(CTIP1)*
	t(5;14)(q35.1;q32.2)	*NKX2-5-BCL11B*
	t(6;7)(q23;q32)	*TRB-MYB*
	t(6;11)(q27;q23.3)	*KMT2A-AFDN(MLLT4-AF6)*
	t(7;7)(p15;q34)	*HOXA-TRB*
	inv(7)(p15q34)	*HOXA-TRB*
	t(7;9)(q35/34;q34/32)	*TAL2-TRD(TCRδ)*
	t(7;9)(q34;q34.4)	*TAN1-TRB*
	t(7;9)(q34;q34.3)	*TRB-NOTCH1*
	t(7;19)(q35;p13)	*LYL1-TRB*
	t(7;10)(q34;q24)	*HOX11-TRB*
	t(7;11)(q35;p13)	*TTG2(LMO2/RBTN2/RHOM2)-TRB*
	t(8;14)(q24.1;q11)	*TRA(TCRα)/TRD-MYC*
	del(9)(q34.11q34.13)	*SET-NUP214*
	t(9;9)(q34;q34)/del(9)(q34q34)	*NUP214-ABL1*
	t(9;12(p24;p13)	*ETV6(TEL)-JAK2*
	t(9;12)(p24;p13)	*ETV6-JAK2*
	t(9;14)(q34;q32)	*EML1-ABL1*
	t(9;22)(q34;q11.2)	*BCR-ABL*(常为 m-BCR)
	t(10;11)(p12-22;q23.3)	*KMT2A-MLLT10(AF10)*

续表

形态学(免疫表型)类型	遗传学表型	重排(融合)基因表型
	t(10;11)(p13;q14)	*PICALM-MLLT10(AF10)*
	t(10;14)(q24;q11)	*TRD-TLX1(HOX11/TCL3)*
	t(11;14)(p13;q11)	*LMO2(TTG2)-TRD*
	t(11;14)(p15;q11)	*TRD-LMO1(RBTN1/RHOM1(TTG1)*
	t(1;14)(p32-34;q11)	*TCL5(TAL1/SCL)-TRD*
	t(11;19)(q23. 3;p13. 3)	*KMT2A-MLLT1(ENL)*
	t(14;14)(q11;q32)	*TCL1-TRD*
	t(14;21)(q11. 2;q22)	*TRA/TRD-BHLHB1*
	inv(14)(q11q32)	*IgH-CEBPE*
	inv(14)(q11. 2q32. 31)	*BCL11B-TRD*
	t(14;14)(q11;q32)	*IgH-CEBPE*
	t(X;7)(q22;q34)	*IRS4-TRB*

重排基因括号内表示前一基因的不同缩写名

四、基因突变、产物高表达和抑癌基因失活

一些基因的突变、产物高表达、抑癌基因的失活等，也可为血液肿瘤的诊断、预测病情和治疗提供多种信息。在2017版WHO分类中，还增加了有遗传或新生的胚系髓系肿瘤易感性突变，详见第二十八章。基因产物高表达和抑癌基因失活及其意义详见卢兴国、叶向军等编著的《白血病诊断学》。

第三节　细胞凋亡与血液病

细胞需要生存，必须有效地抑制凋亡。细胞凋亡减弱意味着组织的增生和肿瘤的可能形成，如淋巴细胞积蓄可导致慢性淋巴细胞白血病；凋亡过多可促发器官的衰退甚至疾病，如骨髓细胞凋亡过多会造成外周血细胞的减少和血液疾病。

一、凋亡与造血

造血细胞的产生和消亡都受凋亡调节。维持红系祖细胞的稳定依赖于红细胞生成素(erythropoietin，EPO)。停止EPO的作用便导致红系祖细胞凋亡。早期和晚期红系祖细胞都存在Fas蛋白，但其活性配体(FasL)仅见于晚期幼红细胞。在幼红细胞造血岛内，早期幼红细胞膜上的Fas结合FasL后，便可激活caspases蛋白酶系统而诱导幼红细胞凋亡。

内源性介导凋亡最好例子是中性粒细胞。中性粒细胞在骨髓中发育成熟，进入血流停留约12小时。除一些细胞进入肺和胃肠道丢失外，更多的是进入组织间隙，在1～2天内缺乏炎症的场所，经凋亡由巨噬细胞吞噬而自然地消失。

相反，淋巴细胞死亡则是由外在事件介导的。去除淋巴细胞生长因子，便可激活FasL-Fas或肿瘤坏死因子及其受体凋亡通路的活性。FasL-Fas始动的凋亡在清除免疫应答晚期T细胞，以及非功能性淋巴细胞或自我激活的T、B细胞中起主要作用。由于V(D)J重排的不精确性，大量淋巴细胞没有正确(抗原受体基因重排)发育为表达有功能的抗原受体的B细胞或T细胞；不能产生有效的T细胞受体或者膜表面免疫球蛋白受体复合物的淋巴细胞；在阴性选择发育过程中出现的潜在性自身反应的B细胞或T细胞，都需要通过自身稳定的调节机制进行剔除(凋亡)。成年人，淋巴细胞的数量保持相对恒定，但在参与宿主防御的淋巴细胞是经历着周期性扩增和缩减。当提供预备的免疫应答时，抗原特异性淋巴细胞就需要进

行克隆性扩增以清除病原体；而清除成功后又需要相应缩减淋巴细胞维持细胞谱系数量的稳定，也必须清除多余的效应淋巴细胞。

二、凋亡不足与疾病

凋亡不足(insufficient apoptosis)是增殖性疾病的共性特征之一，也是临床最常见的凋亡异常。细胞膜上不适当的基因表达产物增加是恶性肿瘤细胞转化增殖的一个特征。

重要的凋亡调节基因中，如 *TP53* 和 *RB1* 抑癌基因所致的凋亡不足，在 CML 及其急变、AML、ALL 中的意义见前述。原癌基因 *ABL*、*MYC* 等属于细胞生存基因。这些基因异常所导致的凋亡不足是血液肿瘤的一个因素。*ABL* 被激活后对细胞凋亡的抑制被认为是 CML 成熟粒细胞寿命延长、蓄积性增加的一个原因。*BCL-2* 定位于染色体 18q21.3，其家族成员所致的凋亡不足，常见为 *BCL-2* 过度表达导致 B 细胞正常死亡受到障碍，结果有利于克隆性 B 细胞生存并不易凋亡(如滤泡淋巴瘤和慢性淋巴细胞白血病)。一些血液肿瘤，如浆细胞骨髓瘤、慢性淋巴细胞白血病和 CML，也可通过直接或间质激活核因子-κB 或称 B 细胞核因子 κ 链(nuclear factor κB cells，NF-κB 或 NF-κB)通路导致细胞凋亡减少，与这些疾病的发生或进展有关。一些肿瘤可通过 PI3K(PI3-K)通路促进瘤细胞生长和凋亡不足。此外，*KIT* 和 *Fas*(*APO-1*)等基因表达异常都与一些血液肿瘤细胞凋亡不足有关。卢兴国等研究白血病患者血浆 APO-1/FAS 浓度，表明许多白血病血浆中 APO-1/FAS 浓度升高。这一可溶性 APO-1/FAS(sAPO-1/FAS)有竟争 FAS 配体削弱细胞凋亡而有利于白血病细胞的生存。

三、凋亡增加与疾病

细胞凋亡过度可引起疾病。在造血过程中，由于造血细胞对必需生长因子无效，对生长因子的反应无能，或 BCL-2 家族促凋亡与抑制凋亡的不平衡，会出现造血细胞的过度凋亡。MDS 是以外周血细胞减少而骨髓增生为特征，这是髓系分化晚期细胞过多凋亡所致，结果为无效造血。到了疾病晚期，由于凋亡抵抗克隆常显现，伴随 AML 的经过。Fanconi 贫血伴有由 Fas 和 TNF-α 介导的凋亡敏感性增加。类似的凋亡异常也见于其他造血系统疾病，如铁粒幼细胞贫血、巨幼细胞贫血、缺铁性贫血、地中海贫血。

第五章

造血和淋巴组织的病理生理

造血(haematopoiesis)是指造血组织生成红细胞、粒细胞、血小板、淋巴细胞和单核细胞等各种血细胞的过程。造血组织能促使、支持各种血细胞的更新、增殖、分化和成熟,不断生成各种血细胞。一个70kg正常成人,每天约可生成4×10^{11}个血细胞,其中红细胞1.7×10^{11}个、粒细胞0.7×10^{11}个、血小板1.7×10^{11}个。同时相当数量的细胞发生凋亡或在单核巨噬细胞系统等组织内遭到破坏。正常情况下,出生2~5周后骨髓是唯一生成各种血细胞的造血场所,而淋巴组织也能生成淋巴细胞,所以将造血组织称为造血和淋巴组织(haematopoietic and lymphoid tissue)可能更为恰当。

第一节　机体发育与造血特点

在人体发育的不同时期,造血干细胞在一些特定部位选择性分布并不断变化部位,使造血组织交替变迁。最早是在卵黄囊,然后在胎肝和脾脏,最后是骨髓。出生后,造血主要限于骨髓。由于不同发育阶段,不同部位的微环境条件不同,每一个阶段和部位的造血细胞群体不同。

一、胎儿造血器官与造血变迁

胚胎造血按其不同发育阶段的主要造血器官大致可分为3个造血时期:中胚叶造血期、肝脏造血期和骨髓造血期。约在人胚发育第2周末,卵黄囊的血管原细胞(haemangioblast)分化成为内皮细胞和造血细胞。此时只能产生有核的红细胞,这些暂时的原始的卵黄囊有核红细胞在早期胚胎发生中起重要作用,产生的血红蛋白(Gower-1、Gower-2和Portland)可将氧气递送到快速发育的胚胎组织所需的。卵黄囊造血发生在血管内而不同于胎儿和成人造血。

中胚层起源的细胞也迁移到主动脉-性腺-中肾(aorta-gonad-mesonephros,AGM)区,产生其他造血祖细胞和分化细胞类型,以产生中间造血系统。这些祖细胞和分化细胞类型来自具有造血潜能的特殊内皮细胞群(造血内皮细胞)。此时造血细胞仅产生原始的红系和髓系细胞(primitive erythroid and myeloid cells)。4周后AGM产生成人造血干细胞(haematopoietic stem cell,HSC)。另外,早期孕体中胎盘也有造血细胞。这些地方生成的造血细胞随着胎儿发育寻找更适宜自身增殖的场所,即造血微环境。首先是在胎肝、脾、胸腺和淋巴结,以至造血干细胞经血液形成不断种植的迁移流,最后长寿命造血细胞(主要是造血干细胞)迁移并长期定居于骨髓。之后,骨髓产生几乎全部的血细胞(图5-1)。

二、出生后造血器官和骨髓造血特点

1. 出生后造血器官与造血　胚胎发育第五个月起,骨髓成为造血的最主要器官,并维持终生(图5-2)。淋巴结、脾脏和胸腺也是维持终生的造血器官,但它们司职的造血和功能是不同的。淋巴结和胸腺是淋巴细胞的造血器官,脾脏是淋巴细胞和单核细胞的造血器官。

2. 骨髓造血特点　骨髓腔形成于胎儿第4个月,至第5个月骨髓造血微环境逐渐发育完善,骨髓具备生成各种血细胞的能力,每天每千克体重约产生60亿个细胞(红细胞和血小板各25亿个,粒细胞10亿个),成为造血中心。出生至三四岁时,全身的骨髓腔内骨髓全部造血,这种具有活跃造血功能的骨髓组织称为红(骨)髓(red marrow),又称造血髓(haematopoietic marrow)和造血主质。之后,骨髓造血显示与年龄

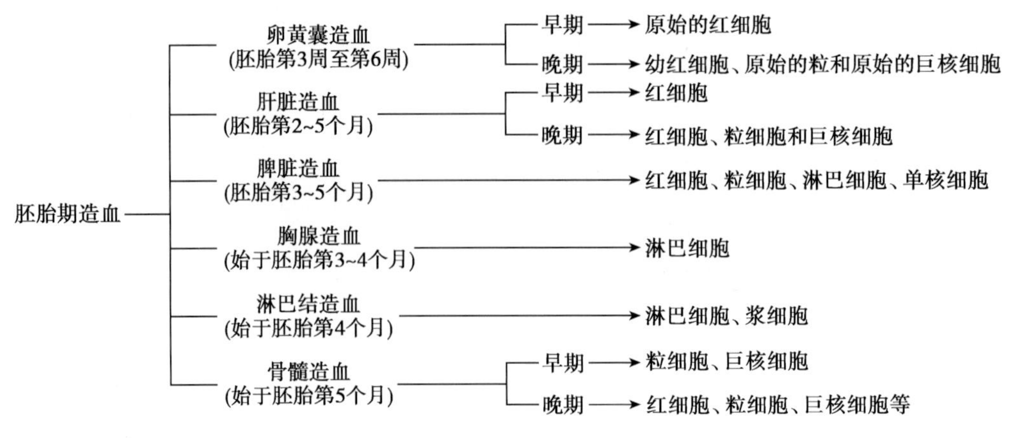

图 5-1 胚胎发育不同时期造血器官和造血细胞

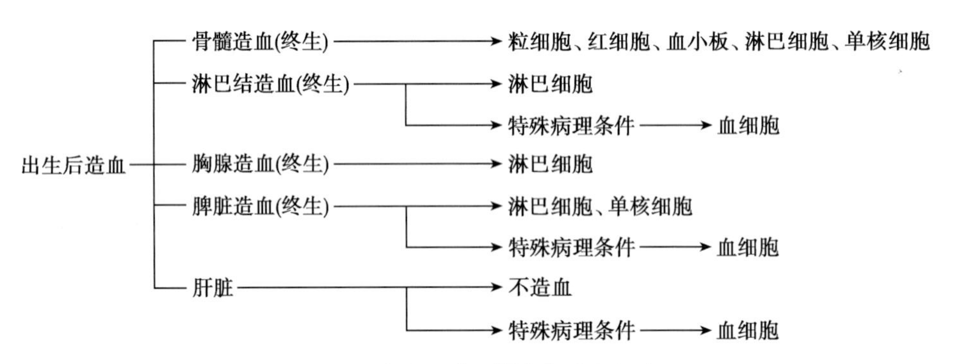

图 5-2 出生后造血器官与造血细胞

有关的生理性衰退特征。从四岁开始,骨髓造血功能逐渐减弱,取而代之的是脂肪组织的增加,并出现从远端向心性扩展。这种骨髓造血的生理特性在 30 岁前变化明显,30~60 岁则处于较为稳定的状态,60~70 岁以后又出现第二次造血减退。这种原先造血活跃,随后脂肪化组织占据而失去造血的骨髓称为黄(骨)髓(yellow marrow),又称脂肪髓(fatty marrow)或脂肪组织。也有部分高龄个体,骨髓脂肪进一步变性,可发生黏液胶冻样变性,这种骨髓组织称为白(骨)髓(white marrow)。骨髓的外观性状在病理情况下可以发生显著变化,如浆细胞骨髓瘤(plasma cell myeloma,PCM)中可出现豆渣样变性骨髓,厌食症营养不良性造血障碍呈胶冻样。黄骨髓仍保留造血潜能,一旦机体需要(如失血和溶血)依然可转变成红骨髓进行造血。正常骨髓有很强的造血潜力,当造血长时间需求时,失去造血的黄骨髓可以重现造血功能。在最大应激条件下,代偿性造血可以增加原来的 5~6 倍。但是,骨髓造血也有明显的不均一性和个体差异性,如一部分正常人,40 岁甚至更年轻者,出现髂骨骨髓的明显脂肪化,而无外周血细胞减少的表现。

正常成人红骨髓主要分布于颅骨、胸骨、肋骨、肩胛骨、脊椎骨和髂骨,但红骨髓中夹杂着散在的脂肪组织(约占 50%),并随着年龄增长而红髓造血的活性逐渐下降。通常,脊椎骨和胸骨造血最旺盛,而髂骨脂肪化仅次于胸骨和脊椎骨。便于操作和获取标本,临床上以髂骨作为骨髓检查常规的首选部位,其次为胸骨。

除骨髓外,造血器官肝脏仅在胎儿发育的某一时期造血,而脾和淋巴结在出生后虽有造血,但不生成红细胞和粒细胞。可是,这些器官在特殊的病理条件下(诸如骨髓纤维化)可生成红细胞和粒细胞。这种由血液循环中的造血干细胞在外源性细胞因子和化学因子作用下,在原先造血并有造血潜能的器官(如肝脏),或造血单种细胞的器官(如脾脏和淋巴结)中重建造血,称为髓外造血(extramedullary haematopoiesis,EMH)。髓外造血的特征是病理性代偿造血的器官肿大,外周血出现幼稚粒细胞、幼稚红细胞,甚至巨核细胞。

三、骨髓结构与造血微环境

骨髓(bone marrow)是骨髓腔或松质骨(骨小梁)间隙内所含髓质的总称,是人体出生后唯一能够生成各种血细胞的造血组织。骨髓封闭于坚硬的骨骼腔内,约占人体重的3.4%~5.9%。骨髓组织的结构示意如图5-3a所示,骨髓腔的结构为造血细胞的生长提供了最适宜的环境。骨组织(osseous tissue)是保护、支持和营养骨髓的组织。致密的骨皮质起保护作用。骨的内部为松质骨(骨松质),位于骨皮质下或骨中央,由大量与骨皮质相连的针状或枝(杆)状骨小梁形成多孔的网状结构,如同丝瓜,表面可被覆骨原细胞或成骨细胞。骨髓就蕴藏于骨小梁组成的网状结构中。骨小梁,在20岁以前丰富,成年或老年人减少。骨髓切片中所谓骨质减少是指骨小梁容积的减少,主要病理为髓腔扩张而引起的骨小梁变薄。

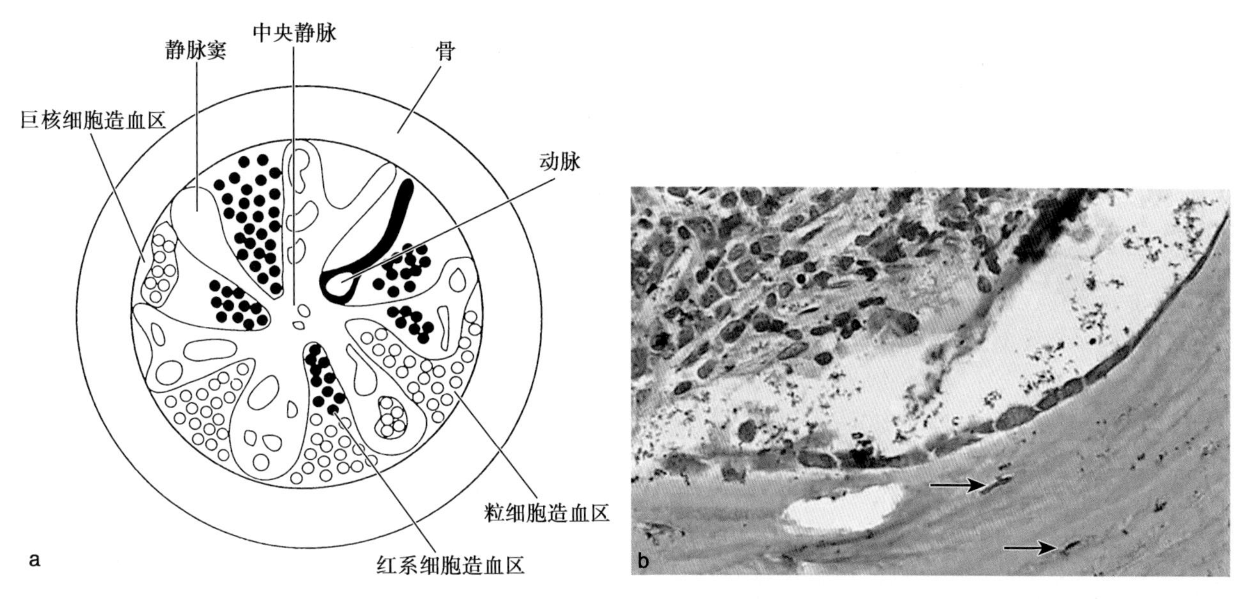

图5-3　**骨髓组织横切面与骨小梁、骨内膜细胞和骨细胞**

a为长骨骨髓组织横切面结构示意图;b为骨小梁骨内膜细胞,细胞由上至下变大,发育为成骨细胞,箭头指处为骨细胞

骨组织由大量钙化的细胞间质(骨基质)和一些细胞组成。这些细胞主要有骨细胞、骨原细胞、成骨细胞及破骨细胞四种。骨细胞最多,位于骨基质内,其余三种细胞均位于骨组织的边缘。骨原细胞(osteogenic cell)是一种未分化的多能干细胞,类似基质前期细胞,呈扁平形或梭形,位于骨外膜时称骨外膜细胞,位于骨内膜或骨小梁表面称骨内膜细胞(图5-3)。骨原细胞在骨改建中分化为成骨细胞,由扁平形变为立方状;在适当的造血因素作用下可转化为造血细胞;骨髓纤维化时还可转化为纤维(母)细胞。成骨时,成骨细胞分泌骨基质的有机成分。当成骨细胞被类骨质包埋后,便成为骨细胞。破骨细胞有溶解和吸收骨基质的作用。在这些细胞的作用下,骨组织的生长与溶解保持着动态的平衡。

四、骨髓(非)造血细胞和基质与血循环

骨髓组织由造血细胞、非造血细胞、神经、血管和基质组成,包括相关的骨组织。狭义的骨髓组织单指松质骨中的造血组织,由造血细胞和非造血细胞等组分组成。

造血细胞包括造血干细胞以及处于不同成熟阶段的各系列祖细胞、原始细胞、幼稚细胞及成熟细胞。它们是骨髓中的实质细胞,分布于骨小梁(bony trabeculae)间隙的血窦(又称静脉窦)与血窦之间(血管窦间的髓索)。同一系列的造血细胞在骨髓组织中生长分布有一定的规律性,显示出岛性或集积性造血的特点。造血岛可以看作造血细胞功能的剖解单位。幼稚阶段粒细胞通常呈岛性靠近骨小梁(约位于骨小梁旁50μm之内)生长,随着细胞逐步成熟而向骨小梁间区(造血主质)迁移,最后细胞发育成熟,穿过血窦入血液。异常造血时,这一剖解学定位结构可发生改变,如原始和早幼粒细胞呈小簇状定位于骨小梁间区或造血主质(见第十四章)时,病理学上称为幼稚前体细胞异常定位(abnormal localization of immature precursor,ALIP)。慢性髓细胞白血病的慢性期和加速期,贴近骨小梁的幼稚粒细胞造血带常增宽,细胞层多至5~6层。有核红细胞以独特的群簇形式排列于血窦外表面,造血岛常以1个至2个巨噬细胞为中心形成类圆形幼红细胞造血灶(见第十四章),是正常骨髓有核红细胞生成的解剖学结构,但在骨髓切片中由于方法学常观察不到护卫的巨噬细胞。一般认为,巨噬细胞与幼红细胞黏附出现在红系晚期祖细胞阶段。造血岛常位于血窦附近(骨小梁间区)生长,不同于粒系分布区域,当细胞成熟时离开造血岛,成熟至晚幼阶段时,与内皮细胞接触,脱去细胞核,穿过内皮细胞间隙而进入血窦。巨核细胞是骨髓中最大的细胞,常位于骨小梁间区靠近血窦或紧贴血窦壁外膜上生长,发育成熟后,巨核细胞胞质通过内皮细胞间隙进入血窦而脱落成为血小板。如果,巨核细胞出现多个簇状生长,常伴有多形性形态,并位于骨小梁旁区时,称为错位性或移位性结构(见第十四章)。这种异常结构有重要的诊断评估价值,如特发性骨髓纤维化、特发性血小板增多症和骨髓增生异常-骨髓增殖性肿瘤常见巨核细胞错位性增殖,而巨核细胞代偿性增生的特发性血小板减少性紫癜和脾功能亢进无这一异常所见。其他细胞中,淋巴细胞和单核细胞常散在性定位于造血索的小动脉和血窦周围。正常骨髓中可见淋巴小结,且多有清晰的界限,部分形状不规则,少数可见生发中心。淋巴小结主要见于成年和老年的骨髓中,且随着年龄而增加,需与淋巴瘤累及骨髓相鉴别。浆细胞散在分布或丛簇状分布,病理情况下,如自身免疫性疾病,浆细胞增多,且常沿小血管旁呈串珠样排列。

非造血细胞主要指骨髓的基质细胞,是由脂肪细胞、成纤维细胞样细胞、内皮细胞和成骨细胞等组成的异质性细胞群。这些细胞主要起源于基质多能干细胞。这种多能干细胞与造血干细胞在骨髓中同时工作。形成的两个系统彼此促进,密切配合。非造血细胞与诸如血管、神经和细胞外基质(extracellular matrix)共同组成造血微环境。一般说,骨髓中的造血细胞称为主质细胞,而非造血细胞等成分称为间质成分(包括间质细胞),在生理学上又称为基质成分(包括基质细胞)。许多造血系统疾病与骨髓造血功能的改变有关,与造血微环境和/或骨髓组织的结构改变有关。人们把造血干细胞比作种子,把造血微环境比作土地来形容两者之间的关系。

基质细胞产生许多细胞因子和一些涉及促进细胞与细胞间相互作用的蛋白质,并且将细胞因子和生长因子呈递给造血祖细胞。基质细胞及其细胞外基质构成纤维血管网状环境促使造血前体细胞归巢并支持其造血。造血干细胞和祖细胞含有多个黏附受体,而造血微环境(基质)含有许多黏附受体的配体,能吸引血液循环中的造血干细胞进入骨髓安家。

薄壁的静脉窦是骨髓中最突出的血管空间。由内皮细胞构成内层,受到由成纤维细胞样基质细胞构成的外层的支撑。其血液由营养动脉的分支和骨膜毛细血管网中获得。营养动脉穿透骨轴,分支进入骨髓腔,形成毛细血管-静脉窦连接结构。在骨髓交界处,骨膜毛细血管网与静脉窦通过中心管相连。较小的静脉窦流入较大的中心位置的静脉窦,后者连接在一起形成伴行静脉。伴行静脉和营养动脉在相同的血管通道中彼此相邻通过骨髓腔。

五、造血干细胞与祖细胞

在骨髓中,多能造血干细胞(pluripotent stem cell,PSC)主要定位于由成骨细胞提供的造血干细胞龛内,龛内血流少、氧分压低,更成熟和分裂活跃的干细胞驻留在髓窦管腔侧。

1. 自我维持　造血干细胞(HSC)库,在正常状态下维持大小(干细胞数量)和质量不变,一有损耗,HSC随即经不对称有丝分裂一分为二。其中新生的一个维持HSC的全部特性,可以保持自我数量的恒定;另一个细胞形成定向祖细胞或集落形成单位(colony forming unit,CFU),经过分化、增殖、成熟,完成造血细胞数量放大和生物学特性变化的过程(见第一章图1-2)。HSC自我维持能力病变时,可以导致造血异常,如一个干细胞有丝分裂变成2个祖细胞时,干细胞数量减少直至造血衰竭或干细胞受损而减少时,可以发生造血障碍;相反,一个干细胞有丝分裂为变成2个干细胞时,干细胞自身便不断扩增,或造血生长因子持续异常刺激时,出现异常增殖,可以发生白血病(见本章第三节)。

2. 全能性、可塑性和静止性　HSC既有分化为髓系细胞又有分化为淋系细胞的潜能,被称为全能干细胞(totipotent stem cell)。HSC还具有维持不同形态和功能的各系血液细胞正常数量恒定的分化能力,即 HSC 的多分化能力（或多能性、多潜能）。自我更新和多分化功能是 HSC 最基本最重要的两个生物学特性。当机体需要时，HSC 与组织干细胞之间还可能具有转换能力，即可塑性。HSC 的 95%停留在 G_0 期，为干细胞的静止性特点，可以免除基因中毒事件并有利用于 DNA 超时修复，避免干细胞凋亡或恶变。

3. 异质性和等级性 HSC 是不均一的细胞群体，具有细胞的异质性（和等级性特点。HSC 的 5%不断地在静止和增殖状态中进行转换，细胞经若干次有丝分裂，代龄也随之变化。干细胞的代龄不同构成了干细胞群体的多态性。代龄高的干细胞其自我更新或自我维持能力随之下降，虽不影响正常造血，但在应激状态下，代龄低的干细胞具有更强的造血重建能力。在 HSC 移植中，来自胎肝和脐带血的 HSC 重建造血的潜能比老年人骨髓中或未经动员剂作用的成人外周血中的干细胞强得多。

4. 免疫表型和形态学 HSC 是非常原始的细胞，少有表面抗原，最重要的是 CD34+和 KIT+，缺乏 CD38、CD33、HLA-DR 和 CD45RA 以及系列特异抗原。人类中，两组细胞符合 HSC 的定义。其一，可以在同种异体移中保持长期多系重建（long term multilineage reconstitution，LTMR），称为长期 HSC。在照射重建实验中，人 CD34+CD38-CD90+Lin-细胞是成人和胎儿骨髓，脐带血，胎肝和动员后外周血中唯一能获得 LTMR 的细胞。这些细胞可以产生 CD34+CD38-CD90-Lin-表型的子代，尽管能生产所有系列的血细胞，但仅有 10 周的短期自我维持的潜力，称为短期 HSC。

大多数 CD34+细胞共表达 CD133 标记，该抗原也可用于鉴定人类干细胞。也有一些非常罕见的 CD34-CD38-Lin-的有干细胞特性的未分化细胞，表达 CD133。因此 CD133 似乎比 CD34 更精确地描述最原始的人类造血细胞。而 CD34，除了 HSC 外，造血祖细胞甚至形态学上的原始细胞也可表达，但其表达量随着细胞分化程度的增高而递减。CD34+是目前分选 HSC 和造血祖细胞（CD34+细胞群中 90%以上是祖细胞）的主要指标。相反，分化至晚期阶段的原始细胞可以不表达 CD34 甚至也不表达 HAL-DR，可以造成免疫表型与形态学上原始细胞评判之间的差异。

成人 HSC 大多居住于骨髓，一些循环于外周血液。HSC 定义为单个细胞具有长期再生造血的能力，在形态学上还不能鉴定某一细胞是否为 HSC，现有的理解为单个核细胞，形似小淋巴细胞，大小约 7～10μm，核质比例高，胞质少、嗜碱性、可见小的突起，细胞核圆形、不如淋巴细胞有深的凹陷，染色质细致均匀（见第十一章图 11-6c），胞质游离核糖体较多而多聚核糖体少，线粒体少，其他细胞器不见。通过外周血干细胞采集而富集的干细胞，经 Wright-Giemsa 染色后为小型和中等大小的淋巴样细胞，核膜和胞膜较为清晰，无明显核仁、染色质较细致，胞质较丰富嗜碱性。

5. 造血祖细胞的特性 ①低自我更新力和多向性分化：造血祖细胞（hematopoietic progenitor cells，HPC）为 HSC 分化至形态上可以识别的原始细胞之前的一种中间阶段的造血细胞。HPC 部分或全部丧失了 HSC 的自我更新能力，在造血生长因子的调控下，朝着有限的方向或一个方向分化和增殖（不断扩增）。早期祖细胞（primitive progenitor cell）由干细胞演变而来，在正常骨髓中数量很少，大多为 G_0 期细胞，但它仍具有低的自我更新或低的自我维持的能力（具有短期的造血重建能力），造血潜能较强（有较高的增殖率和系列分化性），体外培养形成的细胞集落巨大，被称为爆式集落，故早期祖细胞也被称为多向（或多能）祖细胞（multipotential progenitor cell）。如髓系多向祖细胞（CFU-GEMM）为具有向粒、红、单核和巨核四个系列分化和增殖的早期祖细胞，所有髓系造血细胞来自一个多能的髓系祖细胞，故也称为共同祖细胞。淋系的共同祖细胞再分化为 T、B 和 NK 祖细胞。②无自我更新能力和定向性分化：晚期祖细胞由早期祖细胞多向分化而来，数量上明显增多，常高于早期祖细胞的几十倍。但晚期祖细胞全部丧失了干细胞的自我更新能力（在体内不能造血重建），只向着特定的 1 个系列或 2 个系列分化，故被称为定向祖细胞。晚期祖细胞有红系祖细胞（CFU-E）、粒单系祖细胞（CFU-GM）、粒系祖细胞（CFU-G）、巨核系祖细胞（CFU-Mk 或 CFU-Meg）和淋系祖细胞（CFU-TL 和 CFU-BL）等（见第一章图 1-2）。这些晚期祖细胞体外培养的特点是培养需时短，形成的集落小。③免疫表型和形态学：HPC 为异质性的细胞群体，还反映在细胞膜抗原的表达上。处于不同阶段（等级）中的祖细胞虽仍表达 CD34，但随着细胞的分化，逐渐出现分化抗原甚至系列特异抗原（Lin）。早期祖细胞表达 CD33、CD38、HLA-DR 和 CD45RO 等分化抗原。髓系共同祖细胞表达 CD34+CD38+HLA-DR+CD123+，淋系共同祖细胞表达 CD34+CD38+CD10+/-。晚期祖细胞则表达系列特异抗原，如粒系的 CD117、CD13、CD33，单核系的 CD13、CD33，巨核细胞的 CD41、CD61，T 系的 CD3、CD4，B 系的 CD79、CD22、CD19、CD20、CD10，T/NK 系的 CD2、CD7、CD11、CD25、CD56 等。

HPC 类似于 HSC，为功能性术语，虽然形态学上还不能鉴定某一细胞是否为某造血祖细胞，但形态学上的早期原始细胞已包含了 HPC 形态学的共性特点，如 BFU-E（红系早期祖细胞）培养第 9 天的细胞为类似原始红细胞的细胞。由它们恶性克隆形成的急性白血病，一般的形态学和细胞化学鉴定多具有急性淋巴细胞白血病（acute lymphocytic leukemias，ALL）的某些形态学特点，细胞免疫化学染色分析表型则可证明这些原始细胞具有 HPC 分化抗原的特性。如急性未分化细胞白血病（acute undifferentiated leukemia，AUL）有 CD34 阳性（为早期祖细胞或可能为造血干细胞），无特征的髓系和淋巴系的免疫表型；AML 伴微分化型仅表达髓系表型而不表达淋巴系特征（为髓系晚期祖细胞）。有些祖细胞有明显的形态学特征，如 BFU-E 被鉴定为未成熟的原始细胞，胞质丰富，染色质细致，有核仁等。

六、骨髓淋巴细胞造血

骨髓是出生后所有淋巴祖细胞居住和发育的场所。人及哺乳动物的 B 细胞先在骨髓内分化成熟，故称骨髓依赖性淋巴细胞，简称“B”细胞。B 细胞在骨髓中完成不依赖抗原的初次（第一阶段）发育成熟，因未接触抗原被称为初始 B 细胞（naïve B cell）。这一 B 细胞经血液再循环至外周淋巴组织的 B 细胞居住区（大多定居于淋巴结皮质浅层和脾脏红髓和白髓的淋巴小结），获得免疫活性后进行第二阶段的抗原依赖性发育成熟并司职体液免疫功能。

B 细胞发育的早期细胞称为早前 B 细胞（pro-B cell），形态学上的（原始 B 淋巴细胞）表达 CD34、CD10、CD19、TdT 为其特征，在骨髓中的原位成熟呈向心性进展，不需要抗原的刺激。早前 B 细胞 *Ig* 基因重排仅涉及 D_H-J_H 片段。因此早前 B 细胞不表达 B 细胞受体（B cell receptor，BCR）——即膜免疫球蛋白（membrance immunoglobulin，mIg 或 surface immunoglobulin，sIg），但表达早前 B 细胞受体（pro-B cell receptor，pro-BCR）的蛋白复合体。其后发育的前 B 细胞（pre-B cell），即形态学上的原幼淋巴细胞，以发生 VH-DH-JH 重排为特征，结果形成完整 μ 重链。多数未成熟前 B 细胞（幼稚 B 细胞）分布在近骨内膜面的微循环中，随细胞的成熟，逐渐向骨髓腔内移动（图 5-4）。较成熟的前 B 细胞位于中央，常与巨噬细胞紧密接

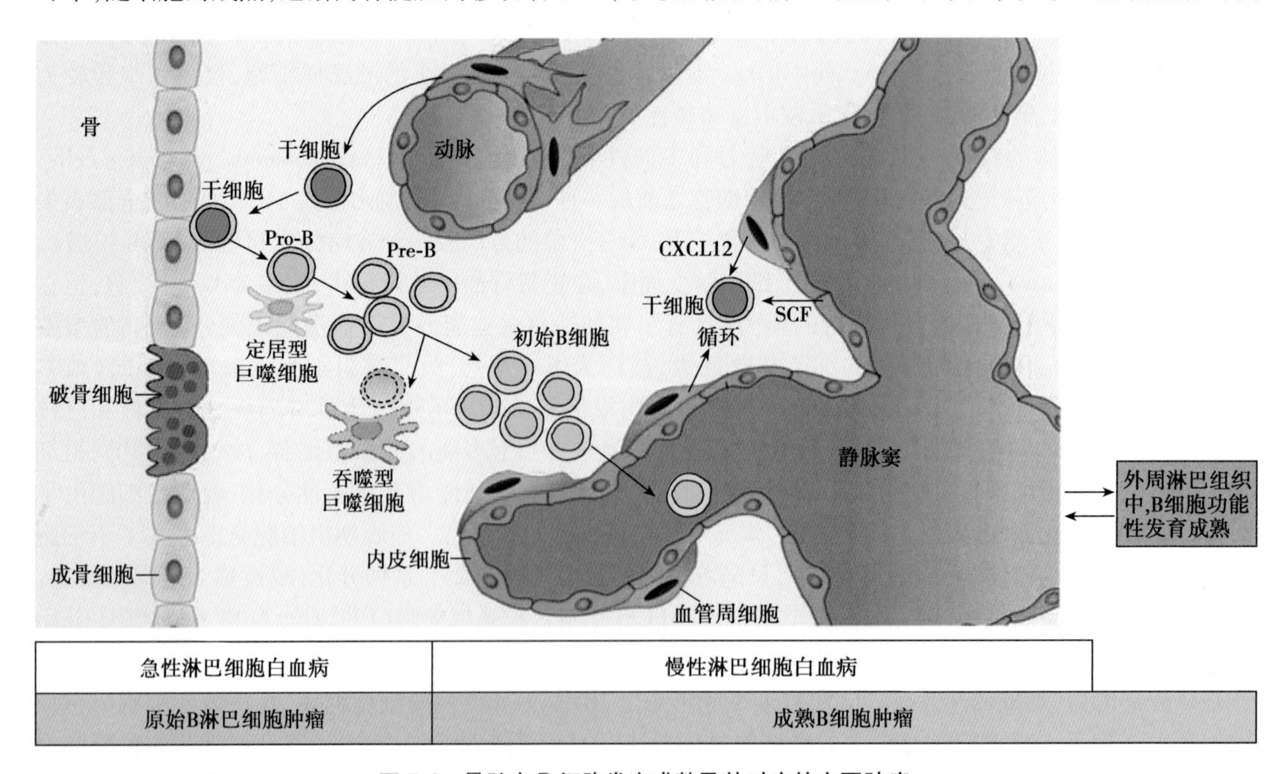

图 5-4 骨髓中 B 细胞发育成熟及其对应的主要肿瘤

初始 B 细胞为尚未接触抗原的骨髓中成熟的 B 细胞，出静脉窦向外周淋巴组织迁移

触，最终在中央静脉窦中集积。多数前 B 细胞在发育中，因 *Ig* 基因发生了不适当重组(不能正确组装或在细胞表面表达缺陷 Ig)或潜在有害的细胞而经历凋亡，被紧密接触的巨噬细胞清除。这一过程类似于 T 细胞在胸腺中发育一样存在的筛选(阳性选择)机制，*Ig* 基因有效重排表达完整 mIg 分子的 B 细胞才适合骨髓微环境中生存和分化，不到 1/3～1/4 细胞得以生存并最终进入外周淋巴组织。最后发育阶段的 B 细胞为小的，非循环的细胞(处于 G_0 期)，并失去 pre-BCR，免疫表型演变为 CD34-/CD10-。当轻链基因重排完成时，细胞表面显现完整的 IgM 分子(IgM+)，进一步表达 IgD 分子。IgD 赋于细胞免疫能力(成熟 B 细胞)，并意味着细胞在骨髓中发育为终末期细胞，即初始 B 细胞(图 5-5)，然后无约束地离开骨髓迁入外周淋巴组织。

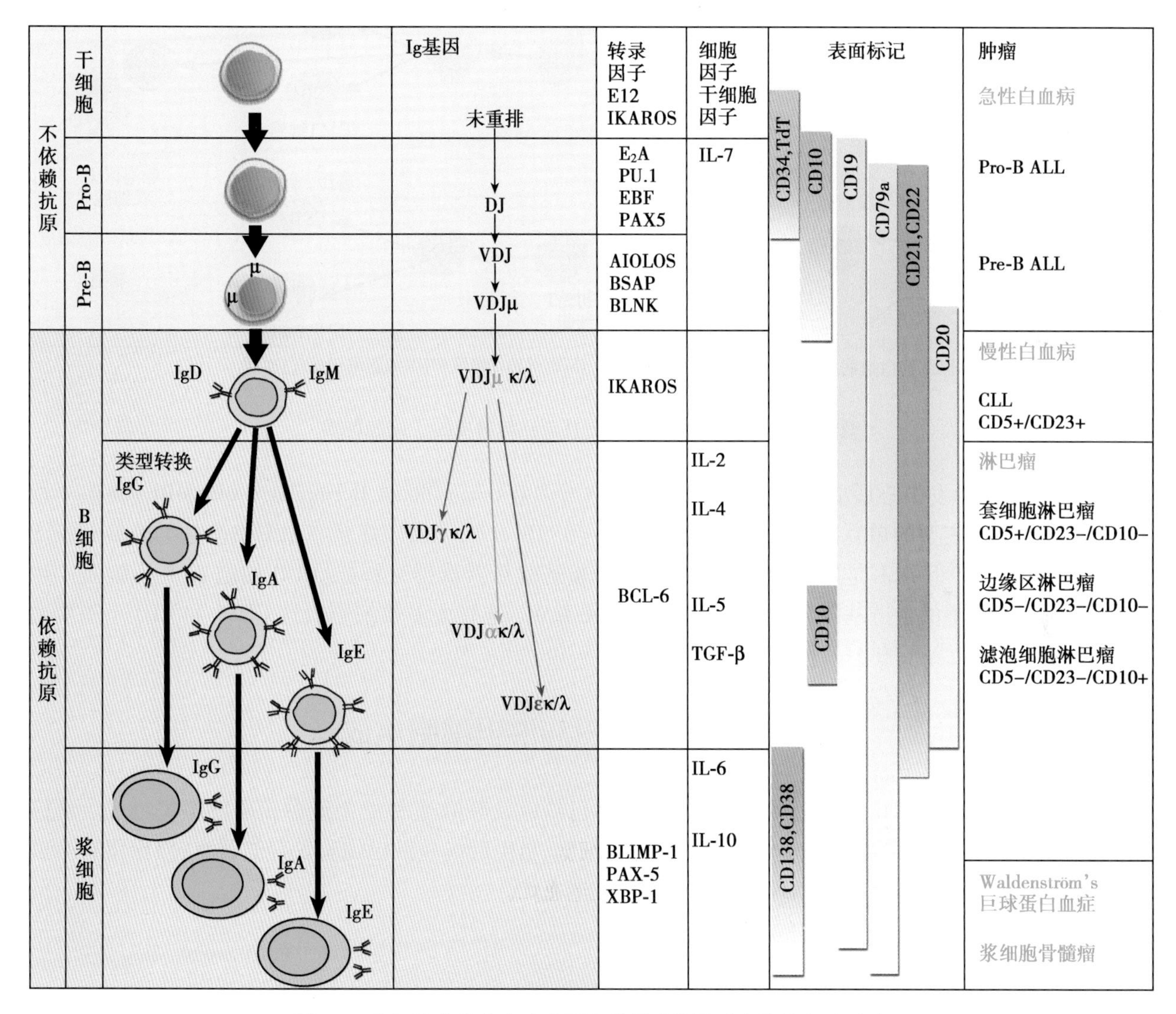

图 5-5 B 细胞分化的免疫表型和基因重排及对应的 B 细胞肿瘤

CLL 细胞来源于生发中心后 B 细胞，也有源自初始 B 细胞

T 细胞除了源自骨髓的干细胞经血液迁移胸腺分化外，骨髓基质细胞也支持 T 细胞的分化。在骨髓中可见早 T 祖细胞(原始 T 淋巴细胞)的成熟通路，还可通过基质源生的 FMS 样酪氨酸激酶 3(FMS-like tyrosine kinase 3，FLT3)和白介素(interleukin，IL)-5(IL-5)促进 NK 细胞的成熟(图 5-6)。

对应于骨髓发生的淋系肿瘤中，最主要的两个类型是急性原始 B 淋巴细胞白血病(B-cell acute lymphoblastic leukemia，B-ALL)和慢性淋巴细胞白血病(chronic lymphocytic leukemia，CLL)。少数为急性原始 T 淋巴细胞白血病(T-cell acute lymphoblastic leukemia，T-ALL)、多毛细胞白血病(hairy cell leukemia，HCL)和幼淋巴细胞白血病(prolymphocytic leukemia，PLL)。HCL 细胞被认为起源于生发中心后 B 细胞；CLL 细

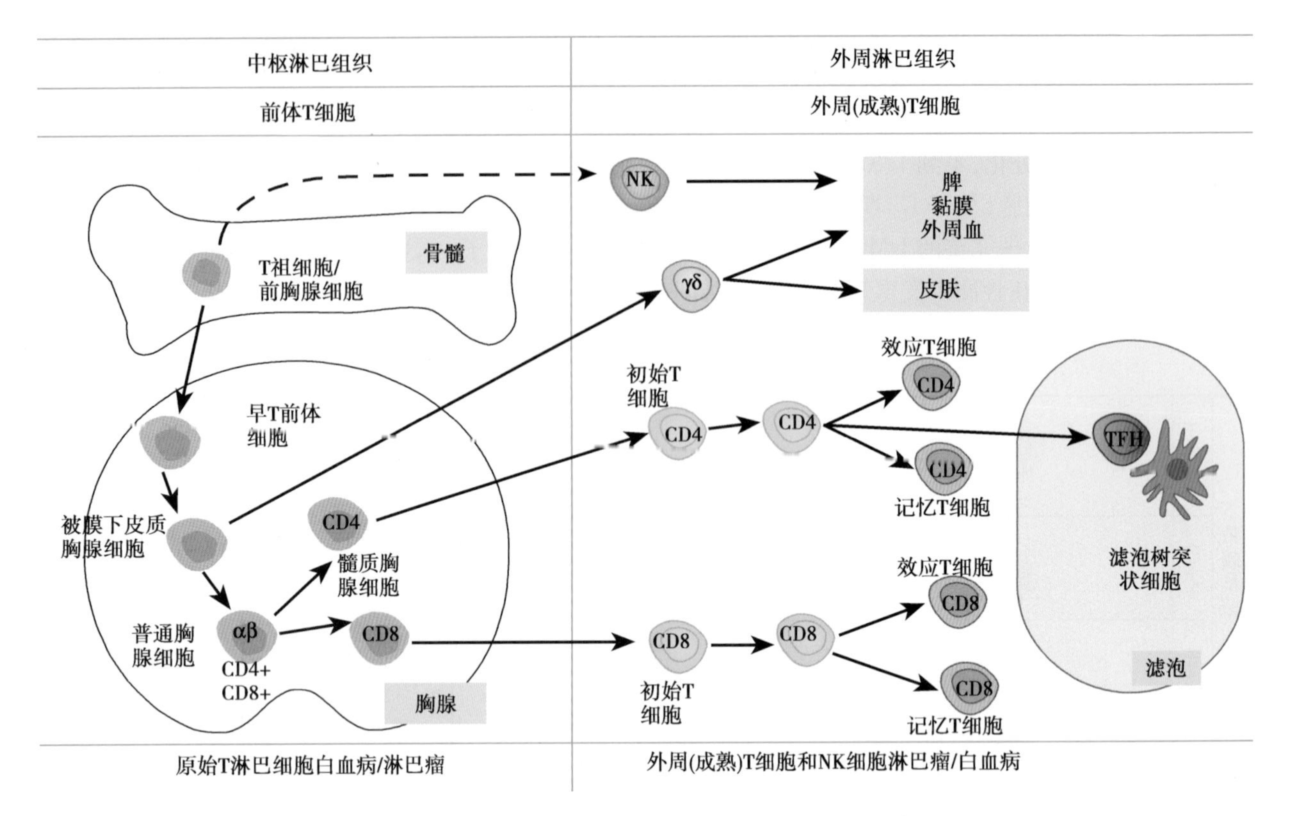

图 5-6 骨髓与胸腺 T 细胞分化成熟与对应的 T 细胞肿瘤

胞多认为起源于生发中心后 B 细胞。单克隆 B 细胞增多症(monoclonal B lymphocytosis,MBL)类似早期 CLL,为 CLL 免疫表型的单克隆 B 细胞增多(绝对值$<5\times10^9/L$),无临床症状。ALL 中多是早前 B 或前 B 细胞肿瘤。早前 B 组 ALL 是以 H 链的 DH 和 JH 片端早期基因重排为特征,前 B 细胞 ALL 为胞质产生 VH-DH-JH Cμ 完整的重链基因重排,但还没有膜相关 IgM。这些大多数细胞表达 CD34 和 CD10(基质金属蛋白酶),后者是常见的 ALL 抗原。

第二节 淋巴组织与淋巴细胞生成

淋巴组织(lymphoid tissue)主要由胸腺、脾脏、淋巴结以及呼吸道和消化道黏膜淋巴组织组成。淋巴组织在出生前某一短暂的时期可生成有限的多种血细胞,出生后仅是淋巴细胞发育的器官,但保留有生成多种造血细胞的潜能,在特定的病理状态下可以建立造血灶。

一、中枢淋巴组织

淋巴组织分为中枢淋巴组织和外周淋巴组织。中枢淋巴组织是祖细胞发育为功能和成熟 T 细胞(在胸腺中成熟)、B 细胞(在骨髓中成熟)的场所。淋巴细胞在中枢淋巴组织发育成熟,向外周淋巴器官输送 T、B 细胞,决定外周淋巴器官的发育。骨髓是最重要的中枢淋巴器官(见前述),但它同时又是外周淋巴组织。

胸腺(thymus)也是重要的中枢淋巴组织,位于纵隔上部,胸骨后方。出生时胸腺质量约 10~15g,至青春期前可达 30~40g,其后逐渐萎缩,组织脂肪化,造血活动亦随之消失。至老年,胸腺质量仅为 10~15g。但是令人困惑的是胸腺内 T 细胞的产生可持续一生,尽管数量很少。来源于骨髓的胸腺前期细胞(原始 T 细胞),表达 CD34、CD2 和 CD7。皮质内含大量淋巴细胞(胸腺细胞),靠近最外层细胞最大,为原幼淋巴细胞,常见分裂象。中层为中等大小淋巴细胞,深层为小淋巴细胞。髓质内淋巴细胞明显比皮质稀疏,有特征的由鳞状上皮样上皮细胞紧密包裹的环——Hassalls 球(corpuscles)。在胸腺发育成熟的 T 细胞(初始 T 细胞),为胸腺依赖性淋巴细胞,故简称“T 细胞”。当 T 细胞迁移至胸腺的髓质或经血流到达外周淋巴组织,即胸腺依赖区(如淋巴结的深皮质区、脾小动脉周围淋巴鞘、扁桃体和回肠集合淋巴小结的间区)居住时,获得免疫活性显现细胞免疫功能。

血液淋巴循环和脾淋巴结中的大多数 T 细胞由胸腺产生。胸腺有着重要的免疫功能:接受 T 细胞受体(T cell receptor,TCR);是 T 细胞成熟、训育和筛选的主要发育中心;调控成熟 T 细胞释放到外周淋巴组织。胸腺在包括淋巴细胞与非淋巴细胞之间一系列的相互作用,主要表现为淋巴细胞在胸腺不同结构的微环境中发生游移。在这一过程中存活的细胞经历了一系列有序的诱导和训育机制,最终表达了一些 T 系特异性基因,尤其是 *TCR* 基因(γ、δ、α、β)的重排和细胞表面抗原表达。在胸腺逗留的结果是产生了一类成熟的初始 T 细胞(naïve T cells),它具有一种特异性抗原受体,“学会”识别自身 MHC 分子,可在自身 MHC 分子限定下特异性识别某外来抗原,同时又能避免自身免疫反应的发生。

T 细胞胸腺内分化与 *TCR* 重排有关,生成 2 个系列:αβ-T 细胞和 γδ-T 细胞。每一系列决定于 TCR 的组成:αβ 系列 TCR 由 α 和 β 链组成,γδ 系列由 γ 和 δ 链组成。T 细胞到达胸腺后不久,在被膜下皮质区分裂为大原始细胞,具有 CD34+和胞质 CD3 标记的特征,而 T 系最重要特征的 CD4 和 CD8 仍为阴性,故称为双阴性(double negative,DN)分化原始细胞,但末端脱氧核苷酰转移酶(terminal deoxynucleotidyl transferase,TdT)阳性。αβ-T 细胞继续分化,表型也随之变化,失去 CD34,细胞表面带有 TCR 的 CD3 抗原,同时表达 CD4 和 CD8,表达 CD1,即双阳性(double positive,DP)小胸腺细胞。这些细胞很快移入皮质深层,占胸腺细胞的 90%。DP 细胞自我发育为 αβ-T 细胞系(CD4 或 CD8)的任何一个表达,即单阳性(single positive,SP)T 细胞(图 5-7)。

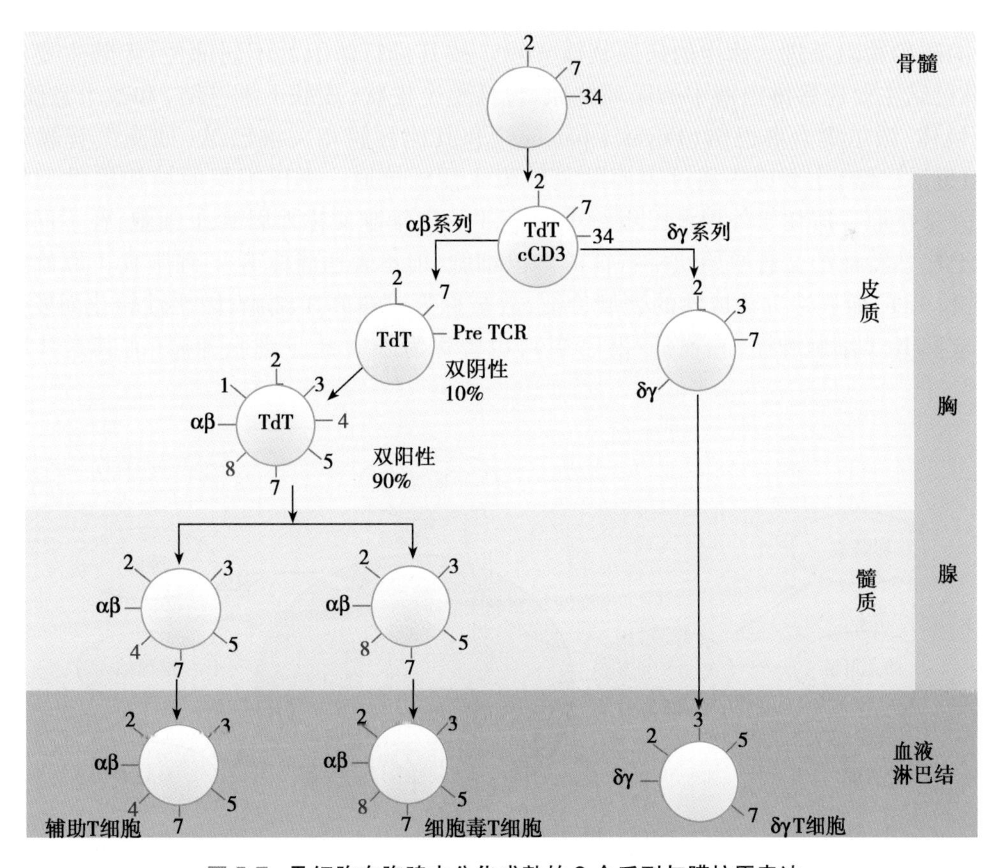

图 5-7 T 细胞在胸腺中分化成熟的 2 个系列与膜抗原表达

β 基因与 γ/δ 基因同时重排。如果 β 基因重排成功,β 链与前 Tα 链一起形成前 T 细胞受体复合物。前 TCR 促进细胞分裂、TCR-αβ 表达和 CD4/CD8 共同受体表达,从而将细胞导向 DP 分化阶段。在此过程中因为嵌于 α 基因内的 δ 基因被切除,γ/δT 细胞分化被不可逆地关闭。αβT 细胞系列中,β 基因的重排之后是由 RAG-1/RAG-2 酶介导 α 基因的重排过程。当不存在 RAG-1 或 RAG-2 酶表达时,B 细胞和 T 细胞发育都完全阻断，临床表现为严重的联合免疫缺陷。在 αβ 基因重排失败的情况下，γ/δ 基因才能重排，并生产成熟的 γδ-T 细胞（图 5-7）。

正常 T 细胞功能依赖 TCR 对抗原的识别，通过与 MHC 编码的分子相互作用。MHC 分子分为Ⅰ类和Ⅱ类，CD4 和 CD8 分子作为 TCR 的辅助受体：CD4 与 MHCⅡ类，CD8 与Ⅰ类分子结合。辅助受体，CD4 或 CD8，任何一个表达必须与 MHCⅡ类或Ⅰ类中抗原识别的 αβ-TCR 匹配。SP 细胞存在于髓质，当细胞失去 CD1 时，充分发育成表型典型的成熟 T 细胞。

胸腺中只有约 5%～10%细胞最终成为外周 T 细胞，大多数 T 细胞在胸腺内凋亡。胸腺生成具有识别外来抗原而不识别自身抗原能力的 T 细胞，需要经阳性和阴性选择（positive and negative selection）机制完成。参与反应的分子包括胸腺细胞的 TCR 和胸腺基质细胞的 MHC-肽复合体。MHC 分子结合位点被“自我肽”（self peptides）所占，这些复合体组成 T 细胞“训练”（education）的配体。在发育中，它们相互作用使 T 细胞出现 2 种选择：生存或死亡。在阳性选择（positive selection）中，TCR 能识别 MHC-肽复合体而且与自我肽反应弱的 T 细胞被存活下来，并继续分化。与自我肽高亲和力的细胞则会死亡，此谓阴性选择（negative selection）。凋亡是它们死亡的一般机制，凋亡胸腺细胞通过凋亡细胞膜与巨噬细胞清除受体相互作用而被巨噬细胞快速清除。

二、外周淋巴组织

由骨髓和胸腺输送的初始 B、T 细胞，随血液循环（图 5-8）分别居住于各自适宜的外周淋巴组织，即淋巴细胞归巢，进行功能性发育成熟。在外周淋巴组织，淋巴细胞发育需要抗原的刺激。进入各自适宜的淋巴组织中，淋巴细胞与非淋巴细胞接触抗原并相互反应产生免疫应答，经细胞增生、转化产生特异和非特异的防御物阻杀进入体内的病原物或异物。按其进行防卫的不同部位：脾脏主要应答血液来源的抗原；淋巴结主要应答淋巴液中的循环抗原，包括整个皮肤（皮肤下淋巴结）和整个黏膜表面（内脏淋巴结）；扁桃体、派尔集合淋巴结（Peyer's patches）和其他黏膜相关淋巴结（如支气管黏膜相关淋巴结、泌尿生殖道淋巴结）主要应答通过表面黏膜屏障入侵的抗原。淋巴组织的结构提供免疫系统如何识别自身与外来抗原。居住于外周淋巴组织中的 B、T 淋巴细胞又称外周 B、T 细胞，在不同的分化阶段既有形态学上成熟特征的又有原始幼稚特征的淋巴细胞，但不表达前体 B、T 细胞真正原始细胞免疫表型（如 CD34 和 TdT）而表达分化成熟的表型特征，故被称为成熟 B、T 细胞，因恶性转化而发生的相应细胞肿瘤称为成熟 B、T 细胞肿瘤（白血病/淋巴瘤），也曾称为外周 B、T 细胞肿瘤（尤其是外周淋巴细胞淋巴瘤）。

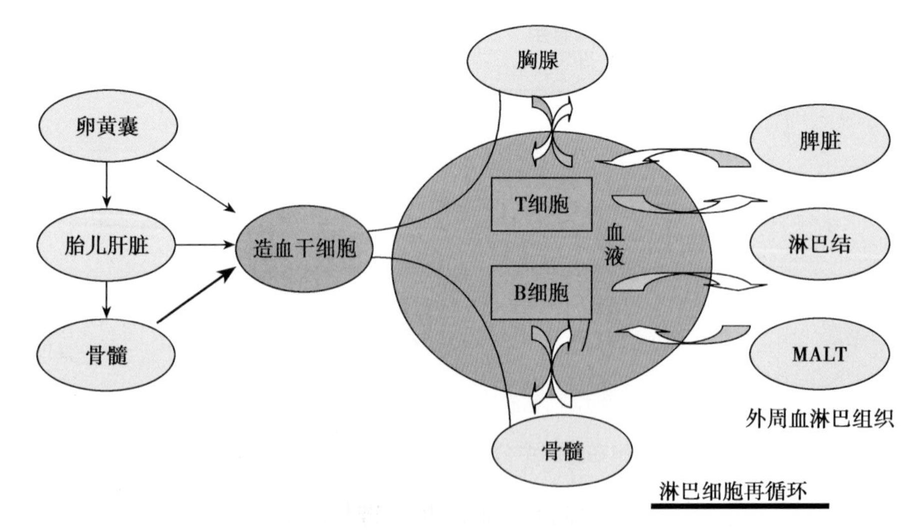

图 5-8 淋巴细胞发育的器官与再循环
MALT 为黏膜相关淋巴组织

三、淋巴结

淋巴结是哺乳动物特有的最重要的外周淋巴组织，在胎儿的某一时期产生多种血细胞，出生后仍是淋巴细胞不同类型发育，以及同巨噬细胞和树突细胞所带的进入淋巴的抗原进行相互接触并产生免疫应答的场所。淋巴结位于淋巴管汇行静脉的通路上，形态呈卵圆形或豆形，广泛分布于全身，如淋巴结群战略性地位于颈部、腋窝、腹股沟、纵隔和腹腔等部位，引流机体表面和深层各个部位的淋巴液，过滤（截留）来自间质组织液和来自外周到胸导管淋巴液的抗原（保护机体免遭来自皮肤、内脏器官表面及经淋巴管移动的抗原的攻击）。迁移至淋巴结中的B、T细胞分布在各自适宜发育的区域。

淋巴结由网状结缔组织构成，网状细胞和网状纤维构成网状支架，网络中填充着大量淋巴细胞和巨噬细胞。淋巴细胞由骨髓（和）或胸腺迁移而来。淋巴结表面覆盖薄层纤维结缔组织，并延伸入实质形成小梁，有较多输入淋巴管穿过被膜进入包膜下窦及皮质（滤泡）间窦。小梁与被膜和网状纤维网络一起支持结内的不同细胞发育并作为淋巴间隙的支架。淋巴结门区有动脉、静脉、神经及输出淋巴管出入，也是着色较淡的髓质区所在之处，与之相对的边缘为着色较深的皮质区。淋巴结主要结构区淋巴细胞发育成熟及其对应的淋巴瘤/白血病见第二章图2-11和图2-12。

皮质区靠近包膜，以淋巴滤泡生发中心明区和暗区为界沿包膜平行划分为外皮质区和副皮质区。外皮质区位于皮质浅部（浅层），以B细胞为主；副皮质区位于皮质深部（深层），以T细胞为主，又称胸腺依赖区。纤维状小梁从邻近的髓质至皮下淋巴窦的淋巴结门区呈放射状排列，破门而入将淋巴结分为几个滤泡，这一滤泡称为皮质滤泡（cortical follicles）。皮质有密集的淋巴细胞，也有散在性淋巴组织。前者即为淋巴滤泡，由小淋巴细胞密集构成的类圆形集合体位于皮质浅层。弥散性淋巴组织位于皮质深部，即副皮质区，并连接于髓质。

（1）淋巴滤泡：淋巴滤泡又称淋巴小结，滤泡大小受抗原刺激和机体免疫状态的影响。无生发中心（事先没有经过免疫应答）的滤泡称为初级滤泡（primary follicles）；有生发中心（事先经历免疫应答）滤泡称为次级滤泡（secondary follicles）。B细胞在皮质区聚集形成初级滤泡，T细胞主要在副皮质区。因此，如皮肤或黏膜受到胸腺依赖抗原攻击时，相应引流淋巴结在其副皮质区出现活跃的T细胞。

B细胞的初级滤泡主要由小而成熟的再循环B细胞组成，为尚未接受抗原刺激的处于静止期的初始B淋巴细胞。这种正常B细胞胞体较小、胞质量少，核染色深或有裂纹，核仁不明显，由前B原始淋巴细胞经免疫球蛋白*VDJ*基因重排分化而来，表达成熟的sIg，sIgM+（最先表达）和sIgD+（稍后表达），常表达CD5（见图2-12），基于CD5表达B细胞有两个细胞群：CD5阳性细胞称为B1细胞（初始B细胞）；CD5-B细胞称为B2细胞（是经抗原刺激，在生发中心发生基因重排、突变与自然选择后又分化成熟的B细胞）。sIg为抗原结合的特异性膜受体，是B细胞接受外界信号经信号转导而触发增殖和分化的关键。初始B细胞循环于血液，也可源自初级淋巴滤泡和滤泡套层（也称再循环B细胞），由它们构成的肿瘤细胞通常为组织学上低级，临床上惰性且常为广泛的和白血病性，与正常的初始B细胞再循环行为相一致，有两个相应的CD5+B细胞（B1细胞）肿瘤：CLL/SLL（近来倾向于或一部分源自生发中心后B细胞的恶性转化）和套细胞淋巴瘤（mantle cell lymphoma，MCL）。迁入淋巴结的初始B细胞在副皮质区或滤泡附近的T细胞区首次遭遇抗原时，经原始细胞转化、增殖，最终成熟为分泌IgG或IgA的记忆B细胞和浆细胞。

（2）套区：套区（mantle zone）又称套层（mantle layer），为未接触抗原反应的小B细胞在滤泡周围形成的一个致密的滤泡套（follicular mantle），是生发中心外周的一个较致密的深染细胞圈。靠近包膜下的套区往往呈月牙形增宽似帽状结构称为帽状区。位于套区的套细胞（mantle cells）表达抗原与初级滤泡淋巴细胞一致。帽状区部分小淋巴细胞为记忆细胞，可参与再循环，有的为浆细胞前身。MCL为这一层B细胞的恶性克隆性增殖，是生发中心前B细胞发生的淋巴瘤代表，由于套细胞是尚未发生增殖的原始细胞，故临床表现为惰性经过，但也是易于累及和白血病性浸润骨髓和/或血液的常见淋巴瘤。淋巴瘤细胞胞体较小、胞质量少、核染色深，可见类似的粗大切迹或碎裂状胞核。MCL也可以经过突变发生原幼细胞变异（图5-9）。

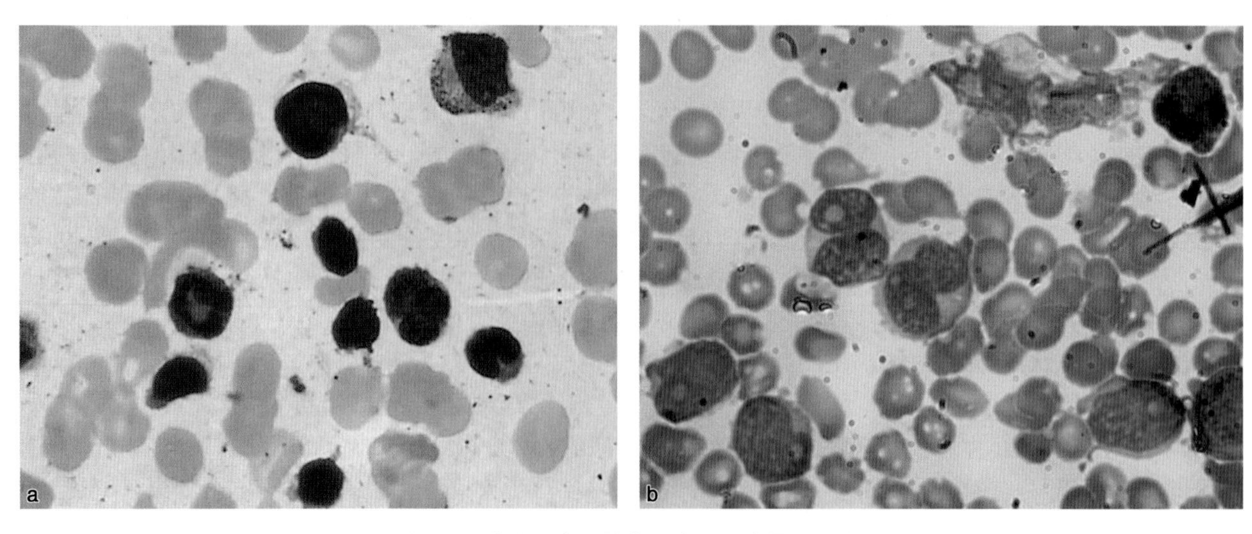

图 5-9 发生于套区的套细胞淋巴瘤骨髓浸润
a 为淋巴瘤细胞较小、轻度异形性，胞质量少（无明显绒毛），核染色深，可见类似的粗大切迹或碎裂状胞核，一部分为中等大小和胞质少的幼淋巴细胞；b 为原始细胞样或多形性淋巴瘤细胞（变异型）

（3）生发中心：生发中心（germinal centers）为滤泡中央部分有 1～2mm 的淡染区，由初始 B 细胞（小淋巴细胞）受抗原刺激后，在一周内转化成增殖的大 B 细胞，并迁移至初级滤泡（进行快速增殖）和充满滤泡树突细胞（follicular dendritic cell，FDC）网络的中心区而形成，是专门为记忆 B 细胞生成和经免疫球蛋白可变（immunoglobulin variable，IGV）区体细胞高频突变（somatic hypermutation）、亲和力成熟、类型转换（抗体产生由 IgM 转变为 IgG、IgA 或 IgE）和阳性选择的场所（图 5-10）。生发中心的 B 细胞被高度激活，典型的转化成胞质丰富和圆形、裂状和绕曲样核的原始淋巴细胞。

生发中心原始细胞称为中心原始细胞（centroblasts），是一种大增殖细胞，小泡状核、1～3 个明显的外

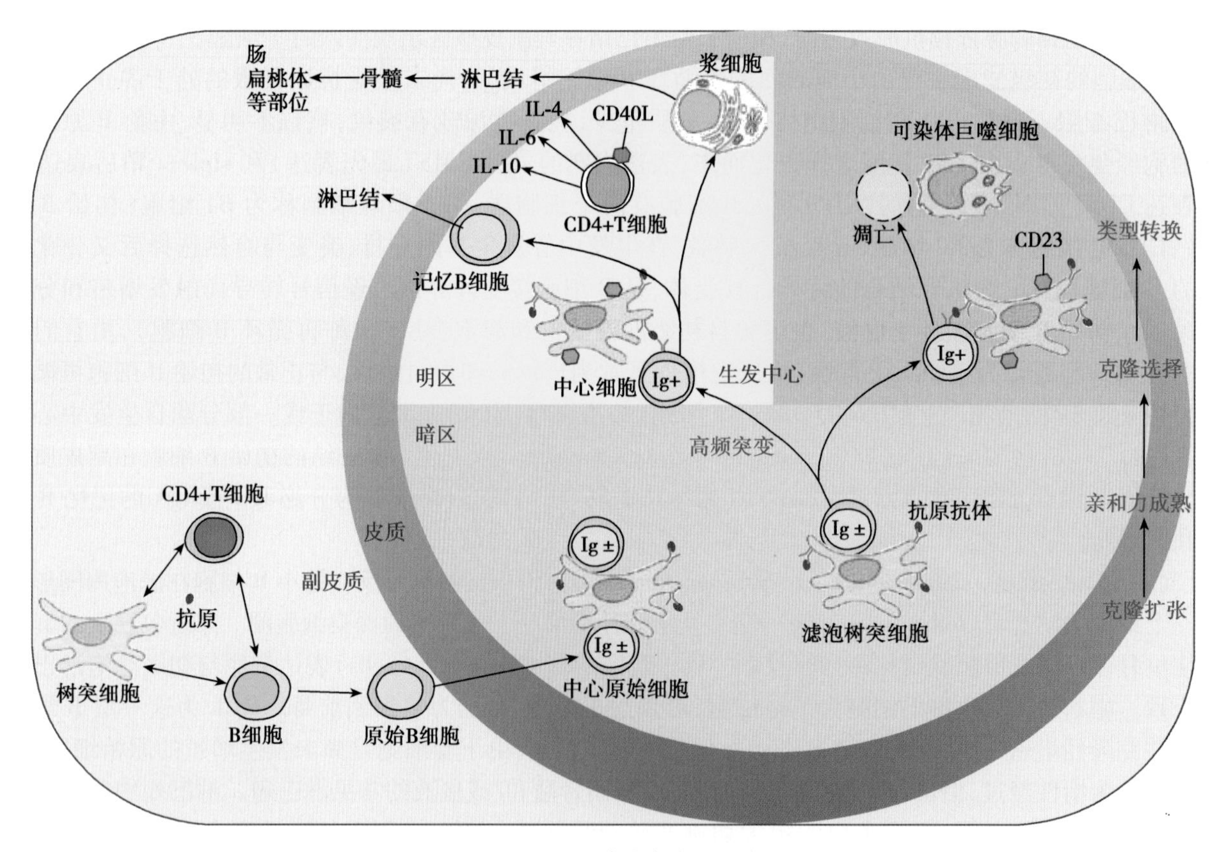

图 5-10 B 细胞生发中心反应

围核仁和嗜碱性胞质。中心原始细胞表达表达 CD19、CD10、CD20 和 CD38,不表达或弱表达 sIg,也封闭 BCL2 蛋白表达,因此原始细胞及其后代细胞容易凋亡。中心原始细胞表达 BCL6,中心原始细胞和中心细胞都表达核锌指转录因子,但初始 B 细胞、记忆 B 细胞、套细胞、浆细胞或 CD10+细胞均不表达。

生发中心体细胞突变发生在 *IGV* 区。*BCL6* 基因也在生发中心突变。这两个突变可以作为生发中心细胞的标记。多数大 B 细胞淋巴瘤细胞,类似中心原始细胞并有 *IGV* 区基因突变和常见的 *BCL6* 基因突变,与源自生发中心的细胞相一致。主要有两种淋巴瘤:Burkitt 淋巴瘤和弥散性大 B 细胞淋巴瘤(diffuse large B-cell lymphoma,DLBCL)。Burkitt 淋巴瘤细胞 BCL6 阳性并有 *Ig* 基因突变,也符合生发中心原始细胞的特性。因此,Burkitt 淋巴瘤和其他大 B 细胞淋巴瘤,侵犯骨髓的淋巴瘤细胞都具有原始淋巴细胞的特点,并具有高增殖特性,故在临床上表现为侵袭性,属于侵袭性淋巴瘤,与 CLL 和 MCL 不同。Burkitt 淋巴瘤与 Burkitt 细胞白血病(FAB 分类的 ALL-L3)是同一疾病的不同起病方式。ALL-L3 是散发性的以白血病为起病者。Burkitt 淋巴瘤是地方病(地方型),我们所见的为散发型病例。DLBCL(生发中心型)表达 CD10 和 BCL6,但它比源于非生发中心的免疫母细胞的所谓活化型预后为佳。

中心原始细胞经历高频突变后成熟为中心细胞(centrocytes),增加亲和力与 FDC 上的抗原结合而免除自身凋亡的细胞再表达 BCL2 蛋白。中心细胞也称为裂滤泡中心细胞(cleaved follicle centre cells),为中等大小、不规则胞核、核仁模糊和胞质少的细胞。中心细胞表达 sIg、CD19、CD10 和 BCL2,不表达 BCL6。通过与表面分子相互作用,只有带有与抗原高亲和力结合的表面 Ig 的中心细胞,则被阳性选择为存活,并进一步分化为记忆 B 细胞或浆细胞。

滤泡淋巴瘤(follicular lymphoma,FL)是生发中心 B 细胞(中心细胞和中心原始细胞)的淋巴肿瘤,其中心细胞因染色体重排,t(14;18)易位(阻止 BCL2 表达的正常转换)而未能经历细胞凋亡,导致肿瘤形成,但因组成肿瘤的细胞主要是静止的中心细胞,故临床上表现为惰性倾向。侵犯骨髓的 FL 细胞,常有大小和幼稚性不一的特点,一部分淋巴瘤具有形态特征:胞质少或极少而核有裂隙的切迹状淋巴细胞(图 5-11c);从组织形态学看,一个一个结节而保留了滤泡结构。

(4) 边缘区:由中心细胞发育的记忆细胞(memory B cells)定居于滤泡边缘区(marginal zone),故称边缘区(B)细胞,为圆形或稍不规则的胞核,中度致密的染色质和中等量的胞质,代表性表达 sIgM、不表达 IgD,CD5 和 CD10 抗原也缺失。记忆细胞是一种长寿细胞,能重新进入血液循环,在次级(再次接触)免疫应答中,能迅速分化成分泌 IgG 或 IgA 特异性抗体的浆细胞。浆细胞主要定位于骨髓,染色质致密,胞质丰富,主要分泌 IgG 或 IgA,sIg 和全 B 抗原缺失,但表达 CD19 和 CD138。记忆 B 细胞和浆细胞都有突变的 *IGV* 区基因,但不连续发生突变,因此它们不显示内克隆多样性。经过生发中心的 B 细胞保留了归巢的特性,可通过细胞表面整合素的表达,回到原先经历抗原刺激的组织。

边缘区位于滤泡套区和淋巴结外围之间,也见于回肠集合淋巴结(没有明显的外周淋巴结和脾的结构)和脾脏。边缘区 B 细胞不同于邻近套区细胞。淋巴瘤来源于边缘区细胞称为边缘区淋巴瘤(marginal zone lymphomas,MZL),包括 3 个类型。一般,3 个类型都是 CD19+/CD10-/CD5-/CD23-,有别于其他淋巴瘤的表达,如滤泡淋巴瘤 CD10+,MCL 的 CD5+,CLL 的 CD5+/CD23+。黏膜相关淋巴组织(mucosa-associated lymphoid tissue,MALT)、脾性和结内型的边缘区淋巴瘤与生发中心后 B 细胞相符(提示边缘区型记忆 B 细胞),在结外、脾或结内组织起源并特定增殖:①脾性边缘区 B 细胞淋巴瘤(splenic marginal zone lymphoma,SMZL),常见脾扩增和骨髓累及,瘤细胞表达 sIg 而不表达 IgD,CD19+、CD20+、CD5-、CD10-。SMZL 是另一小或小中型 B 淋巴细胞肿瘤,小淋巴细胞围绕并取代脾白髓生发中心,滤泡套区消失,瘤细胞为圆形或稍不规则胞核(可类似单核细胞样的细胞核)、中等量胞质,常在外周血中出现短小极性绒毛淋巴细胞(图 5-11)。疾病趋向惰性,切脾可获缓解。②MALT 淋巴瘤,是累及淋巴组织结外部位的惰性淋巴瘤,特别发生于胃肠道,如回肠集合淋巴结、唾液腺、胃——与立方和柱状上皮相关的淋巴组织;*Ig* V_H 基因突变,与起源于滤泡后记忆 B 细胞(边缘区 B 细胞)一致,细胞形态缺乏短绒毛;发生于胃 MALT 淋巴瘤与胃幽门螺旋菌感染有关,常随抗幽门螺旋菌的根治而好转。③结性边缘区淋巴瘤,即淋巴结边缘区 B 细胞淋巴瘤,增殖细胞为小至中等的 B 淋巴细胞(CD5-、CD10-),细胞形态可见短绒毛,混合有单核样 B 细胞(也见于 MALT 淋巴瘤)。

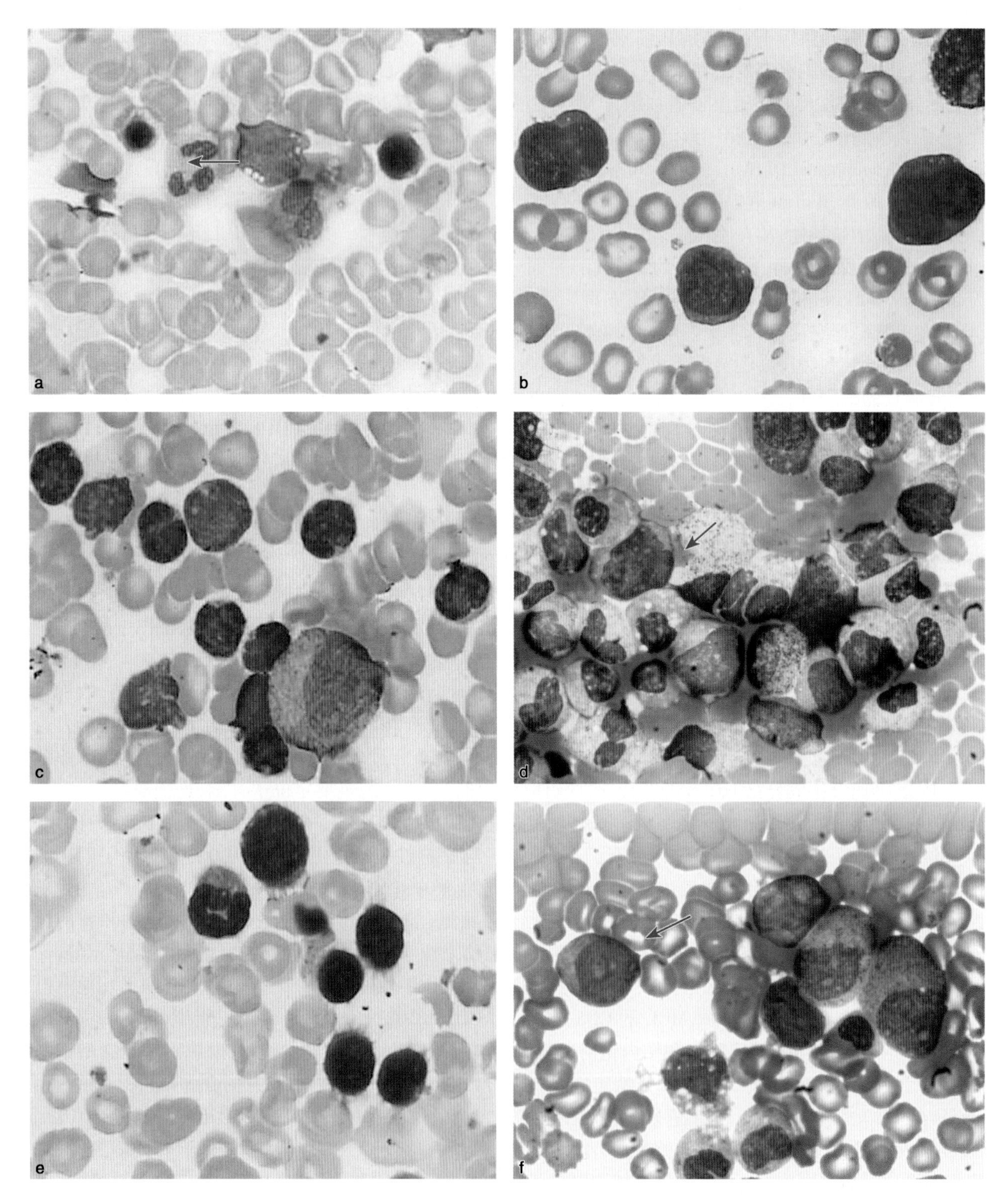

图 5-11 **生发中心、边缘区和 MALT 淋巴瘤骨髓浸润形态学**

a~c 为发生于生发中心的三类淋巴瘤，依次为 Burkitt 淋巴瘤累及骨髓的原始淋巴细胞，弥散性大 B 细胞淋巴白血病性侵犯骨髓的原幼淋巴细胞和滤泡淋巴瘤白血病性侵犯骨髓的异常淋巴细胞；d、e 为边缘区淋巴瘤，依次为结性边缘区淋巴瘤和 SMZL 累及骨髓的瘤细胞，以小细胞为主，多可见单侧短绒毛；f 为胃 MALT 淋巴瘤累及骨髓淋巴瘤细胞

（5）副皮质区：副皮质区（paracortical zones）位于淋巴滤泡间窦及深皮质，即浅层皮质延伸到深层皮质，即副皮质区，无明显结构性界限，为来源于胸腺的初始T细胞接触抗原增生、转化（免疫T母细胞）与成熟（效应T细胞）的场所。T细胞在此区大量呈片状分布，表达CD3、CD2、CD7和CD8或CD4，辅助性T细胞（Th）和抑制性T细胞（Ts）比例为2∶1～15∶1。淋巴结内主要的T细胞是CD4+细胞，在滤泡（尤其滤泡内区）也有散在的少量CD4+细胞，协同抗原刺激B细胞增殖和分化。

副皮质区的特征是有毛细血管后小静脉或高内皮细胞小静脉（high endothelial cell venules，HEV）、交叉树突细胞（interdigitating dendritic cell，IDC），无淋巴窦。副皮质区T细胞与含有大量由血液单核细胞分化的皮肤Langerhans细胞、黏膜树突细胞迁移而来的抗原递呈细胞（antigen presenting cells，APC）携带而进入淋巴结的抗原进行免疫应答。副皮质区还有少量B免疫母细胞和浆细胞，受刺激后此区形成副皮质结节，由聚集的小T细胞的毛细血管后小静脉及巨噬细胞构成。源自此区的淋巴瘤称为T区淋巴瘤或其他类型T细胞淋巴瘤。

（6）髓质区：髓质（medulla）由髓索（medullary cords）及其间的髓窦（medullary sinuses）组成。当淋巴结所属回流区有慢性炎症时，髓索内浆细胞增生并产生抗体。不同部位的淋巴结髓质变化较大。一般颈部淋巴结髓质部分很少，腋下淋巴结髓质有较多脂肪细胞，肠系膜淋巴结髓质部分较大、窦宽而索窄。髓质有散在的B细胞和（淋巴样）浆细胞，也有较多巨噬细胞和树突细胞，有较强的吞噬和运动能力。此区的巨噬细胞沿淋巴窦排列特别明显，当淋巴液从输入淋巴管通过淋巴结到输出时，特定的抗原被巨噬细胞吞噬摄取并转运到该淋巴结的淋巴组织。淋巴浆细胞淋巴瘤（lymphoplasmacytic lymphoma，LPL）则是此区的成熟B细胞肿瘤（图2-11和图2-12），瘤细胞由小B淋巴细胞、浆细胞样淋巴细胞和浆细胞组成，常浸润骨髓，有时也累及淋巴结和脾；原发性巨球蛋白血症（Waldenstrom macroglobulinemia，WM）是LPL的主要类型，被界定为伴有骨髓侵犯并有单克隆性IgM的LPL。LPL的发生与*MYD88* L265P位点突变导致NF-κB信号被持续激活有关。髓质和浅层皮质均是胸腺非依赖区，主要是B细胞，深层皮质浓集T细胞。它们在抗原的刺激下分化增殖。

四、黏膜相关淋巴组织

黏膜表面的淋巴组织统称为MALT，是淋巴细胞分布的另一组织形式，是淋巴细胞集合的弥散性器官，故又称（结外）弥散性淋巴组织或无包膜（淋巴结和脾脏为包膜化器官）的淋巴小结（与邻近组织也无清晰外形的轮廓），由弥散分布的淋巴细胞簇组成。MALT广泛存在于胃肠黏膜、呼吸道黏膜等处，是保护所在器官上皮（黏膜表面）的重要组织，收集来自胃肠道等上皮表面的抗原。有滤泡和生发中心结构的孤立淋巴小结位于呼吸道、胃肠道（特别是回肠）、泌尿道和阴道的黏膜及黏膜下组织。当慢性炎症时，淋巴小结可以形成有活性滤泡的局部的淋巴细胞中心。咽淋巴组织的Waldeyer环（由腭、咽和扁桃体共同组成）和回肠集合淋巴结都有明显的集合小结性淋巴组织。这些MALT有丰富的浆细胞和嗜酸性粒细胞。大多数黏膜浆细胞分泌IgA并主动转送到胃肠道和支气管内腔。即黏膜水平的体液免疫应答主要由IgA承担，分泌型IgA是通过上皮细胞膜的抗体，阻止传染性微生物对黏膜的侵害并进入机体。

回肠集合淋巴结，即Peyer′s patchs，是最重要的器官化的内脏相关淋巴组织，是特化了的淋巴结构，青年人发育较好，年长后退化。回肠集合淋巴结位于小肠内腔黏膜固有层（propria），回结肠连接附近黏膜下，表面由单层柱状上皮覆盖。集合淋巴结是B细胞分化的场所，是抵御小肠来源的病菌或抗原的主要门户。发生于MALT的淋巴瘤是一种较为常见的惰性淋巴瘤，侵犯骨髓和/或血液时多为非白血病性，常见的是胃MALT淋巴瘤。它们的瘤细胞虽比一般淋巴细胞稍大，但仍属于小或中小B细胞淋巴瘤细胞大类，轻度异形性单核样细胞（图5-11）部分患者伴有浆细胞分化。

五、脾脏

根据不同发育阶段的组织学特点，脾的发生分为造血前期、造血期和淋巴组织分化期。造血前期主要由间充质分化的网状细胞团组成；造血期为来源于卵黄囊的造血干细胞通过肝经血液循环入脾，进入血窦周围的网状组织间隙，分裂成熟为血细胞；胎儿发育第五月后，脾很少生成粒细胞，生成红细胞的功能也只维持到出生前，而生成淋巴细胞的功能则维持终生。出生后脾实质分布密集的淋巴细胞团，是免疫细胞与抗原相互反应、发生细胞转化和进行免疫应答的场所。

脾是人体最大的（外周）淋巴器官，是高度组织化的包膜器官（系统性器官），对血液来的抗原进行应答，脾脏切除的病人因失去这一免疫器官，易遭受血液病原体的攻击。一般报告成人脾质量为100~250g，平均135g。我国男性脾长平均为13.36cm、脾宽平均为8.64cm、脾厚平均为3.07cm、脾质量平均为174.08g，女性分别为13.09cm、8.02cm、3.05cm和147.62g。脾位于左肋下，在左肋下缘扪及，表明脾已经肿大。

脾实质由淋巴组织构成，有丰富的血管和神经，脾实质又称脾髓，分为白髓和红髓（red pulp）以及介于两者之间的边缘区（marginal zone）。

1. 白髓　在新鲜脾切面上，白髓为散在的灰白色小点，呈圆柱状和小结状，直径1~2mm，约占脾实质的20%。白髓又可分为动脉周围淋巴鞘（periarterial lymphatic sheath，PALS）和淋巴小结。

（1）动脉周围淋巴鞘（PALS）：PALS是一种围绕在中央动脉周围的弥散性淋巴组织。淋巴组织呈圆柱状，随动脉分支变薄，与边缘区有明显的境界，组织内主要由密集的T细胞构成，CD4+细胞占2/3，属于胸腺依赖区。区内散在分布一些交叉树突细胞和巨噬细胞，近边缘区有少量B细胞、浆细胞。在中央动脉的旁边有小淋巴管伴行，由于小管内充满了淋巴细胞常不易与淋巴组织区别。此种淋巴管是T细胞回入淋巴管的重要通路，细胞由鞘周围向中央迁移，进入淋巴管，因此动脉鞘内的T细胞不断变更。脾受抗原刺激时，发生细胞免疫应答，鞘内出现转化免疫母细胞，细胞分裂象增多，鞘也增厚，免疫应答结束后又恢复原状。中央动脉沿途分支形成一些毛细血管，呈放射状分布于鞘内，中央动脉的末端终止于边缘带交界处，膨大形成边缘窦。

（2）脾小结：又称淋巴小结、脾小体、脾滤泡或淋巴滤泡。其结构与淋巴结相同，以B细胞为主，是B细胞的居住区，位于PALS与边缘带之间，大部分嵌入淋巴鞘内，其帽部朝向红髓。淋巴小结的中央细胞散在部分为生发中心。生发中心外周有一较致密的细胞圈（套区）。免疫抑制治疗后，淋巴小结可以萎缩或消失，中央动脉可发生玻璃样变性。患系统性红斑狼疮时，中央动脉血管壁增厚，横切片呈洋葱皮样。正常人脾淋巴小结发育不佳。抗原经血液循环进入脾内，受刺激引起体液免疫应答时增生。

2. 边缘区　是位于白髓边缘与红髓交界处的区间，宽约80~100μm，由网状组织呈同心圆排列构成滤床（filtration beds），周围是PALS和淋巴滤泡。边缘区淋巴细胞较白髓少，但比红髓多，T和B细胞均有，以B细胞为主。其内有从胸腺迁移来的T细胞和从骨髓迁移来的B细胞，它们在此停留一个时期，发育成熟具有免疫应答能力的细胞，然后再迁移至其他器官或参与再循环。此区内还有较多的巨噬细胞、浆细胞和散在的红细胞。当动脉周围淋巴鞘内的中央动脉分支到达此区后，其末端多呈漏斗状开口，使血液直接流入网状组织的间隙内，仅有少量汇入血窦。此区是脾最先接触血液中各种血细胞和抗原的部位，是发生免疫应答的重要部位，同时也是血液内参与再循环淋巴细胞进入脾髓的重要通道。SMZL是这一区B细胞的淋巴瘤，表达CD19、CD20、CD79a和CD22，常无核型异常。患者初诊时常在血液和/或骨髓中检出有一定特征的淋巴瘤细胞（图5-11）。当脾大、外周血或骨髓淋巴细胞比例增高且有单侧短绒毛所见而无淋巴结肿大时，需要疑及这一淋巴瘤。

3. 红髓　红髓位于白髓与边缘区的周围，被膜的深面和小梁的周围，约占脾实质的2/3。其量比白髓多，包围白髓。因有红细胞，在新鲜切面上呈红色故名。红髓由脾索或髓索和脾（血）窦两部分构成。

（1）脾索：由网状组织构成支架呈条索状结构（网状网络）。除红细胞外，有许多定居的巨噬细胞、树突细胞，以及少量的淋巴细胞、浆细胞和其他血细胞。正常情况下，B细胞多于T细胞，辅助性T细胞多于抑制性T细胞。在正常情况下，脾索巨噬细胞吞噬衰老的红细胞和血小板，尤其是是对红细胞的剔除和除核达到对衰老和不合格红细胞清除、修理和重塑。剔除是将阻留的异常红细胞吞噬破坏，除核是将红细胞内变性珠蛋白小体、Howell-Jolly小体、铁颗粒等异常成分“挖出”除去，如小球形细胞、咬细胞的形成都与这一作用机制有关。当脾切除和丧失脾功能（如感染）时，外周血中就易见Howell-Jolly小体和不同数量的球形红细胞。在脾索内还有中央动脉的分支，如髓动脉、鞘毛细血管和末端的毛细血管。由于大多数的毛细血管末端开口于脾索，脾索内含有血液的全部成分。脾索与淋巴结内的髓索相似，是 B 细胞和浆细胞的居留地，它们多在白髓上发生后迁移入脾索。脾索按功能分为滤过区（有丰富的血管）与非滤过区（脾髓内的弥散淋巴组织）。

（2）脾血窦：脾血窦也称血窦、静脉窦，位于脾索之间，管径粗细不一，约为 12～40μm，相互连接成网，是毛细血管动静脉连接处的膨大部分。脾血窦像一个湖泊，由脾索作为堤岸围建而成。当血液中含有颗粒性物质、大分子抗原、细菌和衰老细胞时，首先出现在滤过区，继而被大量分布于其间的巨噬细胞、树突细胞所捕获、吞噬和销毁，此即脾脏的滤血功能。

窦壁内皮细胞不同于其他的血管，单层内皮附着于不完整的基底膜上，呈长杆形，顺血窦长轴平行排列，有核处膨大，突入腔内，无核处为点状。内皮间有 0.2～0.5μm 的间隙，纵行的内皮与环绕的网状纤维形成均匀的网状结构。这种结构允许可塑性大的红细胞通过，可塑性差的，如球形红细胞被滞留在脾索内，故遗传性球形红细胞增多症患者脾索往往有明显充血，脾血窦内红细胞较少。原发性血小板减少性紫癜患者脾血窦内皮细胞增生可呈腺管样排列，而多毛细胞白血病时则可出现壁内衬“白血病细胞”的假窦。当脾脏充血明显肿大时，一般都有不同程度的血细胞减少，因不同程度的血细胞在脾脏被扣押和/或破坏（增加），此即脾功能亢进的基本病理。

第三节　造血调节的病理生理

造血（hematopoiesis）是血液细胞生成或其发育的过程。血细胞中的红细胞、中性粒细胞、嗜酸性粒细胞、嗜碱性粒细胞、血小板、单核细胞、B 细胞、T 细胞、NK 细胞都有造血干细胞经组细胞到形态学上可以辨认原幼细胞（前体细胞）增殖分化而来（图 5-12）。

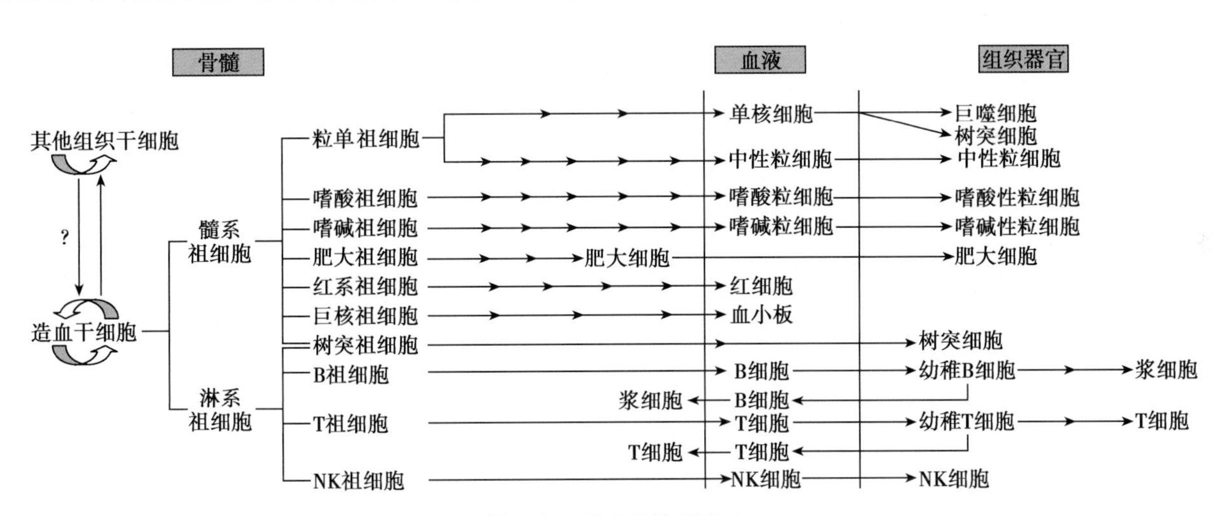

图 5-12　**造血细胞的发育**

造血的中晚期细胞多进入组织，有的进一步发育，如单核细胞；B 细胞和 T 细胞进入外周淋巴组织进一步发育；肥大细胞进入皮肤、肺和胃等上皮下结缔组织，战略上被定位于监视外部环境接触的区域，而经过血液时，肥大细胞缺乏颗粒，类似单核细胞；中性粒细胞多进入毛细血管丰富的组织和炎症组织；嗜酸性粒细胞主要进入体表面接触的组织腔，如胃肠、支气管和皮肤黏膜下和上皮下组织，防御巨噬细胞不能吞噬多细胞蠕虫类寄生虫的入侵

一、造血生长因子

一个 70kg 体重成人的血细胞池中，每天约有 4 000 亿个细胞更新。细胞生成平衡由骨髓中占有核细胞不足 0.1%的造血干细胞所维持。骨髓一系或多系细胞作出应答需要外部刺激，如缺氧上调红细胞生成，细菌感染增加粒细胞生成，寄生虫感染刺激嗜酸性粒细胞生成；单核细胞和巨核细胞也可通过类似刺激增加细胞生成量。骨髓正常造血时，造血干细胞与祖细胞受众多因素调控保持一定的比例。调节血细

胞生成增减需求的基本机制是由系列的造血生长因子(配体)与细胞膜上的受体结合而介导(细胞外刺激信号),通过细胞内信号转导激活通路(信号蛋白磷酸化),经转录因子激活细胞核内基因(原癌基因,包括抗凋亡基因)编码蛋白的表达(DNA 复制、转录和翻译),实现对造血细胞增殖、分化、成熟和凋亡的正负调节,维持造血的正常恒定(图 5-13)。

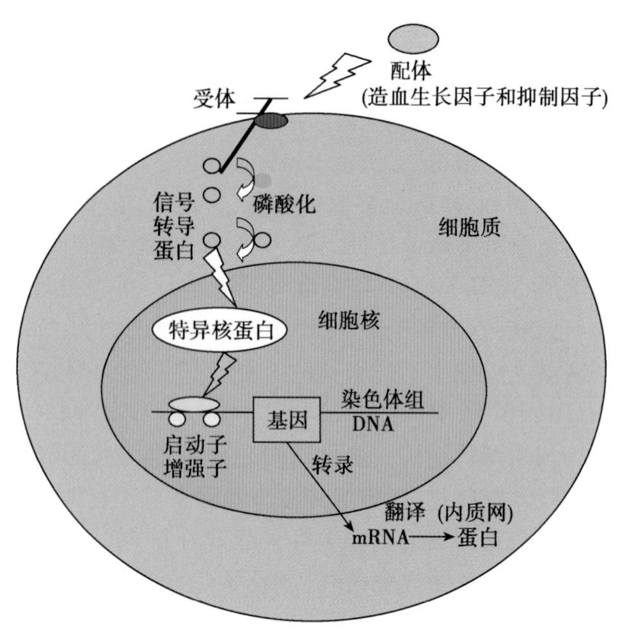

图 5-13 造血生长因子和抑制因子介导的信号激活和基因表达

造血调控分为近距调控和远距调控。近距调控为造血的主要舞台——造血微环境,主要由肥大细胞、成纤维细胞、内皮细胞和巨噬细胞等基质细胞(stroma cells)分泌细胞因子完成。远距调控为源自其他组织分泌的细胞因子经血液运送到造血组织发挥造血调节效应。在造血微环境中,各种调控细胞、细胞因子、受体之间,相互识别、协同和制约,构成复杂的信息流网络调控造血。

造血生长因子是促进造血细胞生长和成熟的因子,是调控的重要因素,主要有:①白介素(IL)类(也称协同因子类);②集落刺激因子(colony stimulating factor,CSF)类,如粒细胞集落刺激因子(granulocyte-colony stimulating factor,G-CSF)、巨噬细胞集落刺激因子(macrophage colony stimulating factor,M-CSF)、粒细胞单核细胞集落刺激因子(granulocyte-monocyte-colony stimulating factor,GM-CSF)和 IL-3;③内分泌激素类,如红细胞生成素(erythropoietin,EPO)、血小板生成素(thrombopoietin,TPO);④干细胞因子类,如干细胞因子(stem cell factor,SCF)、FLT3 等。由于造血生长因子常有多功能性(如参与免疫、神经、肿瘤方面的调控),也被恰当地泛称为细胞因子(cytokines)。造血生长因子主要来源于三个部位:①肝脏和肾脏(EPO、TPO);②免疫系统(如淋巴细胞产生的淋巴因子);③造血微环境(如巨噬细胞、成纤维细胞和内皮细胞分泌)。造血生长因子是一种细胞外信号(extracellular signal)分子。每一种造血生长因子都需通过靶细胞膜上的相应受体蛋白偶联,转导产生细胞内信号(intracellular signal),发送各种细胞应答的信息。许多受体为酪氨酸激酶(型)受体(也称受体酪氨酸激酶),如干细胞因子受体(stem cell factor receptor,SCLR)、FLT3、巨噬细胞集落刺激因子受体(macrophage-colony stimulating factor receptor,M-CSFR)、血小板生成素受体(thrombopoietin receptor,TPOR)和血小板源性生长因子受体(platelet-derived growth factor receptor,PDGFR)。这些受体的胞质结构区含有酪氨酸激酶活性,与配体结合后产生自身的酪氨酸激酶活性,促进细胞内蛋白(靶蛋白)磷酸化,引起细胞反应,并可以给予酪氨酸激酶抑制剂进行干预。一部分为非酪氨酸激酶(型)受体,如细胞因子受体的红细胞生成素受体(erythropoietin receptor,EPOR)、粒细胞集落刺激因子受体(granulocyte-colony stimulating factor receptor,G-CSFR)和 GM-CSFR。它们则是通过激活胞质内非酪氨酸激酶(JAK2、FES、LYN)活性诱导胞质内蛋白磷酸化,转导细胞信号。不同的造血细胞表达的受体的类型和数量多少不一,它决定了造血生长因子对造血靶细胞作用的强度。造血干细胞和祖细胞表达多种类型受体,成熟阶段中的造血细胞受体比较局限和单一,这反映不同阶段造血细胞所需的造血因子的种类和数量调控的不同机制。

在造血生长因子及其受体中,重要的有五对:EPO 与 EPOR、G-CSF 与 G-CSFR、TPO 与 TPOR、SCF 与 SCFR(KIT)和 FLT3 与 FLT3R(表 5-1)。前三对分别调控髓系红系、粒系和巨核细胞系造血,后两对协助调控造血干细胞和祖细胞造血。

参与造血的负调节的造血抑制抑制种类较多,如 IFN-α、T 细胞源性集落抑制因子、肿瘤坏死因子(tumor necrosis factor,TNF)、TGF-β、巨噬细胞炎性蛋白 1α、IFN、IL-8、IFNγ 诱导蛋白、单核细胞趋化蛋白、血小板第 4 因子。TGF-β 抑制干细胞和祖细胞同时又有刺激细胞成熟的能力,具有双向作用。

表 5-1　重要造血生长因子及其受体一般性质与作用意义

	产生/存在细胞	基因定位	作用或机制	临床意义
EPO	肾小管周围间质细胞(90%)、肝细胞	7q11	①刺激骨髓释放成熟阶段幼红细胞;②增加幼红细胞合成血红蛋白;③刺激红系祖细胞扩增;④调控幼红细胞生存(EPO)与凋亡(无 EPO)	血中 EPO 水平,肾性贫血(用 EPO 有特效)、新生儿贫血和类风湿性贫血减低,PV 减低或正常,AA、IDA、地中海贫血和 MA 正常或增高
EPOR	红系前体细胞(幼红细胞)	19p	受体结合 EPO 使受体二聚化而邻近非酪氨酸激酶 JAK 和 STAT 磷酸化诱发 JAK2-STAT、PI3K-AKT 和 RAS-MAPK 通路触发基因应答、细胞增殖和成熟释放	EPOR 受体减少贫血用 EPO 无效;EPOR 缺乏突变可发生单纯红系细胞增多(如先天性幼红细胞增多症);PV 对 EPO 等造血生长因子具有高敏性
G-CSF	中性粒细胞、内皮细胞、成纤维细胞等	17q11	①刺激幼粒细胞增殖,减少凋亡;②缩短细胞成熟时间、增加血中中性分叶核粒细胞;③协同 IL-3 或 SCF 提高早期造血祖细胞增殖;④提高中性粒细胞迁移和吞噬能力,增强呼吸爆发(细胞内杀伤)和抗体依赖性细胞毒作用	血中 G-CSF 水平细菌感染时升高;肿瘤化疗引起中性粒细胞减少用 G-CSF 有特效,给予重组 G-CSF 动员造血干细胞/祖细胞增殖与扩增,增加循环 CD34+细胞
G-CSFR	早幼粒至中分叶核性粒细胞	1p32	与 EPO 与 EPOR 结合触发的机制基本相同	
TPO	肝细胞、内皮细胞和成纤维细胞	3q21	血中 TPO 浓度受血小板和巨核细胞膜上 MPL 结合 TPO 反馈机制调节:①血小板增多时,大量血小板结合和代谢血中多量 TPO 而限制血小板新生;②当血小板减少时,降低血小板结合(清除减少)使 TPO 升高,未被结合的 TPO 增强对巨核祖细胞刺激,使巨核细胞产生血小板增加	特发性血小板增多症血中 TPO 正常或升高
TPOR (MPL)	巨核细胞、血小板		与 EPO 与 EPOR 结合触发的机制基本相同,调控巨核细胞祖细胞增殖与凋亡,促进巨核细胞特异颗粒和分离膜的形成	巨核细胞缺乏 TPOR,可以发生巨核细胞再生不良性血小板减少症
SCF (KL)	骨髓基质细胞	12q14	协同许多细胞因子促进造血干细胞和祖细胞增殖与分化,侧重于髓系造血	
SCFR (KIT)	造血祖细胞和其他细胞	4q11	受体与 SCF 结合触发 KIT 受体二聚体化和细胞膜内酪氨酸残基磷酸化,诱发信号转导触发基因应答与细胞增殖分化;*KIT* 基因突变时,造成 KIT 不依赖配体的自发性受体二聚体化,引起受体持续激活,使细胞过度增殖或细胞凋亡受阻	*KIT* 突变是促发肥大细胞增生及疾病进展的因素,有 *KIT* 突变 AML 者复发危险性高。CD117 是 KIT 膜外区表面抗原,随细胞成熟而减弱消失,故作为 AML 免疫表型分析的一个指标
FLT3 配体(FL)	骨髓基质细胞、造血细胞	19q13	对早期阶段造血细胞增殖起协调作用,可能侧重于淋系细胞和树突细胞生成	给予重组 FL 蛋白可以适量增加淋巴细胞,中度升高中性粒细胞,明显增加单核细胞、NK 细胞和树突细胞。全血细胞减少时血中水平升高
FLT3 (受体)	幼稚造血细胞	13q12	FLT3 与 FL 结合触发酪氨酸激激酶活性,通过激活 PI3K-AKT、RAS-MAPK 信号途径,参与干细胞自我复制、造血细胞增殖分化、凋亡抑制和树突细胞生成	*FLT3* 突变参与 AML、MDS 和 CML 疾病进展,与预后不良和高白血病细胞数相关

IDA 为缺铁性贫血,AA 为再生障碍性贫血,MA 为巨幼细胞性贫血,PV 为真性红细胞增多症,AML 为急性髓细胞白血病,MDS 为骨髓增生异常综合征,FL 为 FLT3 的配体

造成造血调控环节中的任一因素持续失衡，都可以发生造血紊乱甚至血液肿瘤。诸如造血生长因子持续过量表达（如感染时的G-CSF增高）导致白细胞增高，*JAK2*突变使靶细胞受体对造血生长因子敏感性增高而持续激活导致造血细胞增殖（如真性红细胞增多症）；染色体易位基因重排如*BCR-ABL1*导致基因编码蛋白异常表达和细胞信号转导通路失控而发生的慢性粒细胞白血病（chronic myelogenous leukemia，CML；造血细胞凋亡障碍（如CLL有淋巴细胞蓄积性增加）和凋亡过度（如MDS骨髓无效造血）；T淋巴细胞、单核细胞和骨髓基质细胞产生细胞因子（如IFNγ、TNFα抑制造血）异常，促发的AA和慢性病性贫血；造血干细胞诱导障碍或干细胞和祖细胞衰竭或骨髓微环境荒废，促发的再生障碍性贫血等（图5-14）。临床上应用重组G-CSF或GM-CSF可以纠正医源性粒细胞减少，使用EPO可以减轻化疗患者的贫血和治疗肾性贫血，应用TPO或IL-3、IL-6和IL-11可以矫治血小板减少症，作用于早期造血的造血生长因子还可用于动员造血干/祖细胞进入外周血液和骨髓抑制后的造血重建等，都是利用造血因子对造血影响的细胞因子疗法。

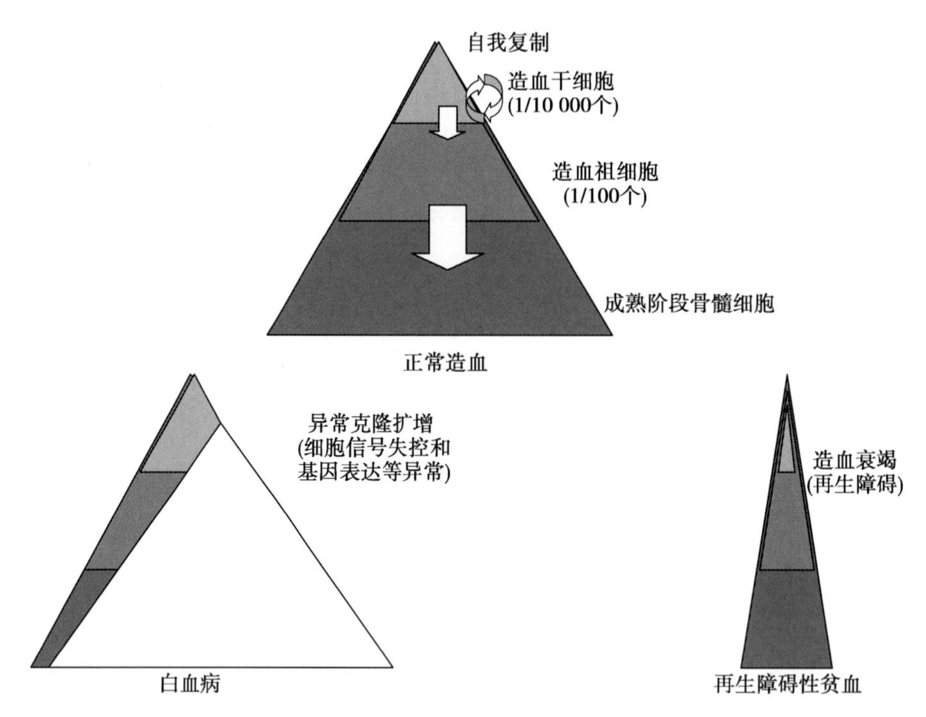

图5-14 **正常造血和异常造血示意图**

正常骨髓造血时，造血干细胞与祖细胞受众多因素调控保持一定的比例，白血病为造血干/祖细胞不受约束而形成异常的克隆增殖，再生障碍性贫血则为造血干细胞库萎缩而发生的造血细胞减少

二、调节造血的转录因子

在造血领域，具有迷人和挑战性的是如何理解细胞水平上，造血干细胞分化表现出巨大多样性上的程序差异，如红系前期细胞合成血红蛋白，而B细胞合成免疫球蛋白，然而它们都源自共同的造血干细胞。造血系列的决定虽与前述的造血生长因子和内在的调节网络有关，但是决定系统的指令可能更多为转录因子的作用（图5-15）。如缺乏转录因子C/EBP或PU.1动物的白细胞减少明显比缺乏G-CSF减少为严重，给予G-CSF也不能纠正转录因子PU.1缺乏所致的粒细胞减少。

细胞分化的本质是相关基因的表达或关闭，而在这些过程中转录因子是最亲近的调控者。在造血中，有许多转录因子直接调控许多造血基因的表达（如生长因子及其受体），正、负调节造血细胞的增殖和分化。重要的有以下几类：①影响造血干细胞和祖细胞的转录因子，如SCL（stem cell leukemia）或TAL-1（T cell acute leukemia-1），RBTN2或LMO2，核心结合因子（core binding factor，CBF）和GATA-2。SCL是造血干细胞形成和维持的必需转录因子，CBF、c-MYB和GATA-2则为造血干细胞分化所必需。②影响祖细

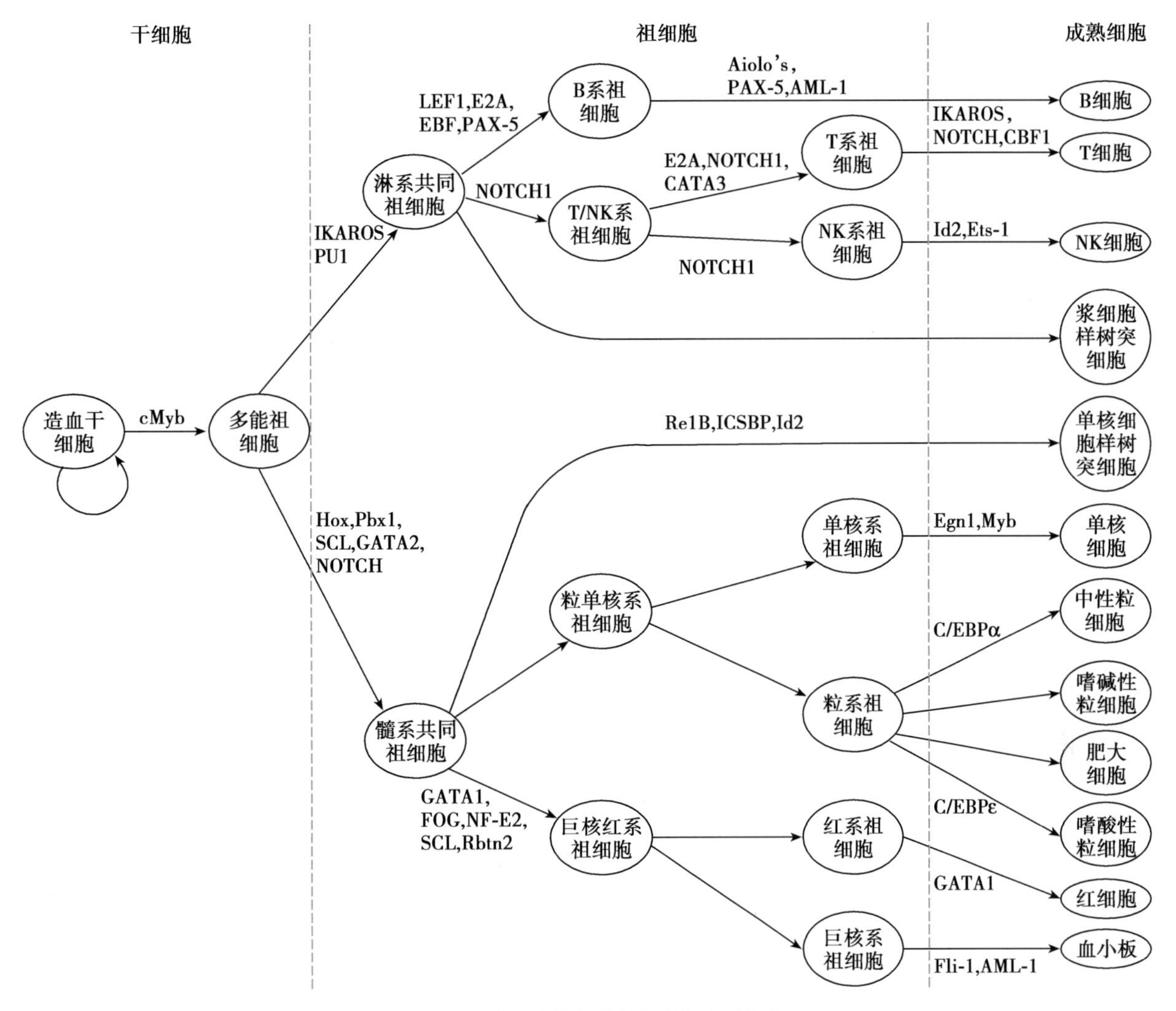

图 5-15 造血转录因子诱导的系列分化

胞扩增的转录因子，如 GATA-2 强表达于早期造血祖细胞，参与多向祖细胞的增殖和生存。③影响粒系和红系系列选择或成熟的转录因子，如 GATA-1 是红系和巨核细胞发育的必需因子，FOG 则是 GATA-1 的辅助因子，通过改变祖细胞的表型表达，共同参与红系和巨核祖细胞系列选择和后期分化。④影响髓系和淋系造血的转录因子 PU. 1，通过识别富嘌呤序列——GAGGA（PU 盒），与许多靶基因表达的蛋白，如 Igλ、整合素 CD11b，以及 GM-CSF、G-CSF 和 M-CSF 的受体相互作用，调控髓系或淋系细胞发育。⑤影响粒细胞生成的转录因子 C/EBP，与髓系转录因子（如 PU. 1 和 CBF）相互作用和协同增强粒细胞和嗜酸性粒细胞的生成。⑥影响淋系发育的转录因子，如 PU. 1 功能缺失可导致淋系，主要是 B 细胞的异常发育；PAX-5/BSAP 是 B 细胞特异的转录因子，还有 E2A、OCT-2、早期 B 细胞因子都参与 B 细胞发育的调控；淋系增强子-1、T 细胞因子-1 和 GATA-3（结合 TCRα 增强子）等调控 T 细胞的发育。这些转录因子除了参与造血调控外，有的还与白血病的发生有关。

第三部分

细胞和组织形态学

第六章

原始细胞和血细胞的界定与共识

骨髓细胞学检查中的髓系原始细胞，常是指非红系原始细胞，即原始粒细胞、原始单核细胞和原始巨核细胞。在一些髓系肿瘤(如急性单核细胞白血病和急性早幼粒细胞白血病)中，除了通常所指外，还包括临床意义等同的细胞，如幼单核细胞和颗粒过多早幼粒细胞。

当前世界上对髓系肿瘤原始细胞形态描述或共识，较有影响的主要有四家协作组或机构。1982 年法美英(French-American-British，FAB)协作组修订的原始细胞范畴和形态学、2008 年国际 MDS 形态学工作组(International working group on morphology of myelodysplastic syndrome，IWGM-MDS)共识报告骨髓增生异常综合征(myelodysplastic syndromes，MDS)的原始细胞形态学、欧洲白血病网(European LeukemiaNet，ELN)共识血细胞形态学和世界卫生组织(World Health Organization，WHO)造血和淋巴组织肿瘤分类中描述的髓系肿瘤原始细胞形态学。本章介绍髓系肿瘤原始细胞，也简述淋系肿瘤原幼淋巴细胞形态学的理解与把握。

第一节　FAB 协作组修正的原始细胞

1982 年 FAB 协作组规范的原始细胞见表 6-1。这一标准也适用于其他髓系肿瘤原始细胞。FAB 的Ⅰ型和Ⅱ型原始细胞不是全指原始粒细胞，形态学见图 6-1。因此，掌握 FAB 协作组原始细胞的形态极其重要，它是其后所有若干修正的或提出形态新认识的基础或前提。Ⅰ型原始细胞多见于急性髓细胞白血病(acute myeloid leukemias，AML)不伴成熟型和伴成熟型。Ⅱ型原始细胞相当于 FAB 提出之前，一般认为的早期早幼粒细胞，而不能认为等于早幼粒细胞，主要见于 AML(不)伴成熟型、急性粒单细胞白血病。我们在 1985 年提出Ⅱ型原始细胞的标准为胞质颗粒 20 颗以内，其他具有原始细胞的一般特征。

表 6-1　FAB 协作组修正的原始细胞范畴和形态学(1982)

细　胞	形　态　学
修正原始细胞范畴	包括一些胞质含有颗粒者，不包括正常早幼粒细胞和可以辨认的幼单核细胞、原始红细胞和原始巨核细胞
Ⅰ型原始细胞	包括与原始粒细胞不易区分的大小不一的无法分类者，胞质内无颗粒，核仁明显，染色质不浓集，较小的原始细胞核胞质比例高(0.8∶1)，较大的可稍低
Ⅱ型原始细胞	胞质内含有几颗及少许原始的嗜苯胺蓝颗粒，其他似Ⅰ型，但胞核胞质比例偏低而胞核仍在中间
早幼粒细胞	出现下列特征为早幼粒细胞而不再认为Ⅱ型原始细胞：胞核偏位；高尔基体发育(近核处的苍白区)；染色质较致密或结块；很多颗粒，低核质比例

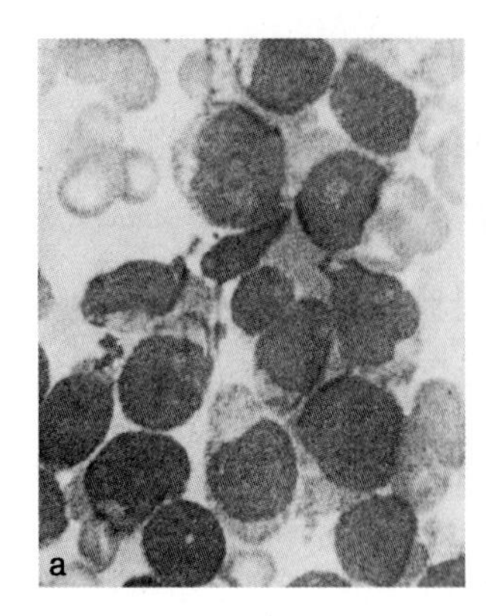
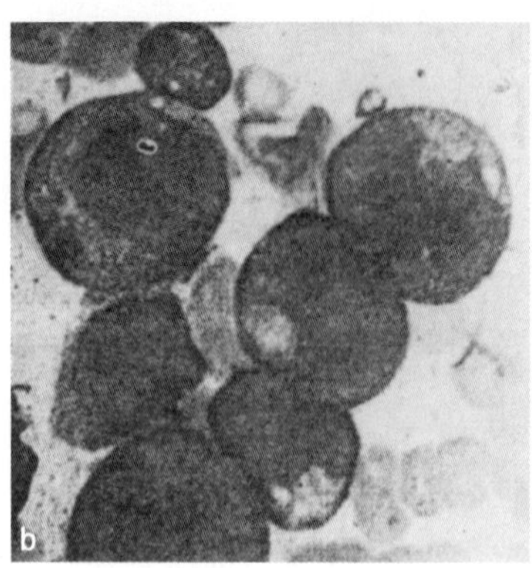
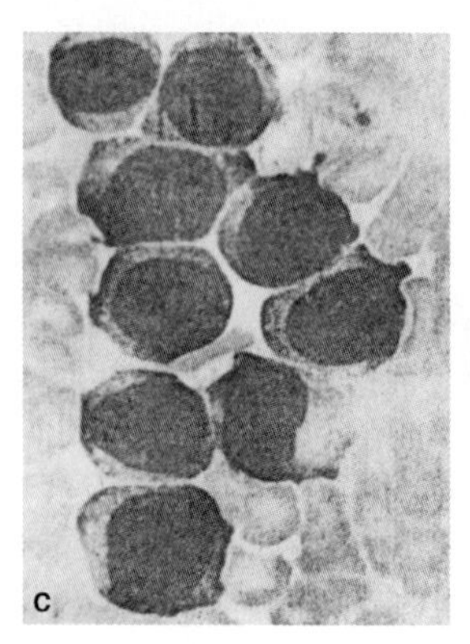
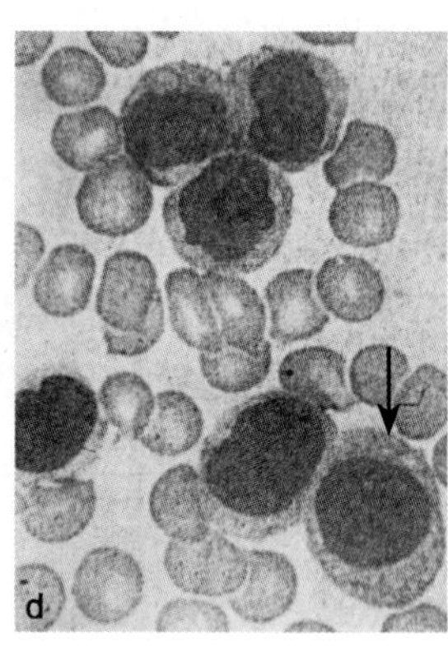

图 6-1 FAB 协作组(1982)修订的原始细胞

a 为 FAB 分类的 M1 原始细胞,Ⅰ型为主;b 为 M2 原始细胞,Ⅱ型为主;c 为 M5a 原始单核细胞;d 为 M5b,幼单核细胞为主,如箭头指处

第二节 WHO 分类描述的原始细胞

2001 年 WHO 描述的原始细胞包括急性早幼粒细胞白血病(acute promyelocytic leukemia,APL)的颗粒过多早幼粒细胞(原始细胞的等同意义细胞)。幼红细胞不包括在原始细胞中,但在纯红细胞白血病中原始红细胞与原始细胞意义等同,有核红细胞比例作为作为诊断的基数;小的病态巨核细胞和微小巨核细胞不计入原始细胞。

2008 年和 2017 年,造血和淋巴组织肿瘤 WHO 分类第四版和修订第四版,界定的髓系肿瘤原始细胞(myeloid blasts),包括原始粒细胞、原始单核细胞和原始巨核细胞。分类中,这些细胞都计入原始细胞百分比计数。小的病态巨核细胞和微小巨核细胞不列入原始细胞计数。除原始巨核细胞外,原始细胞也分为有颗粒和无颗粒(图 6-2)。原始(粒)细胞明显大小不一,比成熟淋巴细胞稍大到单核细胞大小或更大,有中等到丰富的深蓝至蓝灰色胞质;胞核圆形、卵圆形,染色质细颗粒状,常见几个核仁,有时核形明显不规则;胞质中可见少许嗜苯胺蓝颗粒,Auer 小体是髓系最特异的证据。

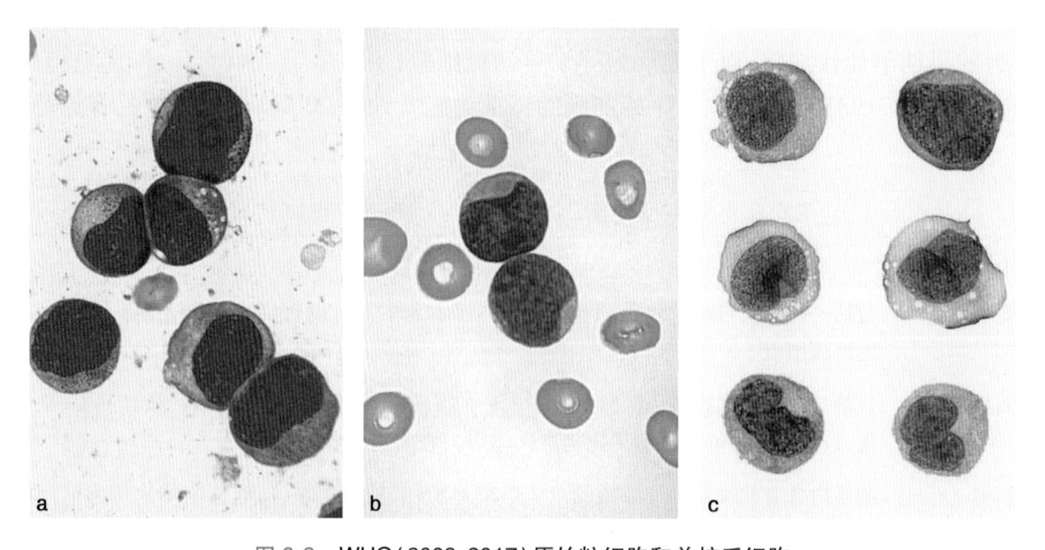

图 6-2 WHO(2008,2017)原始粒细胞和单核系细胞

a、b 为无颗粒和有颗粒原始细胞,AML 标本;c 为自上而下成对的为原始单核细胞、幼单核细胞和单核细胞

幼单核细胞在急性原始单核细胞白血病、急性单核细胞白血病、急性粒单细胞白血病和慢性粒单细胞白血病中的诊断意义与原始单核细胞等同。WHO 描述的原始单核细胞为有丰富浅灰色至深蓝色胞质的

大细胞,可有伪足突起。胞质空泡和细小颗粒。胞核通常圆形,染色质纤细,有一至多个大而明显的核仁;通常非特异性酯酶(NSE)强阳性,但髓过氧化物酶(MPO)阴性或弱阳性。幼单核细胞为微扭曲、折叠或凹状的核,染色质稀疏、核仁小而不明显或无,胞质有细小颗粒(图 6-2c)。大多数幼单核细胞表达 NSE 且 MPO 可以阳性。原始单核细胞和幼单核细胞之间通常难以区别,但是两者在 AML 诊断时,幼单核细胞被一起作为原始单核细胞对待,故两者之间的区别不是太重要。另一方面,幼单核细胞与(较)成熟而异常的白血病性单核细胞的区分,可能不容易但也很重要。因它关系到该病例属于急性单核细胞白血病或急性粒单细胞白血病还是属于慢性粒单细胞白血病。异常单核细胞的染色质比幼单核细胞更聚集,胞核有不同程度的凹陷、折叠,灰色的胞质有更丰富的淡紫色颗粒,核仁通常不见或不清楚。异常单核细胞不被认为是原始单核细胞的等同细胞。

有学者在幼单核细胞后单核细胞前加了一个"不成熟单核细胞(immature monocyte)"阶段,这一细胞名不够严谨也没有必要,因严格地说,不成熟单核细胞包括幼单核细胞和原始单核细胞,而它只相当于 WHO 的异常单核细胞。

描述的原始巨核细胞胞体中大型细胞,有一个圆形的齿锯状(凹陷)或不规则胞核,细致的网状染色质,1~3 个核仁;胞质嗜碱性,通常无颗粒,可见囊泡样突起。

2017 年出版的修订第四版更新分类中界定的(髓系肿瘤)原始细胞和原始巨核细胞形态学未变,但原始细胞百分比(%)被统一为原始细胞和原始细胞等同意义细胞占全部骨髓有核细胞的百分比,之前红白血病等标准中的原始细胞百分比,即占非红系细胞(nonerythroid cells,NEC)的百分比不被采用。同时认为原始细胞计数是形态学鉴定的细胞分类计数而不是流式免疫表型检查的细胞百分比。原始细胞和原始细胞等同意义细胞的形态特征见表 6-2。同时认为细胞化学染色鉴定未成熟髓细胞的特定类型具有价值,可以提高 AML 诊断的准确性。未成熟髓系细胞主要是指粒、单核和巨三系原始细胞和原始细胞等同意义细胞(早幼粒细胞、幼单核细胞和原始红细胞),鉴定这些细胞的免疫表型见第二十二章表 22-3。

表 6-2　原始细胞和原始细胞等同意义细胞形态学

细胞类型	主要形态特征
原始粒细胞	• 胞核较大,染色质细致分散,可见明显核仁 • 核质比相对较高 • 胞质颗粒数量不定,可集中于胞质的某一部分
早幼粒细胞(APL 中原始细胞等同意义细胞)	• 核染色质稍凝聚,核仁不一定明显,胞核常偏位,核旁可见高尔基区 • 许多颗粒分散于整个胞质 • 常可见显著的胞质颗粒,核形多变,核折叠和分叶状为 APL 微小颗粒变异型的特征
原始单核细胞	• 核质比中等至减低,染色质细致分散、可见明显核仁,核圆形至折叠状 • 胞质丰富,略显嗜碱性,含有细小颗粒和偶见空泡
幼单核细胞(原始细胞等同意义细胞)	• 染色质轻度凝聚,核仁常不明显 • 胞质丰富,蓝色或灰蓝色,含细小颗粒,可见空泡 • 单核样外观伴胞核不成熟
原始红细胞(大多数 AML 类型不包括在原始细胞%中)	• 核/质比相对较低 • 核圆形,染色质轻度凝聚,核仁不定 • 胞质中等量,深嗜碱性,可见空泡
原始巨核细胞	• 高度可变的形态学特征 • 不经特殊检测常不能识别 • 可呈淋巴样,高核质比 • 染色质细致至不同程度的凝聚 • 胞质很少至中等量,常无颗粒或很少颗粒 • 细胞可以黏附成团

APL 为急性早幼粒细胞白血病,AML 为急性髓细胞白血病

第三节 IWGM-MDS 共识原始细胞与早幼粒细胞

2008 年国际 MDS 形态学工作组(IWGM-MDS)共识报告 MDS 原始细胞形态与 FAB 和 WHO 描述的基本相同。主要的共识有三条:一是将有颗粒和无颗粒的原始细胞替代过去的Ⅰ型、Ⅱ型和Ⅲ型原始细胞;二是从颗粒原始细胞和正常形态早幼粒细胞中区分出病态(异常)的早幼粒细胞;三是应有足够的细胞分类数(如 WHO 提出分类 500 个有核细胞),提高 MDS 中原始细胞增加(%)的准确性,尤其是正好处于影响诊断和预后的阈值水平时。

WGM-MDS 定义的原始粒细胞,胞核特征包括高核质比例,易见核仁,常见染色质细致,核形状不定;胞质特征包括不同程度的嗜碱性、颗粒,Auer 小体不定,无高尔基体发育(图 6-3);但在 AML 伴 t(8;21)重现性异常的原始细胞中,可见高尔基体发育,有或无 Auer 小体,但无早幼粒细胞的其他特征。在回顾性总结 MDS 骨髓涂片后,认为 MDS 中原始细胞应分为无颗粒和有颗粒。无颗粒原始细胞相当于 FAB 分类的Ⅰ型原始细胞;有颗粒原始细胞的胞核有原始细胞特征而胞质含有颗粒,这一颗粒原始细胞包括 FAB 的Ⅱ型原始细胞和 Goasguen 等界定的Ⅲ型原始细胞。颗粒原始细胞与早幼粒细胞的区别见图 6-3。IWGM-MDS 还总结了正常和异常早幼粒细胞的形态学特征:正常早幼粒细胞核中心或偏位,染色质细致或有些凝集。核仁通常易见并突出(图 6-3)。IWGM-MDS 确定正常早幼粒细胞的主要区别特征是可见的高尔基区,其他胞质特征包括均匀分散的嗜苯胺蓝颗粒以及大多数情况下的嗜碱性胞质。病态造血早幼粒细胞特征既有早幼粒细胞特征——常偏位的圆形、椭圆形或凹陷的胞核,染色质细致或粗糙并有一个易见的核仁,高尔基区多少不一;又有病态造血的异常特征——胞质嗜碱性减弱或不规则,高尔基区发育差,颗粒过多、过少以及颗粒不规则分布(块状)。

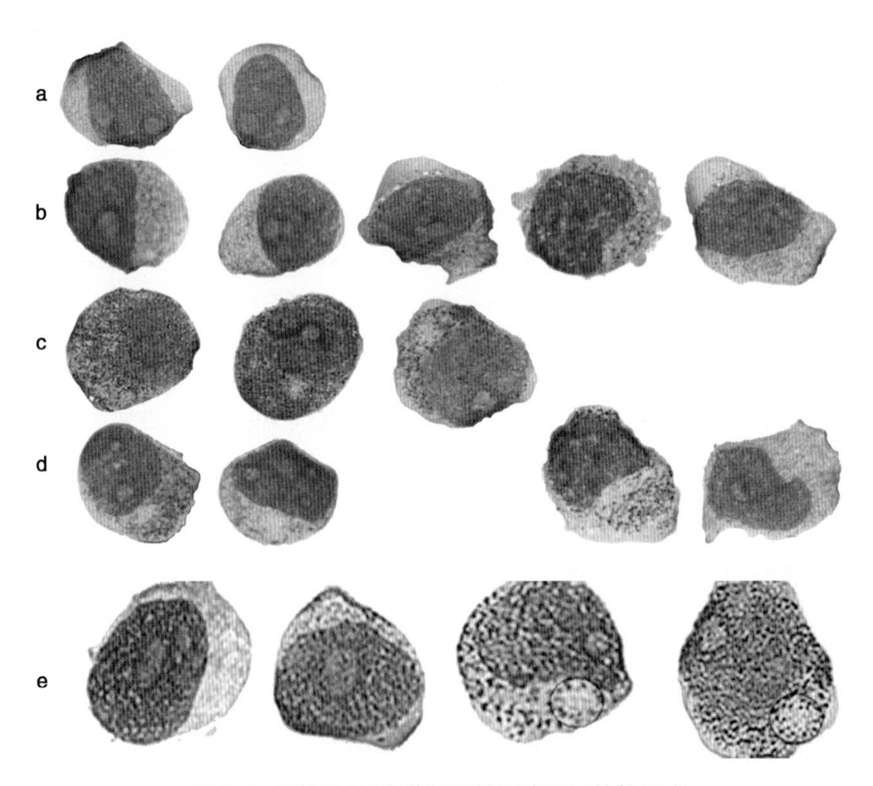

图 6-3 IWGM-MDS 共识原始细胞和早幼粒细胞

a、b 为无颗粒和有颗粒原始细胞,即 FAB 的Ⅰ型原始细胞和Ⅱ型原始细胞及 Goasguen 等定义的Ⅲ型原始细胞;c 为早幼粒细胞;d 为异常早幼粒细胞,颗粒不规则分布并减少,常见于 MDS;e 为无颗粒、有颗粒原始细胞(缺乏高尔基体发育)、早幼粒细胞(高尔基体发育区与嗜苯胺蓝颗粒增加)和异常早幼粒细胞(嗜苯胺蓝颗粒增加)

第四节　ELN 共识原始细胞及等同意义早幼粒细胞和幼单核细胞

2010 年 ELN 共识在 FAB 和 WHO 的形态基础上做了一些进一步的细化。如认为应当使用国际 MDS 形态学工作组（IWGM-MDS）建议的原始细胞定义，即承认无颗粒原始细胞和有颗粒原始细胞，后者不同于 FAB 协作组定义的Ⅱ型原始细胞之处在于有颗粒原始细胞的颗粒可以比"少许"更多，但具有原始细胞的其他特征。对不能识别某一系列的原始细胞命名为"原始细胞，不另作分类"。从细胞的相互关系中评估原始细胞的系列比孤立地评估单个细胞更可行。急性早幼粒细胞白血病的异常细胞应按 WHO 分类分别命名为多颗粒和微颗粒（少颗粒）早幼粒细胞，不用"发育异常"这一名称，尽管二者也是发育异常的。其他情况下的少颗粒早幼粒细胞应归入"发育异常早幼粒细胞"。原始单核细胞和幼单核细胞应按 WHO 的定义确认。遴选的 ELN 原始细胞及其等同意义细胞见图 6-4～图 6-6。

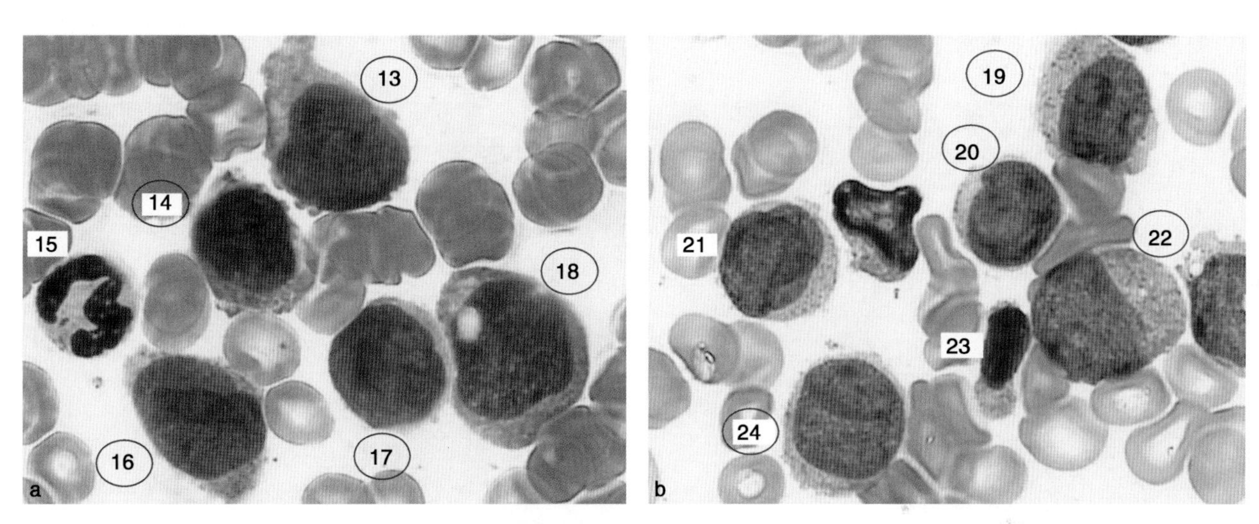

图 6-4　**原始细胞及其他细胞**

a：13、14. 原始细胞；15. 中性粒细胞；16. 幼单核细胞；17. 原始细胞；18. 原始单核细胞；b：19. 早幼粒细胞，病态；20. 幼单核细胞；21. 幼单核细胞；22. 早幼粒细胞，病态；23. 淋巴细胞；24. 幼单核细胞

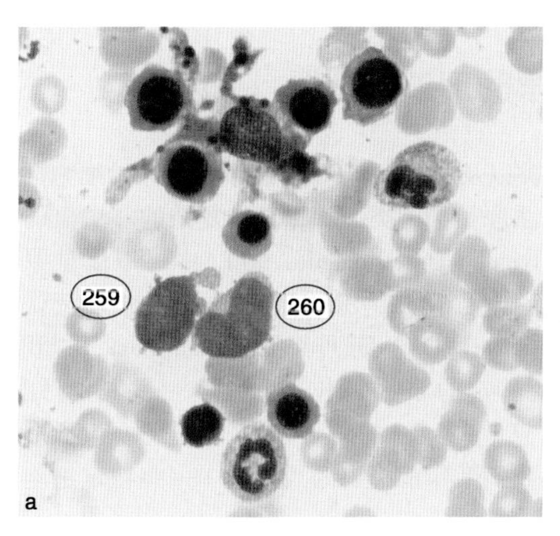

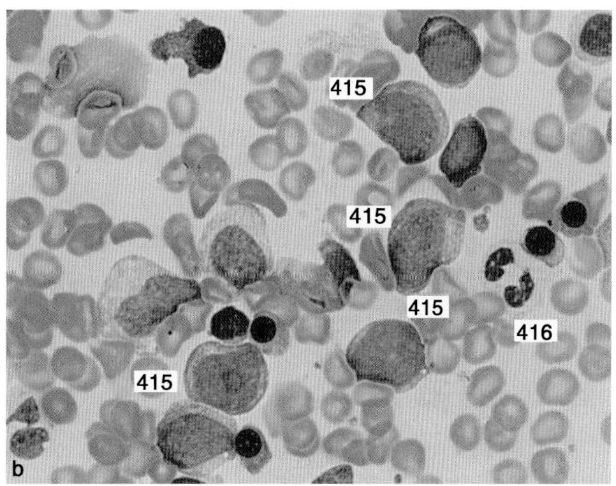

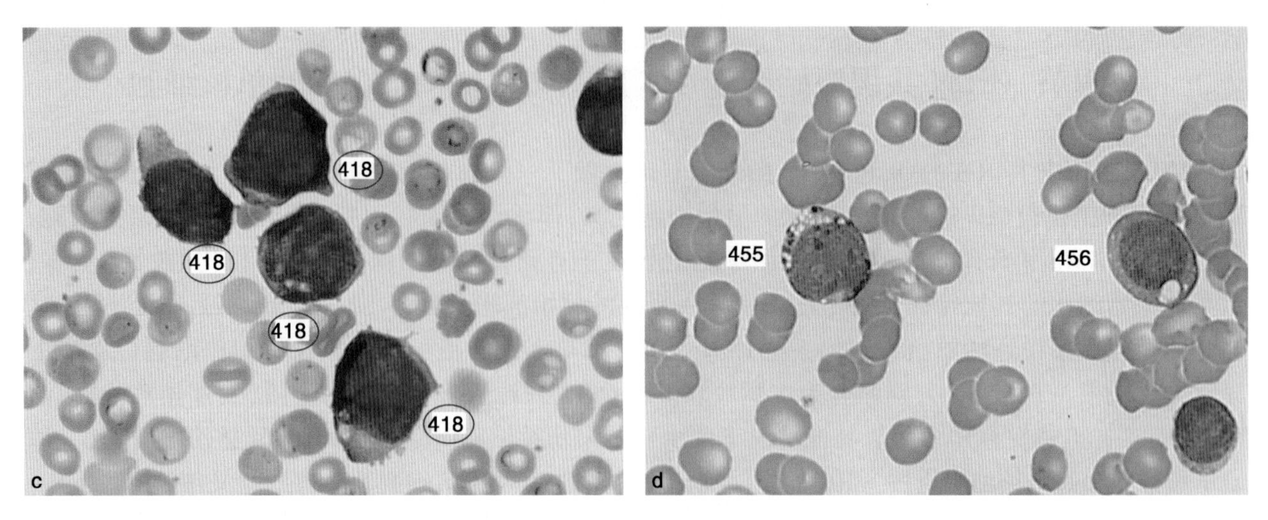

图 6-5 **原始细胞及其他细胞**

a:259. 原始细胞;260. 原始细胞;b:415. 原始粒细胞;416. 中性分叶核粒细胞,病态;c:418. 原始细胞;d:455. 原始细胞,嗜碱性;456. 原始细胞

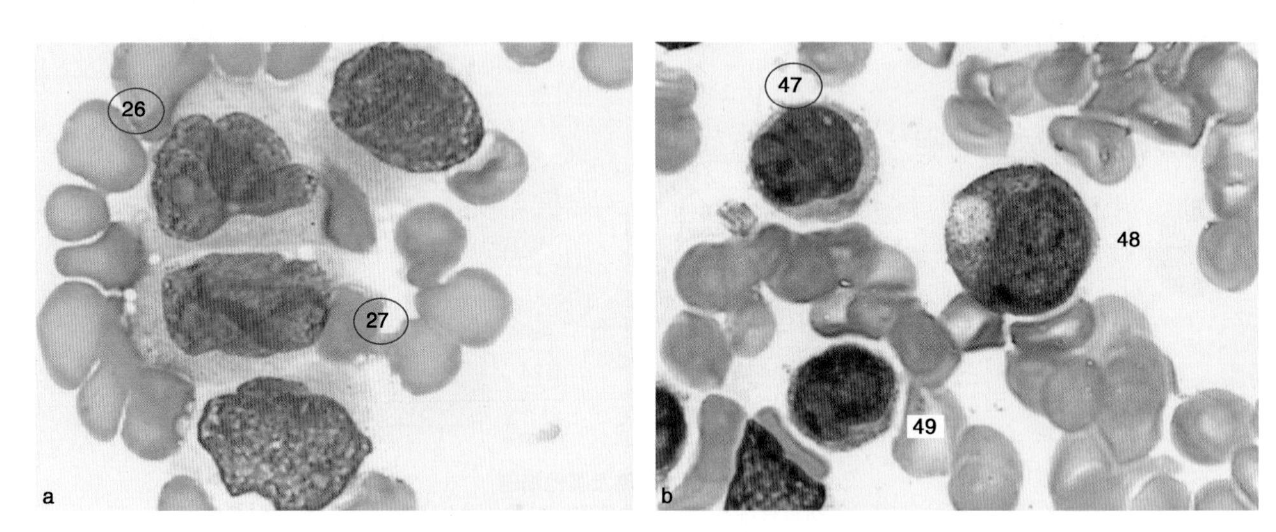

图 6-6 **原始细胞等同意义细胞——幼单核细胞**

a:26. 幼单核细胞;27. 幼单核细胞;b:47. 幼单核细胞;48. 早幼粒细胞;49. 单核细胞粒

第五节 原始细胞形态学的理解与把握

在 FAB 分类、ELN 共识、WHO 造血和淋巴组织肿瘤分类以及 IWGM-MDS 的髓系肿瘤原始细胞描述或共识报告中,虽都有对原始细胞的界定或描述,但实际上髓系原始细胞类型和形态是复杂的。白血病中原始细胞类似形态也多,而且在急性淋巴细胞白细胞(acute lymphocytic leukemias,ALL)中可以偶见原始粒细胞(图 6-7),有原始细胞系列的交叉现象。这也是 FAB 协作组(简称为 FAB)曾提出的并被广泛认可的急性白血病细胞化学染色意义评判中,有过氧化物酶(peroxidase,POX)、苏丹黑 B(Sudan black B,SBB)阳性>3%与<3%"标准指标"的一个原因。在检查中既要掌握特定的原始细胞,也要了解一些其他形态,在多数情况下,评判某一原始细胞的系列属性,往往采用多信息(多参数)的整合方法,有时还要包括形态学之外的相关实验室、临床特征和诊治等方面的信息,这也是我们数年前提出的浅见——一些特定细胞形态需要增加信息量进行界定或评判。

一、无颗粒与有颗粒原始细胞(Ⅰ型和Ⅱ型原始细胞)

髓系肿瘤原始细胞的胞质颗粒是评判的一个主要指标。20 世纪 70 年代前,一般认为原始(粒)细胞

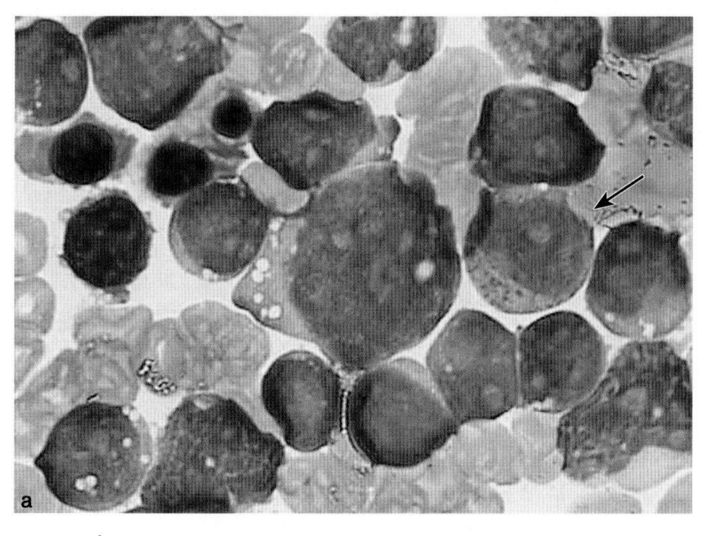

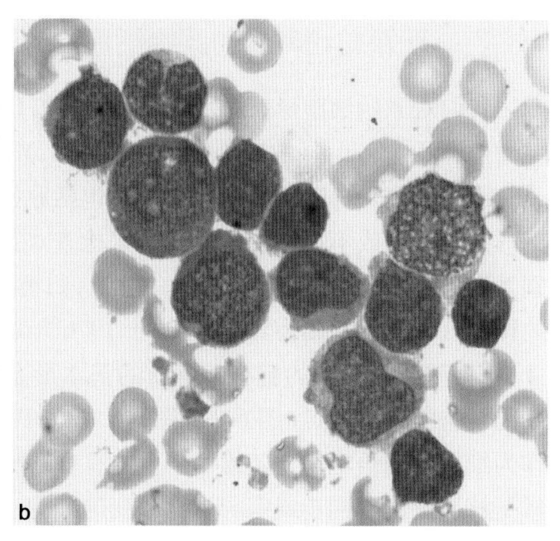

图 6-7　原始细胞系列的交叉性

a 为 B-ALL（ALL-L2），箭头指处为颗粒原始粒细胞；b 为髓-淋双系混合急性白血病，当原始粒细胞和原始淋巴细胞各达一定比例（一般>20%）时，可归类此类白血病

无颗粒，当出现颗粒即视为早幼粒细胞。1976 年 FAB 提出 AML 的 FAB 分类时，将原始细胞分为无（嗜苯胺蓝）颗粒原始（粒）细胞和有少许（a few）嗜苯胺蓝颗粒原始（粒）细胞，早幼粒细胞则是有许多（numerous，many）嗜苯胺蓝颗粒者。a few 是几个、一些、少许，以及许多都是不确定的比较含糊的数量，不便于把握。1982 年 FAB 对 AML 与 MDS 中的原始细胞作了修正和定义（表 6-1），但仍没有涉及胞质颗粒的量化。

我们在回顾性总结了 195 例 AML 的原始细胞特征后，在兼顾颗粒数量与胞质的嗜碱性程度、胞质的量、胞体和胞核的大小和异形性以及异常核仁或明显核仁有无的同时，于 1986 年（浙江医科大学学报，1986）提出以胞质颗粒 20 颗为其中的一个主要区分条件，Ⅱ型原始细胞（<20 颗）和早幼粒细胞（>20 颗），进行综合评判。1991 年 Goasguen 等总结了原始细胞和早幼粒细胞的特征，并把原始细胞分为Ⅰ型、Ⅱ型和Ⅲ型（表 6-3）。Ⅰ型原始细胞是典型的胞质中无嗜苯胺蓝颗粒的原始细胞；Ⅱ型原始细胞是胞质初级（嗜苯胺蓝）颗粒少于 20 颗，嗜碱性胞质，无高尔基区，染色质不凝集伴有一个或多个核仁的细胞；Ⅲ型原始细胞的定义除胞质中嗜苯胺蓝颗粒多于 20 颗外，其余同上。典型的早幼粒细胞被定义为含一个显著的高尔基区，偏位核，明显核仁以及许多嗜苯胺蓝颗粒的大细胞。当嗜苯胺蓝颗粒在胞质的某些区域聚集并且大小不一时，称异常早幼粒细胞。Ⅲ型原始细胞主要见于 t(8;21)(q22;q22) 易位的 AML 伴成熟类型。

表 6-3　MDS 中Ⅰ型、Ⅱ型和Ⅲ型原始细胞（Goasguen，1991）

细胞特征	Ⅰ型	Ⅱ型	Ⅲ型	早幼粒细胞
核位置	中心	中心	中心	偏位
染色质	细致	细致	细致	粗糙
核仁	1～2 个	1～2 个	1～2 个	1 个（大）
高尔基区	无	无	无	有
颗粒	0	<20	>20	许多
嗜碱性胞质	+++	+++	+++	+

其后，WHO 在 1999 年发表的造血和淋巴组织肿瘤分类报告和 2001 年出版的《造血和淋巴组织肿瘤病理学和遗传学》著作中，描述的原始细胞都可以有少许嗜苯胺蓝颗粒；在 2008 年出版的蓝皮书中，将原始细胞分为无颗粒和有颗粒。2008 年 IWGM-MDS 共识报告 MDS 的原始细胞形态和 2010 年 ELN 在 FAB 和 WHO 的形态基础上，确认原始细胞都分为无颗粒和有颗粒。

二、无颗粒和有颗粒原始细胞的认知

我们对原始细胞形态学的进一步认知有以下几条。①原始细胞主要用于髓系肿瘤，如 AML、MDS、骨髓增殖性肿瘤（myeloproliferative neoplasms，MPN）和骨髓增生异常-骨髓增殖性肿瘤（myelodysplastic/myeloproliferative neoplasms，MDS-MPN），包括原始粒细胞（主要者）和原始单核细胞等；少数情况下，还包括无形态学特征或不典型形态或经一定检查难以识别的其他原始细胞（可以是原始淋巴细胞）。②不能识别系列的原始细胞，可以按 ELN 的共识，归类为“不另作分类原始细胞”较为恰当。③Ⅱ型、Ⅲ型原始细胞的颗粒，一般以 20 颗为界定，相当于 1976 年之前普遍认为的早期早幼粒细胞，但不认为等于早幼粒细胞；Ⅱ型、Ⅲ型原始细胞的胞核和胞质的基本形态仍具有原始细胞特点者，或者在 AML 中，依然符合 AML 诊断的细胞学基本特点（图 6-8 和图 6-9）。④IWGM-MDS 和 ELN 共识的将原始细胞分为无颗粒和有颗粒，作为细胞学用语也是比较恰当的。⑤有颗粒原始细胞的胞质颗粒，可以较多，但这种颗粒较多原始细胞，常是核质发育不同步或有异形性改变的细胞，而且通常不是比较粗大嗜苯胺蓝颗粒和细胞规则的正常形态细胞。⑥有颗粒原始细胞的胞质异常特征：颗粒着色不如正常的紫黑色，较细小或大小不一，可以局限于某一区域；胞质浅红色区域，相当于不完全发育或发育异常的高尔基体（图 6-9）。⑦颗粒较多原始细胞比颗粒少的原始细胞更不表达 CD34，甚至 HLA-DR。

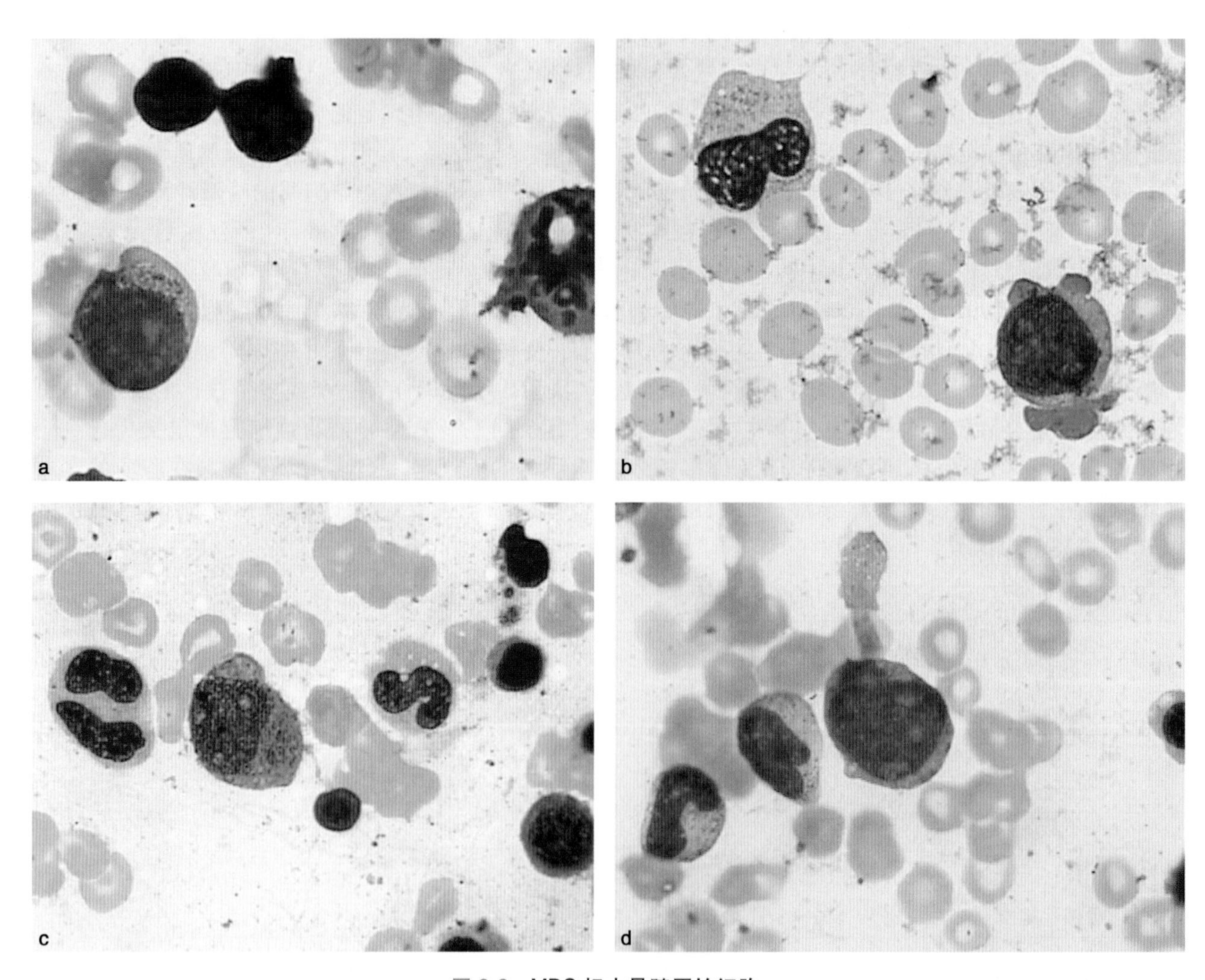

图 6-8 MDS 标本骨髓原始细胞

a、b 为颗粒原始细胞，1 个正常（a）、1 个异常（b），a 上方为连在一起的裸核异常巨核细胞；c 为颗粒较多，胞核基本具有原始细胞的一般特征且形态异常，可以分类为有颗粒原始细胞；d 为无颗粒原始细胞，一边有长伸突的胞质，这种胞质最后游离

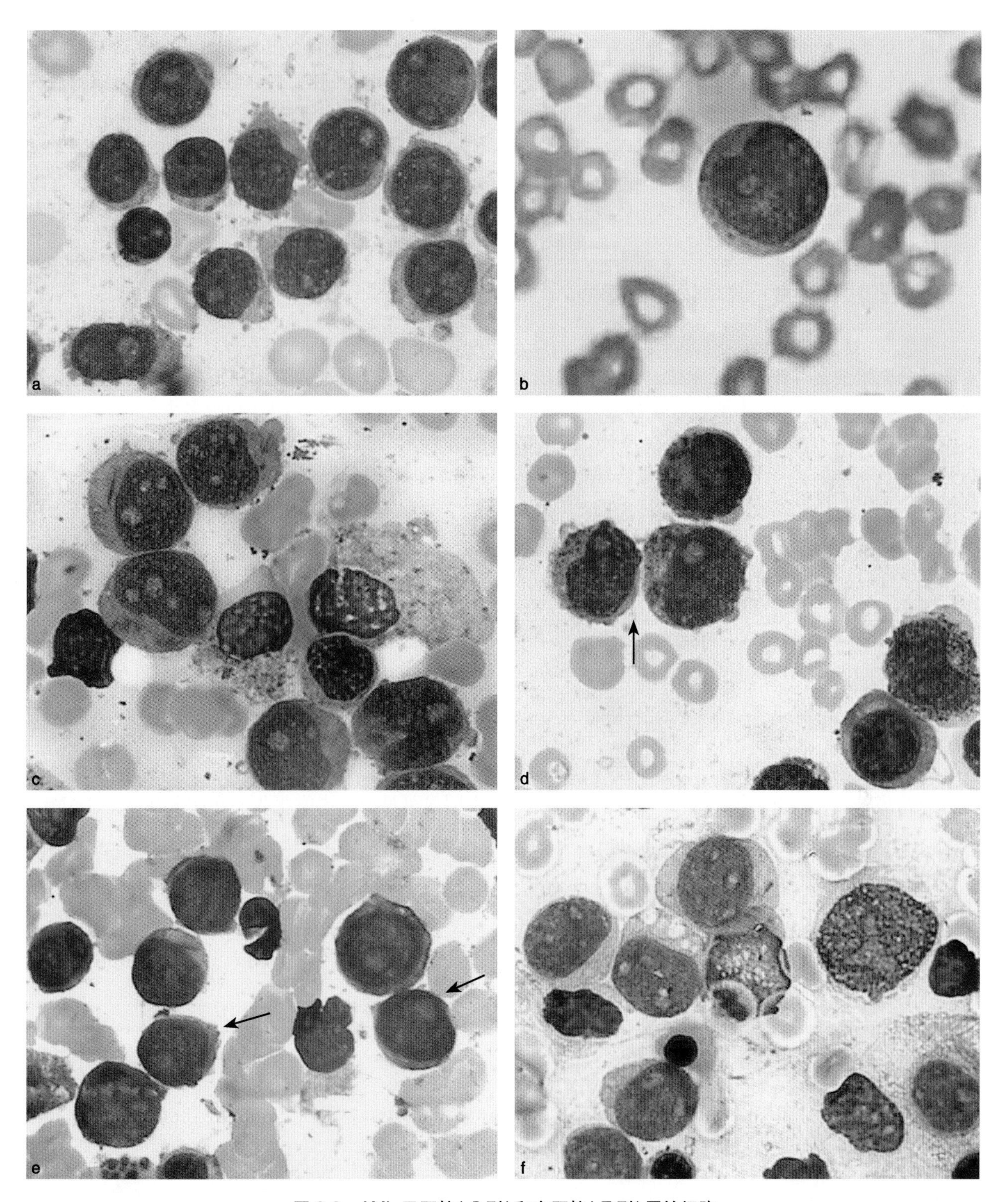

图 6-9　**AML 无颗粒(Ⅰ型)和有颗粒(Ⅱ型)原始细胞**

a 为无颗粒原始细胞(中间靠右上 5 个,胞质无颗粒)和有颗粒型原始细胞(左边靠左 5 个);b 为颗粒原始细胞;c 为有颗粒原始细胞,胞质可见浅红色区域和少许较小颗粒;d 为有颗粒原始细胞[t(8;21)(q22;q22);*RUNX1-RUNX1T1* 阳性],颗粒较多但仍有原始细胞的其他形态特征(箭头);e 为颗粒细小原始细胞;f 为骨髓印片髓系肿瘤原始细胞聚集,有形成结节趋向,中上方一个原始细胞胞质有一条 Auer 小体

三、原始细胞典型形态

我们认为原始细胞的典型形态特征有三：一是 Auer 小体；二是胞质颗粒；三是相当于发育不完善或异常发育高尔基体的浅红色胞质染色区。这三个形态特征者，检出 Auer 小体是粒系或单核系原始细胞最具特异性的标记，无颗粒原始细胞的形态特征常不如颗粒原始细胞明显。

肿瘤性原始细胞形态非常复杂，可以正常，也可以异常。原始细胞异常包括胞体变化：增大（大型或巨大型原始细胞）、过小（小型原始细胞或侏儒型原始细胞）和异形性；胞核异常：大核仁、多核仁、明显突出核仁，染色质粗糙而不平整，双核、核小体或核碎裂，不规则状胞核；胞质异常：诸如染色明显红染或明显嗜碱性，Auer 小体，大块状胞质突起或分离，空泡形成、含有包含体或吞噬物。

四、印片和切片标本中的原始细胞

在骨髓印片标本中，原始细胞形态基本上与涂片相同，不过清晰性稍差（图 6-9f）。骨髓切片标本中，不能区分原始细胞有颗粒和无颗粒。与涂片比较，骨髓切片细胞结构的精细性和清晰性明显为差。在免疫表型标记染色方面，石蜡包埋骨髓切片则明显优于骨髓涂片，如 CD34 阳性细胞多少是评判原始粒细胞增多髓系肿瘤的一个重要指标。WHO 在 2002 年髓系肿瘤分类中所介绍原始细胞的几条要求中即有骨髓切片标本。由于骨髓切片中原始细胞更不易与早幼粒细胞区分，检查的原始细胞百分比是个大约数值，且常高于骨髓涂片，不过切片中的丛簇或片状浸润则具有克隆性增殖的特点（详见第十四章和第十八章）。

五、原始细胞细胞化学和免疫化学染色

通常，当原始细胞增多时都需要有细胞化学和免疫化学染色的依据。在众多的染色项目中，我们认为髓过氧化物酶（MPO，POX）、苏丹黑 B（SBB）、单抗 MPO 标记染色最为实用和可靠（图 6-10、图 6-11）。

六、嗜碱性原始粒细胞和嗜酸性原始粒细胞

原始粒细胞按祖细胞来源及它们的颗粒属性分为中性、嗜酸性和嗜碱性三种。正常情况下，原始嗜碱性和原始嗜酸性粒细胞有细胞培养技术的支持，但还缺少明显可见的形态学报告。在病理状态（如 AML）

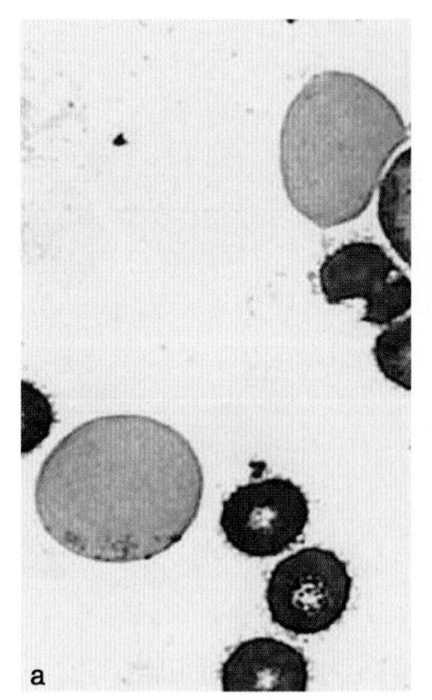

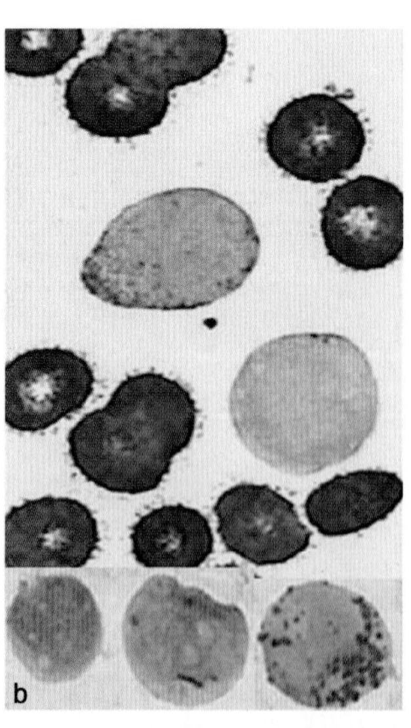

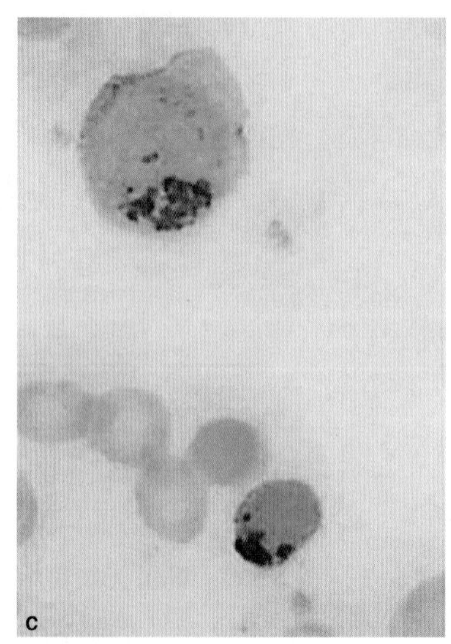

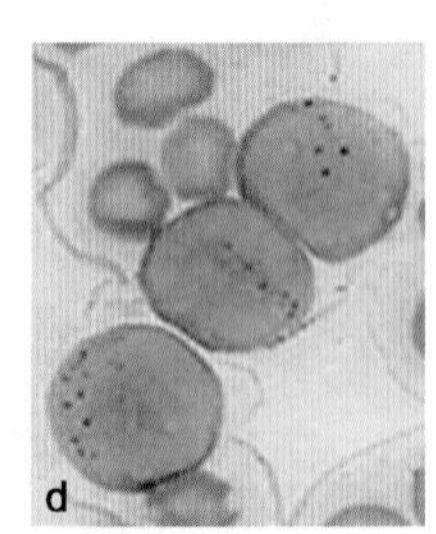

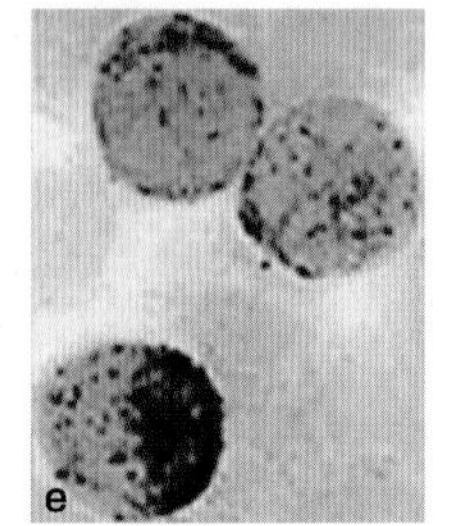

图 6-10 **原始（粒）细胞 MPO、Phi 小体和 SBB 染色**

a 为 MPO 阳性和阴性原始粒细胞各 1 个；b 为原始粒细胞 MPO 阳性颗粒，插图 3 个为 Phi 小体染色（氢过氧化酶活性，意义与 MPO 相同）阴性小原始细胞、棒状 Phi 小体大原始细胞和 Phi 小体阳性颗粒原始细胞；c 为 SBB 染色 AML 不伴成熟型（血片），一个大原始粒细胞和淋巴样小原始粒细胞阳性；d 为原始（粒）细胞 SBB 弱阳性颗粒，清晰可数；e 为 AML 伴成熟型，强阳性原始粒细胞

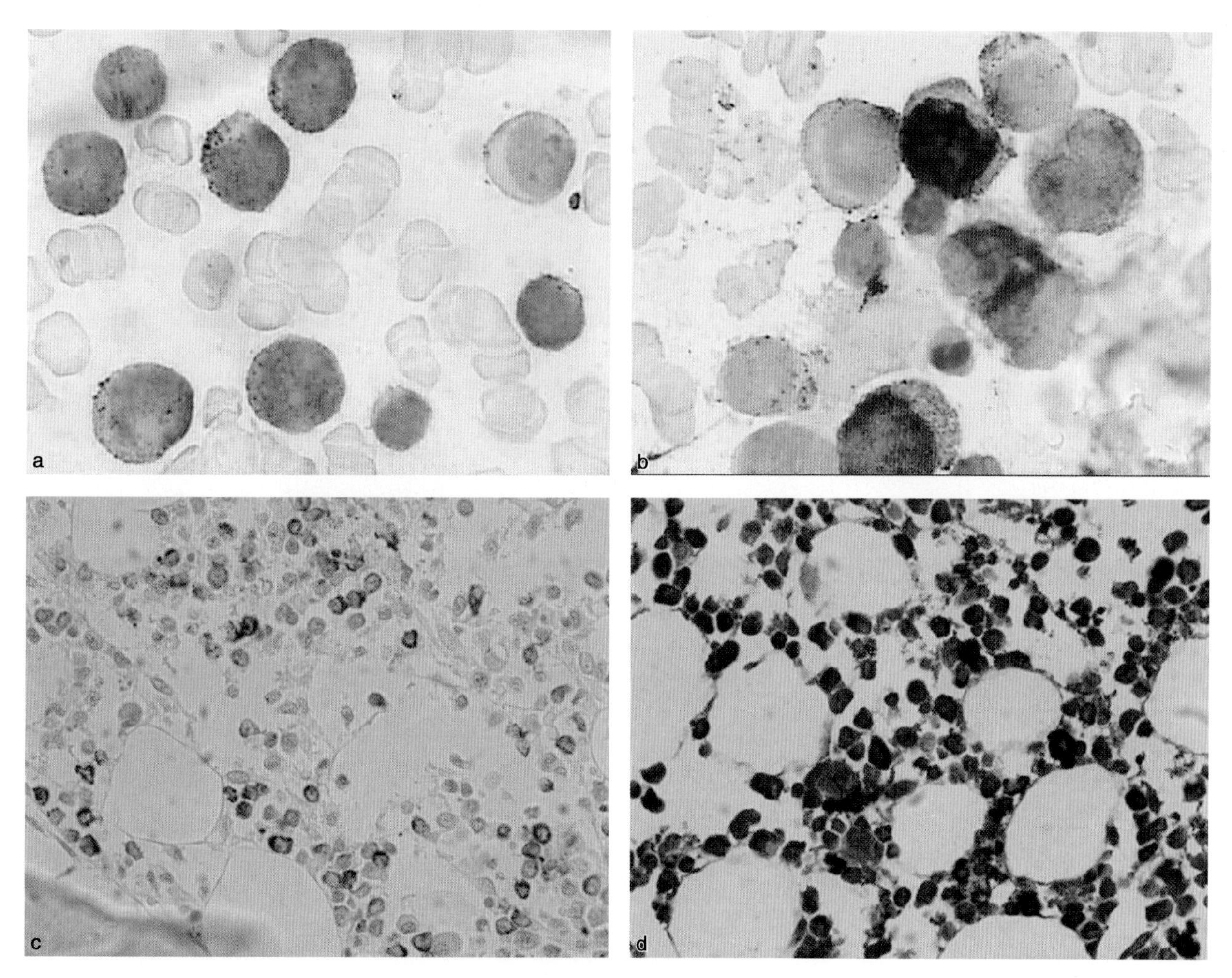

图 6-11　**原始(粒)细胞抗 MPO 和 CD34 染色**

a 为 AML 不伴成熟型,原始细胞抗 MPO 阳性,右下淋巴细胞阴性,右上单核细胞微弱阳性;b 为 AML,原始细胞 MPO 阳性,粒细胞强阳性;c、d 为 AML 伴成熟型骨髓切片 CD34 和抗 MPO 阳性原始粒细胞

下,在骨髓涂片和外周血涂片中都有这两类原始细胞形态学描述。MIC 协作组(1986,1988)最先描述白血病标本中的原始性嗜碱性粒细胞(basophilic myeloblast),我们在 2003 年出版的《现代血液形态学理论与实践》一书中对嗜碱性原始粒细胞做了较详细的介绍,2010 年 ELN 共识血细胞中以及 2017 年 WHO 更新版的急性嗜碱性粒细胞白血病描述中,都涉及嗜碱性原始粒细胞。嗜碱性原始粒细胞的形态特点是胞质和/或胞核上散在几颗粗大或不明显粗大的紫黑色颗粒或稍细小的嗜碱性颗粒,位于胞质一侧或散在于胞核之上(图 6-12)。用甲苯胺蓝染色,颗粒由蓝变紫,呈异染性。嗜碱性原始粒细胞形态学上的识别对判断急性嗜碱性粒细胞白血病和伴嗜碱性粒细胞增多的 AML 有意义。

在 AML 中偶见嗜酸性原始(早幼)粒细胞,为胞质散在几颗粗大的橘黄色嗜酸颗粒(图 6-12)。白血病骨髓标本中易见嗜酸性原始粒细胞或嗜酸性原始(早幼)粒细胞,可以提示患者预后欠佳。在袁毓贤和李文成主编的《实用血液学细胞学图谱》一书嗜碱性粒细胞白血病和嗜酸性粒细胞白血病的 2 幅图中,我们浅见一些细胞已经可以划入嗜碱性原始粒细胞和嗜酸性原始(早幼)粒细胞。

七、原始细胞等同意义细胞

原始细胞等同意义细胞是与原始粒细胞、原始单核细胞和原始巨核细胞等原始细胞诊断意义相同的细胞。它们是针对某些特别类型而设定的,如 APL 中的颗粒过多早幼粒细胞,粒单细胞白血病和单核细胞白血病中的幼单核细胞,纯红系细胞白血病中的原始红细胞。只有在这些特定情况下,才把这些细胞看为“等同原始细胞”进行分类计数并与原始细胞一起进行意义评判。我们认为,把这一原始细胞等同意义

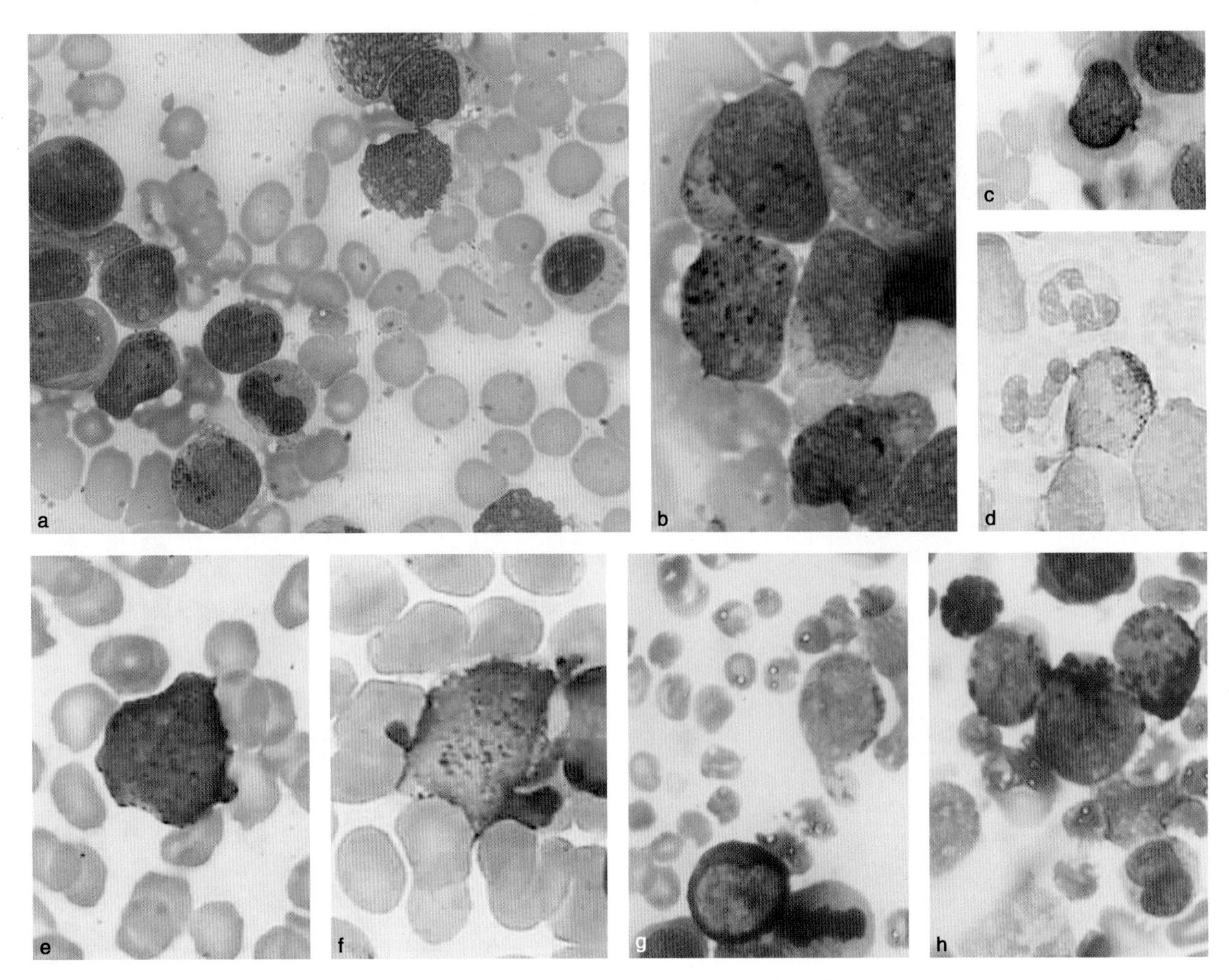

图 6-12 嗜碱性和嗜酸性原始(早幼)粒细胞

a~f 为白血病标本嗜碱性原始粒细胞,可见胞质和(或)胞核上多少不一的嗜碱性颗粒(d 为甲苯胺蓝染色阳性);g、h 为嗜酸性(原始)早幼粒细胞

细胞作为原始细胞进行计数并不适当,需另外计数,只是在诊断时具有原始细胞一样的意义。

1. 颗粒过多早幼粒细胞　APL 的颗粒过多早幼粒细胞(见图 2-4 和图 7-20),按颗粒典型性分为粗颗粒型和细颗粒型,但粗细混合而不易区分的较多;细胞的主要特点是胞核呈单核样居多、偏位明显,胞质"内浆(含密集颗粒)外浆(嗜碱性多无颗粒,突起呈花蕾状)",细颗粒型常呈降落伞或类三角状外形。Auer 小体易见且常见多条柴棒样排列而非柴捆样或柴束状结构。

2. 幼单核细胞　在急性和慢性(粒)单细胞白血病的特定情况下,幼单核细胞作为与原始细胞意义等同的细胞。幼单核细胞的 WHO 描述形态如前述。我们认为幼单核细胞形态特征的把握在于:细胞明显比单核细胞为大;胞质嗜碱性明显比单核细胞为强;胞核明显比单核细胞为大;染色质明显细致;具有这些特征同时可见核仁和/或少许颗粒(图 6-13)。原始单核细胞形态学见第十章。

3. 原始红细胞　过去,在红白血病和纯红系细胞白血病中,多强调的是有核红细胞数量增加,而对于细胞阶段的要求绝大多数文献都不做解释。包括 2008 版 WHO 分类中纯红系细胞白血病的诊断标准。在 2017 年 WHO 更新分类中,取消了原始细胞占非红系细胞百分比这一标准,把纯红系细胞白血病单独列为一个 AML 的非特定类型,新标准为有核红细胞在这一类型白血病中的诊断基数>80%,其中原始红细胞作为原始细胞的等同意义细胞,规定≥30%。血液稀释可导致骨髓涂片有核红细胞<80%,如果此时在骨髓活检中出现成片肿瘤性有核红细胞并且细胞>80%,也可以作出纯红系细胞白血病的诊断。涂片和切片中的原始红细胞均应≥30%。表 6-4 总结了对≥50%红系前体细胞(有核红细胞)的髓系肿瘤骨髓标本的诊断归类。

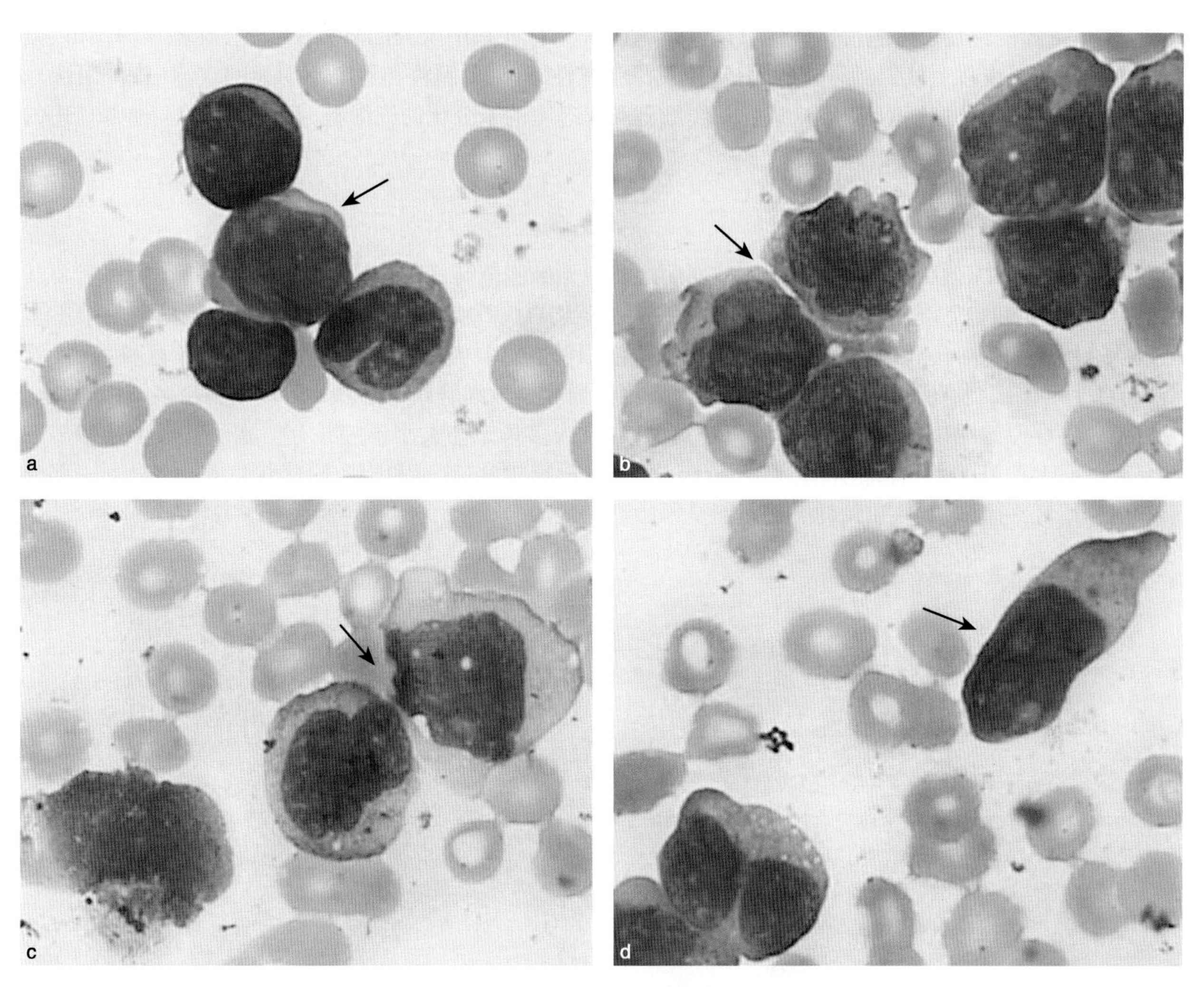

图 6-13　**等同原始细胞意义的幼单核细胞**
急性单核细胞白血病标本幼单核细胞(箭头)

表 6-4　有核红细胞占骨髓有核细胞≥50%髓系肿瘤诊断归类

骨髓有核红细胞%	骨髓(或外周血)原始细胞%	既往化疗、放疗	WHO 定义的重现性遗传学异常	符合 AML 伴 MRC	第 4 版(2008)诊断	修订第四版(2017)诊断
≥50%	不定	有	不定	不定	t-MN	t-MN
≥50%	≥20%	无	有	不定	AML 伴重现性遗传学异常	AML 伴重现性遗传学异常
≥50%	≥20%	无	无	符合	AML-MRC	AML-MRC
≥50%	≥20%	无	无	不符合	AML,NOS,急性红白血病(粒系红系型)	AML,NOS(非红系型)
≥50%	<20%,但占非红系细胞≥20%	无	无*	不适用	AML,NOS,急性红白血病(粒系红系型)	MDS**
≥50%	<20%,且占非红系细胞<20%	无	无*	不适用	MDS**	MDS **
有核红细胞>80%,原始红细胞≥30%	<20%	无	无*	不适用	AML,NOS,急性红白血病(纯红系细胞型)	AML,NOS;纯红系细胞白血病

* AML 伴 t(8;21)(q22;q22.1);*RUNX1-RUNX1T1*,伴 inv(16)(p13.1q22)或 t(16;16)(p13.1;q22);*CBFB-MYH11* 或 APL 伴 *PML-RARA* 病例,很少情况下原始细胞可以<20%,诊断将优先于 AML,NOS 或 MDS 的诊断。** 为原始细胞占骨髓有核细胞或外周血白细胞的%,并符合 MDS 的其他标准。AML-MRC 为 AML 伴骨髓增生异常相关改变;AML,NOS 为急性髓细胞白血病非特定类型;t-MN 为治疗相关髓系肿瘤

WHO 描述的纯红系细胞白血病微分化型细胞的常见特征是中至大的有核红细胞，细胞核卵圆形、染色质细致和 1 个或多个核仁（原始红细胞），胞质深嗜碱性、常见无颗粒和界限不明显的空泡（PAS 阳性）。我们认为这一微分化型细胞，以及未成熟幼红细胞和形态上的未分化幼红细胞，都是形态学上通常描述的原始和早幼红细胞。

八、原始巨核细胞

髓系肿瘤中，原始巨核细胞也被计入前面所述的原始细胞范畴，但形态不典型或缺乏特征者更需要其他证据提供，如细胞免疫化学标记染色或流式免疫表型 CD41、CD42 或 CD61 检查确认。原始巨核细胞多见于急性巨核细胞白血病、慢性粒细胞白血病急变期、其他 AML 类型和 MDS 等。这一原始巨核细胞（异常）与微小巨核细胞有所不同，与非髓系肿瘤时所见的原始巨核细胞或正常原始巨核细胞也多不相同。

白血病性原始巨核细胞的形态特点为变异很大，常为多形态与大小不一并存。胞质常较丰富和多态性突起（空泡状、花瓣状、棉球样、龟甲状、分离状，并有云雾状、层状感和胞质脱落状）（图 6-14）。一部分形态似原始红细胞，但其胞质刺样突起而不呈原始红细胞的瘤状。

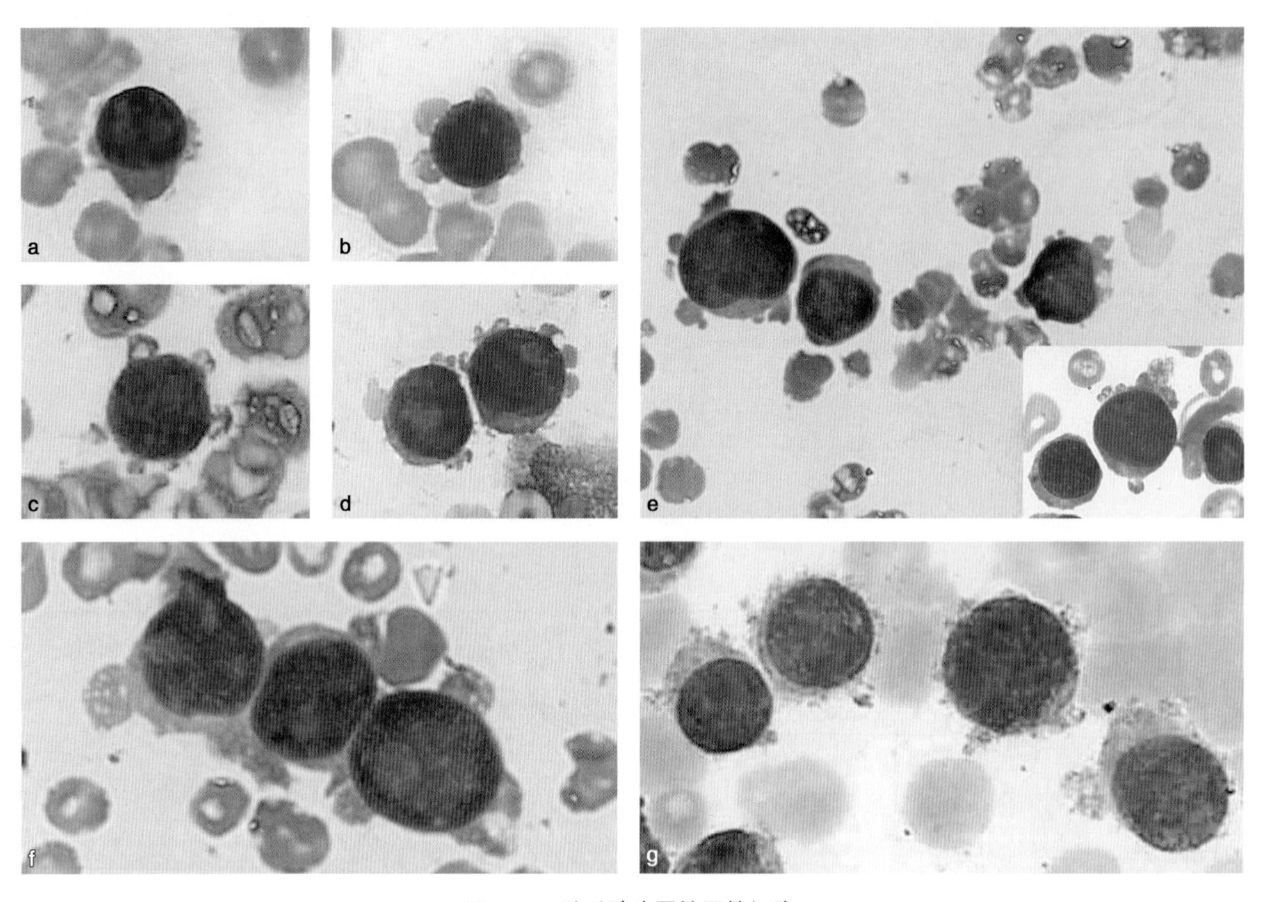

图 6-14 **髓系肿瘤原始巨核细胞**

a～e 为见于髓系肿瘤的原始巨核细胞，插图为 CML-AP 血片原始巨核细胞；f、g 为 2 例急性巨核细胞白血病骨髓原始巨核细胞

九、杯口状核原始细胞

杯口状核原始细胞（cup-like blast，CLB）是近年识别的与 *FLT3*-ITD 和/或 *NPM1* 突变有关的 AML 原始细胞。形态特点具有胞质较少，胞核内陷区着色较浅而胞核呈杯口形状者（图 6-15），胞核杯口状（内陷区域）的直径占胞核直径占 1/4 以上。通常当这一原始细胞>10%以上时，可以提示 CLB-AML，主要见于急性（原始）单核细胞白血病，也见于急性粒单细胞白血病、急性髓细胞白血病不伴成熟型和 APL 的颗粒型早幼粒细胞。在核型正常 CLB-AML 中，有 60%的可能性存在 *FLT3*-ITD 或 *NPM1* 突变。*FLT3*-ITD 突变

AML 有差的预后，但为靶向新药——Rydapt(midostaurin)治疗获良好效果。CLB-AML 核型正常而仅有 *NMP1* 突变者，归类为 AML 伴 *NMP1* 突变(新的临时类型)。CLB 免疫表型为 CD123 阳性，CD133(早期髓系原始细胞相关抗原)阴性，CD34、HLA-DR 大多缺失或部分缺失。CLB 胞质可见细颗粒，需要与 APL 细颗粒早幼粒细胞鉴别，除了形态学特点外，一般 MPO 均匀点状阳性，而 APL 细胞多呈粗针样强阳性。ALL 中也可见类似细胞甚至高比例出现，但其杯口小且与 *FLT3*-ITD 和/或 *NPM1* 突变无关。

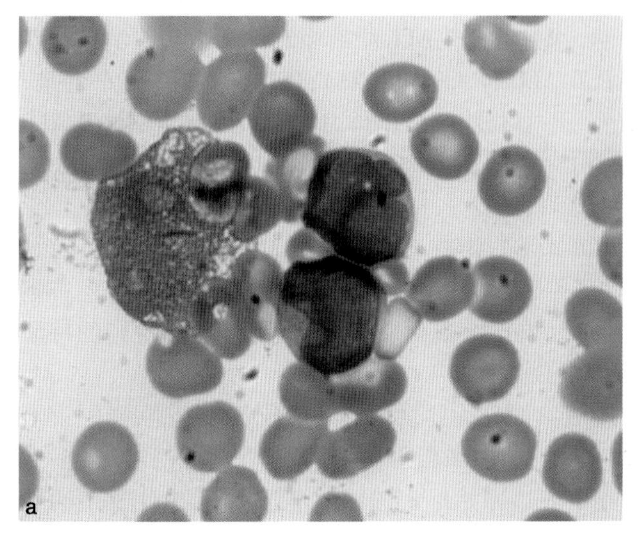

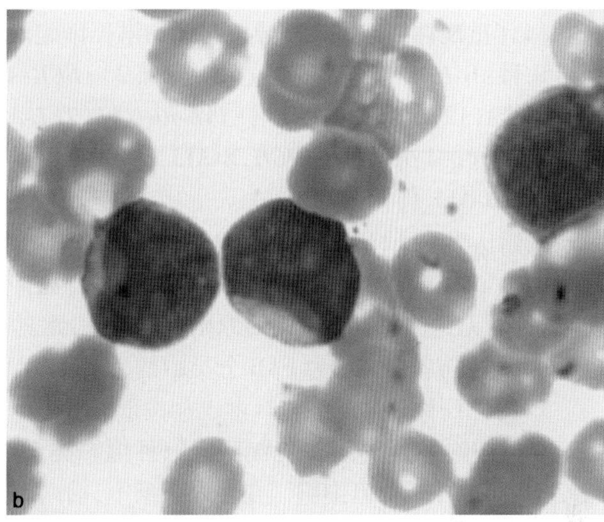

图 6-15　AML 杯口状核原始细胞

十、淋系肿瘤原始细胞

在淋系肿瘤中，包括以骨髓和/或血液病变为主的白血病细胞，以及局部肿块形式病变为主的淋巴瘤细胞，按细胞成熟性大体分为肿瘤性的原幼淋巴细胞和成熟淋巴细胞。WHO 分类中的原始淋巴细胞白血病/淋巴瘤细胞即为肿瘤性原幼淋巴细胞。

1. 白血病性原始淋巴细胞　ALL 原始淋巴细胞形态学，形态也是多样性的。较多病例为正常形态，容易辨认。少数情况下原始淋巴细胞极不典型，不易与髓系原始细胞鉴别时，也被笼统地包含在原始细胞中。一些病例中，原始 T 细胞与原始 B 细胞之间有形态差异，但必须有免疫表型进一步提供依据。

原始淋巴细胞形态特征的重要性虽不如既往，但按形态，FAB 将其分为小和大两类原始细胞，并依次分类 L1、L2 和 L3 三个类型白血病形态学(表 6-5)。我们认为这依然是理解和把握原始淋巴细胞极其重要的基础。ALL-L3 中，大原始淋巴细胞嗜碱性胞质和蜂窝样或珍珠状空泡，被确定为 Burkitt 细胞以急性白血病起病的弥散性者，免疫表型为成熟 B 细胞型，已不列入通常意义上的 B 细胞-ALL(B-ALL)。

表 6-5　ALL 原始淋巴细胞的形态特征

形态和免疫特点	ALL-L1	ALL-L2	ALL-L3
细胞大小	小细胞为主	大细胞为主，大小不一	大细胞，大小一致
核染色质	结构均一	不定	细点状，均匀
核形	规则，偶有凹陷或折叠	不规则，常见凹陷或折叠	规则，圆形或卵圆形
核仁	不明显或小而不显眼	1 个或 2 个，常大	明显，1 个或多个小泡状
胞质量	少	不定，常较多	较多
胞质嗜碱性	轻或中度	不定，有些较强	很强
胞质空泡	不定	不定	常显著，蜂窝状
免疫属性	多为(早)前 B 细胞	多为(早)前 B 细胞	成熟 B 细胞

WHO 描述涂片和印片 B-ALL/B 原始淋巴细胞淋巴瘤的原始淋巴细胞为胞体大小不一。小型胞质极少，染色质致密，核仁模糊；大型胞质中等量，浅蓝色至灰蓝色，偶见空泡，核染色质分散并有多个不一定的明显核仁；核圆形，不规则形或旋绕；约 10%病例原始淋巴细胞含有较粗大的嗜天青颗粒，也有一部分患者原始淋巴细胞胞质有伪足突起（手镜形细胞）。在大多数病例中，原始淋巴细胞与正常 B 细胞前体的形态不同，可能引起困惑。T 细胞 ALL（T-ALL）/T 原始淋巴细胞淋巴瘤的原始淋巴细胞与 B 系不易区分：小原始淋巴细胞，染色质致密，无明显核仁；大原始淋巴细胞染色质分散，核仁明显，可见胞质空泡。

2. 伴重现性细胞遗传学异常与原始淋巴细胞形态学　WHO 将 B-ALL 中有重现性细胞遗传学异常者列出 9 种：B-ALL 伴 t（9：22）（q34；q11.2）；*BCR-ABL1*，B-ALL 伴 t（v；11q23）；B-ALL 伴 *KMT2A* 重排，B-ALL 伴 t（12：21）（p13；q22）；*ETV6-RUNX1*（*TEL-AML1*），B-ALL 伴超二倍体，B-ALL 伴低二倍体，B-ALL 伴 t（5；14）（q31；q32）；*IL3-IGH*，B-ALL 伴 t（1；19）（q23；p13.3）；*TCF3-PBX1*（*E2A-PBX1*），B-ALL 伴 *BCR-ABL1* 样，B-ALL 伴 iAMP21。

我们认为 ALL（B-ALL）伴 t（9；22）（q34；q11.2）；*BCR-ABL1*、伴 t（v；11q23）；*KMT2A* 重排和伴 t（12：21）（p13；q22）；*ETV6-RUNX1* 的原始淋巴细胞，常有大小不一、大细胞为主和异形性特征，部分患者还有胞质颗粒；而无这些遗传学特征的原始淋巴细胞，常具有小原始淋巴细胞为主和细胞规则或较为规则的特征（图 6-16）。前者大多数为 FAB 分类中的 ALL-L2，后者大多数为 ALL-L1。

3. 淋巴瘤原幼淋巴细胞　淋巴瘤按形态学上的细胞成熟性分为原幼细胞型和成熟细胞型，详见第十一章。按细胞来源，原始淋巴细胞有三种形态类型（图 6-17）：分别来自骨髓、胸腺和外周淋巴组织（多为生发中心）的原始淋巴细胞。在免疫表型上，前两者为真正表达原始标记的原始淋巴细胞，由此发生的肿瘤称为原始淋巴细胞白血病/淋巴瘤；后者属于表达成熟标记的成熟淋巴细胞范畴，发生的肿瘤称为成熟淋巴细胞肿瘤（淋巴瘤/白血病）。在形态学上，这三种原始淋巴细胞既有相同又有相异，也有一部分形态

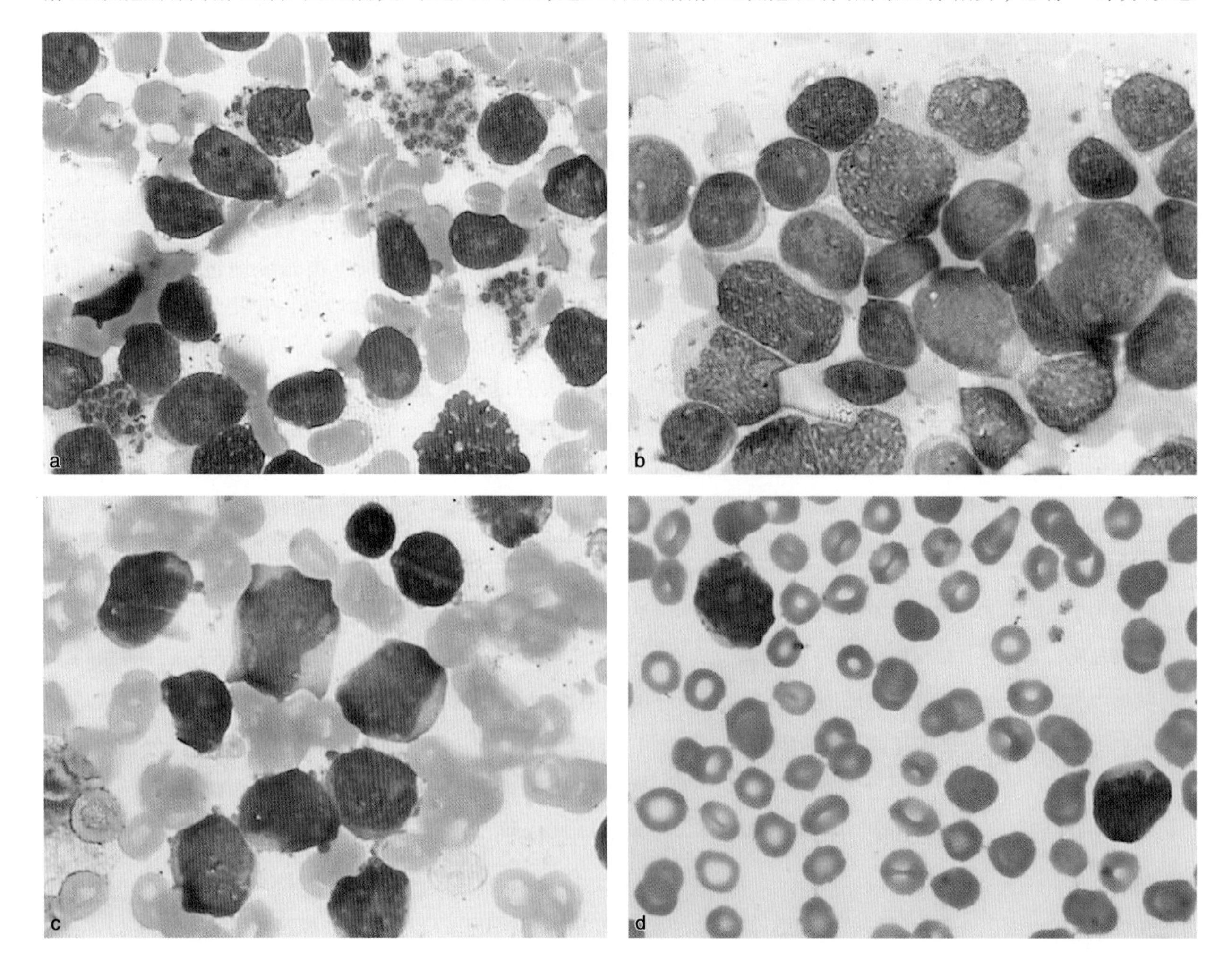

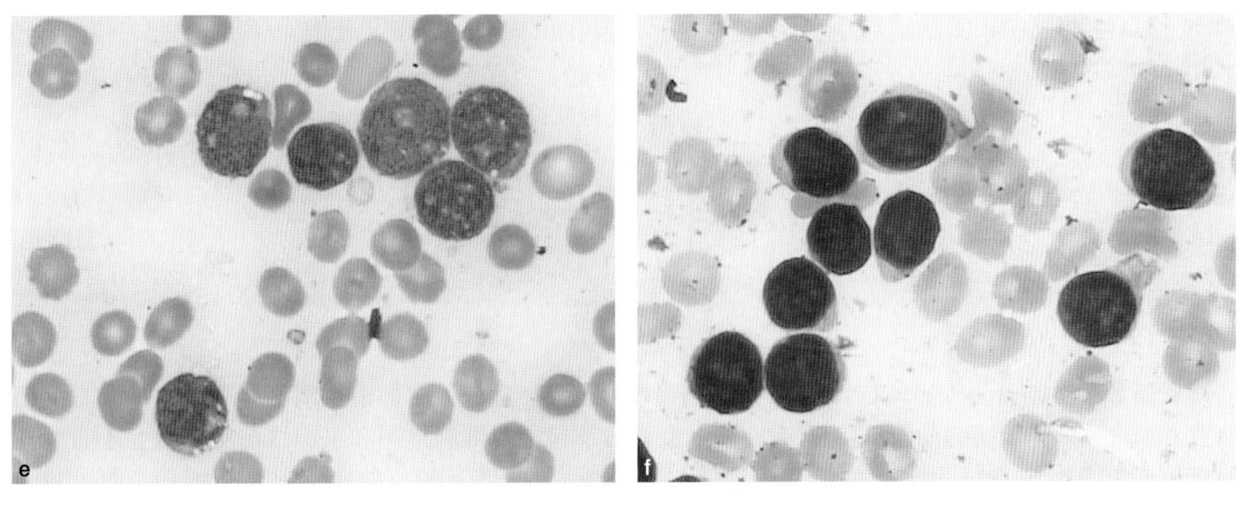

图 6-16　伴 t(9;22)(q34;q11.2);*BCR-ABL1* 与非此类型 B-ALL 形态学

a~c 为 ALL 伴 t(9;22)(q34;q11.2);*BCR-ABL1* 原始淋巴细胞,常以大细胞、胞体和胞核的异形性为特点并可见颗粒、部分病例血小板和巨核细胞正常或增加;d 为 ALL 伴 t(9;22)(q34;q11.2);*BCR-ABL1* 血片原始淋巴细胞,胞核不规则,可见颗粒;e、f 为无 t(9;22)(q34;q11.2);*BCR-ABL1* 的早前 B 和普通型 B 细胞 ALL,以小细胞、胞体和胞核规则性为特点

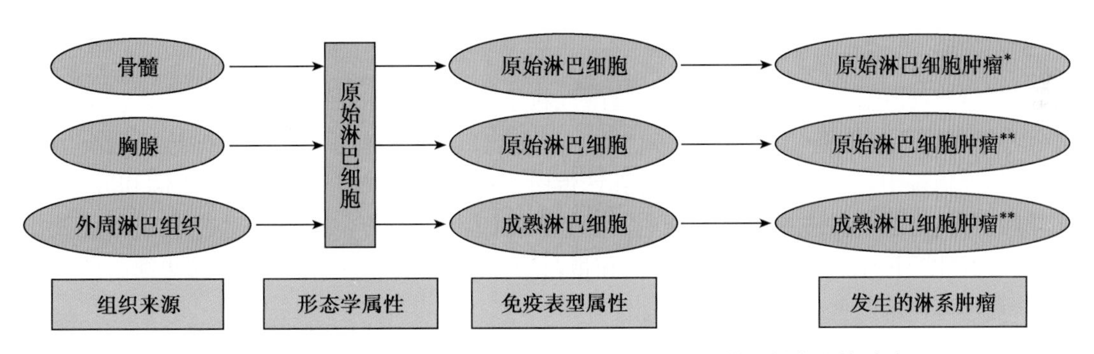

图 6-17　形态学上的原始淋巴细胞来源、免疫表型属性及其发生的肿瘤

* 发生的肿瘤多为 ALL; ** 多为淋巴瘤; *** 多为淋巴瘤;形态学上的淋巴瘤原幼淋巴细胞包括源自骨髓、胸腺的原始淋巴细胞和外周淋巴组织中的一部分原幼淋巴细胞

学不能区别(详见第二章和第十一章)。

第六节　ICSH 血细胞形态特征命名和分级标准建议

基于专家共识发表的 2015 年 ICSH 外周血细胞形态特征的命名和分级标准化建议,对外周血细胞形态特征的命名和分级提出了规范化的建议,具有广泛认同性和权威性。其目的是在当前血液形态学检查普遍与血液分析仪筛查相结合,并常跨实验室甚至跨地区进行的形势下,提供一个关于红细胞、白细胞和血小板形态异常的命名和分级标准以及细胞简要描述的指南,以利于各实验室在手工显微镜检查时可靠评价并一致地报告这些血细胞异常,也可供骨髓形态学参考(详见文末作者参考文献)。

第七章

粒系细胞形态学

骨髓形态学(morphology)包括细胞形态学和组织形态学。熟练地掌握造血细胞和造血组织形态学是观察和研究造血组织疾病的前提,也只有在基本上能够掌握主要细胞形态和组织结构的基础上才能够进行细胞或组织化学、免疫化学染色的观察与评判。需要注意的是细胞阶段的划分是人为的,一个阶段与一个阶段之间存在形态划分上的连贯性与模糊性,对不典型细胞通常需要结合多因素分析。此外,还要注意细胞形态与观察的涂片厚薄和染色性的关系。本章和其他章节介绍的骨髓形态学,除了特别说明外,骨髓涂片、印片和血片均为 Wright-Giemsa 染色,骨髓切片为 HE 染色和 Wright-Giemsa 染色。

第一节 概 述

粒细胞按颗粒特征可以分为中性粒细胞、嗜酸性粒细胞和嗜碱性粒细胞,都是机体在抵抗微生物和炎症反应中至关重要的免疫细胞。为了适应各自的生理功能,这些细胞进化了复杂的抗菌消炎生物活性成分,并装配于各种颗粒中。如中性颗粒中含有乳铁蛋白、溶菌酶、组胺酶、胶原酶、明胶酶和肝素酶,嗜酸性颗粒中含碱性蛋白、嗜酸性粒细胞阳离子蛋白、嗜酸性粒细胞源的神经毒素、嗜酸性粒细胞过氧化物酶和溶血磷脂酶,嗜碱性颗粒中含有组胺、蛋白聚糖和蛋白酶等。这些颗粒的存在使得这些细胞的形态特点鲜明,颗粒的异常还可提示某些生理反应或病理性异常。

在骨髓粒细胞生成(granulopoiesis)的过程中,形态学上可以识别的起点是原始粒细胞。原始粒细胞、早幼粒细胞和中幼粒细胞具有分裂功能,称为幼稚粒细胞,代表骨髓中粒细胞主要的增殖库;晚幼粒细胞、杆状核和分叶核粒细胞只有进一步的分化成熟而无增殖能力,称为成熟粒细胞,相应的也称为成熟库。因晚幼粒细胞不出现于外周血液,以外周血为评判,晚幼粒细胞及其前期各阶段粒细胞又被统称为幼(稚)粒细胞。从原始粒细胞开始,经过4~5次分裂可以生成16个或16个以上的晚幼、杆状和分叶核粒细胞。杆状核和分叶核粒细胞约占骨髓粒细胞的一半以上,贮存于骨髓,称贮备库。这是骨髓有核细胞分类计数中,评判粒细胞生成是否存在成熟不佳或无效生成的参照基础。

中性、嗜酸性和嗜碱性三种粒细胞由髓系祖细胞不断分化而产生(见第五章)。中性粒细胞在发育成熟中,从早幼粒细胞开始,形状变化最显著的是细胞核,从原始、早幼粒细胞的圆形到平坦形、馒头状、肾形、杆状和分叶形。细胞质内容物的明显变化是颗粒(从无到有)。嗜苯胺蓝颗粒从原始粒细胞晚期的少许出现至早幼粒细胞的多量出现,中幼粒细胞后又逐渐减少(由细胞中间向外逐渐消减);中性颗粒,即特异性颗粒,则逐渐增加,由细胞中央(靠核收缩处)向外围逐渐增加。粒细胞在发育成熟中先后生成四种颗粒,每种颗粒由特征性蛋白的生物合成时间先后定义(图7-1)。这些颗粒中含有许多种抗微生物蛋白、酶、受体和膜组分等多种蛋白,通过整合到细胞膜上或释放出去或胞质离体,是发挥细胞黏附、迁移、吞噬和杀死微生物等功能的形态基础。

理论上说,粒细胞阶段划分的主要依据胞核的收缩程度(图7-2),胞质颗粒决定细胞类别属性(中性、嗜酸性和嗜碱性),胞质较多颗粒也是鉴别于其他细胞(如单核细胞)的一个主要指标。胞核核形与颗粒变化是粒细胞发育中变化最具特点的形态,又与细胞成熟及其功能旺盛性相适应,如嗜苯胺蓝颗粒增多杀菌功能强,胞核的分叶有利于细胞伸展和运动,如从骨髓释放到外周血和循环中到达组织的中性分叶核粒细胞,分叶核在运动中可以伸展成链状有利于穿过血管内皮间隙。

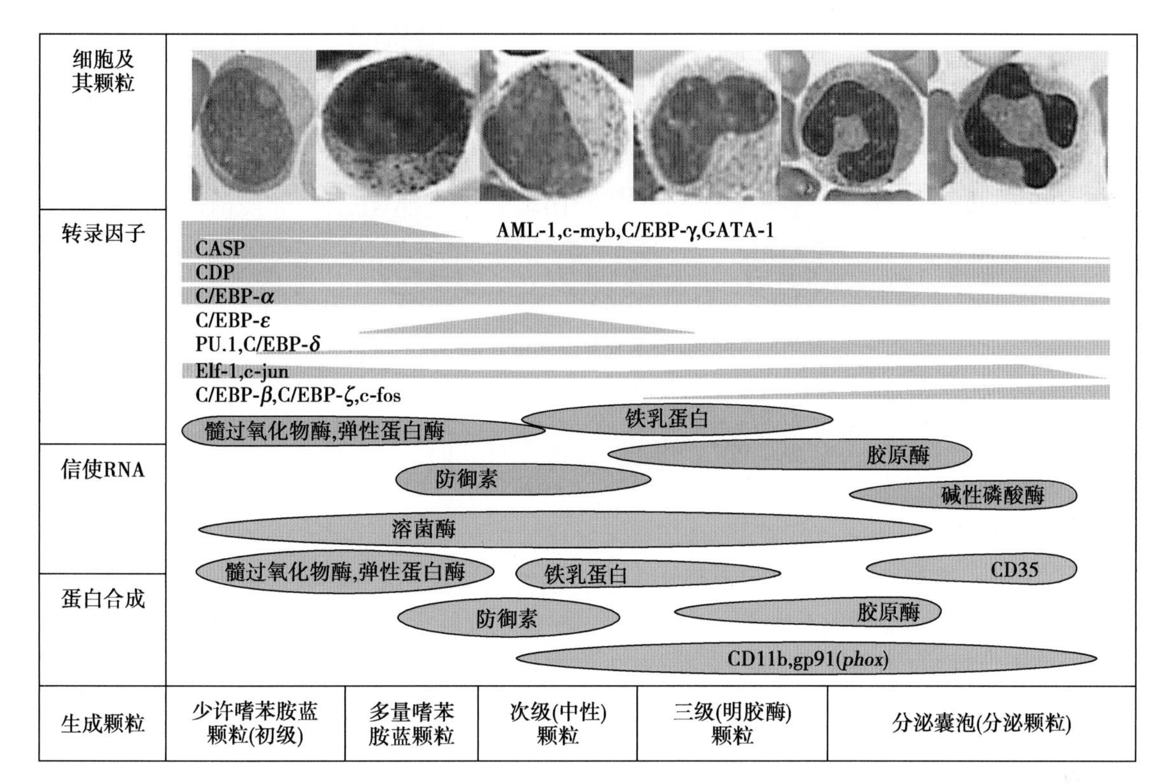

图 7-1 原始粒细胞成熟中四种颗粒的先后产生与特征蛋白

原始粒细胞最先合成嗜苯胺蓝颗粒(初级颗粒);其后每一阶段粒细胞的颗粒由该阶段合成的蛋白所构成并由合成时间先后定义;细胞依次为原始粒细胞、早幼粒细胞、中幼粒细胞、晚幼粒细胞、杆状核粒细胞和分叶核粒细胞

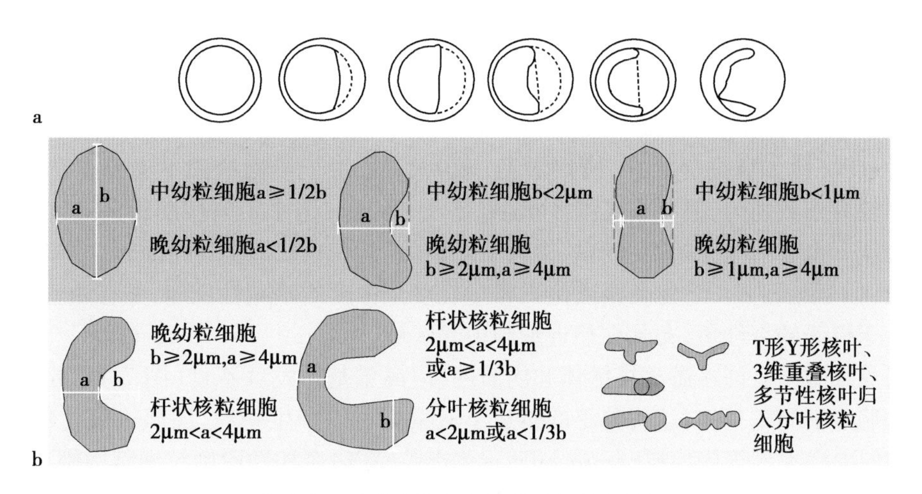

图 7-2 细胞成熟中阶段划分的基本依据

a 分别为原始(胞核圆形)、早幼(胞核收缩约<1/4)、中幼(>1/4 至一半左右)、晚幼(约>1/2)、杆状核(约>3/4)和分叶核(核最细处<1/3)粒细胞;b 为 Sysmex 公司按核收缩程度区分中幼粒以后阶段细胞的规则,上方 3 个为中幼和晚幼粒细胞的区别,下方分别为晚幼与杆状核粒细胞、杆状核与分叶核粒细胞的区别,以及归类为分叶核粒细胞的特殊核叶形态

进入血液循环的成熟粒细胞,一部分随血液循环流动,血液常规检查的白细胞计数就是这部分粒细胞。另一部分贴近小静脉和微血管管壁,与循环中的粒细胞不断交换保持相对恒定。骨髓入血的粒细胞在血液循环中停留 4~10 小时后进入组织或炎性病灶处。正常情况下,粒细胞进入组织后不再返回血液或骨髓。分析分化抗原表达,是血液肿瘤形态学评判中时常需要整合的指标。概述粒细胞在发育中表达不同的分化抗原见图 7-3。

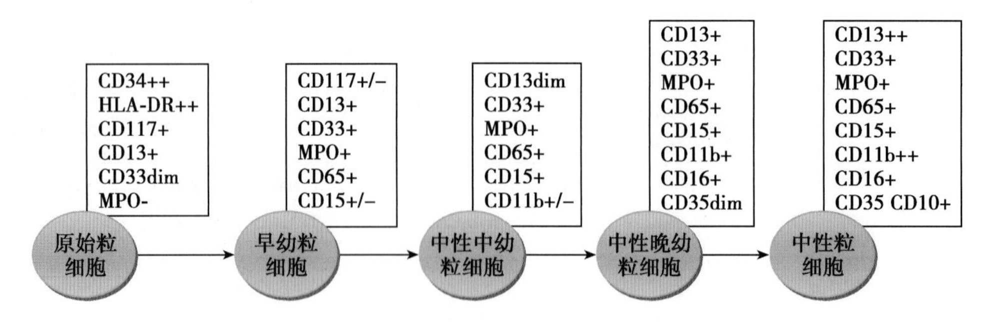

图 7-3 中性粒细胞发育成熟中分化抗原的表达

第二节 原始粒细胞

原始粒细胞(myeloblast)来自粒系祖细胞(仅占有核细胞的 0.1%~0.2%)。原始粒细胞后期可出现少量嗜苯胺蓝颗粒。颗粒的出现是细胞开始成熟的标记,并在细胞分化中将合成的蛋白贮存于颗粒中,是细胞抵抗细菌等病原体功能的形态表现。髓系肿瘤中的原始细胞大多是原始粒细胞,无颗粒者称为无颗粒原始(粒)细胞,也称为Ⅰ型原始(粒)细胞;有少许颗粒者称为颗粒原始(粒)细胞,也称为Ⅱ型原始(粒)细胞;在一些血液肿瘤中,也可以通过形态学辨认出原始嗜碱性粒细胞(见第六章)。

一、正常形态学及参考区间

原始粒细胞在正常骨髓象中,因少见和形态变化较大,若又无颗粒出现,其形态学与其他系列原始细胞常不易准确识别。通常是借助白血病时原始粒细胞、原始淋巴细胞和原始单核细胞的形态特征、细胞化学和免疫表型等特性进行描述的。

1. 形态学 原始粒细胞(图 7-4),胞体大小不一,约在 12~20μm 左右,外形相对规则,可有小而不明显的突起。胞核圆形或椭圆形,偏位或居中,故较少出现类似原始单核细胞胞核横向于细胞中而胞核两边都有胞质者。核膜规则,常在偏位中心一面呈微凹(胞核的早期收缩),一般没有原始单核细胞的微小凹凸不平或粗糙性核膜(犹如被蚕食状)。核仁常见,多少不一,由于核糖核酸不十分丰富嗜碱性着色常不强。部分染色质较为细致均匀,故有喻之细沙状,胞核浅紫红色,比原始单核细胞深又比原始淋巴细胞和原始巨核细胞为浅。也有一些原始粒细胞核染色质浓聚,尤其在核仁周围,衬托核仁的突出和明显。胞质较少,核质比例高(一般认为>4/5 为高核质比),常呈轻度至中度的嗜碱性反应,并有浊感。胞质也可呈浅灰色或灰蓝色甚至极浅的杏红色,尤其在靠近细胞中间区域。

超微结构可见细胞质有许多游离核糖体和内质网,但高尔基体发育不良(图 7-4),故胞质中一般不见颗粒。原始粒细胞晚期高尔基体发育,分泌的转运小泡聚集可以产生颗粒,即髓过氧化物酶(myeloperoxidase,MPO)阳性的少许嗜苯胺蓝颗粒(azurophilic granules),在白血病性原始粒细胞中则可以出现强阳性。嗜苯胺蓝颗粒简称 A 颗粒,又称初级颗粒或原发颗粒(primary granules)、嗜阿尼林蓝颗粒、嗜天青颗粒和非特异性颗粒,在光镜下为紫(红)色、紫黑色的(初级)溶酶体颗粒(图 7-1)。一开始出现的嗜苯胺蓝颗粒较小,当出现较多或较粗大的嗜苯胺蓝颗粒和/或发育的高尔体(靠近胞核浊状透亮淡染区)时要考虑为早幼粒细胞,其后随细胞成熟颗粒又变小。

骨髓切片中,原始粒细胞常单个(少数为 2 个)散在性分布于小梁旁区或间区的血管周围;核膜较厚,常见 1~3 个清晰的核仁,深蓝色或暗紫色,胞质量少;在浅蓝色的常染色质内,可见大小不等的异染色质颗粒(图 7-4i、j);不见细胞聚集现象,更无幼稚前体细胞异常定位(abnormal localisation of immature precursor,ALIP)结构。原始粒细胞晚期出现的嗜苯胺蓝颗粒及胞质内其他成分不能观察。患血液肿瘤时,造血组织原始粒细胞增加的常见规律是始于骨小梁,然后向造血主质区移动。

2. 细胞化学和免疫表型 原始粒细胞有强弱不一的 MPO 活性。尽管一部分原始粒细胞无嗜苯胺蓝颗粒,但 MPO 染色仍可以显示一定程度的阳性反应。原始粒细胞初级颗粒的膜上含有脂类,故苏丹黑 B

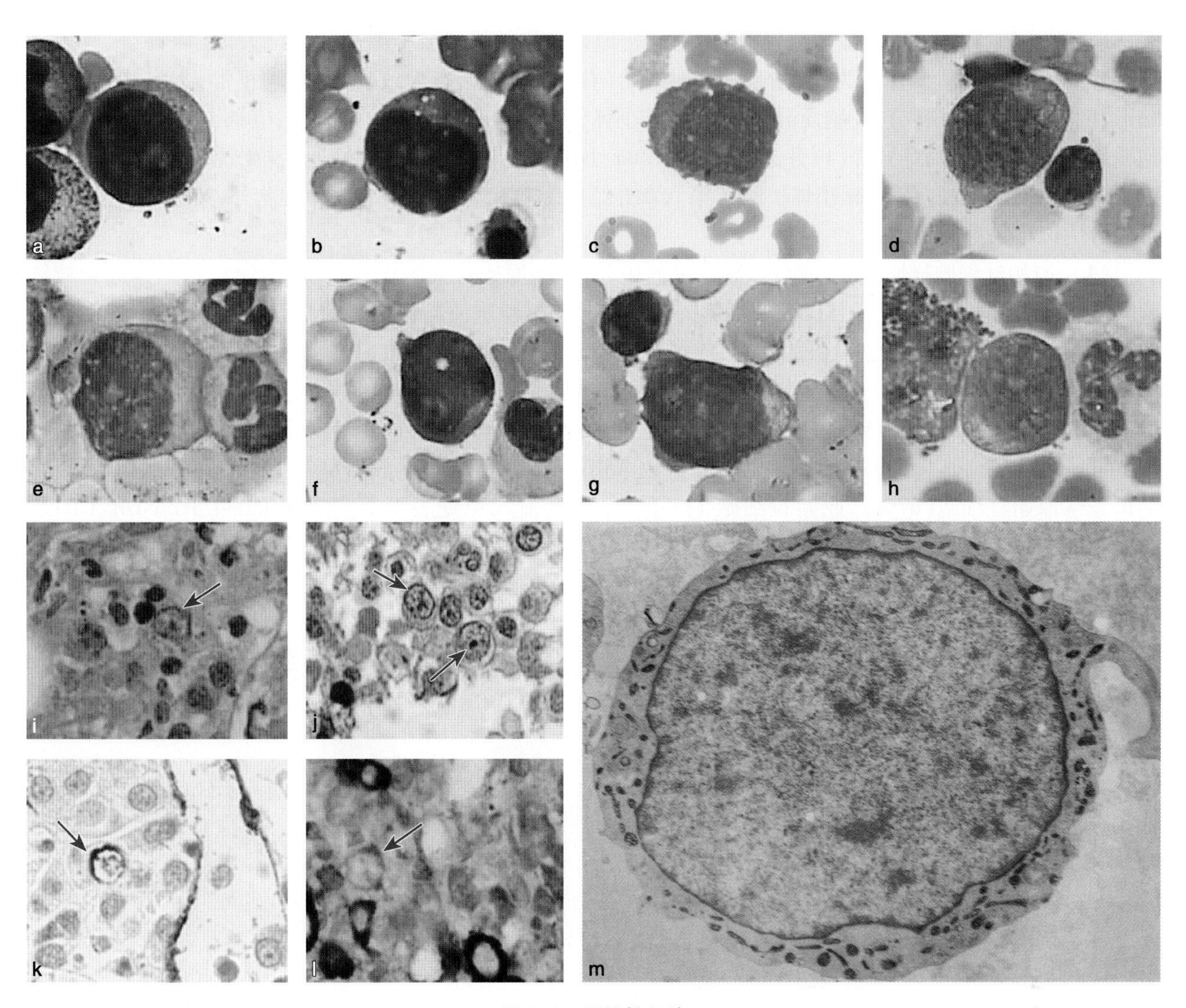

图 7-4　**原始粒细胞**

a~h 为不同形态的原始粒细胞，在近核处可见极浅色红晕或少许颗粒；i、j 为骨髓切片原始粒细胞；k、l 为骨髓切片 CD34 和抗 MPO 染色阳性原始粒细胞；m 为超微结构 MPO 染色，高尔基体未良好发育，可见 MPO 阳性颗粒

(Sudan black B，SBB)染色阳性。酯酶中，有一定特异的氯乙酸酯酶(chloroacetate esterase，CE)，原始粒细胞常呈(弱)阳性；非特异的乙酸萘酯酶(α-naphtyl acetate esterase，NAE/α-NAE)弱阳性或阴性，若阳性者不被氟化钠所抑制；非特异的酸性乙酸萘酯酶(acid α-naphtyl acetate esteras，ANAE/α-ANAE)阴性；丁酸萘酯酶(α-naphtyl butyrate esterase，NBE/α-NBE)阴性。

原始粒细胞免疫表型，表达 HLA-DR、常表达 CD34 和 MPO(图 7-4kl)，原始粒细胞晚期可以 CD34、HLA-DR 阴性，CD117、CD13 和 CD33 阳性。

3. 参考区间　原始粒细胞在正常骨髓中<2%，婴幼儿可以偏高；其中大多数<1.5%，且约 1/4 标本在 200 个有核细胞计数中为 0。在一般骨髓检查的疾病中，原始粒细胞虽为少见，但相比原始淋巴细胞和原始单核细胞，又是常见者。原始淋巴细胞在常规分类的 200~500 个有核细胞中为不见或偶见，原始单核细胞更是稀少到一般情况下忽略不计。所以，一般骨髓标本中所见的原始细胞，除非比较典型或典型的形态，结合临床和血象也可以初步归类为原始粒细胞。

二、异常形态学及其诊断意义参考值

在形态学上，病理下所见的原始粒细胞可以异常，也可以形态正常的数量增加。实际中多是先强调数量上的意义。但是，有些质变(如 Auer 小体和颗粒)在决定原始粒(单)细胞的属性上有较高的特异性。通常所述的小原始粒细胞、副原始粒细胞、大原始粒细胞、Ⅱ型原始细胞等，几乎都是指造血系统肿瘤或显著病理状态(如特殊感染、急性造血停滞)时对异常原始细胞的描述或称呼。

1. 形态学 以骨髓涂片为例,髓系肿瘤时原始(粒)细胞按形态大致有五类:①正常;②胞核异常(如畸形、凹陷、双核、大核仁);③胞质异常(如 Auer 小体、多形性突起);④大小异常;⑤高尔基体异常发育。胞质颗粒、高尔基体发育异常(核旁透亮区)和 Auer 小体的检出是评判肿瘤性原始粒细胞的基本特征。这三者中,特异性最强的是 Auer 小体。除了第六章介绍的颗粒和无颗粒原始(粒)细胞外,按习惯上描述,还可以分为以下一些原始细胞。

(1) 原始红细胞样原始粒细胞:在髓系肿瘤中,有一些原始粒细胞比较特殊,原始红细胞样原始粒细胞是其一。该细胞为类似原始红细胞,细胞外形和较强嗜碱性胞质与原始红细胞无明细差异,但近胞核旁的淡染色区和出现的紫红色集积性颗粒,或虽不见明显颗粒,但 MPO 和 SBB 染色都显示阳性反应(图 7-5)。这种细胞主要见于纯红系细胞白血病(急性红血病)和有核红细胞明显增加的急性髓细胞白血病(acute myeloid leukemias,AML)中的原始红细胞向原始粒细胞转化,也见于一部分慢性粒细胞白血病(chronic myelogenous leukemia,CML)急变和少数 AML 伴成熟型与不伴成熟型等标本。在一例 MDS 转化的形态学原始红细胞(67%)、原始粒细胞 12%的标本中,流式免疫表型鉴定表达 CD34、HLA-DR、CD11、CD13 和 CD33 原始粒细胞比例高达 26%,而表达 CD235a、CD71 和 CD36 的红系前体细胞仍为 36%,表明形态学观察到的一部分"原始红细胞"不是真正的原始红细胞。

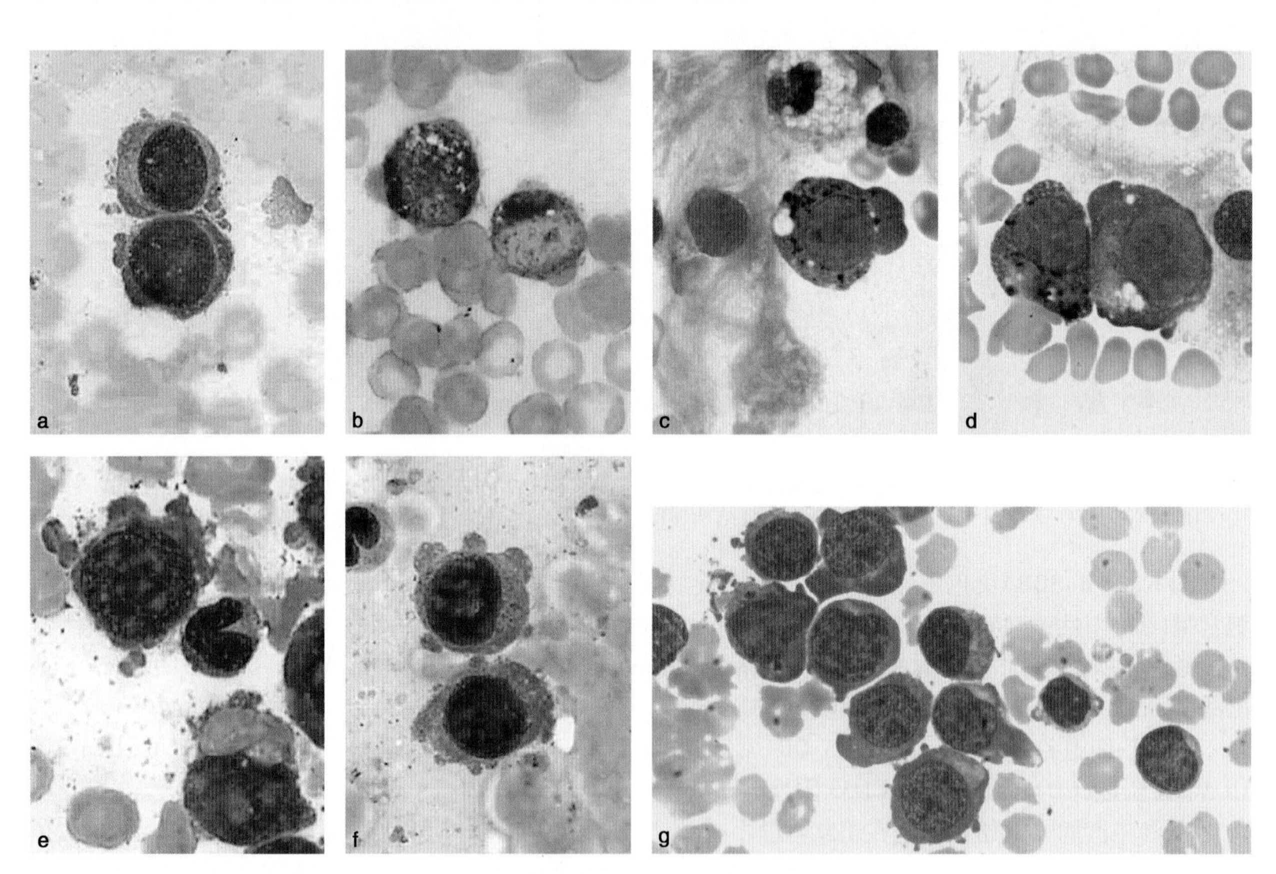

图 7-5 类似原始红细胞的原始(粒)细胞

a 为原红样原始粒细胞;b 为原红样原始粒细胞 SBB 阳性;c 为原红样原始粒细胞 MPO 阳性;d 为 MPO 阴性原红样细胞和阳性早幼红样细胞;e、f 为含少许颗粒和核旁浅染区的原红样原始粒细胞。以上标本 f 为 CML 急变,其他为 AML;g 为 MDS 转化的原始红细胞 67%和原始粒细胞 12%,而流式免疫表型为原始粒细胞占 48%

(2) 小原始粒细胞:小原始粒细胞(micromyeloblast)以胞体小为其主要特点(图 7-6),主要见于 AML 不伴成熟型的血象和骨髓象中,也可见于其他急慢性髓系肿瘤。胞体通常<12~14μm,胞质量少,有时仍在胞核的浅凹处见蓝染或灰蓝色胞质;在微量胞质中可见稍为粗短的 Auer 小体,MPO 和 SBB 大多呈阳性反应,这些都是鉴别原始淋巴细胞的证据。与原始单核细胞的鉴别,一看细胞的大小不一和异形性,小原

始粒细胞众多出现时常为同质性、大小和异形性不显著，而原始单核细胞众多出现时，除小型原始单核细胞外，多有明显的大小不一和异形性，且大细胞者胞质往往丰富；二看旁证细胞，粒细胞白血病时，或多或少可见细胞的一些成熟现象，如胞质颗粒并易见其后阶段粒细胞；三看细胞化学染色，小原始粒细胞MPO、SBB 和 CE 都显示较高比例的阳性，而原始单核细胞 MPO 常为阴性、SBB 阳性、CE 阴性、NBE 则可见多少不一的阳性；四看细胞免疫化学染色，CD64、CD14、CD117 和 CD13 等分化抗原表达，两者间有所不同。

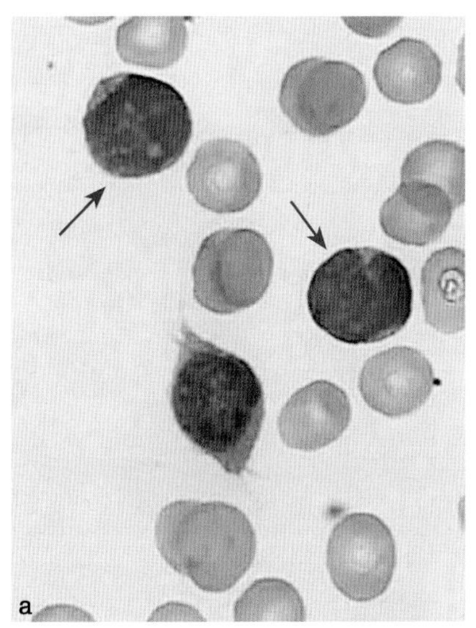
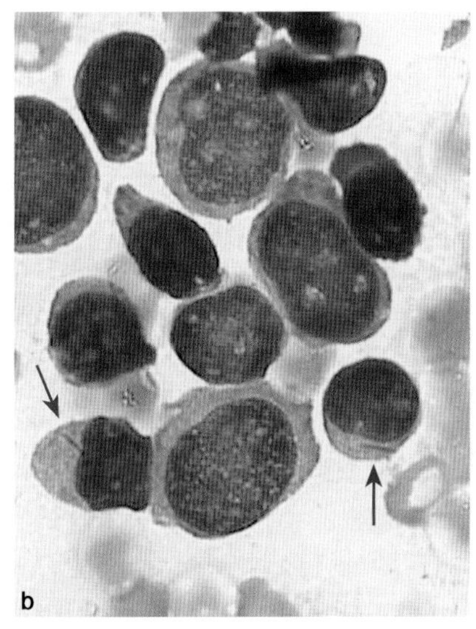
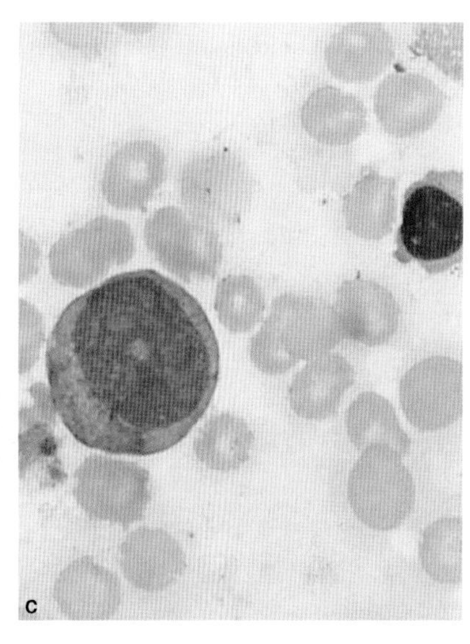

图 7-6　小原始粒细胞和大原始粒细胞

a 为小原始粒细胞，细胞核一面平坦，可见少许颗粒和淡染区域；b 为大原始细胞有少许颗粒，小原始细胞似淋巴样，但见 Auer 小体（箭头）；c 为见于急性造血停滞骨髓的（巨）大原始粒细胞

（3）大原始粒细胞：大原始粒细胞（macromyeloblast）以胞体大为其主要特点（图 7-6c），胞体大于 18~20μm，胞质较为丰富，灰蓝色或蓝色，易见少许颗粒和空泡。胞核大且较为规则，可见不明显的核仁，主要见于 AML 伴成熟型，也见于急性造血停滞和骨髓增生异常综合征（myelodysplastic syndromes，MDS）等疾病。

（4）Auer 小体原始粒细胞：Auer 小体通常 1 条，偶见 2 条（图 7-7），较为平直和稍微粗短（也可细长），常位于胞核稍有平坦面或胞核微凹一边的胞质中。原始单核细胞 Auer 小体细长稍多。这些都与急

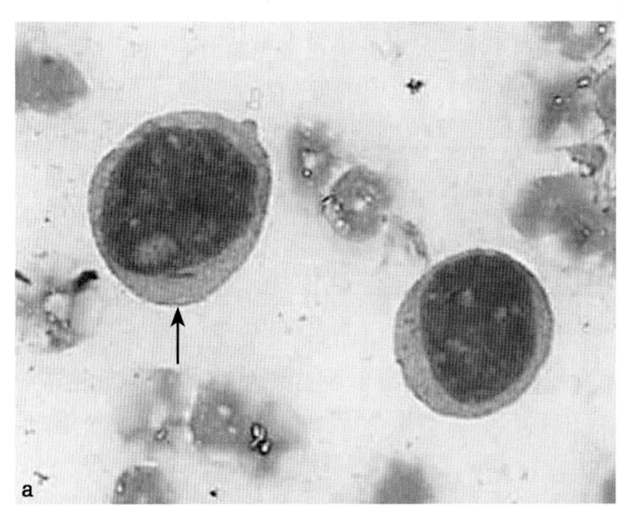
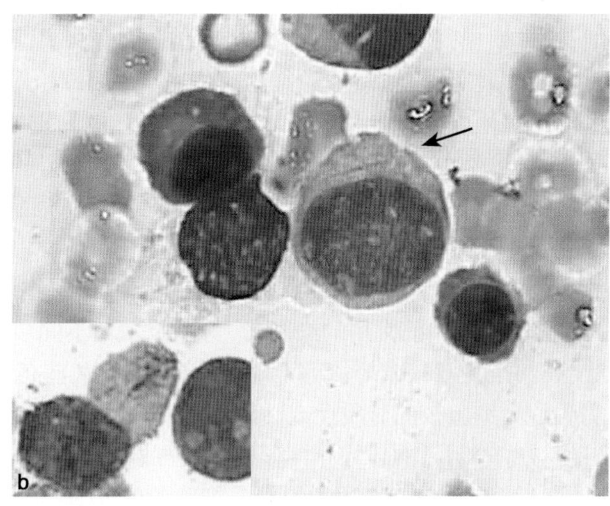

图 7-7　Auer 小体原始粒细胞

a 为平直的 Auer 小体；b 为细长 Auer 小体，插图为原始粒细胞胞质外突，中间含一条 Auer 小体

性早幼粒细胞白血病(acute promyelocytic leukemia,APL)中 Auer 小体细长多条和柴棒状杂乱排列不同。Auer 小体为粒单系细胞白血病特异,检出典型 Auer 小体即排除急性原始淋巴细胞白血病(acute lymphoblastic leukemias,ALL)、急性巨核细胞白血病、急性未分化细胞白血病、纯红系细胞白血病等类型,但需要与更少见的假性 Auer 小体相鉴别,除了形态特点和其他检查外,MPO 阴性是鉴别中最重要的一项。

(5)空泡和包含体原始粒细胞:空泡形成原始粒细胞多见于 AML 伴成熟型和粒单细胞型,形成的空泡多位于细胞一侧,有集积或融合现象(图 7-8)。AML 中,有时可见紫红色包含体(假性 Chediak-Higashi 颗粒)原始粒细胞,为胞质中出现大或巨大的包含体(图 7-8),该包含体 MPO 阴性、NAE 和过碘酸雪夫染色(periodic acid Schiff method,PAS)阳性、脱氧核糖核酸染色阴性。

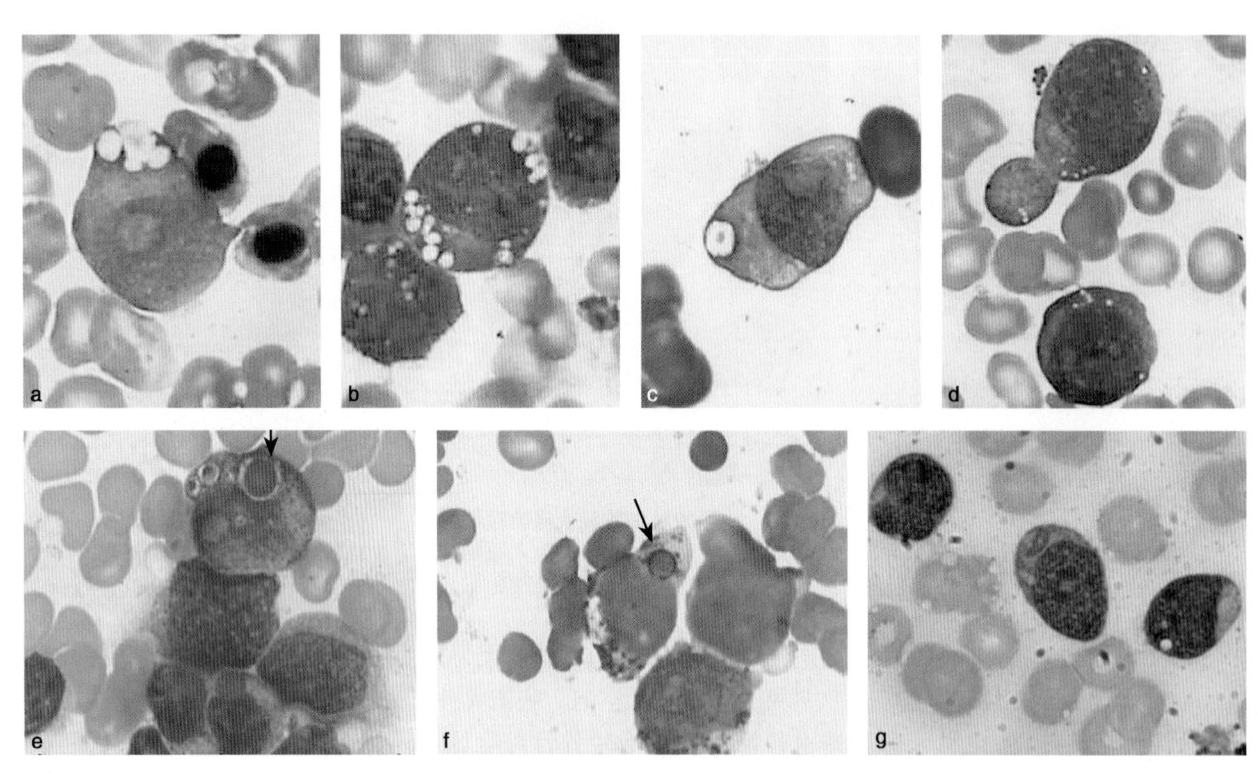

图 7-8 **空泡和巨大包含体原始粒细胞**

(6)原始粒细胞分裂象异常:原始粒细胞分裂象在 20 世纪 80 年代前出版的著作中常有介绍。分裂象异常多见于白血病。原始粒细胞正常有丝分裂象,染色体常比原始单核细胞为粗短,比原始淋巴细胞为细长,排列规则、有序;白血病时染色体排列常不规则,常见多极状排列,也见染色体数量异常。

(7)原始细胞簇:原始细胞簇由≥3 个的原始细胞组成(图 7-9)。簇中的原始细胞多为原始粒细胞,也可为其他原始细胞。它虽为极少见,但有极其重要的诊断价值。原始细胞簇反映骨髓中原始细胞增生异常,也可是白血病早期或白血病复发(微小残留病)的表现,可以指示骨髓组织中原始细胞的簇状和片状增生。原始细胞簇也见于噬血细胞综合征、重症感染和某些特殊的感染,在细胞分类中可以原始细胞不增高。

(8)原始(粒)细胞的其他异常:如副原始粒细胞及不易归类的原始细胞(图 7-10)。副原始粒细胞是 20 世纪 80 年代前常用的细胞名,为核质发育不同步,或者胞核畸形,易见扭曲折叠,或有凹陷呈肾形或分叶状,甚至为双核或多核等不规则核形,胞质灰蓝色,无颗粒或出现少量嗜苯胺蓝颗粒。这一形态学异常实质上为细胞核的异质性或肿瘤性改变。副原始粒细胞在形态上常不易与原始单核细胞明确区分,除非出现一些较明显的非特异性颗粒以及可以借鉴的后期细胞。

2. 意义评判参考值 原始粒细胞的意义评判有决定性和参考性两种。当骨髓涂片中原始粒细胞≥5%且不能解释临床一般所见时常有决定性意义,除了偶见于儿童和类白血病反应患者外,几乎都见于髓系肿瘤。此时,不是 MDS 伴原始细胞增多(MDS with excess blasts,MDS-EB)、原发性骨髓纤维化(primary

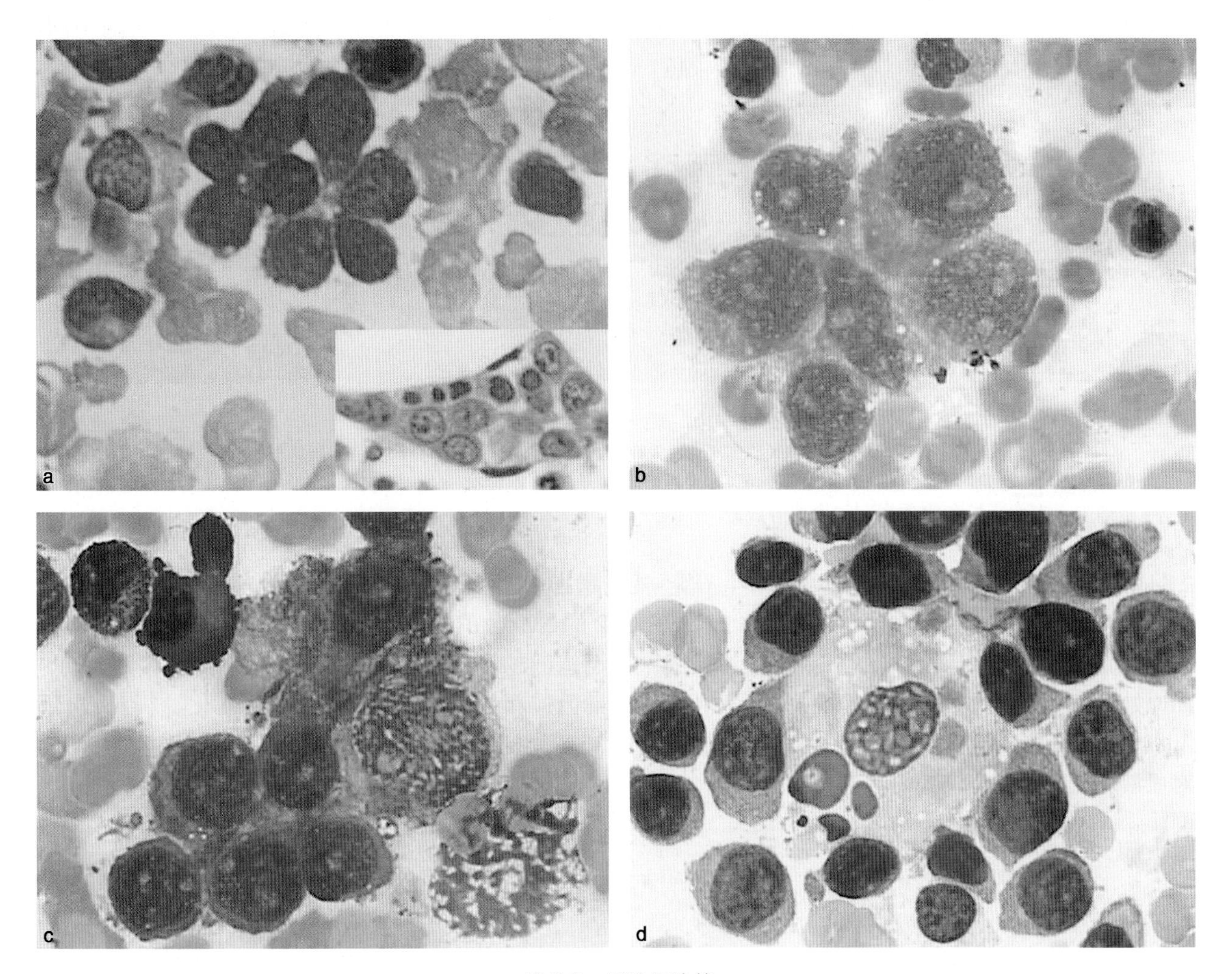

图 7-9　**原始细胞簇**

a 为 MDS 标本，插图为骨髓切片 ALIP 结构在推片中原始细胞被分散，涂片检出原始细胞小簇可以预示骨髓中有更大的原始细胞簇；b 为 AML 标本；c 为噬血细胞综合征标本；d 为急性原始单核细胞白血病标本，中间 1 个巨噬细胞吞噬凋亡小体

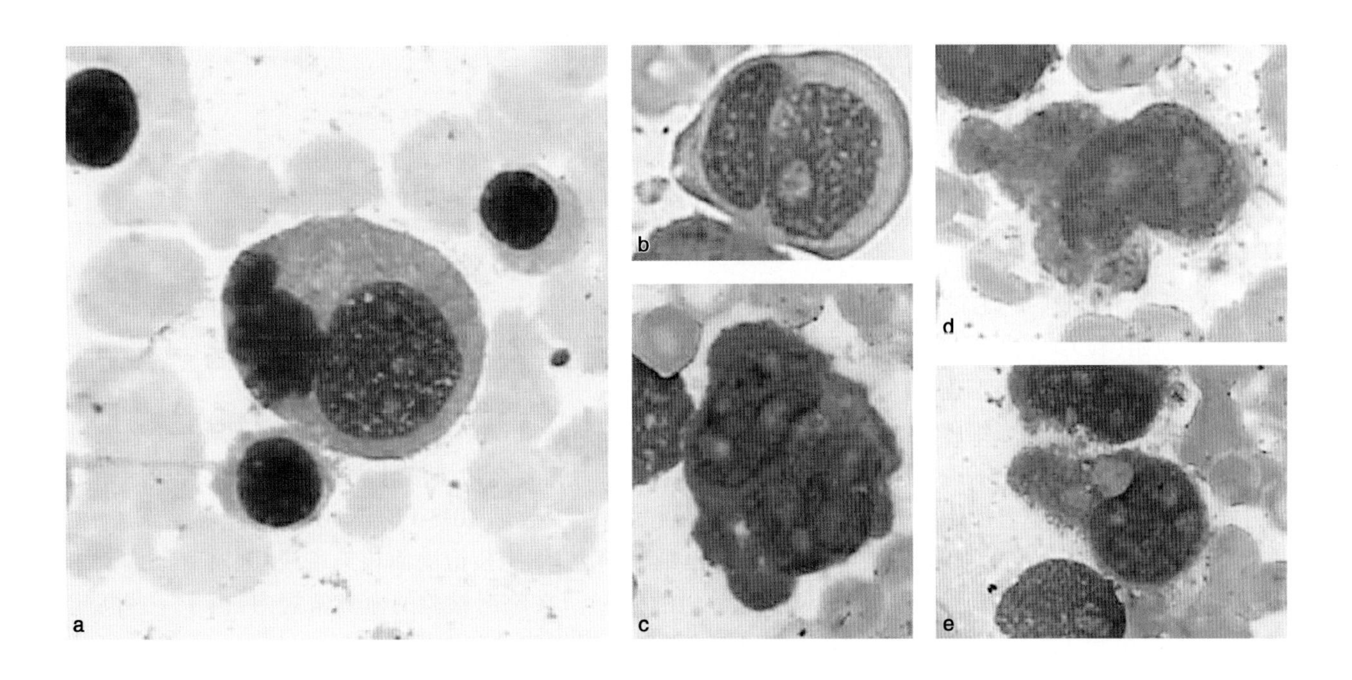

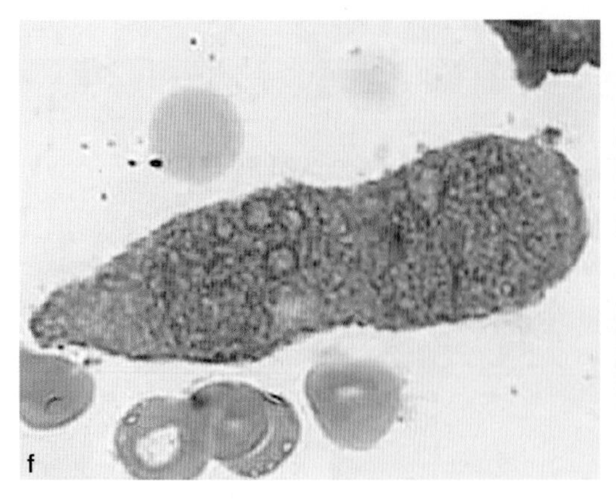
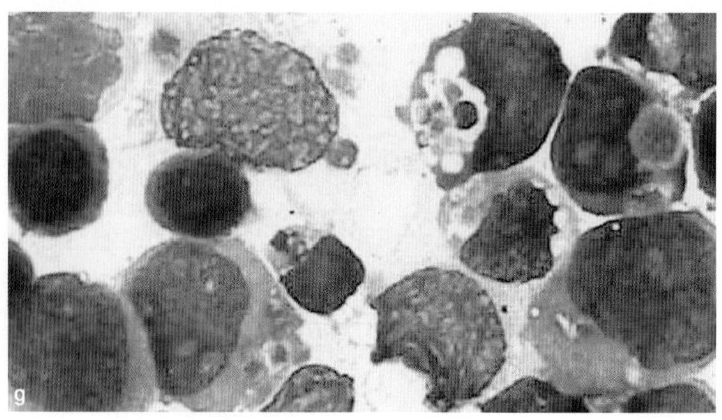

图 7-10 **原始粒细胞其他异常**

a 为胞核显著畸形，胞质中近核旁有浅红色淡染区；b 为胞核碎裂或畸形；c、d 为异常双核和胞体与胞核明显异形，胞质含有少量嗜苯胺蓝颗粒，也见于非血液肿瘤；e 为吞噬红细胞和胞质伸突原始细胞；f 为巨大双核原始粒细胞；g 为原始细胞吞噬血小板和胞质含有包含体等成分

myelofibrosis，PMF），就是 AML 和骨髓增生异常-骨髓增殖性肿瘤（myelodysplastic/myeloproliferative neoplasms，MDS-MPN）。原始（粒）细胞≥20%即符合 AML 的诊断数值。≥2%～<5%时有参考性意义，但需要结合其他检查和临床特征（图 7-11），且原始细胞比例越低越需要原始细胞本身形态并整合其他信息。如原始粒细胞异形性明显（主要指细胞大小显著、核染色质粗糙、细胞外形和核形的变化、或胞质出现 Auer 小体等）和/或临床表现为慢性贫血症状，即使血象三系细胞和骨髓中病态造血等为轻度改变，同样对血液肿瘤的确认有较大的参考意义。

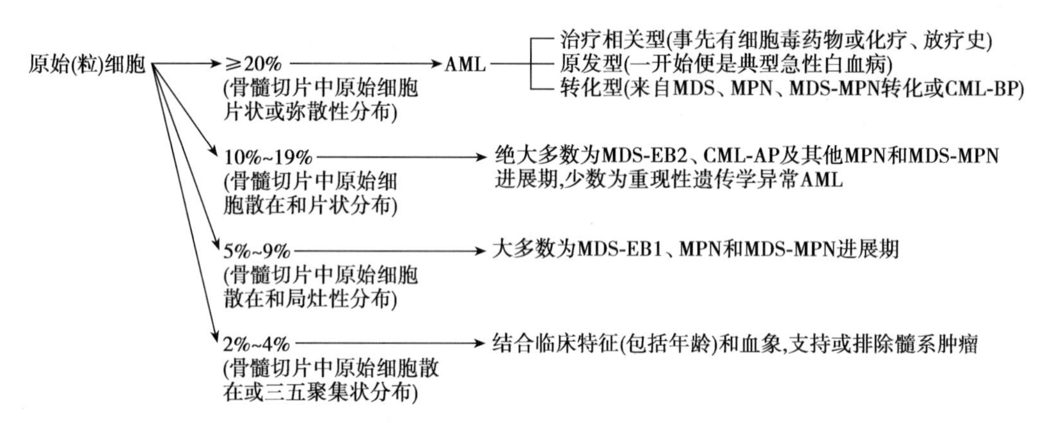

图 7-11 **骨髓原始（粒）细胞计数与意义评判参考值**

MDS-EB 为骨髓增生异常综合征伴原始细胞增多，CML-BP 为慢性粒细胞白血病急变期，CML-AP 为慢性粒细胞白血病加速期，MPN 为骨髓增殖性肿瘤，MDS-MPN 为骨髓增生异常-骨髓增殖性肿瘤

骨髓涂片和/或外周血涂片计数的原始细胞百分比具有相对的参比性，很重要。骨髓切片中由于不易准确辨认原始（粒）细胞，故计数的原始（粒）细胞为约数。流式免疫表型检测的原始（粒）细胞百分比由于受到众多因素影响也常不准确。

外周血中出现原始粒细胞为显著的造血紊乱，只要仔细辨认确凿是原始细胞，哪怕是偶见，要么是机体处于严重的感染或刺激状态（包括见于病情严重的老年患者），要么为血液肿瘤（图 7-12）。若在原始细胞中发现 Auer 小体，不管原始细胞比例如何，大多数是 AML，少数是 MDS-EB 或 MDS-MPN 等髓系肿瘤。在低倍镜下，多数病例原始细胞的共性特点是比淋巴细胞稍大、细胞核饱满而核染色浅、胞质蓝染或灰中显浅杏红色和浊感度、并有明显或不明显的突起等（图 7-13）。在临床检验的血液常规中，由于一些特定的因素影响，原始细胞易于漏检。低倍镜下的原始细胞与淋巴细胞的鉴别见表 7-1。

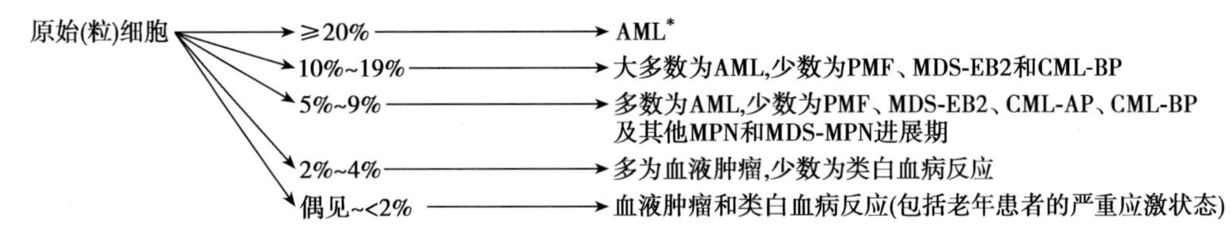

图 7-12　**血液原始(粒)细胞计数评判参考值**

* 外周血原始细胞≥20%时,不管骨髓原始细胞比例都可评判为 AML,若骨髓中原始细胞<20%为外周血急性白血病,主要见于 CML 急变及其他 MPN 和 MDS 转化。MDS-EB2 为骨髓增生异常综合征伴原始细胞增多 2,CML-BP 为慢性粒细胞白血病急变期,CML-AP 为慢性粒细胞白血病加速期,MPN 为骨髓增殖性肿瘤,MDS-MPN 为骨髓增生异常-骨髓增殖性肿瘤

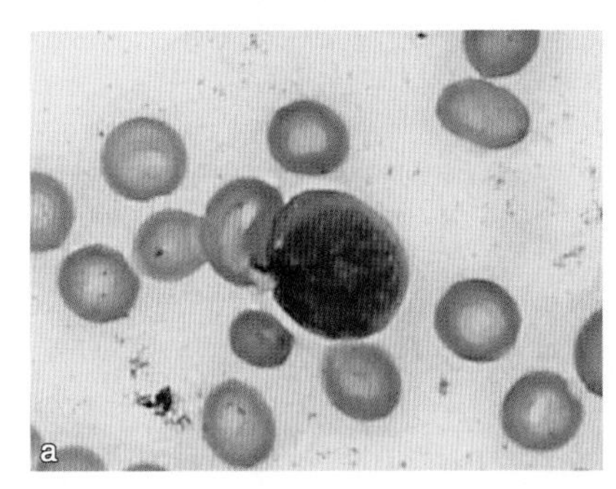

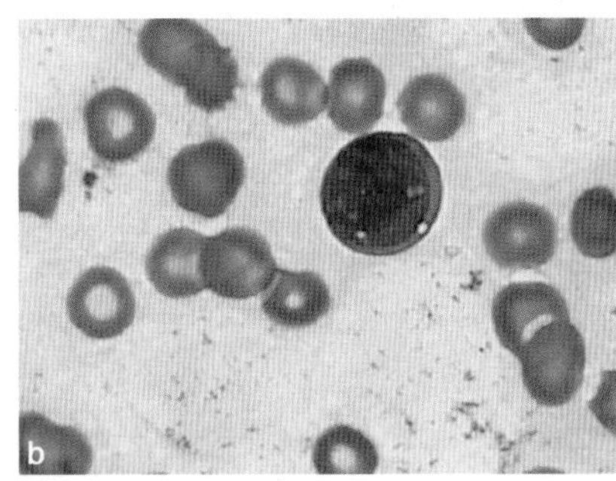

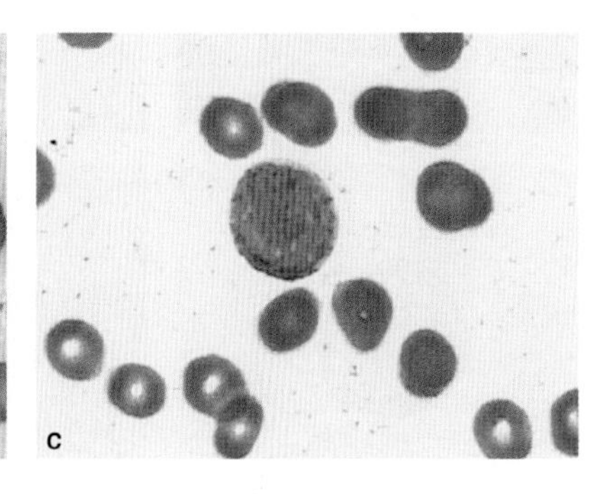

图 7-13　**血片原始粒细胞**

a、b 为一例 85 岁患前列腺癌 2 年余后发生的急性原始粒细胞白血病,原始粒细胞 23%,小粒原始细胞(b)类似原始淋巴细胞,但 MPO(c)和 SBB 染色阳性反应,即可以确诊

表 7-1　原始(粒)细胞与淋巴细胞的形态鉴别

	原始细胞	淋巴细胞
细胞大小	大	小
核染色深浅	浅	深
染色质形态	粗粒状或细纤状	紧密或较致密
胞质嗜碱性	明显或较明显	不明显
胞质突起与形式	多见,常见较大块状	不多见,突起呈绒毛状
核膜胞膜清晰性	较清晰	可不清晰
细胞显眼性	明显	不明显

第三节　早幼粒细胞

原始粒细胞在骨髓中约经 15 个小时,经过一次增殖分裂,分化为 2 个早幼粒细胞,早幼粒细胞在骨髓中生存 24 小时,经过一次增殖即进入中幼粒细胞阶段。

一、正常形态学

早幼粒细胞(promyelocyte)最明显的形态学特征是丰富的胞质和较多的嗜苯胺蓝颗粒以及偏位的胞核和核旁浅染区(认为是明显发育的高尔基体)。

1. 形态学　通常认为的典型早幼粒细胞较原始粒细胞为大(约 18~30μm),胞质丰富或并出现许多嗜苯胺蓝颗粒(认为由顺面高尔基体产生),胞核比原始粒细胞小,核质比例降低(<4/5)。胞核偏位,常在靠近细胞中间有胞核的轻微收缩,但收缩不超过假设圆形胞核直径的 1/4(图 7-2)。染色质浓集较明显,核仁消失或隐约可见(图 7-14)。在核收缩旁胞质有发育良好的高尔基体(反面高尔基体)产生细少的特

异性颗粒(specific granules),即中性颗粒。由于这一区域被染成浅杏黄色,似电筒照射的微弱光束,被称为初质、初浆、原质或原浆或核旁透亮区(图 7-15)。在其外周分布着较多粗大的嗜苯胺蓝颗粒,颗粒外围有时可见不含颗粒的(灰)蓝色的“外胞质区”。MPO 阳性嗜苯胺蓝颗粒为大或较大,光镜下为紫黑色、紫色或紫红色的颗粒。骨髓切片中早幼粒细胞常位于骨小梁旁生长,胞核圆形,异染色质增加,核仁 1~2 个,较小,胞质丰富,颗粒一般观察不到(图 7-14)。

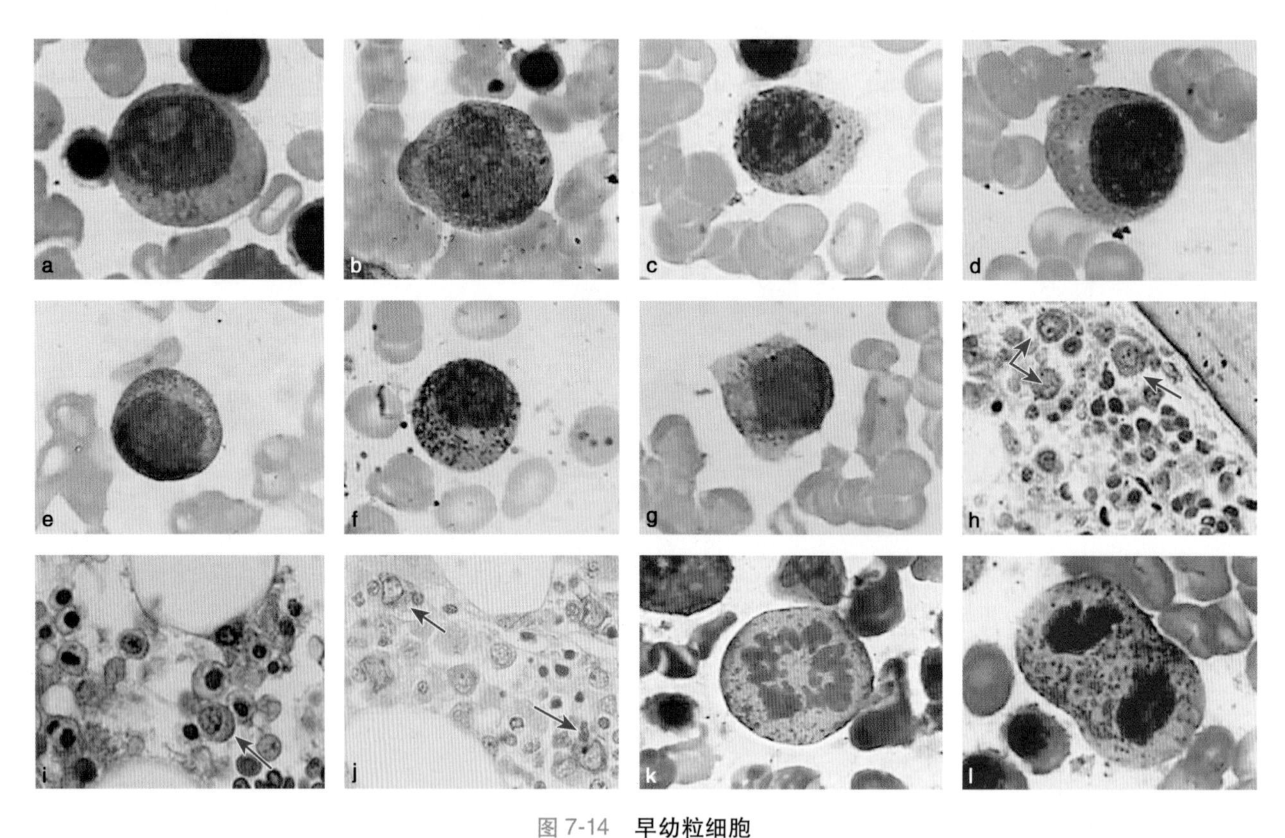

图 7-14 **早幼粒细胞**

a~g 为(大致)正常的各种形态;h、i 为骨髓切片,胞核圆形、多见小核仁,胞质丰富(箭头);j 为 CD117 染色阳性反应;k、l 为有丝分裂象

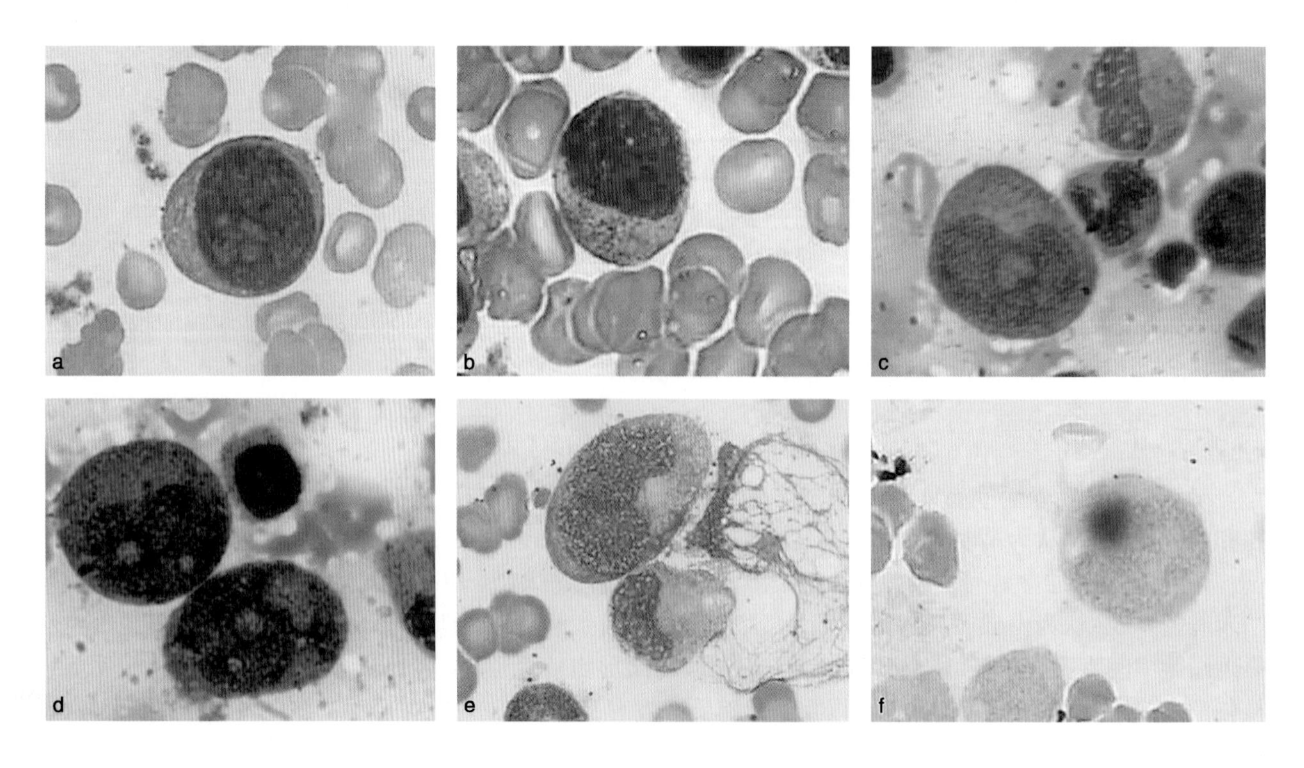

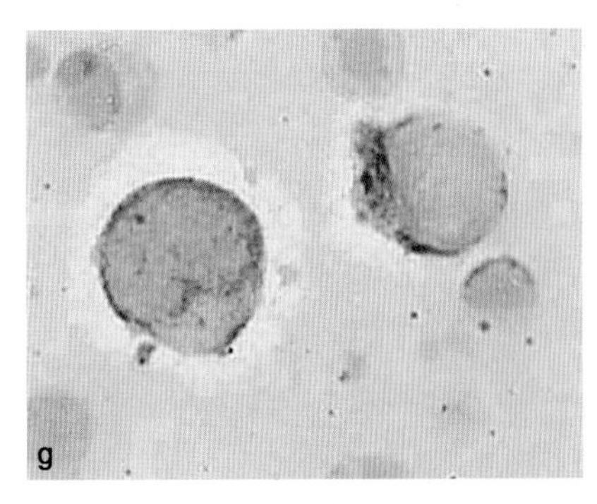

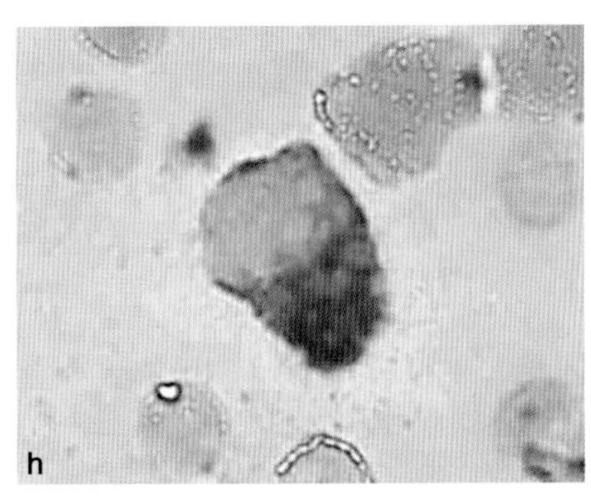

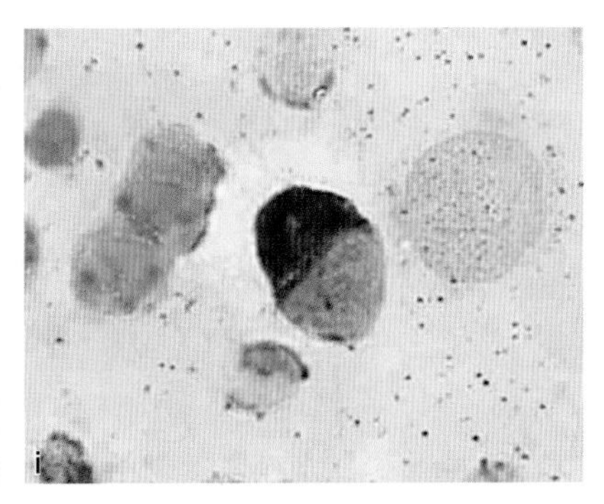

图 7-15　**粒细胞高尔基体发育**

a 为原始粒细胞高尔基体发育不良，核周仅有局限而浅的淡染区；b 为早幼粒细胞核周高尔基体发育的“初质”，并产生颗粒；c、d 为原始细胞高尔基体发育异常并见颗粒产生；e、f 为异常原早幼粒细胞核周高尔基体发育区和 CE 染色示该区域阳性；g~i 为细胞免疫化学 MPO 染色，依次为阳性颗粒原始粒细胞、早幼粒细胞和中幼粒细胞

2. 细胞化学和免疫表型　细胞化学反应特征为 MPO、SBB、酸性磷酸酶（acid phosphatase，ACP）、葡萄糖醛酸苷酶和溶菌酶阳性或强阳性。细胞免疫化学反应和流式免疫表型常见特征为 MPO、溶菌酶、CD117、CD33、CD13 阳性，CD34 和 HLA-DR 阴性。早幼粒细胞的超微结构特征是高尔基体的发育和 MPO 阳性颗粒的明显生成，其次为胞体增大而胞核缩小、胞核偏位和异染色质增加等。

二、异常形态学

相对于正常形态，细胞大小和质量方面的改变都为异常。在实践中，最常见的是胞体增大、嗜苯胺蓝颗粒增多、成熟不良、核质发育不平衡、嗜苯胺蓝颗粒缺少、空泡形成和 Auer 小体等。

1. 大或巨大早幼粒细胞　大或巨大早幼粒细胞在骨髓涂片检查中较为多见，尤其多见于感染、粒细胞缺乏症、MA、急性造血停滞、给予粒（单）细胞集落刺激因子后，以及由其他原因所致的各种粒细胞明显增生者。形态学的共性特点为胞体大或巨大，大小约在 30~50μm 左右，外形可有变化，如不规则圆形。胞核大，可伴有异质性改变（核形改变，如双核、多核、大小不一，单纯给予 G-CSF 无核形变化）。胞质丰富，着色有时较深或在细胞边缘出现明显的嗜碱性，空泡变性常见。胞质颗粒增多甚至密集存在（图 7-16）。这种早幼粒细胞不但颗粒众多，而且在有些疾病（如粒细胞缺乏症）中百分比可高达 30%~50%，成熟不佳，易与 APL 混淆。但大或巨大早幼粒细胞外形和胞核以规则或较为规则居多，胞质颗粒虽多而密，相对于白血病的颗粒过多早幼粒细胞显得较为松散，且颗粒为粗大的染紫色或深紫色的嗜苯胺蓝颗粒，而白血病性颗粒过多早幼粒细胞的颗粒常以紫红色密集酷似胞核或细小浅紫红色一片为特征，且往往还有胞体和胞核的形状改变。因此在形态鉴别上，不应仅拘泥于颗粒的多少上。当前对大或巨大早幼粒细胞的形态学及其意义尚未引起重视，造成细胞增大的原因可能为叶酸相对不足，抑或还有其他原因。早（中）幼粒细胞胞体大、规则、颗粒较多、胞质浊感是细胞功能旺盛的表现，也是反应性或刺激性粒细胞的主要形态。有时可能因染色不佳出现朦胧的紫红色多颗粒（图 7-16）。

2. 刺激性异形早幼粒细胞　受继发性因素刺激时，除细胞增大和颗粒增多外，早、中幼粒细胞还可出现胞核和胞质的形状变异（图 7-17），提示细胞处于激发或活跃的状态，多属于非肿瘤性病变形态，在鉴别诊断上的有参考性意义。

3. 嗜苯胺蓝颗粒增多早幼粒细胞　粒细胞嗜苯胺蓝颗粒增加是与粒细胞集落刺激因子（granulocyte-colony stimulating factor，G-CSF）密切相关的形态学。G-CSF 是当前临床上应用最广、影响最大的细胞因子。在刺激骨髓造血中，不但促进粒细胞造血（数量增加）且增强细胞功能，从而影响细胞形态（如含丰富 MPO 的嗜苯胺蓝颗粒增多增粗和胞体增大、溶酶体功能活跃且常出现空泡）。

造血系统肿瘤骨髓抑制、粒细胞减少症和再生障碍性贫血（aplastic anemia，AA）等疾病，给予 G-CSF 时，骨髓的粒细胞变化最显著，如原先受抑的造血肿瘤可发生类似慢性或亚急性粒细胞白血病或骨髓增殖性肿瘤（myeloproliferative neoplasms，MPN）样细胞象，AA 者可发生类感染性骨髓象（图 7-17）。给予 G-CSF 后细胞学的特点为早（中）幼粒细胞胞体大或巨大；无明显核形变化；胞质丰富，着色有时较深或在细胞边

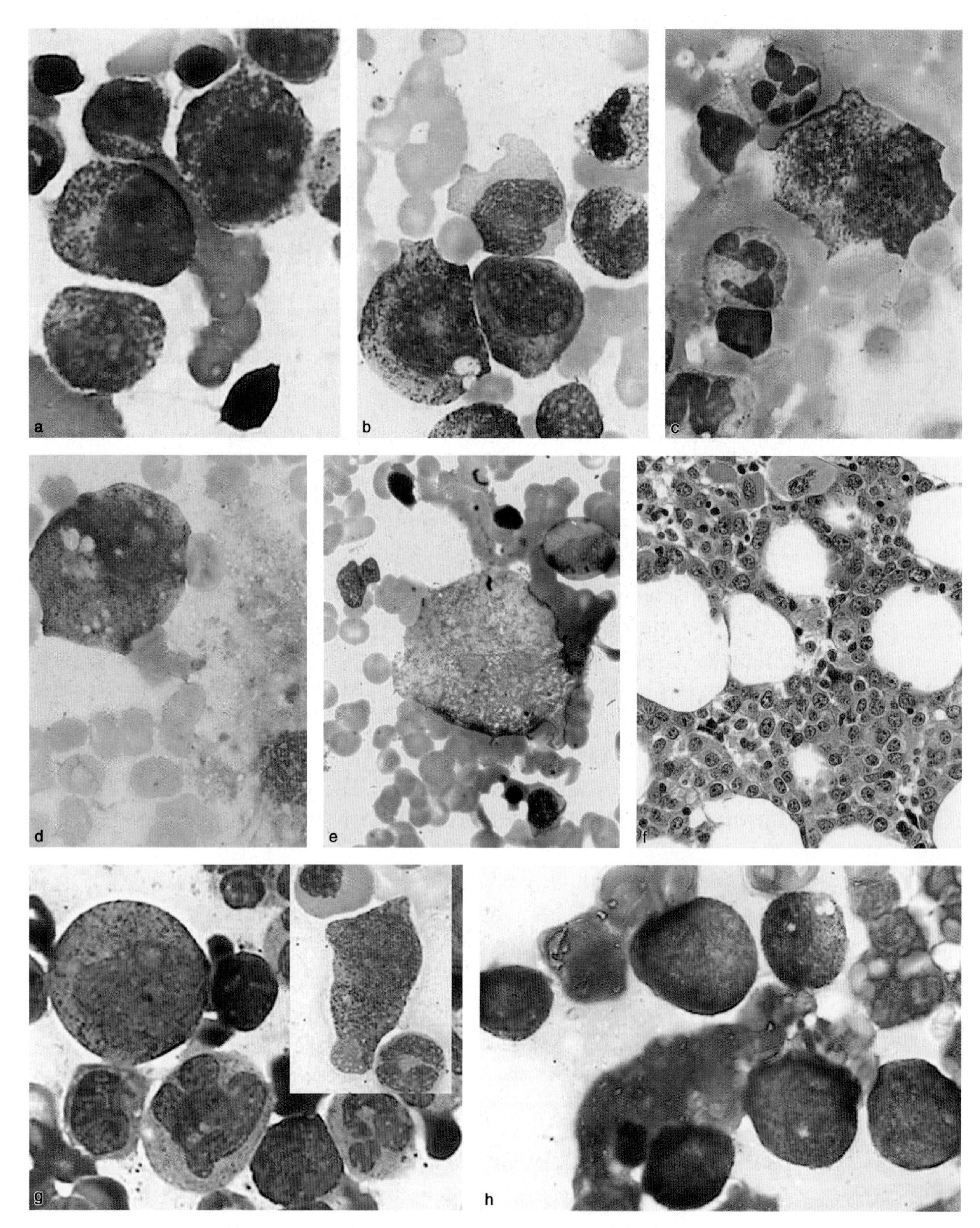

图 7-16 **大或巨大型早幼粒细胞**

a~c 为见于反应性或继发性粒细胞增多的早幼粒细胞，以胞体大、嗜苯胺蓝大颗粒增多为特点；d 为见于感染性粒细胞缺乏症再生造血障碍的巨大早幼粒细胞及其增多的嗜苯胺蓝颗粒；e 为淋巴瘤骨髓移植后因感染而出现的巨大早幼粒细胞及其增多的嗜苯胺蓝颗粒；f 为粒细胞缺乏症骨髓切片成簇生长的大或巨大早幼粒细胞；g 为 MA（包括插图）的大或巨大型和颗粒增多早幼粒细胞；h 为见于粒细胞缺乏症的大或巨大型和颗粒增多早幼粒细胞，早幼粒细胞各占 30%以上

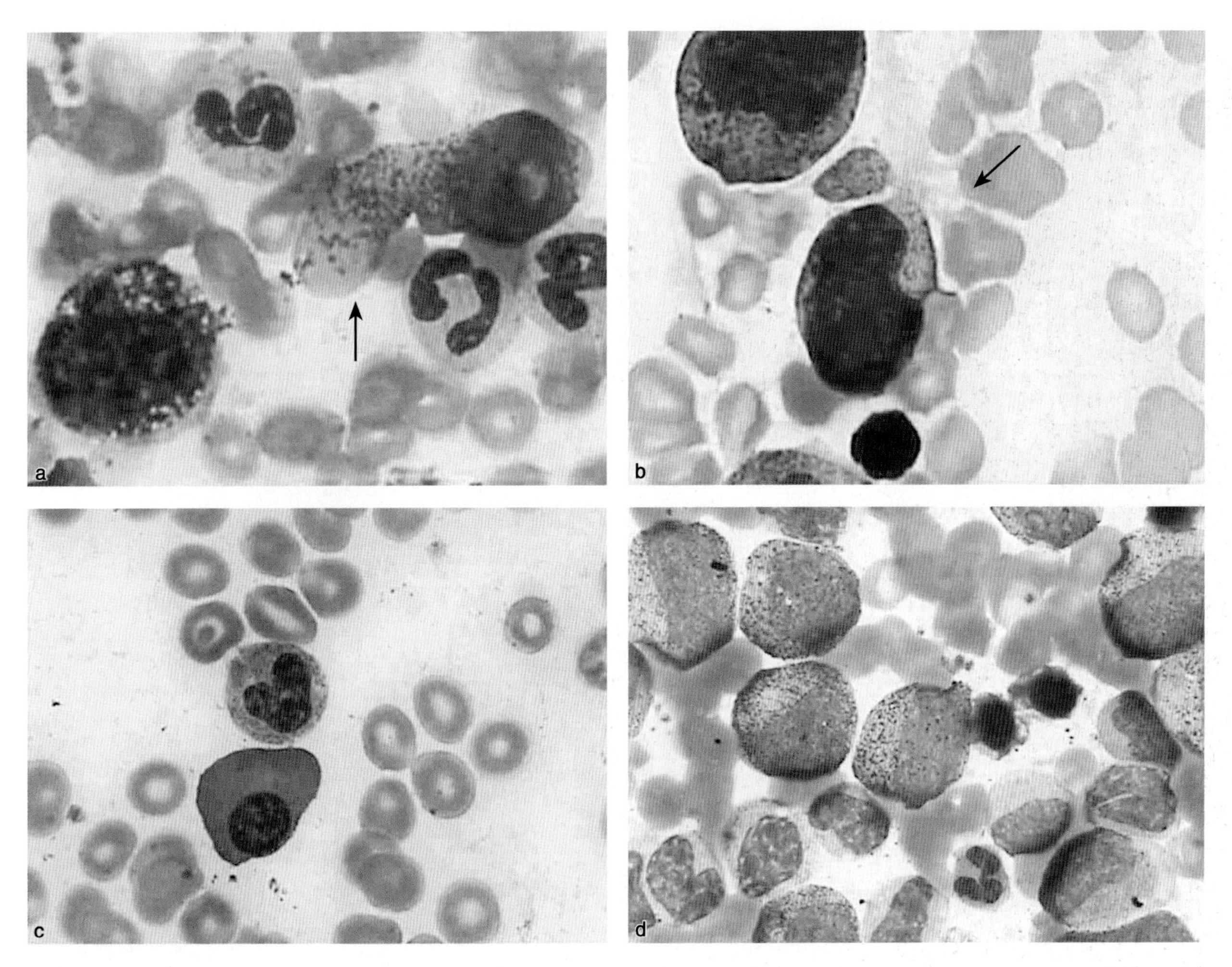

图 7-17 **刺激性异形和给予 G-CSF 早幼粒细胞**

a 为嗜碱性胞质大舌状伸突(特点为嗜苯胺蓝颗粒增加、空泡和变异);b 为胞质大块状突起,可见基部呈分离状,伸突胞质终将离体;c 为 AA 患者给予 G-CSF 前骨髓象;d 为 c 患者强化免疫抑制疗法联合雄激素、G-CSF 和红细胞生成素治疗后,早(中)幼粒细胞明显增多

缘出现明显的嗜碱性,空泡变性常见,嗜苯胺蓝颗粒多而松散性,颗粒可不甚清晰。

某些感染、粒细胞缺乏症、MA、急性造血停滞等疾病,血清中 G-CSF 水平增高,可在骨髓甚至外周血中同样出现具有这一特征的粒细胞形态。反应性增加的骨髓象与 APL 细胞的鉴别见表 7-2。

表 7-2 G-CSF 反应和 APL 的早幼粒细胞形态比较

	G-CSF 反应早幼粒细胞	APL 早幼粒细胞
胞体	大	大小不一
形状	较规则	大多不规则,如胞质突起等变异
胞核	大而圆或椭圆	大小不定而不规则,胞核如单核细胞形态等
胞质颗粒	多而粗大,较松	粗细不一,多为密集
胞质浅红一片	不见	可见
内外胞质	常不见	常见
胞质瘤状突起	少见	常见
Auer 小体	无	易见
多颗粒网状样细胞	易见	多见且常有 Auer 小体

4. 核质发育不同步早幼粒细胞 该细胞为胞核幼稚，可见核仁，胞质嗜苯胺蓝颗粒缺少而中性颗粒增多较明显，显示形态学上的"核幼(胞)质老"。它是病态造血细胞的一种。常见于 AML(伴细胞成熟的类型)、MDS 和 MDS-MPN(图 7-18)。

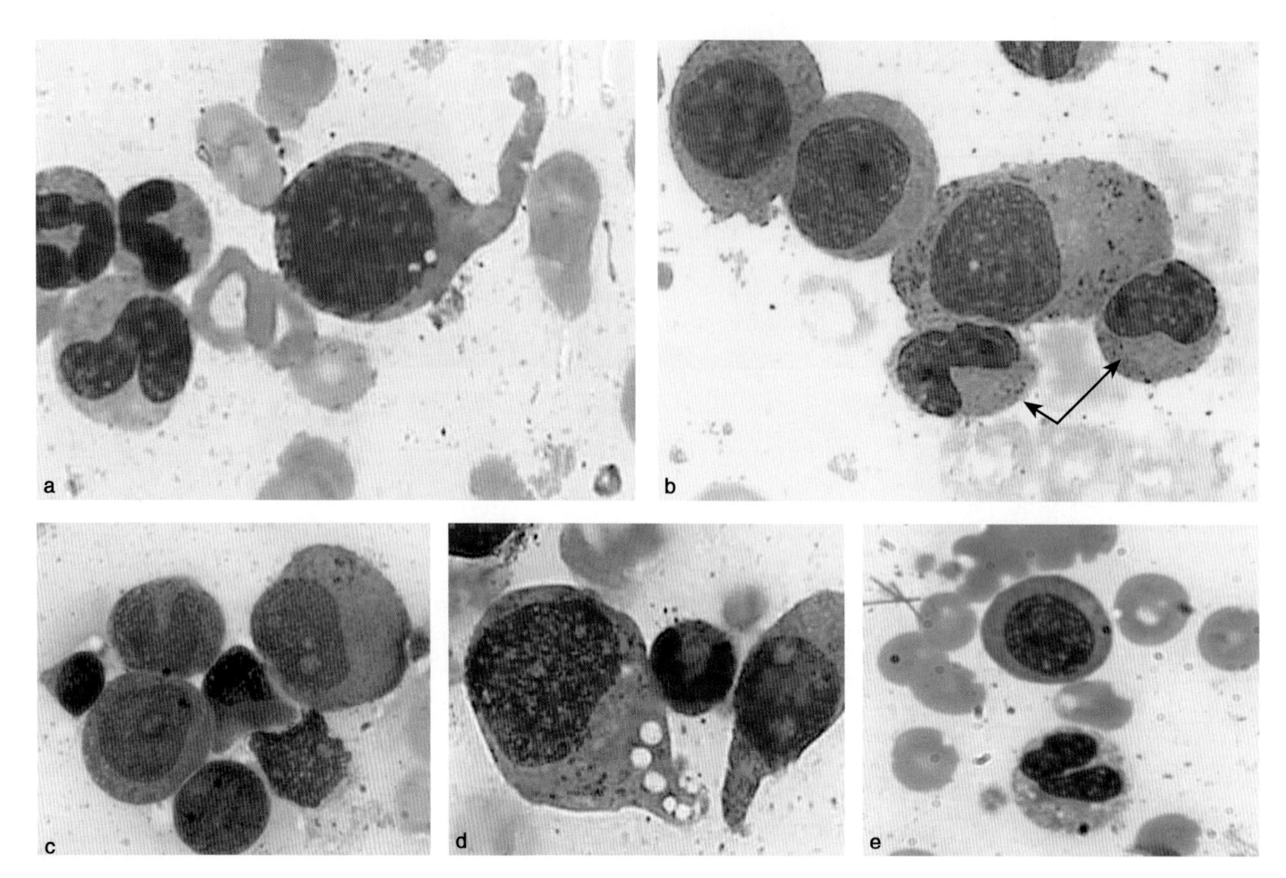

图 7-18 **核质发育不同步早幼粒细胞**

a~d 为核质发育不同步早幼粒细胞，"核幼质老"，箭头指处为胞质嗜苯胺蓝颗粒缺少的晚幼粒细胞和杆状核粒细胞；e 为发育不良早幼粒细胞

5. 双核和多核早幼粒细胞 双核和多核早幼粒细胞为直接分裂或异常核碎裂的结果，主要见于各种原因所致的骨髓粒细胞生成增多时。特点为双核，常大小对称，圆形或椭圆形，可见明显核仁；多核早幼粒细胞为胞体巨大，甚至大至 50~60μm 以上(图 7-19)，可多至六核。双核和多核细胞大，胞核可呈异形性和肿瘤性改变，如大小和核形的显著变化；胞质丰富，嗜苯胺蓝颗粒多而松散，常伴有明显的空泡。多核早幼粒细胞主要见于特殊的或重症感染，如粟粒性结核及一些原因尚不明了的持续发热患者。形态学上，对称性双核多见于良性血液病，大小不一双核则以血液肿瘤居多；胞质非特异性颗粒少也是白血病和 MDS 的粒细胞异常形态学特征之一。

6. 颗粒过多早幼粒细胞 通常，颗粒过多早幼粒细胞(hypergranular promyelocyte)被特指 APL 细胞，其临床评估意义与原始细胞等同。普遍特征有：细胞大小较明显，胞体不规则状，如降落伞样、花蕾形、龟脚状和突起；胞核变异明显，常呈不规则状；类三角形和类似折叠状和分叶状胞核也较易见；胞质颗粒异常，浅紫红色密集的细小均匀和紫(红)色密集粗大混杂。有时由于胞质无颗粒区和密集颗粒区(颗粒有规则排列)的边界显明，被称之"内外胞质"。

(1) 粗颗粒型和细颗粒型颗粒过多早幼粒细胞：典型病例可按胞质颗粒粗细分为粗颗粒和细颗粒两型(图 7-20)。相当部分标本不容易区分粗颗粒与细颗粒。细颗粒型多见于外周血白细胞增高并易见脾大的患者。

(2) 花蕾形和三角形状颗粒过多早幼粒细胞：按细胞形状可以分为花蕾形、类三角形(降落伞状、棱形或拖尾状)。花蕾形颗粒过多早幼粒细胞，胞体普遍较大，胞体外形因有瘤状突起或伪足而呈不规则状，

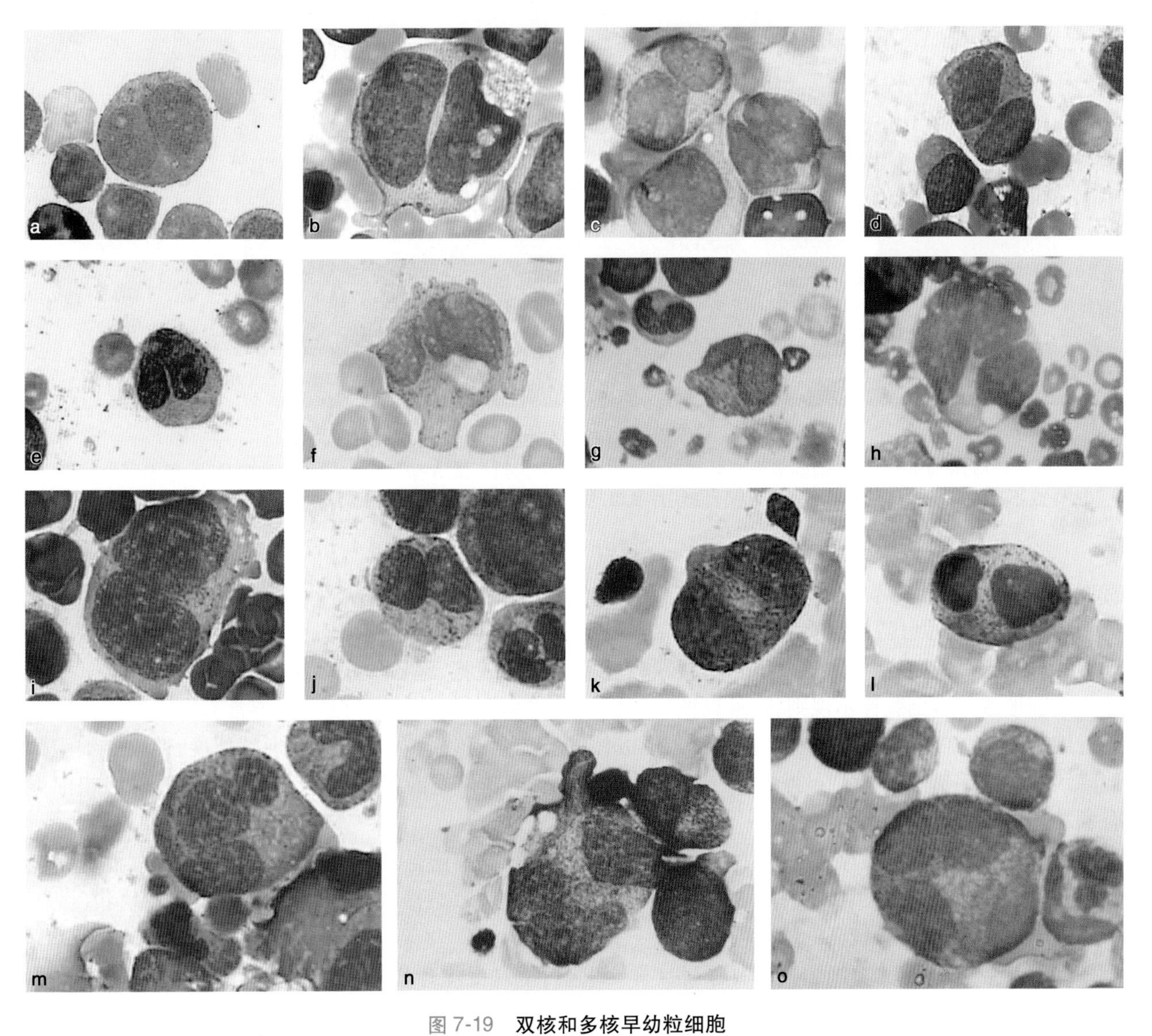

图 7-19　**双核和多核早幼粒细胞**

a~g 为见于髓系肿瘤的双核早幼粒细胞，双核对称或不对称和大小不一，可为巨型和异形；h 为三个异形核早幼粒细胞，胞质明显缺乏颗粒，见于髓系肿瘤；i~l 为多见于反应性或继发性粒细胞增多的双核早幼粒细胞；m~o 为三核、四核异形早幼粒细胞，大多见于特殊刺激和重症感染的继发性粒细胞增多

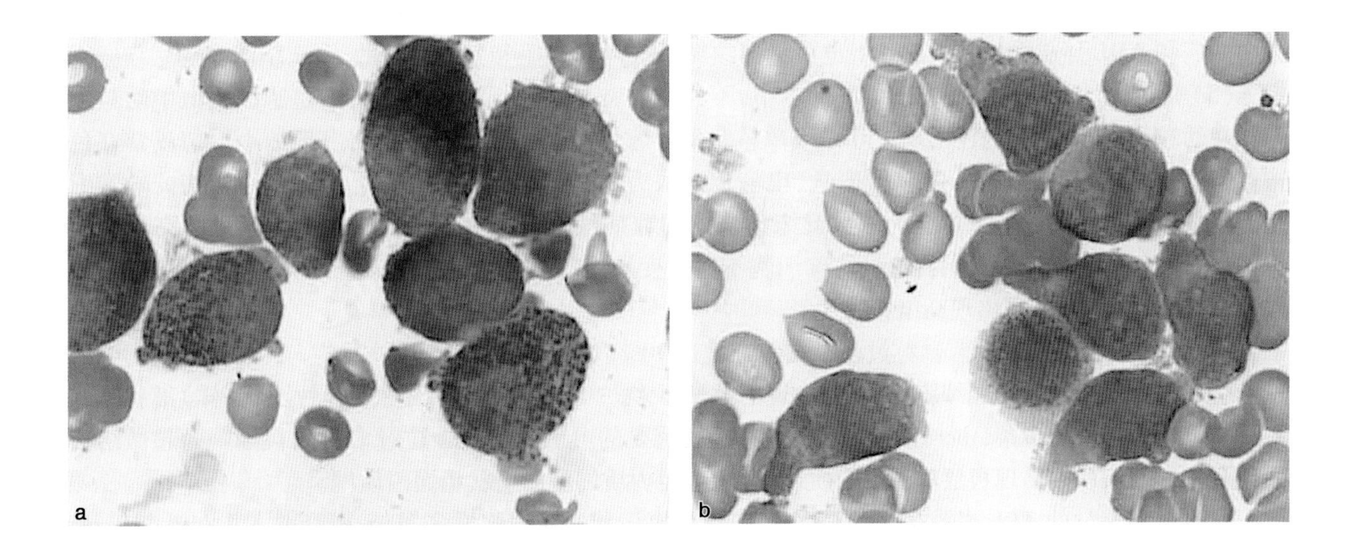

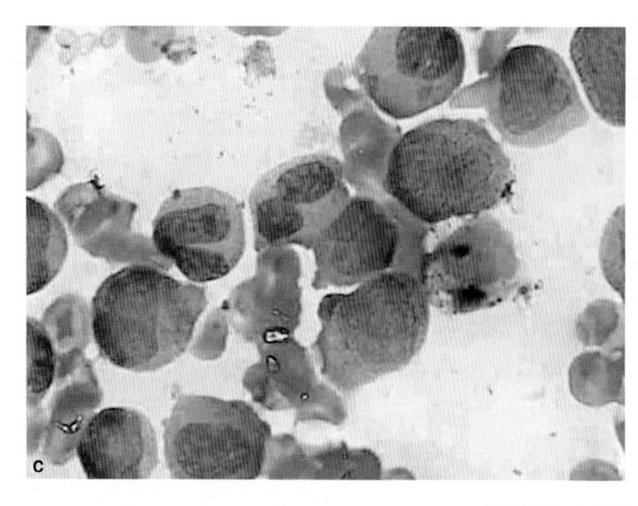

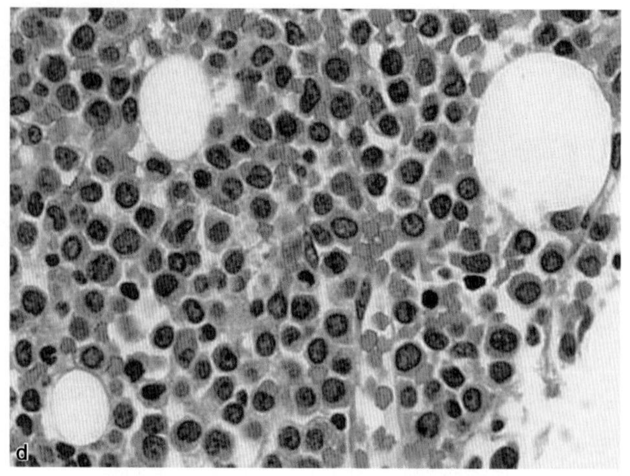

图 7-20 **颗粒过多早幼粒细胞**

a 为粗颗粒型；b 为细颗粒型，细胞多呈拖尾状或类三角形状；c 为给予维 A 酸后异常早幼粒细胞分化，形态可类似单核样或不易划分阶段的粒单样细胞；d 为骨髓切片 APL 早幼粒细胞，胞质浅红色即为颗粒区，但观察不到涂片中的颗粒

常似花瓣或龟脚，且突起胞质部分为蓝色或灰蓝色、常无颗粒，可见融合的类似圆形 Auer 小体的特大紫红色颗粒（图 7-21），但其“内胞质（或内浆）”部分因密集而易被误认为细胞核。胞核多为圆形，少数呈不规则形状，如双核、双叶样、肾形等。三角形状颗粒过多早幼粒细胞，胞核形状多与胞体呈类似变化，部分胞核为类圆形或单核细胞样不规则状，可见核仁。胞核呈三角形状者其胞核细小一端常靠向细胞周边甚至贴近细胞膜，而细胞中央一端胞核较为平坦，形成核的类三角；胞质位于一侧，其远端伸展，使整个细胞酷似降落伞状或手镜形状（图 2-4）。胞质瘤状突起很少见，但其内充满紧密或不太紧密的细颗粒或粗细混合颗粒和 Auer 小体。

（3） Auer 小体早幼粒细胞：在白血病中，颗粒过多早幼粒细胞是最多见 Auer 小体的细胞，而且大于两条 Auer 小体者几乎都见于 APL。Auer 小体特点是细长、多条、柴棒状（图 2-4）、（大）球状和块状（图 7-21），在 APL 诊断中具有较高的特异性。

（4） 多颗粒网状（样）细胞：多颗粒网状（样）细胞可能是受涂片影响而轻微变化的涂抹细胞，也许为颗粒过多早幼粒细胞的前期细胞。形态特点为胞体更大，可大至 40～50μm，外形不规则；胞核疏松似网状，着色淡；细胞膜或细胞周界常清晰或不清晰；胞质内散在较多的紫红色颗粒，但不如颗粒过多早幼粒细胞密集；常有众多 Auer 小体（图 2-4b 和图 7-21），其阳性检出率和细胞内 Auer 小体 5 条以上都比颗粒过多早幼粒细胞为多，可以把它作为寻找 Auer 小体的靶细胞。由于在陈旧涂片中似乎更易见杂乱排列的多条 Auer 小体，因此对这种细胞形态尚需要作更深入的探讨。此外，在急性原始单核细胞白血病、急性粒单细胞白血病和 AML 伴成熟型骨髓涂片中也可见多颗粒网状（样）细胞和其中细长的 Auer 小体。

（5） 不典型 APL 早幼粒细胞：骨髓标本中，不典型异常早幼粒细胞的形态特点是胞核类似中幼粒细胞和晚幼粒细胞相似，有的还出现分叶样或单核状等异常胞核（图 7-22）；胞质则出现细小均匀浅紫红色颗粒，甚至呈浅红色一片而不容易被察觉，也易被误认为病态造血细胞和亚急性粒细胞白血病的异常细胞。一部分不见明显颗粒者可能为颗粒尚未形成的白血病细胞。文献上也有描述一种罕见的高核质比例，胞质强嗜碱性，无或稀少颗粒的早幼粒细胞不典型变异型，但 MPO、SBB 和 CE 阳性，甲苯胺蓝染色阳性，并伴随维 A 酸治疗可出现高组胺血症。

前述形态均是 APL 细胞，颗粒过多早幼粒细胞达 20% 以上才有形态学诊断意义。在其他白血病中虽可见类似的颗粒过多早幼粒细胞，但它们出现的数量不多，一般不会高于 5%。多颗粒网状（样）细胞和颗粒过多早幼粒细胞的多条 Auer 小体对诊断也有极其重要的参考价值。颗粒过多早幼粒细胞的超微结构的主要特征为胞质内出现板层状粗面内质网、环状粗面内质网和放射状粗面内质网。

不典型形态学的 APL，应注意与亚急性粒细胞白血病和幼粒细胞增多 MDS 相鉴别。鉴别要点：一是

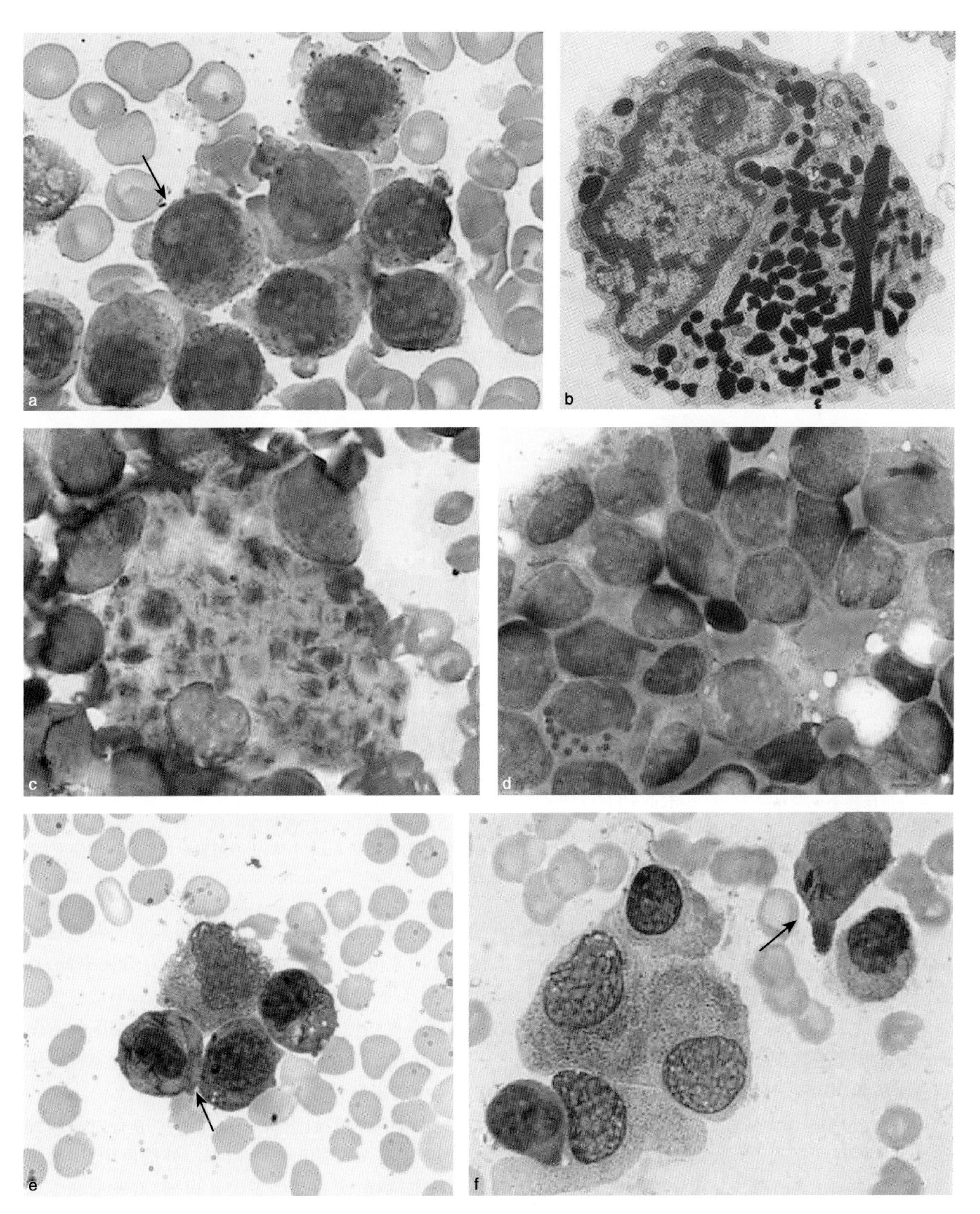

图 7-21 **颗粒过多和 Auer 小体早幼粒细胞**

a 为花蕾形颗粒过多早幼粒细胞,“内外胞质”明显,多含粗颗粒;b 为颗粒过多早幼粒细胞超微结构,示 Auer 小体和多而粗大的嗜苯胺蓝颗粒(采自阮幼冰主编《血液病超微病理诊断学》);c 为块状晶体样 Auer 小体;d 为小球状和大块状 Auer 小体,球状和块状 Auer 小体类似包含体,也可看为融合的巨大假性 Chediak-Higashi 颗粒;e 为 EDTA-K2 抗凝血 3 小时后涂片,细胞变为规则,但柴棒状 Auer 小体依然可见;f 为 APL 颗粒过多网状样细胞和含多条 Auer 小体类三角形早幼粒细胞(箭头)

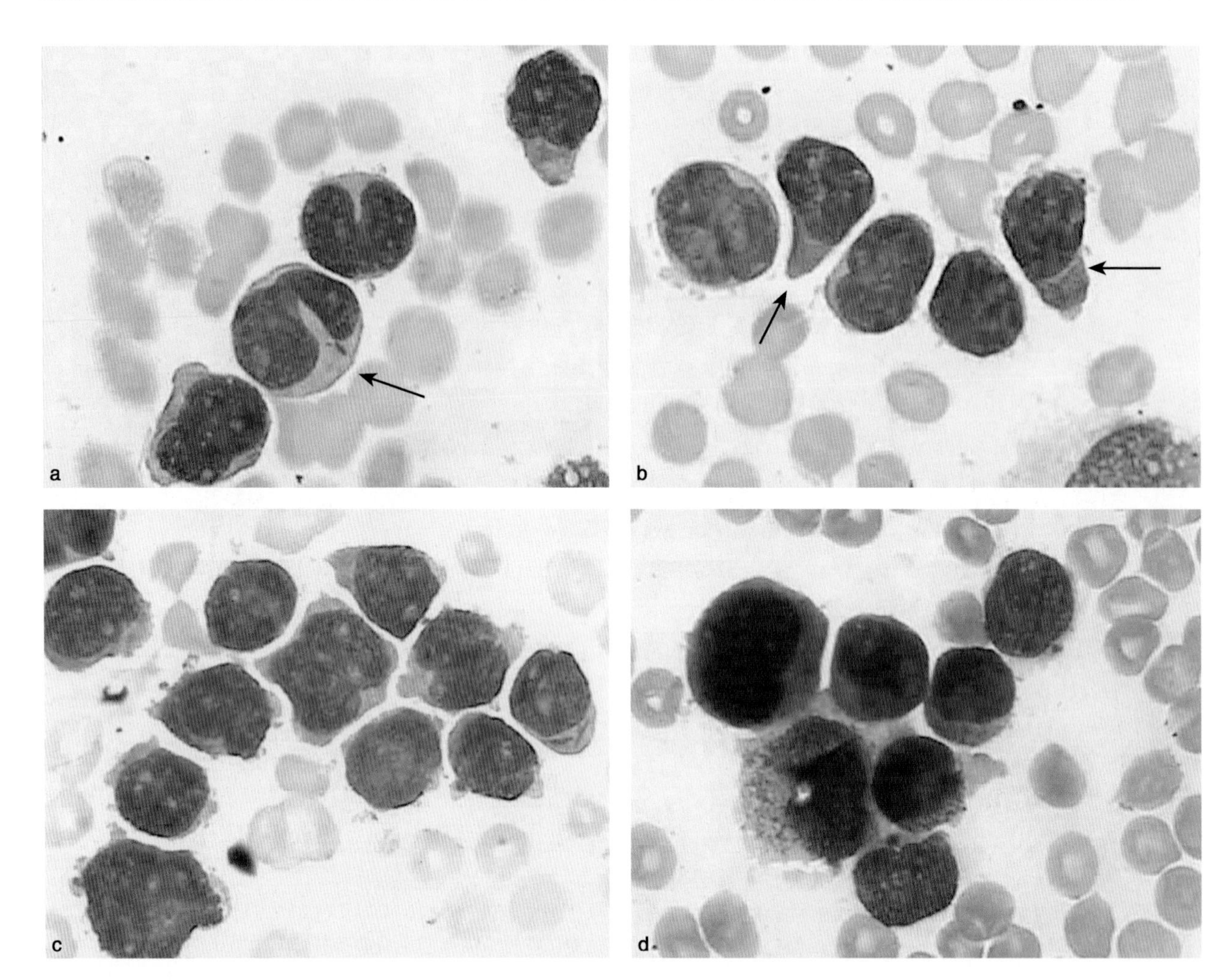

图 7-22 **APL 不典型异常早幼粒细胞**

a 为单核样不典型异常早幼粒细胞，箭头指处异常细胞含有一条粗短 Auer 小体，右上和左下各有一个细胞胞质含有浅红色细颗粒；b 为箭头指处两个颗粒过多早幼粒细胞，呈降落伞形，胞质含有浅红色密集的细小颗粒，"内外胞质"明显；c 为胞质强嗜碱性不典型白血病细胞，一部分细胞含有浅红色细颗粒和 Auer 小体；d 为细胞较规则和颗粒偏少的不典型早幼粒细胞

不典型早幼粒细胞的数量，APL 时，这种异常细胞出现的百分比高，且同时可见一定数量典型的颗粒过多早幼粒细胞，亚急性粒细胞白血病时所见这种异常细胞百分比常不高，MDS 出现这种细胞百分比更低，且它们几乎都不见颗粒显著过多早幼粒细胞。二是细胞的前后关系，APL 时，原始粒细胞少见，早幼粒细胞后期细胞少见（缺乏前缀和拖尾细胞现象），而亚急性粒细胞白血病原始粒细胞和中幼粒后期细胞相对多见。三是病态造血细胞，APL 除了异常早幼粒细胞外一般不出现其他系列的病态造血细胞，而亚急性粒细胞白血病和 MDS 很易见各类病态造血细胞。四是关注流式免疫表型和分子检查。

（6）外周血 APL 细胞：APL 患者，尽管白细胞计数很低，但绝大多数患者在外周血片中有白血病细胞。最主要特征是胞质颗粒的增多和异常（图 7-23），是协助诊断 APL 的形态学依据。外周血中，颗粒过多早幼粒细胞比其骨髓涂片中少而不典型，基本形态似单核细胞样，大多集中于涂片尾部，有典型和不典型两种。不典型细胞较常见。当遇见下述形态者应考虑或疑似 APL：有多颗粒的和无颗粒而不规则并检出 Auer 小体者，胞质嗜碱性、核周有浅红色的浅染带并有少许颗粒者，似单核样和中幼粒细胞样但胞质浅红色并有细小颗粒者，似单核样浅红色胞质并有 Auer 小体和双核或分叶状胞核，以及胞质颗粒松散者。有的标本中还易见细胞膜破碎状白血病细胞，颗粒不密集或缺乏，胞核不规则，甚至出现大小不一的异形核，易被误认为不典型单核细胞、晚幼粒细胞和核分叶的不正常粒细胞。外周血白细胞低，早幼粒细胞多不典型又常集中于涂片尾部区域，分类的白血病细胞比实际为低，甚至造成分类无幼稚细胞的假象。在

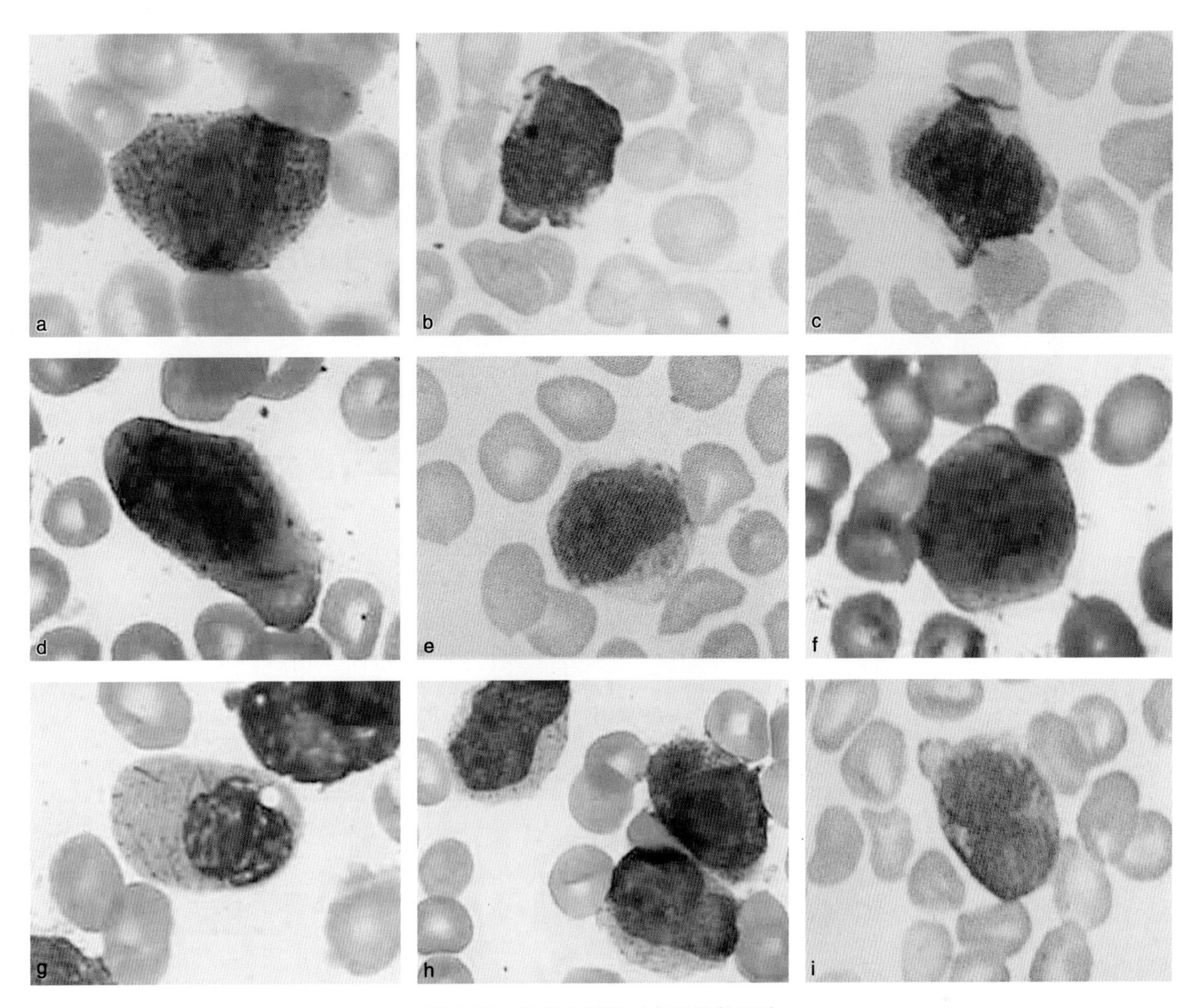

图 7-23　**外周血颗粒过多早幼粒细胞**

a 为比较典型的多颗粒早幼粒细胞；b～f 为不典型多颗粒早幼粒细胞；g 为不典型异常早幼粒细胞，但胞质中见细长 Auer 小体；h 为 1 个典型多颗粒早幼粒细胞，2 个为缺少颗粒的单核样异常早幼粒细胞；i 为双核叶异常早幼粒细胞

外周血中镜检不典型细胞需要注意涂片区域并密切结合其他信息。

7. 早幼粒细胞造血岛　早幼粒细胞造血岛为多个早幼粒细胞由巨噬细胞护卫的细胞簇，并可用重氮盐染色显示护卫的巨噬细胞（图 7-24）。临床上见于重度应激状态，如重症感染、噬血细胞综合征。但在切片常规染色中观察不到护卫的巨噬细胞。

三、参考区间及意义评判参考值

正常人骨髓涂片中，早幼粒细胞为 0.5%～4.5%。也有报告或引用的介绍为 1%～8%，2.4%，0.6%～6.0%，<5%或原始粒细胞+早幼粒细胞<10%，1%～4%等。骨髓中，早幼粒细胞 5%～10%为轻度增多，10%～20%为明显增多，30%以上为显著增多。意义评判需要结合形态特点与临床特征，若早幼粒细胞大多为处于较早前阶段，多是髓系肿瘤；胞体较大且胞质嗜苯胺蓝颗粒增多，多为继发性所致；早幼粒细胞比例高，胞体和胞核异形且胞质颗粒密集并见柴棒状 Auer 小体者，则是 APL 的骨髓象。

嗜苯胺蓝颗粒缺少和核质发育不同步早幼粒细胞是粒系病态造血的一种重要细胞，易于检出时常有评判意义。外周血不见早幼粒细胞，检出时即为造血紊乱，有评判意义。通常，外周血检出早幼粒细胞 10%～15%以上者，多是白血病，需要疑似为急性白血病血象，若同时检出原始细胞和/或早幼粒细胞颗粒增多等异常并存时，诊断更有依据。类白血病反应、PMF、切脾后、MDS 等均可在外周血中出现早幼粒细胞，但除 PMF 和切脾后，它们的百分比几乎都在 5%～10%以下或仅为偶见，且细胞多无白血病的异形性。

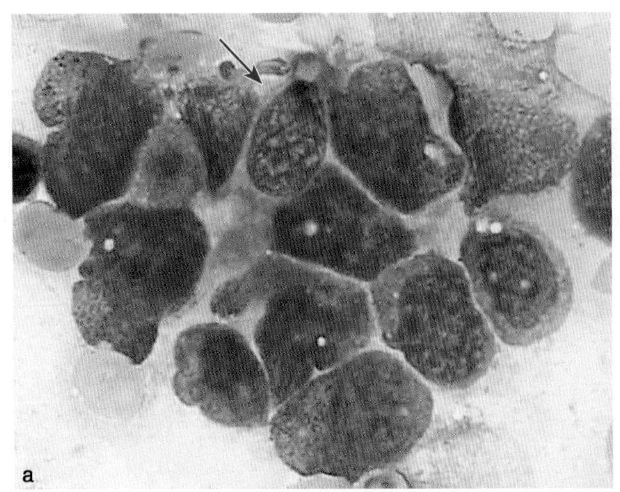

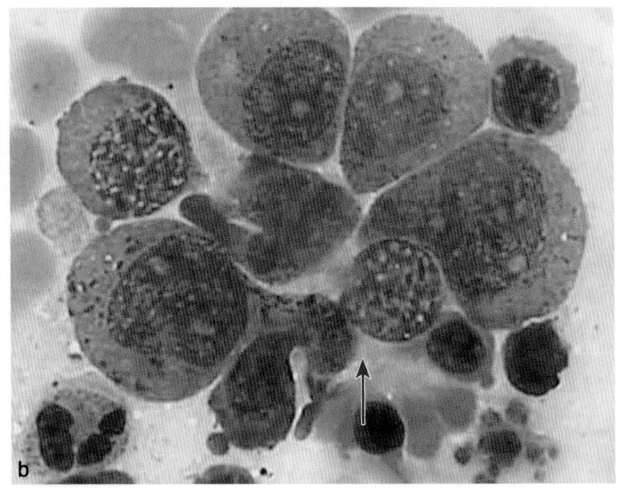

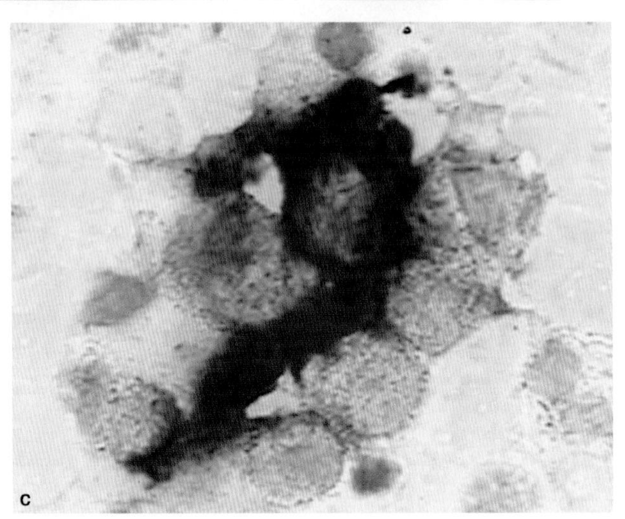

图 7-24 **早幼粒细胞造血岛**

a、b 为见于重症或特殊感染和噬血细胞综合征的早幼粒细胞造血岛，箭头指处为护卫巨噬细胞；c 为重氮盐染色显示护卫的巨噬细胞阳性胞质

病情严重的老年患者，也可以在外周血中偶见早幼粒细胞。

第四节 中幼粒细胞和晚幼粒细胞

在骨髓中，原始粒细胞和早幼粒细胞各分裂一次，中幼粒细胞经历 4 天左右增殖分裂 2～3 次，最后从 1 个原始粒细胞可以生成 16 个或 16 个以上的晚幼粒细胞。但在正常情况下，骨髓中仅 1/3 粒细胞处于增殖状态。在粒细胞成熟过程中，许多编码成熟细胞特异蛋白的基因被表达。如早幼粒细胞表达 MPO 和弹性蛋白酶 mRNA 转录本，中晚幼粒细胞表达乳铁蛋白 mRNA 转录本，分别标记着早幼粒细胞和中晚幼粒细胞的成熟阶段（图 7-1）。

一、正常形态学

评判中幼粒细胞（myelocytes）阶段的主要依据早幼粒细胞胞核的成熟程度，通常当胞核收缩超过假设圆形细胞核的 1/4 时可归类为中幼粒细胞（图 7-2）。晚幼粒细胞（metamyeloctes）为胞核收缩至假设圆形胞核直径的 1/2 至 3/4 者，其他形态特点与中幼粒细胞基本相似。有时除了考虑胞核的收缩外，有时也需要考虑胞质多少等因素。

典型的中幼粒细胞为胞体大小在 11～20μm 之间，胞核占 1/2 左右，呈馒头状，核仁消失或仅隐约可见。晚幼粒细胞胞核呈肾形，不见核仁。但在超微结构和骨髓切片观察中，仍可以观察到核仁，尤其是中幼粒细胞。胞质位于细胞一边，颗粒和染色性常是重要的形态学评判条件之一。

中幼粒细胞胞质含有三种颗粒：嗜苯胺蓝颗粒、特异性颗粒和明胶酶（gelatinase）颗粒。晚幼粒细胞还出现分泌小泡或囊泡（secretory vesicles），也称分泌颗粒。早幼粒细胞晚期 MPO 颗粒停止生成，中幼粒细胞和晚幼粒细胞胞质的嗜苯胺蓝颗粒源于早幼粒细胞的遗留，并随着中幼粒细胞有丝分裂而减少，并逐渐失去早幼粒细胞的大型异染嗜苯胺蓝颗粒。中幼粒细胞和晚幼粒细胞的嗜苯胺蓝颗粒 500nm 大小（较小）呈紫（红）色（不如早幼粒细胞 500nm 以上的紫黑色大颗粒），在光镜下仍容易识别，颗粒常位于细胞边缘（图 7-25）。特异性颗粒为 MPO 阴性颗粒，随着早幼粒细胞的分裂而增加，由于特异性颗粒小于光镜的分辨范围（<200nm）而不容易被识别，因是偏酸性的溶酶体颗粒，故在胞质中呈现杏红色或杏黄色或浅粉红色（图 7-25）。明胶酶颗粒，即三级颗粒（tertiary granules）和分泌囊泡，在 Wright-Giemsa 染色下观察不到。成熟粒细胞电镜下通常含 200～300 个颗粒，其中 MPO 阳性的初级颗粒约占 1/3。

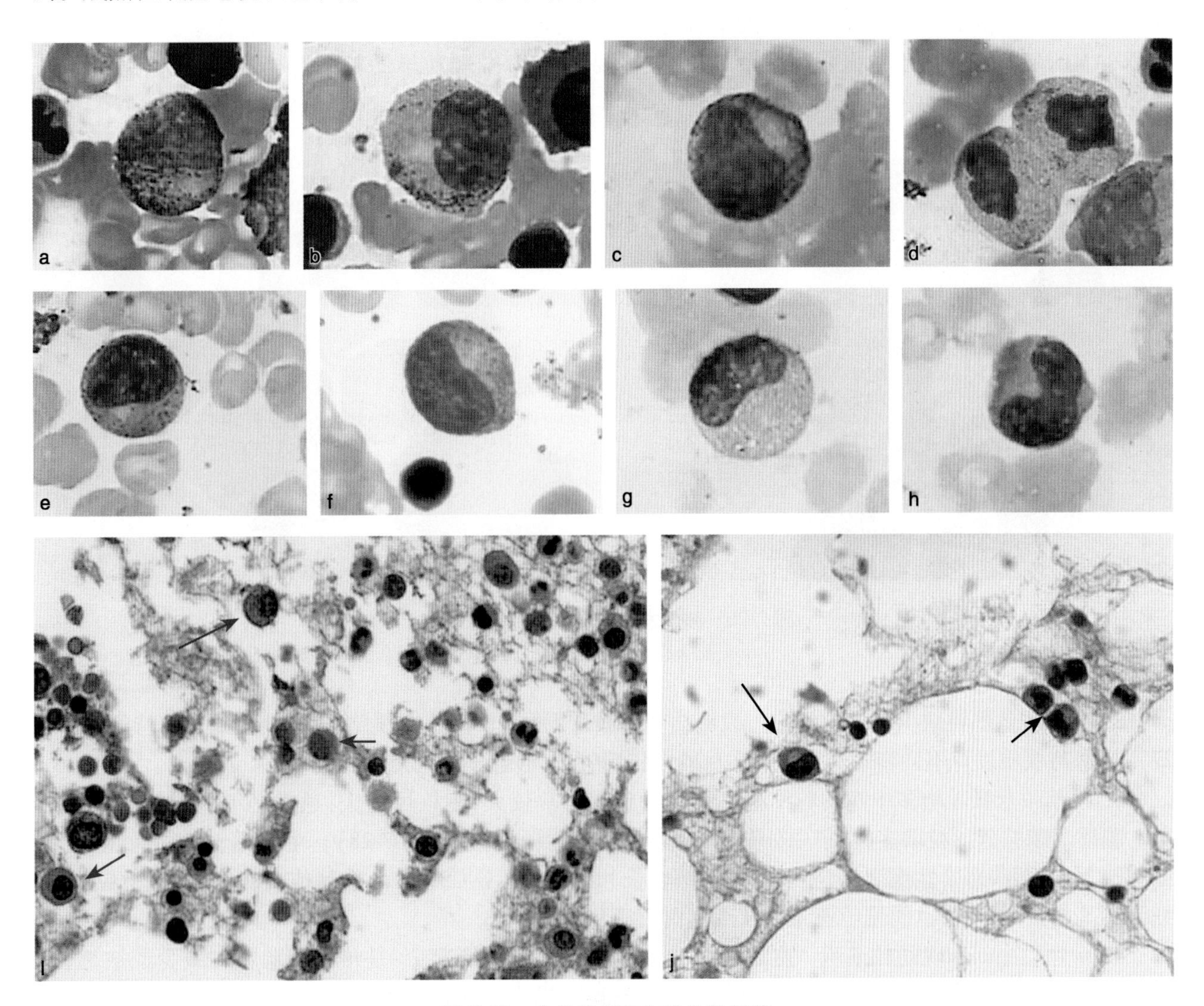

图 7-25　**中幼粒细胞和晚幼粒细胞**

a～e 为中幼粒细胞（d 为有丝分裂象），大小不一的紫红色颗粒为嗜苯胺蓝颗粒，杏黄色背景为中性特异性颗粒；f～h 为晚幼粒细胞；i、j 为骨髓切片，中幼粒细胞（红色箭头）和晚幼粒细胞（黑色箭头）

中幼粒细胞的超微结构特点为胞核变小凹陷，异染色质进一步增多，高尔基体发育良好，胞质特异性颗粒明显增多，而游离核蛋白体、粗面内质网和线粒体减少。晚幼粒细胞为胞核呈肾形，经马蹄形向分叶状发展，异染色质更多，胞质中高尔基体逐渐变小呈不活跃状态，但出现大量糖原颗粒和更多的特异性颗粒。

骨髓切片中,中幼粒细胞胞体中等大小,核偏位,核膜厚,可见小核仁或隐约核仁,异染色质增多、着色较早幼粒细胞为深,可见块状,胞质丰富和极浅粉红色(图 7-25)。晚幼粒细胞比中幼粒细胞小,胞核常呈肾形和半锯齿切迹状,核膜厚,见异染色质聚集现象,常染色质减少。正常骨髓切片中,可见幼粒细胞岛性造血现象,但不易观察到护卫的巨噬细胞。

二、异常形态学

相对于正常形态,细胞大小和质量方面的改变都为异常形态。临床上最常见的是胞体增大、颗粒增多,成熟不良,核质发育不良与嗜苯胺蓝颗粒缺少,空泡形成。

1. 核质发育不同步中幼粒细胞　为胞核发育幼稚、染色质疏松,可见核仁;胞质相对成熟,中性颗粒增多,表现出"核幼质老"现象(图 7-26)。胞质着色常过度红染者,几乎都呈均匀性一片的浓杏红色,故也称为胞质红染幼粒细胞。有时可见少量无颗粒的蓝色"外(胞)质"和核质发育不平衡(图 7-26)。这种异常中幼粒细胞和晚幼粒细胞是粒细胞病态造血的表现,具有重要的参考价值,主要见于 MDS、MDS-MPN、AML、亚急性粒细胞白血病等髓系肿瘤,但需要与 APL 细颗粒早幼粒细胞相鉴别;也偶见于非髓系肿瘤。

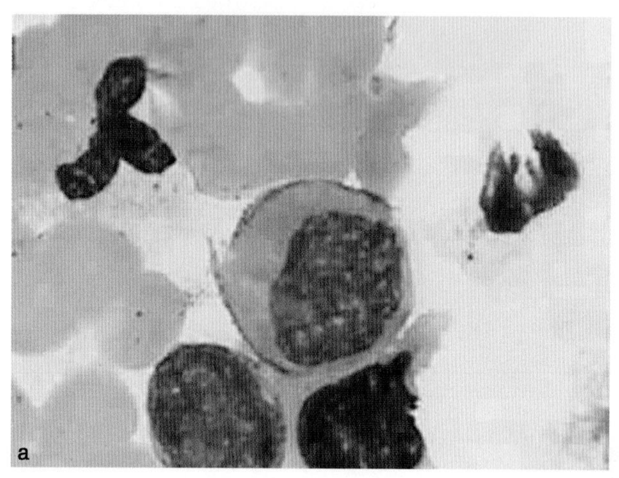

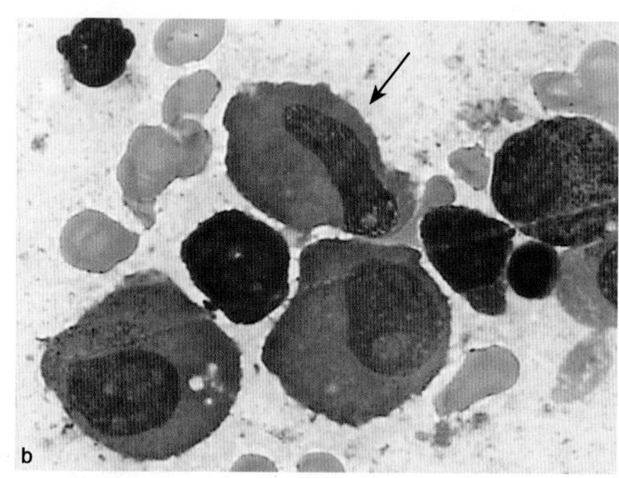

图 7-26　**核质发育不同步中晚幼粒细胞**
箭头指处为晚幼粒细胞

2. 嗜苯胺蓝颗粒缺少中幼粒细胞　以胞质嗜苯胺蓝颗粒(非特异性颗粒)缺少甚至缺乏为特征(图 7-27),也常与核质发育不同步幼粒细胞(图 7-26)同时存在。形态学评判意义相同。

3. 嗜苯胺蓝颗粒增多中晚幼粒细胞　这一细胞胞体常较大,胞核可增大,通常是细胞周转增快的结果。胞质嗜苯胺蓝颗粒增多,常集中分布于细胞周边,中性颗粒较少(图 7-28)。主要见于脾功能亢进、粒细胞缺乏症、某些感染性疾病(包括噬血细胞综合征)以及体内 G-CSF 增高的其他疾病,包括给予粒(单)细胞集落刺激因子后,也偶见于亚急性粒细胞白血病和 CML。

4. 少颗粒中幼和晚幼粒细胞　胞质颗粒减少或缺乏有两种情况:一是嗜苯胺蓝颗粒减少或缺乏;二是嗜苯胺蓝颗粒和中性颗粒都减少甚至缺乏(图 7-29),通常因颗粒稀少或缺如,胞质着色固有的杏黄(红)色减退,呈中空状、清淡感,见于 MDS 和 AML 等髓系肿瘤。

5. 双核中幼和晚幼粒细胞　特点为双核大小、形状常对称,呈"八"字形或镜形排列,部分胞核大小不一和异形(图 7-30)。双核幼粒细胞出现于反应性粒细胞增多症、粒细胞相对增多的 MDS、AML 和 CML。对称性双核多见于良性血液病,大小不一双核则以恶性血液病居多。

6. 多核中幼和晚幼粒细胞　中幼粒细胞多核比晚幼粒细胞多见。通常细胞较大,胞核可呈异形性,非特异性颗粒常增多,伴有变性空泡。出现这一异常中幼粒细胞对诊断某些严重或特殊的感染有帮助。在白血病、MDS 和噬血细胞综合征的骨髓涂片中也可出现多核中、晚幼粒细胞。

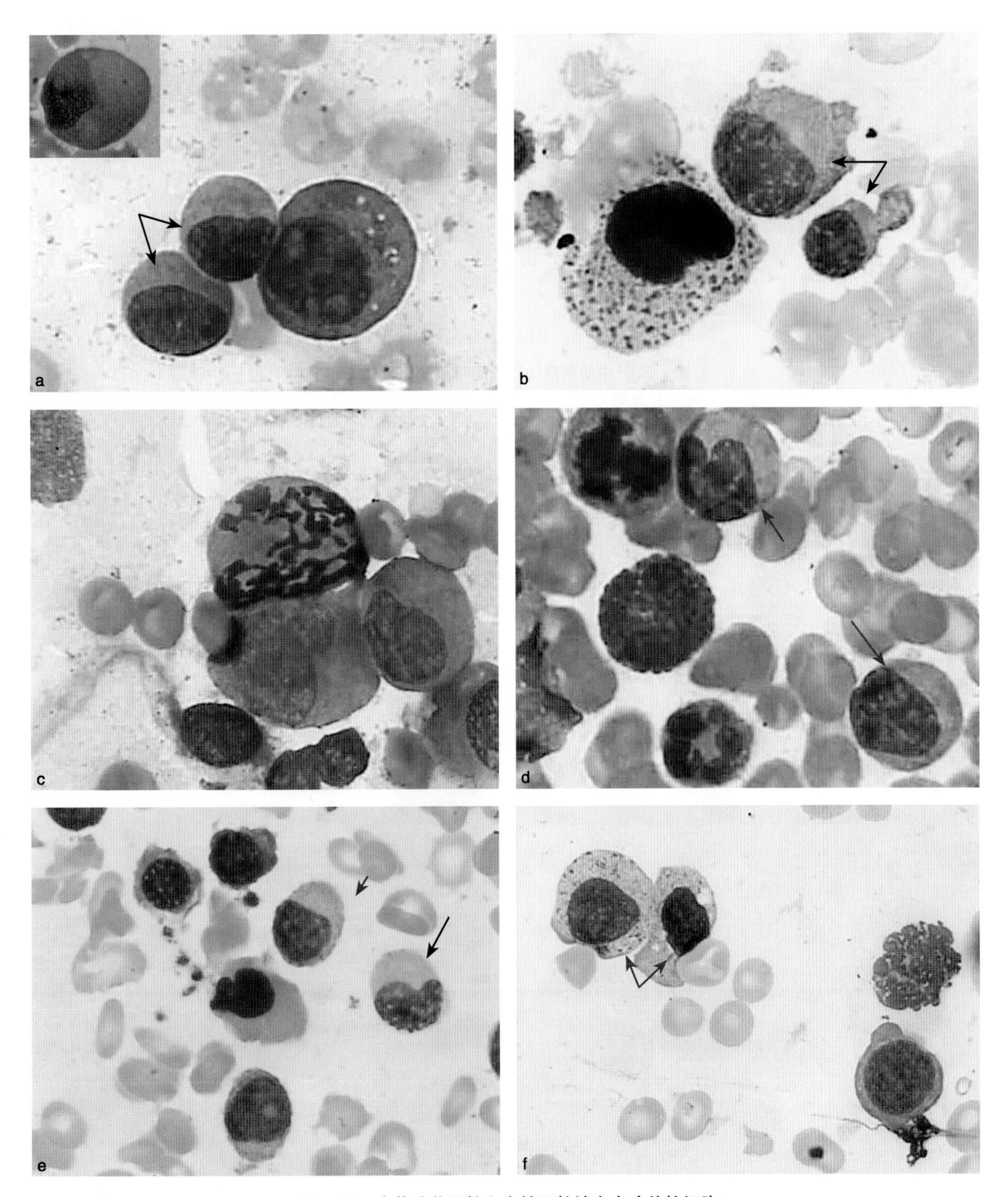

图 7-27 **嗜苯胺蓝颗粒和中性颗粒缺少中晚幼粒细胞**

a 为 2 个中幼粒细胞，嗜苯胺蓝颗粒缺乏；b 为一大一小中幼粒细胞嗜苯胺蓝颗粒缺乏；c 为 2 个晚幼粒细胞嗜苯胺蓝颗粒缺乏，中上方 1 个嗜苯胺蓝颗粒缺乏的异常分裂象；d 为 1 个中幼粒细胞和 1 个晚幼粒细胞嗜苯胺蓝颗粒缺少；e、f 为嗜苯胺蓝颗粒和中性颗粒缺少中晚幼粒细胞

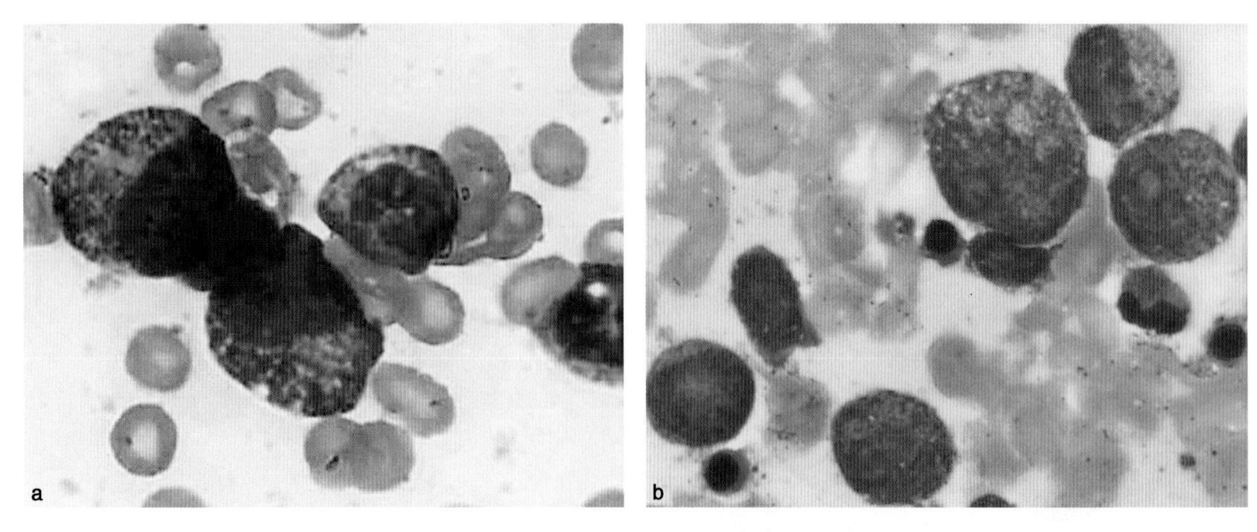

图 7-28 **中幼和晚幼粒细胞嗜苯胺蓝颗粒增多**

a 为感染骨髓象；b 为粒细胞缺乏症患者骨髓早中幼粒细胞增多（占 44%）伴有嗜苯胺蓝颗粒增加，是机体病理生理反应（G-CSF 增高）的结果

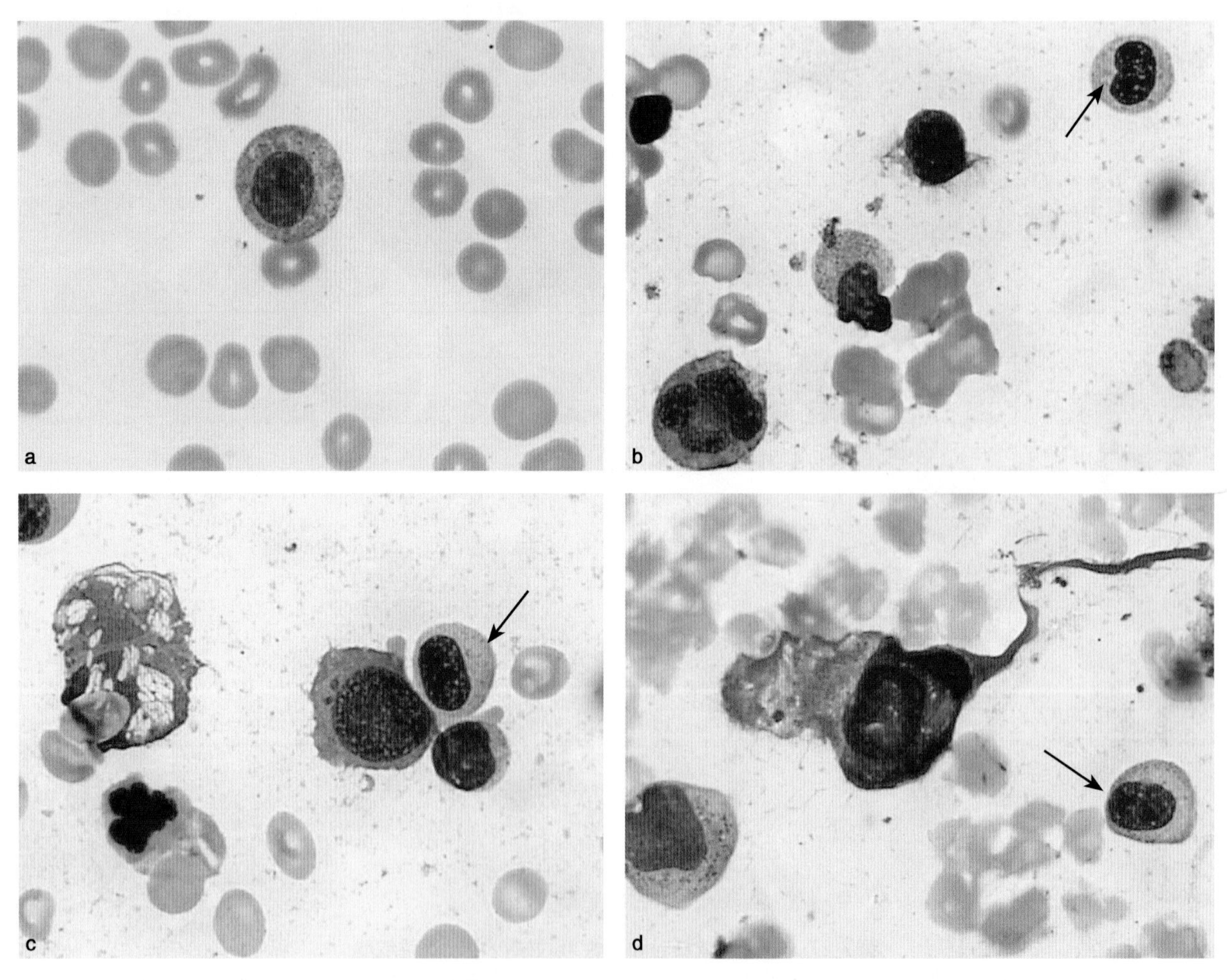

图 7-29 **胞质颗粒缺少和核发育不良小型中晚幼粒细胞**

a 为 aCML 中幼粒细胞特异性颗粒减少、发育不良与胞体小型；b、c 为见于 MDS、MDS-MPN 和 AML 的晚幼粒细胞特异性颗粒和嗜苯胺蓝颗粒缺少、发育不良与胞体小型；d 箭头指处为嗜苯胺蓝颗粒和中性颗粒缺少及胞体小型中幼粒细胞，左下方 1 个为中性颗粒缺少幼粒细胞

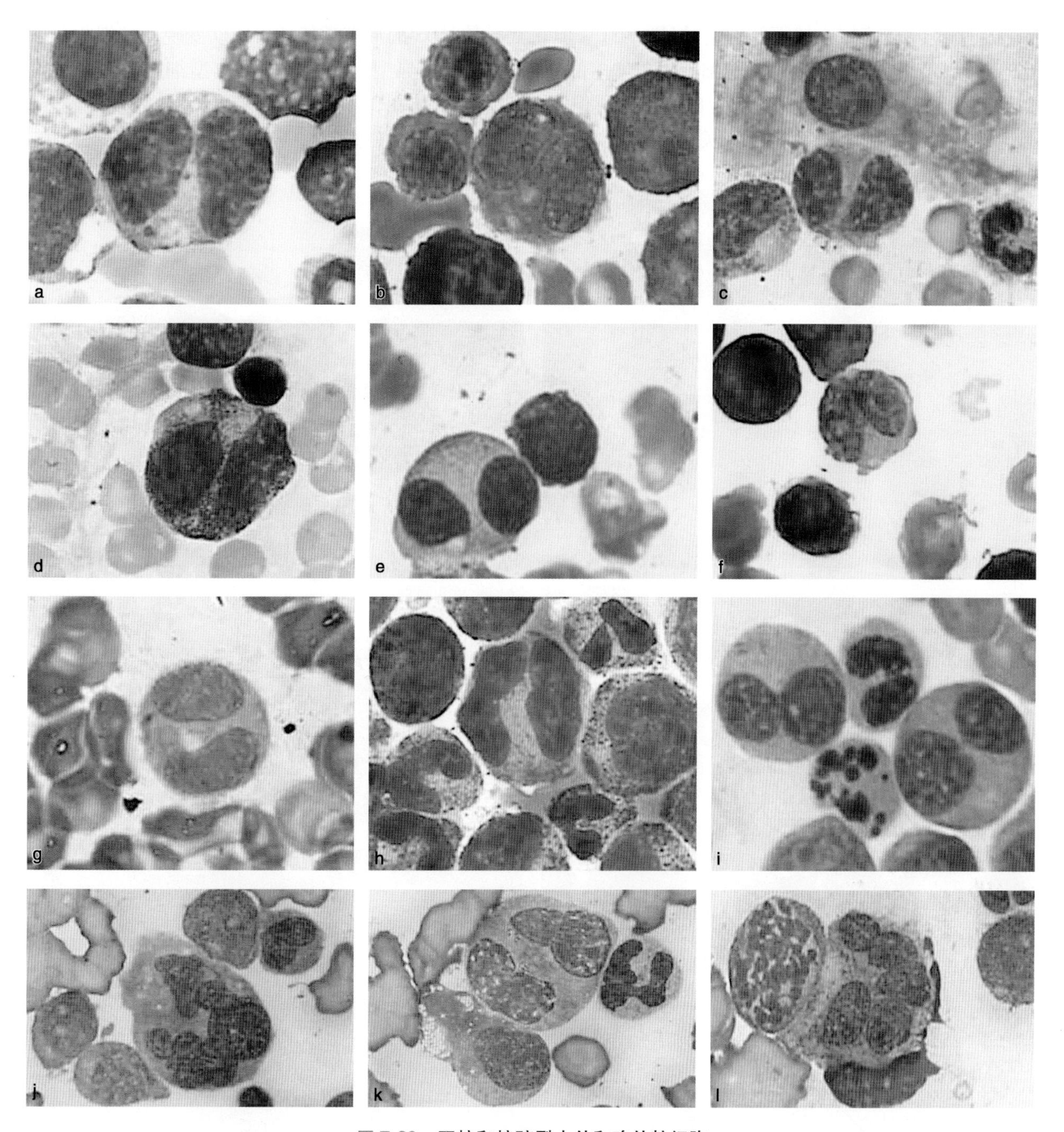

图 7-30 **双核和核碎裂中幼和晚幼粒细胞**

a~d 为见于继发性粒细胞增多的双核中晚幼粒细胞；e~g 为 MDS 和 AML 的异形双核中晚幼粒细胞；h 为见于继发性粒细胞增多症和 MA 的双核晚幼粒细胞；i 为 CML 急变血象双核中晚幼粒细胞，间有 1 个核碎裂的凋亡细胞；j~l 为病态造血 AML 骨髓涂片核碎裂（凋亡）样粒细胞，男性患者，85 岁，血红蛋白 56g/L，白细胞 3.9×10^9/L，血小板 20×10^9/L，骨髓原始细胞 23.5%

7. 核碎裂中幼和晚幼粒细胞　有核红细胞易见核碎裂，粒细胞核碎裂少见而缺乏描述。幼粒细胞核碎裂是凋亡的一种形态。我们从一例 CML-BP 外周血涂片中观察到许多形态和阶段形态各异的幼粒细胞核碎裂（图 7-30i），但异常细胞核间多可见相连的核基部，酷似 Pelger-Huet 异常中性粒细胞，似乎大小不一双核和 Pelger-Huet 异常中性粒细胞与此有关。类似核碎裂的异常粒细胞也见于 MDS 等髓系肿瘤（图 7-30j~l）和重症感染。

8. 巨幼变中幼和晚幼粒细胞　巨幼变中幼粒细胞为胞体和胞核大或巨大，往往伴有胞质非特异性颗粒增多，临床意义同巨幼变早幼粒细胞。巨幼变晚幼粒细胞由于胞核常出现肥大伴畸特的核异质性（如扭、折、叠、转、鼓等),在镜下特别醒目(图7-31),但它常不是MDS的形态学特征。巨幼变晚幼粒细胞众多出现见于MA,少量出现也见于粒细胞生成增多的感染性疾病,不典型出现时或偶见典型细胞者也可见于粒细胞(相对)增多的MDS、粒细胞白血病等。但这些细胞的群体图像不同:形态多不典型、数量不显著,且与维生素B_{12}和/或叶酸缺乏无关,故可以称这类细胞为类巨变幼粒细胞。

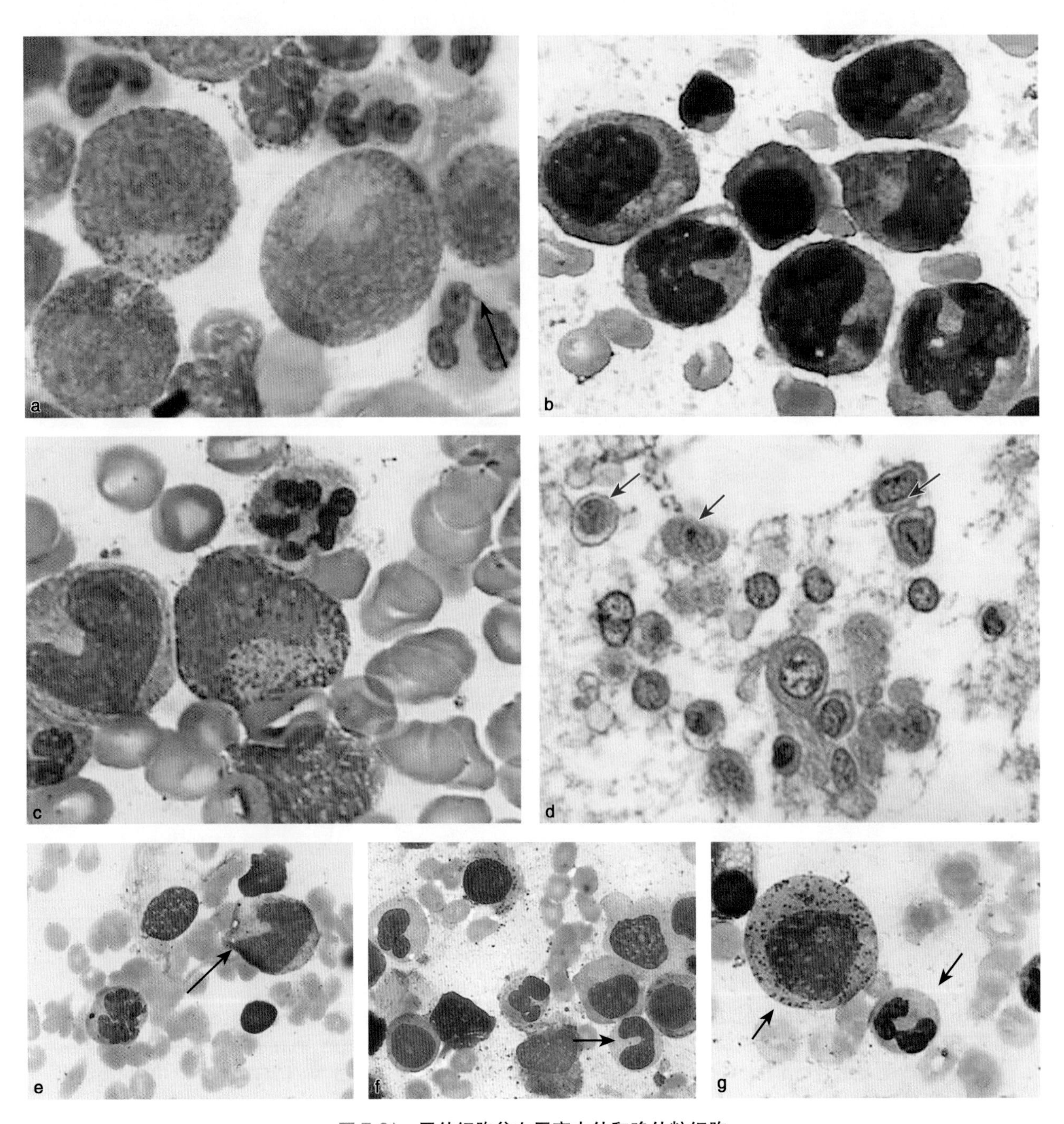

图7-31 **巨幼细胞贫血巨变中幼和晚幼粒细胞**

a为巨幼变中幼粒细胞;b为巨幼变晚粒细胞和中幼粒细胞;c为巨幼变晚幼粒细胞;d为切片巨变中晚幼粒细胞(箭头指处),中间1个大细胞为巨幼变早幼红细胞;e~g为分别见于MDS、MDS-MPN和其他髓系肿瘤的类巨变晚幼、杆状核和中幼粒细胞与杆状核粒细胞

9. 核发育不良小型中晚幼粒细胞 形态特点为细胞生长发育不良,细胞小、核小和胞质颗粒缺少(图7-29)。这一形态是有非常意义的一种病态粒细胞,主要见于MDS-MPN、MDS等髓系肿瘤,似乎在老年患者中更多见。

10. 染色质异常松散中晚幼粒细胞 又称粒细胞核染色质异常或白细胞染色质异常凝集,特点为成熟中性粒细胞胞核染色质呈现松散不紧密的粗粒状、小块状，染色质均匀浅紫红色，典型者染色质酷似菊花样，但又不是早期有丝分裂异常和核碎裂，菊花瓣与瓣之间隙分明（图7-32）。这一染色质异常见于不同阶段粒细胞，中性幼粒细胞由于胞核近圆形，染色质松散接近中幼红细胞的块状，但又有明显宽大的块间特点。我们在20世纪80年代末在一例MDS中发现类似的中性粒细胞染色质异常，认为是一种少见而特异性较高的病态粒细胞，对诊断MDS有非常重要的评判价值。除了MDS外，这一形态还见于AML（主要是伴成熟型和粒单细胞型）和白细胞核染色质异常凝聚综合征（见第二十五章）。白细胞异常染色质凝集可能与异染色质、常染色质比例改变有关。

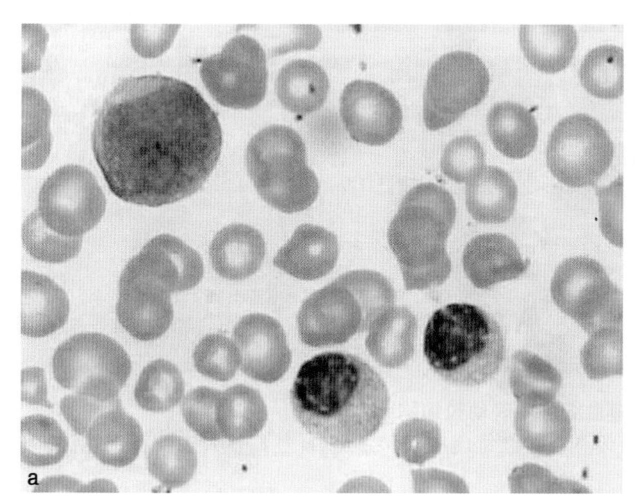

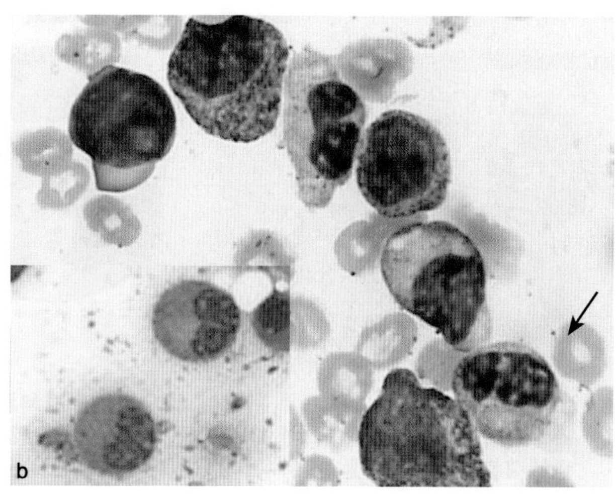

图7-32　**染色质松散菊花样中晚幼粒细胞**

a为AML（粒单细胞型）血片2个染色质异常松散中晚幼粒细胞；b为MDS-EB骨髓染色质异常松散晚幼粒细胞，插图为MDS骨髓染色质异常松散晚幼粒细胞

这一病态细胞在MDS中检出率高。常见于MDS-EB、MDS伴环形铁粒幼细胞（MDS with ringed sideroblasts，MDS-RS）和骨髓增生异常综合征不能分类型（myelodysplastic syndrome，unclassifiable，MDS-U）的老年患者，多数表现贫血和血小板减少，诊断时白细胞正常或减低，偶尔升高；随着疾病的进展白细胞逐渐上升，外周血单核细胞绝对值 $<1.0\times10^9/L$，嗜碱性粒细胞不高，中性粒细胞碱性磷酸酶（neutrophilic alkaline phosphatase，NAP）积分高低不一；血片常可检出幼粒细胞，但原始细胞罕见；骨髓为高增生性，粒系增多，可见三系病态造血，嗜碱、嗜酸性粒细胞比例不高；Ph染色体阴性。

11. 空泡形成中晚幼粒细胞　中晚幼粒细胞空泡形成有两种类型：大空泡和小空泡（图7-33）。大空泡个数多较少，一至数颗，空泡多个时常有集积和融合趋向，见于许多疾病，缺乏特征性，但都是继发性形态学改变。血细胞空泡形成被认为是线粒体肿胀和破裂所致。细小空泡常见，其病理机制和确切的临床意义不详。

12. 吞噬血细胞中晚幼粒细胞　白血病和重症感染中可见中晚幼粒细胞吞噬血细胞，被吞噬的血细胞大多为红细胞（图7-33）。在白血病中，主要见于单核细胞和粒单细胞急性白血病及其他髓系肿瘤，常有差的预后。

三、参考区间及意义评判参考值

一般所述的中晚幼粒细胞为中性中晚幼粒细胞。骨髓中，中幼粒细胞参考区间为5%~10%，也有报道<15%和<9%；晚幼粒细胞为10%~20%，也有报道为9%~15%。

骨髓标本中出现上述异常形态均有参考意义。在亚急性粒细胞白血病中，中幼粒细胞达到25%以上，结合其他细胞学变化的特点（如原始粒细胞和早幼粒细胞同时增多）可以疑似本型白血病。中晚幼粒细胞增多同时嗜酸性和嗜碱性粒细胞增多（尤其是后者）时，应怀疑CML等髓系肿瘤；脾功能亢进虽也有中晚幼粒细胞轻度增多，但不见嗜碱性粒细胞和/或嗜酸性粒细胞增多。部分CML和脾功能亢进的中晚幼

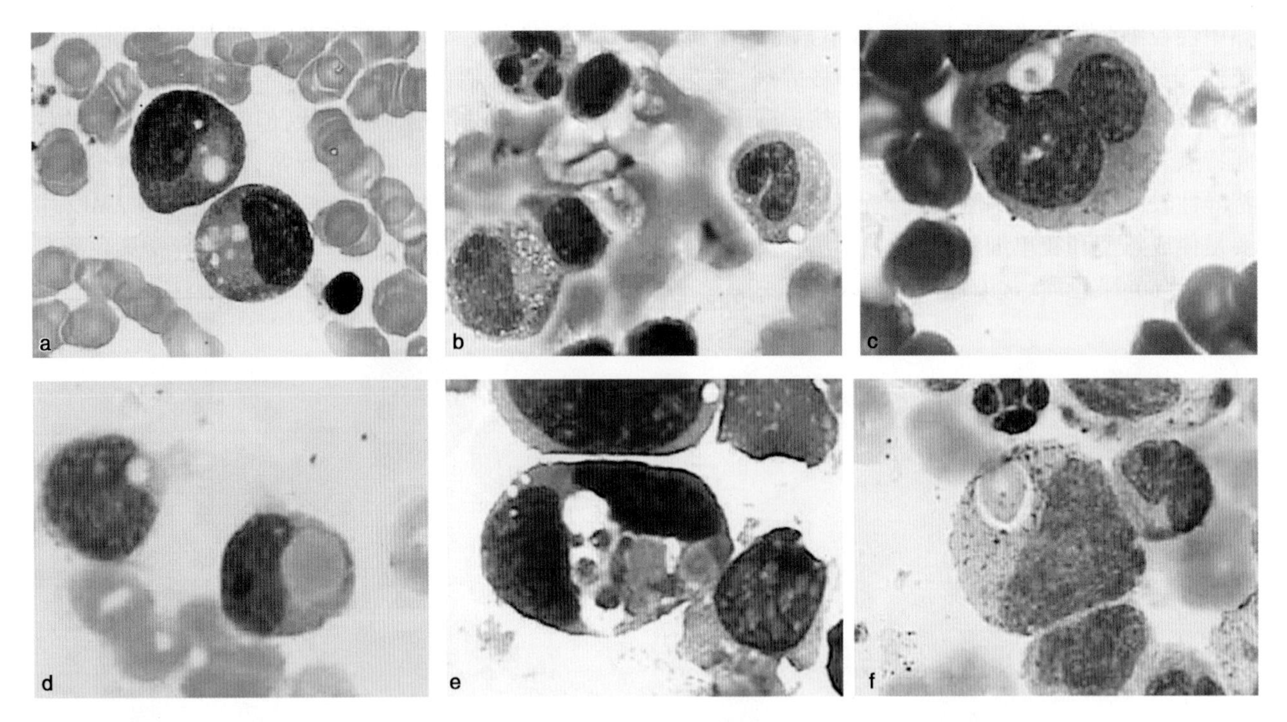

图 7-33 空泡形成和吞噬血细胞中晚幼粒细胞

a~c 为中晚幼粒细胞含有大小和多少不一的空泡;d 为感染标本吞噬红细胞中幼粒细胞;e 为 CMML 中幼粒细胞吞噬红细胞和血小板;f 为 MPN 标本吞噬红细胞中幼粒细胞

粒细胞增多体现在绝对值上,百分比不一定升高。中晚幼粒细胞增多、颗粒增多和空泡可见,且成熟不佳时,也是部分粒细胞缺乏症以及给予 G-CSF 后的骨髓象特征。

在外周血中,出现中晚幼粒细胞均为异常,少量(<3%~5%)出现时见于类白血病反应、髓外造血、MDS、骨髓转移性肿瘤、严重创伤和烧伤、不典型慢性粒细胞白血病(atypical chronic myelogenous leukemia,aCML)和 MPN 等。低百分比(<10%)中晚幼粒细胞对典型的 CML 和 AML 伴或不伴成熟型的诊断意义较小。中幼粒细胞和晚幼粒细胞>20%~30%,并有嗜酸性粒细胞和嗜碱性粒细胞易见时,常是 CML 的特点。

粒系病态造血细胞被用于表述 MDS 等髓系肿瘤造血异常(dysplasia)的一种重要类型细胞。病态中晚幼粒细胞的主要形态有:胞质颗粒缺少、胞核少分叶或不分叶、核质发育不平衡、双核多核粒细胞。病态造血细胞与良性血液病中的部分异常细胞有重叠,评估时在结合临床和血象的前提下还需要注意病态造血细胞的数量(一般为大于该系有核细胞的 10%为病态造血)和细胞病态(异常)的程度。

第五节 杆状核和分叶核粒细胞

晚幼粒细胞失去增殖能力,细胞由分裂库进入成熟储存库,故晚幼粒细胞以后阶段细胞比例不成倍增多。储存库中的分叶核中性粒细胞又称为骨髓储备,可提供机体 4~8 天中所需的中性粒细胞。生长发育总过程约需 2 周,基线速率下骨髓大致每天可以生成 1.6×10^9 个中性粒细胞/kg,在生理需要或病理应激下前体细胞增殖和成熟细胞释放增加。杆状核粒细胞和分叶核粒细胞因细胞完全成熟,胞质中充满了能杀死和降解微生物成分的颗粒和分泌囊泡。特异性颗粒为偏酸性溶酶体颗粒,呈杏红色充满于胞质。

一、正常形态学

中性杆状核粒细胞(band cell;band neutrophil;neutrophil stab cell)胞核凹陷超过假设核圆径的 3/4,同时核的两端亦变细(核叶之间没有形成线样细丝者),当细长胞核进一步收缩有细丝相连或呈分叶者归入中性分叶核粒细胞(polymorphonuclear neutrophil, segmented neutrophil, neutrophil segmented cell)。杆状核粒细胞因胞核形如杆,故称杆状核粒细胞,因有时弯曲如带,又有带状核之称。杆状核和中性分叶核粒细胞由于不再产生新的颗粒,其移动和吞噬能力均很强。胞核分叶和细丝连接有益于细胞运动,分叶核小而多且细丝少者常为衰老粒细胞。超微结构特点为异染色质高度凝聚,胞质内游离核糖体和粗面内质网很少,线粒体也少,高尔基体小而不活跃,但含丰富的糖原颗粒和中性颗粒,以及比特异性颗粒为少的嗜苯胺蓝颗粒(两者之比为3∶1~4∶1)。骨髓切片中,杆状核和分叶核粒细胞胞体较小,胞核着色深,胞质着色不明显或很浅的粉红色,一般都观察不到颗粒(图7-34)。

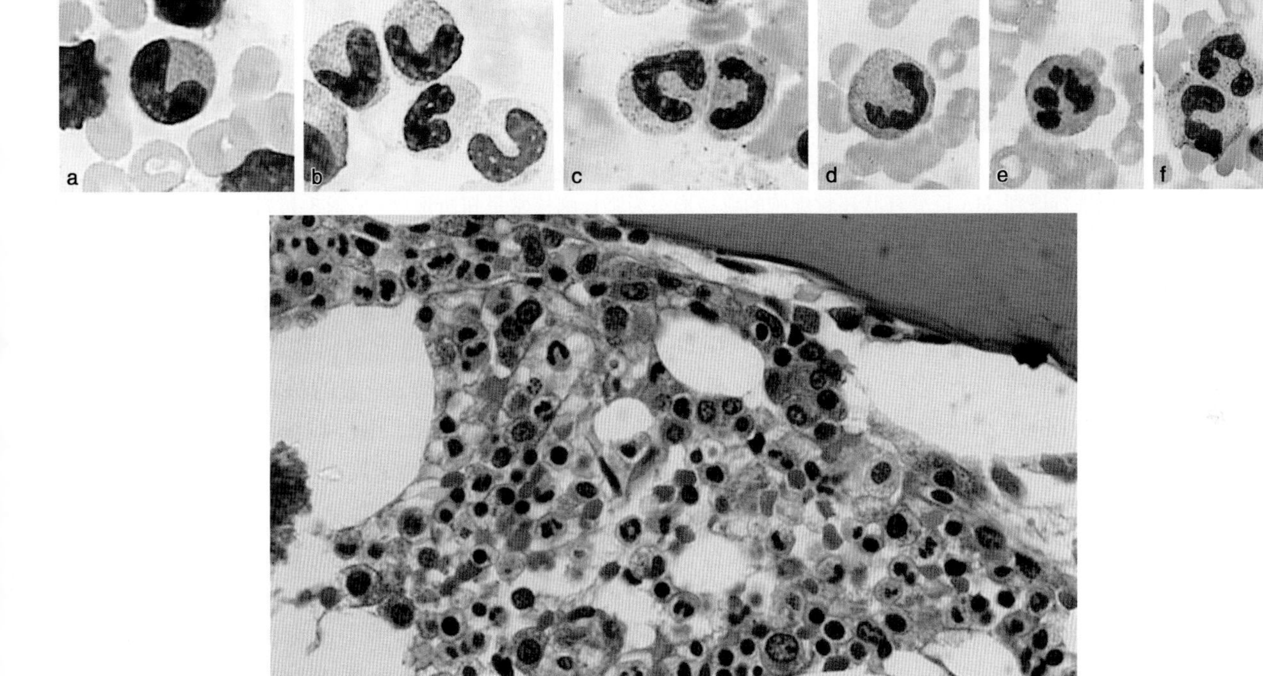

图7-34　**中性杆状核和分叶核粒细胞**

a~c为中性杆状核粒细胞;d~f为中性分叶核粒细胞;g为骨髓切片众多杆状核分叶核粒细胞

二、异常形态学

中性杆状核粒细胞和分叶核粒细胞在病理下多描述的是它们的形态异常伴有量的变化,这与实际工作中形态学异常的重要意义有关。

1. 巨变杆状核粒细胞　特点为胞体巨大,可大至30μm以上;核染色质细致着色变浅,胞核肥大形如粗短茄子,俗称胖杆状,或特长带状酷似细长黄瓜,且常见巨长带状核扭、折、叠、转、鼓突(类似单核细胞核)形状(巨幼变晚幼粒细胞也可见相似形态),胞质中还可出现空泡变性。巨变杆状核粒细胞主要见于MA,是叶酸和/或维生素B_{12}缺之所致贫血的重要形态表现,较多出现也是诊断MA中非常重要的一个依据(图7-35)。少量或偶见典型细胞巨变也见于MDS、白血病、感染和给予G-CSF,但这些巨变中较多的是不典型性巨变,且由于这一形态学与维生素B_{12}和/或叶酸缺乏无关,故可以称其为类巨变杆状和粒细胞。

2. 多分叶核和巨多分叶核粒细胞　中性分叶核粒细胞的核分叶多至6个时称为多分叶,同时出现细胞巨大者称之巨多分叶核粒细胞。多分叶核粒细胞多见于MA,尤其当外周血中5叶的分叶中性粒细胞达到5%以上时有重要的参考价值。多分叶核粒细胞也见于其他许多疾病,如感染、MDS、AA和PMF,在正常人中也偶尔可见。巨多分叶核粒细胞系显著病理性细胞,在MA中多见和醒目,其他如感染和恶性造血系统疾病为偶尔可见,个别感染和PMF病人骨髓象或外周血象中也较多出现,且往往伴有其他细胞明显的异质性或多形性改变。

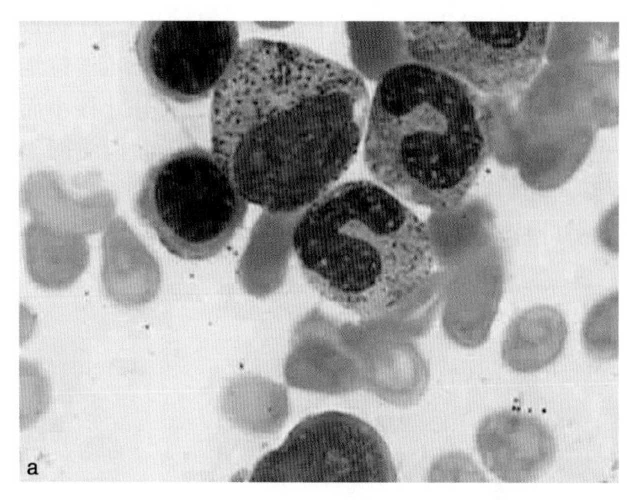

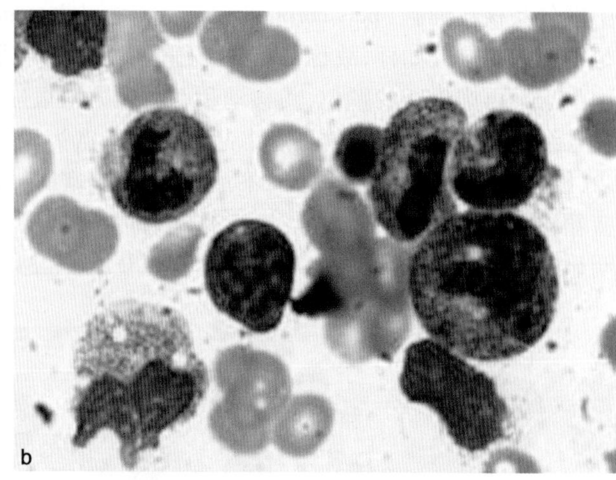

图 7-35 **类巨变杆状核粒细胞**

结合临床等特征进行评判,MA 巨变杆状核粒细胞的典型形态为肥长胞核常呈扭折形状(见图 3-14);类巨变杆状核粒细胞,见于粒细胞增多的非 MA,缺乏典型性并缺少一定数量和旁证细胞(a),也见于给予粒细胞集落刺激因子后(b)

3. 毒性变粒细胞 为胞质出现中毒性颗粒和空泡,以及胞质的嗜酸性变和细胞膜的退化变,细胞常大,也可固缩变小。严重时还可见 Dhole 小体。Dhole 小体为中性粒细胞胞质内出现淡蓝色囊状包含体(蓝色斑状小体),1 个或多个,多位于胞质周围,超微结构为游离的核糖体或一般的核糖体黏附于内质网囊上形成的小体。Dhole 小体除了见于感染外,还见于烧伤和白血病化疗后。中性粒细胞中毒性颗粒可能不是真正的"中毒"所致,是机体因需粒细胞成熟过快而生成和残留过多的嗜苯胺蓝颗粒。

中性分叶核粒细胞和杆状核粒细胞还可见非感染的类中毒性颗粒,临床上常见于给予 G-CSF 时,或因感染而体内 G-CSF 应激性升高时,为粒细胞生长过快和功能旺盛的反映——嗜苯胺蓝颗粒增多。与给予皮质类固醇激素后反应性增多的粒细胞常缺乏明显的非特异性颗粒不同。

4. MPO 活性缺乏和颗粒过多杆状粒细胞和分叶核粒细胞 MPO 活性缺乏为细胞化学和免疫化学染色反应强度减弱或呈阴性反应(图 7-36),除罕见于家族性 MPO 缺乏症外,临床上多见于 MDS、CML 和 AML 等髓系肿瘤。MPO 活性过强见于给予 G-CSF 后和 MA 的中性粒细胞,除细胞化学和免疫化学染色外,这一特点是胞质嗜苯胺蓝颗粒增多。

5. 颗粒缺少杆状核粒细胞和分叶核粒细胞 为杆状核和分叶核粒细胞胞内颗粒稀少或缺如,胞质缺乏浑厚感而呈淡灰蓝色或淡清中空状(图 7-36)。多见于 MDS 和粒单细胞性和伴有核红细胞增多 AML。

6. Pelger-Huet 异常与假性 Pelger-Huet 异常 Pelger-Huet 异常为显性遗传的 Pelger-Huet 病患者中性粒细胞的少分叶或不分叶异常现象,俗称少分叶粒细胞和中性粒细胞分叶不能。特点为中性粒细胞已成熟,胞核分叶仍少或不分叶,常为两叶、肿胀如眼镜状、哑铃形和夹鼻眼镜状,单个核者呈花生形、棒状(图 7-37)。在正常人中偶见此类形态,MDS、AML 和 MDS-MPN 中常见类似异常,习惯上称之假性 Pelger-Huet 异常或获得性 Pelger-Huet 异常。假性 Pelger-Huet 异常被列为粒细胞病态的常见类型。在 MDS 中,粒细胞增多者假性 Pelger-Huet 异常较多见。在 AML 中,AML 伴成熟型、急性粒单细胞白血病较易见,而 ALL、AML 不伴成熟型、急性原始单核细胞白血病、急性巨核细胞白血病和 AML 微分化型不见或偶见。此外,重症感染等也可见假性 Pelger-Huet 异常。在髓系肿瘤中所见的假性 Pelger-Huet 异常细胞还常缺少胞质颗粒。

7. 双杆状核粒细胞 为两个杆状或带状胞核呈横向排列或同向排列,两个胞核的大小和形状多为相同(图 7-38)。已如前述,在粒系细胞成熟中可观察到不同阶段的双核粒细胞(早幼阶段至杆状核阶段)。因此,在一定的病理情况下,粒细胞有一个双核(binucleated)形式的成熟过程,也许是细胞核碎裂的一种形式。观察双核粒细胞有助于某些血液病的鉴别诊断,如 AML 双核粒细胞阳性检出率高,ALL 不见;AML 类型中,AML 不伴成熟型、急性粒单细胞白血病有高阳性检出率,而 AML 不伴成熟型、急性原始单核细胞白血病、急性巨核细胞白血病和 AML 微分化型检出率极低。

8. 环形杆状粒细胞 环形杆状核粒细胞(ring-shaped nuclei granulocyte)是粒系细胞成熟的形态学特

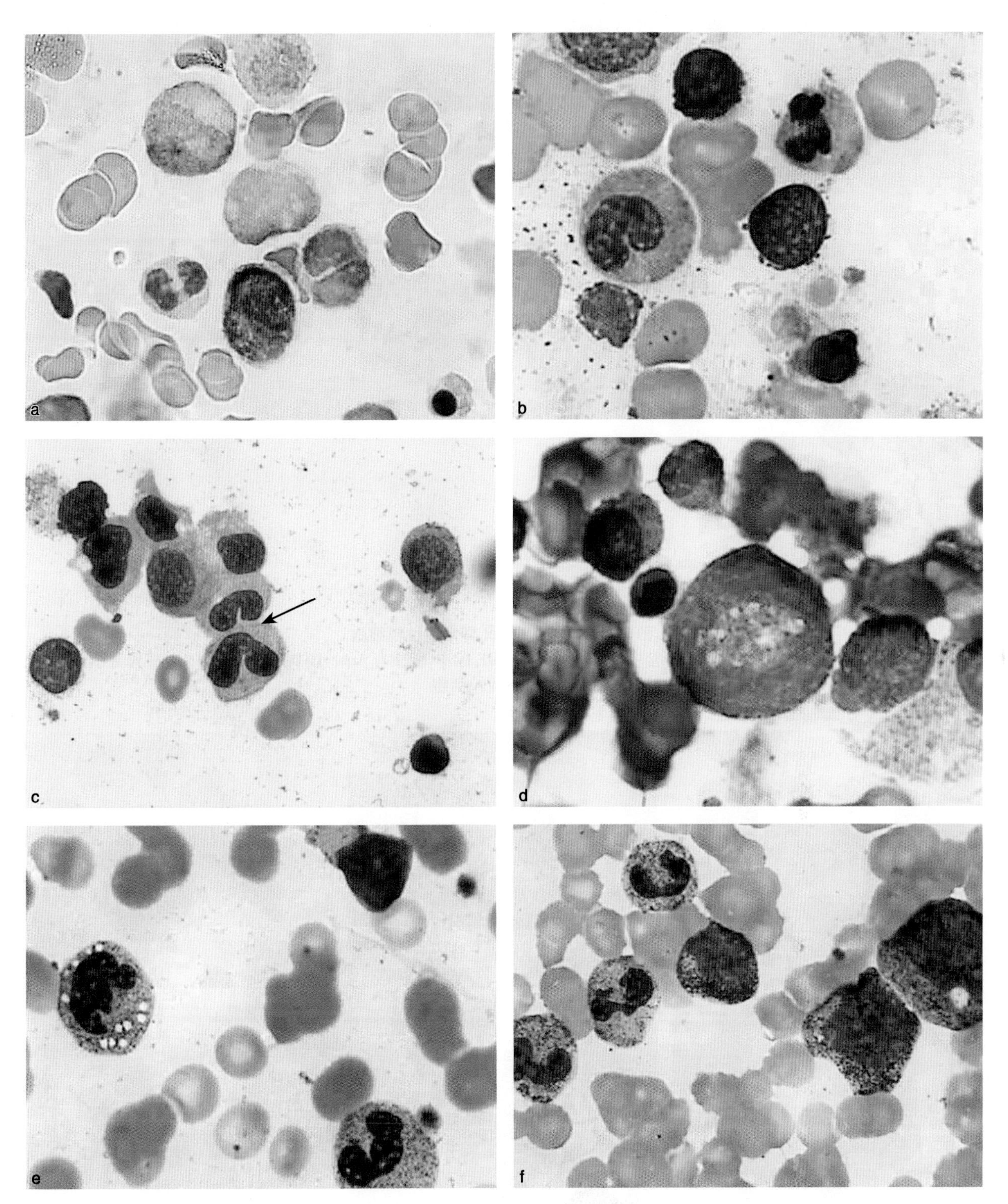

图 7-36　**MPO 活性缺乏和颗粒过多中性粒细胞**

a 为抗 MPO 染色，中性粒细胞缺少 MPO 活性；b 为杆状和分叶核粒细胞嗜苯胺蓝颗粒缺少；c 为杆状核粒细胞嗜苯胺蓝颗粒和中性颗粒缺少；d 为类巨杆状核粒细胞，含有较多嗜苯胺蓝颗粒和空泡，见于重症感染和噬血细胞综合征；e、f 为中性粒细胞(类)毒性颗粒、空泡变性和给予 G-CSF 后反应性增多中性分叶核粒细胞类毒性颗粒

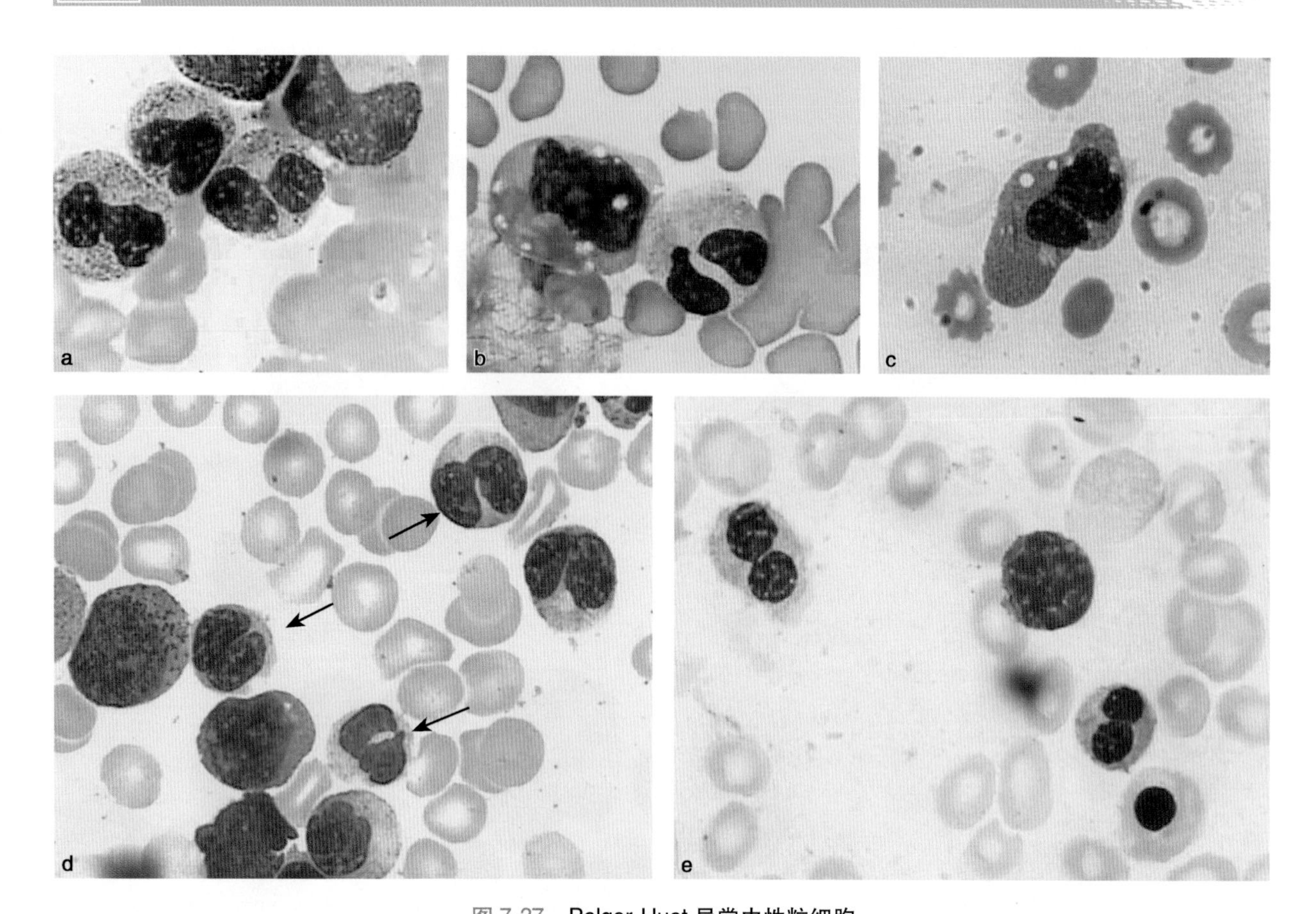

图 7-37 Pelger-Huet 异常中性粒细胞

a、b 为见于感染的假性 Pelger-Huet 异常中性粒细胞；c 为 APL 标本，胞质有 Auer 小体的假性 Pelger-Huet 异常中性粒细胞；d、e 为见于 MDS-MPN 和 MDS 的假性 Pelger-Huet 中性粒细胞

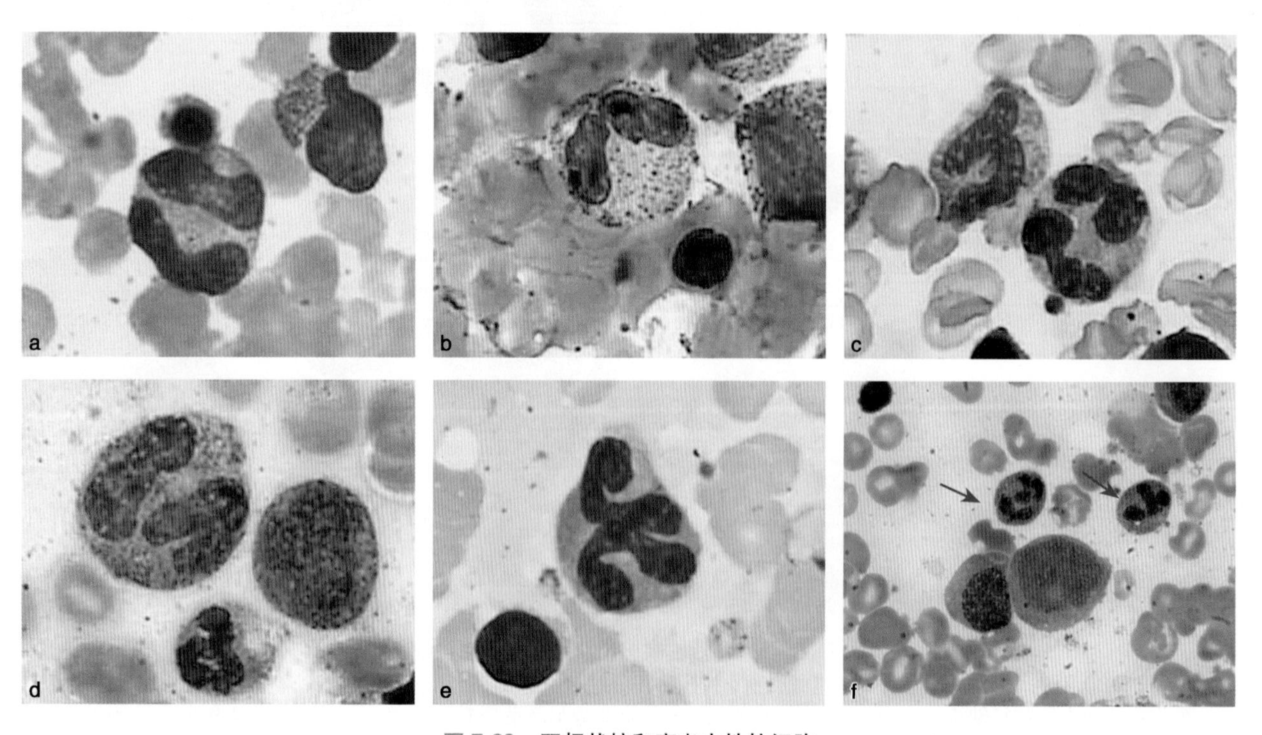

图 7-38 双杆状核和衰老中性粒细胞

a～e 为大小和形状各异的双杆状核粒细胞，见于粒细胞增多的继发性疾病和髓系肿瘤；继发性者几乎都有明显的非特异性颗粒，髓系肿瘤者非特异性颗粒常缺少；f 为衰老中性分叶核粒细胞

点之一，为粒细胞胞核除凹陷性收缩外，胞核中间内凹性成熟的另一种方式。特点为胞体比同期中性杆状核粒细胞大，可大至25～30μm，胞核凹陷呈环状或锁状（图7-39），中间为含颗粒的胞质，故其也包含了幼稚阶段粒细胞。锁状为胞核一边变小出现成熟性收缩，形成胞核三面核径大致等宽而一面胞核显著收缩后仍留下细细的一条且常向外鼓起的相连核膜，形如锁状故名。临床上，环形杆状核粒细胞最常见于MA（典型MA几乎都有出现）。其他，除了MDS外，也见于AML伴或不伴成熟型、CML、重症酒精中毒、PMF等。在急性白血病中，环形杆状核粒细胞仅见于AML，后者又以AML伴成熟型、急性粒单细胞白血病为多见。

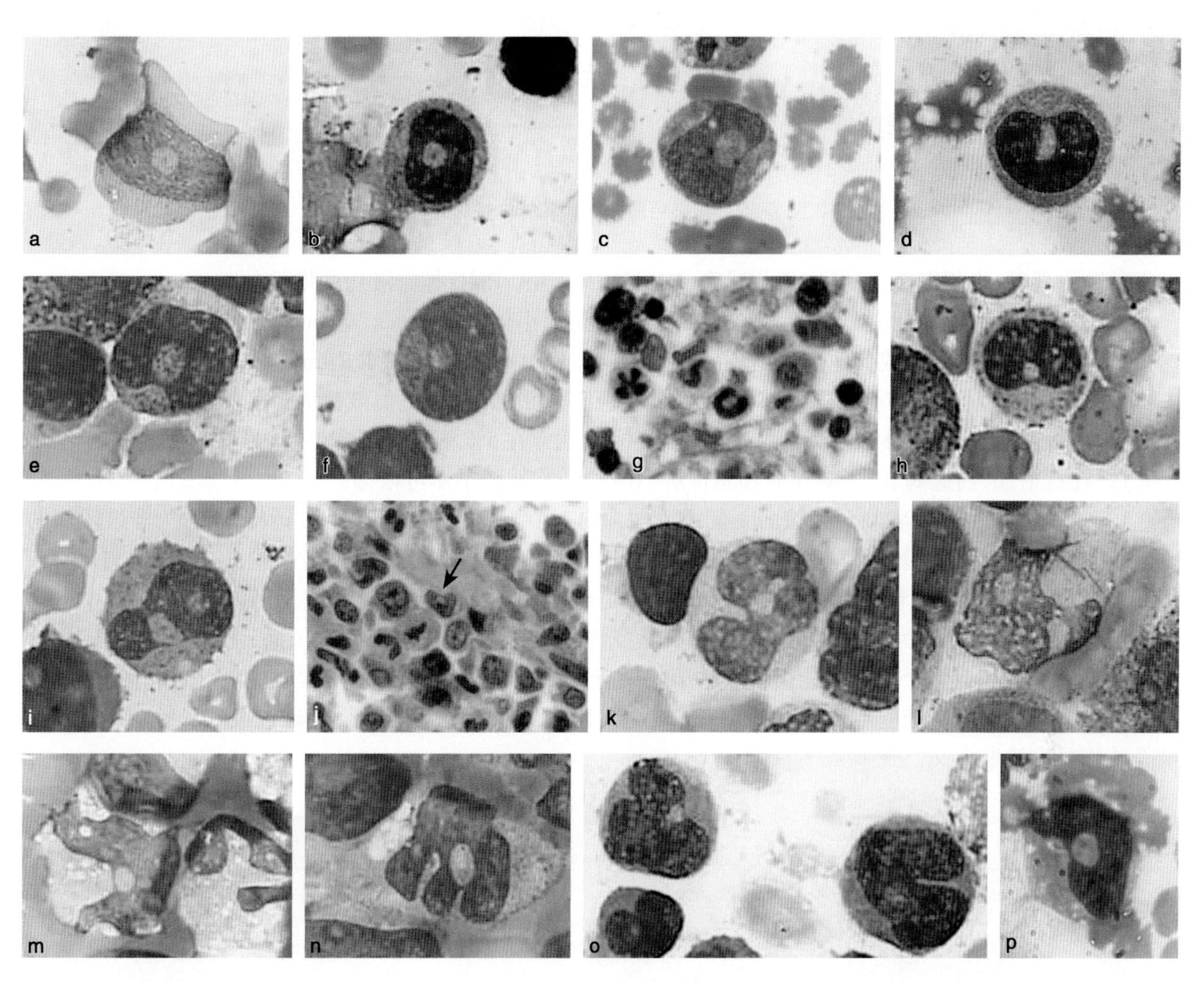

图7-39　**环形杆状核粒细胞和幼粒细胞的各种形态**

a、b为环状；c～j为锁状（g、j为骨髓切片），k为双环；a、c、e、f、h、i、k为幼粒细胞核环状收缩；l为AML标本中含Auer小体白血病细胞环状核及核畸形；m、n为分别见于感染和AML的异常环形杆状核；o为MA的1个幼粒细胞样核环和1个巨变杆状核粒细胞；p为锁状核粒细胞

9. 异形杆状核粒细胞　异形杆状核粒细胞多见于流行性出血热患者，特点为胞体较大，胞核肿胀，短胖圆润，多似新灌香肠形状，核膜光滑，染色质多凝聚，胞质淡染，可见散在数量不等的包含体样颗粒。骨髓中异形杆状核粒细胞比外周血多而肥大，消失亦慢。实验表明流行性出血热病毒感染粒细胞后，最早引起细胞病变的是胞膜的异常和损害。

10. 核染质松散菊花样中性粒细胞　又称粒细胞核染色质异常，特点为成熟中性粒细胞之胞核染色质呈现松散不紧密的粗粒状、小块状，染色质均匀浅紫红色，典型者染色质酷似菊花样（图7-40）。临床上见于MDS、AML和白细胞核染质异常凝聚综合征。

11. 衰老中性分叶核粒细胞　以胞体小、胞核过度凝聚和核叶小以及胞质偏少为特点（图7-38f）。在

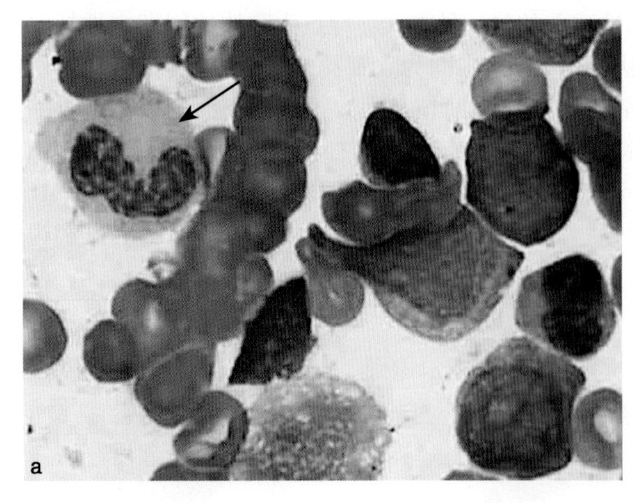

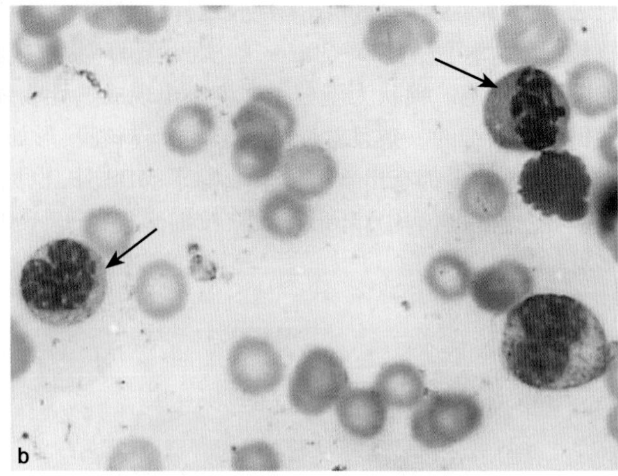

图 7-40 **核染色质松散菊花样中性粒细胞**

正常骨髓中偶见,老年患者中易见,部分感染、MDS、aCML、AA、PMF 等血液病中增加。

12. 中性粒细胞核鼓锤体 中性粒细胞鼓锤体或鼓锤小体(drumstick appendages of neutrophils)是成熟中性粒细胞胞核之一端或其他部位出现一直径 2~4μm(也有认为 0.7~1.7μm)向外伸出的突起物。其头部(顶端)椭圆或圆形,与胞核连接部分较细或为一细丝,形如球拍,更似鼓锤而得名。一个细胞 1 个,偶尔 2 个。中性粒细胞鼓锤体为含无活性的 X 染色体,女性常在 5%左右(2%~20%),男性为 1%左右(1%~10%)。在放射病、白血病、内分泌疾病和恶性肿瘤时粒细胞鼓锤小体可增多。

13. 中性粒细胞核刺状物 在核的一侧或一端伸出 1 个至数个细小的类似鼓锤棒状物,为非鼓锤体的刺状物,也称核棘突。放射病患者、放射物质接触敏感者等,可见此现象的中性粒细胞。

14. 无形体感染中性粒细胞 人无形体病(anaplasmosis)主要指嗜吞噬细胞无形体(anaplasma phagocytophilum)感染所引起,为新发现的人畜共患自然疫源性传染病,主要经蜱叮咬传播,主要侵犯白细胞(粒细胞)、血小板并引起多个脏器功能损害。临床表现有发热、不适、头痛、肌痛等,与立克次体病有类似的症状。感染后可在中性粒细胞胞质中找到 1~3μm 的桑葚体,呈圆形至卵圆形,嗜碱性或双染性(图 7-41),结合临床具有诊断意义。

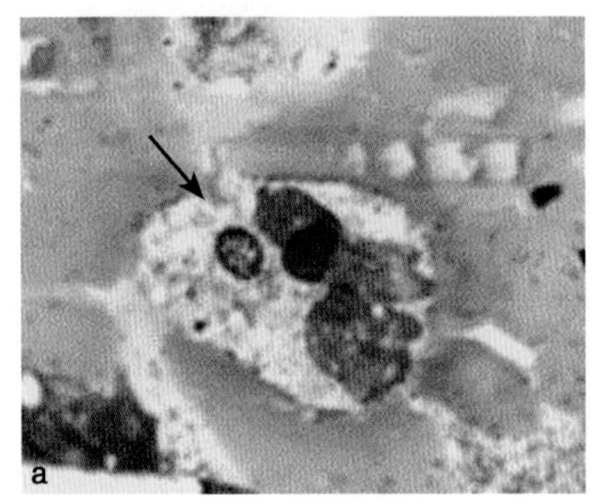

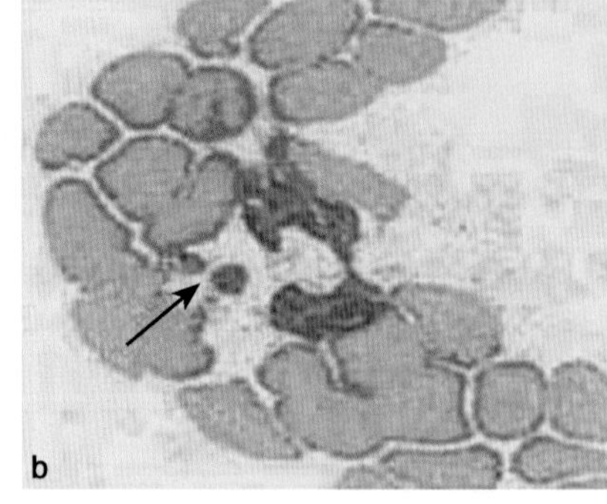

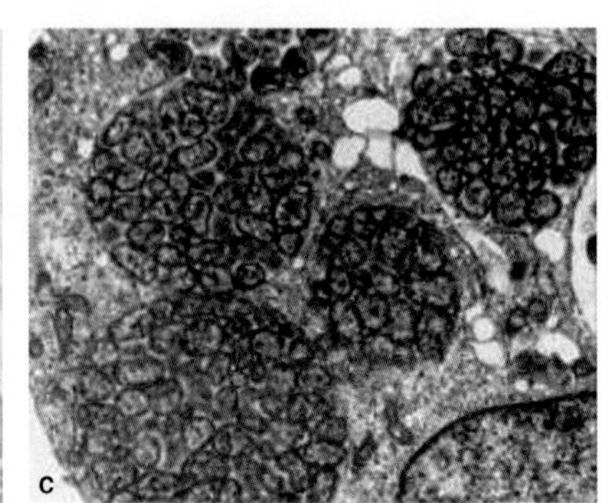

图 7-41 **无形体感染中性粒细胞**

a、b 为中性粒细胞胞质无形体包含体;c 为电镜下的无形体包含体

15. 遗传性中性粒细胞异常 包括 Chediak-Higashi 畸形和假性 Chediak-Higashi 颗粒、May-Hegglin 畸形和 Alder-Reilly 畸形或异常等(详见第三十七章)。

16. 中性粒细胞的其他异常 中性粒细胞其他异常多为细胞核的异常和细胞大小异常,多属于病态形态但又不能归类于前述形态(图 7-42)。

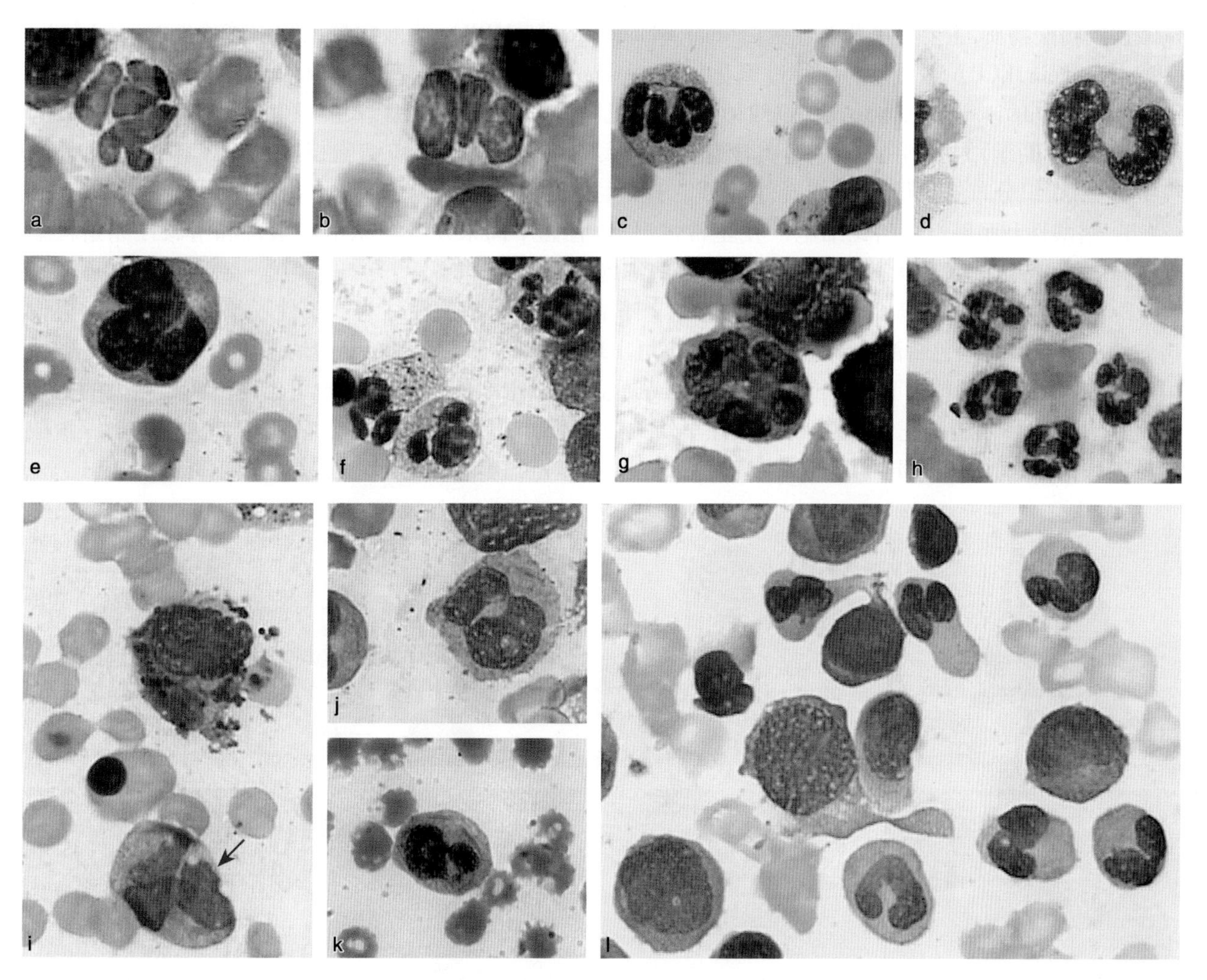

图 7-42　**中性粒细胞的其他异常**

a~d 为髓系肿瘤核叶畸形和颗粒缺少中性粒细胞；e 为中性分叶核粒细胞有一巨大、圆形的核叶，髓系肿瘤标本；f 为中性分叶核大小不一或畸形，胞质呈泡沫样小空泡性改变；g 为巨分叶核和染色质、核形与胞质颗粒异常粒细胞，见于髓系肿瘤和 MA；h 为畸形核叶过多中性粒细胞，i 为既往用烷化剂治疗的中性粒细胞核叶异常；j、k 为胞质细长 Auer 小体畸形核粒细胞；l 为 MDS-MPN 核叶与形状异常中性粒细胞

三、参考区间及意义评判参考值

正常人骨髓涂片，中性杆状核粒细胞和中性分叶核粒细胞的参考值为 10.0%~20.0% 和 6.0%~24.0%，也有报道为 10%~25% 和 7%~30%。

杆状核和分叶核粒细胞意义评判有数量变化和质量异常 2 个方面，且质的改变常大于数量改变，这与细胞进入终末期成熟阶段的特性有关。数量变化方面，最有意义的是评判它的成熟不佳或成熟障碍，当杆状核和分叶核粒细胞百分比明显低于幼粒细胞，或幼粒细胞百分比明显高于成熟阶段细胞时，见于粒细胞缺乏症、感染、给予 G-CSF 早期、MDS 等；另一方面是成熟阶段比例过高（生成过多、释放障碍、凋亡过少），见于感染、CNL、给予类固醇激素后、CML 和肿瘤转移等。

检出病态杆状核和分叶核粒细胞，结合临床和血象有重要的评判意义，病态细胞的主要形态是颗粒缺少、假性 Pelger-Huet 异常、多分叶核、类巨变和环形杆状核等其他胞核为主异常者。

第六节　嗜酸性和嗜碱性粒细胞

粒细胞按颗粒属性分为中性、嗜酸性和嗜碱性粒细胞三种。嗜酸性粒细胞的重要特征是颗粒中含大量碱性的嗜酸物质,主要有主要碱性蛋白(major basic protein,MBP)、嗜酸性粒细胞阳离子蛋白(eosinophil cationic protein,ECP)、嗜酸性粒细胞过氧化物酶(eosinophil peroxidase,EPO)和嗜酸性粒细胞源性神经毒素(eosinophil derived neurotoxin,EDN)四种蛋白(详见叶向军、卢兴国主编,人民卫生出版社2015年出版的《血液分子诊断学》)。用伊红染色胞质含有折光性大颗粒。与嗜酸性粒细胞相比,嗜碱性粒细胞在外周组织更少,组织分布更受限定,被选择性地募集于发生免疫和炎症反应的部位。

1. 嗜酸性和嗜碱性原始粒细胞　在正常情况下,骨髓中尚未发现公认的嗜酸性和嗜碱性原始粒细胞,但在一些特定的病理状态下,可以观察到这些细胞,详见第六章。

2. 嗜酸性早幼粒细胞和嗜碱性早幼粒细胞　嗜酸性早幼粒细胞往往为双染性颗粒,粗大蓝黑色类似嗜碱性的颗粒与黄褐色嗜酸性颗粒夹杂一起,也可出现于核上,是嗜酸性粒细胞幼稚阶段的特点。嗜碱性早幼粒细胞的嗜碱颗粒多为粗大或稍粗大散在或局限分布,且常在核上显现,也可出现不明显粗大的少量紫黑色颗粒(图7-43)。正常骨髓中,嗜酸性早幼粒细胞和嗜碱性早幼粒细胞为不见或偶见,嗜碱性/嗜酸性粒细胞白血病、CML、CML-BP、部分AML、一些感染和噬血细胞综合征标本容易观察到(增加)。

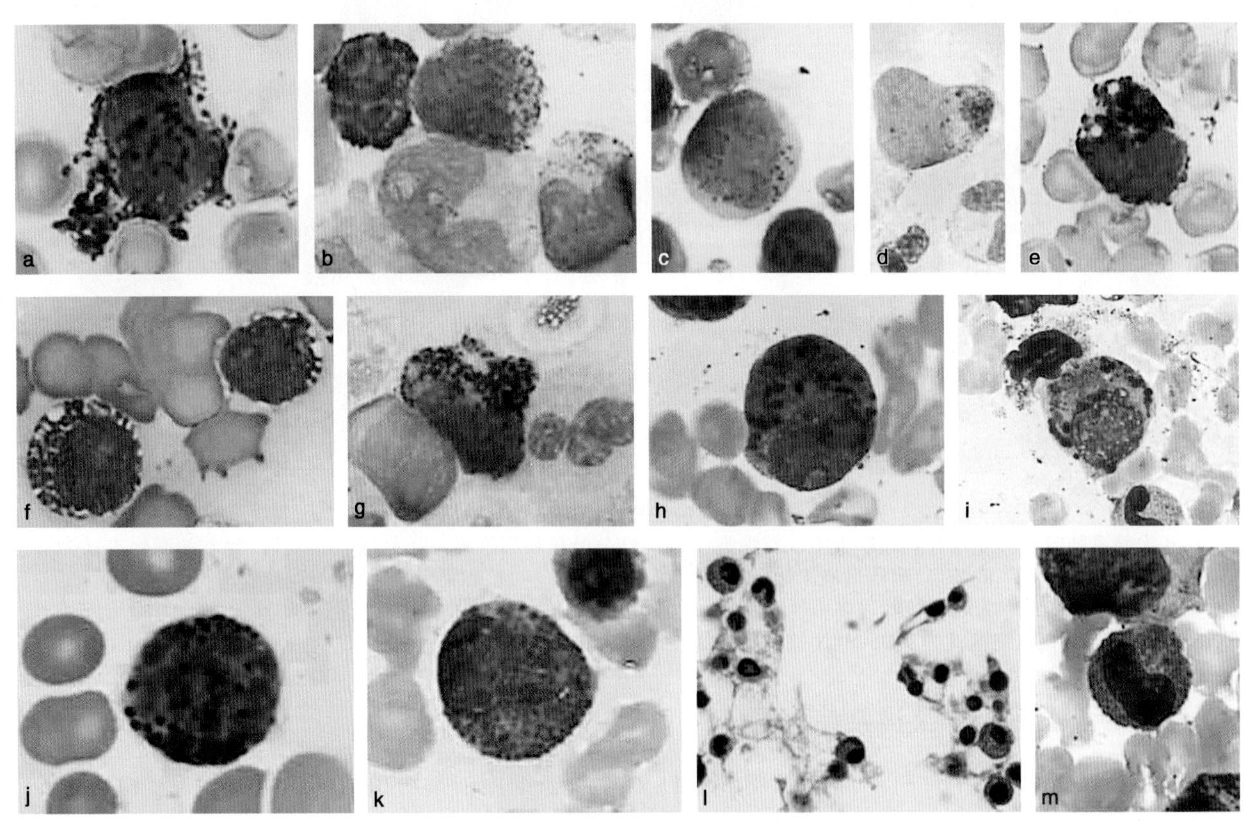

图7-43　**嗜碱性和嗜酸性早中晚幼粒细胞**

a~c为嗜碱性早幼粒细胞,d为甲苯胺蓝染色阳性嗜碱性早幼粒细胞;e、f为嗜碱性中幼粒细胞;g为甲苯胺蓝染色阳性嗜碱性中幼粒细胞;h~j为嗜酸性早幼粒细胞;k为嗜酸性中幼粒细胞;l为骨髓切片中晚幼嗜酸性粒细胞(左上角和右下角2个);m为晚幼嗜酸性粒细胞

3. 嗜酸性中晚幼粒细胞和嗜碱性中晚幼粒细胞　特点是颗粒属性及颗粒形态。嗜酸性颗粒为暗褐色或棕黄色颗粒,有时可见中空状,幼稚阶段颗粒多为双染性颗粒。嗜碱性颗粒为少量粗大的紫黑色或黑色颗粒,也可见细小的嗜碱颗粒(图7-43)。正常骨髓中,嗜碱性中幼和晚幼嗜碱性中幼粒细胞为不见或偶见,嗜碱性/嗜酸性粒细胞白血病、CML和部分AML,以及一些感染性标本中易见(增加)。

4. 嗜酸性和嗜碱性杆状、分叶核粒细胞　大小为10~15μm,主要特点也在于颗粒和胞核的特征。嗜酸性分叶核粒细胞是双核叶的终末期细胞,主要在骨髓中成熟后大量迁移而居住于血管外组织,如黏膜下和上皮下组织。与嗜酸性粒细胞不同的是嗜碱性粒细胞胞核结构常不清晰,胞质嗜碱性颗粒也比嗜酸性粒细胞颗粒少。嗜碱性粒细胞胞质含有圆形、卵圆形蓝黑色胞质颗粒(类似于肥大细胞颗粒),有时比较稀疏和细小。

5. 异常嗜酸性粒细胞和嗜碱性粒细胞　嗜酸性粒细胞异常可见颗粒缺少、细胞巨大、核叶大小和空泡等（图 7-44），多见于非嗜酸性粒细胞肿瘤性疾病，但它们在疾病中的意义尚缺乏评估价值。嗜酸性粒细胞增多时还可见组织嗜酸性细胞增多。嗜碱性粒细胞异常主要为颗粒缺乏、过大、过多等。大而多颗粒的嗜碱性粒细胞见于感染时。

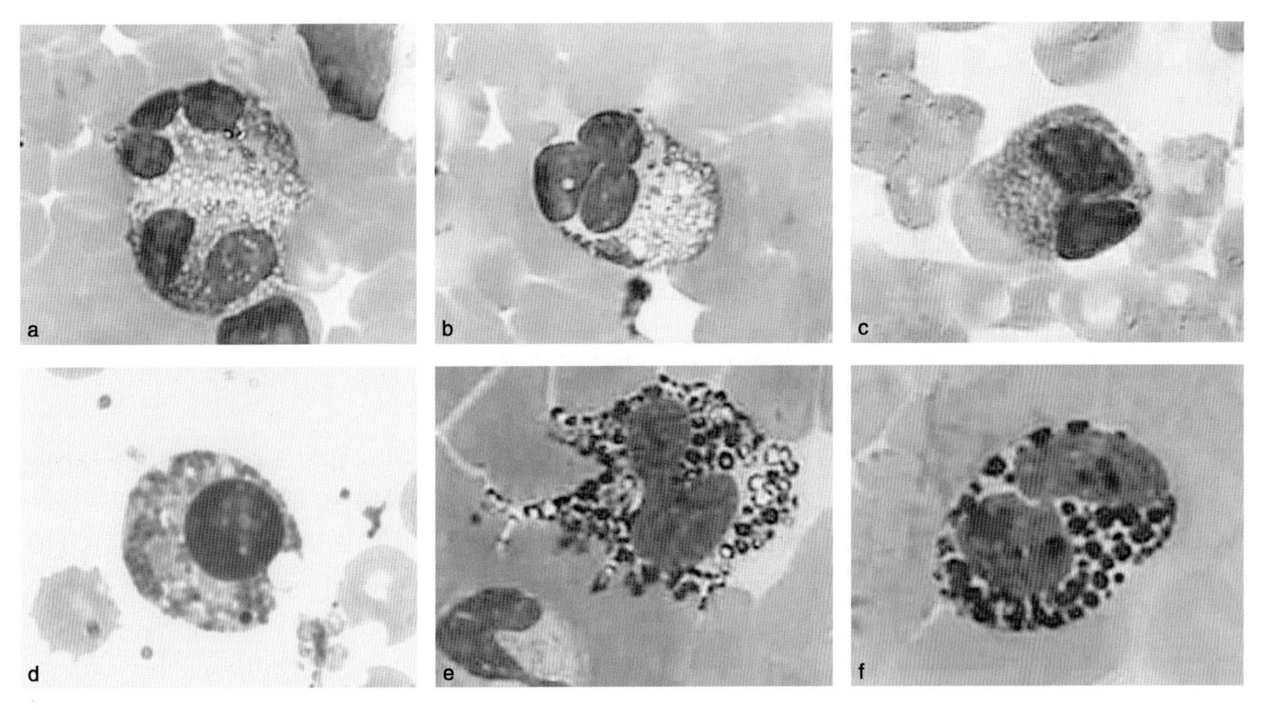

图 7-44　**异常嗜酸性和嗜碱性粒细胞**

a、b 为嗜酸性颗粒缺少、核叶增多、空泡形成等异常；c 为明显的"内外质"嗜酸性粒细胞；d 为发育异常（核不分叶）嗜酸性粒细胞；e、f 为重症感染时空轮状和特大嗜碱性颗粒粒细胞

在白血病中描述的异常嗜酸性粒细胞，文献上报告最多的 AML 伴嗜酸性粒细胞增多（FAB 分类 M4Eo）时出现的单个核双染性颗粒，或有空泡状颗粒等。这一异常形态常与正常情况下幼稚嗜酸性粒细胞的形态区别不明显，正常幼稚型也多为双染性和单个核。中晚幼嗜碱性粒细胞更因其少见及少量出现而常缺乏特殊的评估意义。

正常成人外周血嗜碱性粒细胞占白细胞分类的 0~1%，绝对值为（0.02~0.05）$\times10^9$/L。如分类计数>2%（至少计数 200 个白细胞）或绝对值>0.15$\times10^9$/L（以白细胞计数及分类计算）或直接计数法>0.1$\times10^9$/L，为嗜碱性粒细胞增多。骨髓中嗜酸性杆状核和分叶核粒细胞为 0.0%~1.0%和 0.0%~1.7%。嗜碱性杆状核粒细胞和分叶核粒细胞为偶见或 0~0.5%。骨髓切片中，成熟嗜碱性粒细胞少见。嗜碱性粒细胞颗粒呈偏紫红色。AML 和 MDS 伴有肥大细胞或嗜碱性粒细胞增多常示化疗不易缓解和较差的预后，造血减低时肥大细胞可增加。

由于大多尚无独特的异常形态，评判嗜酸性和嗜碱性粒细胞的意义，更在乎数量意义。如当外周血嗜酸性粒细胞持续增高（≥1.5$\times10^9$/L），骨髓中嗜酸性粒细胞>20%~30%（包括幼稚型，下同）、时，结合临床可考虑是否为嗜酸性粒细胞白血病或高嗜酸性粒细胞增多综合征或伴嗜酸性粒细胞增多的髓系肿瘤。外周血和骨髓中嗜酸性粒细胞的量不仅取决于骨髓的产量，还取决于嗜酸性粒细胞本身的凋亡程度。当嗜碱性粒细胞>2%（包括幼稚型，下同）时，在急性白血病中可考虑为伴嗜碱性粒细胞增多；>40%以上时可考虑为嗜碱性粒细胞白血病。经典 MPN 的 PMF、PV 和 ET，常在外周血中出现嗜碱性粒细胞轻度增多。

第八章

红系细胞形态学

在红细胞生成或红细胞造血(erythropoiesis)过程中,形态学上可以识别的最早细胞是原始红细胞。原始红细胞发育至晚幼红细胞都是有核的细胞,被泛称为有核红细胞(nucleated red blood cells,NRBC)。正常情况下,这些细胞在骨髓中发育成熟而不出现于外周血中,又称为幼红细胞(erythroblasts)和红系前体细胞。晚幼红细胞脱去细胞核后成为无核的网织红细胞,进一步发育为(成熟)红细胞。

第一节　概　　述

由红系祖细胞经原始红细胞不断分化、增殖和成熟的细胞系列(图8-1),称为红系或红细胞系(erythronerythroid lineage)。红系细胞可分为三个阶段:祖细胞、有核细胞和(成熟)红细胞。红系祖细胞(erythroid progenitors)为功能性定义,为比原始红细胞早的前体细胞,形态学上的原始红细胞中可能包含了这一祖细胞。迄今认识的红系祖细胞至少有两种:红系早期祖细胞(burst erythroid forming unit,BFU-E)和红

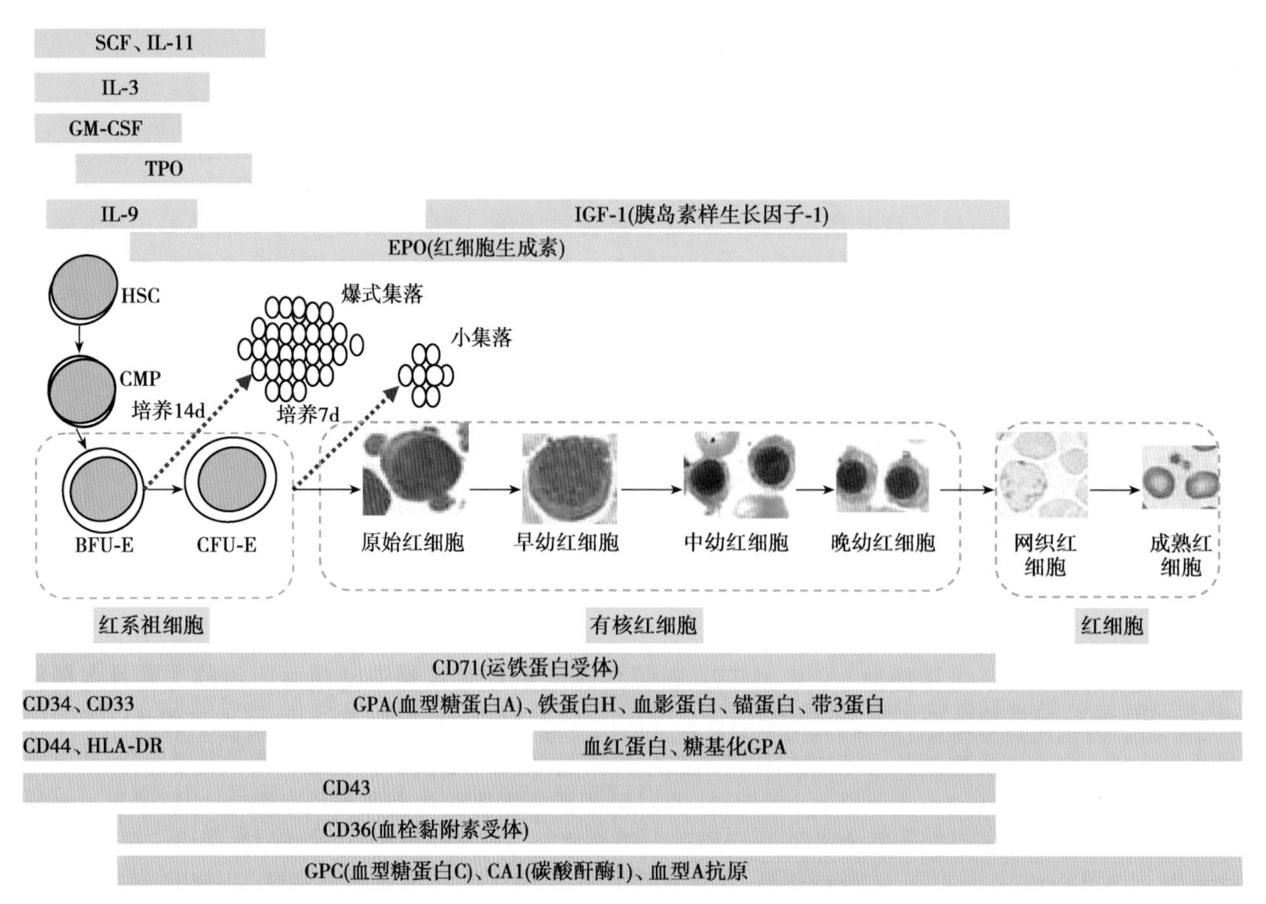

图8-1　红细胞系造血的不同阶段和抗原表达

HSC为造血干细胞;CMP为髓系共同祖细胞;BFU-E为红系早期祖细胞,CFU-E为红系晚期祖细胞

系晚期祖细胞(erythroid colony-forming units,CFU-E)。在体外培养,BFU-E 显示大的爆式集落,含有数百个细胞,而 CFU-E 为小集落。

有核红细胞在发育过程中,原始红细胞、早幼红细胞和中幼红细胞都有分裂增殖功能。从原始红细胞开始,经过 4~5 次分裂可以生成 16 个或 16 个以上的红细胞(图 8-2),这是骨髓有核细胞分类计数中,评判红系细胞生成是否存在成熟不佳或无效生成的大致的基值。

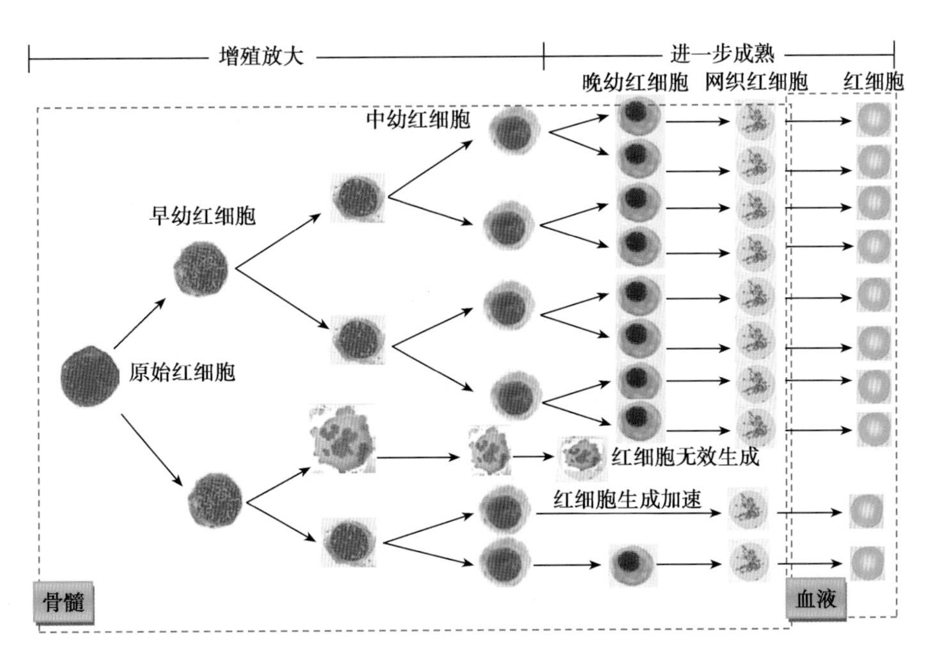

图 8-2　**红系细胞有效增殖放大与无效生成**

无效生成为骨髓有核红细胞在发育至红细胞前破坏,可以根据进入外周血红细胞生成总量(代表有效造血)与骨髓内红细胞生成总量的差(正常约占 10%)进行推算,通常根据骨髓有核红细胞增生数量与外周血网织红细胞的关系粗略推算(详见第三章)

有核红细胞(幼红细胞,红系前体细胞)最早由 Ehrlich 分类为两个主要类型:病理性有核红细胞和正常有核红细胞。前者取名巨幼变有核红细胞(megaloblasts),见于巨幼细胞性贫血(megaloblastic anemia,MA)和早期胚胎性造血的血液;后者见于形态正常的幼红细胞,取名正常有核红细胞(normoblasts)。后来,以区分 Wright-Giemsa 染色不同阶段的形态特征,分别称为原始红细胞、早幼红细胞、中幼红细胞和晚幼红细胞。主要有 Normoblastic、Rubriblastic 和 Erythroblastic 3 种不同的命名系统,美国以第一种常用,欧洲常用第三种,中间一种都较常用(表 8-1),与粒细胞的命名平行。

表 8-1　有核红细胞的 3 种命名系统

命名系统	Normoblastic	Rubriblastic	Erythroblastic
原始红细胞	pronormoblast	rubriblast	proerythroblast
早幼红细胞	basophilic normoblast	prorubricyte	basophilic erythroblast
中幼红细胞	polychromatic(polychromatophilic)normoblast	rubricyte	polychromic(polychromatophilic)erythroblast
晚幼红细胞	orthochromic normoblast	metarubricyte	orthochromic erythroblast

从幼稚到成熟,红系细胞最显著的形态变化是细胞大小和胞质染色性变化。最大的细胞是原始红细胞,随着细胞逐渐成熟,胞体和胞核逐渐收缩变小,而胞质的染色性,则由核糖核酸(ribonucleic acid,RNA)丰富的强嗜碱性(原始红细胞),逐渐随血红蛋白合成增加变成浅红色(血红蛋白着色)。幼红细胞的核形基本维持圆形状态(图 8-1)。通常,红系细胞阶段的划分依据于胞核的收缩程度,但因胞质染色性变化非常显著,在一般情况下也作为评估细胞成熟的形态指标。

红细胞造血中，最重要的体液调控因子是红细胞生成素(erythropoietin，EPO)。BFU-E 上有较少(20~50 个)红细胞生成素受体(erythropoietin receptor，EPOR)，故对 EPO 反应较弱。在 CFU-E 和原始红细胞上数量增加(接近 1 000 个)，并在之后的红系细胞中出现下降。在正常情况下，EPO 作用于造血的含量稳定；当 EPO 含量增高时，促使红系祖细胞进入细胞周期、加快增殖并减少凋亡(见第五章)，造血亢进；EPO 减少时，红系祖细胞不能有效进入增殖和分化，细胞凋亡增加，红细胞生成减少。与 EPOR 相应的是细胞膜上运铁蛋白受体(CD71)数量的锐增。这一特性变化反映了幼红细胞合成血红素时铁的需求增加，红系细胞在成熟过程中表达许多相应的特征性抗原，就造血和红系增殖性肿瘤而言，EPOR 和血型糖蛋白 A(glycoprotein A，GPA)与血型糖蛋白 C(GPC)及 E-cad 最为重要。细胞膜上 EPOR 的多寡影响造血，GPA 和 GPC 及 E-cad 在鉴定可疑红系肿瘤性疾病中提供免疫表型的证据。如 GPA 阳性有核红细胞异常表达铁蛋白 H、CD71 和 CD105，可以预测形态学上的病态造血，敏感性达 98%。

第二节 原始红细胞和早幼红细胞

根据临床实践对疾病的评估，也可以将幼红细胞分为原始、早幼红细胞(早期阶段幼红细胞)和中幼、晚幼红细胞(中晚期幼红细胞)两个大体的阶段。因为，许多疾病的红系细胞改变有较明显的阶段性特点，如急性红血病以原始红细胞和早幼红细胞显著增加为特征，部分 MA 的原始红细胞和早幼红细胞增加也很明显，而缺铁性贫血(iron deficiency anemia，IDA)和溶血性贫血(hemolytic anemia，HA)等则以中晚幼红细胞增加为特点。

一、正常形态学

形态学上，幼红细胞最显著的两个变化的共性特征已在前述，在超微结构上，除了丰富的多核糖体外，其他细胞器均比其他细胞为少。

1. 原始红细胞 原始红细胞由红系祖细胞分化而来，但形态上原始红细胞与红系祖细胞不易区分。原始红细胞胞体大小不一，常受涂片等因素的影响。通常较大，为髓系原始细胞(除原始巨核细胞外)中较大者，直径常在 16~25μm 之间。核质比例稍低，胞核常不超过细胞体积的 4/5，为髓系原始细胞(除原始巨核细胞外)中又是核质比例较低者。胞核圆形、椭圆形，居中或轻度偏位，可见蓝染的核仁，染色质常呈均匀粗粒状、紫红色，常比原始粒细胞和原始单核细胞着色为深。胞质丰富，因含大量多核糖体而被染成不透明的深蓝色(强嗜碱性)；靠近胞核的胞质有时可见浅红色淡染区，可能是高尔基体发育区或开始产生的血红蛋白区域；胞质无颗粒，周边可见舌状或指甲状突起(图 8-3)，也可见不规则分离状等多样性突起或分离状胞质(见第十三章)。

超微结构可见高尔基体和圆形或卵圆形的线粒体，铁蛋白分子单个分散分布，细胞边缘易见胞质内陷的噬铁蛋白现象(rhopheocytosis)或胞饮作用(pinocytosis)，为吞噬大分子物质的一种形式。与高尔基体对应区域偶见异质性颗粒，还可见含有分散的糖原颗粒和少许含铁的溶酶体颗粒。

骨髓切片中，原始红细胞胞核圆形居中或轻度偏位。核仁深蓝、清晰或隐约可见(有内陷感)，呈条状、块状、大圆点状和十字状以及触边状(看上去胞核呈凹陷样)，居中或偏位于胞核两侧，核膜较薄。核内异染色质较少，常染色质呈淡蓝或浅紫色，胞质深蓝色或灰蓝色(图 8-3)。

2. 早幼红细胞 早幼红细胞又称嗜碱性幼红细胞，胞体比原始红细胞为小，直径约 14~20μm。胞核约占细胞的 3/4，圆形或卵圆形，染色质趋向浓集(异染色质增加)，粗糙颗粒状，核仁不明显。胞质因多核糖体消减而嗜酸性的血红蛋白开始产生，嗜碱性比原始红细胞减弱。胞质瘤状突起消失，周边呈棉絮样(图 8-4)。超微结构可见早幼红细胞聚集的染色质和核孔，胞质可见发育尚可的高尔基体和数量减少的核糖体与光面内质网，但多聚核蛋白体仍丰富，并可见含铁小体和常位于细胞一侧的线粒体。骨髓切片中，早幼红细胞比原始红细胞稍小，胞体圆形或轻度椭圆形，胞核居中，异染色质比原始红细胞明显，核仁大多可见但较为细小，呈小圆点状和较细的条状，胞质因嗜碱性减弱，染色不如原始红细胞浓染(图 8-4)。

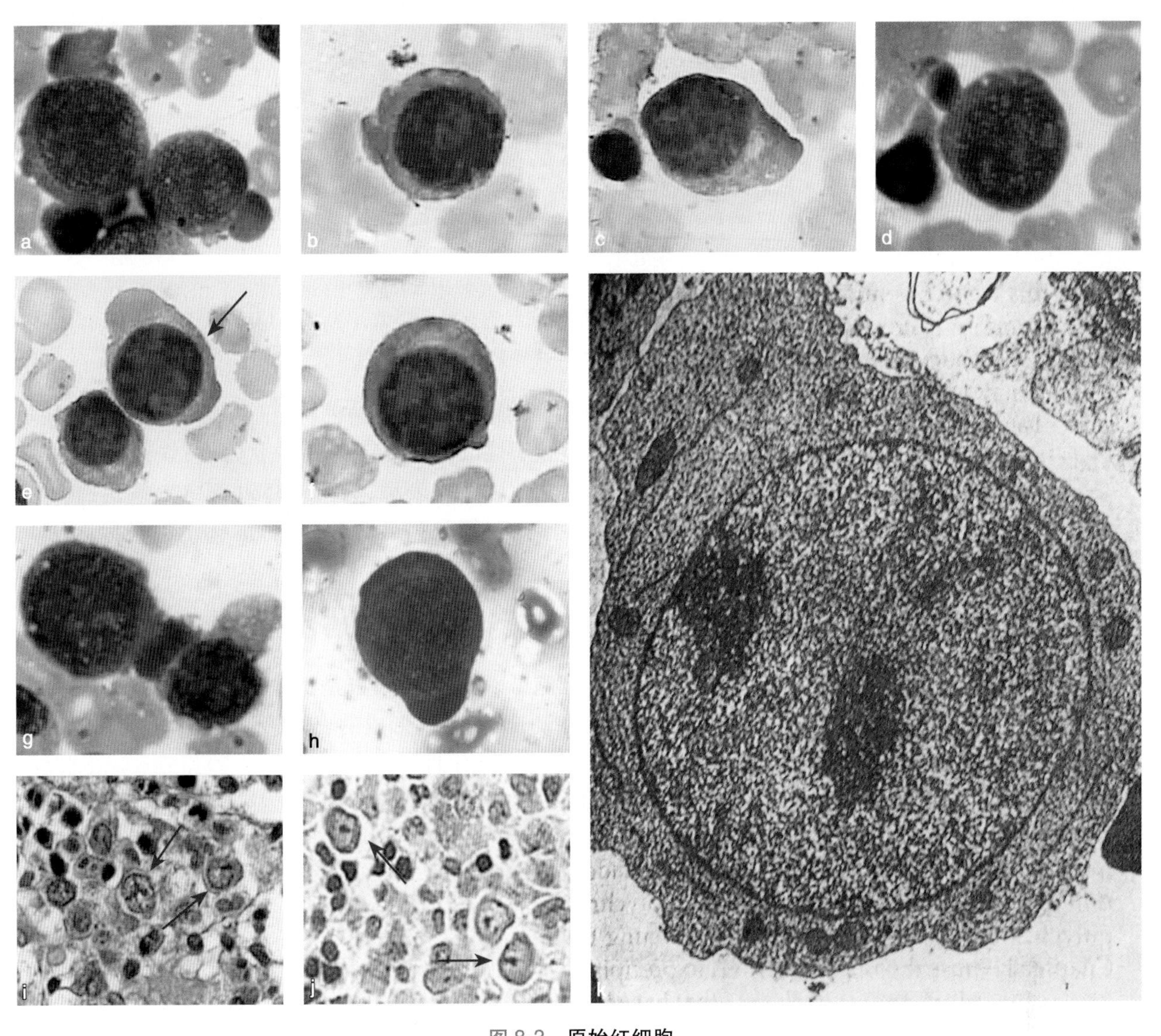

图 8-3　**原始红细胞**

a~h 为不同形态原始红细胞；i、j 为骨髓切片原始红细胞；k 为原始红细胞超微结构，胞质游离多核糖体丰富，由 2~6 个核蛋白单体组成，其他细胞器较少

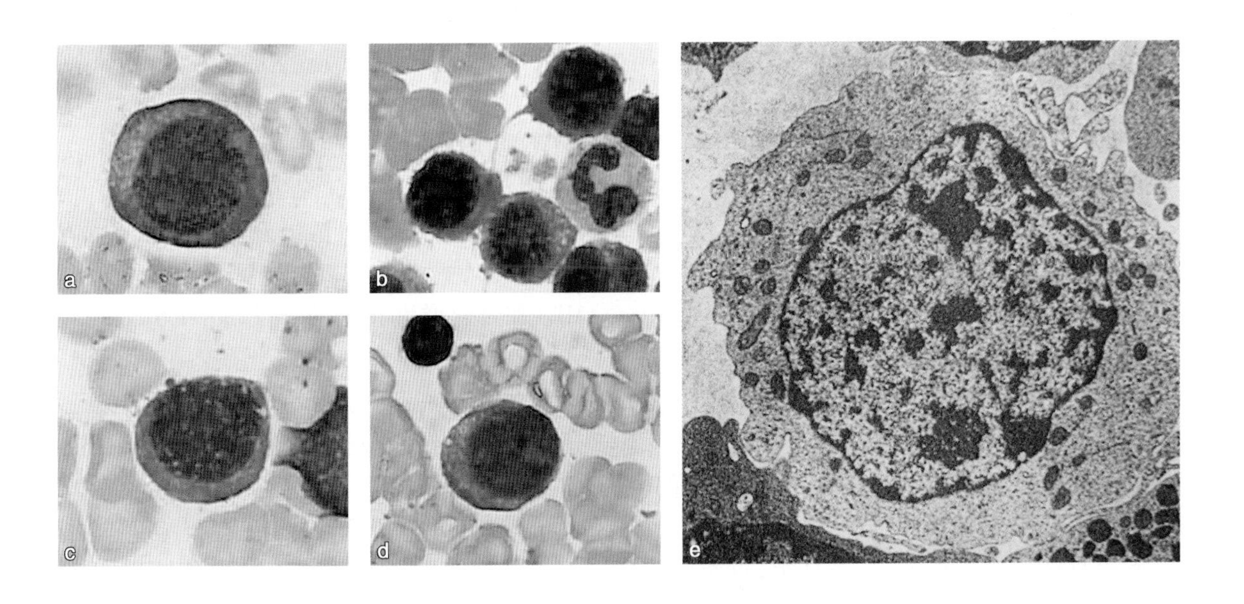

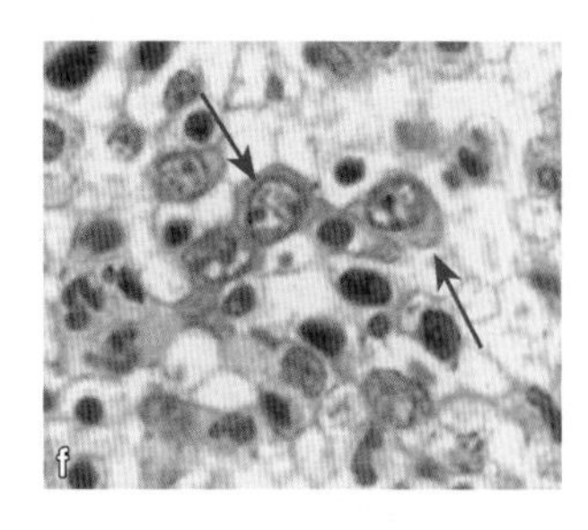
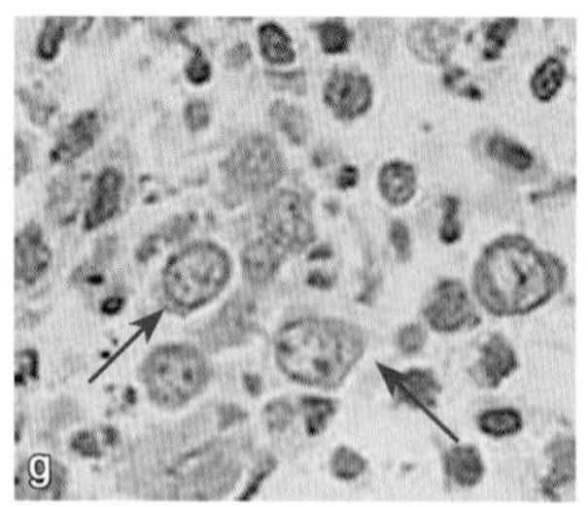
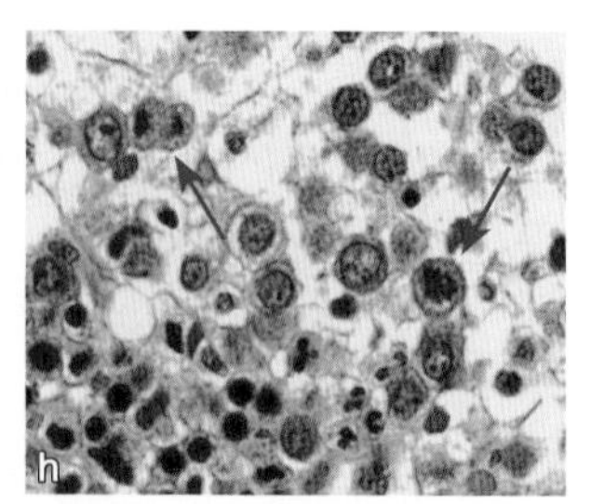
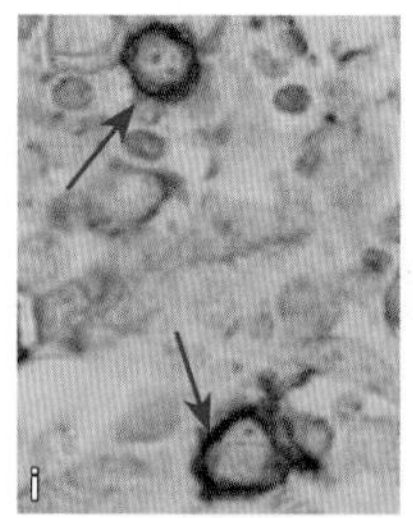

图 8-4 **早幼红细胞**

a~d 为不同形态早幼红细胞；e 为超微结构，多聚核蛋白体丰富，线粒体、内质网少（采自 Greer JP，等 *Wintrobe's hematology*）；f、g 为骨髓切片早幼红细胞；h 为骨髓切片早幼红细胞有丝分裂象；i 为切片 CD235α 阳性原早幼红细胞

3. 细胞化学染色和免疫表型　原始红细胞和早幼红细胞，细胞化学染色特点是核糖核酸染色明显阳性，糖原染色（periodic acid Schiff method，PAS）阴性，但肿瘤性改变时 PAS 呈颗粒状阳性；铁染色阴性，铁粒幼细胞性贫血（sideroblastic anemia，SA）时可见阳性铁粒。免疫表型，为 CD235α（GPA）、铁蛋白 H 和 E-cad 阳性，被看作是区分于其他原始细胞和相似细胞（如浆细胞和早幼粒细胞）的标记性指标；CD34、HLA-DR 阴性，CD36 可以阳性。

二、异常形态学

在形态学上，病理下所见的原始红细胞和早幼红细胞可以异常，也可以是正常的数量增加。实际中多是先强调数量上的意义。但是，一些质变，如巨大的、巨幼变的、空泡形成的、核质发育不平衡的和双核多核等原始早幼红细胞，还有一些组织结构异常，结合临床常有决定性意义。

1. 巨幼变原始早幼红细胞　叶酸和/或维生素 B_{12} 缺乏时，造血组织中影响最显著的是红系细胞。幼红细胞 DNA 合成障碍是 MA 的根本原因。由于合成 DNA 的一碳基物质来源发生障碍，细胞核 DNA 的正常复制困难，使细胞分裂的 S 期延长，分裂周期破坏，细胞相对停滞于 S 期中，造成这些细胞 DNA 总量超过正常静止期之细胞，但又少于分裂期所需的两倍量，欲勉强完成细胞周期，不但产生胞核巨变，还可形成胞核畸形。因此巨幼红细胞是停滞于 DNA 合成期（修复障碍、DNA 链断裂成片段）的有核红细胞。反映在形态学上是胞体增大、胞核增大和染色质绳线样均匀细致松散（常染色质明显），常被描述为烟丝样或鱼鳞状结构。有丝分裂形态常呈奇异的粗绳状。巨幼变原始早幼红细胞是 MA 最重要所见的形态学，胞体直径可达 40~50μm。

叶酸除了参与胸腺嘧啶合成外，还参与嘌呤合成 RNA 和 DNA（图 8-5），故叶酸缺乏对 RNA 也有若干影响，可使胞核和胞质 RNA/DNA 比值升高，嗜碱性（相应）增强。这在原始红细胞和早幼红细胞的胞质中有较为明显的体现（图 8-6），早幼红细胞还可因胞质血红蛋白合成增加而显示嗜酸性血红蛋白着色，比胞核成熟快，导致核质发育不同步。

2. 核质发育不平衡早幼红细胞　有核红细胞核质发育不同步有两种情况：胞核发育迟缓（幼稚）而胞质发育稍快或正常，以及胞核发育正常而胞质发育迟缓。前者见于早期阶段有核红细胞，后者见于中晚阶段有核红细胞。早期阶段有核红细胞核质发育不平衡，常见于维生素 B_{12} 和叶酸缺乏所致 DNA 合成障碍，胞核发育幼稚而胞质血红蛋白合成基本正常的异常形态（图 8-7），主要见于 MA，也见于伴有核红细胞异常生成的急性髓细胞白血病（acute myeloid leukemias，AML）和骨髓增生异常综合征（myelodysplastic syndromes，MDS）等。

3. 类巨变原始早幼红细胞　形态典型和数量众多的巨幼变有核红细胞为叶酸或维生素 B_{12} 缺乏所致的具有特征形态的异常造血细胞，但需要与类似形态学——类巨变原始早幼红细胞相鉴别。类巨变原始早幼红细胞为非叶酸和/或维生素 B_{12} 缺乏所致的一类相似形态，大多数是克隆性造血异常的结果，反映在形态上的主要特点为胞体增大而胞核可不增大，染色质可聚集成不规则状或粗块状（异染色质明显），且易见胞核双核多核和畸形核。整体上，这类细胞“巨变”形态的典型性和数量上的显著性程度都不如

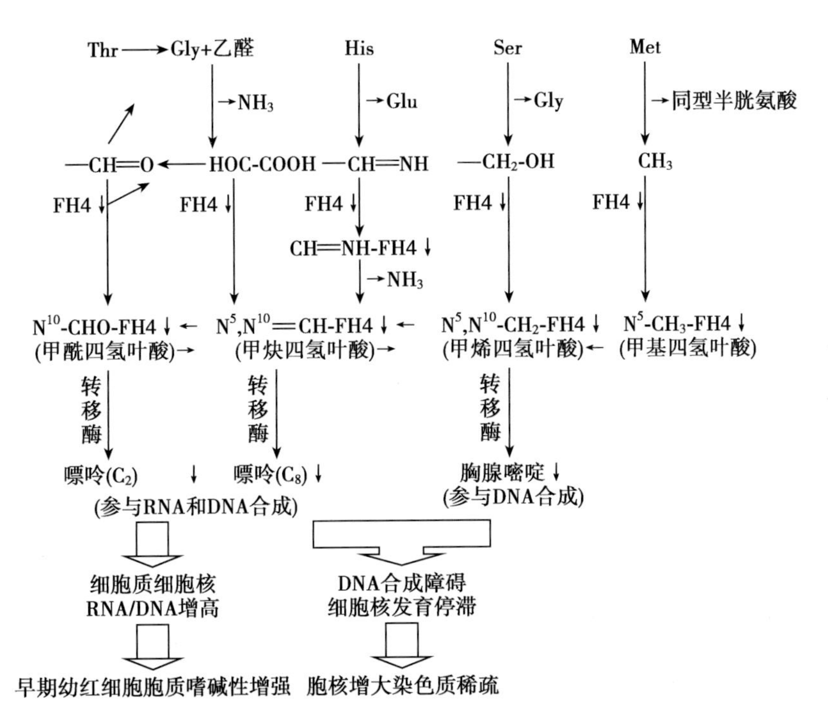

图 8-5　FH4 携带一碳单位参与的生物化学反应对细胞核和胞质形态的影响
↓为示意 FH4 减少或其他生化反应物减少时，空心箭头符号示叶酸缺乏及相应生化障碍时产生的结果

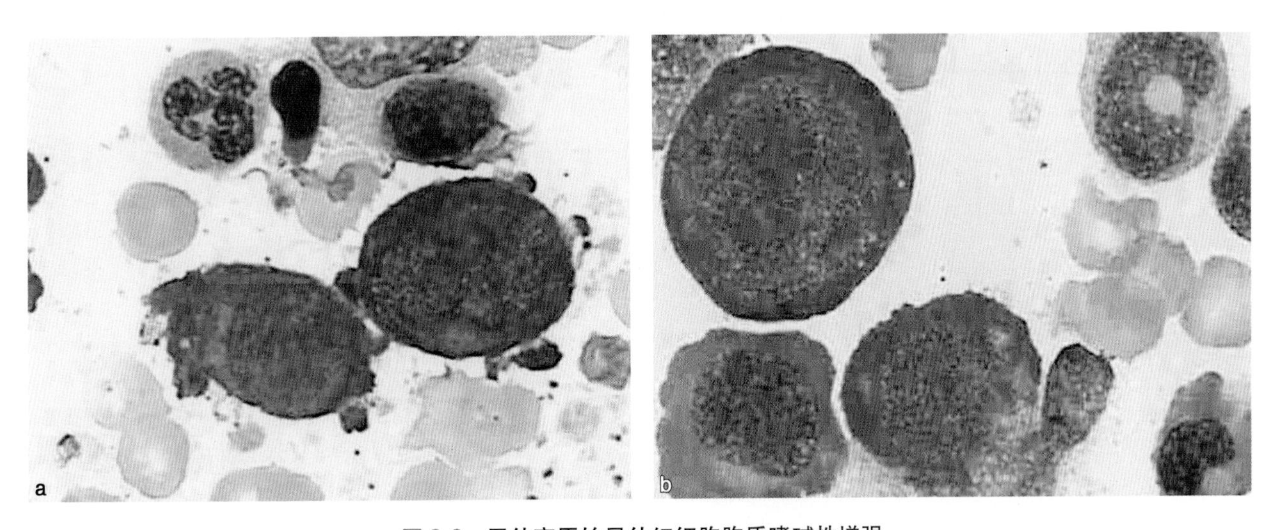

图 8-6　巨幼变原始早幼红细胞胞质嗜碱性增强
a 为巨幼变原始红细胞，胞质嗜碱性增强；b 为胞质嗜碱性增强的巨幼变早幼红细胞（左上方一个），右上方有一个环形杆状核粒细胞

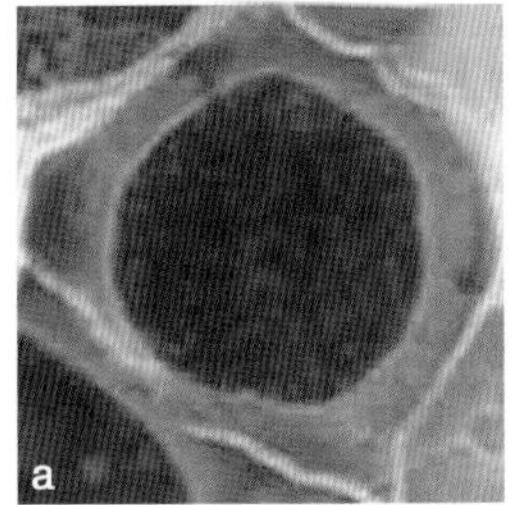
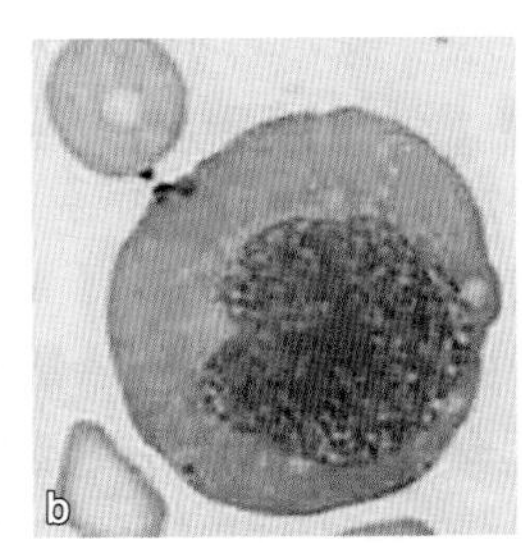
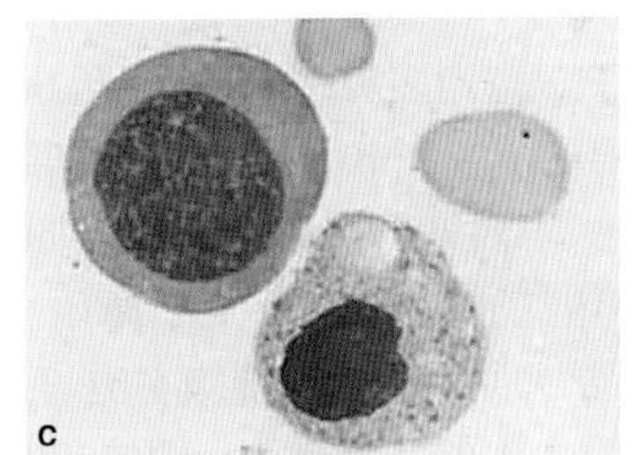
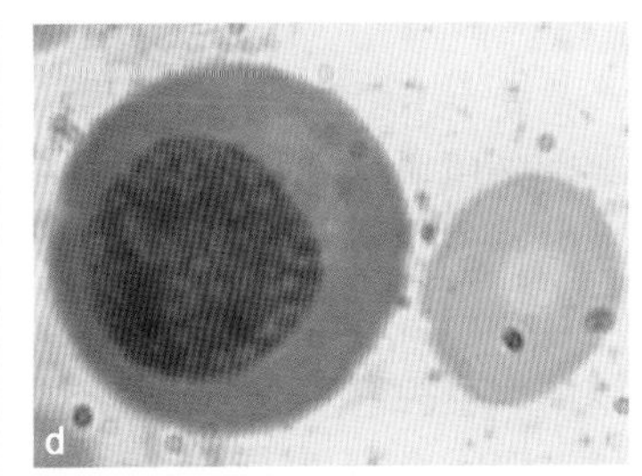

图 8-7　核质发育不平衡早幼红细胞

MA 明显。如纯红系细胞白血病、伴有核红细胞增多 AML 和 MDS 以及严重感染等标本都可以观察到这些异常。因此,形态学结合临床并整合其他信息进行评判,大多可以区分出有核红细胞是巨幼变还是类巨变。

4. 巨大原始早幼红细胞　巨或大原始早幼红细胞在(急性)造血停滞骨髓标本中非常明显(图 8-8),且其他造血细胞常明显减少(类似再生障碍性贫血象)。B19 小病毒感染常是诱发造血急性停滞的原因。形态特点为细胞大或巨大,染色质基本正常,加之其特定的骨髓细胞学而不同于 MA。大原始早幼红细胞(胞体增大而胞核巨幼变不明显),也见于许多贫血,如 HA、SA、MDS、白血病化疗后、失血后和感染等。

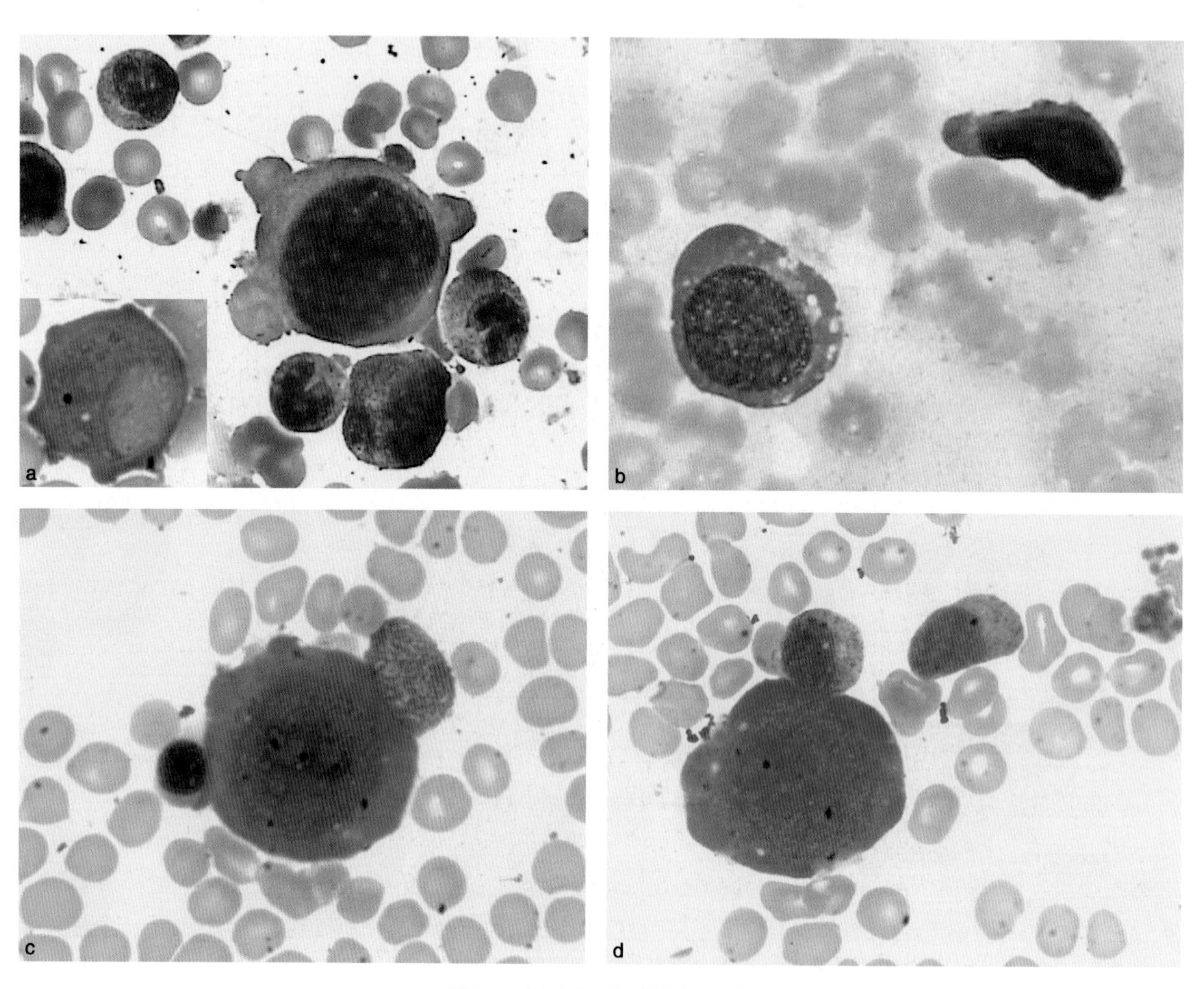

图 8-8　**巨或大原始早幼红细胞**

a 为 B19 小病毒感染的巨大原始红细胞,插图为原始红细胞核上巨大的病毒包含体样成分;b 为急性造血停滞的空泡变性大早幼红细胞;c、d 为另一急性造血停滞儿童患者巨大原始红细胞和早幼红细胞

5. 空泡形成原始早幼红细胞　空泡多见于胞质,也可出现于胞核,1 至数个。见于多种疾病,如纯红系细胞白血病、MDS、伴有核红细胞增多 AML、MA、酒精中毒、药物(如服用氯霉素)和化合物中毒以及一部分感染和不明原因的血液疾患,也偶见于正常标本。长期嗜酒者易见贫血,由于酒精直接对红系细胞有毒性作用,骨髓中易见有核红细胞空泡形成,主要见于原始早幼红细胞(图 8-9),终止嗜酒后细胞空泡可以消失。纯红系细胞白血病中,常见原始早幼红细胞空泡,且呈珍珠串状及融合性以及散在性分布的特点(图 8-9),被认为是纯红系细胞白血病的一个特点。铜缺乏时,骨髓原始和早幼红细胞以及幼稚粒细胞也可出现明显的空泡。

6. 双核多核原始早幼红细胞　双核(binucleus)和多核(polynucleus)幼红细胞为核直接分裂而细胞不

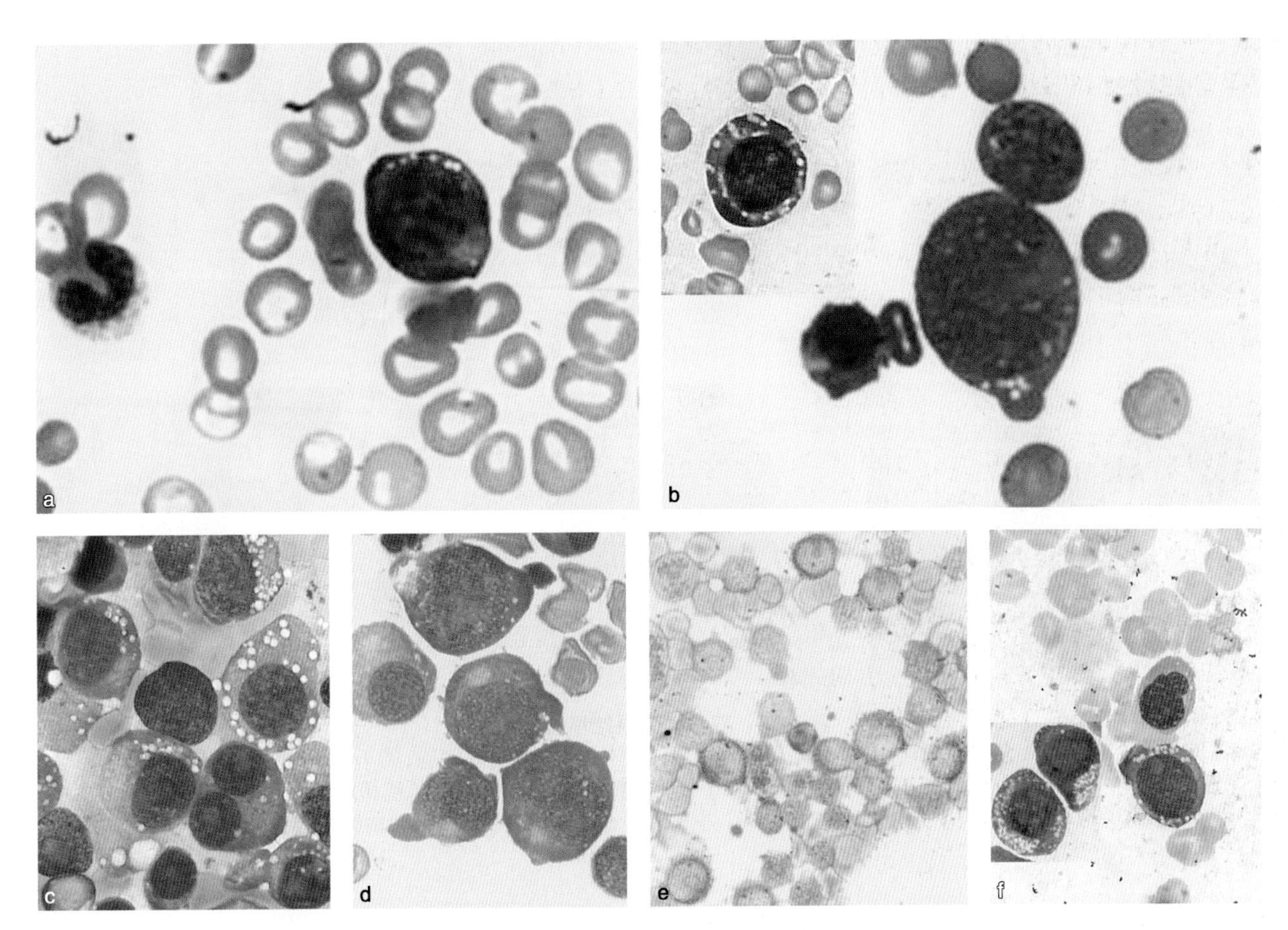

图 8-9 **原始早幼红细胞空泡形成**

a 为 68 岁男性患者,每天喝黄酒 1.5~2 斤左右 30 余年,酒精性肝硬化和轻度贫血 5 年,外周血易见中性粒细胞胞体增大和核叶平均增加,骨髓原早幼红细胞空泡形成占 24%;b 为另一嗜酒 14 年患者,骨髓双核原始红细胞空泡形成,插图为苯中毒早幼红细胞环胞核空泡;c、d 为纯红系细胞白血病常见的珍珠串样、融合性和散在性空泡;e 为纯红系细胞白血病红系前体细胞 PAS 阳性;f 为 MDS 原始红细胞空泡,插图为 MDS 早幼红细胞的密集空泡

分裂的结果。双核幼红细胞通常比单个核细胞大,大多数见于原始早幼红细胞(图 8-10),见于许多疾病,也偶见于正常骨髓,但胞核大小不一双核幼红细胞大多见于血液肿瘤。多核原始早幼红细胞,细胞大或巨大,胞核 2 个以上,可大小不一和畸形,染色质疏松、紧密不等,胞质丰富,核质发育常不平衡绝大多数见于 MDS 和急性白血病等血液肿瘤,尤其是红系肿瘤,也偶见于特殊感染或重症感染(对骨髓造血的严重刺激)。

7. 核畸形、碎裂和 Howell-Jolly 小体形成原始早幼红细胞　胞核畸形属于核异质形态。核碎裂重在核的破碎和凋亡,但常与核畸形不易区分。Howell-Jolly 小体为核碎裂的严重表现。这些形态主要见于红系肿瘤和 MDS、AML、骨髓增生异常-骨髓增殖性肿瘤(myelodysplastic/myeloproliferative neoplasms, MDS-MPN)和骨髓增殖性肿瘤(myeloproliferative neoplasms, MPN)进展时(图 8-11),也见于重症感染。Howell-Jolly 小体还更多地见于 MA 和 HA 等贫血。

8. 原始早幼红细胞造血岛　正常骨髓涂片中不见或偶见幼红细胞造血岛。一般情况下,骨髓涂片中易检出幼红细胞岛为病理状态,意味红系的异常生成,多见于红血病、伴有核红细胞增多 AML、重症感染、MA、IDA 和其他急重疾病。有核红细胞造血岛(erythroblastic island, erythropoietic island),又称幼红细胞簇(erythroblastic cluster)。典型幼红细胞造血岛中间有 1~2 个巨噬细胞,内层细胞常比外层幼稚,但异常造血时常有不同。纯红系细胞白血病、急性溶血后和 MA,常见原始早幼红细胞造血岛(图 8-12)。骨髓切片中,这些疾病均呈红系增殖象,但不易检出护卫的巨噬细胞,如 MA 中所见的原始早幼红细胞簇。

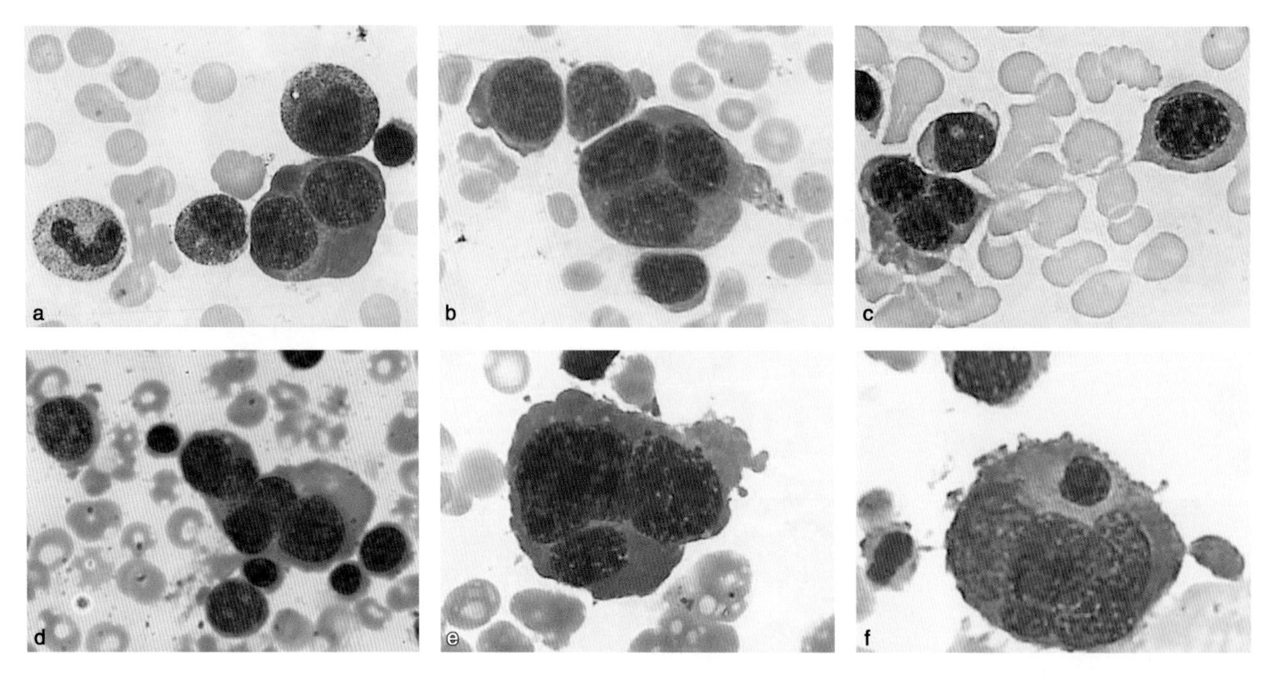

图 8-10 **双核多核原始早幼红细胞**

a 为双核原始红细胞，见于许多疾病，也偶见于正常人；b 为三核异常早幼红细胞，见于红系肿瘤，也偶见于重症感染；c 为多核异常早幼红细胞，一个早幼红细胞从三个核的母体细胞中分离，间有核丝相连，见于髓系肿瘤；d 为 AML 标本，多核畸形早幼红细胞；e、f 为全髓白血病多核、小核游离和分离状胞质的畸形原始红细胞

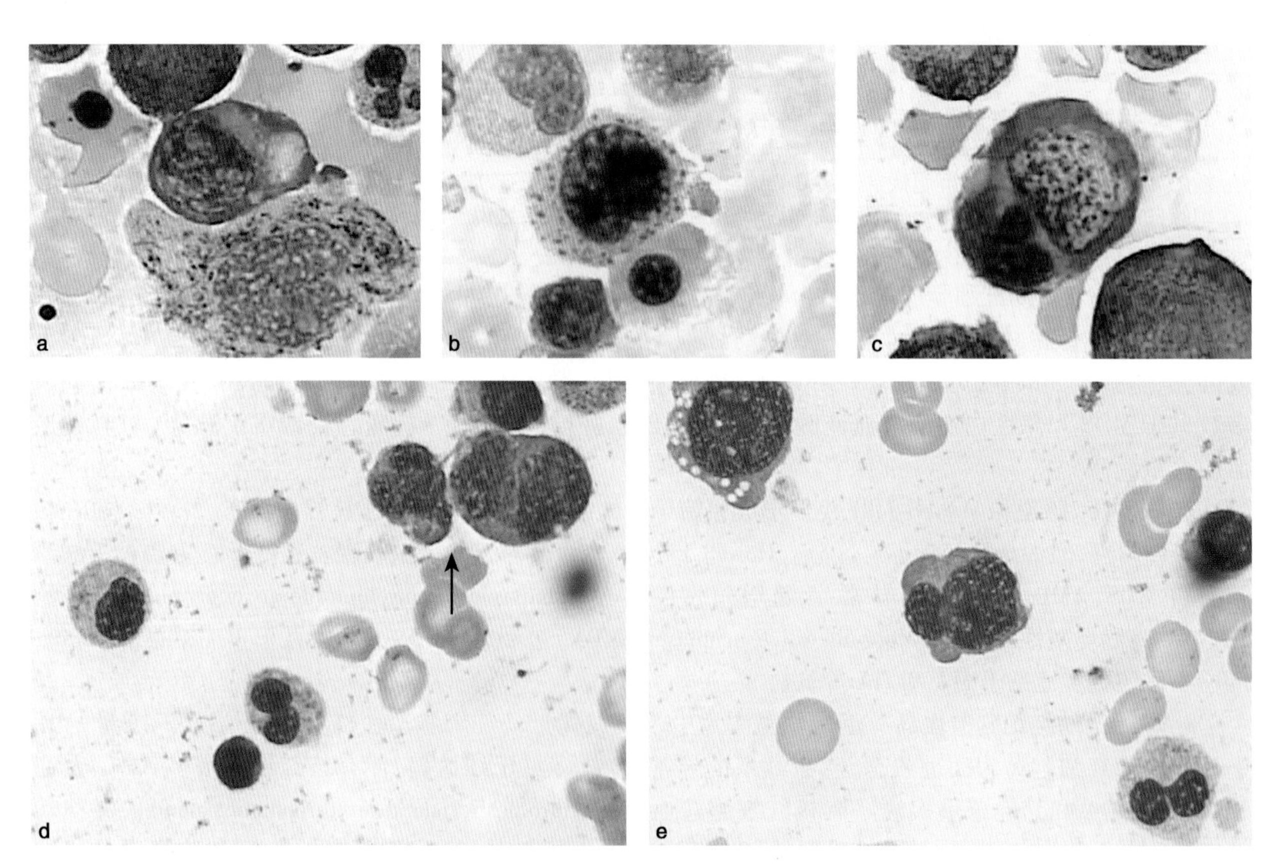

图 8-11 **胞核畸形早幼红细胞**

a、b 为胞核畸形，胞质也异常；c~e 为胞核显著畸形，也可以视为核碎裂

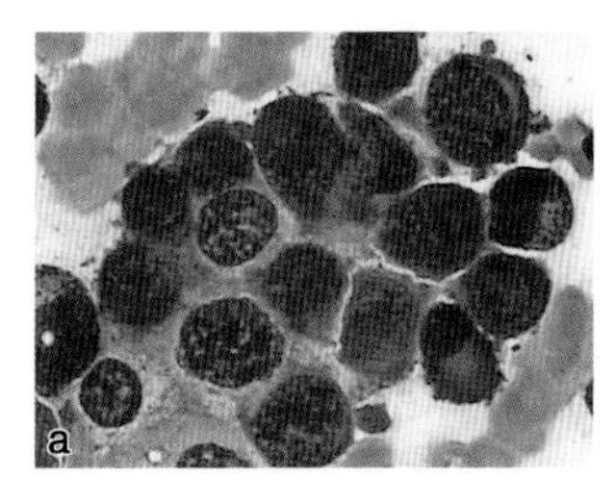

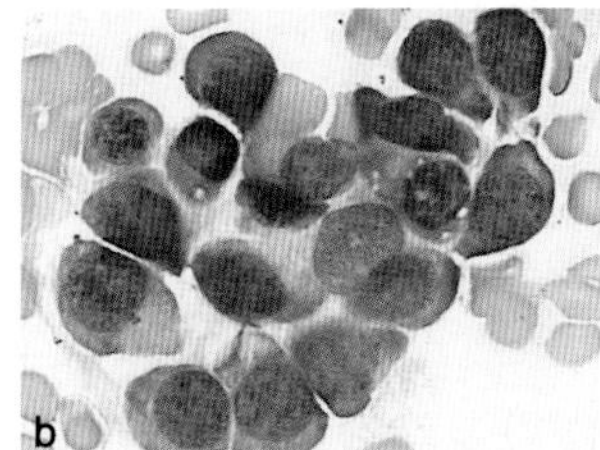

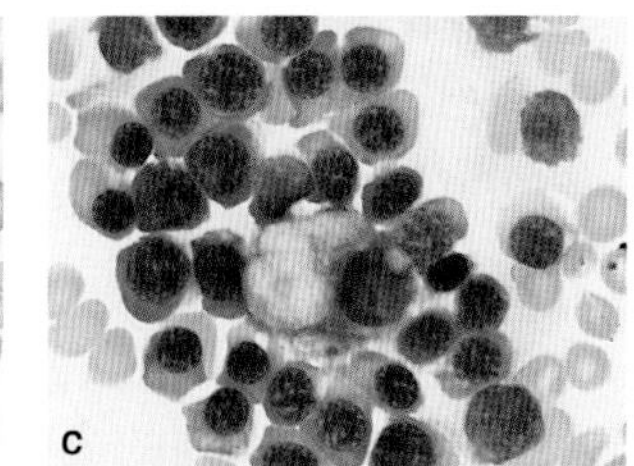

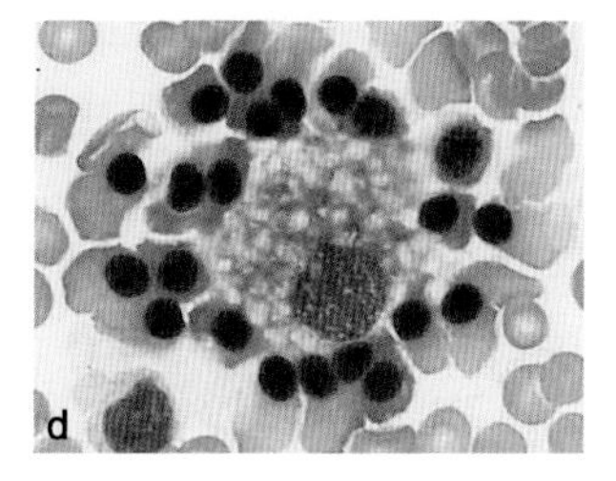

图 8-12　**幼红细胞造血岛**

a 为原始红细胞为主造血岛，噬血细胞综合征标本；b 为早幼红细胞为主造血岛，重症感染和 HA 标本；c 为中幼红细胞组成为主造血岛；d 为晚幼红细胞组成为主造血岛

9. 原始早幼红细胞分裂象　正常骨髓中，偶见原始红细胞和/或早幼红细胞有丝分裂，容易检出时则是造血旺盛或异常增殖的表现（图 8-13），见于纯红系细胞白血病、伴有核红细胞增多 AML 和 MDS 以及增生性贫血。直接分裂象，即双核多核细胞（图 8-10）是另一种细胞分裂，正常骨髓中仅为偶见，易见时即为异常，评判意义同上。异常有丝分裂原始早幼红细胞，有染色体多极分布和结构排列异常等（图 8-13），检出这些异常主要见于髓系肿瘤，良性疾病少见。

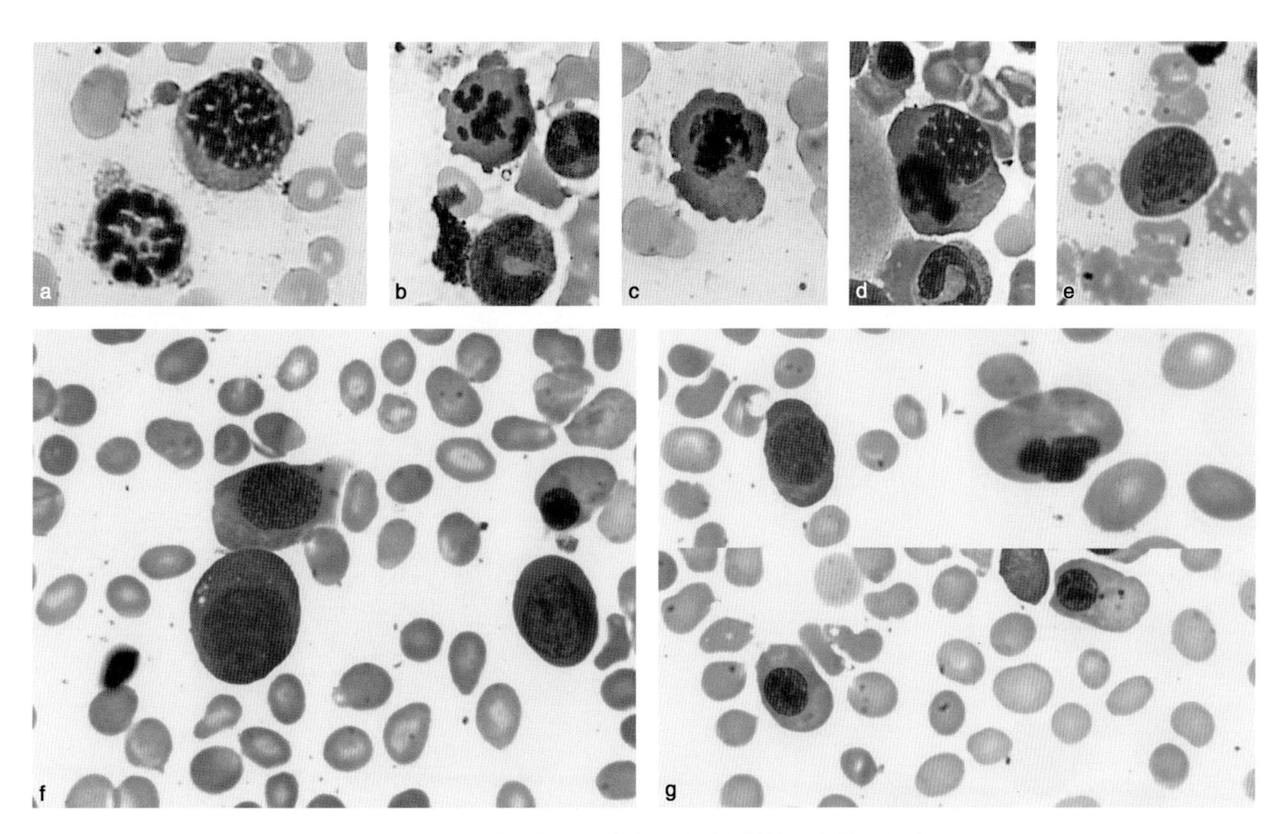

图 8-13　**原始早幼红细胞有丝分裂和椭圆形有核红细胞**

a 为原始红细胞有丝分裂；b 为 MA 原始红细胞异常有丝分裂；c、d 为髓系肿瘤原始早幼红细胞异常有丝分裂象；e 为早幼红细胞发育不良，慢性粒单细胞白血病标本；f、g 为不同阶段椭圆形有核红细胞（插图为椭圆形早幼红细胞和晚幼红细胞），机制不明

三、参考区间及意义评判参考值

正常骨髓中，原始红细胞为 0～1.8%，早幼红细胞 0.6%～3.2%。原始红细胞是骨髓中原始细胞最多的一种。诊断意义参考值有决定性和参考性两种：当有核红细胞≥80%且原始红细胞≥30%时，可以归类为纯红系细胞白血病，即急性红血病。我们认为当有核红细胞>50%和原始（或原始和早幼）红细胞>20%时，（绝）大多数是髓系肿瘤。原始红细胞>2%和早幼红细胞>5%时有参考意义，可以评判为红系造

血旺盛,常见的贫血,如 MA、HA 和 IDA 等。增生最明显的是 MA,其次是 HA,一般为原始红细胞轻度增加(<5%)、早幼红细胞明显增加但<10%。通常,当两者合计>7%~10%可评估红系造血旺盛,>10%~20%指示红系造血明显异常,>20%~30%大多意味着红系的肿瘤性增殖。外周血出现原始早幼红细胞为造血显著异常的结果,见于纯红系细胞白血病、原发性骨髓纤维化(primary myelofibrosis,PMF)和切脾后。

评估幼红细胞的病理意义还需要考虑系列的成熟性以及结合血象和临床信息。纯红系细胞白血病和少数 MDS,原始早幼红细胞增加伴有成熟障碍;巨大、多核或明显核异质的原始早幼红细胞,除了见于纯红系细胞白血病和 MDS 外,还见于严重的感染性疾病和造血肿瘤化疗后,但当出现显著的核形畸变和/或数量又明显增高时则可以考虑为肿瘤性病变细胞。

第三节 中幼和晚幼红细胞

在骨髓中,原始红细胞和早幼红细胞通常各分裂一次,中幼红细胞分裂 1~3 次,最后可以分化为 8 个至 32 个的晚幼红细胞。但在正常情况下,骨髓中有核红细胞仅为部分处于增殖状态。

一、正常形态学

早幼红细胞成熟为中幼红细胞是胞核的成熟程度(胞核进一步收缩,胞核和胞体变小)和胞质的血红蛋白生成量(血红蛋白的嗜酸性替代核糖核酸的嗜碱性)的增加。

1. 中幼红细胞　直径约 10~15μm。异染色质凝结明显,染色质块状,块间有空白点(常染色质仍较明显);胞质丰富,因血红蛋白大量生成被染成灰蓝带有红色或红色透有灰色的混合色(图 8-14);胞体大体圆形,周边可见宽大皱褶的裙边状,胞质小的内陷部分为噬铁蛋白现象。超微结构示核孔增多和增大,细

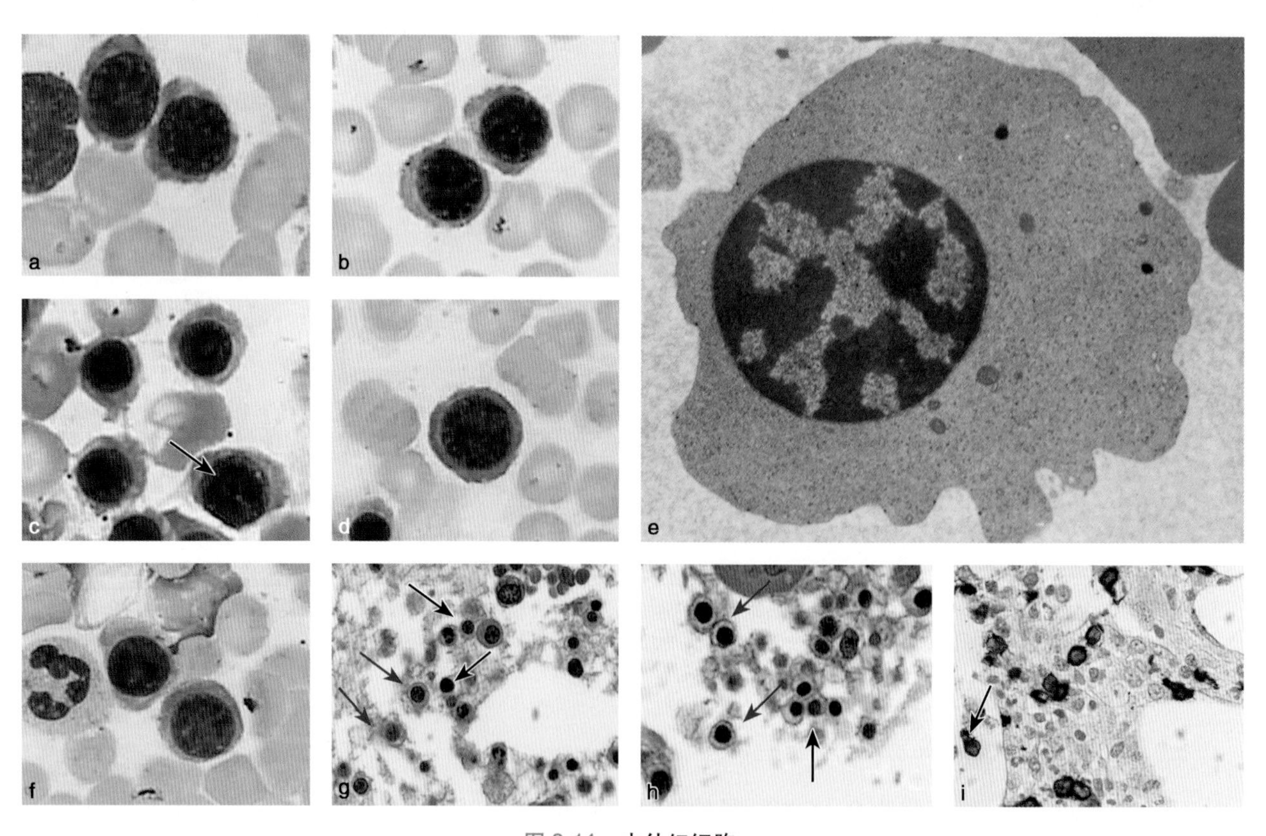

图 8-14　**中幼红细胞**

a~d、f 为中幼红细胞;e 为超微结构,可见含铁小体,其他细胞器少见(采自阮幼冰主编《血液病超微病理诊断学》);g、h 为骨髓切片中幼红细胞(红色箭头)和晚幼红细胞(黑色箭头,胞核深染、胞质较丰富、着色稍为浑厚偏深);i 为 CD235α 标记染色,中晚幼红细胞阳性,是区分淋巴细胞和其他相似细胞的指标

胞器减少，可见一些含铁小体(siderome)。骨髓切片中，中幼红细胞是规则圆形，胞体比粒细胞小，胞核着色较为均匀，明显比粒细胞为深，在胞核周围可见稍为丰富而着色较浅的胞质。

2. 晚幼红细胞　中幼红细胞经最后一次有丝分裂，细胞进一步缩小，成熟成为晚幼红细胞。形态为胞体基本圆形、大小直径约为9~13μm；胞核小，居中或偏位，因染色质致密高度凝聚(固缩)而呈致密的深紫红色；胞质较丰富，因血红蛋白合成已较充分而显示明显的灰红色而接近红细胞，还因含有少量RNA，胞质仍显示多色性，但是红色中透有灰色(或灰红色)与中幼红细胞不同(图8-15)，胞质完全血红蛋白性染色(正色素性)则为少见；胞质周边可呈不规则状或裙边状。超微结构可见位于核旁的铁颗粒，其他细胞器，包括线粒体明显少见，可见逸核胞核。骨髓切片中，晚幼红细胞胞体更小，接近淋巴细胞大小，胞核着色均匀更深，在胞核周围可见较丰富而着色稍为浑厚偏深的胞质(图8-14h)。

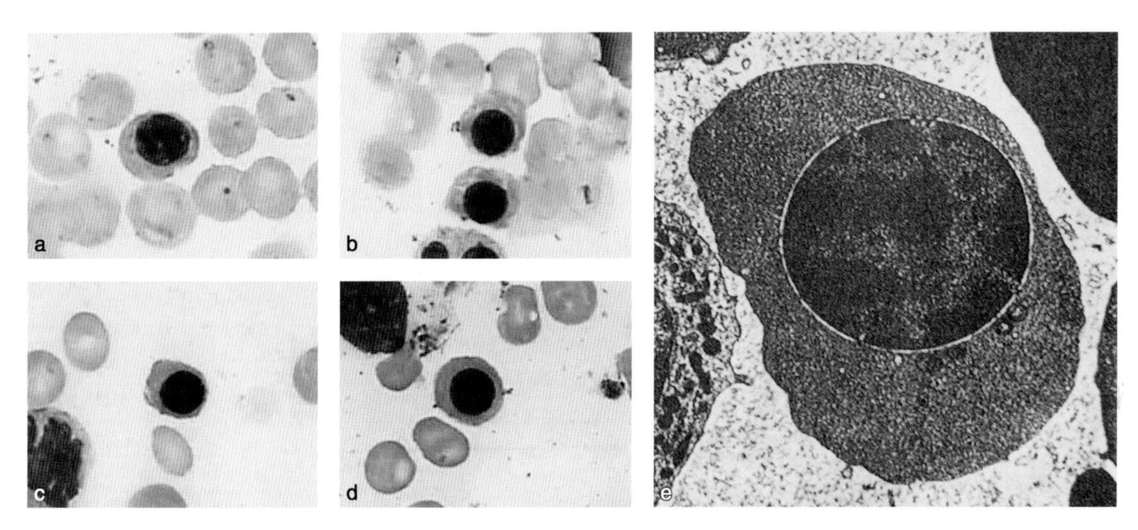

图8-15　**晚幼红细胞**

a~d为不同形态晚幼红细胞；e为超微结构，可见含铁小体，其他细胞器少见

3. 细胞化学染色和免疫表型　最明显而有意义的是铁染色、PAS和CD235α。经普鲁士蓝染色后，中晚幼红细胞胞质中可见细小铁粒，不超过5颗，当铁粒>5颗时为异常，出现环形铁粒幼细胞是铁沉积线粒体发生细胞变性的显著异常。正常中晚幼红细胞PAS阴性，纯红系细胞白血病、伴有核红细胞增多的AML和MDS等髓系肿瘤时则可以呈阳性反应；与原始早幼红细胞不同的是，这些疾病中中晚幼红细胞阳性PAS呈弥散性分布。免疫表型(细胞免疫化学或组织免疫化学)为CD235α(GPA)阳性。

二、异常形态学

相对于正常形态，细胞大小和质量方面的改变。临床上最常见的是胞核巨幼变和畸形与胞体增大，胞体变小与胞质血红蛋白合成不足或过量，核质发育不同步等形态。

1. 巨幼变中晚幼红细胞　也为MA重要的形态学异常。共性特点：胞体大和胞核染色质明显稀疏。胞体直径可达30~50μm，染色质仍有类似烟头丝样或鱼鳞状结构，副染色质明显。中幼红细胞胞质丰富，因血红蛋白增加而呈明显的嗜酸性；晚幼红细胞胞质丰富，因血红蛋白合成过多而常显示正色素性(图8-16)。

2. 类巨变幼红细胞　典型的巨幼变细胞形态学(图8-6和图8-16)可以限定用于维生素B_{12}和/或叶酸(folic acid，FA)缺乏时的形态学术语。它是由体内FA和/或维生素B_{12}缺乏导致细胞DNA合成障碍，骨髓幼红细胞生成增多伴胞核增大和染色质松散，粒细胞等多种细胞几乎同时或先后发生的细胞巨幼变(megaloblast)。最显著的形状变化是细胞增大和细胞核的肥大，不过巨幼变和类巨变细胞在形态上有一部分重叠，但它们表现的典型性(形态)和显著性(数量)的特性和旁证(其他细胞的变化特征，包括原始细

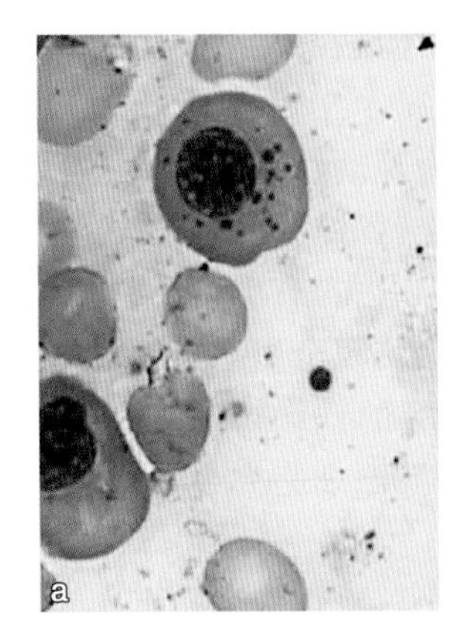

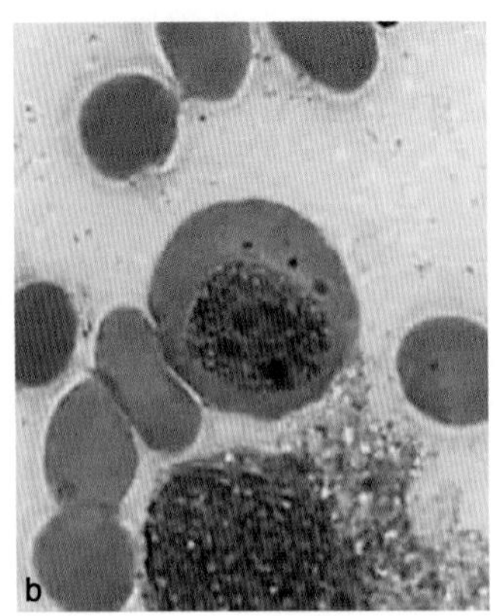

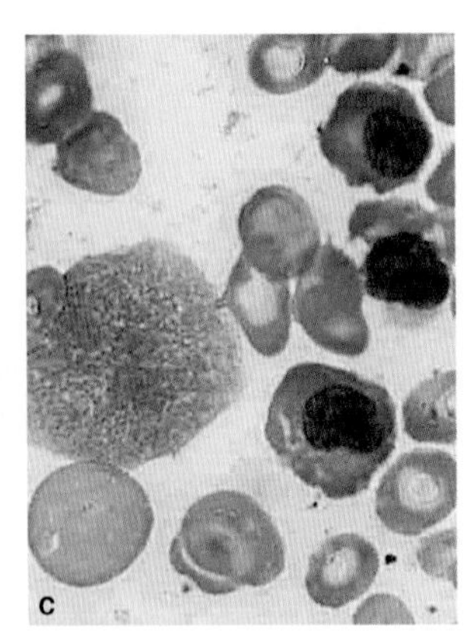

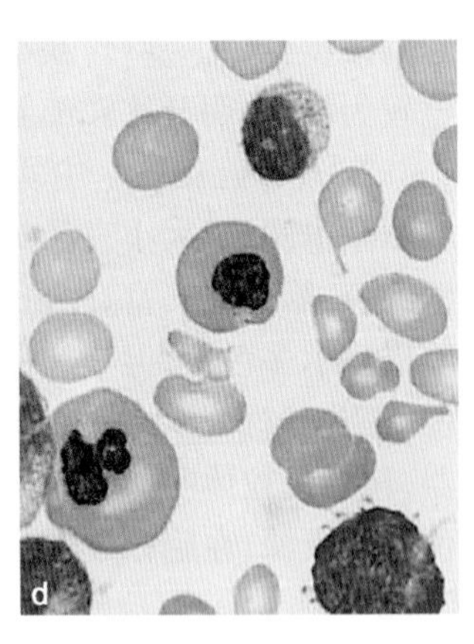

图 8-16 **巨幼变中晚幼红细胞**

a~c 为巨幼变中幼红细胞,伴有胞核轻度异形和核质发育不同步;d 为巨幼变晚幼红细胞伴胞核轻度异形,胞质血红蛋白含量过多

胞)有明显不同。因此,把握整体形态学可以发现与髓系肿瘤(主要见于纯红系细胞白血病、伴有核红细胞增多 AML、MDS 和 MDS-MPN 等)中的类巨变细胞形态学上的差别(表 8-2)。

表 8-2 有核红细胞巨幼变与类巨幼变

项目	巨幼细胞贫血幼红细胞巨幼变	幼红细胞类巨幼变	
		红(白)血病	MDS
细胞阶段	各阶段,但原早期尤其显著	原早阶段多见	常为晚幼红和中幼红
体积增大	胞核为主	不定	胞质为主
核染色质	均匀细致烟丝样	常见粗糙	常见紧密甚至固缩
双核四核	可见	可见	可见
三核五核	不见	可见	可见
胞核成熟	显著幼稚	不定	常成熟过度
胞质成熟	基本正常	不定	显著
多个 H-J 小体*	易见	相对少见	相对少见
幼红细胞>60%	少见	红血病全>60%	少见
总体巨幼变细胞	典型而显著	少见典型巨幼变	少见典型巨幼变
细胞肿瘤性变	不见	易见	可见
旁证细胞巨变	晚幼杆状核粒细胞	常不明显	常不明显
旁证原始细胞	不见或偶见	多见	不见或多见
给予 $VitB_{12}$ 或 FA**	消失	不消失	不消失

* Howell-Jolly 小体,** 维生素 B_{12} 或叶酸

类巨变(megaloblastoid)细胞形态学是与造血物质缺乏无关,是以细胞增大、胞质丰富而胞核相对增大(多不显著)的不典型巨幼变为特征。类巨变中晚幼红细胞是类巨变有核红细胞的常见类型,胞体增大常明显于胞核,核染色质松散不明显,多为致密状染色质,胞质血红蛋白染色明显(图 8-17)。

3. 核质发育不同步中晚幼红细胞 也有两种情况:见于 MA 的"核幼质老"的核质发育不同步(图 8-16)和见于 IDA 的"核老质幼"的核质发育不同步幼红细胞。前者主要见于 MA,也见于伴有核红细胞异常生成的 AML 和 MDS 等。后者主要见于 IDA,系血红蛋白合成不足,胞核发育基本正常而胞质发育不同步

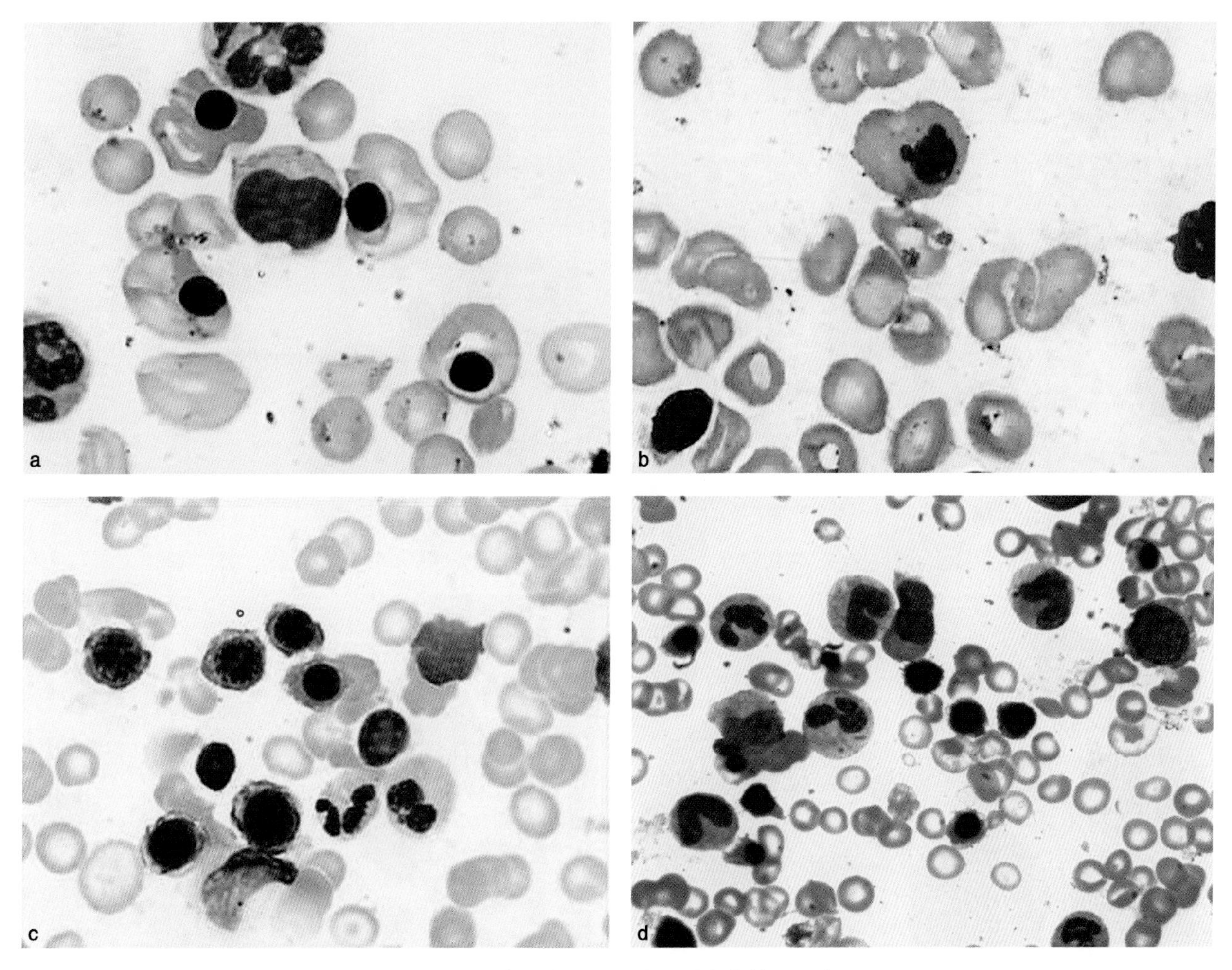

图 8-17　**类巨变幼红细胞小型中晚幼红细胞**

a 为类巨变晚幼红细胞,胞体增大、胞核常不增大,染色质致密和胞质明显红染;b 为类巨变晚幼红细胞核芽等改变,向核碎裂发展;c 为 IDA 不同阶段幼红细胞呈明显的小型性变化,胞核染色比正常幼红细胞为深;d 为中晚幼红细胞显著小型、胞质少且蓝染明显,除了 IDA 外还见于 α 地中海贫血(轻中型)

(胞质发育不良)所致,显示相对"核老质幼"的小型中晚幼红细胞(图 8-18)。"核老质幼"的小型中晚幼红细胞的特点为胞体小于正常,胞质量偏少,边缘不齐、染色偏蓝,易见胞质中空状,偶见点彩,胞核明显固缩(见于晚幼红细胞,故也有称之侏儒幼红细胞)。

4. 炭核中晚幼红细胞　炭核幼红细胞与侏儒幼红细胞形态有相似性,不过炭核幼红细胞重在胞核的高度固缩,而胞质常见丰富和较明显的血红蛋白着色(图 8-18),主要见于慢性再生障碍性贫血(aplastic anemia,AA)、地中海贫血、SA、髓外造血和 MDS-MPN 等。

5. Howell-Jolly 小体幼红细胞　Howell-Jolly 小体是骨髓红系造血过快或无效造血的结果,为胞核成熟过速时核的逸出物或核碎裂所致(图 8-18),属于凋亡的一种早中期阶段形态。胞质内 Howell-Jolly 小体多少不一,多颗出现比单颗出现更有评估价值。临床上多见于 MA、HA 和骨髓无效造血等造血疾患,在 MDS 中为一般性所见。检出少数的 1~2 个 Howell-Jolly 小体也可见于 IDA;而某些特殊感染等疾病可见数量众多的 Howell-Jolly 小体。

6. 嗜碱性点彩幼红细胞　嗜碱性点彩幼红细胞(basophilic stippling erythroblast)为胞质出现多少和粗细不一的嗜碱性点彩颗粒,系核糖核酸的变性凝聚。除经常提及的铅中毒和 HA 易见嗜碱性点彩幼红细胞外,还易见于 MA、慢性肾功能衰竭、MDS 和重症感染等疾病(图 8-18)。还有一种嗜酸性点彩红细胞(eosinophil stippling erythrocyte),又称嗜红色点彩红细胞,意义与 Howell-Jolly 小体基本相同。

7. 核桥中晚幼红细胞　在中幼红细胞分裂中,可以出现两个核之间有稍粗的核带相连的桥联(internuclear bridging,INB)形态(图 8-19),一般描述的核桥中晚幼红细胞指两个核之间有粗的核带者。单个幼

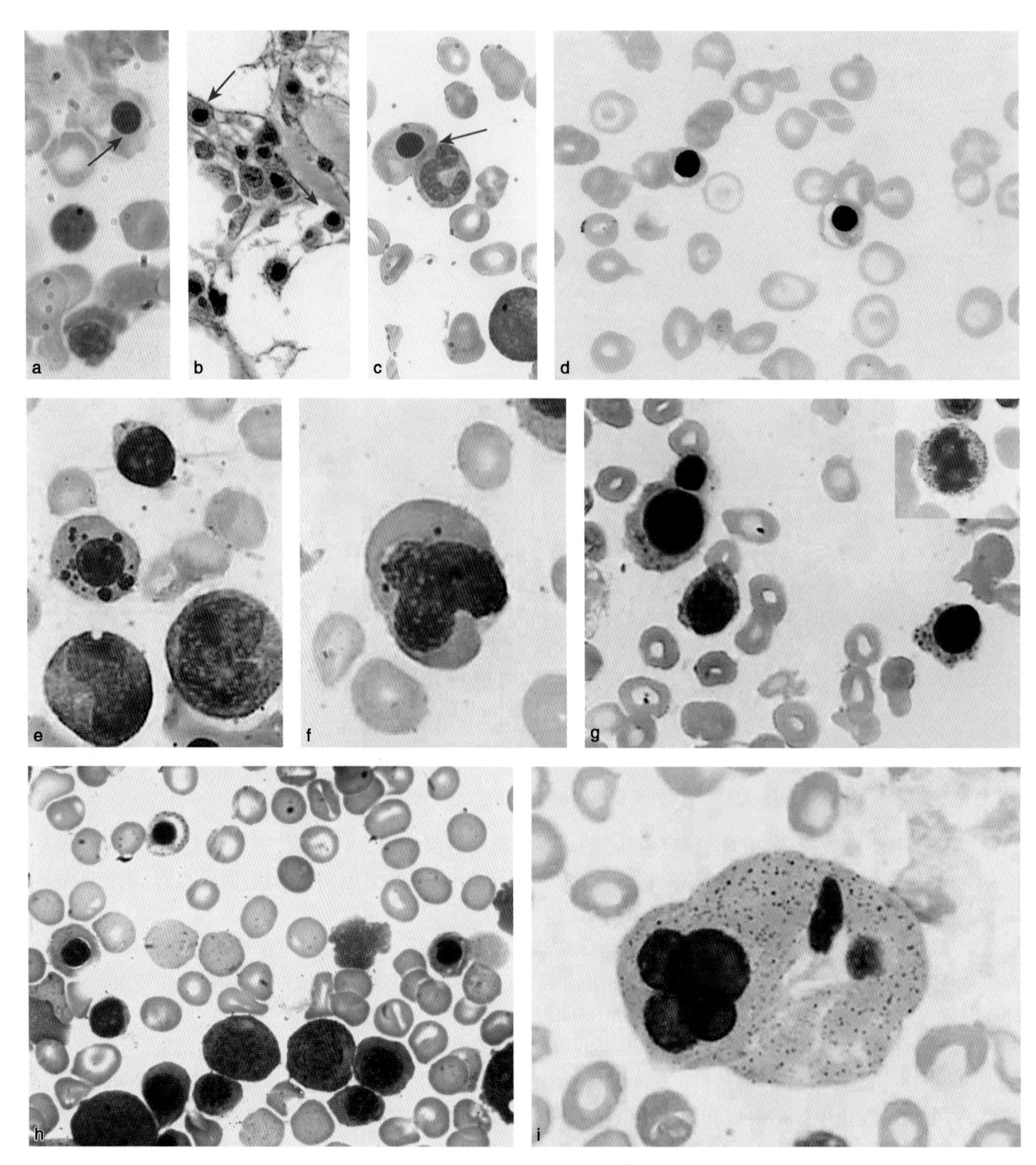

图 8-18 **炭核、Howell-Jolly 小体和嗜碱性点彩幼红细胞**

a、b 为 AA 骨髓涂片和切片炭核晚幼红细胞；c 为 MDS-MPN 标本炭核晚幼红细胞；d 为 β 地中海性贫血外周血标本，2 个晚幼红细胞胞核高度浓缩类似“炭核”，胞质血红蛋白色明显；e 为 MA 大小显著不一的 Howell-Jolly 小体；f 为 MDS 标本中的胞核畸形和 Howell-Jolly 小体；g 为嗜碱性点彩早中幼和晚幼红细胞，插图为嗜碱性点彩中幼红细胞有丝分裂，HA 标本；h 为嗜碱性点彩晚幼红细胞和红细胞，铅中毒标本；i 为嗜碱性点彩巨晚幼红细胞，纯红系细胞白血病标本

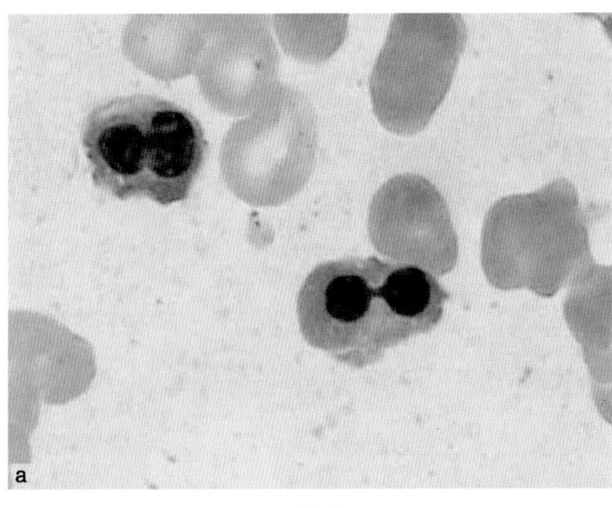
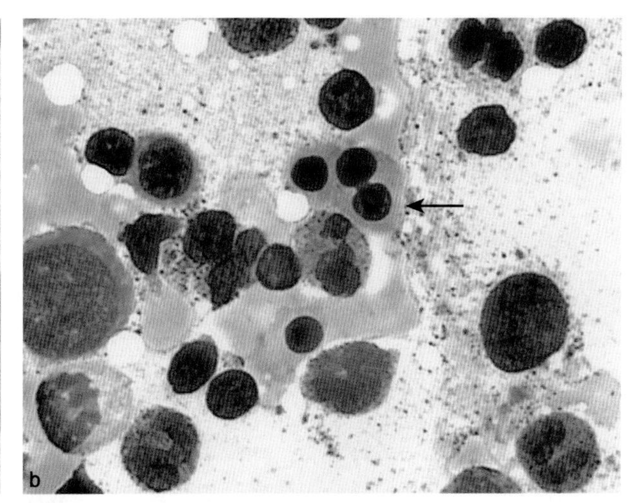
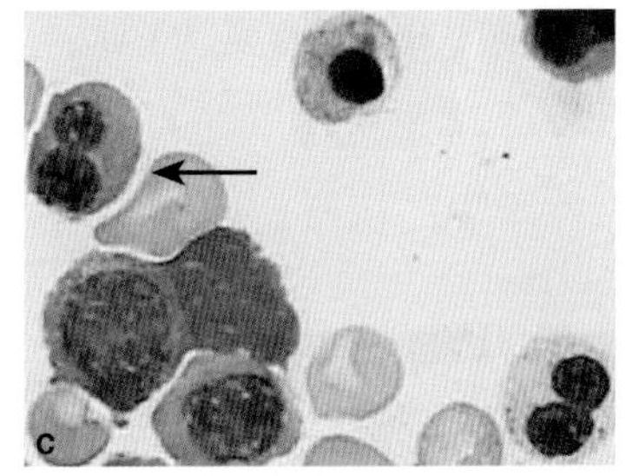
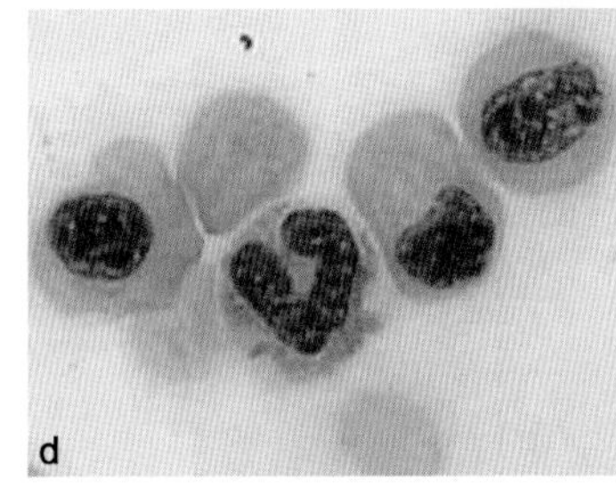
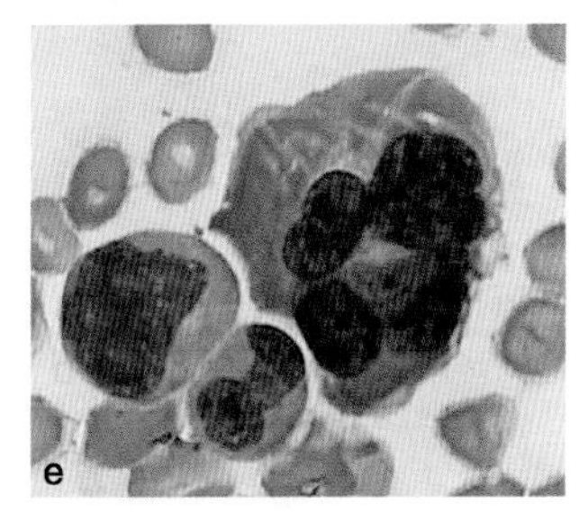
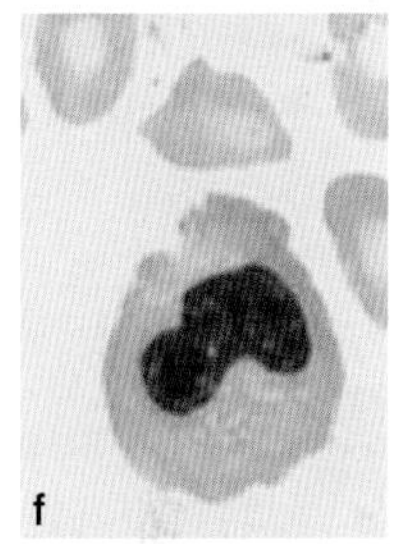

图 8-19　核桥中晚幼红细胞和胞核畸形中晚幼红细胞

a 为晚幼红细胞核桥联,MDS 标本;b 为中幼红细胞核桥联,MDS 骨髓印片;c 为核桥中幼红细胞,MDS 标本;d 为图 8-10f 病人外周血涂片,3 个中幼红细胞核形异常;e 为胞核畸形和胞质异常的巨大晚幼红细胞,MDS 标本;f 为核畸形晚幼红细胞,PMF 标本

红细胞两叶核间由较宽基部相连者又称为亚铃样核。见于红系造血旺盛时的各种贫血,在一部分 MDS 标本中也易见。IBN 与见于先天性红细胞生成异常性贫血的特征性形态——核间染色质桥(尚未完全分开的幼红细胞中有连接两个细胞核的核丝不同)

8. 胞核畸形中晚幼红细胞　中晚幼红细胞的胞核畸形是胞核的异常改变,属于核异质形态,主要见于红系肿瘤、MDS、AML 和 PMF(图 8-19),也见于重症感染。

9. 双核和多核中幼红细胞　双核和多核中幼红细胞(图 8-20),见于许多疾病,也偶见于正常骨髓,但胞核大小不一双核和多核见于髓系肿瘤和重症感染(对骨髓造血的严重刺激)。常见特点为染色质疏松、紧密不等,胞质丰富,核质发育常不平衡。在晚幼红细胞中也可见类似的多核(图 8-20),也可称为核碎裂。

10. 核碎裂中晚幼红细胞　多见于晚幼红细胞和中幼红细胞。特点为胞核呈分叶状、梅花样及花瓣状,胞体常增大(图 8-21),胞质血红蛋白色明显,为有核红细胞生长快或无效造血(凋亡)的结果。见于 MDS、MA、红血病、慢性(遗传性)溶血性贫血、重症感染、AML 和淋系肿瘤,在意义评判中,常需要结合临床特征和其他实验室检查加以整合。

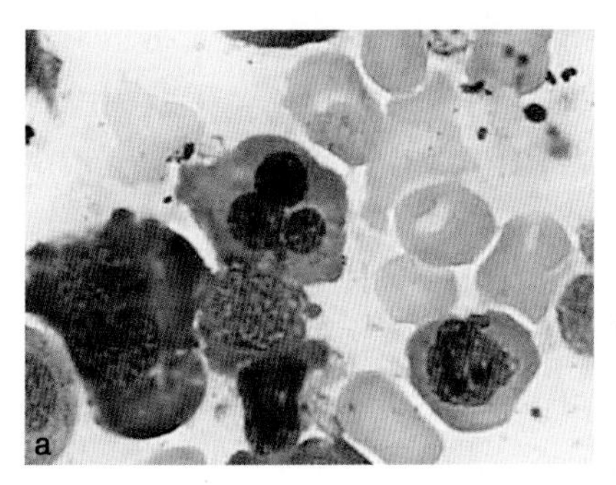
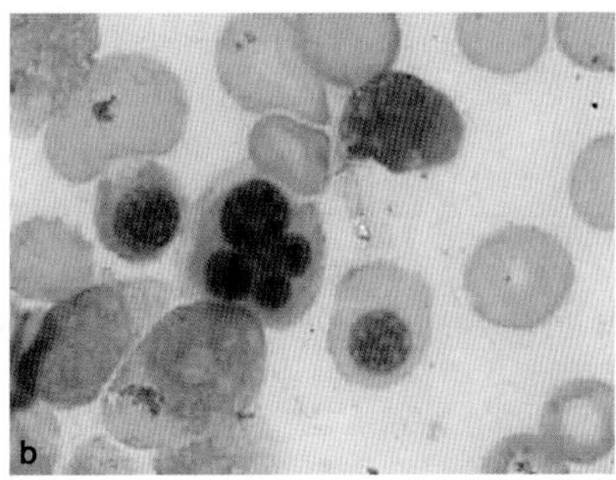
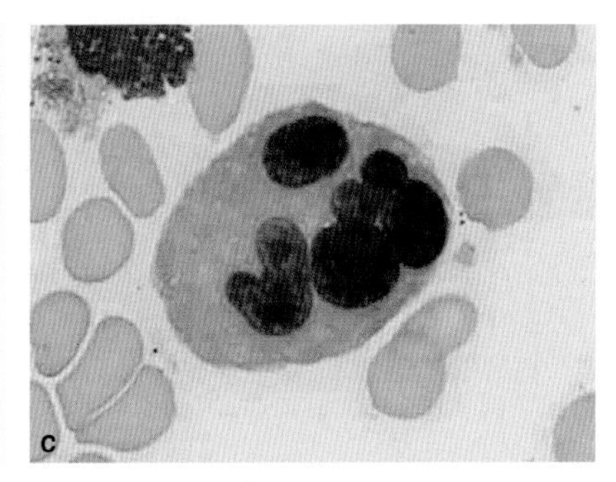

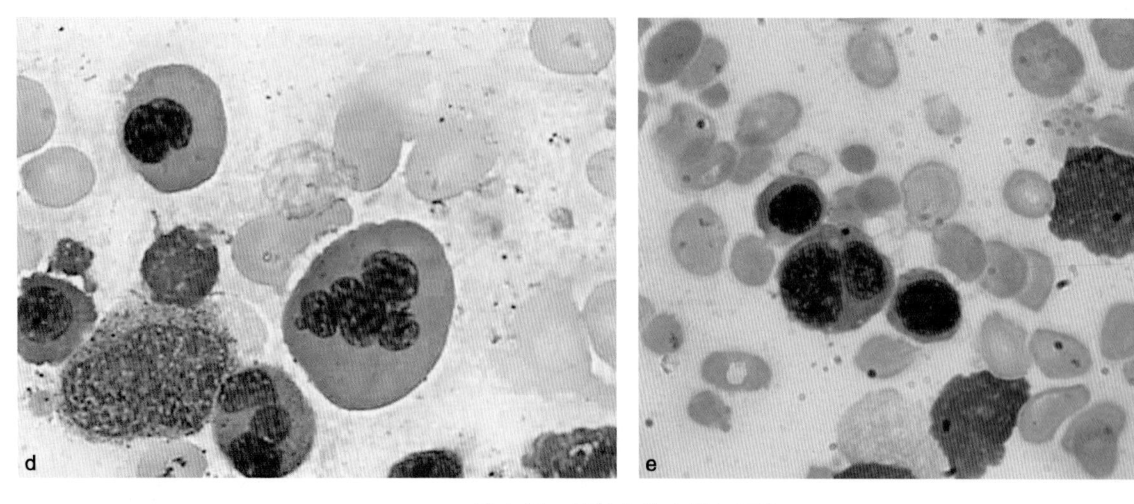

图 8-20 **双核多核中幼红细胞**

a~c 为 3 个核、4 个核和大小不一多核中幼红细胞，见于髓系肿瘤，也偶见于重症感染；d 为多核中幼红细胞，MA 标本；e 为 MDS 标本大小不一双核中幼红细胞

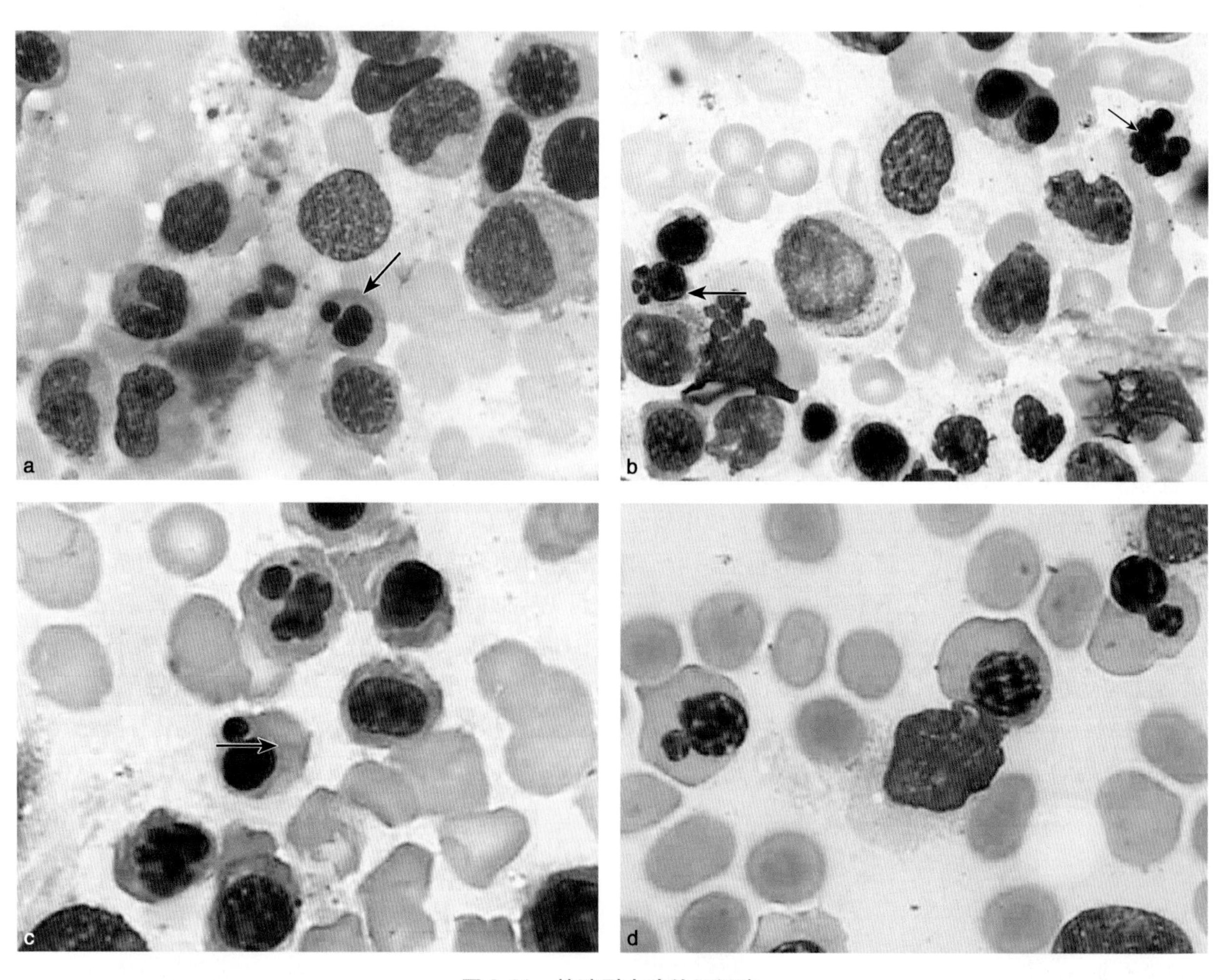

图 8-21 **核碎裂中晚幼红细胞**

a 为核碎裂晚幼红细胞，MDS-MPN 标本；b 为 CMML 的核碎裂晚幼红细胞与右上方 1 个双核早幼红细胞；c 为 MDS 核碎裂中晚幼红细胞；d 为 MA 中晚幼红细胞核碎裂

11. 有丝分裂异常中幼红细胞　有丝分裂中幼红细胞少见，易见时为造血旺盛或有核红细胞增多AML和MDS。异常分裂象有染色体多极性和结构排列异常等（图8-22），主要见于造血与淋巴组织肿瘤，良性疾病少见。有丝分裂象晚期，有丝相连的子细胞增多也见于许多贫血等良性血液病。

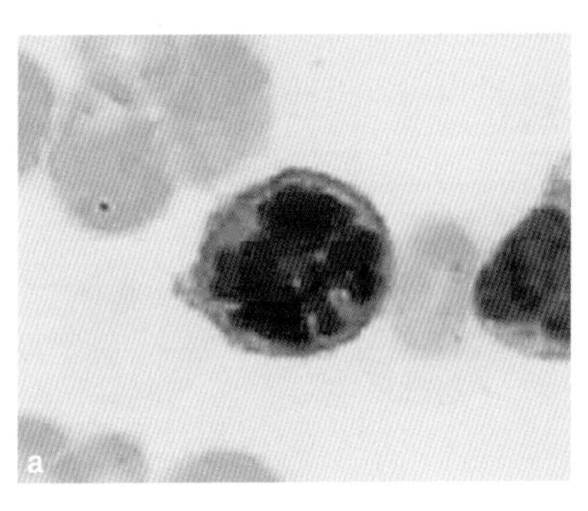
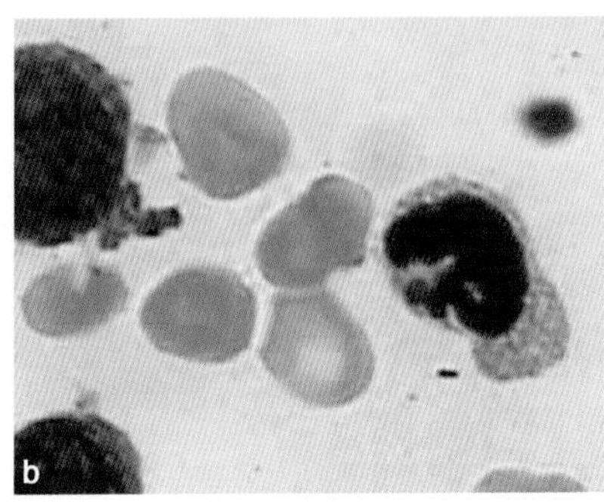
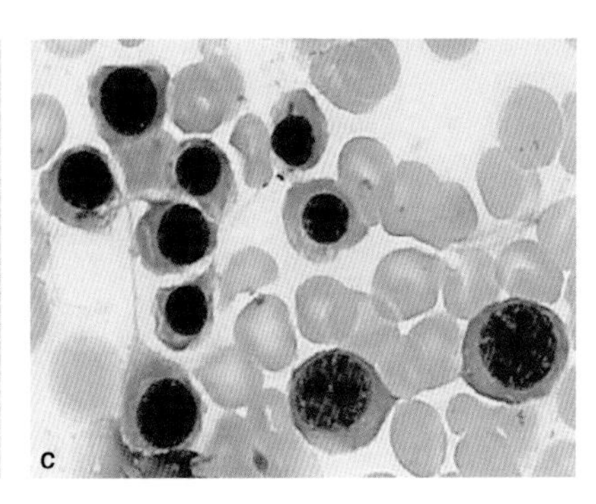

图8-22　**有丝分裂异常中幼红细胞**

a为中幼红细胞有丝分裂；b为胎儿样有丝分裂中幼红细胞，MDS标本；c为四对胞质丝相连（胞质桥连）分裂象晚期子细胞，右下一对为早幼红细胞，HA标本

12. 中晚幼红细胞造血岛　正常骨髓涂片中不见中晚幼红细胞造血岛，检出时表示红系异常生成或造血旺盛，多见于纯红系细胞白血病、伴有核红细胞增多AML和MDS、重症感染、MA、IDA和其他急重疾病。中晚幼红细胞造血岛与原始早幼红细胞不同的是造血岛中间几乎都有巨噬细胞护卫（图8-12）。

13. 铁粒幼细胞和环形铁粒幼细胞　正常幼红细胞胞质中经普鲁士蓝反应可见0~5颗铁粒，铁粒幼红细胞（sideroblasts）有1~2颗铁粒称为Ⅰ型铁粒幼细胞，有3~5颗称为Ⅱ型，有6~10颗称为Ⅲ型，Ⅳ型含有铁粒10颗以上。Ⅱ型为常见于正常的铁粒幼细胞，Ⅰ型多见于IDA等缺铁时，Ⅲ型和Ⅵ型为铁粒增加的病理性铁粒幼细胞（见于铁负荷或利用障碍时），当铁颗粒环绕核周排列则称为环形铁粒幼细胞（ringed sideroblasts，RS）。铁粒红细胞为红细胞内出现蓝色细小颗粒。电镜观察，可见粉尘状或斑块状含铁微粒在线粒体嵴间大量沉积，线粒体呈扭曲、肿胀、畸形、线粒体嵴难以辨认、膜结构破坏或模糊不清。

RS的一般标准为胞质中含有铁粒≥6颗，围绕核周排列成1/3圈以上者；WHO标准（2017）为沉积于胞质铁粒≥5颗，环核周排列≥1/3者；MDS形态学国际工作组（International working group on morphology of myelodsplastic syndrome，IWGM-MDS）标准（2008）为铁粒≥5颗，围绕核周排列成≥1/3或以任何形式比较有规则环绕胞核排列者（图8-23）。IWGM-MDS还将铁粒幼细胞简分为3个类型：Ⅰ型为胞质铁粒<5颗；Ⅱ型为胞质铁粒≥5颗，但无环绕核周排列；Ⅲ型即为RS。

通常将幼红细胞铁粒>5颗铁粒称为病理性铁粒幼红细胞。铁粒可散在于细胞质中，也可沉积于线粒体内（图8-23）。胞质铁粒增多因铁利用不佳，常伴有铁颗粒增粗，严重者沉积于线粒体的铁粒并环胞核

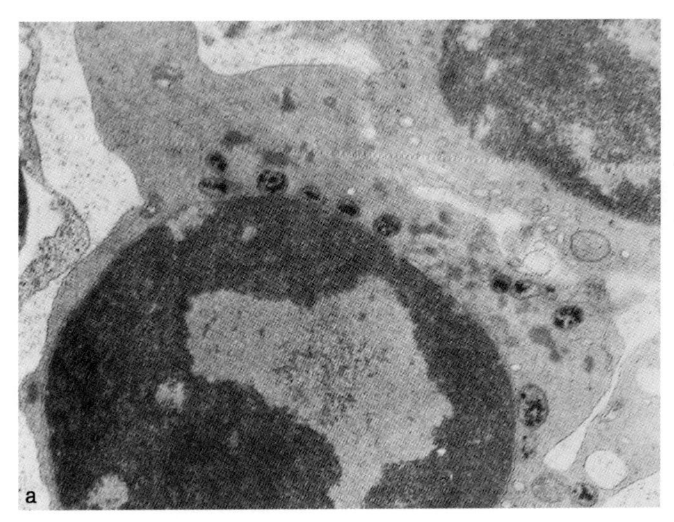
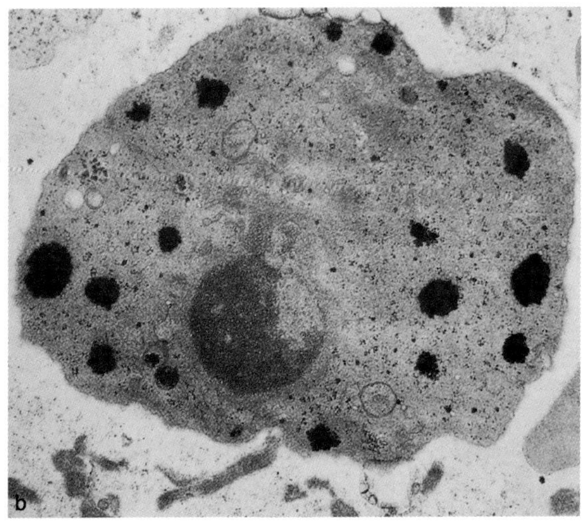

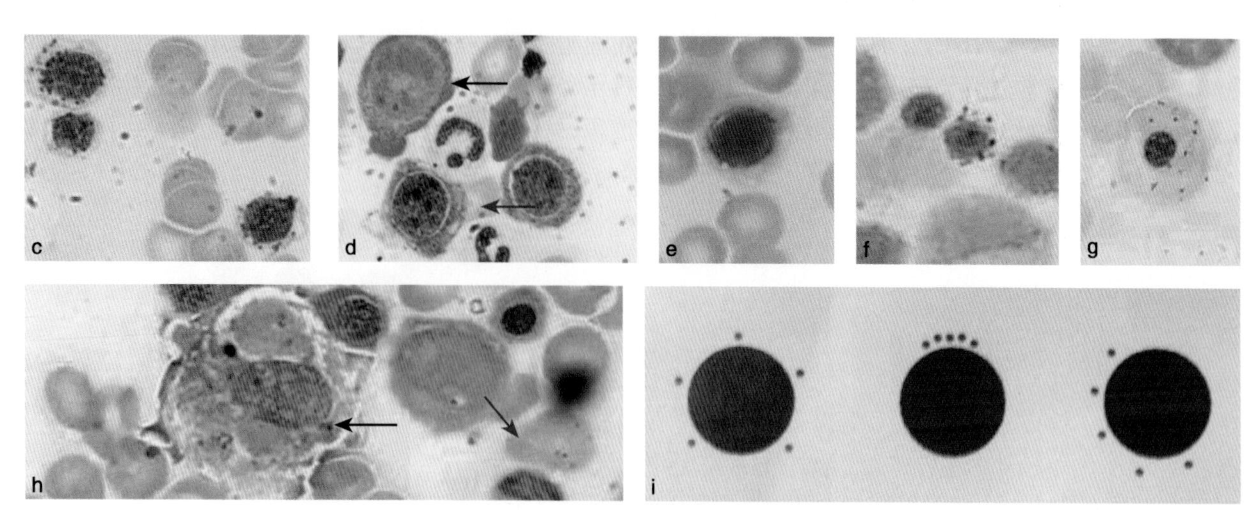

图 8-23 **环形铁粒幼细胞和环绕核周模式**

a 为 RS 超微结构,铁颗粒环绕核周排列;b 为铁粒粗大 10 颗以上,散在于细胞质;c~f 为 RS,红色箭头为早幼红细胞 RS,黑色箭头为铁粒原始红细胞;g 为非环形的铁粒 10 颗以上病理性铁粒幼细胞;h 为铁粒红细胞(红箭头)与铁粒巨噬细胞(黑箭头);i 为 IWGM-MDS 描述 RS 环核排列的多种模式

排列(RS)。铁粒异常见于铁负荷性贫血或铁利用不良性贫血,诸如 SA、难治性贫血(refractory anemia,RA)、AA、MA、地中海贫血、纯红系细胞白血病和 MDS。

14. 中晚幼红细胞其他异常　其他异常为不能归入上述形态的一些异常。包括不规则核形(如不完整核膜)、异常核染色质(如着色和浓浅不一)、核芽和其他的异形性核突起等(主要见于纯红系细胞白血病、MDS 和重症感染)外,还有胞质异常和幼红细胞聚集(图 8-24),后者为不完整的幼红细胞造血岛,指示骨髓红系造血旺盛,如增生性贫血。此时,即使骨髓细胞减少,也可提示旺盛的红系造血与红细胞过多破坏或与幼红细胞原位溶血有关,如重症感染、噬血细胞综合征等。

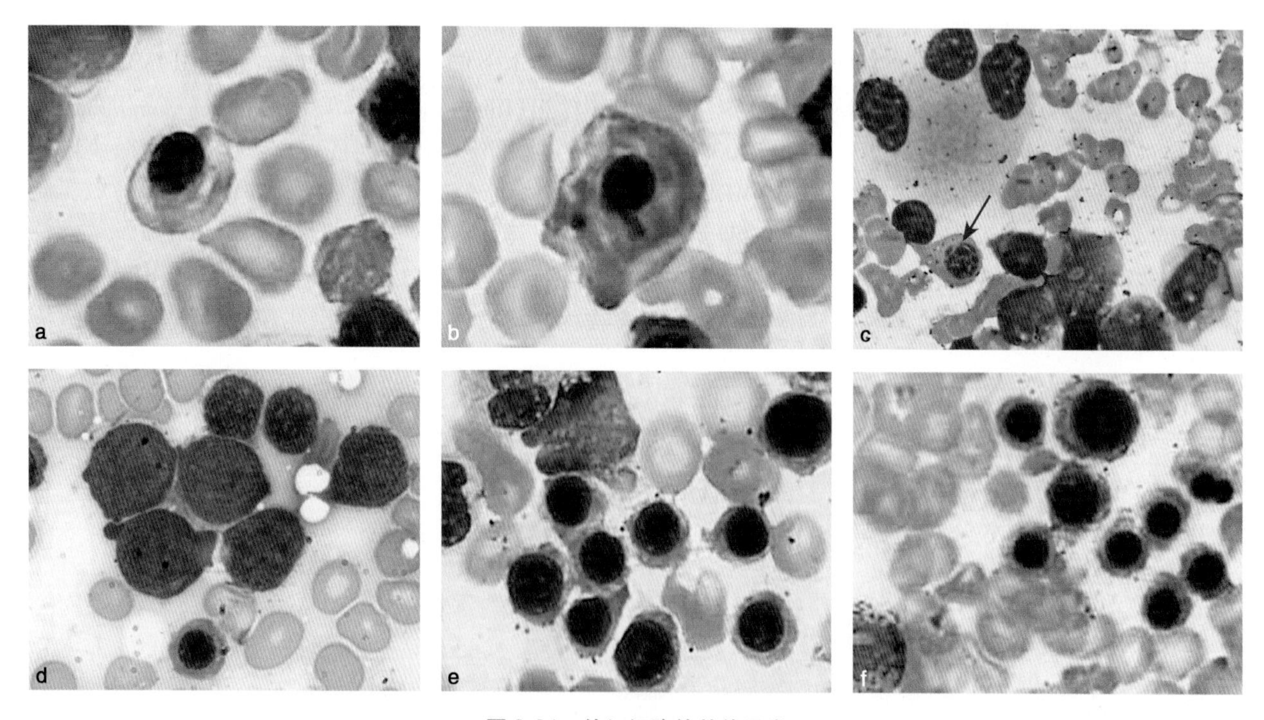

图 8-24 **幼红细胞的其他异常**

a 为胞质丰富和轮状中空(血红蛋白缺失)类巨变晚幼红细胞;b 为胞质丰富、条状中空现象类巨幼变晚幼红细胞;c 为胞质丰富和血红蛋白增加与轮状、大块状染色质异常中幼红细胞,其上方 1 个逸巨核细胞;d~f 为类似组织结构的聚集现象,分别为原始红、中幼红和中晚幼红细胞聚集现象,示红系造血旺盛或紊乱

三、参考区间及意义评判参考值

正常骨髓中，中幼红细胞6.4%~16.4%，晚幼红细胞7.0%~17.4%。幼红细胞的数量异常可以评估造血的程度。幼红细胞<15%时意味着红系造血不足，<5%~10%时为红系造血明显减低，>35%时可视为红系造血亢进，>60%时示造血显著亢进或红系肿瘤性造血。纯红系细胞白血病，幼红细胞在80%以上。一部分AML、MDS、MA、IDA、难治性贫血RA和SA可见>60%，但除AML和MDS外，出现频率不高。

中晚幼红细胞增多的贫血主要见于IDA、HA、RA、SA等多种贫血，有胞体小型改变为基本特征者，多为IDA、SA、慢性感染性贫血、地中海贫血等。

红系病态造血细胞被用于表述MDS等髓系肿瘤造血异常(dysaplasia)的一种重要类型细胞。红系病态造血细胞与叶酸、维生素B_{12}和铁缺乏无明显关系，包括类巨变、双核多核、核畸形，Howell-Jolly小体、点彩、空泡、铁粒增多的和其他畸形的各种幼红细胞。巨大红细和铁粒红细胞虽认为不列入病态造血范畴，但可以反映骨髓造血紊乱。病态造血细胞与良性血液病中的部分异常细胞有重叠，评估时在结合临床和血象的前提下还需要注意病态造血细胞的数量和细胞病态(异常)的程度。

外周血无中晚幼红细胞，一旦出现即为异常，除了血液肿瘤外，任何一种贫血均可以在外周血中出现有核红细胞(绝大多数为晚幼红细胞和中幼红细胞)，如AA、IDA和MA可见低比例(一般不大于3%)晚幼和/或中幼红细胞，HA则可见较高比例。少数急性白血病、MDS、骨髓纤维化、HA和切脾术后，在外周血中可出现高比例中晚幼红细胞。

第四节　网织红细胞和红细胞

骨髓晚幼红细胞成熟后脱去胞核成为网织红细胞(reticulocyte, Ret)。Ret继续成熟，核糖体消失，转录停止，成为双凹圆盘形(成熟)红细胞。

一、正常形态学和参考区间

通常，幼红细胞成熟至晚幼红细胞阶段时，微管的中间丝和边缘带消失，波形蛋白减少，而局部位置的微管蛋白和肌动蛋白浓集，微管发生重组，触发靠近细胞中间部位发生有力收缩，脱去细胞核而成为Ret。Ret仍含有少量细胞器，尤其是核糖核体，故用煌焦油蓝、新亚甲蓝染色时显示蓝色网状或颗粒状结构而故名，但用Wright-Giemsa染色则为稍有蓝染感的多染性红细胞(polychromatic red cell)或年轻红细胞。随着Ret的最后成熟，运铁蛋白受体丢失，胞饮作用消失。正常人外周血网织红细胞为0.5%~1.5%，其体积比红细胞为大，直径约为7~9μm。

红细胞(erythrocyte, red blood cell)在正常静态下为双凹的圆盘形，其形态和大小的差异程度可以评估贫血的类型。正常成人红细胞直径约为7~8μm，厚度约为2~3μm，平均体积为90fl，无任何细胞器，可以看作一个由细胞膜包裹装满血红蛋白分子的囊，染色后大多为正细胞(normocytic)和正色素性(normochromic)。红细胞具有很强的可塑性，细胞可肿胀成容积为150fl的球形，也可变形通过直径为2.8μm的毛细血管。在Wright-Giemsa染色时，红细胞呈浅红色，中心区域较细胞周围明显浅染，显示红细胞的双凹面形态特征。红细胞在制片过程中有时可产生一些假性形态，如球形、靶性、棘形、钱串状。红细胞的形状还与涂片的厚薄和分布有关，同样标准的厚薄相匀的区域，有时也不容易观察；有时在涂片较薄的区域不见凹面的或淡染的形态特征。

二、异常形态学及其意义

红细胞在血液循环中100~120天的长生存期与红细胞膜具有围绕红细胞内容物旋转有关。红细胞膜骨架由高度折叠的六角性或五角形亚单位形成特有外形，也是引起静止红细胞双凹面形态的原因。细胞膜下结构中的收缩蛋白量的不足或突变可导致红细胞形态的异常(详见叶向军、卢兴国主编2015年人民卫生出版社出版的《血液病分子诊断学》)。任何外在和内在的(包括酶的变化)因素都可引起红细胞形态的异常改变,主要有细胞形状(abnormal shape)和细胞内容物(cell inclusions)变化两大类。

1. 形状改变红细胞

(1) 大网织红细胞:大网织红细胞(macroreticulocyte)多为应激红细胞,为急性贫血时对 EPO 的强烈反应或在 EPO 大剂量的刺激下,提早释放入血的网织红细胞。此种红细胞体积较大,RNA 含量较高,煌焦油蓝染色后网状或颗粒状物质丰富,与荧光染色细胞分析仪的“幼稚性”或“高、中等”荧光强度网织红细胞同义。

(2) 大红细胞和巨红细胞:红细胞平均直径大于>9μm 者称为大红细胞(macrocyte),>12μm(也有定义>15μm)称为巨红细胞(megalocyte,gigantocyte)。大红细胞或巨红细胞浓染且细胞淡染区消失者称为高色素性大红细胞或高色素性巨红细胞(hyperchromic megalocyte)(图 8-25)。MA、大红细胞性贫血、RA、肝病性贫血、HA 等许多造血系统疾患,都可见大红细胞和/或巨红细胞。通常 MA 时大红细胞或巨红细胞多而常呈椭圆形,结合其他信息常可提供诊断依据。

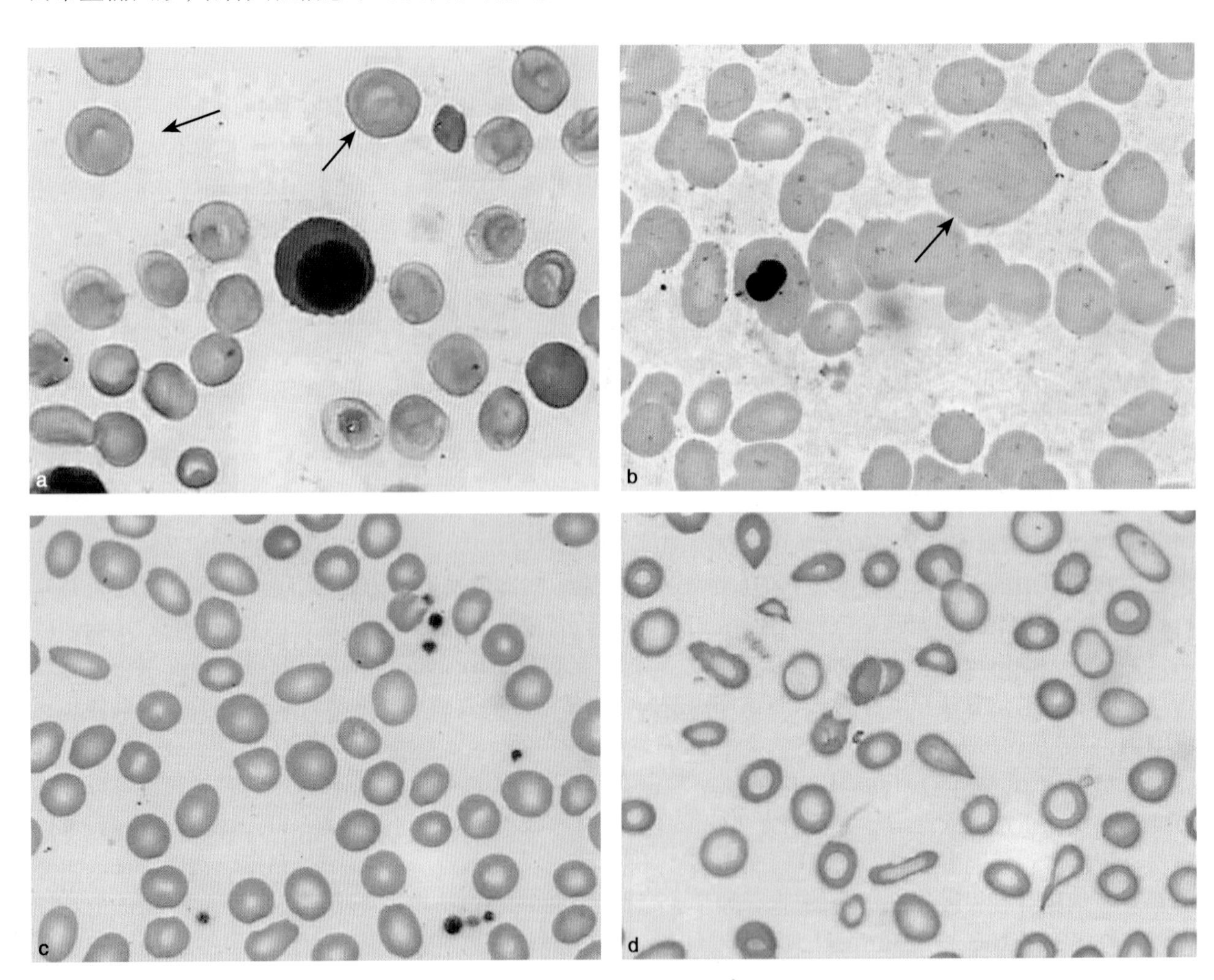

图 8-25 **大红细胞、巨红细胞、低色素性红细胞和泪滴形红细胞**

a 为大红细胞,中间一个为不典型巴细胞;b 为巨红细胞,示造血紊乱;c 为红细胞淡染为主;d 为重度 IDA 中央苍白区扩大、泪滴形和破碎的红细胞

(3) 低色素性小红细胞:低色素红细胞(hypochromic erythrocyte)有两种形态:红细胞淡染和中央苍白区扩大。前者为整个红细胞呈较均匀性淡染,无明显苍白区存在(图 8-25c)。低色素红细胞胞体小者称为低色素性小红细胞(hypochromic microcyte),其直径可小至 5μm。低色素性小红细胞和低色素红细胞是 IDA 的形态特点,但也见于 SA、铜缺乏性贫血、地中海贫血、慢性感染性贫血、铅中毒等。不过这些贫血的形态典型性和数量的显著性常不及 IDA,结合临床和铁染色则有更多的证据可资鉴别。

低色素红细胞也见于正常大小细胞和大红细胞，前者称低色素性正细胞，多见于早期或轻度的 IDA；后者称低色素性大细胞，见于混合性营养不良性贫血或 MA 伴有缺铁时。

（4）泪滴形红细胞：泪滴形红细胞（teardrop cell）为红细胞一端圆大，另一端尖小，犹如泪滴（图 8-25）。泪滴形红细胞见于许多疾病，也偶见于正常标本，评估中需要结合临床和其他血液学检查的信息。如患者脾脏肿大，血细胞计数异常，血片见少量幼粒细胞和/或幼红细胞，则对怀疑骨髓纤维化（myelofibrosis，MF）或血栓栓塞有参考意义。贫血患者中，泪滴形红细胞与其他异形红细胞明显共存时，提示病情较重。这除了 PMF 外，同样还见于病情较重的其他疾病（如地中海贫血、IDA），并常伴有血栓形成。

（5）盔形红细胞：盔形红细胞（helmet red cell）又称裂片状红细胞（schizocyte，schistocyte）、角细胞（keratocytes）和碎片红细胞（fragmented cell），为红细胞在通过微血管时受到牵拉而撕裂成带锐角（2～3 个）的盔形，为红细胞残缺的特殊形态（图 8-26）。贫血患者外周血涂片中易于检出盔形红细胞时，对诊断血栓性血小板减少性紫癜、弥散性血管内凝血、损伤性心源性溶血性贫血等微血管溶血性贫血（microangiopathic hemolytic anemia，MHA）可以提供重要的诊断依据。如盔形红细胞与嗜碱性点彩红细胞同时存在时则更有评估意义，它们众多出现（>3%～5%）也可提示疾病的严重性。

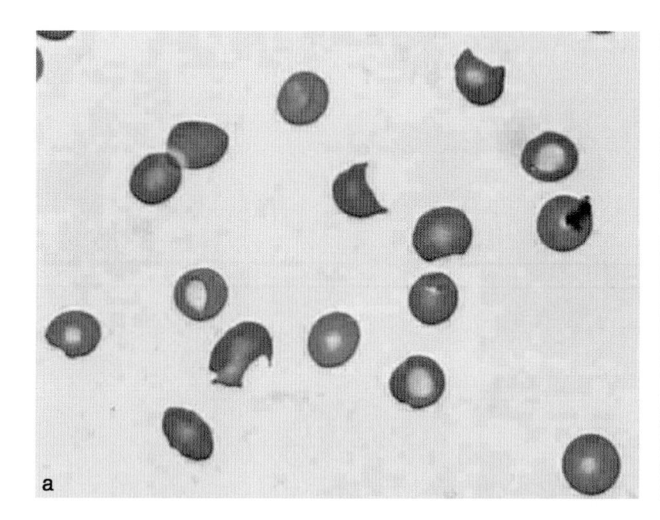

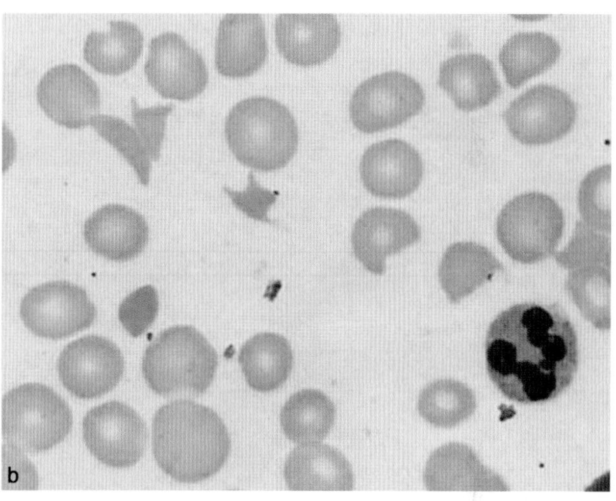

图 8-26　**血片不同形状和大小的盔形红细胞**

（6）破碎红细胞：破碎红细胞为红细胞不带锐角的不规则缺损或不完整细胞膜的小红细胞或所有不完整红细胞的总称。正常外周血中可见破碎红细胞（参考区间<1%），增加见于 MHA、损伤性心源性溶血性贫血、行军性血红蛋白尿和 IDA 等。IDA 是临床上破碎红细胞最常见和数量又多的贫血，常在 3%～5%以上，故也称 IDA 为破碎红细胞增多综合征。

（7）球性（红）细胞：球性（红）细胞（spherocyte）为高色素性小红细胞，细胞直径常小于 6μm，红细胞厚度增加，中央浅染区消失而浓染（图 8-27），常呈球形口形，故又称球形口形红细胞。临床上，球形细胞最常见于自身免疫性溶血性贫血（autoimmune hemolytic anemia，AIHA），常在 2%～15%之间；数量众多（>20%～25%）的疾病大多是遗传性球性红细胞增多症（hereditary spherocytosis，HS），但临床上较少见。在普通重型 HS 中，还可见不规则形态红细胞，尤其是有凸起的球形细胞和怪异的球形细胞（图 8-27 插图），在切脾后明显出现。

（8）靶形（红）细胞：靶形（红）细胞（codocyte，target cell）为红细胞中央染色均匀，外则浅染，近红细胞边缘区染色又深，宛如射击的靶或牛眼（图 8-28）。常规工作中，最常见疾病是 IDA，但其数量少（<3%～5%）；典型且数量多但疾病少见（除高发地域外）的是 β 地中海贫血。靶形红细胞少量出现也见于血红蛋白病等遗传性溶血性疾病。偶见靶形细胞也见于其他许多疾病，甚至正常人。因此，评估时需要参考其他信息，如大小基本一致（均一性）的小红细胞（低色素存在或不明显）图像中见众数的靶形细胞，结合临床（自幼贫血和发育不良，贫血时好时发、且与脾大共消长等）可以疑似地中海贫血；大小不一（异质性或不均一性）的低色素小红细胞图像中见少量靶形细胞，需要怀疑 IDA 伴随的轻度增加。

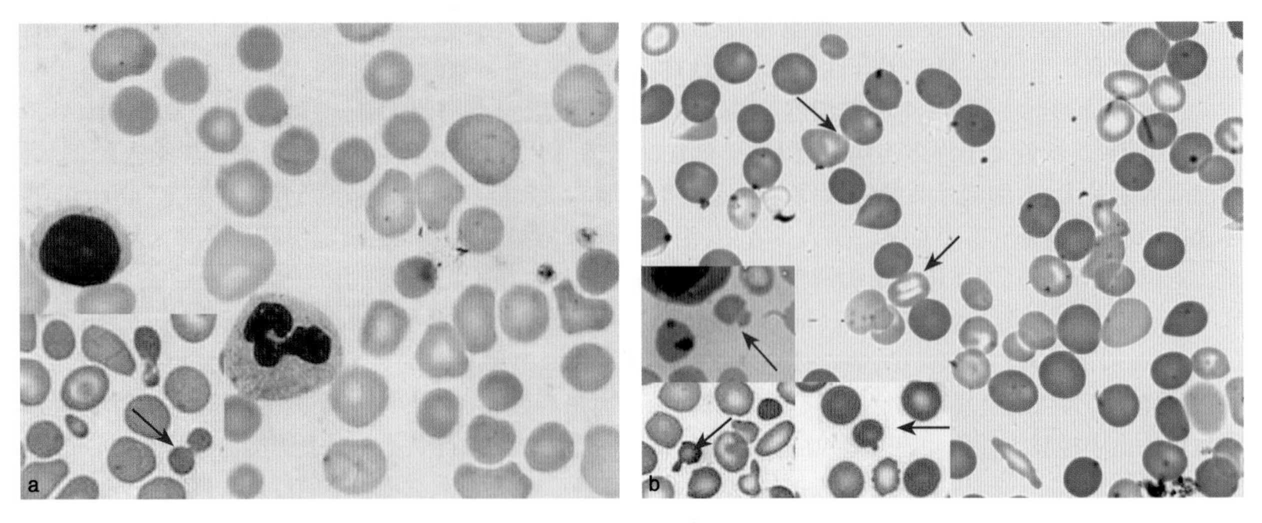

图 8-27 **球形红细胞**

a 为 AIHA 中常见增多的球形细胞和嗜多色性大红细胞，插图箭头为另一 AIHA 病例小球形细胞，似乎一分为二；b 为 HS，除典型外，还见球口形细胞（箭头），插图为蘑菇形球形细胞和尾状突起的怪异球形细胞

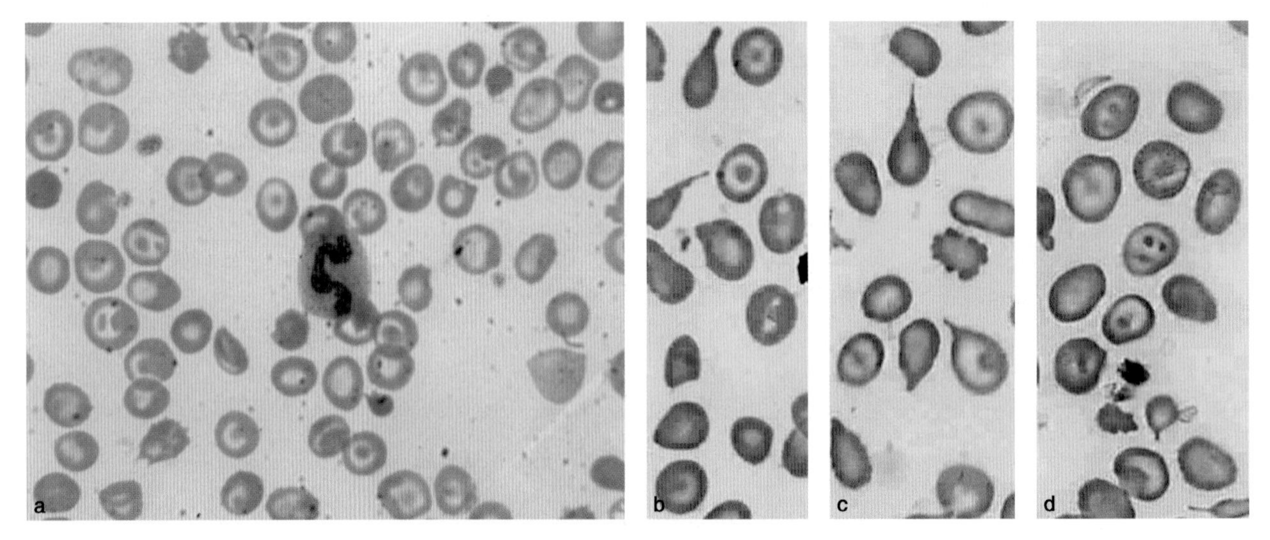

图 8-28 **靶形红细胞**

a 为中重型 α 地中海贫血血片靶形低色素小红细胞；b～d 为同一病例形态各异靶形细胞，有半靶形、全靶形、大靶形、小靶形、双靶形和嗜碱形点彩靶形，为一男性 27 岁 β 地中海贫血，自幼面色苍白，贫血 14 年，脾大 10 年（脾大平脐）

（9）棘形红细胞：棘形红细胞（acanthocyte），又称刺形红细胞（spiculated cells），为细胞表面呈刺、棘形突起，形态不规则（图 8-29），有 2～10 个长度和直径不同的半球形尖刺，见于酒精性肝病、脾切除后，典型而多量出现见于 β 脂蛋白缺乏症。

（10）锯齿状红细胞：锯齿状红细胞（echinocyte）又称棘形红细胞 Ⅰ～Ⅲ型，为整个红细胞表面布满短的分布均匀的钝刺（图 8-29），常见于尿毒症、恶病质、神经性厌食症，也见于肝脏疾病、低钾血症和丙酮酸激酶缺乏症等疾病。

（11）卵圆形红细胞：椭圆形红细胞（elliptocyte）为红细胞呈卵圆形和椭圆形，胞体稍长（图 8-30），染色偏深（高色素性）或染色正常（正色素性）。界定椭圆形红细胞短径与长径（横径与纵径）的比率为<0.78。有些椭圆形红细胞的横径较短，呈棒形甚至细长如雪茄形（多见于普通型 HE）。椭圆形红细胞的平均长为 8.1μm、宽为 5.3μm，最长者可达 12.2μm、最宽者仅 1.6μm。在正常外周血涂片中偶尔可见（<1%），除了遗传性椭圆性红细胞增多症以及不确定的涂片因素外，主要见于 MA，也见于 IDA、地中海贫血和骨髓病贫血，但除 MA 外多缺乏实质性评估意义。

（12）口形红细胞：口形红细胞（stomatocyte）为红细胞似微张开的嘴巴，中央凹陷似长孔状，侧面看呈

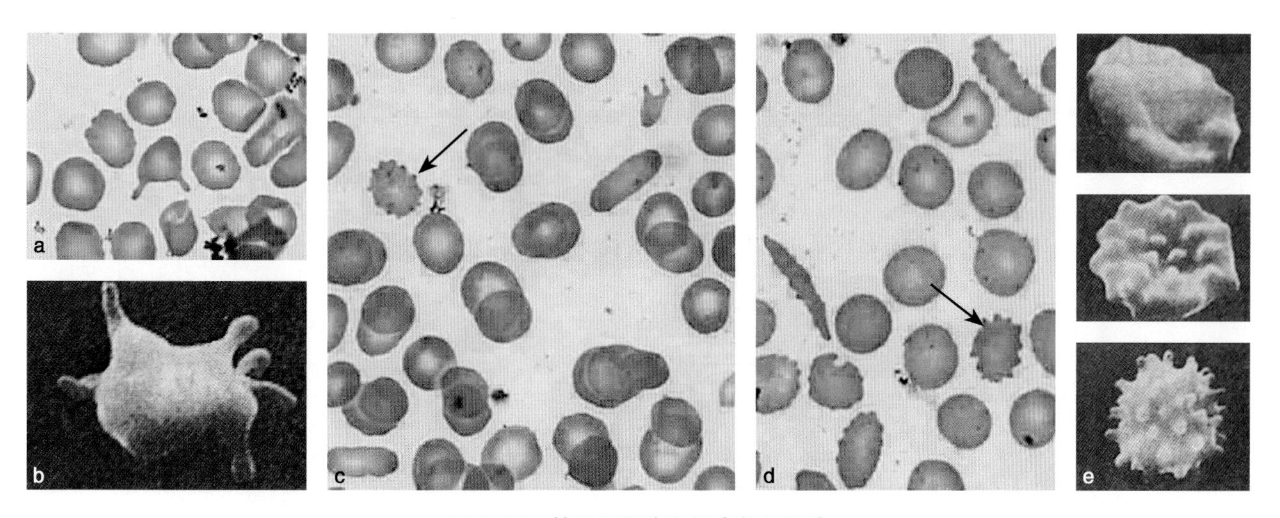

图 8-29 **棘形红细胞和锯齿状红细胞**
a 为棘形红细胞;b 为棘形红细胞电镜扫描结构;c、d 为锯齿状红细胞(箭头指处);e 为锯齿状红细胞电镜扫描结构

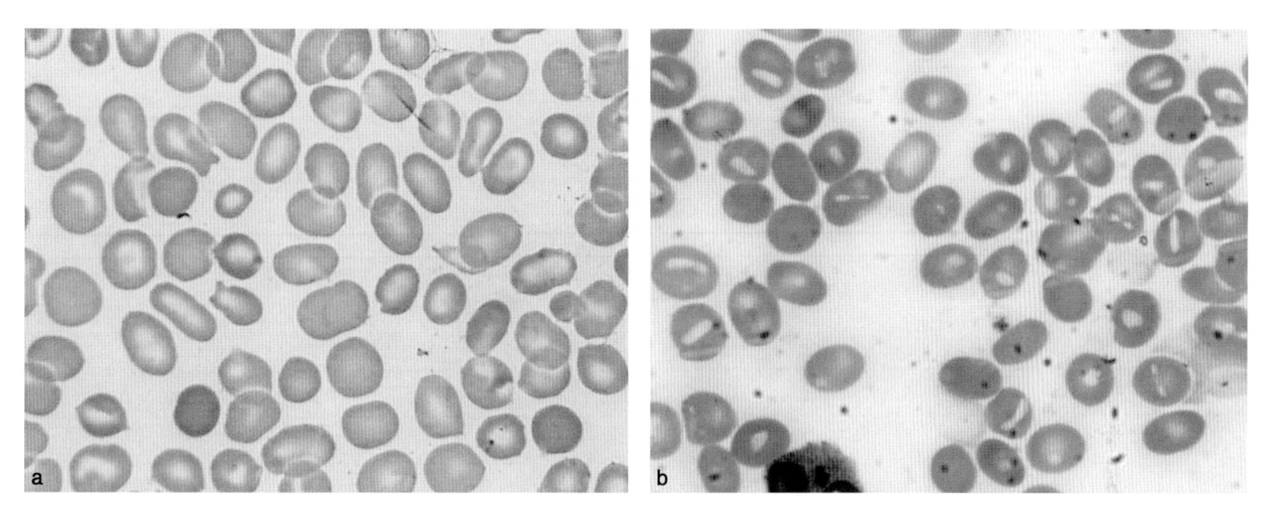

图 8-30 **椭圆性红细胞和口形红细胞**
a 为椭圆形红细胞;b 为口形椭圆形红细胞

碗形(图 8-30)。除了特定的遗传性疾病(口形红细胞增多)外,此型细胞多缺乏临床意义。据报道酒精性肝硬化和红细胞钠泵缺陷可见口形红细胞增加。

(13) 镰状红细胞:镰状红细胞(depanocyte,sickle red cell)为在低氧状态下呈镰形故名,也可呈不规则的刺形(图 8-31),为红细胞中含有聚合的血红蛋白 S,主要见于 HbS 病,即镰状细胞贫血。少量出现见于其他的一些血红蛋白病。

(14) 红细胞异形性:红细胞异形性(poikilocytes)为红细胞明显大小不一(anisocytosis)和明显的多形状共存,除不典型的泪滴形、盔形红细胞和大小不一的异质性以及破碎细胞外,还多见不典型的长月形、长腰形、细胞膜不整性以及不易归入前面所述的各种异常红细胞。通常情况下,为多种异形形状一起出现。多见于 MF,少量出现也见于许多疾病,但较多出现可以提示疾病的严重性。

(15) 钱串状红细胞:钱串状红细胞(rouleaux-formation red cells)为数个或十余个红细胞类似钱串相互重叠一起者,见于任何原因引起的高球蛋白血症,以及厚而干燥慢的涂片和空气湿度大时制备的标本。

(16) 咬痕红细胞:咬痕细胞为红细胞一边被“咬掉”了一块或多个拱形缺损之形状(图 8-32),见于氧化性溶血性贫血和不稳定血红蛋白病等。6-磷酸葡萄糖脱氢酶(glucose-6-phosphate dehydrogenase,G-6-PD)缺乏等原因所致的氧化性溶血性贫血中,有时可见一种泡样红细胞,为红细胞边缘一端出现不见血红蛋白的空泡状,且此部分胞质变薄,认为是咬痕细胞的前期细胞。也有将红细胞膜表面出现凹痕的称为凹痕红

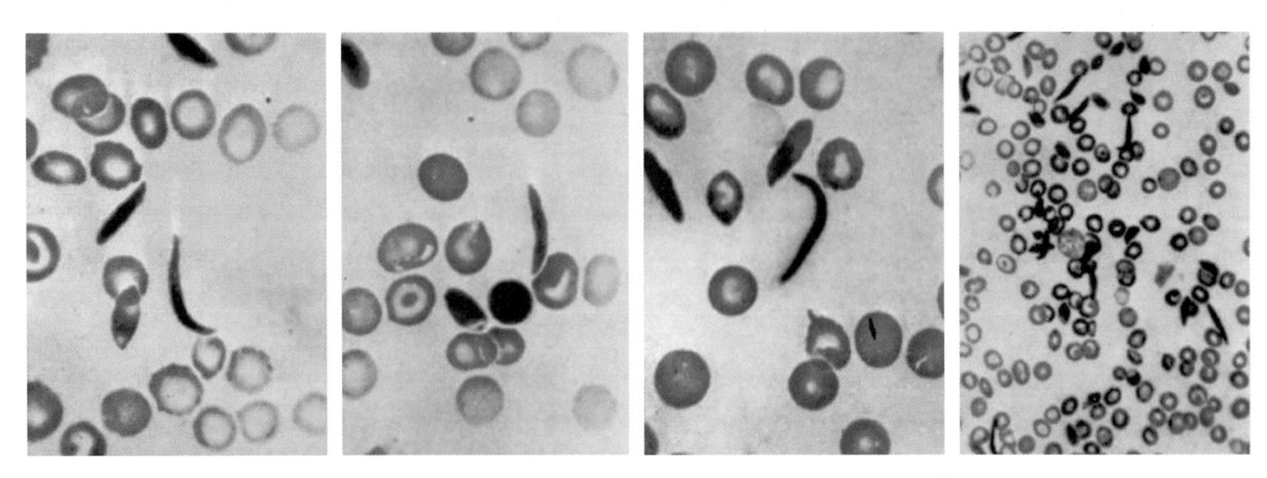

图 8-31 世界上第一例报道镰状细胞贫血血片独特的镰状细胞

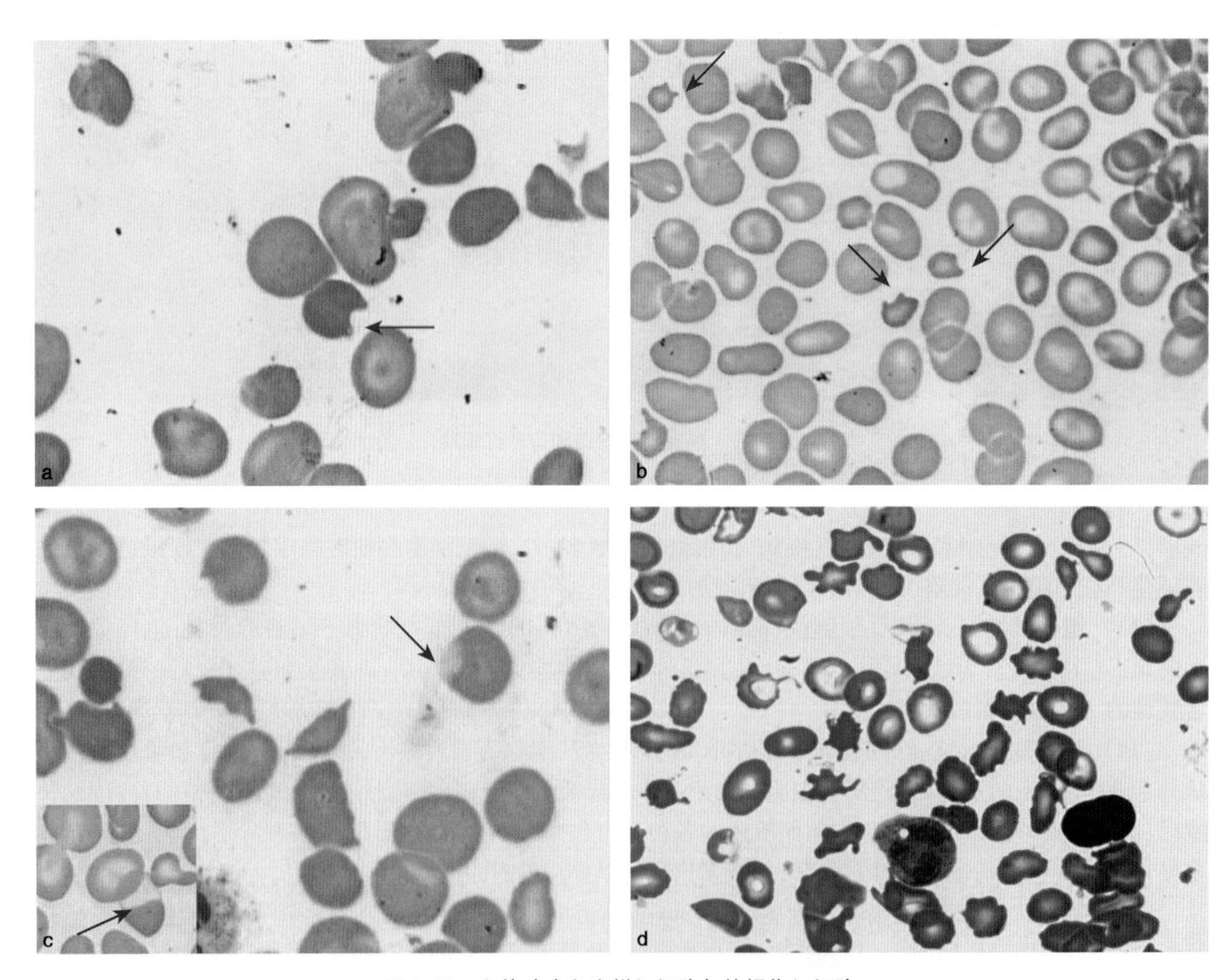

图 8-32 血片咬痕和泡样红细胞与热损伤红细胞

a、b 为咬痕红细胞，特点为红细胞边缘似被咬掉一个半圆形小口，常见 1 个，可见 2 个；c 和插图为泡样红细胞（箭头指处），为血红蛋白出现在红细胞一边，另一边只有一薄层膜，酷似水泡；d 为烧伤患者 HA 血片热损伤红细胞

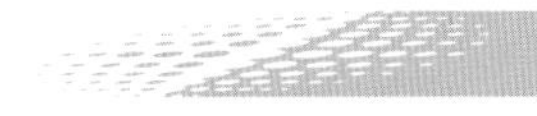

细胞，并认为是代谢性废物的液泡，健康人循环血中可见1%~3%的红细胞有一个或数个凹痕，平均为0.5%。脾功能低下时这一形态红细胞增加，切脾后可高达50%。

(17) 热损伤红细胞：正常红细胞最高的耐受温度是47℃，超过这一温度时红细胞渗透性和骨架蛋白脆弱性增加而发生溶血。临床上，最常见的热损伤性红细胞见于烧伤后发生的HA（图8-32），尤其是大面积烧伤后。

2. 内含物红细胞

(1) 嗜多色性红细胞：嗜多色性红细胞又称嗜碱性红细胞（basophilic red cell），为蓝染的比正常红细胞为大的年轻红细胞，其数量增加对评估红细胞有效造血有参考价值。

(2) Howell-Jolly小体红细胞：为红细胞内1个或多个、大小不一和致密红色圆点状的核残留物（图8-33）。主要见于切脾后以及MA、HA和MDS，偶见于IDA；有时急性白血病和重症感染等也可见较多的Howell-Jolly小体红细胞。

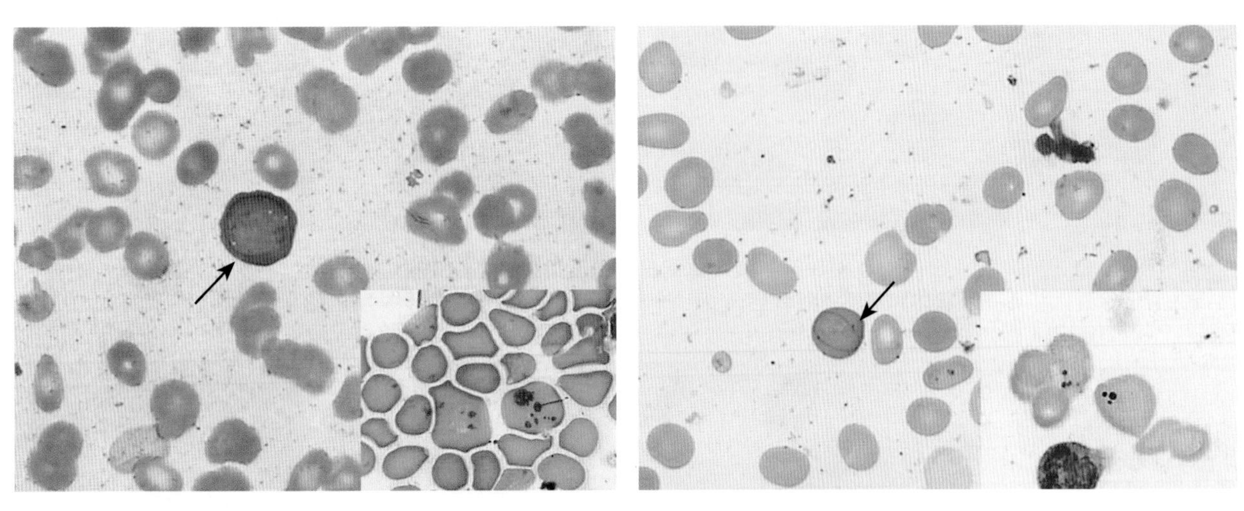

图8-33 Howell-Jolly小体和Cabot环红细胞

Cabot环红细胞（箭头），插图为大小和多少不一的Howell-Jolly小体红细胞，MA标本

(3) 点彩红细胞和Schuffer颗粒：点彩红细胞（stippling red cell）有嗜碱性和嗜酸性点彩两种，散在于红细胞内，颗粒状点彩多少不一。嗜碱性点彩（basophilic stippling）系核糖核酸的变性凝聚，正常人约占红细胞的0.01%，除经常提及铅中毒增多外，临床上较为多见的是一部分慢性肾功能不全和MDS等疾病，甚至可见很多的点彩红细胞。嗜酸性点彩红细胞（eosinophil stippling erythrocyte）的意义与Howell-Jolly小体基本相同。疟原虫感染红细胞含有的细颗粒称为Schuffer颗粒，即疟色素点彩或疟色素斑（malarial stippling）。

(4) Cabot环红细胞：Cabot环可能是核膜的残留物（图8-33），含有一个或两个圆形或呈8字状的紫红色的圈或环，偶见于急性白血病、HA、MA等。

(5) Heinz小体红细胞：Heinz小体是经碱性染料染色后出现于红细胞内的蓝黑色或淡蓝色的包含体，常靠近细胞膜或附着于细胞膜内侧，为变性珠蛋白的沉淀物，即变性珠蛋白小体。正常人<0.8%，易见于衰老红细胞。Heinz小体红细胞增加时见于G-6-PD缺乏症发作时、不稳定血红蛋白病、地中海贫血和切脾后等。

(6) 血红蛋白H包含体：血红蛋白H为β链四聚体组成，是α链生成障碍而β链过剩，与氧化还原染料如亮甲酚蓝、亚甲蓝或新亚甲蓝发生反应，产生异常血红蛋白的变性和沉淀，由膜包绕的包含体。除了血红蛋白H病外，也见于β地中海贫血、不稳定血红蛋白病，偶见于红白血病。血红蛋白H包含体也是变性珠蛋白小体的一种，用乙酰苯肼溶液或煌焦油蓝溶液染色亦可显现。

(7) 铁粒红细胞：铁粒红细胞（siderocyte）经铁染色后，红细胞内出现蓝染的铁颗粒者（图8-23），为红细胞铁利用障碍，见于铁负荷性贫血，也可以见于脾切除后（因切脾后不能清除红细胞的铁粒）。红细胞的铁粒在Wright-Giemsa染色标本中为位于细胞周边的不规则包含小体，称为Pappenheimer小体。Pap-

penheimer 小体由于小和嗜碱性，易与细粒状嗜碱性点彩红细胞相混淆，但嗜碱性点彩不被普鲁士蓝着色，有助于区别。

（8）寄生虫感染红细胞：在血液寄生虫感染中，最常见为疟原虫感染，间日疟（被感染红细胞常胀大）和恶性疟原虫（被感染红细胞一般不胀大），感染红细胞形态见图 8-34 和 8-35。疟原虫感染红细胞中常见疟色素点彩（Schuffer's stippling）。少见的有巴贝虫（图 8-34）。

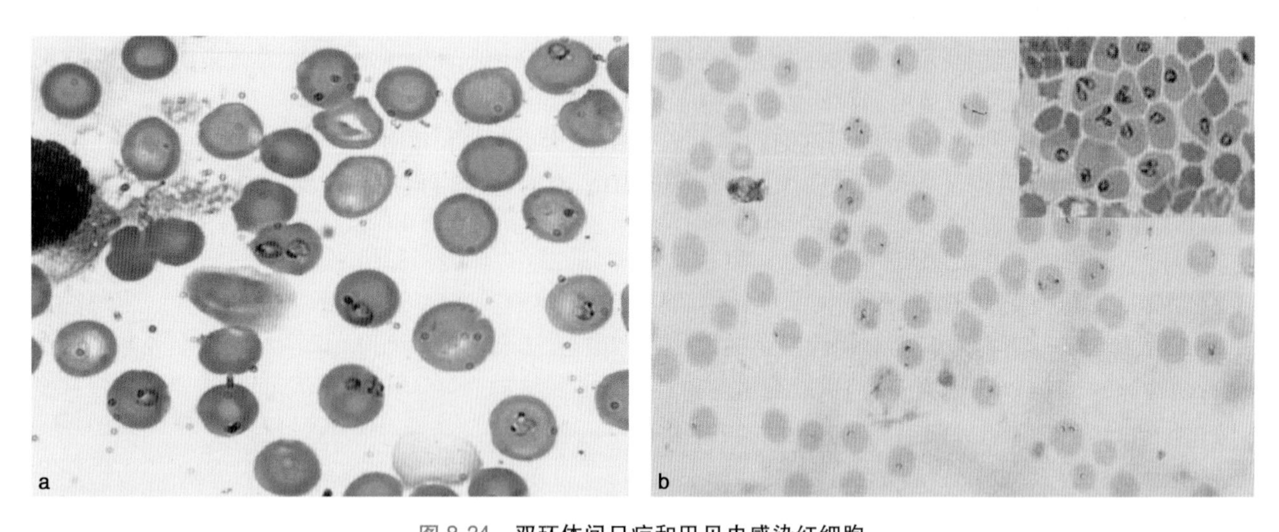

图 8-34 **双环体间日疟和巴贝虫感染红细胞**

a 为骨髓涂片大小不一环状体和双环体间日疟；b 为一个红细胞内见多个虫体，插图为典型“马尔他十字”特征的原虫

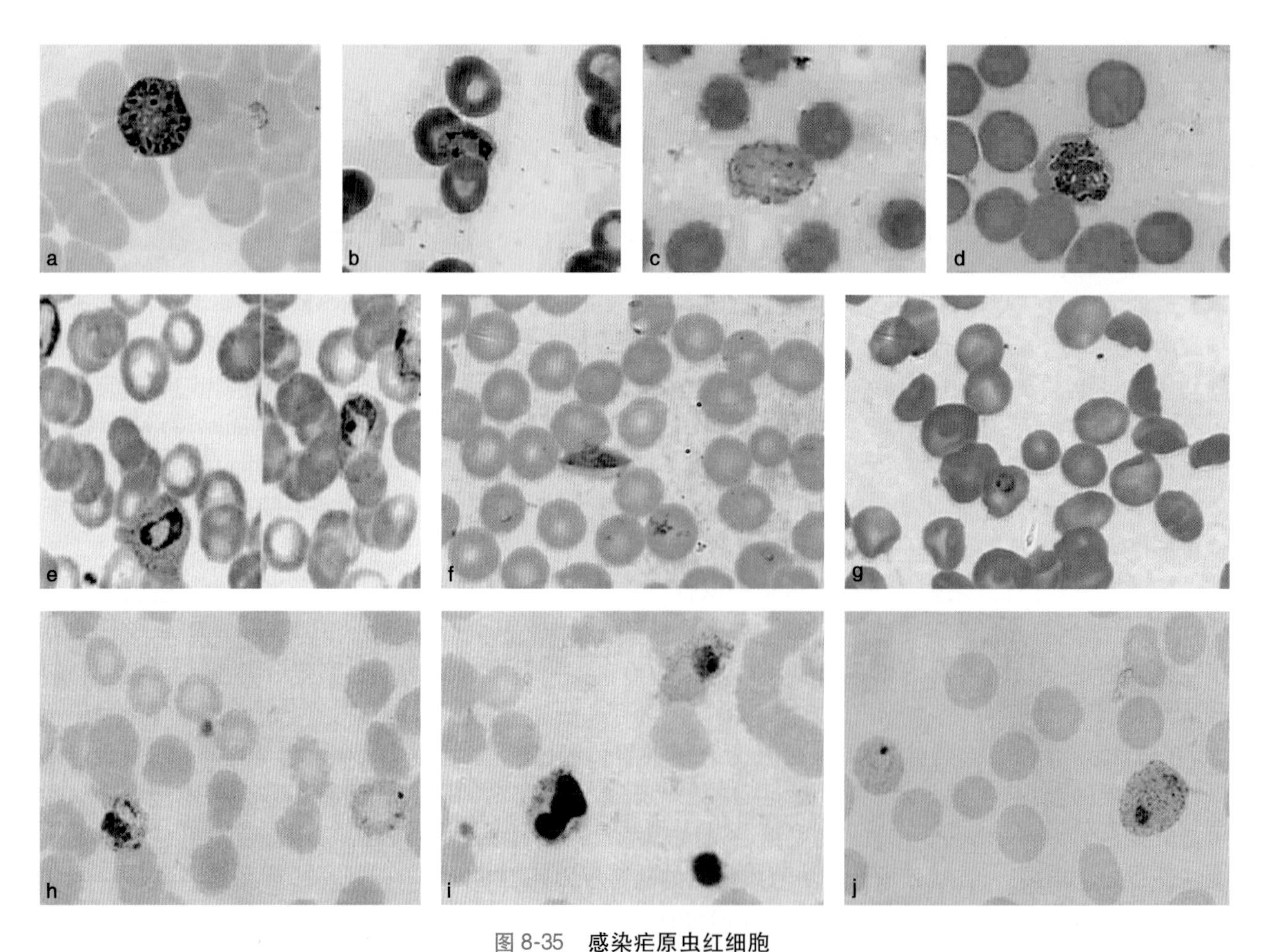

图 8-35 **感染疟原虫红细胞**

a～e 为间日疟原虫裂殖体和大小滋养体；f 为恶性疟原虫，一个舟形配子体和一个滋养体呈阿米巴样；g 为恶性疟原虫飞鸟形环状体；h～j 为卵圆形疟原虫裂殖体前期、滋养体和配子体

附红细胞体（Eperythrozoon），简称附红体，是一种寄生于红细胞表面、血浆及骨髓中，既有原虫的某些特征，又有立克次体的一些特点的微生物。附红体是一种多形态生物体，呈环形、球形、卵圆形、逗点形或杆状形等形态，大小为（0.3～1.3）μm×（0.5～2.6）μm（图8-36）。

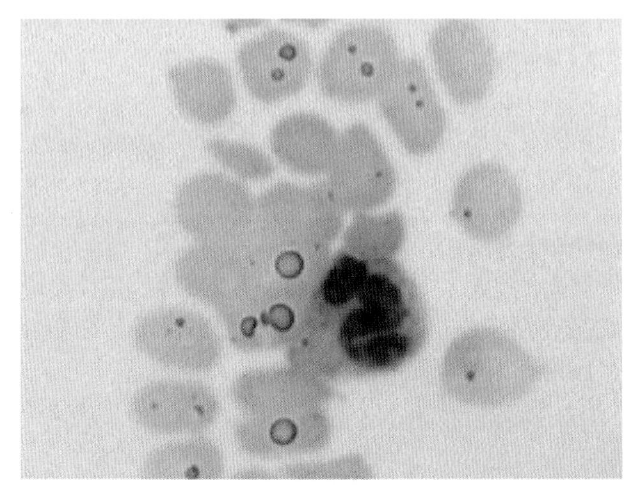
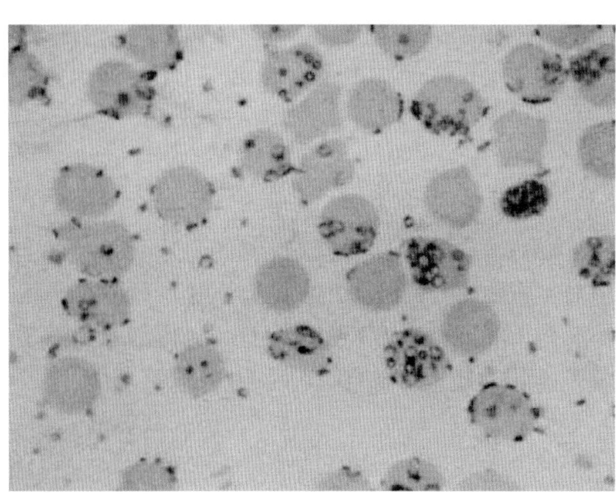

图8-36　人附红细胞体病的附红细胞体

第九章

巨核细胞和血小板形态学

1865 年 Schultze 首次准确描述血小板。1890 年 Wowell 在骨髓中发现巨核细胞，Wright 于 1906 年提出血小板来自巨核细胞的胞质。巨核细胞与血小板和骨髓其他细胞相比，属于比较特殊的细胞，有着独特的形态学和复杂的生长发育过程。巨核细胞的量质变化属于形态学检查，而其生成的血小板因具有复杂的止血、维持血管完整性以及炎症反应等功能，又属止血血栓等学科分支的研究对象。

第一节　概　　述

巨核细胞造血或巨核细胞生成(megakaryocytopoiesis)大致分为四个递进的阶段：第一阶段为造血干细胞分化形成巨核祖细胞。巨核系祖细胞核内染色体一般为 2 倍体或 4 倍体，具有增殖能力，为巨核细胞的主要扩增库。第二阶段为巨核祖细胞增殖分化为形态学上可以识别的原始巨核细胞。第三阶段为原幼巨核细胞成熟，失去增殖能力，进入细胞核内有丝分裂，与胞质同步成熟，也可以胞质快于胞核成熟。巨核细胞通过有丝分裂，染色体倍增而胞质不分裂，故为多倍体(polyploidy)的多核巨大细胞。第四阶段为巨核细胞胞质成熟后形成血小板(thrombopoiesis，thrombocytopoiesis)。因此，巨核细胞生长发育的一般规律是细胞由小到大，产生血小板巨核细胞显著大小不一，可以是原幼巨核细胞也可以是巨大的成熟型巨核细胞生成血小板。由巨核细胞成熟胞质中膜性成分被分隔成许多小区时即形成血小板，当通过静脉窦窦壁内皮间空隙时从巨核细胞上脱落，进入血流。

巨核细胞生成的调节一方面受骨髓巨核细胞以及循环血中血小板数量和对血小板需求量的影响，另一方面受巨核细胞生成调节因子水平的影响。调节巨核细胞生成的主要刺激因子有干细胞因子、白介素-3、巨核细胞集落刺激因子、粒细胞巨噬细胞集落刺激因子和血小板生成素(thrombopoietin，TPO)等。它们作用于巨核细胞生成中的不同阶段，促使巨核细胞分化和增殖，或巨核细胞胞质成熟生成血小板。抑制性调控巨核细胞生成的因子有转化生长因子 β 和干扰素 α、β。临床上，应用干扰素 α 可降低特发性血小板增多症(essential thrombocythaemia，ET)和其他骨髓增殖性肿瘤(myeloproliferative neoplasms，MPN)的血小板数量。转录因子 GATA-1 和 NF-E2 对巨核细胞的发育也起调控作用。巨核细胞与红细胞、嗜酸性粒细胞和肥大细胞系一样，表达 GATA-1。GATA-1 启动子缺乏动物不发生贫血，但血小板数量只有正常的 15%，且发育的巨核细胞为胞质少的、几乎都无界膜、无血小板小片和血小板颗粒的多核叶小型细胞；而缺乏 NF-E2 的动物出现轻度贫血和重度血小板减少，其巨核细胞为多核叶、少颗粒和丰富界膜、不产生血小板小片的大型细胞。

在巨核细胞成熟中，产生一些较特异的细胞表面分化抗原和蛋白质。前者如表达糖蛋白Ⅱb-Ⅲa(glycoprotein Ⅱb/Ⅲa，GPⅡb-Ⅲa，即 CD41)、血小板过氧化物酶(platelet peroxidase，PPO)、糖蛋白Ⅰb(GPⅠb，即 CD42)和糖蛋白Ⅳ(GPⅣ，即 CD36)；后者有 β 血小板球蛋白和血小板第 4 因子(platelet factor 4，PF4)等。通过对这些成分的鉴定可以识别巨核细胞所处的分化或成熟的阶段。

第二节　正常形态学

普遍认为巨核细胞成熟的规则为胞核成倍地增加，胞质染色性由蓝色变为粉红色或浅紫红色，胞质颗粒由无逐渐增多，最后凝聚成血小板，或巨核细胞脱下胞质而成为血小板，由胞质蓝染的年轻型再成熟为淡红色的衰老型。因此，一般认为巨核细胞的成熟及其阶段划分为原始巨核细胞→幼巨核细胞→颗粒型巨核细胞→产血小板型巨核细胞→裸核型巨核细胞和血小板。颗粒型、产血小板型和裸核型又称为成熟型巨核细胞（mature megakaryocytes）。欧美学者多将巨核细胞分为原始巨核细胞、幼巨核细胞或嗜碱性巨核细胞、颗粒粒型巨核细胞和成熟型（或颗粒性）巨核细胞，又分别简称为巨核细胞Ⅰ期、Ⅱ期、Ⅲ期和Ⅳ期。原始巨核细胞、幼巨核细胞或嗜碱性巨核细胞也称幼稚型巨核细胞（immature megakaryocytes）；颗粒型巨核细胞和成熟型巨核细胞也称有丝分裂后巨核细胞（postmitotic megakaryocytes），而巨核祖细胞称为增殖性巨核细胞（proliferating megakaryocytes）。除了骨髓外，巨核细胞也见于其他器官，诸如肺、脾和肝，有人认为肺也是巨核细胞及其血小板生成的场所。

一、胞核成熟与胞质成熟

巨核细胞成熟过程复杂，包括两个方面：即胞核分裂与成熟及胞质成熟与血小板产生。也就是说，从原始巨核细胞开始即以核内有丝分裂方式进行 DNA 扩增而细胞不分裂，在胞质成熟过程中要形成分界膜系统（demarcation membrane system，DMS）和表面连接管道系统等独特性结构并直至血小板形成。

巨核祖细胞增殖时，逐渐丧失有丝分裂能力，而进行胞核和胞质并不分裂的核内有丝分裂，胞核 DNA 由 2N 变为 4N。2N 的巨核祖细胞经 2~6 次的核内有丝分裂，最终形成独特的多倍体细胞（8~128N）。骨髓中最早可以通过形态学辨认的原始巨核细胞通常为 2 套染色体（4N），4N 原始巨核细胞发育为 8N 时，一部分可经胞质成熟，发育为体积较小的成熟型巨核细胞（胞核核叶多层重叠，光镜下不易分辨），但其多数又发育为 16N 的巨核细胞。16N 巨核细胞只有少数发育为 32N 巨核细胞，大多数的 16N 巨核细胞 DNA 不再增殖，随胞质的成熟而成熟，并产生适量血小板。少量 32N 的巨核细胞经胞质成熟而发展成为体积巨大的巨核细胞，此时生成的血小板量也多。因此，在正常骨髓中胞体巨大的颗粒型巨核细胞不十分多见。64N 和 128N 的巨核细胞罕见。经 DNA 复制倍增之后的巨核细胞只含有一个高度分叶的核膜或高度重叠和缠绕在一起的多核，而其中每个核叶表示相当于一个二倍体数量（2N）DNA。

正常骨髓中，16N 巨核细胞约占巨核细胞的 50%~55%，8N 和 32N 巨核细胞约占 10%~30%，2N、4N、64N 和 128N 巨核细胞均少。另有认为，巨核细胞以 16N 为多（约占 60%），其余依次为 32N，8N 和 4N；在颗粒型巨核细胞中，约 60%为 16N 巨核细胞，15%为 8N 巨核细胞，15%为 32N 巨核细胞；在产血小板型巨核细胞中，16N 的巨核细胞约占 75%。

巨核细胞在成熟过程中，另一方面胞质亦逐渐成熟（图 9-1），且胞质成熟发生 8N 和 8N 后的不同倍体细胞，故在同一期细胞可以有显著多形态性。胞质成熟主要包括血小板特异性蛋白质、细胞器和膜系统的形成，并最终形成并释放血小板，即通常认为由成熟巨核细胞胞质脱落下来的碎片就是血小板。

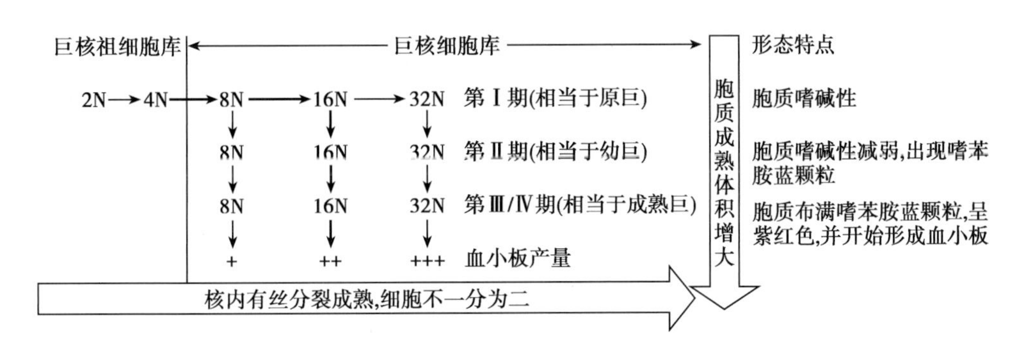

图 9-1　巨核细胞的增殖、分化与成熟

+~+++表示血小板生成量多少，粗箭头示主要途径

因此，巨核细胞的大小范围是宽松的，而胞质嗜碱性的程度从一个方面反映细胞的成熟性。可以是原幼巨核细胞胞质成熟产生少量血小板而成为小型产血小板型巨核细胞，也可以是经不断核内有丝分裂的

胞体巨大和高度多核的巨核细胞产生多量血小板而成为大型产血小板型巨核细胞。在检验实践中，划分巨核细胞的阶段或成熟的阶段期，以胞质的嗜碱性、颗粒和血小板最为适宜；而判断产血小板型巨核细胞的基本标准是胞质的血小板生成，而细胞是幼稚型还是成熟型，是小型的还是大型的则不是主要的；评价巨核细胞生成血小板功能是否良好，一般是根据产血小板的巨核细胞占巨核细胞的百分比，通常当产血小板型巨核细胞占 1/3 以上时可以认定巨核细胞生成血小板功能基本良好。

二、分化阶段形态与参考区间

1. 巨核祖细胞 除骨髓外，外周血、肝脏、脾脏和肺脏都有数量不一的巨核祖细胞，脐带血和胎肝中也含有丰富的巨核祖细胞，尤其是早期巨核祖细胞。巨核祖细胞在光镜下尚不能识别。免疫表型是确定巨核祖细胞的一个方法，如表达 CD41、CD34、HLA-DR 和 TPO 受体（MPL）者可以考虑巨核祖细胞。巨核祖细胞停止有丝分裂而进入核内复制，即胞核和胞质不分裂，仅有 DNA 复制。MPN 是巨核祖细胞增多的常见疾病。

2. 原始巨核细胞 原始巨核细胞（megakaryoblasts）倍体以 4N 为主，由于核内有丝分裂，细胞大小不一明显比其他系列的原始细胞悬殊。胞体直径在 10～40μm 左右，外形很不规则，常呈毛刺样和棉球样突起或细丝状、花瓣样、分离状突起，并有层状感，细胞周边不完整（图 9-2）。胞核轻度偏位，常见豆子状、大小较为对称的双核或浅裂状，染色质凝集明显（较致密），着色常较暗，可见 1 个至多个小核仁。胞质量少或丰富，含丰富的核糖核酸而呈嗜碱性着色，不均性浑厚，无颗粒，偶见 1 个至数个血小板生成。在低倍和高倍镜下，原始巨核细胞似原始红细胞样的不规则大细胞，胞质嗜碱性明显，在计数中需要注意这种可疑细胞。髓系肿瘤原始巨核细胞形态见图 6-14。

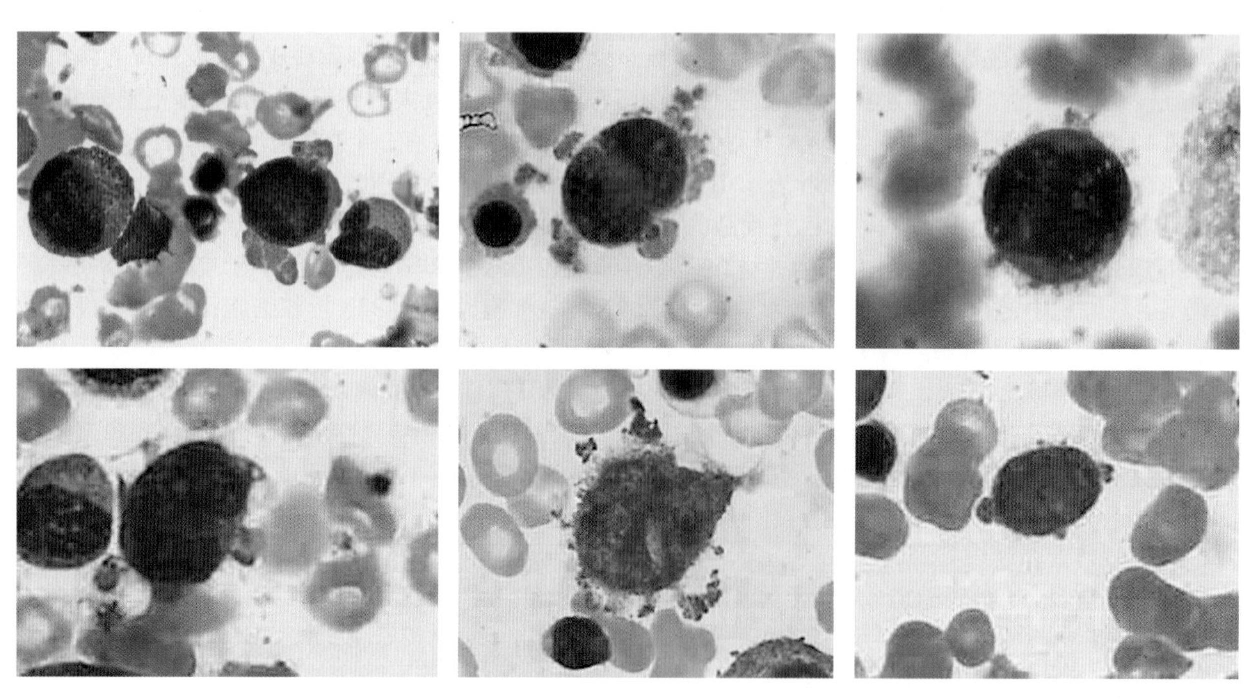

图 9-2 **原始巨核细胞的不同形态**

原始巨核细胞胞膜表达 CD41，胞质还含 vW 因子和 PF4。超微结构观察，胞质中可见高尔基体、短管状的粗面内质网、小圆形的线粒体，晚期可出现少量界膜颗粒（即血小板颗粒）和 PPO。骨髓切片中，原始巨核细胞不易识别，需要 CD41 或 CD42 标记染色。

3. 幼巨核细胞 幼巨核细胞（promegakaryocytes）大小约在 25～50μm 之间，外形不规则（图 9-3）。胞核通常为 8～32N 倍体，大或巨大，分叶状，紧缩在一起而不易辨清核叶数量，可呈马蹄形、扭曲状，染色质致密粗糙或条索状。胞质较丰富，嗜碱性仍较明显，由于所含核糖核酸量不一，着色从深灰蓝色到淡灰色。由于高尔基体发育良好，可在其附近（近核处）被染成淡粉红色，或胞核附近（或在胞质的一端）出现少量

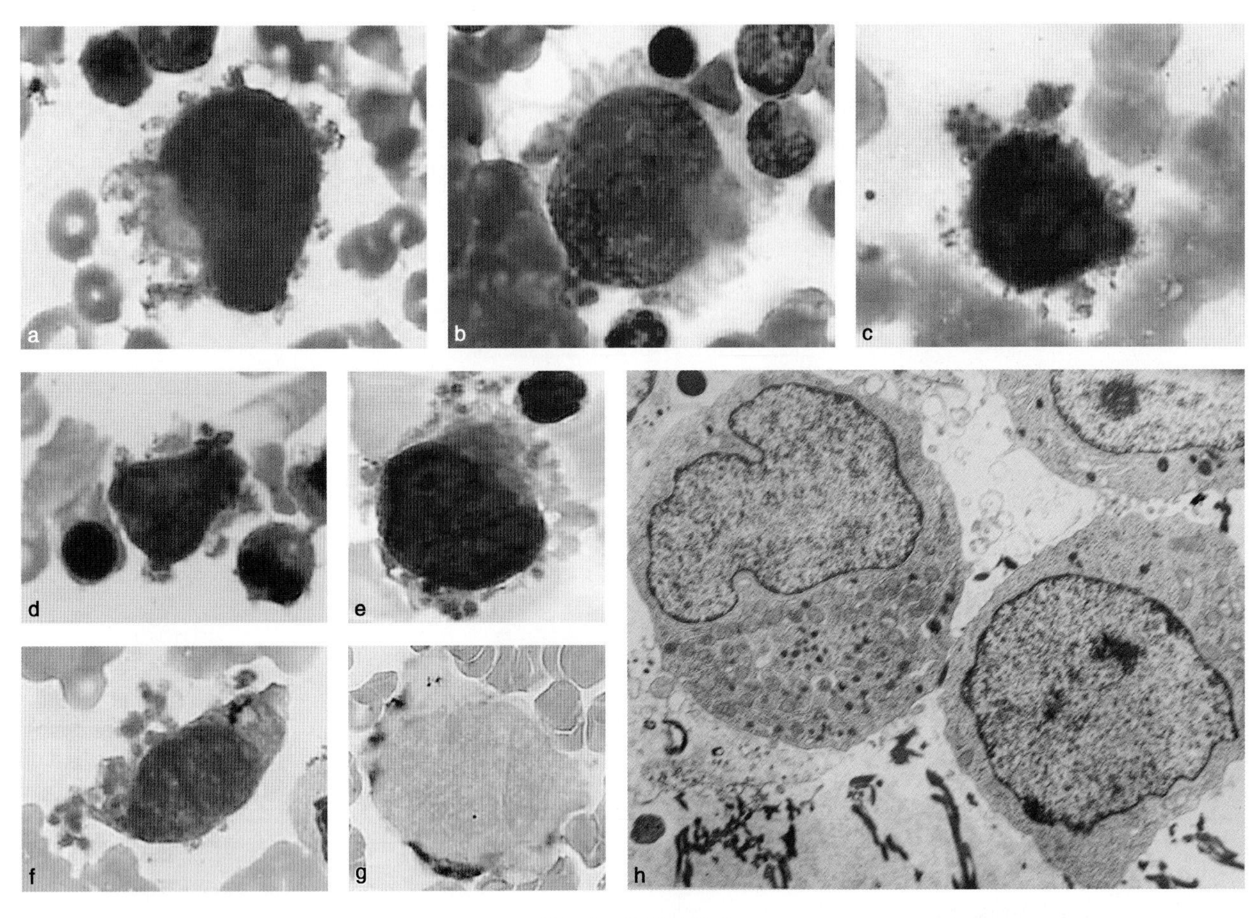

图 9-3 **幼巨核细胞**

a 为胞质有少许紫红色颗粒的幼巨核细胞；b~f 为血小板生成的幼巨核细胞；g 为 CD41 染色阳性幼巨核细胞；h 为幼巨核细胞超微结构，胞核不规则状、常染色质为主，胞质中出现血小板分界膜系统和少量细小颗粒

嗜天青颗粒（α 颗粒），也可在明显蓝染的胞质一端形成少量血小板，这是产血小板型的幼巨核细胞，在部分骨髓标本中常见。

幼巨核细胞持续表达 GPⅡb-Ⅲa 和 PPO 至血小板，但早期表达的 HLA-DR 和 CD34 逐渐消退直至不表达。在成熟中产生的主要颗粒有：α 颗粒、致密颗粒、溶酶体颗粒和微过氧化酶体。其中数量最多的是 α 颗粒。α 颗粒中含有 vW 因子、PF4 和凝血酶致敏蛋白；在膜上含有 CD41 和 CD42、P-选择素（GMP-140 或 PADGEM，CD62p）、血小板颗粒膜蛋白-33 和血小板骨连接素（osteonectin）等。在致密的类核体内含有特异蛋白——β 血小板球蛋白、PF4 和酸性黏多糖等。溶酶体内所含成分与 α 颗粒不同，有芳香硫磺酯酶和组织蛋白酶等。细胞化学染色，巨核细胞有强阳性酸性磷酸酶和非特异性酯酶活性，派洛宁染色显示强阳性，以及丰富的 RNA 和糖原含量。后者，在 PAS 染色下阳性产物呈红色块状。幼巨核细胞已有明显的 DMS，超微结构还可见细胞核不规则并开始分叶，胞质内有少量糖原颗粒。

4. 颗粒型巨核细胞　幼巨核细胞在 TPO 刺激下进一步成熟，胞核高度重叠呈不规则形状，可见不完整的多分叶状、核叶间有丝相连；胞质成熟为嗜酸性并产生大量细小紫红色颗粒，形成颗粒型巨核细胞（granular megakaryocytes，megakaryocyte without thrombocytes）。颗粒型巨核细胞胞体大至 100μm，甚至达 150μm 以上（图 9-4）。胞质明显增多，高尔基体合成若干细小嗜天青颗粒，大部分 DMS 在此期形成。含有由分界膜包裹的聚集 10~20 个为一组的嗜天青颗粒，开始聚集产生血小板。超微结构具有分叶的胞核和发达的 DMS。DMS 越发达、丰富，所产生的血小板也越多。颗粒型巨核细胞按细胞成熟程度和细胞的大小可细分为 3 个期。Ⅰ期细胞较小；Ⅲ期最大，胞核高度成熟（核叶可过多），胞质生成的血小板量也多。颗粒型巨核细胞需与异常的多核巨细胞，如转移性肿瘤细胞和破骨细胞相鉴别。转移性肿瘤细胞常见成

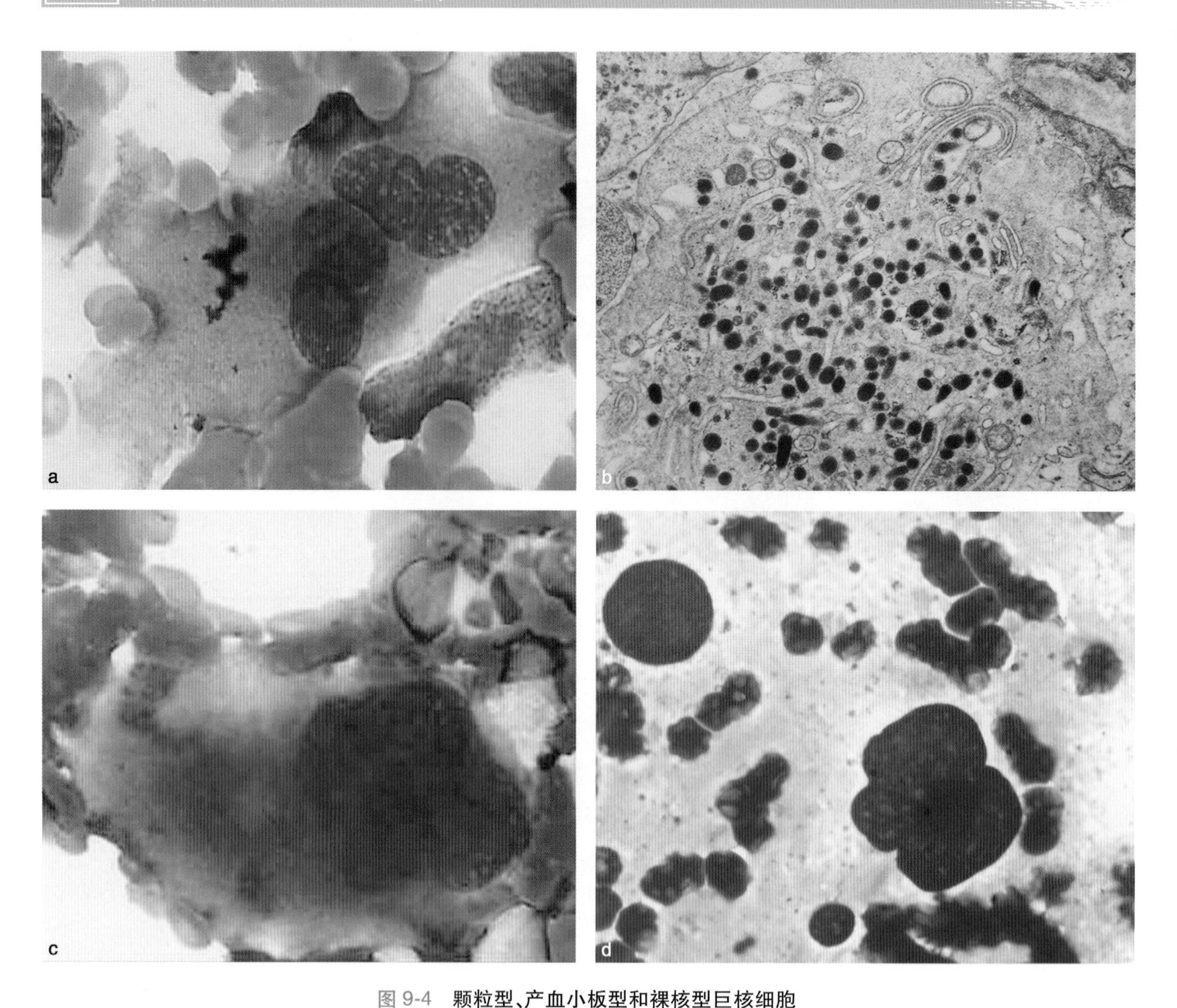

图 9-4 颗粒型、产血小板型和裸核型巨核细胞
a 为颗粒型巨核细胞；b 为超微结构示胞质部分分界膜系统和特异颗粒；c、d 为产血小板型和裸核型巨核细胞

簇、核间无丝相连、核仁明显、染色质疏松粗粒状、胞质常无颗粒；破骨细胞胞核虽多，但细胞呈分离状、染色质粗颗粒状、疏松、核间无丝相连，胞质溶酶体颗粒更为粗大和明显。

5. 产血小板型和裸核型巨核细胞　颗粒型巨核细胞再成熟，胞核高度重叠或分叶，胞质呈粉红色，紫红色颗粒充盈于胞质，并在细胞周边凝聚成血小板（图 9-4），形成产血小板型巨核细胞（platelet-producing megakaryocytes，megakaryocyte with thrombocytes）。这一巨核细胞产生的血小板数量可多可少，少至 3 颗多至成片。胞质内多量或大片状血小板生成多见于 MPN 或失血后和感染等病理情况。裸核巨核细胞为胞质中血小板脱下或胞质脱完后成为巨核细胞的裸核。形态学上，胞质中生成的血小板与脱下的或裂解的胞质的形态有所不同。

6. 有丝分裂巨核细胞　巨核细胞有丝分裂罕见，见于巨核祖细胞、原始巨核细胞和幼巨核细胞（图 9-5）。有丝分裂巨核细胞胞质蓝染，可见 RNA 凝聚的假颗粒，染色体粗大，排列较不规则，偶见血小板生成。

7. 参考区间　我国许多文献介绍的巨核细胞参考区间极不一致（详见卢兴国主编，2003 年上海科学技术出版社出版的《现代血液形态学理论与实践》第三章）。其中，使用最多的是教科书中所列的所谓“标准”参考区间。作者计数健康成人髂后上棘骨髓涂片巨核细胞及其病态阶段的分类参考区间，见第十八章。

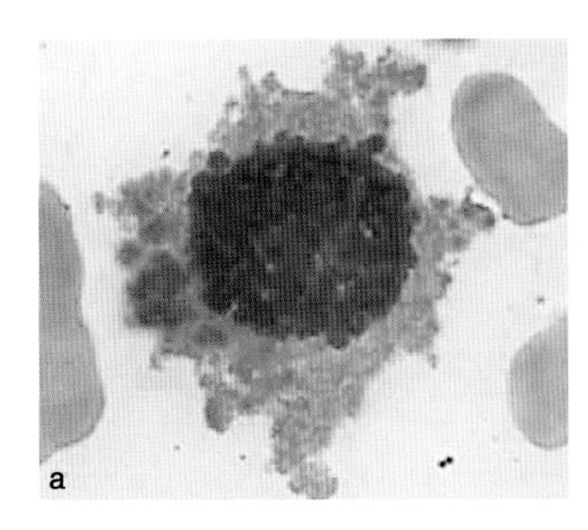

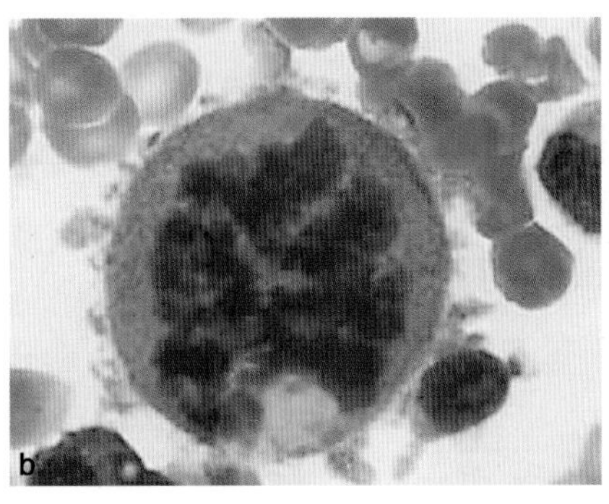

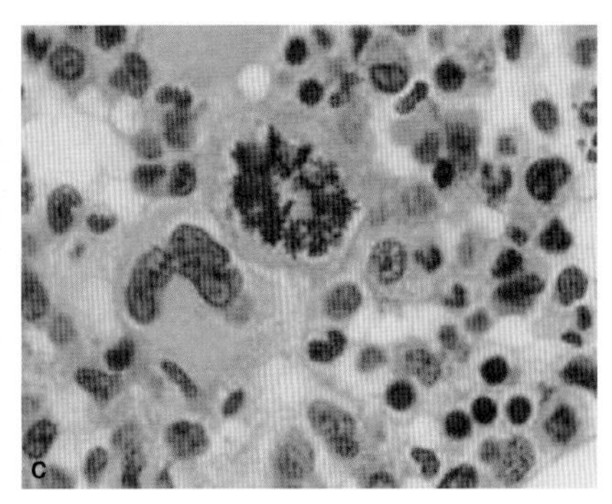

图 9-5　**巨核细胞有丝分裂象**

a 为幼巨核细胞早期有丝分裂，胞质有血小板生成；b 为中期有丝分裂象；c 为骨髓切片有丝分裂

第三节　一般异常和现代识别的异常形态学

巨核细胞异常的一般性形态是指既往认识的普通形态学，病态造血巨核细胞、大小巨核细胞、核叶高低巨核细胞、多形性、异形性巨核细胞与 MDS 和 MPN，以及一些疾病(如 MPN)进展中出现的巨核细胞小细胞化、小圆核化和裸核异形化等，属于现代识别的形态学。

一、一般异常形态

1. 原幼巨核细胞增多　原发性 ITP 时骨髓原幼巨核细胞可以增多，尤其是急性型，但其形态基本正常，或者胞质有空泡形成。MDS、MPN 和 AML 也可见原幼巨核细胞增加(见图 6-14)，同时可见异常形态(如微小巨核细胞)。继发性血小板减少症所致的代偿性增生中也可见原幼巨核细胞增多。

2. 颗粒型巨核细胞增多　一般，骨髓巨核细胞明显增多时可见颗粒型巨核细胞增多，原因尚不确切。原发性 ITP(尤其是慢性型者)和部分 MPN，巨核细胞表现为颗粒型增多而产血小板型不增加。

3. 空泡形成和紫红色颗粒增多巨核细胞　为巨核细胞胞质出现多少不一的空泡。常见情况下，胞质空泡多是环着细胞周边呈环状排列(图 9-6)。这是一种变性形态，常见于原发性 ITP、MDS 和感染等病。紫红色颗粒增多为颗粒型巨核细胞颗粒过多着色明显紫红，生成血小板功能多不佳，胞质颗粒增多、厚度增加，常导致胞核明显偏位(图 9-6)，主要见于原发性 ITP，可能与巨核细胞接触免疫复合物有关。

4. 颗粒过少和核染色质疏松巨核细胞　前者为颗粒型巨核细胞胞质中颗粒稀少，胞质变薄，紫红着色明显减退，多见于血液肿瘤，也见于 MA 等血液疾病。后者为巨核细胞核染色质出现明显的疏松，常有核形的改变，主要见于 MA 和髓系肿瘤。

5. 巨核细胞中出现血细胞　巨核细胞中可见血细胞出现于胞质，也可见于胞核上；常见的类型是颗粒型巨核细胞；所见血细胞多为红细胞和中性分叶粒细胞，也可见浆细胞等其他细胞(图 9-7)。这一现象

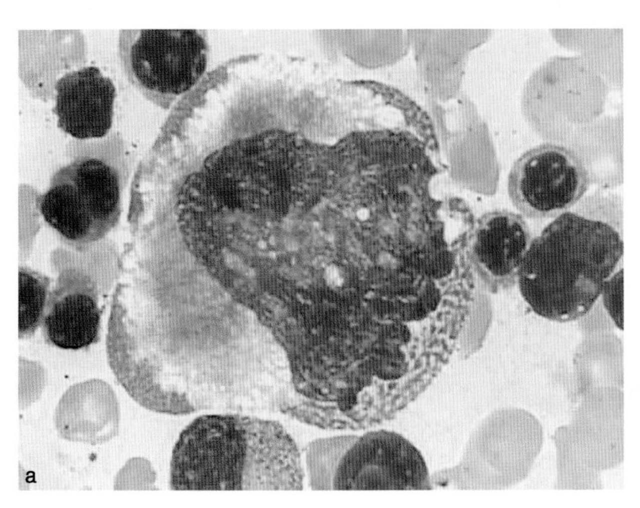

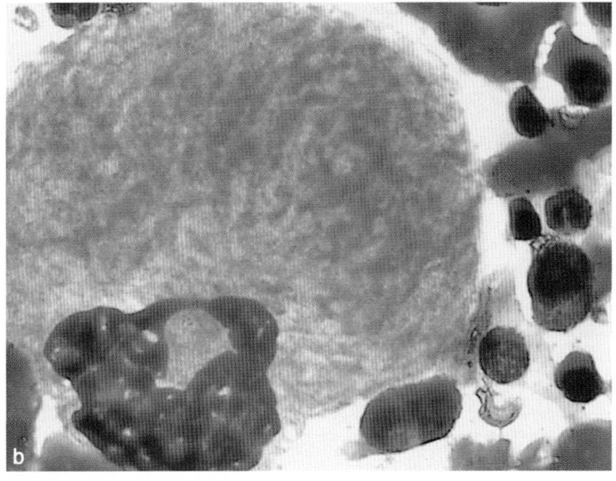

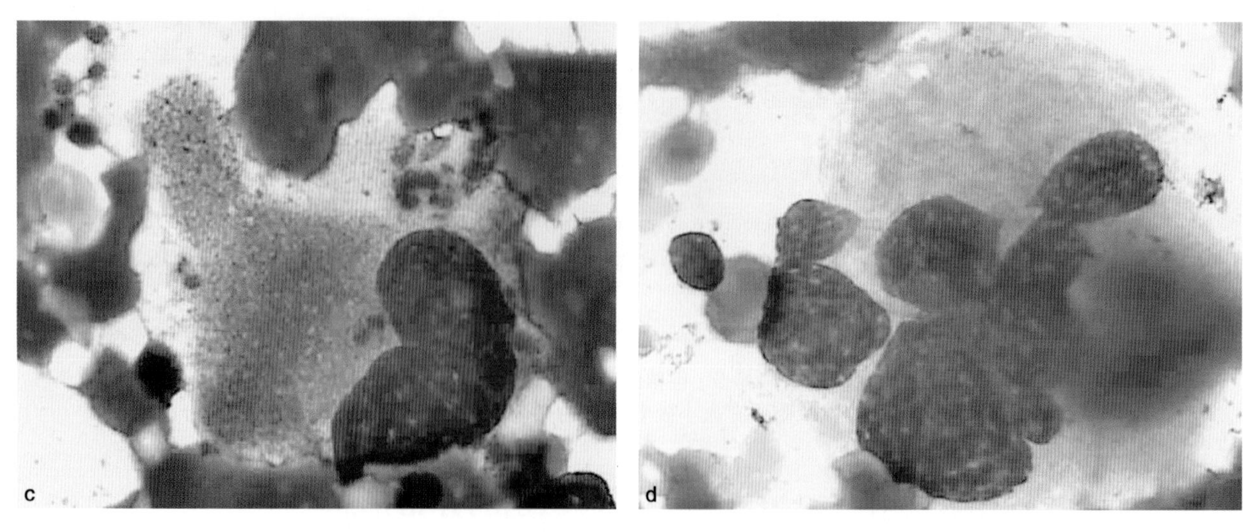

图 9-6 **空泡形成、颗粒增多与减少巨核细胞**

a 为大小、多少和排列不一空泡形成巨核细胞；b 为颗粒增加鼓起并凝集成索样或洋葱皮样，胞核隅于一侧；c 为胞质颗粒过多、有突起感并有产生血小板；d 为 MA 巨核细胞染色质疏松，核叶不规则和颗粒减少与不典型病态巨核细胞

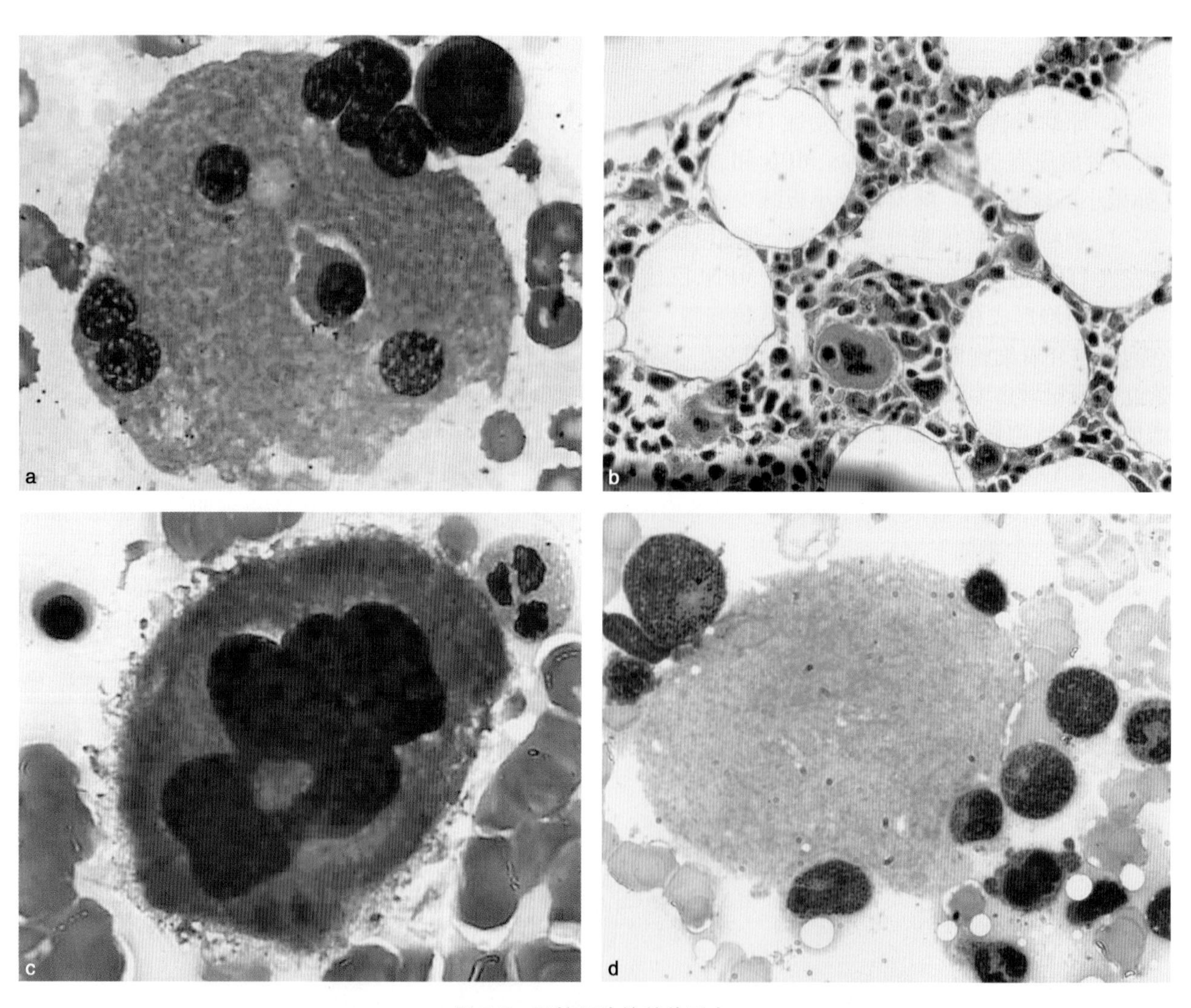

图 9-7 **巨核细胞的其他形态**

a 为小圆核大巨核细胞胞质出现 1 个浆细胞；b 为骨髓切片巨核细胞胞质中 1 个有核细胞；c 为感染骨髓象，巨核细胞胞质出现大量微绒毛突起；d 为巨核细胞胞质，提示脱核后留下的胞质

见于许多良性和恶性血液病与非血液病，且无一定的疾病倾向性。巨核细胞胞出现血细胞主要有两种解释：其一为细胞的重叠现象；其二为血细胞的迷入现象。后者为血细胞经成熟巨核细胞的开放性界膜系统入口而陷入所致。也有认为是巨核细胞的吞噬现象，但巨核细胞胞质缺少溶酶体，一般不支持巨核细胞有吞噬功能。

6. 胞质绒毛和小泡状突起过多和巨核细胞簇　为胞质有许多微绒毛样或小泡状突起，胞质呈嗜碱性，成熟型缺乏颗粒（图 9-7），其临床意义未明。巨核细胞簇在骨髓涂片中少见，但出现时可以评估巨核细胞显著增生或异常增殖，见于 CML、ET 和原发性骨髓纤维化（primary myelofibrosis，PMF）。CML、ET 的巨核细胞缺乏异形性（图 9-8），PMF 巨核细胞有异形性。

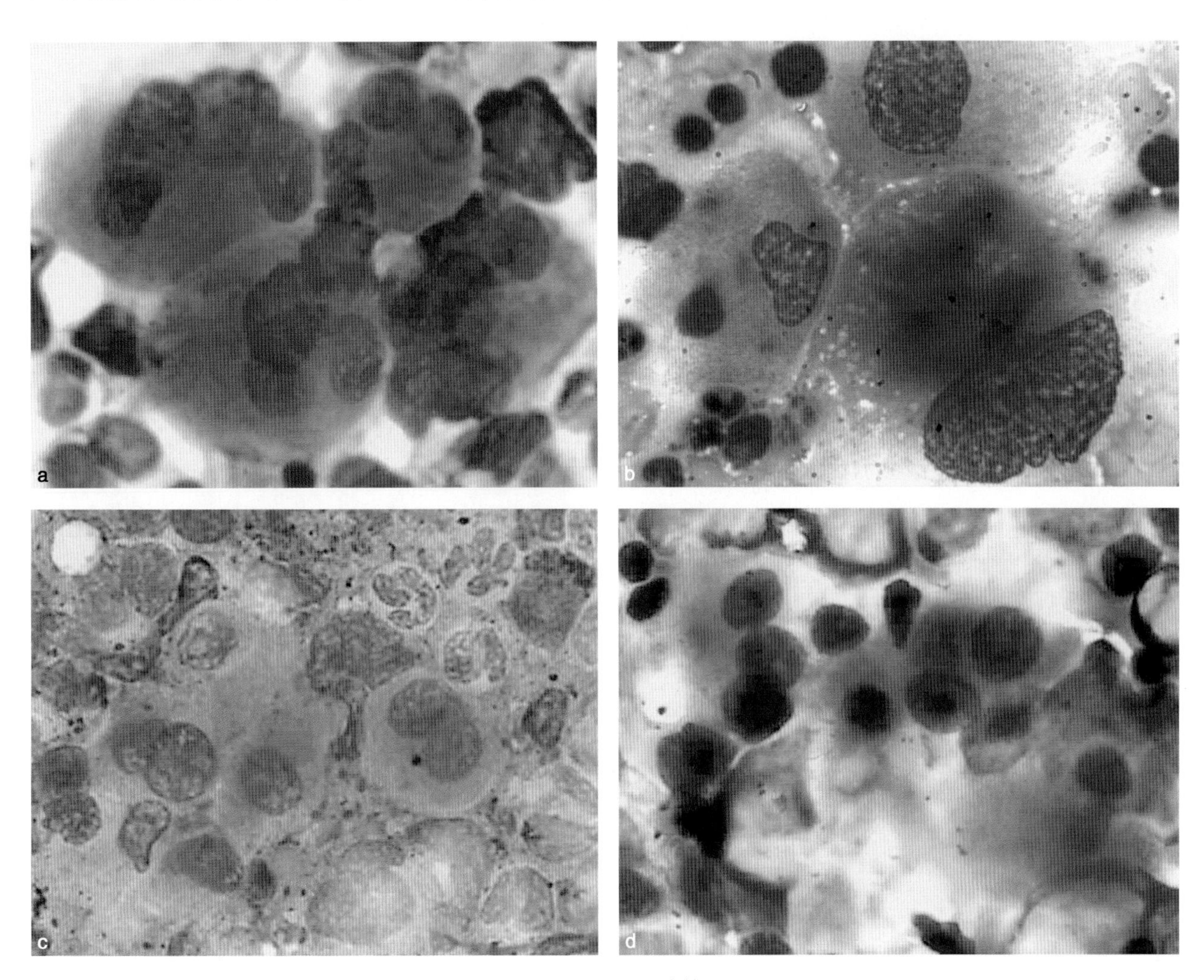

图 9-8　**巨核细胞簇**

a 为 ET 巨核细胞簇，巨核细胞大而高核叶；b 为 PMF 早期标本巨核细胞簇，胞体和胞核轻度多形性；c、d 为 MPN 和 MDS 骨髓印片标本，检出巨核细胞簇，可以指示骨髓组织中巨核细胞显著增殖

二、现代识别的异常形态

现代识别的异常形态学，有见于 ET 和 PV 等 MPN 的大而高核叶（高核叶大）巨核细胞，与之相对的是 CML 的侏儒巨核细胞（小巨核细胞）；见于 MDS、MDS-MPN 和 AML 等髓系肿瘤的核叶离散小圆化，“小圆核”巨核细胞（包括小圆核小巨核细胞、小圆核大巨核细胞、小圆核低核叶巨核细胞、小圆核逸核巨核细胞及其核质连体分离巨核细胞）；PMF 早期或骨髓纤维化（myelofibrosis，MF）早期的轻中度异形性巨核细胞；PMF 和其他 MPN 与 MDS、MDS-MPN、AML 进展为 MF 时的“三化”（小型化、裸核化和异形极端化）巨核细胞。

1. 大而高核叶巨核细胞与小巨核细胞

（1）大而高核叶巨核细胞：即胞体大和核叶多，又称高核叶大巨核细胞。巨核细胞在 100～150μm 以上，甚至占据整个油镜视野；另一特点是核叶增加，可多达 64～128 个，常高度缠绕在一起或呈散开状的大或巨大“胞核”（图 9-9），或核叶呈不规则性分布，核间可见核丝。一部分细胞胞质非常丰富，犹如辽阔的土地，胞质中常见众多血小板，有的位于胞质周边，也有不见血小板生成者。主要见于 ET、PV 等，是 ET 和 PV 骨髓巨核细胞异常的形态学特点；也见于部分细菌感染、原发性 ITP 和 MA 等疾病骨髓中，这些良性疾病是一种代偿性、继发性的巨核细胞反应。

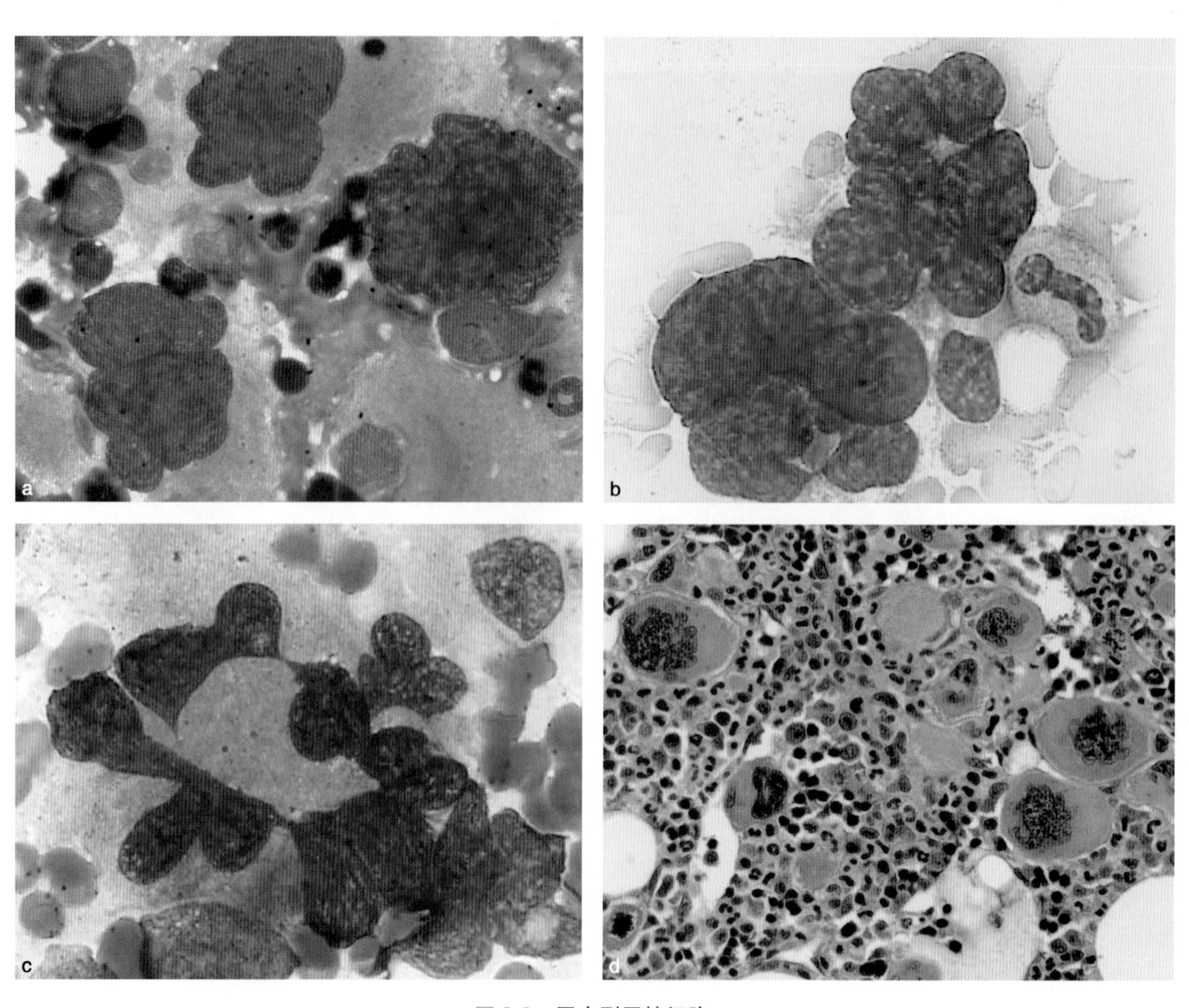

图 9-9 **巨大型巨核细胞**

a 为见于 ET 和 PV 的巨大型巨核细胞，核叶多、胞质十分丰富；b 为 ET 患者巨大的高核叶裸核巨核细胞；c 为见于感染和 MA 的巨大型巨核细胞，核丝相连明显，核叶不规则状；d 为 ET 骨髓切片大而高核叶巨核细胞

（2）侏儒巨核细胞：即一般称为的小巨核细胞，主要见于 CML，与见于 ET 和 PV 的大而高核叶巨核细胞相对相对。CML 与 ET 和 PV 都同属于 MPN 的主要类型，是 MPN 巨核细胞特征识别上的重要认知。侏儒巨核细胞胞体大小约在 20～40μm 之间，胞核模糊重叠、非圆形，胞质多为层状云雾状（图 9-10 和图 2-3）。这种小巨核细胞由低倍体巨核细胞成熟而来，与见于 ET 和 PV 的高核叶大巨核细胞形态学及其病理机制不同。除了 CML 外，这一巨核细胞也见于其他良恶性疾病，甚至健康人的骨髓。

2. 多形性与小圆核巨核细胞

（1）多形性巨核细胞：多形性巨核细胞以胞体和胞核的大小改变为主，常伴有轻中度的异形性，多见于 ET、PV、PMF 早期，以及 MDS 和 AML 向骨髓纤维化（myelofibrosis，MF）发展时，也见于其他疾病，评判意义不如明显异形性巨核细胞。骨髓涂片中多形性巨核细胞还不容易可靠识别，切片形态学详见第十四

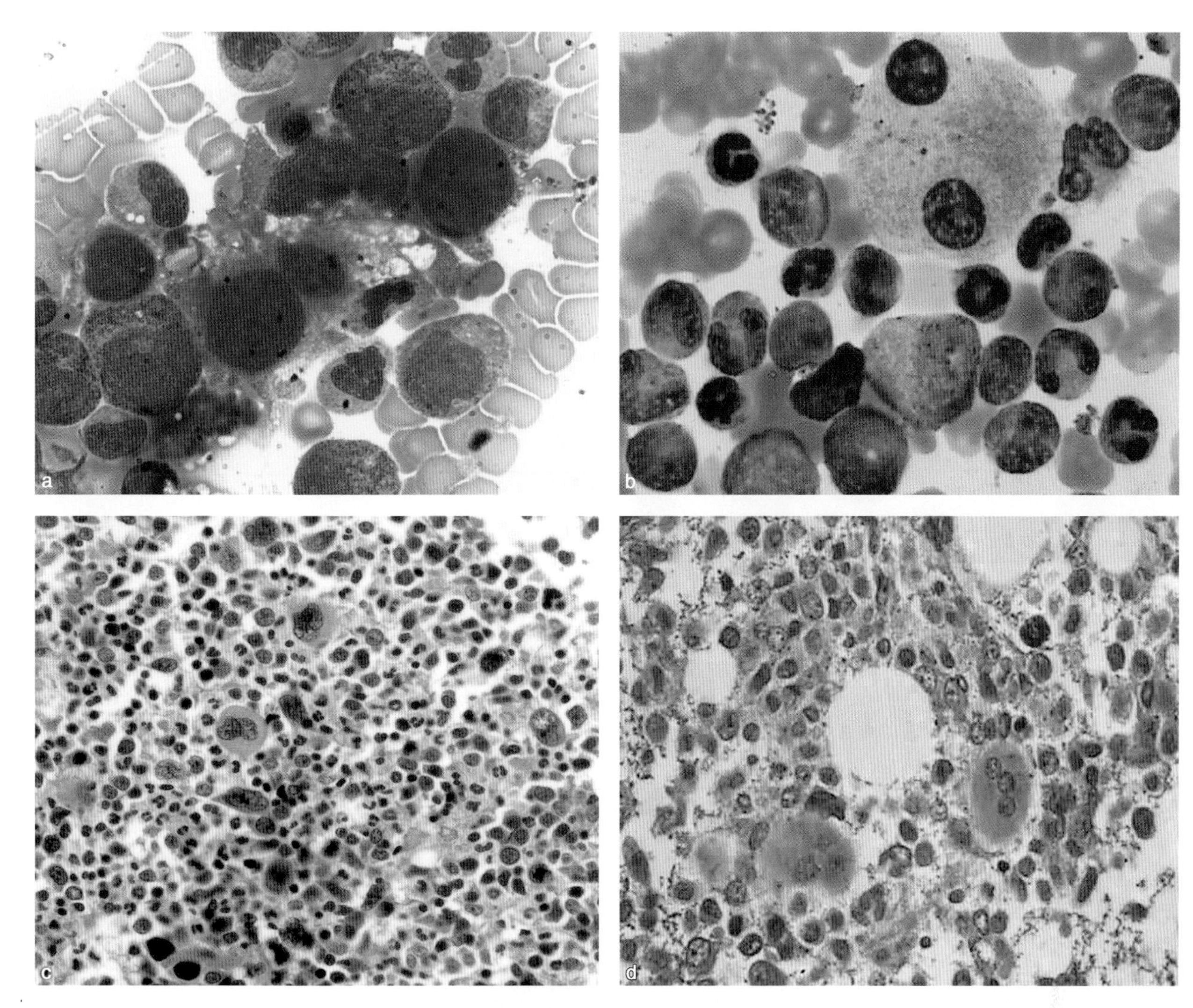

图 9-10 CML 小巨核细胞和小圆核巨核细胞

a 为原幼巨核细胞，巨核细胞增加和细胞小型见第二章图 2-3；b 为巨核细胞核小变圆（小圆化）并呈逸核状，疾病进展为病态造血；c 为骨髓切片中的小型和偏小型巨核细胞；d 为骨髓切片小圆核巨核细胞，指示疾病进展

章和第二十章。

（2）小圆核巨核细胞：小圆核巨核细胞以胞核的小圆形改变为特征，分为小圆核小巨核细胞、多小圆核大巨核细胞和小圆核低核叶巨核细胞，是病态巨核细胞的主要类型，见于 MDS、MDS-MPN 和 AML，以及 MPN 向病态造血进展或向 MF 进展时的早期，还见于 MDS 向 AML 或向 MF 早期进展时（图 9-11）。形态学见本章第四节。

3. “三化”巨核细胞　“三化”含义见前述，是 PMF 或其他 MPN、MDS 等髓系肿瘤进展为 MF 时巨核细胞形态异常的极端变化。在骨髓涂片中，可以观察典型髓系肿瘤 MF 的“三化”巨核细胞，但不典型性异常形态也见于其他病理状态，在评判中需要密切结合临床特征。

（1）小型化巨核细胞：是 PMF 及其他 MPN 进展为明显骨髓纤维化时，原来的大细胞普遍向小型发展，常伴有胞体和胞核畸形，由胞核圆形演变为不规则的条形、葫芦形、细长形等（图 9-12 和图 9-13），胞核边缘为不规则润滑状（常见锯齿状），与其他 MPN 类型的大型或中大型巨核细胞（图 9-8 和图 9-9）形成

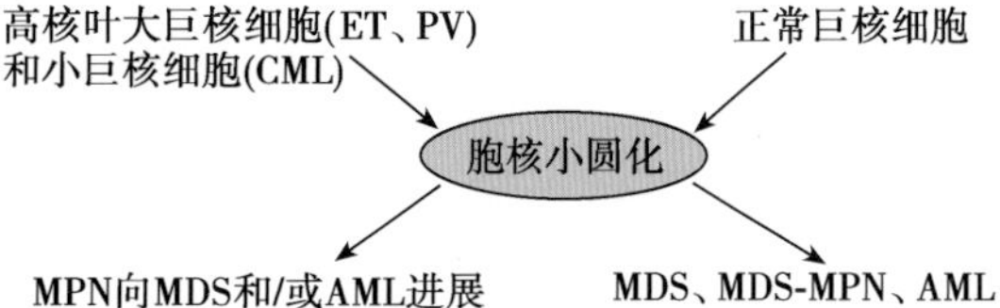

图 9-11 巨核细胞核小圆化与髓系肿瘤

ET 为特发性血小板增多症，PV 为真性红细胞增多症，CML 为慢性粒细胞白血病，MPN 为骨髓增殖性肿瘤，MDS 为骨髓增生异常综合征，AML 为急性髓细胞白血病，MDS-MPN 为骨髓增生异常-骨髓增殖性肿瘤

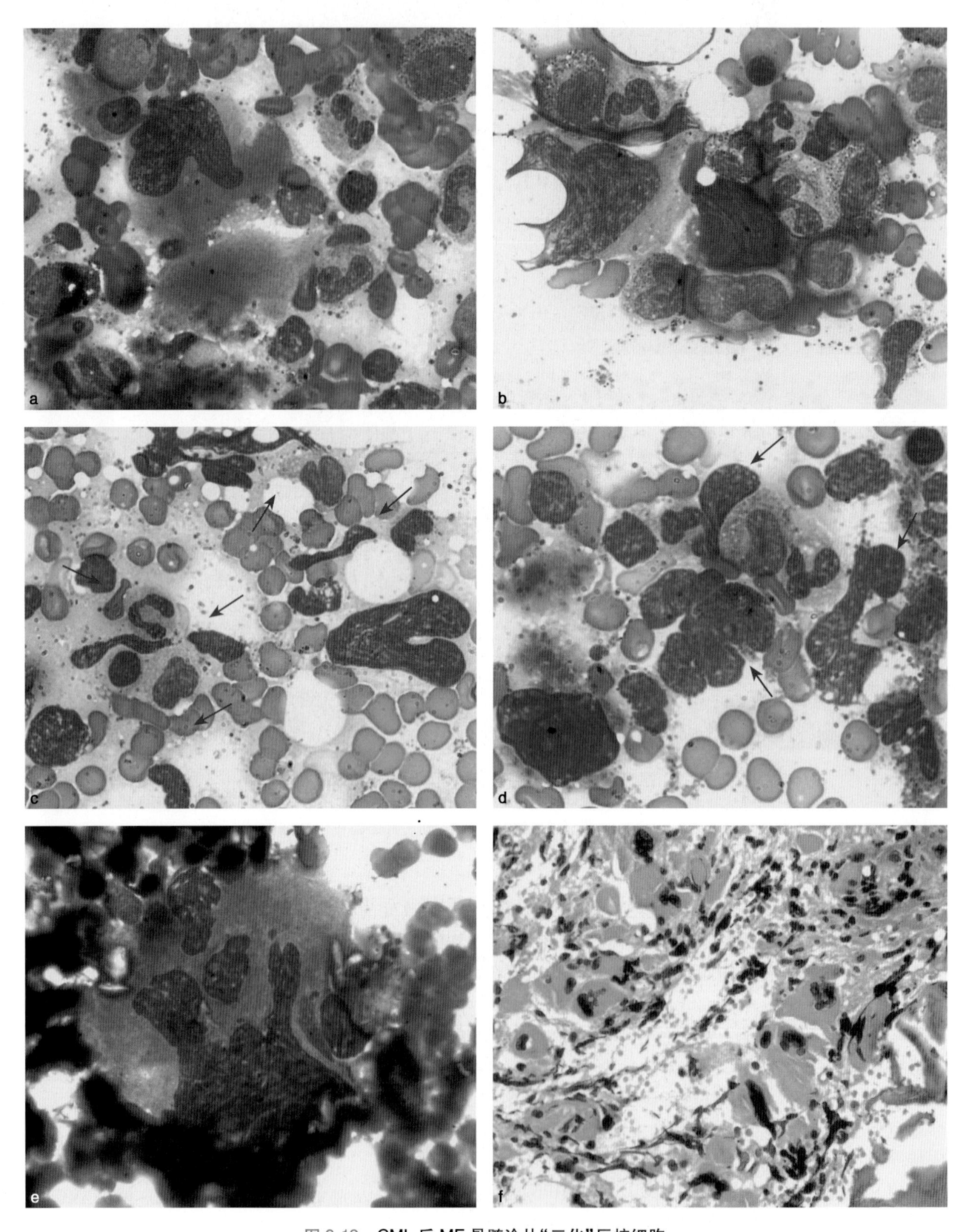

图 9-12　CML 后 MF 骨髓涂片“三化”巨核细胞
a~d 为巨核细胞大小不一以小为主，胞体、胞核多形与畸形（异形），包括小的、细长的裸核巨核细胞；e、f 为另一 MF 患者骨髓涂片与切片巨核细胞的胞核畸形

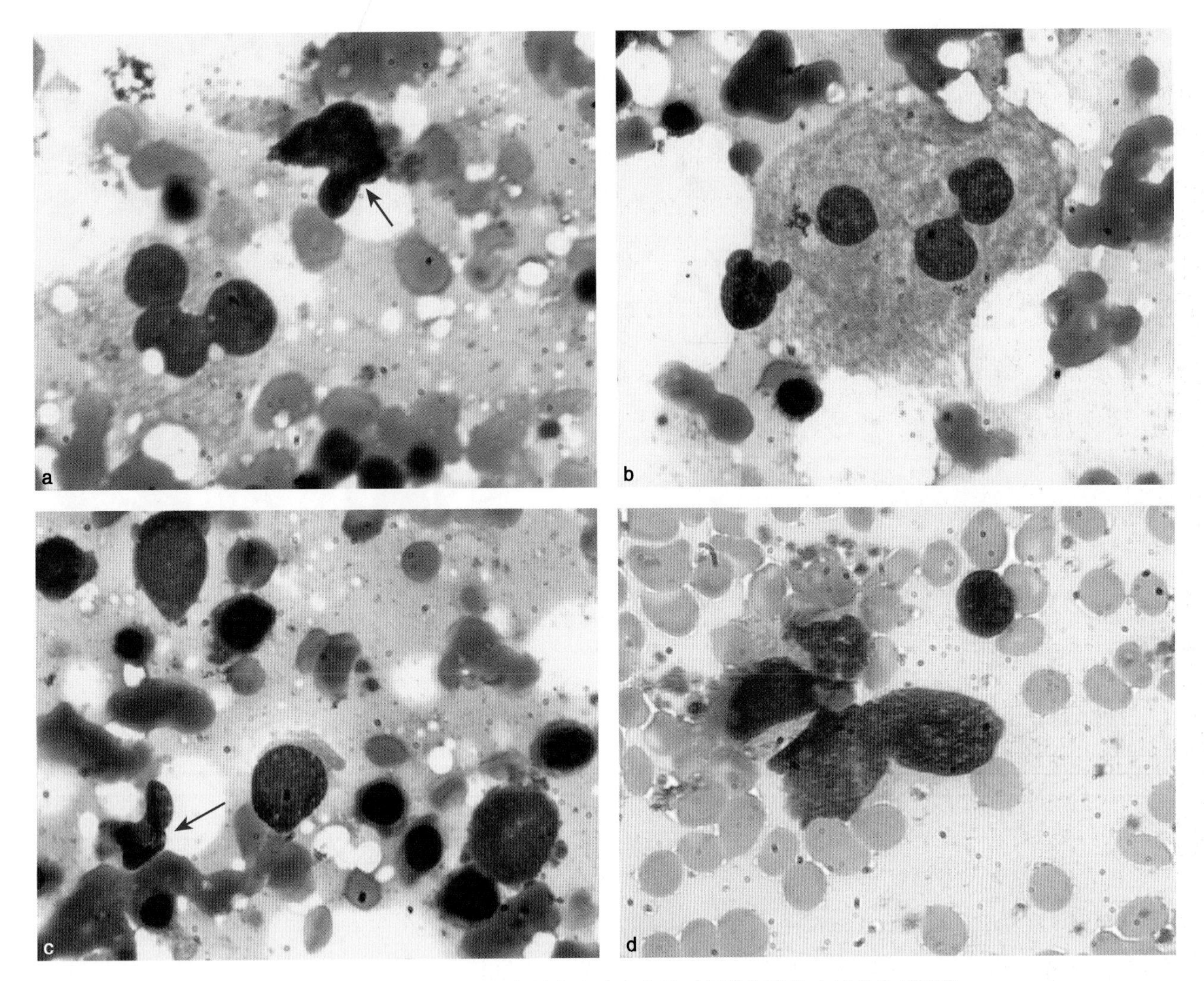

图 9-13　**ET 转化为外周血急性白血病和 MF 时巨核细胞核小型化和异形化**

a 为异形性裸核巨核细胞；b 为重叠的小圆核与微小圆核巨核细胞；c 为小型异形巨核细胞，右下方 1 个原始巨核细胞；d 为外周血异形裸核巨核细胞

鲜明对照，也是区别 CML 侏儒巨核细胞的主要特征。

（2）裸核化巨核细胞：不管是 PMF 还是其他 MPN 进展至 MF 时，另一个明显的特点是裸核巨核细胞增加。通常是大小不一，以小为主，伴有显著畸形（图 9-12 和图 9-13）。在 CML、CMML、aCML、MDS，甚至 PV 等髓系肿瘤的外周血涂片中，也可见裸核性（异形）巨核细胞，尤其是这些疾病进展时易于检出。

通常，骨髓印片比骨髓涂片容易检出裸核性（异形）巨核细胞，用骨髓切片标本检查比骨髓涂片和骨髓印片更容易观察（图 9-14 和第二十章）。

（3）异形极端化巨核细胞：MF 时巨核细胞不但普遍体小、裸核多，且几乎都伴有异形极端化（图 9-12），常可以提示髓系肿瘤已经发生 MF，与其他 MPN 类型的大型或中大型巨核细胞形成反差。

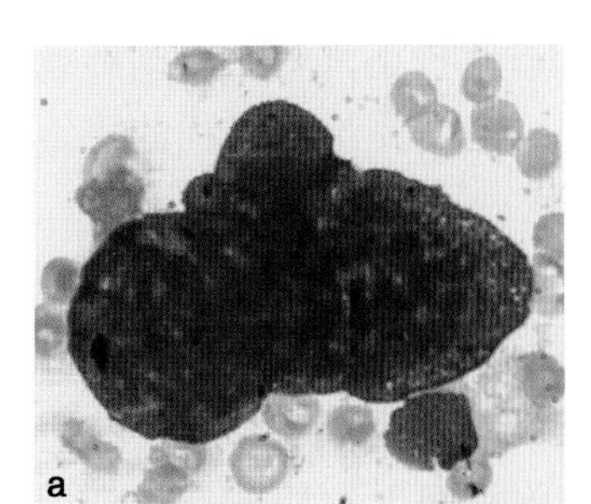

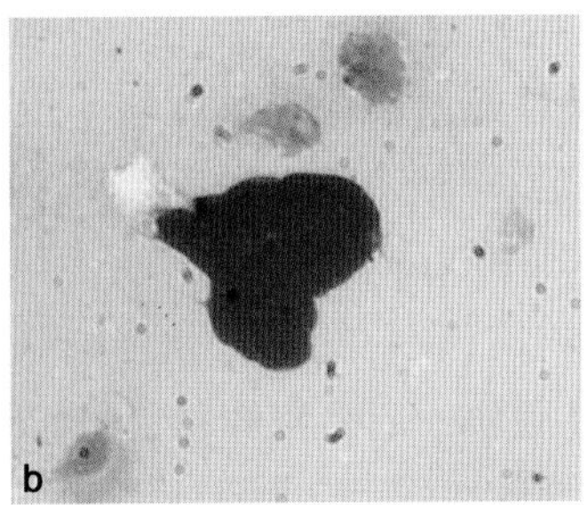

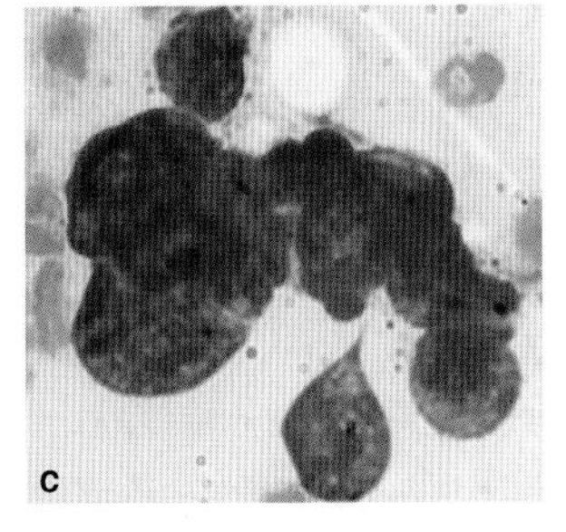

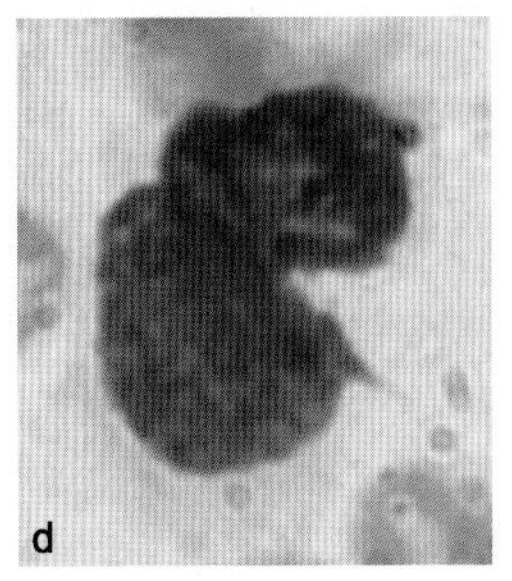

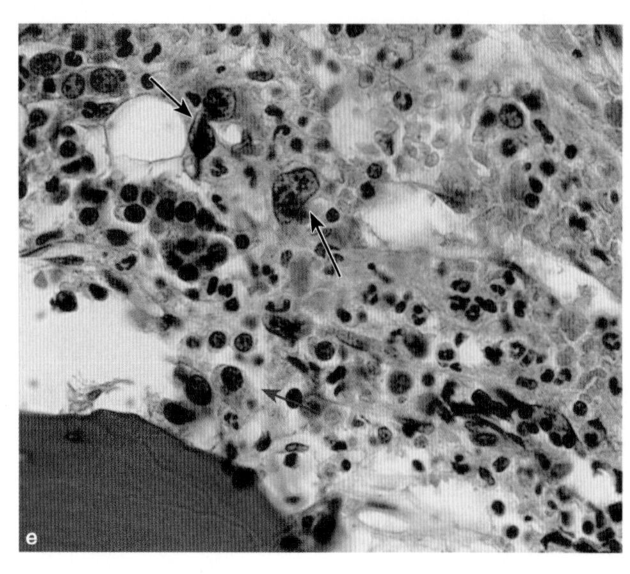

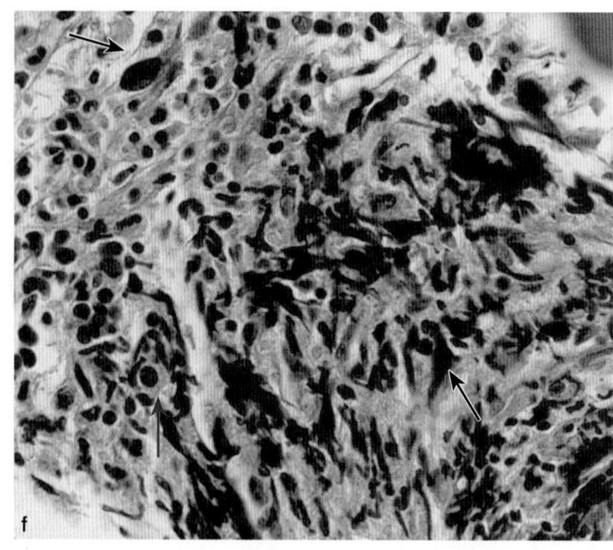

图 9-14 **异常裸核巨核细胞**

a~d 为印片裸核巨核细胞，大小不一，多形性和异形性明显，加上印片背景清晰，可以提示 MF 相关的巨核细胞异常；e、f 为 b、c 同一患者骨髓切片，黑色箭头为大小不一以小为主的异形巨核细胞及其裸核，红色箭头为小或微小巨核细胞

骨髓涂片中，检出这些异常可以预示 MPN 或 MDS、MDS-MPN 等血液肿瘤进展为 MF 已经发生或来临。检出异常巨核细胞越多越典型越具有评判意义。

第四节 病态巨核细胞类型与临床意义

病态巨核细胞（dysmegakaryocytes）简称病巨，与 20 世纪 70~80 年代称呼的小巨核细胞（small megakaryocytes）基本同义。小巨核细胞简称小巨核，一般的小巨核是以体小著称，但实际上也包括了胞体大甚至巨大而胞核小的巨核细胞（如多小圆核大核巨核细胞）等。因此，判断巨核细胞的病态性，以胞核的改变（如大小和多少）更为合适。病态巨核细胞胞体和胞核越小、胞核越圆，诊断的特异性越高。检出小圆核小巨核细胞和多小圆核大巨核细胞是巨核细胞病态造血较为可靠的依据。

病态巨核细胞包括微小巨核细胞（淋巴样小巨核细胞）、小圆核小巨核细胞、多小圆核大巨核细胞、低核叶巨核细胞、明显离散核的异常巨核细胞（逸核或溢核形态）和核质分离巨核细胞等。

1. 微小巨核细胞 微小巨核细胞（micromegakaryocytes）简称微巨，胞体大小约在 15~20μm 以下，常单个核小如淋巴细胞（图 9-15），故又称淋巴样巨核细胞。胞核圆形或椭圆形，一般无核仁。胞质少，浅红色或灰蓝色，常含有少量紫红色颗粒或血小板，有时呈不规则的分离状或脱落感。微巨与一般原始巨核细胞和白血病性原始巨核细胞（见第六章）有相似之处，但多可以做出鉴别。一部分微小巨核细胞无形态特征，没有细胞免疫化学染色不能识别。微小巨核细胞似乎可由小圆核巨核细胞撕拉分离而成（图 9-15）。微小巨核细胞也可在外周血中出现，见于 AML、MDS、MDS-MPN，以及 MPN 进展时。

2. 小圆核小巨核细胞 为胞体较小但比微小巨核细胞为大，约在 20~40μm；胞核小，1~3 个，圆形或椭圆形（图 9-16）；胞质多少不一，含细小紫红色颗粒或血小板。小圆核小巨核细胞需要与小体积的正常巨核细胞相区别，后者胞体虽小但胞核模糊重叠、也非圆形，胞质多为层状云雾状。

3. 多小圆核大巨核细胞 为胞体大小约在 40~100μm 之间，甚至更大，具有核小、多个、圆形（或类圆形）、分散、核间无丝相连之特点（图 9-17）。胞质丰富，颗粒细少。此种细胞大多无血小板生成。有时多个圆形胞核靠向胞膜周边呈逸核状或溢核状，或连胞质一起呈离体状，提示微小巨核细胞或小圆核小核巨核细胞可由多小圆核大巨核细胞核质分离而成（图 9-17）。多小圆核大巨核细胞核间无丝相连是区别于

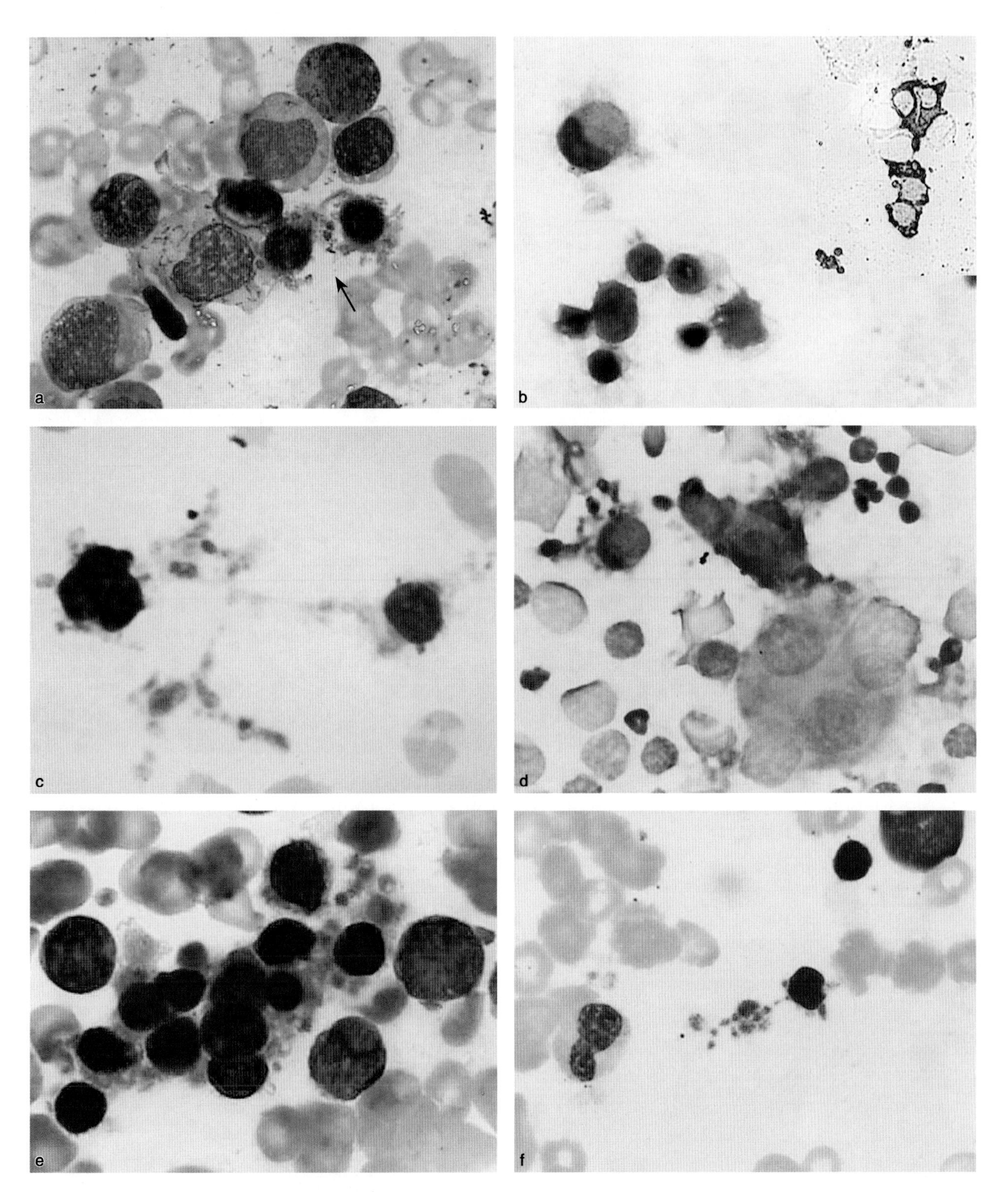

图 9-15　**髓系肿瘤微小巨核细胞**

a 为 2 个微小巨核细胞；b 为 CD41 标记染色，左下方有 4 个阳性微小巨核细胞，插图为 MDS 微小巨核细胞；c 为撕拉分离状小或微小巨核细胞；d 为 CD41 标记显示撕拉状胞质；e 为 AML 微小巨核细胞簇，呈撕拉状（常见核质连体分离）；f 为极易漏检的微小巨核细胞

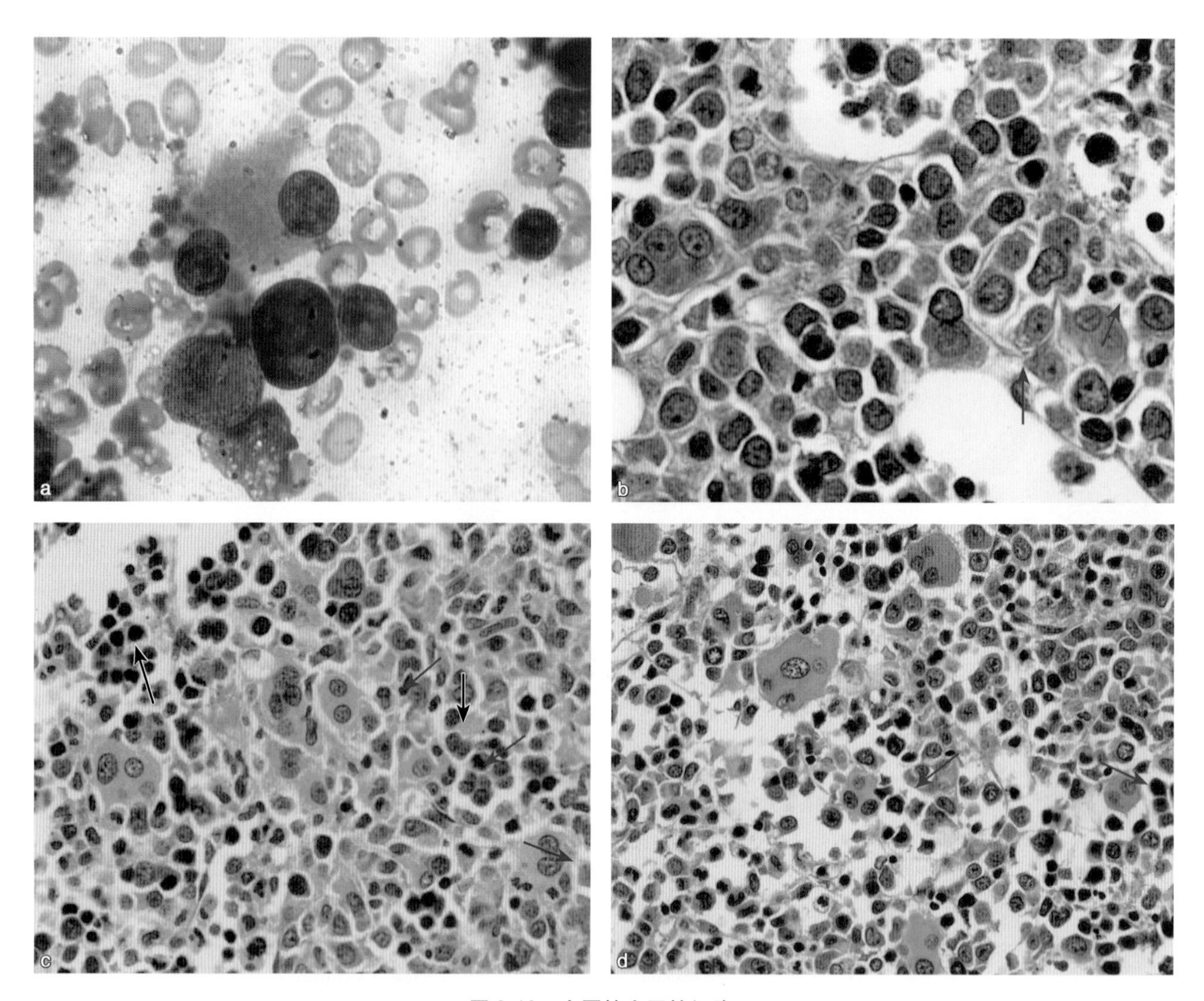

图 9-16 **小圆核小巨核细胞**

a 为 2 个核的小圆核巨核细胞，CML-AP 标本；b～d 分别为 aCML 疾病进展、CMML 和 MDS 骨髓切片小圆核小巨核细胞（可见小圆核大巨核细胞）

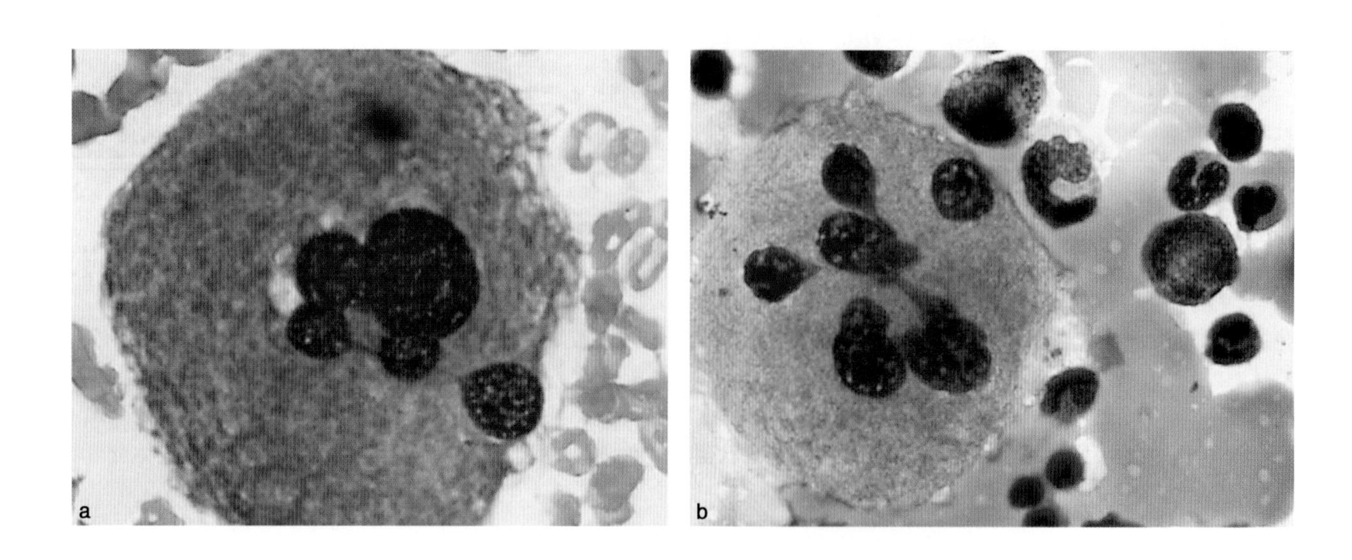

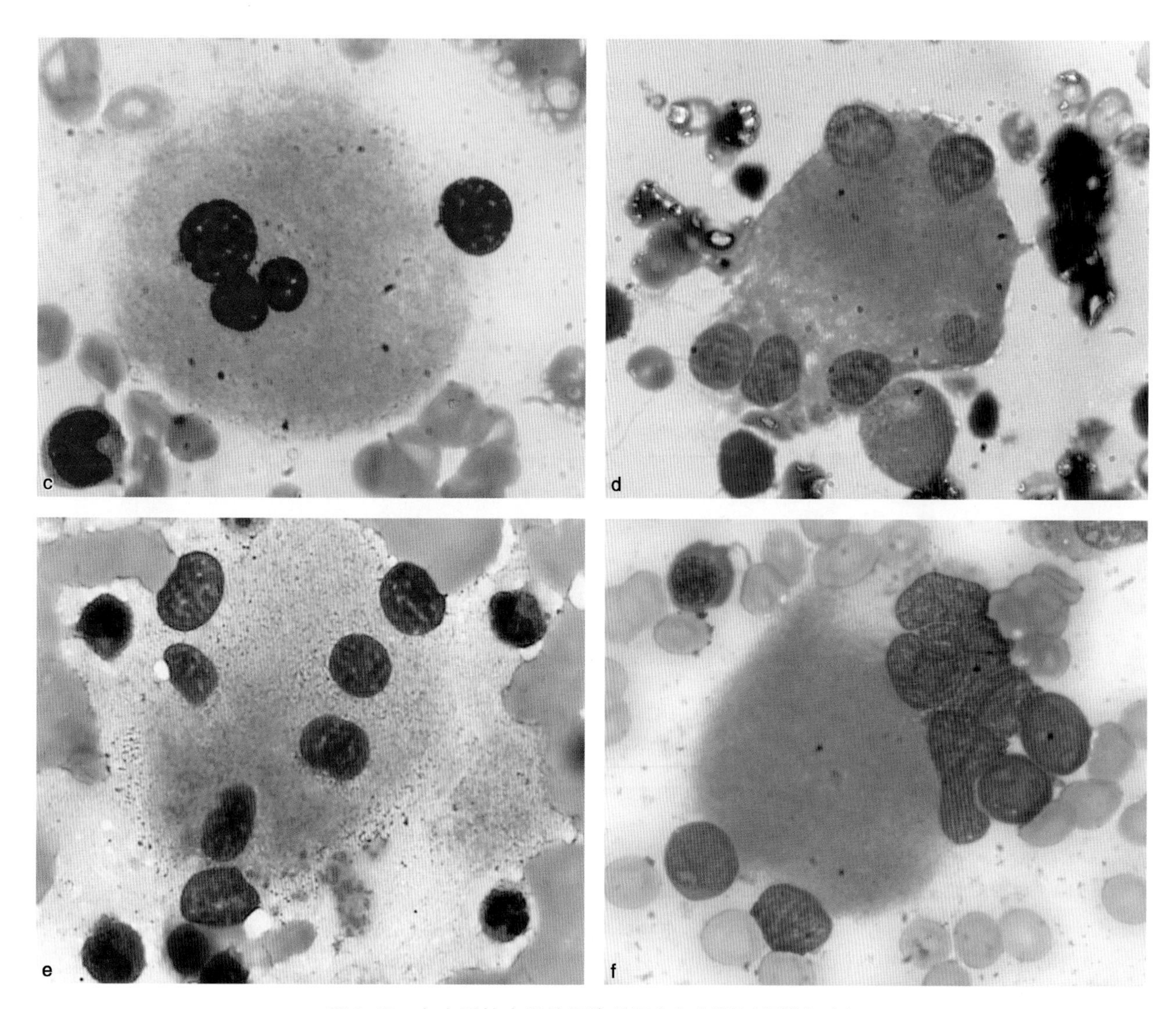

图 9-17　**多小圆核大巨核细胞(MDS 和 MDS-MPN 标本)**
a~c 为多个小核由大核中释放,开始时有核丝相连,然后消失;d~f 为多个小圆核向细胞周边散去

破骨细胞等多核巨细胞的主要特点。

4. 低核叶巨核细胞　近年来新认识到巨核细胞核叶多少、细胞大小与一些髓系肿瘤相关的异常,低核叶巨核细胞即是其一。在 MDS 中,低核叶巨核细胞常与 5q-综合征有一定关系。巨核细胞核叶过少为≤3 个核叶,胞核多为小圆型并无明显不规则和缠绕状的核且为细胞成熟和胞体偏小者,称为低核叶巨核细胞(图 9-18),与细胞大小无关,与高核叶巨核细胞相呼应。低核叶巨核细胞与小圆核小巨核细胞有重叠(图 9-16 和图 9-18)。

5. 大单个核巨核细胞　大单个核巨核细胞简称大单核巨。大小约在 20~60μm 之间,胞核大而单个,偏位,有时呈逸核状。胞质丰富,含有颗粒,多无血小板生成(图 9-18)。大单个核可能为尚未分离的不明显多个胞核的重叠,见于多种良恶性血液疾病。

6. 巨核细胞微核　巨核细胞微核来自大核,并可观察到由大至小的胞核,直至微核(一般<5μm)形成(图 9-19),见于 MDS、AML、MDS-MPN、MPN 和(重症)感染等疾病。巨核细胞微核也是巨核细胞病态形态的一种形式,也可以视为核碎裂或细胞凋亡形态,在治疗相关性髓系肿瘤中多见。当前对巨核细胞核象形态学的认知还是谜样难读。

7. 临床意义　病态巨核细胞在多种良恶性疾病中均可出现,正常人也偶尔可见,不过病态巨核细胞的阳性率和出现的数量不同。在上述的微小巨核细胞、小圆核小巨核细胞、多小圆核大巨核细胞等几种形

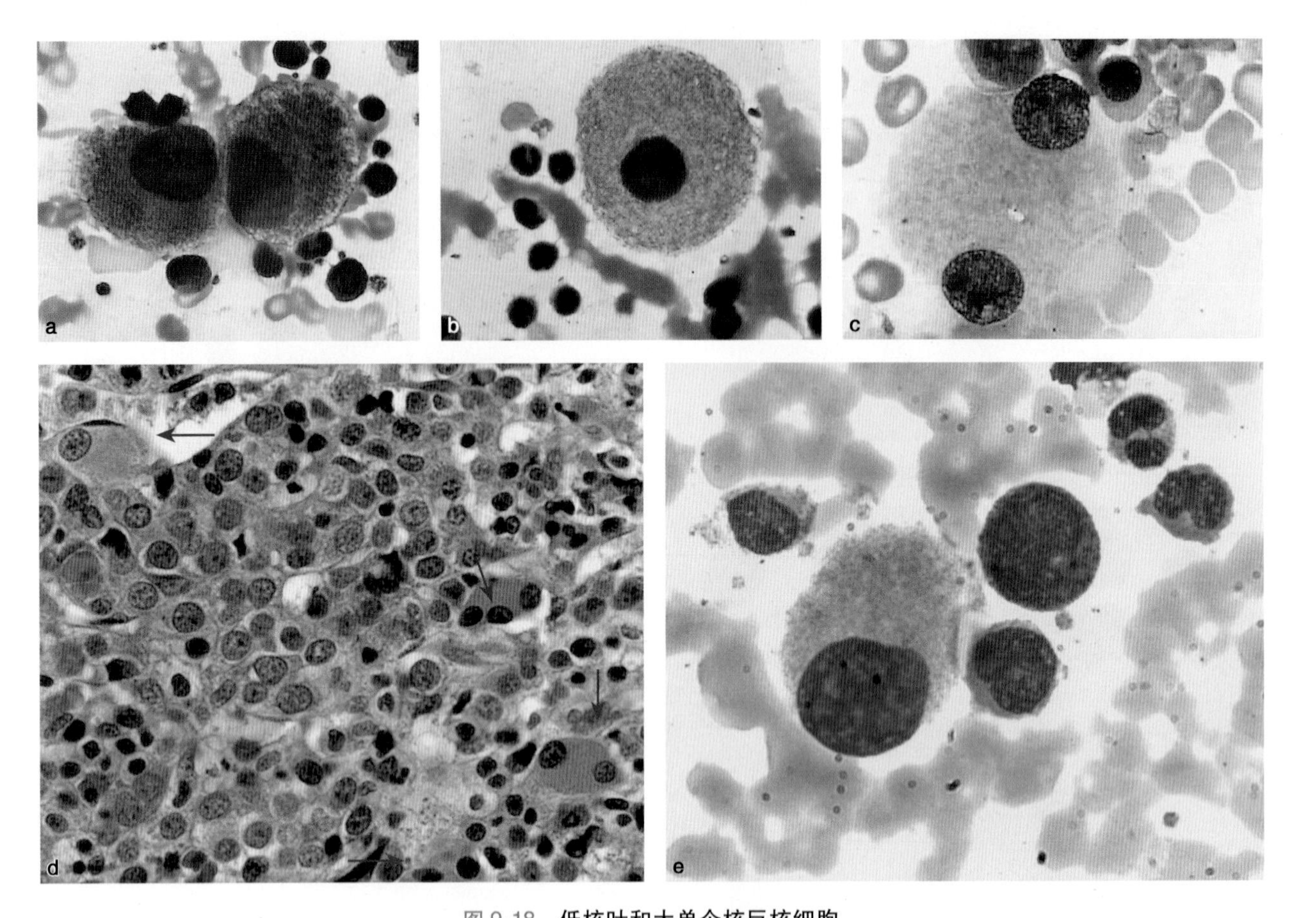

图 9-18 **低核叶和大单个核巨核细胞**

a、b 为低核叶巨核细胞，MDS 标本；c 为 2 个小圆核并呈逸核状的低核叶巨核细胞，见于 MDS、MDS-MPN 和 AML；d 为髓系肿瘤骨髓切片标本低核叶巨核细胞，胞核 1~3 个、小圆形；e 为大单个核巨核细胞

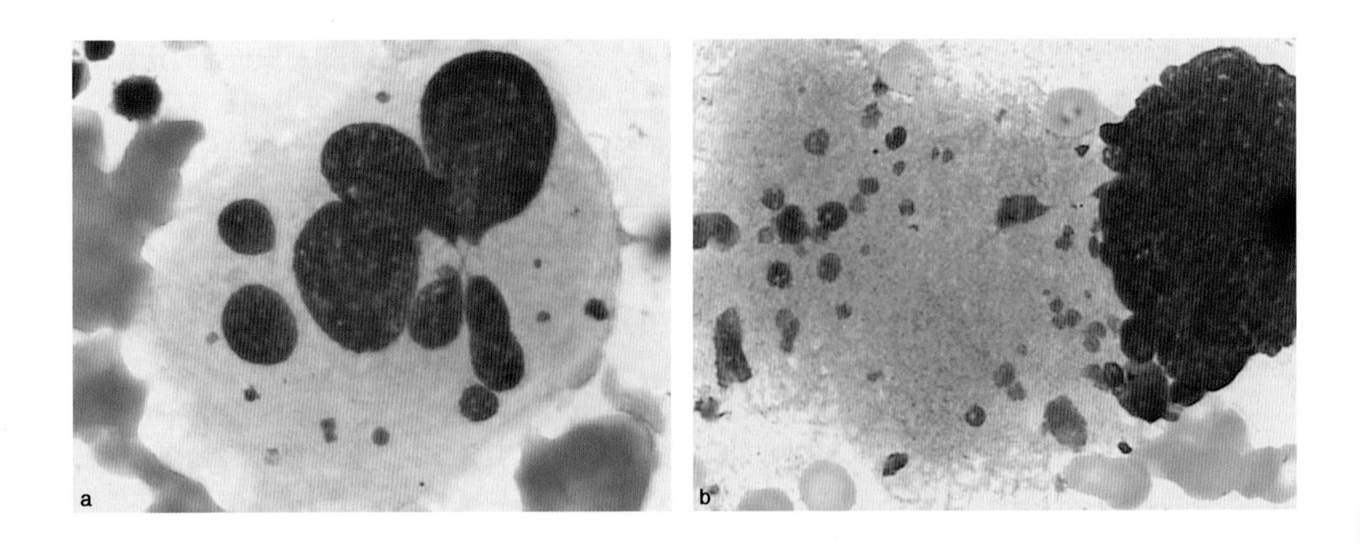

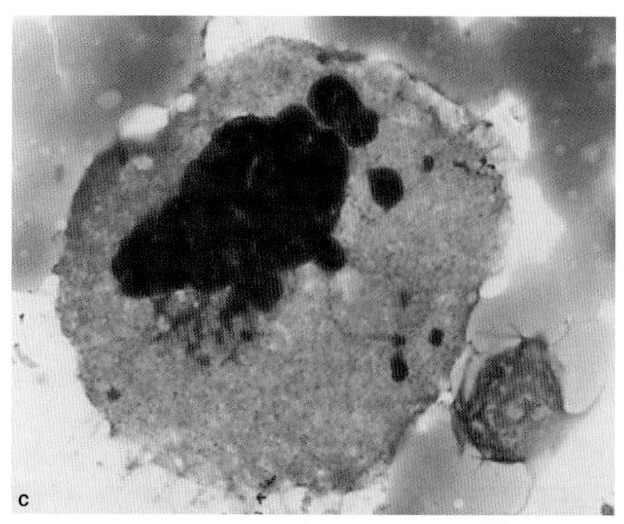

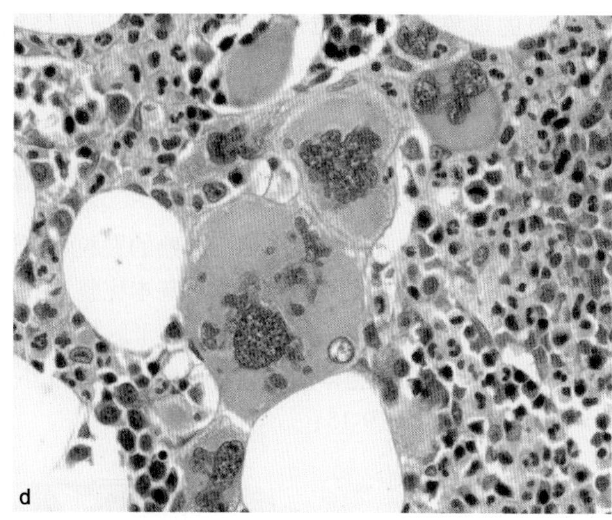

图 9-19 髓系肿瘤标本巨核细胞微核

态中,微小巨核细胞在髓系肿瘤中阳性率最高,除偶见于良性疾病外,几乎都出现于血液肿瘤,因此特异性较高。小圆核小巨核细胞和多小圆核大巨核细胞是 MDS、MDS-MPN 和 AML 病态巨核细胞的主要类型,也可能是巨核细胞无效造血的主要形态。通常,胞核越小、越圆、越分散或逸出状的巨核细胞不管其胞体大小,其病态特征越是显著,诊断意义也越明确和重要。在 MPN 中,检出核小圆化、小细胞化和原始细胞增加示疾病向 MDS 和/或 AML 发展。

大单个核巨见于多种良恶性疾病,特异性最差。众多病态巨核细胞出现为骨髓恶性增生或造血肿瘤构成的一部分。在良性血液病中,MA 病态巨核细胞最多见,为 DNA 合成异常所致。其他良性血液病病态巨核细胞均少,但阳性检出率可以较高,如原发性 ITP。

一般认为,在 MDS 中病态巨核细胞多见,甚至出现以巨核细胞显著病态生成为特征者。在鉴别诊断方面,病态巨核细胞可作为 AA(尤其是慢性者)与低增生型 MDS 的鉴别指标之一,前者不见病态巨核细胞,后者可见病态巨核细胞,有时众多出现。MDS 巨核细胞质的异常与预后有关,有巨核细胞异常者易转化为白血病。检出病态巨核细胞数量最多疾病是 MDS、AML 和 MDS-MPN。在白血病中,AML 显著高于 ALL。前者主要见于 AML 伴成熟型、AML 伴有核红细胞增加及急性单核细胞白血病。

伴有病态巨核细胞的 AML 有以下一些特点:患者年龄偏大;化疗多不敏感,预后差;骨髓细胞成熟较为明显,而原始细胞百分比例升高常不显著;白血病类型大多数是 AML 伴成熟型、急性粒单细胞白血病、急性单核细胞白血病和 AML 伴有核红细胞增加。易见病态巨核细胞 AML 的一部分病人骨髓嗜碱性粒细胞和/或嗜酸性粒细胞增多。AML 完全缓解后骨髓中仍可见病态巨核细胞或缓解后重新出现者则提示容易复发。ALL 时骨髓巨核细胞以减少居多,病态巨核细胞不见,部分 ALL 伴有巨核细胞病态生成时可能为该患者伴有 Ph 染色体的造血异常。慢性粒细胞白血病加速期和急变期则可见微小巨核细胞和小圆核小巨核细胞。由于巨核细胞在骨髓穿刺中相对不易抽吸,故在骨髓组织切片观察往往比骨髓涂片为多,切片与涂片同时观察可提高病态巨核细胞的检出率。

第五节 巨核细胞溢核与分离现象形态学

一般认为巨核细胞在成熟中形成前血小板(preplatelets),后者脱落即为血小板,剩余残核即为裸核;而且巨核细胞的核内有丝分裂使胞核高度叠在一起,并随成熟呈核丝相连的不规则状。但是,在某些病理情况下,还可见巨核细胞无核丝相连的胞核分散进而逸核,或因胞质颗粒生成增多而被挤出

(溢核)的现象,以及核质连体分离现象(抑或是细胞直接分裂的结果)。巨核细胞逸核或核质分离现象见于许多疾病,也见于正常骨髓象,但小或较小的圆形核逸核现象常见于血液肿瘤,属于病态巨核细胞。

一、溢核与分离类型和核质连体分离现象

巨核细胞逸核或溢核现象见于成熟的颗粒型,产血小板型少见,按形态特点可以分为以下四种类型。①胞核全逸,胞核游离于胞体外,胞质基本完整,未见胞质块状脱落,常见于胞体大型的巨核细胞;②胞核半逸 胞核一半左右逸于胞体外,部分位于胞体内,巨核细胞胞体大小不一;③极性状逸核,为2个或多个小型胞核各自游向于胞体的一端甚至溢出于胞体外,胞核与胞核之间无丝相连、胞核多为圆形(图9-20);④核质连体分离(图9-15)。

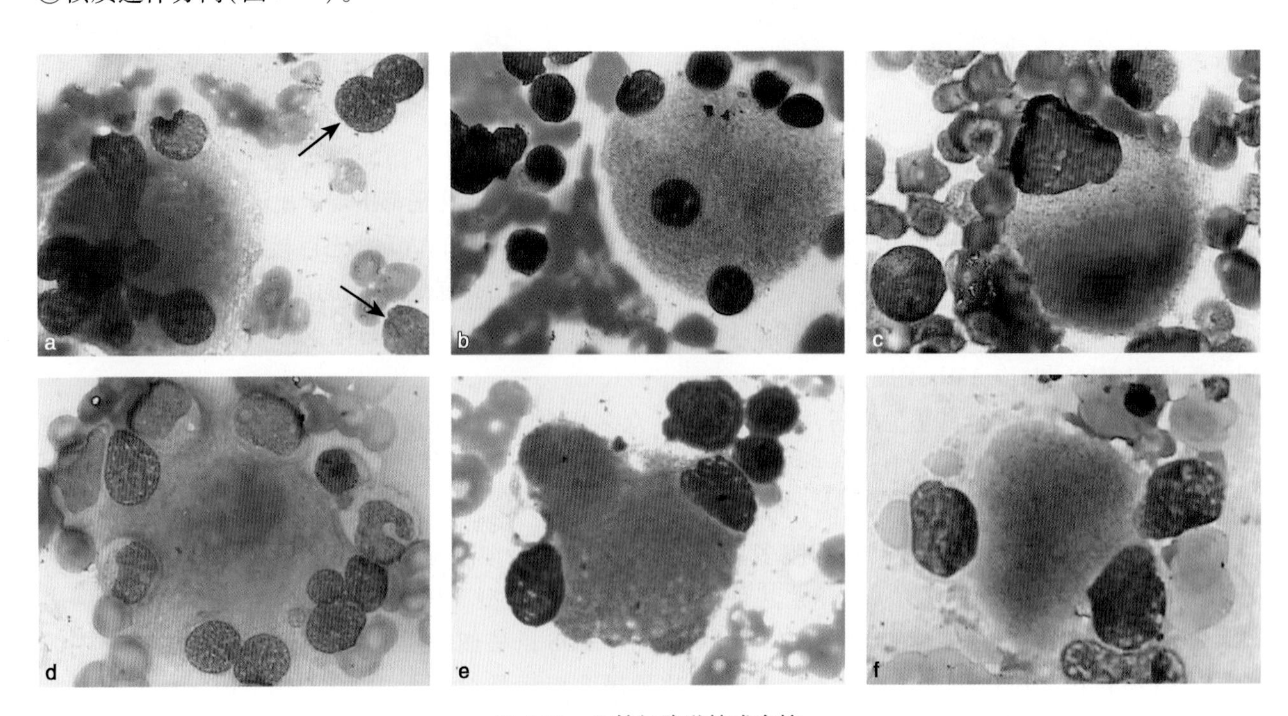

图9-20 **巨核细胞溢核或逸核**

a为右上和右下方完全脱离母体的胞核;b、c为胞核呈半逸核状;d为多个胞核逸向细胞周边呈溢核状;e为2个胞核极性状分布,溢核状;f为不规则圆形胞核溢核状。这些细胞(包括图2-17)多少不一的胞核都可见被厚实和鼓起的颗粒挤向边缘,除图c外,均为髓系肿瘤标本

上述四种类型以半逸核状为最多见,全脱核最少。全逸核、半逸核和极性状逸核之比为1∶5∶2,正常对照组大体为1∶8∶1,疾病组极性状逸核比对照组显著增高。逸核或溢核与推片无明显关系。核质连体巨核细胞,主要见于核小圆形或不规则圆形的小圆核巨核细胞,多见于髓系肿瘤。我们在识别巨核细胞溢核现象中,发现表象上存在核质连体分离现象,并大多见于髓系肿瘤(图9-15和第十五章图15-3)。

二、印片和切片巨核细胞溢核现象

印片是将骨髓组织印在载玻片上,不像涂片时可以影响细胞形状。对印片所作的观察,巨核细胞逸核现象见图9-21。观察骨髓切片巨核细胞,同样可观察到相似的形态学(图9-22)。

三、胞核解聚、释放与溢出及核质连体分离现象解释

巨核细胞的溢核或逸核现象的过程应该包括高度重叠胞核的解聚、分散释放与分离(释放或持续不断的异常分裂),进而散开并向细胞周边逸去的过程,典型者多个小圆核似烟花样散去直至远离母体细胞,或

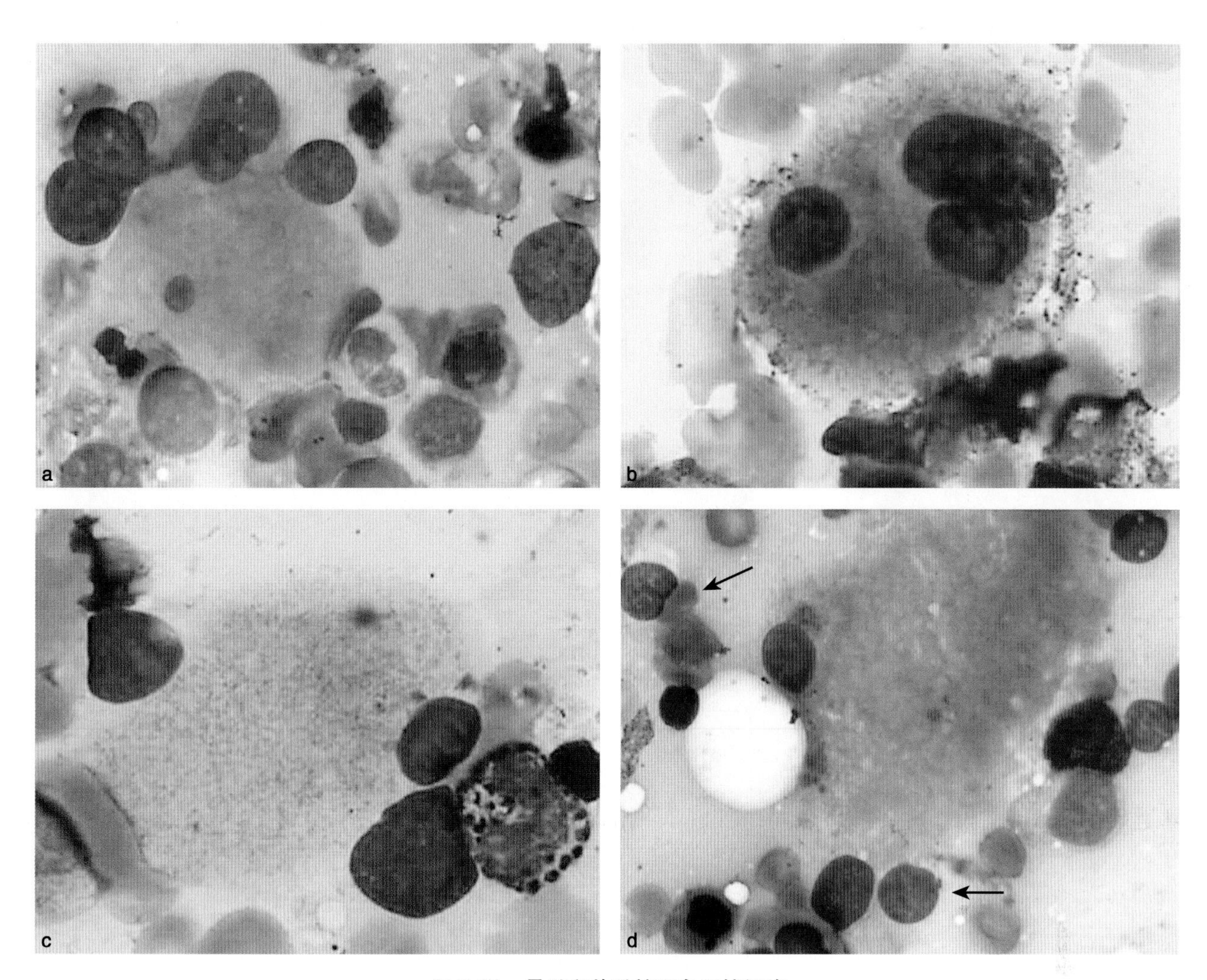

图 9-21　**骨髓印片溢核现象巨核细胞**

a 为胞核解聚、分散,有的已溢出;b 为一个圆形小核从大核中释放,往细胞另一边缘移动;c 为胞核被增多而鼓突的颗粒挤出现象;d 为多小圆核大巨核细胞,多个胞核脱离胞体(箭头)

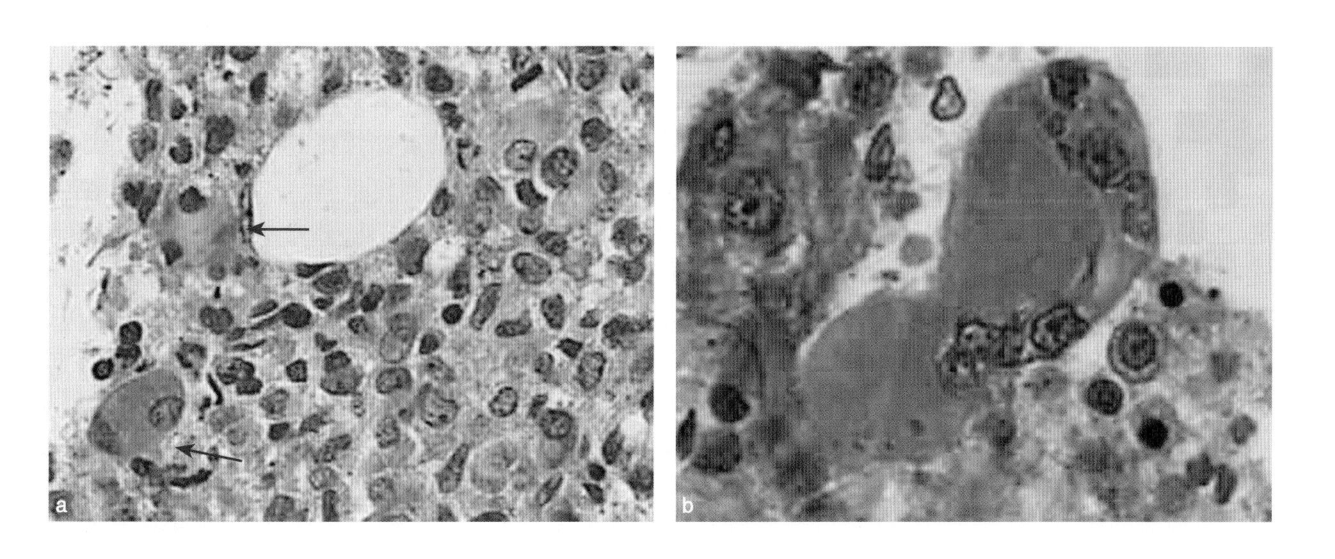

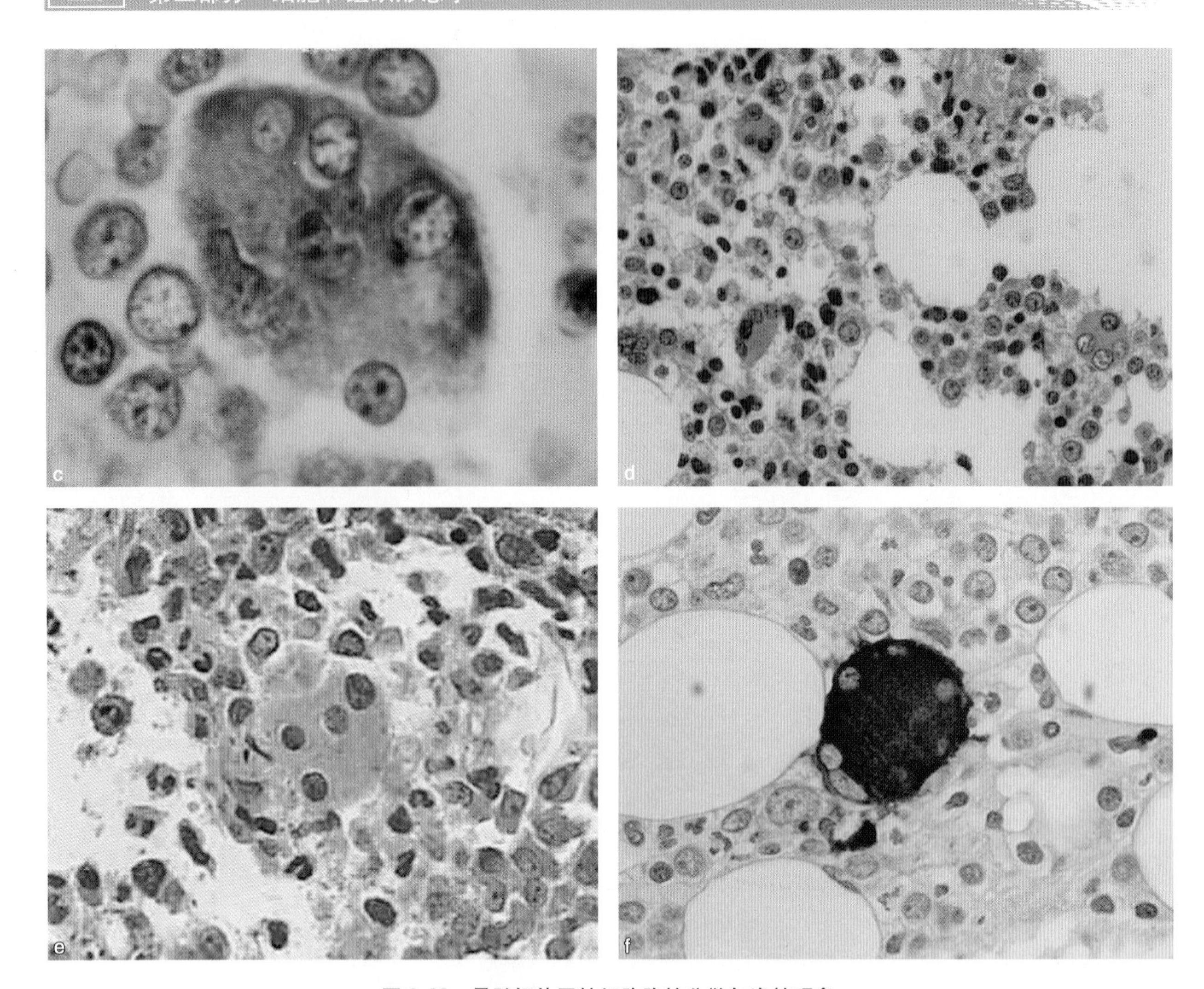

图 9-22 骨髓切片巨核细胞胞核分散与逸核现象
a~e 为巨核细胞大小多少不一胞核分散并移向细胞周边，多呈逸出状；f 为 CD61 染色胞核分布于细胞周边。均为髓系肿瘤标本

者随细胞成熟而胞质颗粒增多而分散的小核被挤向一边，直至被挤出细胞外（图 9-20 和图 9-23）。文献上描述的圆形多分离核巨核细胞有类似形态。奇怪是异常核多为小圆形而无核丝，有的似馒头状位于尚未解聚或明显分开的大母核旁；有的从母核分离或大核生小核成母子核，甚至核大小排序；有的解聚又有分离、散开或逸出，外围核常小。仔细观察约 10%解聚分离、散开的小圆核有核丝痕（图 9-23），有核丝就可理解核分裂，常见胞核大小不一，有的相连微核呈水滴状，大核提示为未完全释放的多核。多核细胞常大，散开和逸核特征显著，常在细胞周边可找到游离胞核。更为有趣的还可见核质连体分离。

我们从髓系肿瘤观察到的这些形态，可以描述为 7 种核象类型。①胞核重叠，≥2 个胞核重叠在一起，不见明显单个核，多是稍为幼稚的细胞；②胞核解聚而无分散，重叠胞核松动，部分有核间隙和核丝，但无明显释放和分离；③胞核解聚、分离、散开或逸出，1~2 个胞核从母核分离或散开或溢核，胞核形态同上；④胞核散开无逸核，≥2 个胞核散开（多核中可有部分未完全散开），但无明显逸出状；⑤胞核散开逸出状，胞核形态同上，有核溢出或完全脱离母体细胞；⑥单个核细胞（微小巨核细胞）多偏位，呈逸核状；⑦核质分离，胞核连部分胞质呈撕拉状从母细胞体中离体。

分离、散开的小圆核和逸状胞核是病态巨核细胞的常见形式，逸核状巨核细胞也可大致归为两大类：小圆核（分离）逸核状巨核细胞和大而不规则的逸核状巨核细胞。前者见于髓系肿瘤（如 MDS、AML、MDS-MPN），形态学特征与前述的多小圆核巨核细胞类同，后者见于许多疾病（如感染、MA），也见于正常骨髓象，它们的演变过程基本相同。

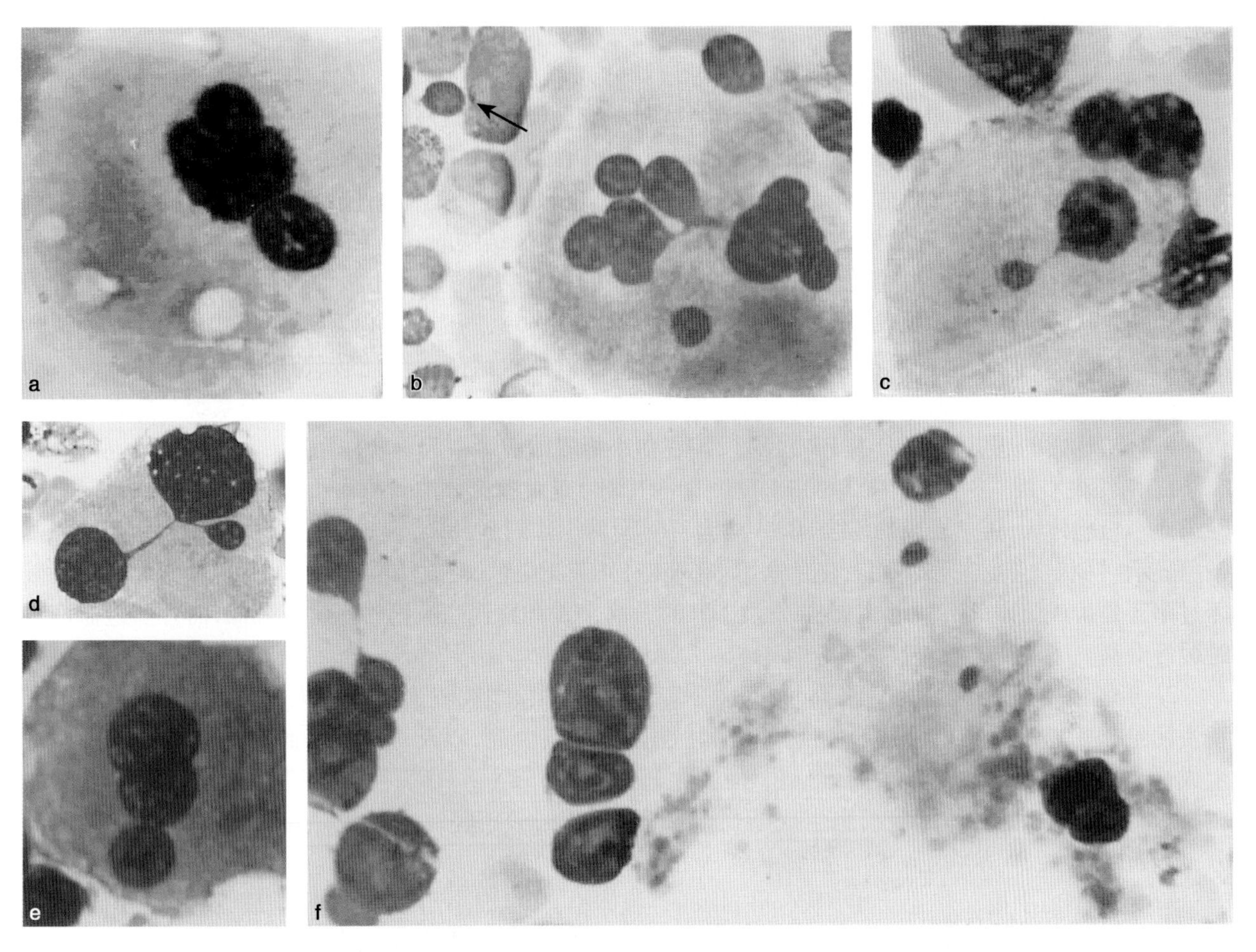

图 9-23　**巨核细胞解聚、散开释放与溢核现象**

a 为胞核解聚起始；b 为胞核解聚并有分离的散核（烟花样散去）或逸核，可见有核丝痕，左上方 1 个小圆核远离母体（箭头）；c、d 为母子核和核丝连水滴状微核；e 为胞核呈馒头样何大小有序排列；f 为大小核分离，中下 3 个胞核，上方大核下 2 个小核，右上 1 个小圆核及其下方 2 个微核，右下小核有血小板，胞质隅于一侧呈分离状

逸核或溢核现象可能是一种主动过程，由高度重叠的胞核解聚、释放、分离（或持续不断的异常分裂）演变而来；抑或随细胞成熟，胞质颗粒增多而鼓突，将释放的胞核被挤向一边，直至被挤出细胞。胞核连胞质撕拉状或逸出胞核带有若干胞质则可能是形成微小巨核细胞的（一种）途径，类似细胞的直接分裂。

在巨核细胞分化成熟过程中，逸核或溢核状形态常见于成熟型巨核细胞。有趣的是逸核后剩余之胞质除了可见绒毛样、分离状突起外，较多的是较为完整的无核细胞（图 9-7d）。这一巨核细胞形态在较多的疾病中出现，推测是巨核细胞代偿性生成抑或巨核细胞无效造血的形态学表现，最多见于 MA、MPN、AML、MDS 和 CML，其次为原发性 ITP 及急性白血病化疗缓解时。这些疾病多为血液肿瘤。在逸核的三种类型中，以半逸核状最多见。PCM、MPN、脾功能亢进和原发性 ITP 等，相对多见全逸核现象，可能与巨核细胞生长快有关。极性状逸核主要见于 MA、MDS、AML 和 MPN 等，认为这一类型是无效造血的巨核细胞，且众多出现往往预示恶性病变。在形态鉴别上，血液肿瘤中出现的大多是典型的小圆形胞核逸核，而 MA 等良性血液病中所见的大多数为（稍）不规则的小型胞核。

第六节　血　小　板

血小板由巨核细胞脱落（胞质分割）是历史上最早的观察之一。每个巨核细胞平均可生成 1 000~3 000（或 2 000~5 000）个血小板。估计每天每毫升血液中有 35 000~45 000 个血小板产生。血小板数量常与血小板平均体积成反比。

一、正常血小板

血小板(platelet,thrombocyte)大小 2~4μm,呈圆形或椭圆形凸盘状,或不规则的多突状,且往往成群出现。胞质周围染色淡蓝色,称为透明区(hyaloplasm),中央部分含有细小紫红色颗粒,形似胞核,为颗粒区,含有多种生物化学物质。血小板内有多种细胞器,其中最重要的是血小板颗粒,如 α 颗粒、致密颗粒、溶酶体和过氧化酶体。在光学显微镜下看到的颗粒相当于超微结构的 α 颗粒。颗粒内含有血小板特异蛋白质——PF4、βTG,黏糖蛋白、凝血因子、纤溶抑制因子和促分裂因子(血小板源性生长因子、转化生长因子 β、内皮细胞生长因子),颗粒膜上含有相关蛋白 GPIV(CD36)、P-选择素(CD62P)、GMP-33 和血小板骨连接素。溶酶体内含有酸性水解酶等。另有一种致密颗粒是贮存在 5-羟色胺、ADP、ATP、钙和焦磷酸的贮存区。除了细胞器外,血小板还有两个特有的管道系统,即开放小管系统和致密小管系统。前者是血小板向外分泌物质的通道,后者具有 PPO 活性,均在血小板收缩活动中起重要作用。

1. 网织血小板 网织血小板(reticulated platelet,RP)是骨髓释放的新生血小板。与成熟血小板相比,网织血小板胞体大,蛋白合成功能强,RNA 含量高。与网织红细胞一样,胞质中残留的 RNA 可用新亚甲蓝染色显示(网状物),但一般多用荧光色素(如噻唑橙)作荧光染色,流式细胞仪检测。RP 可作为血小板破坏过多还是生成障碍的一种指标,在原发性 ITP 时升高,AA 和急性白血病时正常或减低,而骨髓造血恢复时缓慢升高。

2. 年轻血小板 年轻血小板(young platelet)为胞质蓝染、颗粒较少和胞体大的血小板,是血小板更新快的结果。这一血小板易见于免疫性和消耗性血小板减少症,以及 AA 和白血病治疗后等的血小板生成恢复时,是血小板功能强的形态型。但在生理情况下,32N 和 16N 高或较高倍体巨核细胞生成的血小板体积比 8N 低倍体巨核细胞生成的血小板为大。因此,年轻血小板也是正常血小板组成的一部分,但较少见。

3. 衰老型血小板 衰老型血小板(old platelet)胞体小,颗粒细小而红染淡染,胞质无蓝色,可有空泡,是血小板功能衰弱的形态型。因其细胞表面失去唾液酸、免疫球蛋白积聚、血小板膜糖蛋白Ⅰb(GPⅠb)裂解而易被巨噬细胞清除。这一形态血小板,在正常人中偶见,老年人中可见,AA 等骨髓巨核细胞造血不良时易见。

二、病理性血小板

异常血小板包括胞体大小变化、染色变化、颗粒多少及密度异常、形状改变(如长轴状、三角形、花生样等异形)。

1. 小型和大型血小板 小型血小板(small platelet)为胞体<2μm 者,多是骨髓巨核细胞生成受抑所致,与衰老型血小板形态有重叠。外周血涂片小型血小板增多见于 AA、白血病和败血症等,也可由于脾功能亢进脾脏滞留大型血小板的结果。大型血小板(large platelet)为胞体在 5~7μm 者,或血小板平均体积增大者,与年轻血小板形态部分重叠。大型血小板常见于骨髓增生旺盛或脾脏阻抑作用被解除时,见于原发性和继发性 ITP、脾切除后、PV、PMF 和 CML 等,以及肿瘤化疗后血小板生成恢复时。

2. 巨大型和明显大小不匀血小板 巨大型血小板(giant platelet),一般认为>7.5μm 者,形状和紫红色颗粒多少不一。多见于血液肿瘤。常染色体隐性遗传的 Bernard-Soulier 综合征,可见多而典型的巨大型血小板。正常人血小板轻度大小不一。血小板明显大小不匀为涂片上既有明显的巨大型血小板又有明显的小型血小板。一部分 PMF、MDS-MPN 等疾病可见血小板显著的大小不一(图 9-24)。

3. 无凝聚功能血小板 无凝聚功能血小板为非抗凝血液涂片上的血小板不见小簇状聚集而散在均匀分布者,见于血小板无力症患者,为细胞膜缺乏正常聚集所需的 GPⅡb 或 GPⅢa 而造成血涂片上血小板分散状态。

4. 大片、大簇状血小板 正常情况,涂片上血小板常呈小簇状,受涂片影响(涂片慢时,血小板产生凝聚)可见大簇血小板,也可见较大的片状。当片状血小板多见时,结合临床可以确认如感染和癌症等继发的血小板增多症或 MPN 等疾病(图 9-24)。

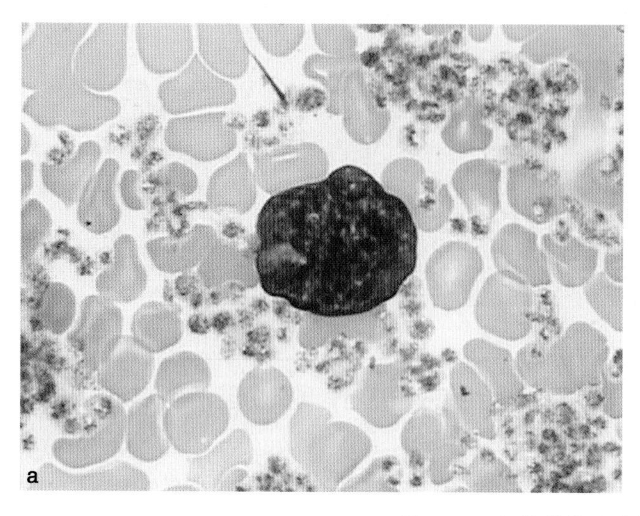

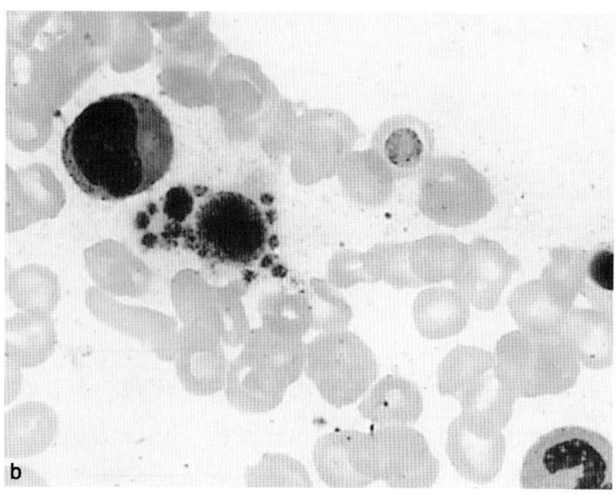

图 9-24　**血片簇状血小板增多和巨大型血小板**

a 为 ET 标本,血片上凸显血小板大簇甚至片状增多,中间一个裸核巨核细胞;b 为 MDS-MPN 标本巨大血小板,其意义与巨大红细胞类似,可以视为造血紊乱的结果

第十章

单核巨噬细胞形态学

单核细胞和巨噬细胞是一群有着共同起源并在先天性及获得性免疫中发挥重要功能的髓细胞。由骨髓干细胞，经祖细胞、原始单核细胞、幼单核细胞到单核细胞，然后单核细胞经血液进入组织，并在适当的局部微环境成熟为具有不同形态学特征与功能特性和复杂免疫表型的巨噬细胞（macrophage）和树突细胞（dendritic cells，DC）。巨噬细胞分布于全身，行使对死亡、衰老、外来或有变异的细胞清除，并参与炎症反应、杀伤微生物和肿瘤细胞；除了 DC 外，巨噬细胞也能有效地递呈抗原给 T 细胞发挥免疫效应，执行着管家、营养和免疫功能（详见叶向军、卢兴国主编，2015 年人民卫生出版社出版的《血液病分子诊断学》）。术语"组织细胞"与"巨噬细胞"同义，在讨论单核巨噬细胞系统生物学时，习惯用巨噬细胞；在疾病分类学中，术语"组织细胞"和"组织细胞增多症"还在被继续用以描述外周血单核细胞来源的细胞或巨噬细胞的疾病。

第一节 概 述

单核巨噬系细胞有极其重要的两个阶段细胞：单核细胞和巨噬细胞。骨髓释放的单核细胞进入血液循环后迅速分成循环库和边缘库。循环单核细胞的表面高度复杂并有一个分叶状核。单核细胞是该系列中间阶段成熟的非终末期细胞。具有分化为巨噬细胞和 DC 的潜能。单核细胞进入组织或在骨髓中，因需分化为巨噬细胞和/或 DC（图 10-1）。此时，单核细胞变得更大并获得组织巨噬细胞特征，含有溶酶体水解酶和细胞内酶弹性蛋白酶和组织蛋白酶；在转化成组织巨噬细胞后，主要生成金属蛋白酶和金属蛋白酶

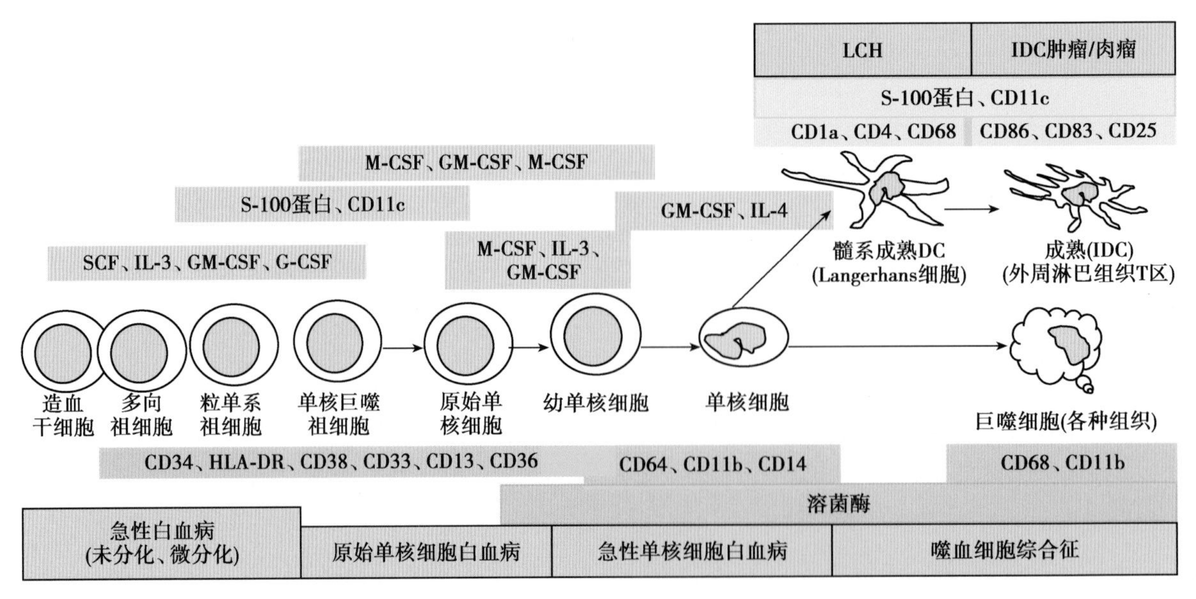

图 10-1 单核巨噬细胞生成与调节、分化抗原和相关阶段异常增殖的疾病

SCF 为干细胞因子；IL 为白介素；GM-CSF 为粒细胞巨噬细胞集落刺激因子；G-CSF 为粒细胞集落刺激因子；M-CSF 为巨噬细胞集落刺激因子；DC 为树突细胞；IDC 为交叉树突细胞；LCH 为 Langerhans 细胞组织细胞增生症；IDC 肿瘤/肉瘤为交叉树突细胞肿瘤/肉瘤

抑制物,失去水解酶的表达,并表达巨噬细胞特异性基因及产物,如诱导型 NOS 和干扰素 γ。单核细胞及其前体亦可分化为无吞噬功能或缺乏 Fc 受体的 DC,发挥抗原递呈功能(图 10-1)。单核细胞离开血液后一般不再返回,大部分成为高效的吞噬细胞,组织中巨噬细胞一般也不再进入血液。

分化成熟的巨噬细胞分为游走型和定居型(非炎症性)巨噬细胞两大类。定居型巨噬细胞广泛分布于全身,根据所在部位有不同的形态和名称,如肝脏的库普弗细胞、脑中的小胶质细胞、骨中的破骨细胞、胸腺中的胸腺巨噬细胞。受致炎因子作用,被募集的单核细胞分化为游走型巨噬细胞,这一巨噬细胞胞质富含溶酶体及线粒体,具有强大的吞噬杀菌和吞噬清除体内凋亡细胞及其他异物的能力,并能分泌多种细胞因子、小分子炎症介质、补体成分和胞外酶类物质等,参与炎症反应和免疫调节等作用。它们在形态、生化和功能上的显著差异,主要是由单核细胞分化为巨核细胞时所处的微环境不同而决定的。

白介素(interleukin,IL)-3(IL-3)、粒细胞巨噬细胞集落刺激因子(granulocyte-macrophage colony stimulating factor,GM-CSF)、巨噬细胞集落刺激因子(macrophage colony stimulating factor,M-CSF)是单核巨噬细胞生成的主要生长因子,自身调节则是重要的方式。巨噬细胞接触微生物或免疫刺激因子信号后,通过释放 IL-1 和肿瘤坏死因子(tumor necrosis factor,TNF)诱导内皮细胞和成纤维细胞合成 M-CSF 和 GM-CSF,与细胞膜上的 M-CSFR 和 GM-CSFR 结合而激发信号转导通路,促进对单核巨噬细胞前体细胞增殖的调节。巨噬细胞产生的前列腺素 E,释放的巨噬细胞炎症蛋白-1α、2α、单核细胞趋化蛋白-1~3、IL-8 和干扰素 γ 诱导蛋白,则对单核巨噬细胞前体细胞的增殖起负调控作用。此外,M-CSF、GM-CSF 和 IL-3 相互作用可诱导转录因子 PU.1 的表达,调节巨噬细胞的发育。

伴随细胞成熟表达的分化抗原和蛋白酶类中,溶菌酶是单核巨噬细胞较为敏感和特异的酶。CD68 常被用于鉴定巨噬细胞(组织细胞);CD1a、S-100 蛋白被用来鉴定髓系来源的 DC。

第二节　正常形态学

单核巨噬细胞的分化成熟见图 10-1。随细胞发育成熟,胞体由小(幼单核细胞、单核细胞)到大或巨大(巨噬细胞);胞质量由少到多,胞质颗粒由无(原始单核细胞)到有(单核细胞和巨噬细胞),吞噬功能由弱(原始单核细胞、幼单核细胞)到强(单核细胞、巨噬细胞)的演变。单核巨噬细胞最明显的形态学是不规则状的胞体、胞核和丰富的胞质。单核巨噬细胞的另一特征是表达高水平的主要组织相容性复合物(major histocompatibility complex,MHC)Ⅱ类分子,而不同于中性粒细胞。一般所述的单核系细胞指原始单核细胞、幼单核细胞和单核细胞。

一、原始单核细胞与幼单核细胞

参考感染和白血病时的原始单核细胞(monoblast),可以分为两种形态类型:其一为胞体大(直径 12~22μm)而不规则(胞体和胞核不规则状),染色质纤细网状或较粗糙、有 2~4 个核仁,胞质丰富(核质比例低)、灰蓝色、无颗粒(图 10-2);另一为胞体较小(直径 10~15μm),胞体和胞核较为规则,核质比例高,胞质无颗粒。前一原始单核细胞形态学特征明显,容易鉴别;后一型原始单核细胞不易同原始粒细胞作出区分,需要更多的信息,如细胞化学染色和细胞免疫化学染色。

幼单核细胞(promonocyte)胞体直径大小 15~25μm,胞体和胞核多呈不规则状,染色质浓集粗糙感,核仁隐约或染色质纤细但无核仁,常见胞核横向于细胞一侧(图 10-3)。有时胞核(包括原幼单核细胞)虽为圆形,但其核膜常呈虫噬样不完整,不同于原始粒细胞和早幼粒细胞;胞质可见伪足和突起(细胞分泌或行为活跃的表现),可见细小散在的紫红色嗜苯胺蓝颗粒。超微结构可见粗面内质网、高尔基体和相关囊泡,含有成熟和未成熟的颗粒,含有溶菌酶、过氧化物酶、酸性磷酸酶和芳香基硫酸酯酶;细胞膜可见许多指状突起和胞丝。

二、单核细胞与巨噬细胞

单核细胞(monocyte)胞体大小直径 12~18μm,胞体圆形或不规则。胞核常呈扭、折的马蹄形或肾形,

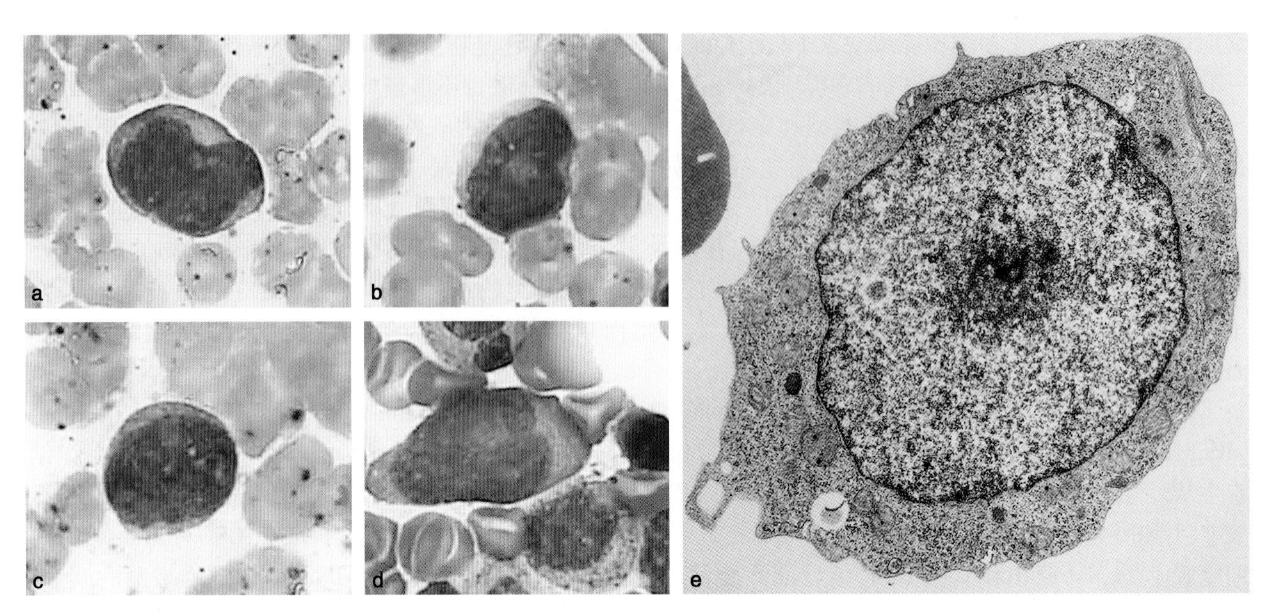

图 10-2 **原始单核细胞**

a~d 为大致正常原始单核细胞,采自感染性骨髓;e 为原始单核细胞超微结构,胞质有少量致密颗粒,采自白血病标本

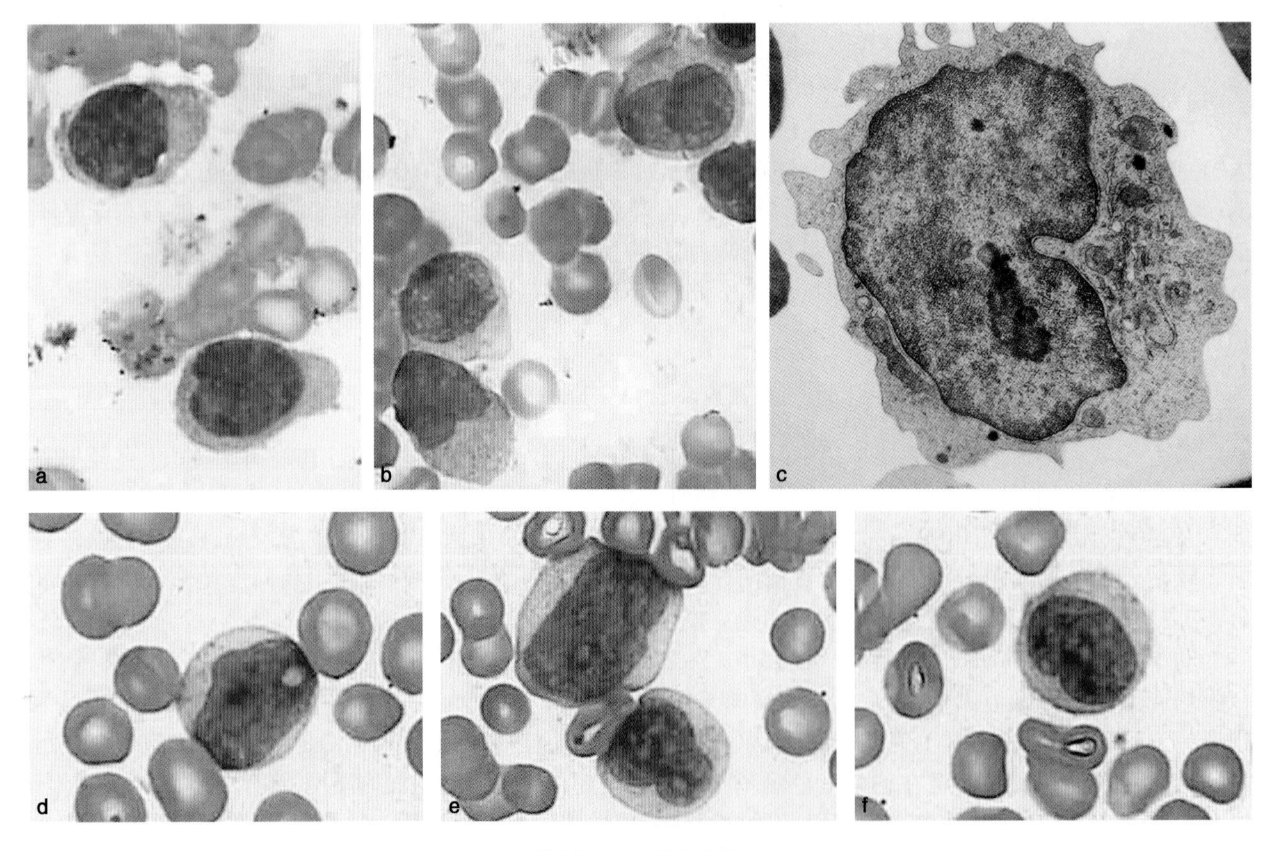

图 10-3 **幼单核细胞**

a、b 和 d~f 为不同形态的幼单核细胞,采自感染性骨髓标本;c 为幼单核细胞超微结构,表面有少量微绒毛突起,胞核浅凹,胞质高尔基体发达,可见少量致密颗粒,粗面内质网短条索状

核膜粗糙,染色质明显浓集(明显比晚幼粒细胞和杆状核粒细胞粗糙),核着色较淋巴细胞为浅,常较晚幼粒细胞和杆状核粒细胞为深,加之胞质颗粒细少,是单核细胞鉴别幼粒细胞的主要特征(图 10-4)。胞质丰富(有时胞核只占细胞的一半)、浅灰色或浅灰蓝色,少数呈浅红色,加之胞核收缩明显(如分叶状),常示单核细胞过度成熟。胞质中可见细尘样浅紫红色颗粒,有时较多,颗粒大小约 0.3~0.6μm。一部分单核细胞胞质量少和轻度嗜碱性,胞核缺乏不规则性,类似 T 细胞形态。单核细胞含有多种水解酶,可经细胞化学染色(少数需用细胞免疫化学染色)显示(表 10-1)。在单核系细胞化学成分的染色中,诊断中重视的是苏丹黑 B(sudan black B,SBB)、溶菌酶和非特异性酯酶。通常,非特异性酯酶并可被氟化钠抑制,可作为单核细胞标记。免疫表型表达主要为溶菌酶和 CD14 阳性,受刺激功能旺盛时 CD68 染色也为阳性。

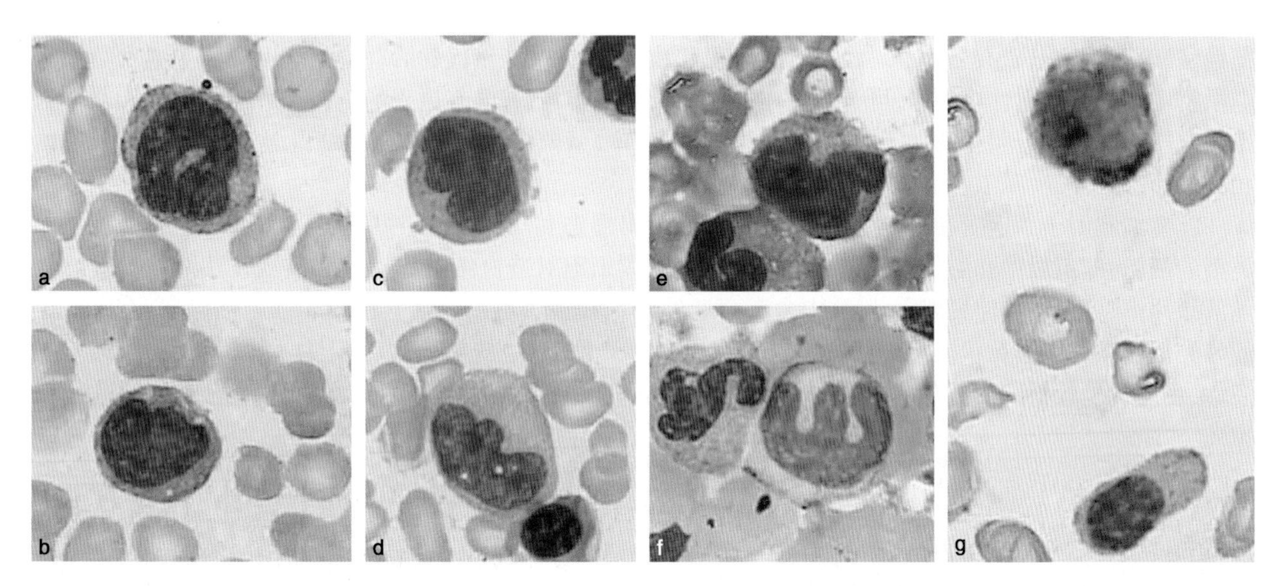

图 10-4 **单核细胞**
a~e 为不同形态单核细胞;f 为笔架形单核细胞;g 为 CD14 阳性单核细胞和阴性淋巴细胞

表 10-1 单核细胞酶类化学反应与其他细胞比较

化学物质	单核细胞	中性粒细胞	淋巴细胞
酸性磷酸酶	++	+	+
β-葡萄糖醛酸酶	++	+	-~+
硫酸酯酶	+	+	-
N-乙酰葡萄胺酶	++	++	-
溶菌酶*	++	++	-
萘酰胺酶	++	+	-~+
α-丁酸萘酯酶**	++	-~+	-
萘酚 ASD 氯乙酸酯酶	-~+	++	-
过氧化物酶	+	++	-
碱性磷酸酶	-	-~+	-

* 单核巨噬细胞产生的大多数溶酶体被分泌出胞外而不是储存在细胞内;** α-丁酸萘酯酶活性在某些情况下也可在 T 淋巴细胞中出现

扫描电镜下单核细胞是一球形细胞,表面有凸起的皱襞和大泡。用透射电镜观察,单核细胞有一个肾形的胞核,核仁较小;胞质中有数量不等的核糖体和多核糖体,较少内质网,许多线粒体、微管和微丝，高尔基体发育良好位于核凹陷处的中心粒附近；散在胞膜表面或靠近胞膜区域有许多微绒毛和微囊泡；胞质有类似溶酶体的颗粒，内容物有和中性粒细胞嗜苯胺蓝颗粒一样的特征，还含可被氟化钠抑制的酯酶。

巨噬细胞为更具多形性的细胞，形态与功能状态和所处的环境有关。胞体大小悬殊，以大或巨大居多，直径可达 50μm，甚至更大。胞体呈不规则状，胞核较小，具有单核细胞胞核的基本形状，明显偏位。胞质非常丰富，近核处可见高尔基体和细小颗粒，着色浅灰色至浅红色等，常含有空泡或吞噬少量细胞碎屑或衰老的细胞，细胞周边有不规则状伸展，细胞周边胞质有许多液泡样突起，为活跃的胞饮作用。被募集和激活的巨噬细胞有典型的形态学，并表达适当的协同刺激分子和高表达 MHC 分子以激活未致敏 T 细胞。激活的巨噬细胞虽可见于正常骨髓象，但多见于病理状态（见后述异常巨噬细胞）。

单核细胞分化巨噬细胞时，胞体明显增大，溶酶体内容物增加，包括各种水解酶，如溶菌酶、酯酶、β 葡萄糖醛酸酶、芳香基硫酸酯酶等。线粒体的体积和数量也增加，能量代谢活动增强。巨噬细胞典型特征是电子密度高的膜依附性溶酶体，可与吞噬体形成次级溶酶体，后者含有摄入的正在降解的细胞性和非细胞性物质。胞质中含有明显的微管和微丝，细胞表面含有大量微绒毛，近似"刷状缘"，这与细胞吞噬和胞饮相关的形态特征。

巨噬细胞由于其定居和游走于不同组织，常显示出形态和功能上的一些差异。进入骨髓有两种功能类型的细胞，即定居型和游走型巨噬细胞。定居型巨噬细胞对造血细胞起护卫和监视作用。在抽吸的骨髓液涂片中，可见细长伸突胞质，胞质中含有衰老的细胞和多少不一的细胞性或非细胞性碎屑，有时吞噬的为类似蓝黑色大颗粒状或小球状物（图 10-5），NAP 染色阳性，铁染色常为阳性。胞核较小，以圆形居多，染色质常呈较松散的粗粒状，可见核仁。在一些标本中，可见完整的由定居巨噬细胞监视的造血细胞岛。

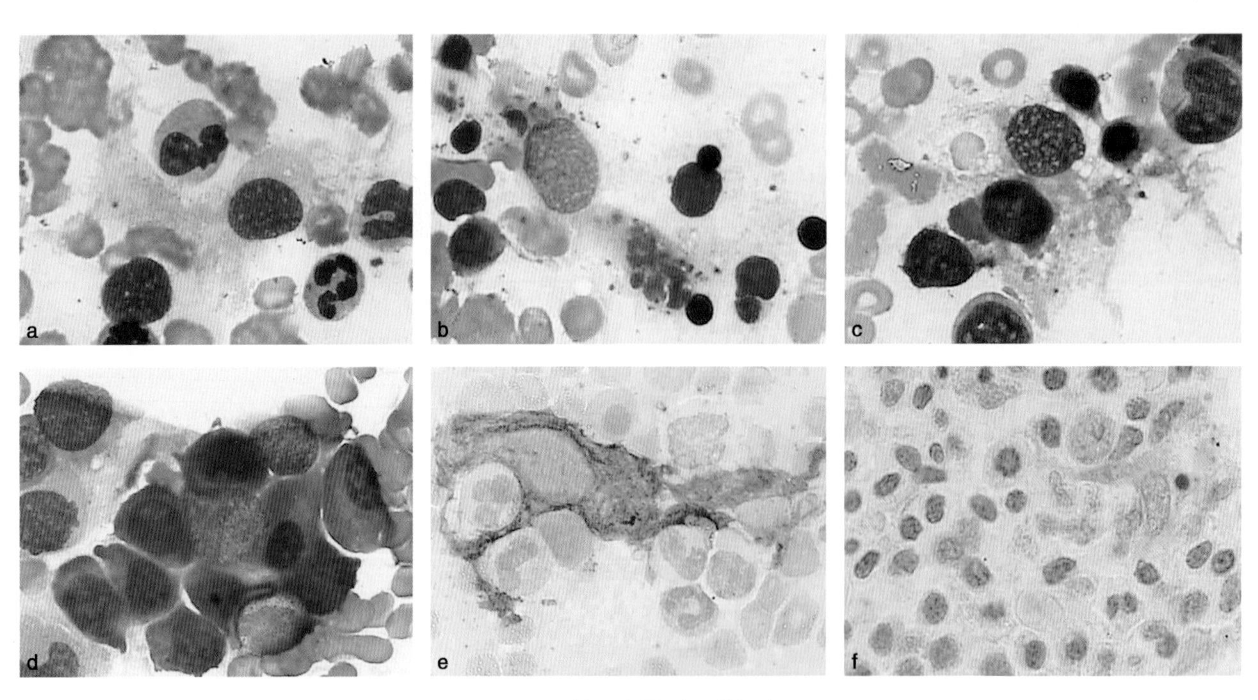

图 10-5 **骨髓定居型巨噬细胞**

a~c 为定居型巨噬细胞胞质向周围伸突，可见吞噬异常或凋亡的细胞及细胞碎屑；d 为巨噬细胞护卫的浆细胞岛；e 为细胞免疫化学 CD68 染色阳性的定居型巨噬细胞；f 为铁染色显示阳性的定居型巨噬细胞

三、树突细胞

树突细胞（DC）最显著的形态学特征是胞质呈树枝状突起或手指状形状（图 10-6），故又称并指状树突细胞。除了髓系单核细胞分化外，还可来源于淋系细胞的分化。DC 在体内广泛分布，在外周血中约占单

个核细胞的0.1%~1%，在骨髓中百分比可能比外周血中高，由于尚缺乏简便有效的鉴定方法，尚未引起形态学上的重视。DC的主要功能是捕获抗原、加工抗原和递呈抗原，激活T淋巴细胞。正常骨髓中偶见，重症感染和某些特殊病理的应激状态，在骨髓涂片中易见。骨髓中树突(样)细胞有较为宽大多树枝突起，可见颗粒状吞噬(图10-6)。

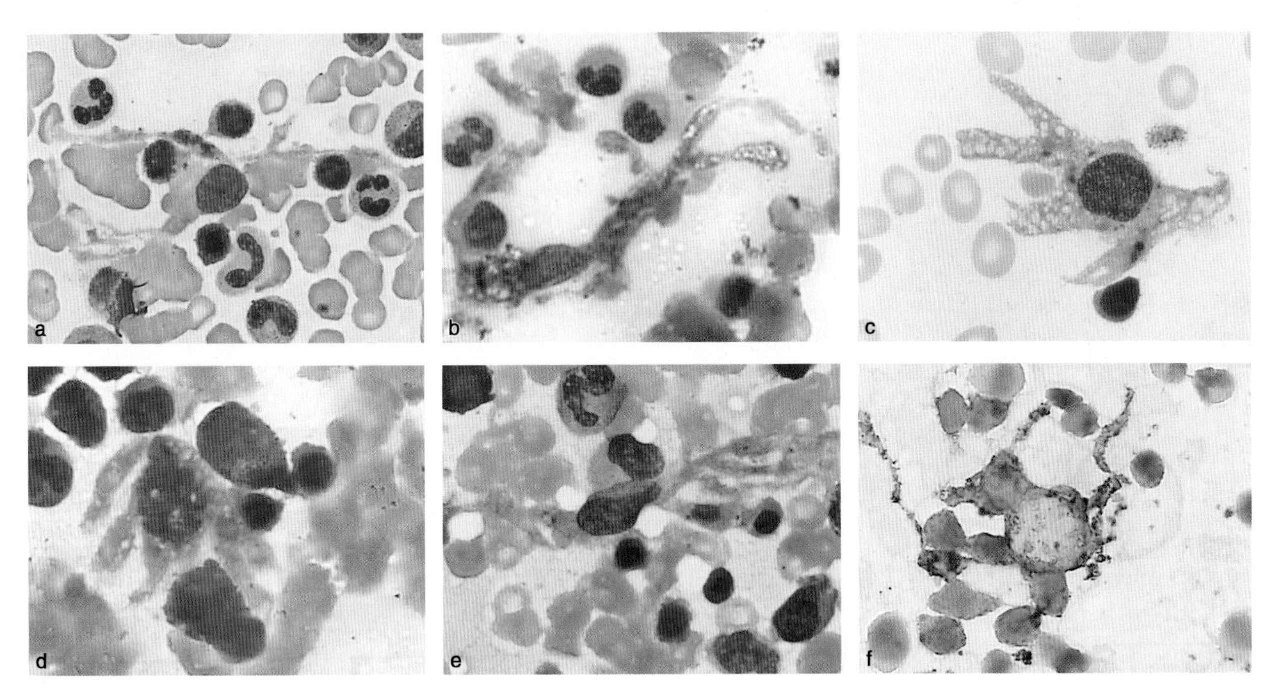

图10-6　**骨髓树突(样)细胞**

a~e为感染骨髓象中所见的树突(样)细胞，b为印片标本；f为慢性粒单细胞白血病标本CD68染色阳性树突(样)细胞

血液和骨髓中DC，目前多基于细胞表型分析和功能评判，形态学仍限定于细胞表面有许多树枝样突起为特点的(类似)单个核淋巴细胞和单核细胞或者单核样组织细胞。在外周血中，DC类似大单核细胞和淋巴细胞样，但比淋巴细胞为大，胞质有细长分枝叉状突起，嗜碱性。来源于淋系外周DC的幼稚细胞呈浆细胞样或淋巴样特点，故也称浆细胞样DC(plasmacytoid DC)，细胞圆形，中等淋巴细胞大小，胞核圆形或轻度凹陷，表型为CD11阴性、CD4阳性、HLA-DR阳性。

第三节　异常单核系细胞形态学

异常形态学主要为细胞大小、形状(如胞质伸突)、胞内成分(如吞噬血细胞和病原体)和着色性(如嗜碱性增强示细胞RNA含量增加细胞转化)变化等方面。

一、髓系肿瘤原幼单核细胞

与原始粒细胞一样，在形态学上，病理状态时所见的单核系细胞形态，可以正常也可以异常。

1. 大和小型原幼单核细胞　少数急性单核细胞白血病，原始单核细胞和幼单核细胞为胞体(巨)大，可大至30~40μm，可伴有明显异形(图10-7a)，如拖尾状和石片样突起的胞质，但其基本形状仍有单核系的不规则特征。细胞化学和细胞免疫化学染色可提供有力的证据。少量异形性大型幼单核细胞也可见于重症感染，部分可类似组织细胞样。巨大型幼单核细胞常见丰富细小颗粒，类似APL不典型颗粒过多早幼粒细胞。WHO造血和淋巴组织肿瘤分类中描述的形态学和我们对原始细胞的理解与把握见第六章。

一部分急性单核细胞白血病，原始单核细胞和幼单核细胞为小型胞体，可小至12~15μm，类似小原始粒细胞(图10-7b)。中小型原始单核细胞多有不规则或杯口状胞核，胞质可无特征性，作细胞化学和细胞

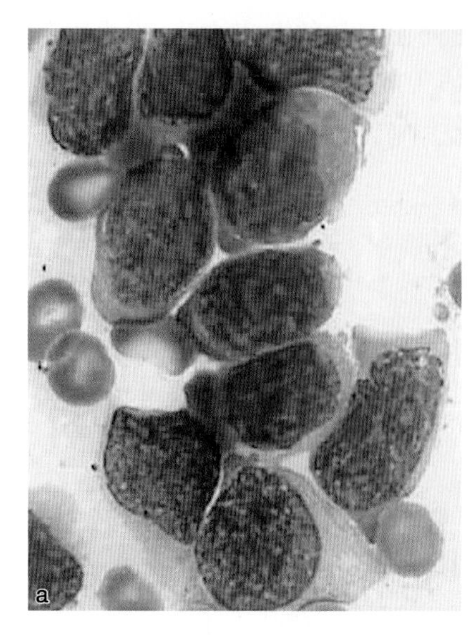

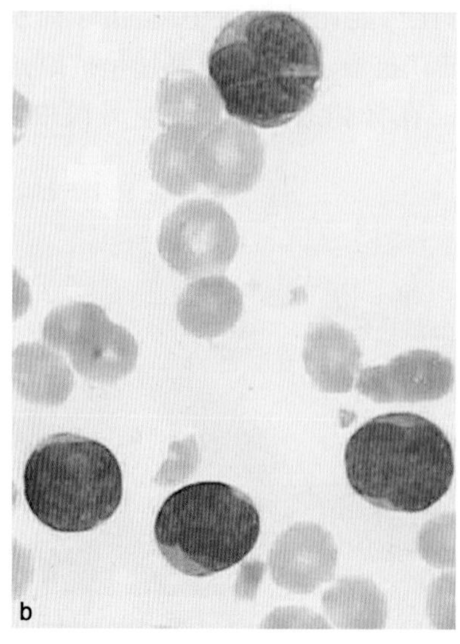

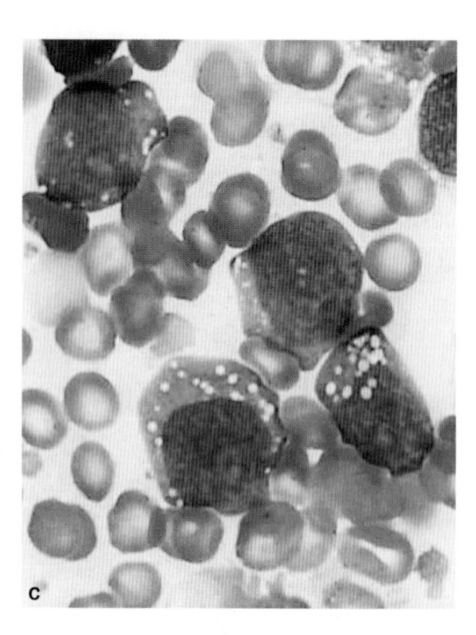

图 10-7 **大型(a)、小型(b)和空泡(c)原始单核细胞**

免疫化学染色常可提供鉴别的证据。骨髓增生异常综合征(myelodysplastic syndromes,MDS)时也可见小型原始单核细胞。

2. Auer 小体和 MPO 缺乏原幼单核细胞　白血病性原始单核细胞和幼单核细胞可见 Auer 小体,但其检出率明显比急性粒细胞白血病为低,Auer 小体的形态学特点见第七章。在急性单核细胞白血病的成熟单核细胞中可以偶见 Auer 小体。单核系细胞白血病较多患者的原幼单核细胞,甚至单核细胞缺乏髓过氧化物酶(myeloperoxidase,MPO),但苏丹黑 B 等细胞化学染色可显示阳性反应。

3. 颗粒增加和空泡形成原幼单核细胞　部分急性单核细胞白血病的幼单核细胞和单核细胞表现为胞质紫红色颗粒增多,易与急性早幼粒细胞白血病(acute promyelocytic leukemia,APL)颗粒过多早幼粒细胞混淆。不过,幼单核细胞和单核细胞的颗粒较多缺乏密集性、易见胞质浅红色和 NMP1 突变阳性,胞质还缺乏"内外质",和瘤状或花蕾样突起,不见柴棒状 Auer 小体,也无 *PML-RARA* 和 t(15;17)易位。原幼单核细胞空泡形成具有胞体偏大、胞质嗜碱性和空泡多个的特点(图 10-7c),大多见于急性原始单核细胞白血病。

4. 吞噬血细胞原幼单核细胞　原幼单核细胞吞噬血细胞,大多见于白血病,吞噬的血细胞大多为红细胞(图 10-8),少数为有核细胞。也可见吞噬包含体样成分。易见吞噬血细胞的急性单核细胞白血病,常伴有髓外浸润、凝血异常并可见 t(8;16)易位。

5. 淋巴样原幼单核细胞　白血病性原幼单核细胞形态学变化很大,除了前述几种外,还可见淋巴样形态(图 10-8)。这除了仔细的形态学观察外,更多的定性需要细胞化学和细胞免疫化学染色等检查提供依据。

二、感染性或炎症性单核细胞

感染性或炎症性单核细胞形态学变化很大,胞体增大、变小、空泡、胞质突起、异形和染色性(常为嗜碱性增强)等改变,且相互之间常同时存在,细胞的异形性变化的程度还与机体受刺激或应激(包括病原体和细胞因子)的程度有关。

1. 异形性(幼)单核细胞　为胞核和胞质的异形性改变者,如细胞核增大、鼓起或芽状突起,胞质嗜碱性变和胞质的异形性伸突等(图 10-9)。细胞免疫化学溶菌酶、CD14 和 CD68 染色有助于不典型异常单核细胞与其他相似细胞的鉴别,通常细胞免疫化学染色后计数的单核细胞的百分比要高于 Wright-Giemsa 染色。

2. 空泡形成单核细胞　单核细胞空泡多少不一,也可见于细胞核,大多为单核细胞活跃或吞噬消化病原微生物或细胞受损而引起的细胞器重度损害(图 10-10)。

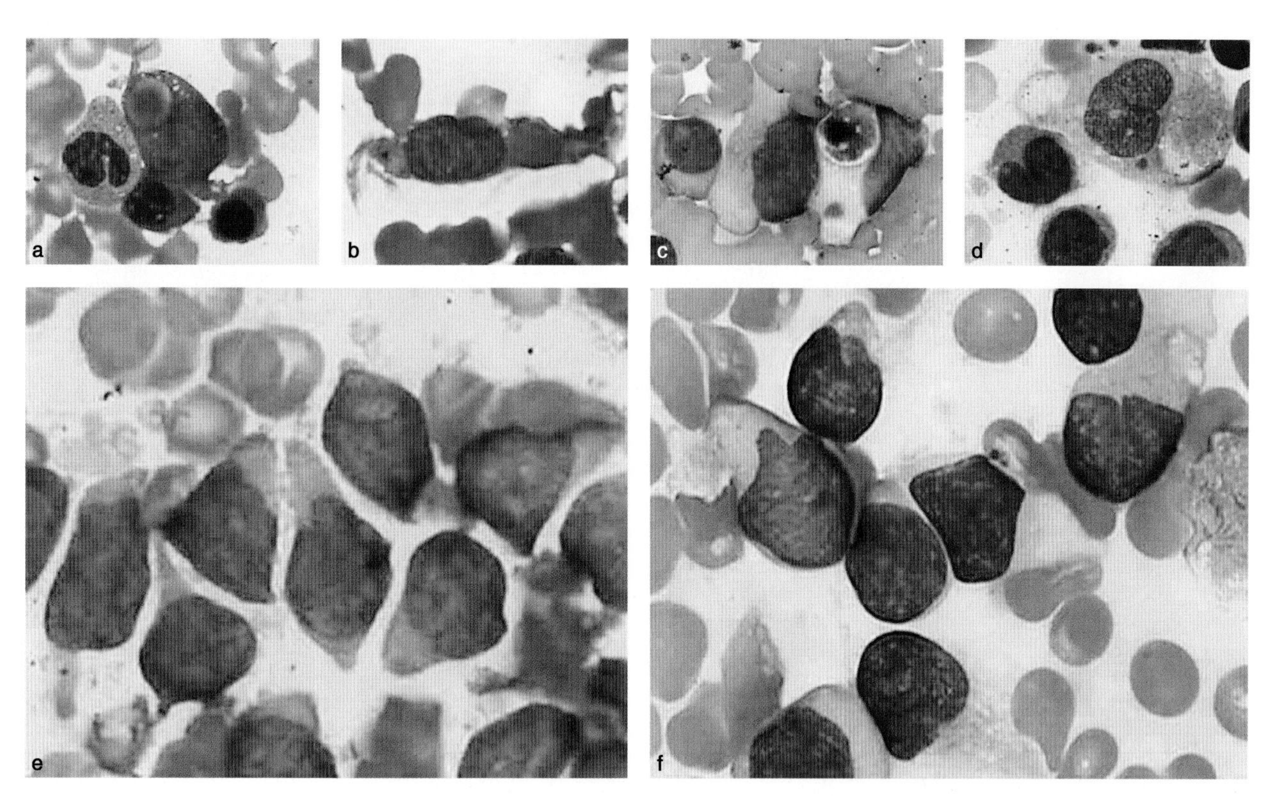

图 10-8 **吞噬红细胞与包含体样成分和淋巴样原幼单核细胞**

a~d 为吞噬红细胞与包含体样成分原幼单核细胞；e、f 为淋巴样原幼单核细胞

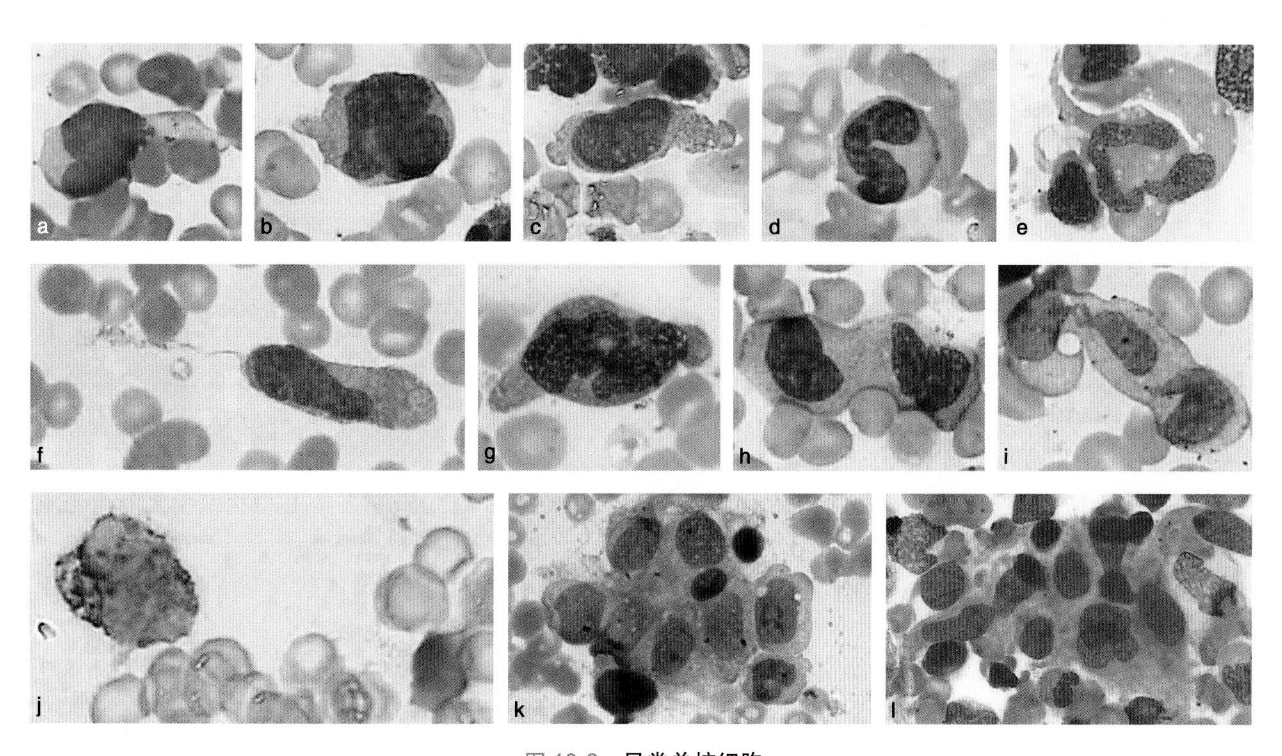

图 10-9 **异常单核细胞**

a~f 为形态各异的异形性单核细胞；g~i 为双核或多核连体单核细胞；j 为 CD14 染色阳性单核细胞；k、l 为单核细胞簇

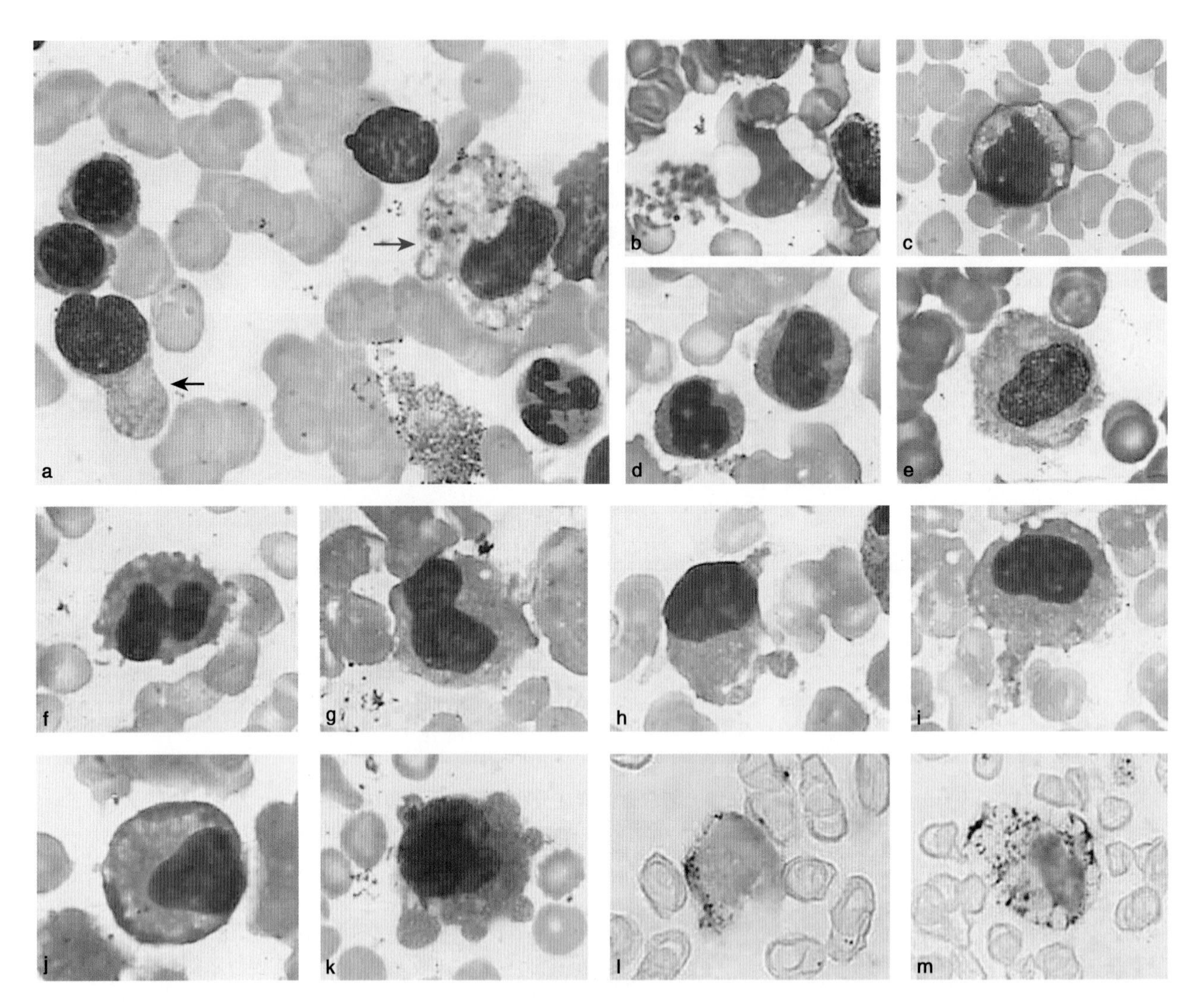

图 10-10 **空泡形成和转化型单核细胞**

a 为 1 个巨噬细胞(红色箭头),1 个受刺激后转化的单核细胞(黑色箭头);b、c 为空泡变性单核细胞;d 为受刺激单核细胞,胞质强嗜碱性;e~i 为转化中单核细胞;j、k 为单核细胞转化成巨噬细胞;l、m 为 CD68 染色阳性的单核细胞和巨噬细胞(有空泡形成)

3. 转化型和树突样单核细胞 单核细胞受病原体等刺激时向巨噬细胞演变的中间阶段细胞,称为转化型或转化中单核细胞。当单核细胞胞体增大,胞质嗜碱性增强、胞质周边呈绒毛样外突或大块状突起(图 10-10),可含有吞噬物,意味单核细胞已向巨噬细胞转化,也可在部分感染患者的血片中出现。

树突样单核细胞为类似刺激细胞,胞质丰富,嗜碱性无颗粒,并以胞质周边呈毛刺状或毛发状伸展为特征,但有扭折的单核细胞的基本特征(图 10-11)。常见于各种应激状态的重症患者。

上述几种异常细胞可合称为感染性或炎症性单核细胞。血片中易于检出这些异常形态的单核细胞,能提供重要的诊断和鉴别诊断的价值(单核细胞肿瘤性与非肿瘤性改变)。

4. 染色质疏松和巨大的单核细胞 巨幼细胞性贫血(megaloblastic anemia,MA)外周血和骨髓涂片中可见单核细胞巨变,染色质疏松,缺乏紧密和高低不平的粗糙感(图 10-12)。一些重症感染骨髓中也可见巨大型单核细胞。

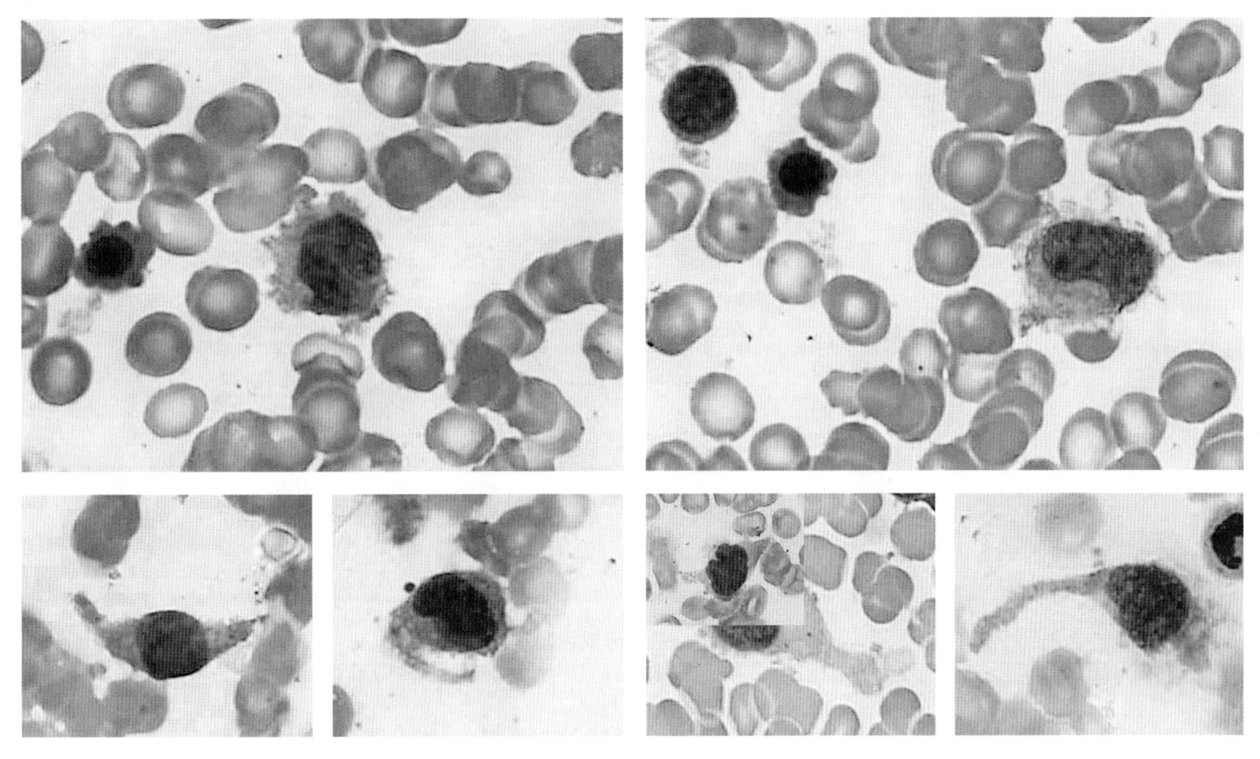

图 10-11　**不同形态树突样单核细胞**

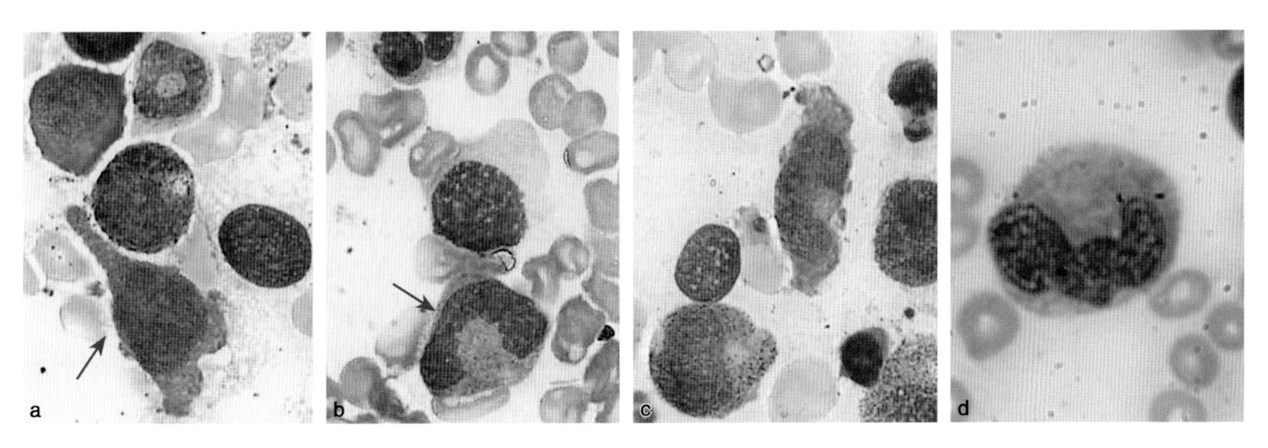

图 10-12　**巨大型(幼)单核细胞**
a、b 为 MA 标本;c、d 为重症感染标本

第四节　异常巨噬细胞形态学

游走型巨噬细胞为细胞因子刺激或与病原微生物相遇时发挥防御功能的细胞,被募集和激活的巨噬细胞发生继发性变化,常见形态有空泡形成、吞噬血细胞异常、吞噬病原体以及一些被特指的异常巨噬细胞。

一、空泡形成巨噬细胞和吞噬血细胞异常巨噬细胞

正常巨噬细胞胞质易见空泡形成,但明显增多时见于严重的炎症反应,尤其是较重的感染性疾病,常为被激活后典型的巨噬细胞。空泡异常巨噬细胞胞体大或巨大,胞质中除了空泡数量增多外,多见融合性大空泡,且空泡常环细胞周边出现。空泡内可见包含体样成分,近细胞中心区可见细小紫红色颗粒,也可见吞噬的血细胞。胞质丰富,浅红色或多色性,周边呈多形态性突起或伸展(图 10-13)。

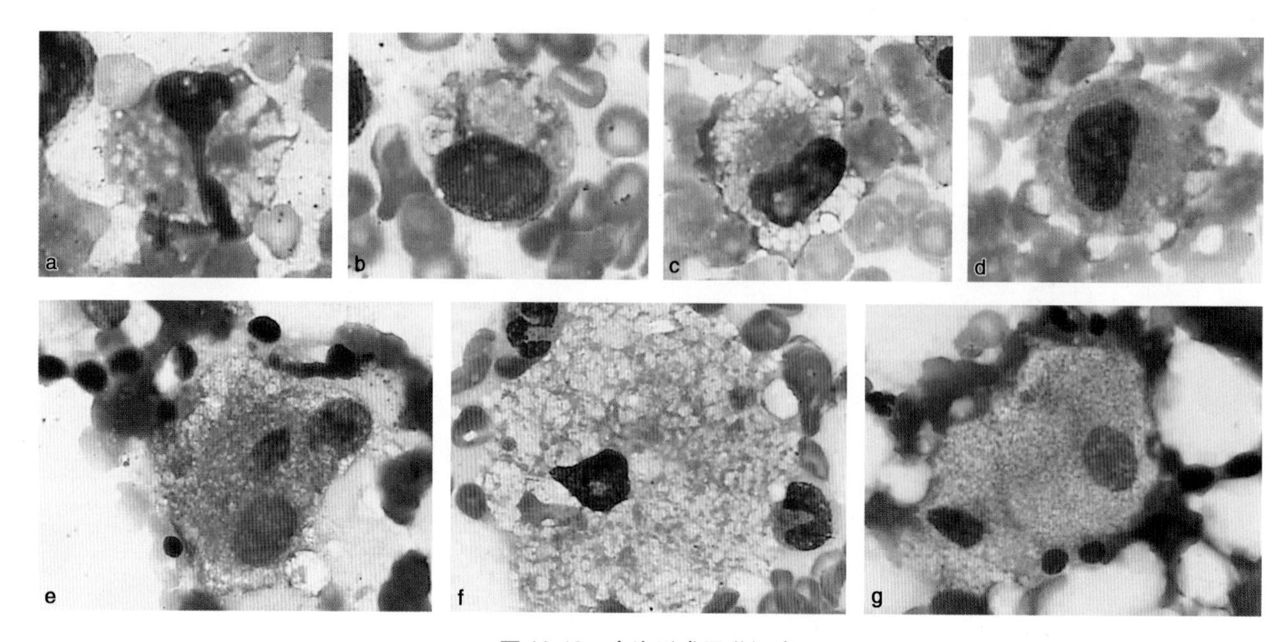

图 10-13 **空泡形成巨噬细胞**

a~d 为不同形态空泡形成巨噬细胞，多见于感染；e~g 为空泡巨噬细胞，多见于肿瘤性和免疫性疾病

正常巨噬细胞易见吞噬血细胞，但吞噬的多为（衰老）红细胞，偶见（凋亡）淋巴细胞和中性粒细胞。当巨噬细胞吞噬多量红细胞和易见吞噬的淋巴细胞、中性粒细胞、幼红细胞和单核细胞时为异常。巨噬细胞增多和噬血细胞是临床上十分常见的形态学，见于淋巴瘤和癌症等肿瘤病人以及多种病原微生物感染时（图 10-14）。见于恶性肿瘤者，被认为是疾病伴随的或病毒整合入宿主细胞后的继发性异常；见于感染者则为机体抵御微生物的一种应激反应。吞噬大量红细胞或吞噬数个有核红细胞、淋巴细胞和幼粒细胞者多见于恶性肿瘤，尤其是 T 细胞淋巴瘤骨髓浸润时，与淋巴细胞释放的肿瘤坏死因子（tumor necrosis factor，TNF）和干扰素等细胞因子有关；而吞噬中性粒细胞或单核细胞、少量红细胞、血小板，伴有显著的空泡形成或胞质明显分层和不同染色，以及胞质内中心区域含有紫红色颗粒者，常为原发或继发感染（如病毒、细菌和真菌）时的形态学特点。

吞噬异常巨噬细胞明显大小不一（多为 15~50μm），常呈不规则圆形，胞膜可呈裙边状，胞质丰富，染色反应不一，可同时或单独吞噬多量红细胞、血小板、粒细胞、有核红细胞、淋巴细胞和单核细胞等造血细胞（图 10-14、图 10-15）。

二、吞噬病原体巨噬细胞

常见巨噬细胞吞噬的病原体有组织胞浆菌、马尔尼菲青霉菌、利杜小体和分枝杆菌等。对这些病原体感染，由于较为少见，加之缺乏足够的认识，都容易造成误诊或漏检。临床工作中，对原因不明的发热患者都需要仔细检查。检出巨噬细胞吞噬典型病原体可以做出诊断。

1. 吞噬组织胞浆菌和马尔尼菲青霉菌巨噬细胞　组织胞浆菌病是由组织胞浆菌引起的以侵犯单核巨噬系统或肺部为主的深部真菌病，也是获得性免疫缺陷综合征（acquire immune deficiency syndrome，AIDS）、肺结核等病人重要的机会性感染疾病。组织胞浆菌菌体卵圆形或长圆形，一端深染、一端浅染，大小约 2~5μm；胞核紫红色或紫（黑）色，常偏位，核周有空晕（透亮状），形似荚膜，有时易被误认为利杜小体；胞质浅蓝色。被吞噬的菌体多位于胞质，也可以位于核上和游离于细胞外（图 10-16）。

马尔尼菲青霉菌又称马尔尼菲蓝状菌，也是条件致病菌，也易见于 AIDS 患者。侵入人体的可能通道是肺。侵入机体后可以在单核巨噬细胞中繁殖蔓延，造成全身多器官功能受损。被巨噬细胞吞噬的菌体多呈双核并可见横隔膜以及腊肠样结构（图 10-16）。在部分患者的血片中，也可以检出马尔尼菲青霉菌（如图 2-5）。

2. 吞噬利杜体（利什曼原虫）巨噬细胞　利杜体是黑热病（kalaazar）又称内脏利什曼病（Leishmamia-

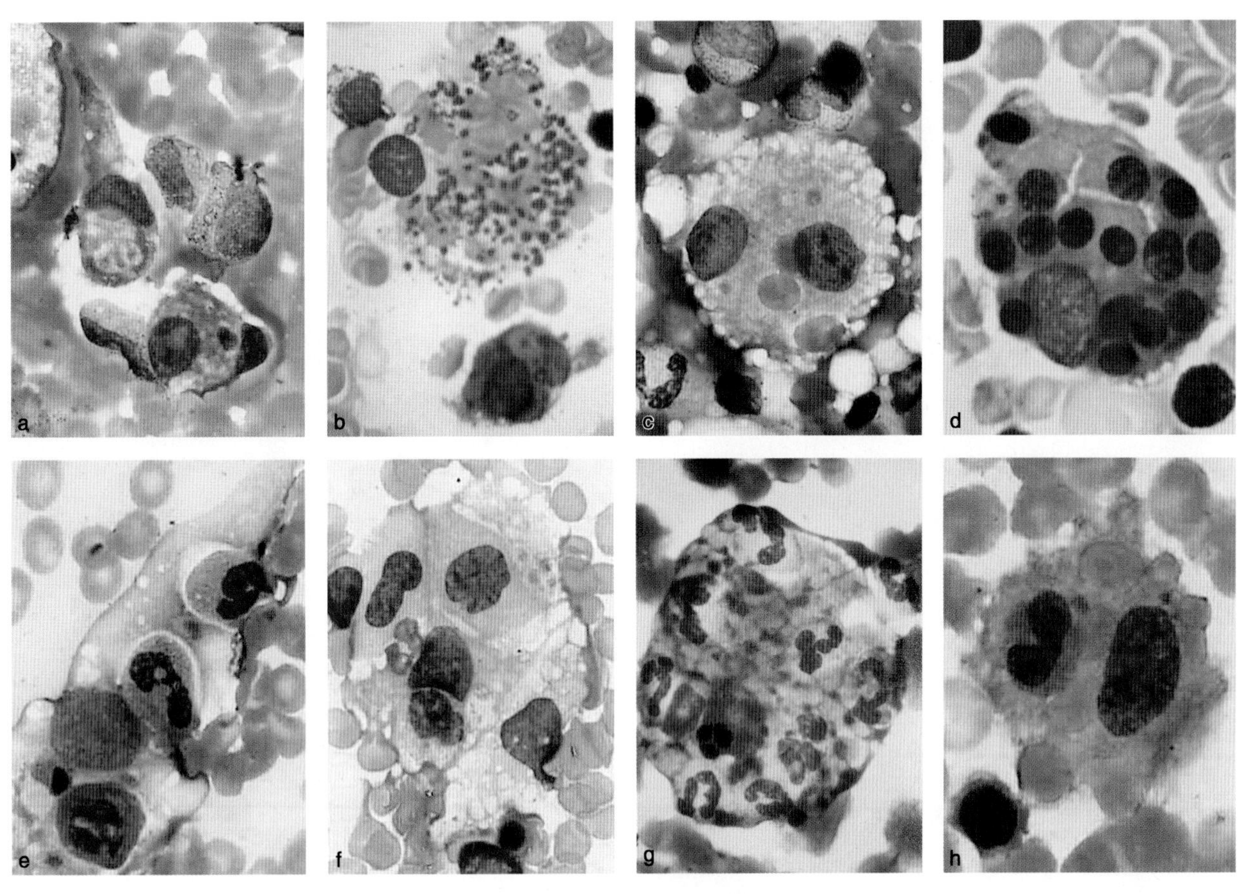

图 10-14　**吞噬异常巨噬细胞**

a 为 2 个巨噬细胞胞核高度偏位，吞噬血小板和幼粒细胞等；b 为吞噬众多血小板；c 为吞噬少量红细胞；d 为吞噬众多有核红细胞；e 为吞噬 2 个中性粒细胞和一个浆细胞；f 为吞噬多个单核细胞；g 为吞噬众多中性分叶核粒细胞；h 为吞噬众多红细胞和 1 个粒细胞

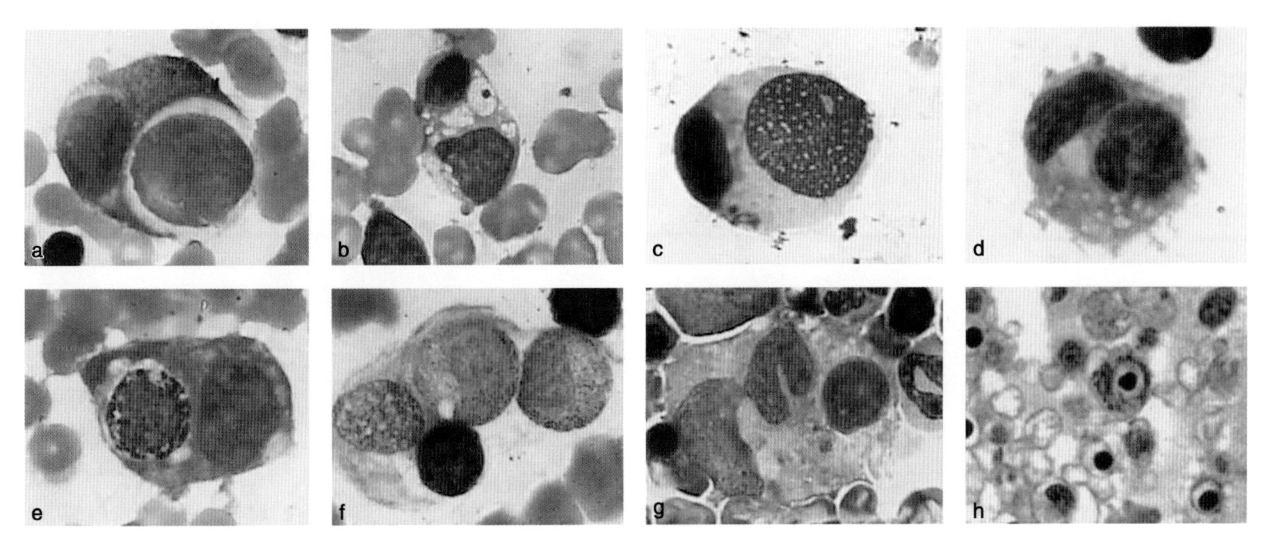

图 10-15　**吞噬血细胞异常巨噬细胞**

a、b 为吞噬幼粒细胞和淋巴细胞；c 为吞噬一个癌细胞；d 为吞噬致敏嗜酸性粒细胞；e 为吞噬致敏嗜碱性粒细胞；f 为吞噬单核细胞和淋巴细胞；g 为吞噬杆状核粒细胞和淋巴细胞；h 为骨髓切片中的吞噬型巨噬细胞

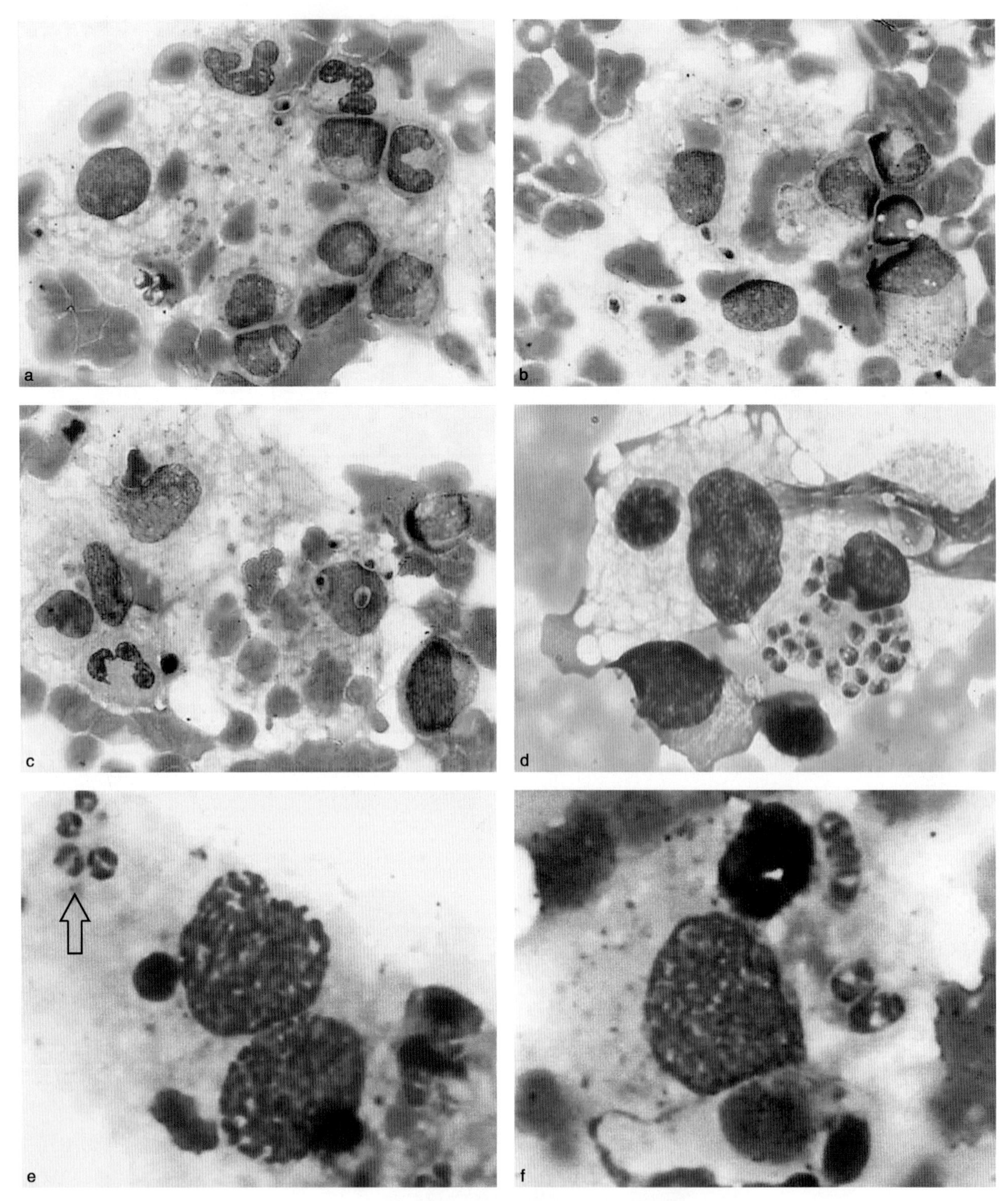

图 10-16 吞噬组织胞浆菌和马尔尼菲青霉菌巨噬细胞

a 为巨噬细胞吞噬数个紫黑色不典型组织胞浆菌(芽生孢子),极易漏检;b 为 2 个组织胞浆菌从巨噬细胞胞质中散出;c 为菌体周围形似荚膜的空晕;d 为巨噬细胞吞噬类圆形马尔尼菲青霉菌,中间可见一浅染横隔的真菌孢子;e、f 为巨噬细胞吞噬马尔尼菲青霉菌,呈腊肠样和横隔膜样结构

sis)的病原体,通过白蛉传播的慢性地方性传染病。杜氏利什曼原虫的无鞭毛体主要寄生在肝、脾、骨髓、淋巴结等造血器官的巨噬细胞内,常引起全身症状。临床特点是长期不规则发热、贫血、消瘦、鼻出血、肝脾进行性肿大、全血细胞减少和血清球蛋白增加。由于患者皮肤可有色素沉着并有发热,故名黑热病。利杜小体虫体小,圆形或卵圆形,大小(2.9~5.7)μm×(1.8~4.0)μm。经 Wright 染液染色后,胞质呈淡蓝或淡红色,内有一个较大而明显的圆形核(团块状),呈红色或紫红色(图 10-17);动基体(kinetoplast)细杆状位于核旁(细小、杆状、着色较深),染色佳时还可见到一根红色丝状物(内鞭毛),即在其前端有一颗粒状的基体发出一条丝体。胞体外也可以检出单个和双个的利杜小体。培养后鞭毛形态见第三十七章。

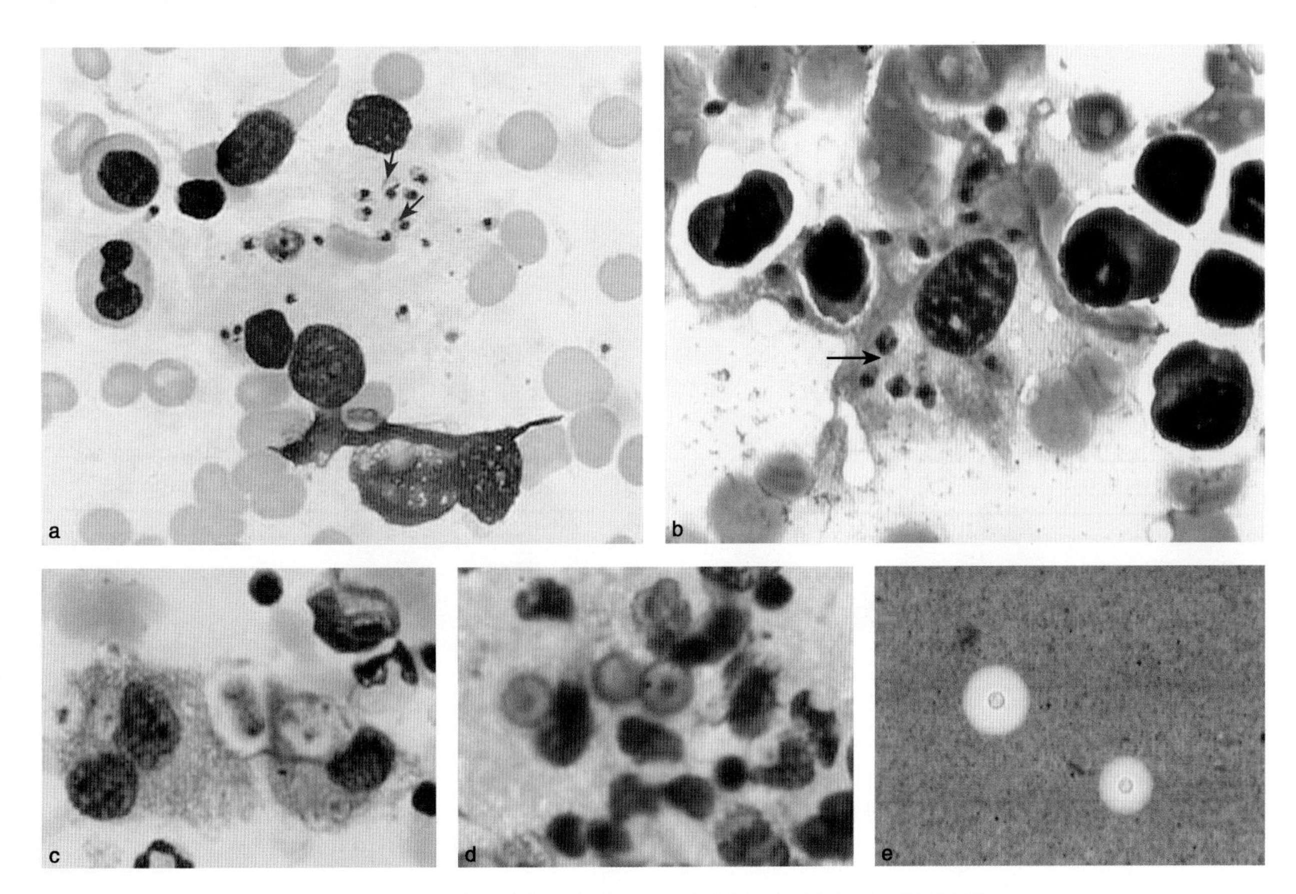

图 10-17 **吞噬利杜体和卡氏肺孢子虫(菌)及新生隐球菌巨噬细胞**

a、b 为巨噬细胞吞噬多个利杜体,胞质呈淡蓝色或淡红色,胞核圆形呈红色或紫红色,核旁可见一细小杆状深染的动基体,与核呈"T"字型(箭头所示);c 为骨髓巨噬细胞内 2 个肺孢子虫(菌)圆形孢囊和多个周围宽厚荚膜隐球菌,经骨髓培养证实;d 为巨噬细胞内 3 个肺孢子虫圆形孢囊;e 为脑脊液墨汁染色见周围宽厚荚膜真菌孢子

3. 吞噬卡氏肺孢子虫(菌)及新生隐球菌 新生隐球酵母菌和卡氏肺孢虫(菌)也是 AIDS 常见的机会性感染病原。新生隐球酵母菌通常在脑脊液中检出,卡氏肺孢子虫(菌)常在肺泡灌洗液或肺组织活检中检出,但两者混合感染在骨髓中同时检出较为罕见。混合感染时,骨髓涂片单核巨噬细胞比例增高,单核巨噬细胞胞质内可见大小不一,周围明显荚膜的真菌孢子,同时可见大小约 5~10μm,卵圆形或球形包囊,囊壁透明不着色,囊内小体清晰可见,胞质浅蓝色、核紫红色(图 10-17)。

4. 吞噬非典型分枝杆菌巨噬细胞 非典型分枝杆菌感染是 AIDS 的另一机会性感染菌。感染后,胞质内吞噬的非典型分枝杆菌不被 Wright-Giemsa 染色,呈透亮的蜡样条状物质。菌体呈细长杆状,数量多少不一、排列散乱,有的充满胞质,有的细长略带弯曲或直的杆状,外观多形性似蜂窝状、线团状、条索状或束团状。除了巨噬细胞,单核细胞和中性粒细胞也可见不被 Wright-Giemsa 染色的细长杆状菌体。抗酸染色后非典型分枝杆菌呈橘红色(图 10-18)。

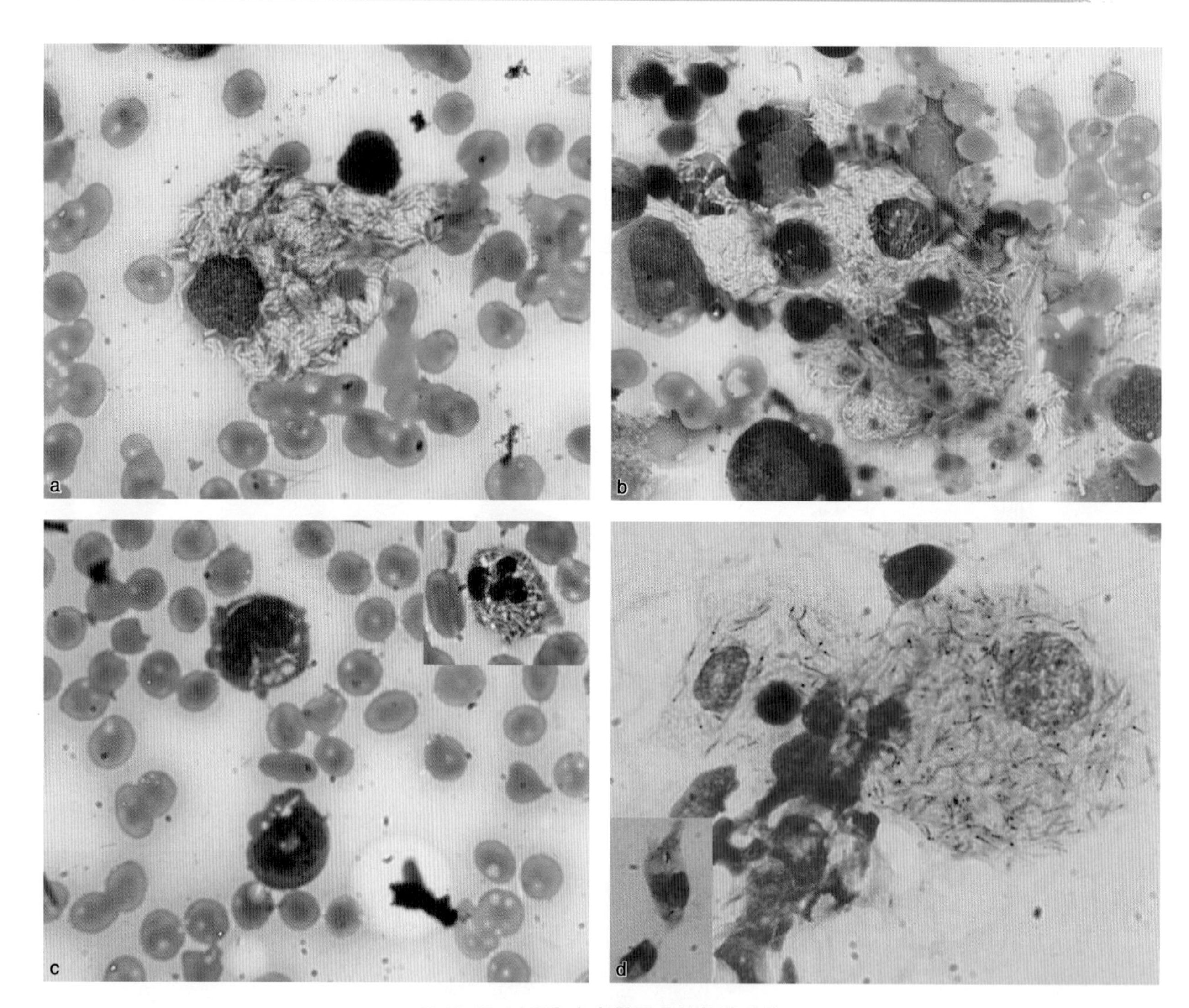

图 10-18 **AIDS 患者骨髓分枝杆菌感染**

a、b 为巨噬细胞吞噬众多不被染色的分枝杆菌；c 为单核细胞和中性粒细胞（插图）吞噬不被染色的分枝杆菌；d 为抗酸染色示巨噬细胞胞质内阳性分枝杆菌，插图为单核细胞胞质中紫红色阳性分枝杆菌

三、特指的异常巨噬细胞

被特指的异常巨噬细胞，有伤寒细胞、Gaucher 细胞（Gaucher cell，GC）、Niemann-Pick 细胞（Niemann-Pick cell，NPC）、海蓝组织细胞（sea-blue histiocyte，SBH）、Langerhans 细胞（Langerhans cell，LC）。这些特指巨噬细胞，除伤寒细胞外，与感染无关。

1. 伤寒细胞　伤寒细胞是与伤寒感染明显相关并有一定形态特征者，由浙江大学医学院附属第二医院血液病研究室陈朝仕教授在 20 世纪 70 年代发现，于 1981 年率先在国内报告（浙江医科大学学报，1981）。伤寒细胞也被描述为印戒样组织细胞。伤寒细胞直径约在 20~50μm 之间，胞核呈类圆形、豆形或肾形、花生形，明显偏位，染色质较单核细胞疏松；胞质丰富，呈裙边样或泡状突起，常有许多空泡环胞膜存在，靠近胞核的中央部分胞质常显厚实的内容物，如含有细小紫红色颗粒（内突外挤状）和吞噬的少量血小板及红细胞，颗粒区着色（浅）紫红色，胞质边缘部分常被染成（浅）蓝色（图 10-19）。具有上述形态特征的巨噬细胞除了伤寒感染外，类似形态也可见于其他病原微生物感染，在意义评估时需要结合临床和其他信息。

2. Gaucher 细胞（GC）　GC 是由于缺乏葡萄脑苷脂酶（glucocerebrosidase）而引起葡萄脑苷脂（glucocerebroside）沉积于脾、肝、骨髓等处的巨噬细胞，因巨噬细胞吞噬（红）细胞后不能及时或完全消化（主要

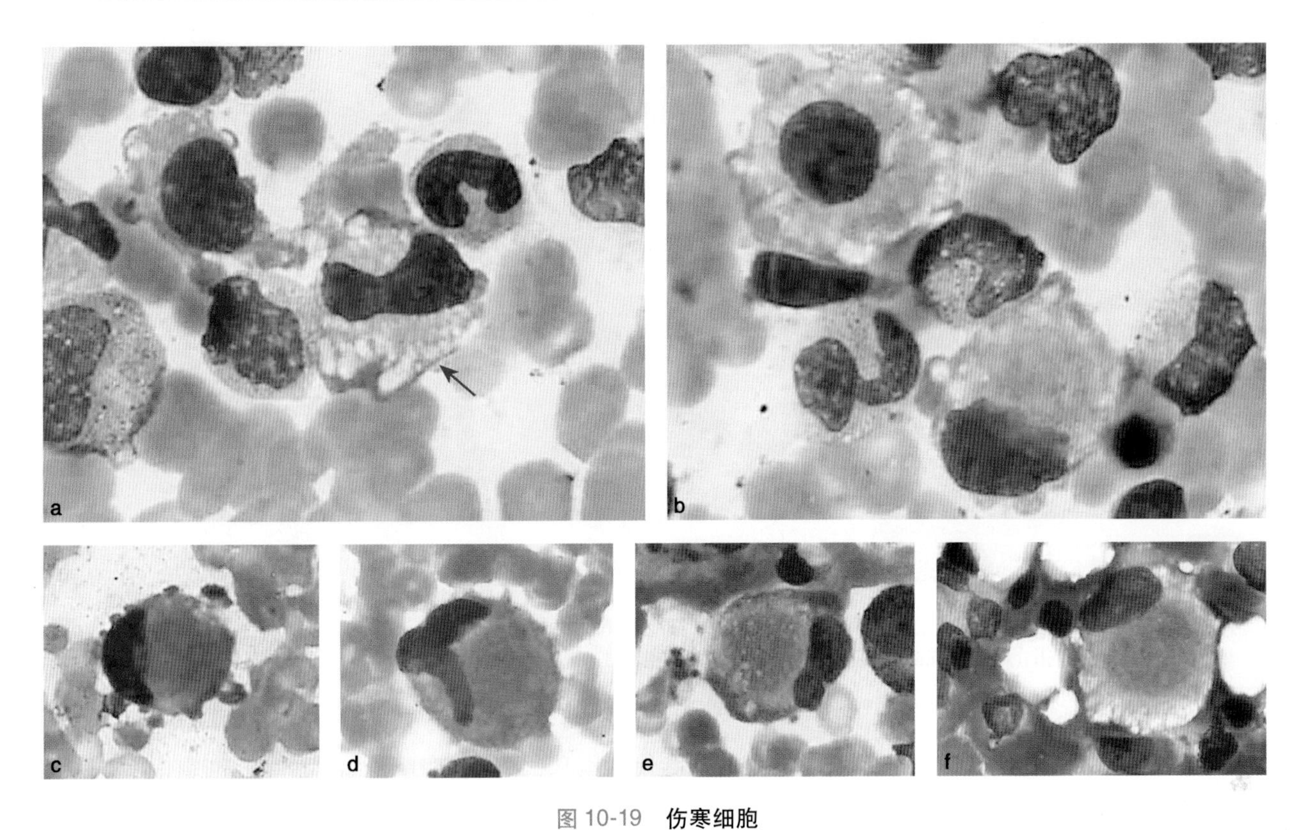

图 10-19　**伤寒细胞**

a 为 2 个巨噬细胞和一个单核细胞，中下一个初现伤寒细胞形态；b 为 2 个伤寒细胞，胞质有明显的浅红色颗粒鼓突和常环胞质周围形成的空泡；c~f 为不同形态的伤寒细胞（f 为骨髓印片）

是红细胞膜）葡萄脑苷脂，形成的变性形态（图 10-20）。GC 大小 20~100μm，外形为圆形、卵圆形及多边不规则形；胞核较小，多为 1 个，少数 2~4 个，偏于一侧，染色质粗糙似网状，偶见核仁；胞质丰富，染色浅黄中带红或淡蓝色，有明显的波纹状条索样的原纤维结构，有时呈洋葱皮样或蜘蛛网样；过碘酸雪夫染色（periodic acid schiff method，PAS）和酸性磷酸酶（acid phosphatase，ACP）染色阳性。骨髓切片内，GC 数量不一，常呈局限性、间质性或弥散性片状分布，胞质以丰富透明并有明显线形条纹状的弱嗜酸性为特点。CML 可见类 GC。GC 超微结构可见巨噬细胞内含有地图样胞质小体，小体内含有许多特征性小管结构。

3. Niemann-Pick 细胞（NPC）　NPC 为神经鞘磷脂酶（sphingomyelinase）活性的缺乏，导致神经鞘磷脂沉积于各器官中的巨噬细胞，因不能及时消化清除神经鞘磷脂而形成变性的 NPC。该细胞大小 20~80μm，外形圆形和不规则多边（角）形；胞核较小，常为单个，圆或卵轴形，偏于细胞一侧，染色质呈网状；胞质丰富，染色淡蓝色，胞质内充满大小不一、透明的磷脂颗粒，似泡沫样或蜂窝状或桑葚状（图 10-20）；SBB 染色阳性，POX、PAS 和 ACP 染色阴性。骨髓切片内的 NPC 常呈单个分布，也可成簇状排列于造血主质内，作过碘酸雪夫染色其胞质空泡壁阳性，而空泡中央阴性。CML 等疾病可见类 NPC。

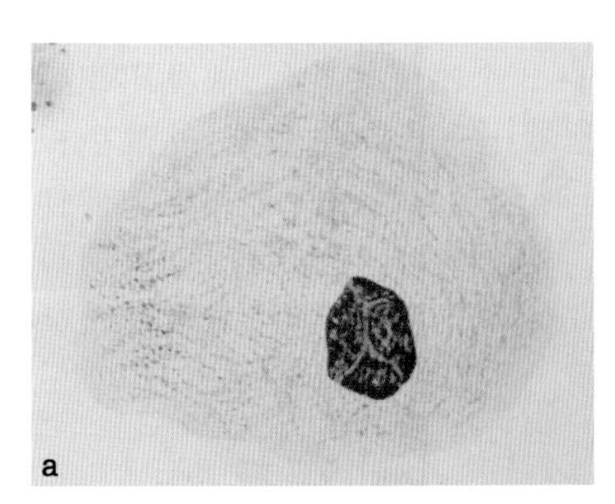

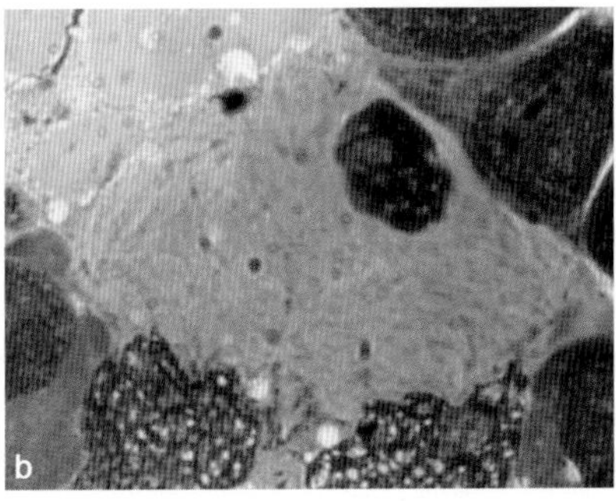

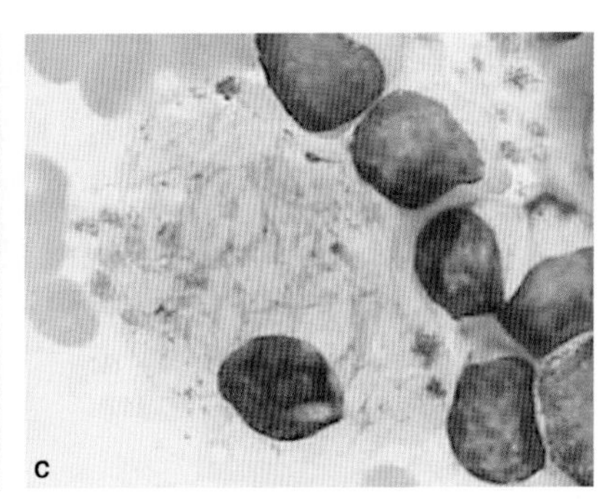

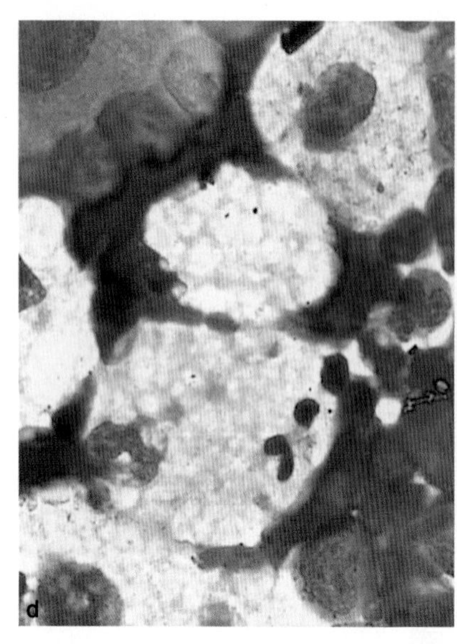
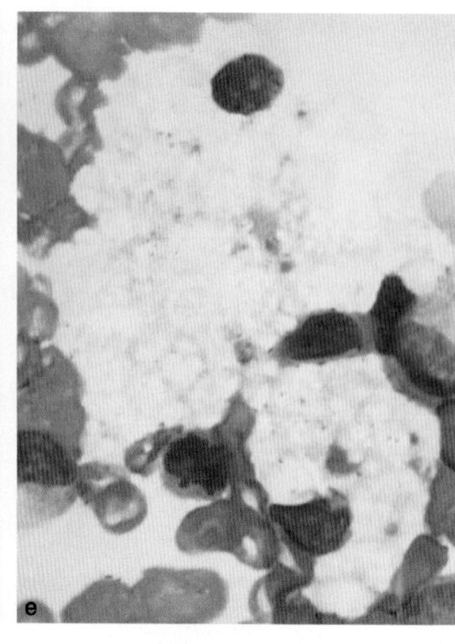
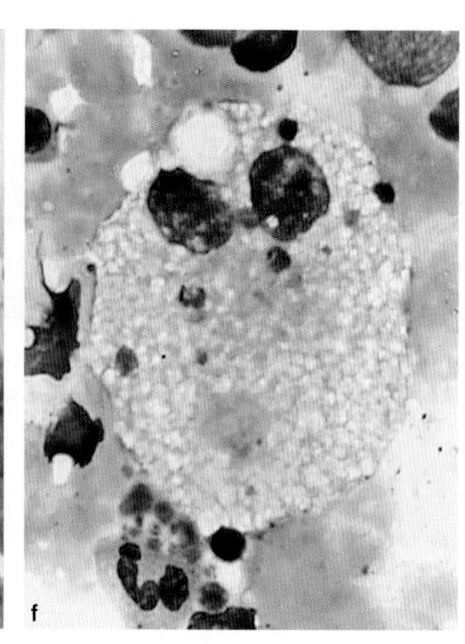

图 10-20 Gaucher 细胞和 Niemann-Pick 细胞

a 为 Gaucher 细胞;b、c 为类 Gaucher 细胞,分别见于 CML 和 ALL;d、e 为多个大小不一 Niemann-Pick 细胞;f 为类 Niemann-Pick 细胞

4. 海蓝组织细胞(SBH) 是巨噬细胞内糖磷脂代谢紊乱(缺乏代谢酶)而被吞噬的细胞(主要是红细胞)不能被完全消化,引起神经鞘磷脂和神经糖脂过度沉积所致,也见于儿童,有肝脾肿大,全血细胞减少,临床呈慢性经过,类似 GD。SBH 大小 20~60μm,有一偏位的较规则圆形胞核,与一般巨噬细胞胞核的特点相似,在胞质中含有海蓝色或蓝绿色颗粒,其颗粒可呈桑葚、石榴籽样,不规则排列(图 10-21);细胞化学特征:油红-O 染色呈橘红色,SBB 与 PAS 染色呈强阳性,MPO,ACP 染色阴性,铁染色阴性。在电镜下显示类脂分子呈周状板层结构或不同的脂质沉积。少见的 SBH 或类 SBH 见于许多疾病,如特发性血小板减少性紫癜、CML、高脂蛋白血症、儿童慢性肉芽肿、镰状细胞性贫血、肝硬化、海洋性贫血、真性红细胞增多症(polycythemia vera,PV)、浆细胞骨髓瘤(plasma cell myeloma,PCM)、结缔组织病等。

5. 泡沫样巨噬细胞 泡沫样巨噬细胞是有共性表现的一组异常巨噬细胞,为胞质内含有脂质或胆固醇晶体使之呈泡沫状,包括 GC、NPC 和 SBH,以及其他组织细胞增多症的异常巨噬细胞。通常,形态学典型者可以归入以上的几种特定的巨噬细胞,对缺乏形态学典型细胞者可以泡沫样巨噬细胞称之(图 10-21),建议进一步检查。

6. 朗格汉斯细胞(LC) 即髓系单核细胞分化的 DC,一般指未成熟型。患 LC 组织细胞增生症时,浸润骨髓的 LC 胞质丰富,可见细小颗粒或空泡,可见树枝状突起,偶见吞噬血细胞现象;胞核圆形或卵圆形或不规则状,易见胞核折叠或切迹,是主要的形态特征;非特异性酯酶和酸性磷酸酶阴性或弱阳性而不同于正常组织细胞(巨噬细胞)。浸润皮损的 LC 细胞,呈局灶性或弥漫性浸润,Wright-Giemsa 染色胞质浅嗜碱性,胞核不规则或锯齿状,似单核形态有扭折或纵沟的特点,核仁不明显(图 10-21),常伴有不同数量的炎性细胞,尤其是嗜酸性粒细胞。用苏木精-伊红染色,LC 在光镜下为单个核细胞,平均胞核直径为 12μm,胞质中等,胞核亦可呈分叶状,可见 1~3 个嗜碱性核仁,偶见组织细胞融合成多核巨细胞。超微结构观察可见组织细胞内有特殊的细胞器——Birbeck 颗粒,外观呈板状、长度 190~360nm 不等,但宽度较恒定(33nm),中央有纹状体,有时末端囊状扩张呈网球拍样伸展突起,而非 Langerhans 细胞组织细胞增生症的 DC 无此结构特征。除了 Birbeck 颗粒外,胞质内可见丰富的线粒体和内质网,可见吞噬体,细胞边缘有许多丝状突起;细胞核常高度扭曲也是形态特征之一。

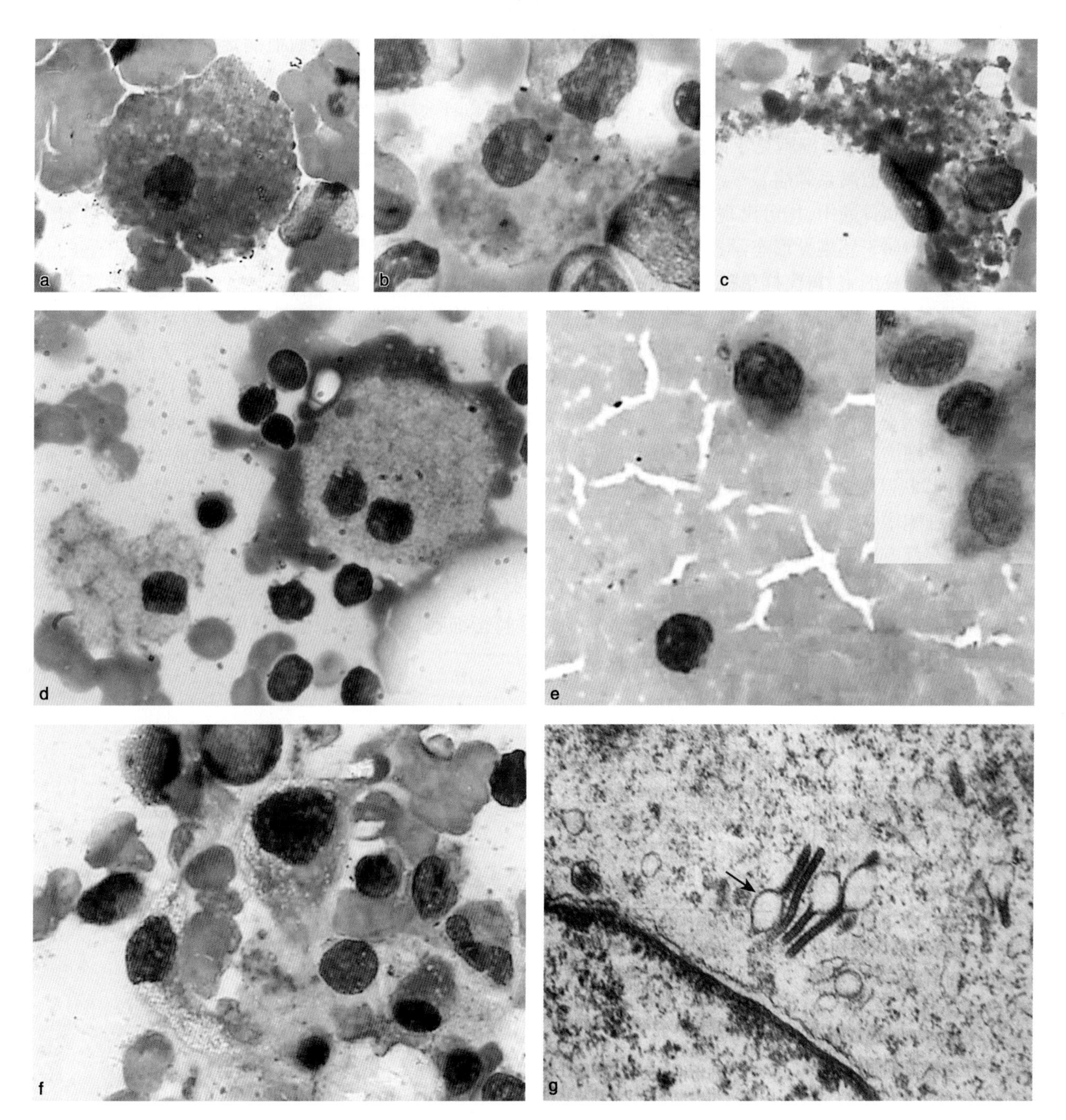

图 10-21　**海蓝组织细胞、泡沫样巨噬细胞和 Langerhans 细胞**

a～c 为海蓝组织细胞；d 为泡沫样巨噬细胞；e 为皮肤印片，插图为另一患者的皮肤印片，多见核沟样深切迹或折叠的 LC；f 为骨髓涂片 LC；g 为超微结构，箭头示特征性 Birbeck 颗粒

第五节　参考区间及其病理意义评估

正常人骨髓中原始单核细胞为偶见，大多数为 0；幼单核细胞为 0～0.5%；单核细胞为 0.2%～1.6%；巨噬细胞为 0.2%～1.4%。外周血中无原始单核细胞，偶见幼单核细胞，单核细胞 2%～8%，无巨噬细胞。

一般所述的单核系细胞增加常见于感染性疾病和髓系肿瘤。感染性疾病时单核细胞增加的程度不一，并可见原幼单核细胞，由于同样的形态和数量也可见于肿瘤性疾病，在评判时需要密切结合临床和一般血液学检查。感染性疾病，外周血单核细胞可高达 30%～50%和/或骨髓中单核细胞可高达 20%～30%。如果临床上无明显的症状和体征，其他异常的血液学也不能解释时，尤其在中老年患者中，则需考虑慢性髓系肿瘤(慢性粒单细胞白血病和慢性单核细胞白血病等)。慢性粒单细胞白血病定义的条件之一是外周血中单核细胞>1×10^9/L。外周血中出现原始单核细胞为显著异常,除了罕见的严重感染外,见于髓系肿瘤。外周血和/或骨髓中原幼单核细胞>20%时基本上可以评判为急性单核细胞白血病。外周血出现少量(<5%~10%)幼单核细胞见于许多疾病,重症的感染性疾病常可见低百分比幼单核细胞,但不显示形态异常者也需要疑似髓系肿瘤。

在外周血和骨髓中,均可出现单核细胞和幼单核细胞胞质明显的嗜碱性、多形性伸突胞质和空泡形成。这些细胞属于感染性形态学,是细胞受到细胞因子或病原微生物刺激后的反应,为细胞功能旺盛的表现。异形性单核细胞、树突样单核细胞和转化型单核细胞都是感染中常见的形态类型,而慢性单核细胞白血病、慢性粒单细胞白血病及其他慢性髓系肿瘤伴随性增加的单核细胞通常不具有这些形态特征。

空泡异常巨噬细胞和吞噬异常巨噬细胞也是受细胞因子或病原微生物刺激后的形态学,但它除了常见的感染外,也见于肿瘤性疾病伴随性增加。不过,有时癌症伴随的巨噬细胞增加,为胞质有许多细小、可有(细)小发亮感空泡的大型巨噬细胞,缺乏吞噬血细胞现象;另一特点是常不伴有单核细胞的增加和/或转化型单核细胞。这些都与感染所致的细胞象有所不同。在吞噬红细胞中,易见吞噬大量完整红细胞而酷似"石榴"状巨噬细胞的骨髓象,多见于淋巴瘤伴随的噬血细胞增多症;吞噬血小板则以细菌或病毒引起的噬血细胞增多症为多见。除了吞噬少量血细胞,胞质有空泡和较多颗粒者多见于感染性噬血细胞增多症。这些都有助于评估和鉴别。急重感染时在外周血和或尿中也可见巨噬细胞。

伤寒细胞、Gaucher 细胞和 Niemann-Pick 细胞已为特指的细胞,但相似的形态学或偶尔所见也见于其他病理状态,只有结合临床等信息才可评判或疑似这些特指细胞。吞噬病原体的巨噬细胞,只要形态学典型,结合临床都可以做出评判或提供临床方向性诊断。

第十一章

淋系细胞形态学

淋系细胞是由骨髓造血干细胞分化并在骨髓和淋巴组织中发育成熟的一类异质性细胞群,包括形态学相似而功能不同的亚群。根据功能和细胞的主要特征大致可以分为B、T和NK系三个系列。按不同发育阶段和表达分化抗原或分子又可以细分为许多不同亚型。目前的形态学尚不能很好地细分这一系统的细胞,但免疫学和分子生物学的进展,促进了淋巴细胞形态学上的许多新认识。

第一节 概 述

淋巴细胞生成是一个复杂的过程。B、T和NK细胞是淋巴系的三大类别细胞,它们的组织学特征、细胞分子生物基础和生物学特性详见叶向军、卢兴国主编2015年人民卫生出版社出版的《血液病分子诊断学》。概述淋巴(B、T)细胞的生成见图11-1,细胞发育成熟中的抗原表达及其对应的淋系肿瘤见第二章和第四章。

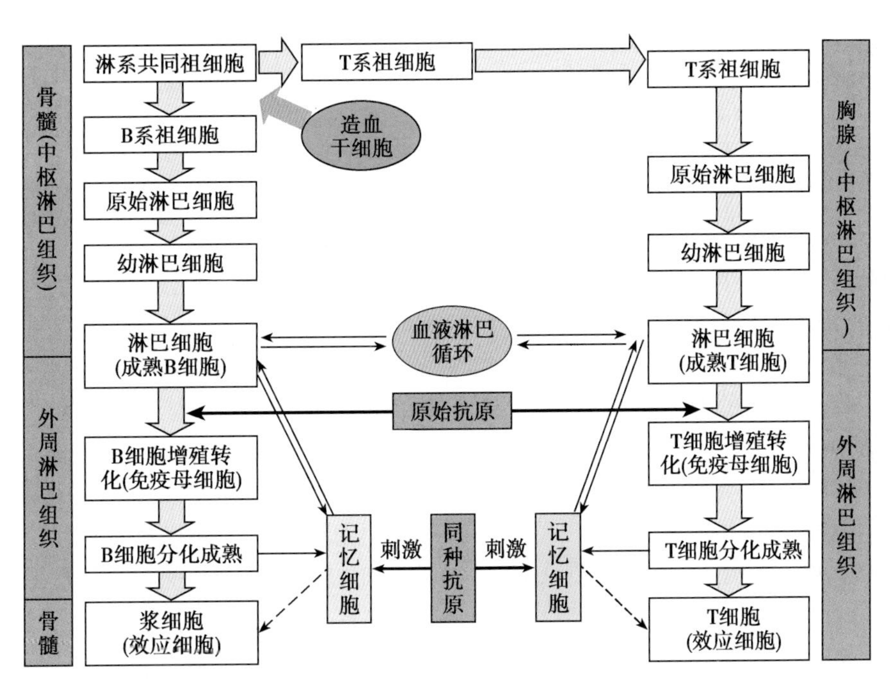

图 11-1 淋巴细胞的生成

源于骨髓和胸腺成熟的B、T细胞,在外周淋巴组织识别抗原递呈细胞递呈的抗原,以此为信号转导触发的开始,转化为原始细胞(属于成熟B、T细胞范畴),再分化为效应细胞和记忆细胞。外周淋巴组织中成熟B细胞主要由小B细胞和大B细胞组成;成熟T细胞主要为αβ-T细胞,分为CD4和CD8 T细胞,CD8 T细胞为细胞毒淋巴细胞,CD4 T细胞又分为分泌细胞因子Th1和Th2亚型细胞

骨髓中B祖细胞、前B细胞和SmIg阳性的未成熟B细胞都会快速地产生,但大多数成熟B细胞(>75%)无法进入循环,经程序性细胞凋亡被巨噬细胞吞噬(也称淋巴细胞原位死亡)。骨髓中B细胞与基质细胞相互作用可以介导一种阳性选择的形式,只有少数B细胞有效重排免疫球蛋白基因而逃避细胞凋亡。

在骨髓中和胸腺中发育成熟的B、T细胞,被称为初始B细胞和初始T细胞("初始"均为尚未接触抗原的细胞），它们为成熟的带有针对特异抗原的受体——B 细胞受体（B cell receptor，BCR）和 T 细胞受体（T cell receptor，TCR），可以接受个体遭遇的抗原，是行使细胞免疫和体液免疫的中间群体细胞，在外周血中以静止（G_0）的小淋巴细胞形态居多。这些 B、T 细胞尚需要进入外周淋巴组织进一步增殖和分化后，成为功能各异的效应细胞（浆细胞和 T 细胞）和记忆细胞（图 11-2）。初始 T 细胞的增殖、分化的过程及其调节的因子见第五章。

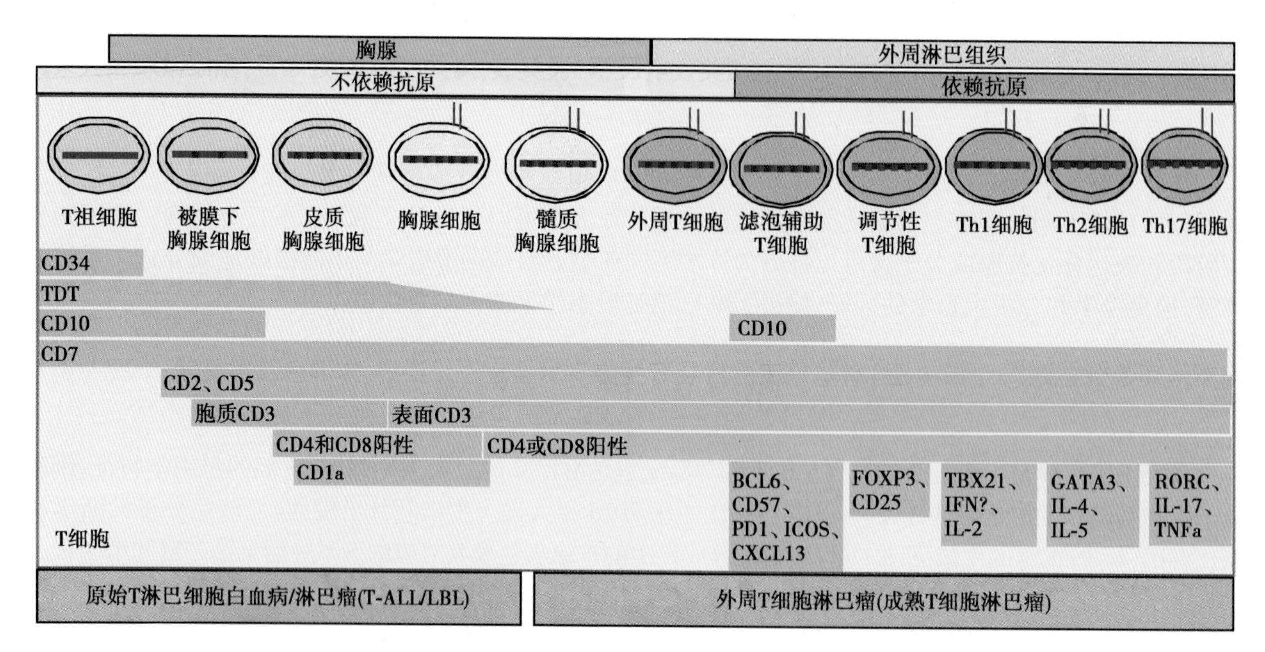

图 11-2 T 细胞发育及其抗原表达和对应的 T 细胞肿瘤

早期前体 T 细胞表达 CD34、TdT 和 CD10。CD7 是最先表达的特异抗原，其次是 CD2、CD5 和 cCD3。皮质胸腺细胞为 CD4 和 CD8 双阳性并表达 CD1a。髓质胸腺细胞表达 CD4 或 CD8 并表达 mCD3。调节性 T 细胞、Th1、Th2 和 Th17 CD4 阳性细胞的特征是分别表达转录因子 FOXP3、TBX21、GATA3 和 RORC。胚系 *TCR* 以红线表示，增加蓝色段示基因重排。*TRG* 基因首先重排，其次为 *TRB* 和 *TRD*。αβT 细胞在 *TRA* 重排时删除在 *TRA* 基因内部的 *TRD* 基因

外周血中的淋巴细胞，包括循环于血液的初始 B、T 细胞和进入外周淋巴组织后再循环的记忆 T、B 细胞、NK 细胞。正常成人外周血液淋巴细胞（约占白细胞的 20%~40%）中，T 细胞约占 70%~80%，B 细胞约占 20%~30%，NK 细胞约占 5%~15%（骨髓中<1%）。许多淋巴细胞比较长寿，如记忆细胞；20%的小淋巴细胞寿命为 3~4 天，较多的为 100~200 天；大部分 NK 细胞生存期短，为数天至数周。

淋巴细胞表面抗原的表达及其特征是评判细胞分化程度和区分细胞亚型的主要依据，如未致敏 $CD4^+$ T 细胞表达 CD45R（CD45RA），记忆 $CD4^+$ T 细胞和 $CD8^+$ T 细胞表达 CD45R（CD45RO）；CD3 抗原主要表达于正常的成熟 T 细胞，但在急性原始 T 淋巴细胞白血病中也常表达 CD3。在淋巴细胞分化和成熟过程中，抗原受体基因发生重排，一些功能性分化标记随之出现或消失。B 细胞的免疫表型见图 5-9，T 细胞免疫表型见图 11-2。

第二节 正常形态学

根据形态学特征可将淋系细胞区分出原始淋巴细胞、幼淋巴细胞和（成熟）淋巴细胞，后者还可分出小淋巴细胞、大淋巴细胞和大颗粒淋巴细胞（large granular lymphocytes，LGL）等。通常情况下，病理形态学，细胞形态学结合免疫表型分析，依然是评判细胞类型和诊断疾病的基本方法。所谓正常形态学多是一种相对正常的形态学。

一、原始淋巴细胞与幼淋巴细胞

原始淋巴细胞（lymphoblasts）在成人骨髓中偶尔出现，婴幼儿则易见，不见于外周血中。原始淋巴细胞胞体大小不一，约 10~20μm，较规则。胞膜、核膜较厚较清晰，可见核周浅染带。核仁 0~3 个，一般骨髓

标本中偶见的原始淋巴细胞可不见明显核仁(图 11-3),染色质可呈粗粒状,被染成紫红色或较为均匀的浅紫红色。核质比例高,胞质少,浅(灰)蓝色,常无颗粒。

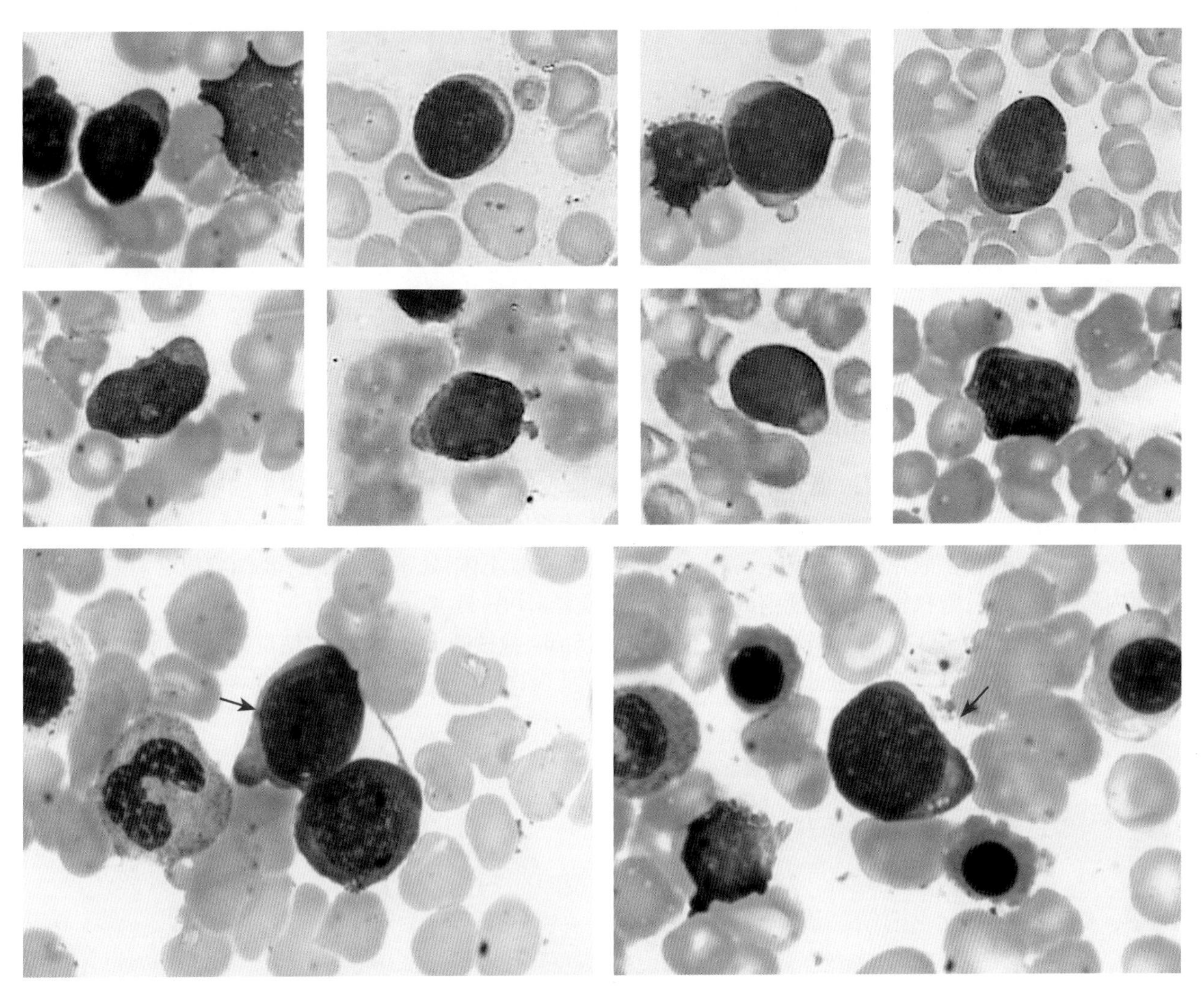

图 11-3　**不同形态的原始淋巴细胞**
采自血象和骨髓象基本正常以及原发性免疫性血小板减少症等非淋系肿瘤标本

幼淋巴细胞(prolymphocytes)在骨髓中偶尔出现,不见于外周血中。幼淋巴细胞胞体大小约 10~20μm,胞核多为圆形或肾形,核仁消失或模糊,染色质有浓集倾向,胞质较丰富,浅(灰)蓝色(图 11-4),可见紫红色嗜天青颗粒。白血病性幼淋巴细胞可见一个突出的核仁。

二、淋巴细胞

外周血和骨髓中的淋巴细胞(lymphocytes),形态学上分为两种基本形态:小淋巴细胞和大淋巴细胞。大淋巴细胞中又可以分出大颗粒淋巴细胞。

1. 小淋巴细胞　细胞较小,大小 6~10μm,胞核圆形或卵圆形,可轻度不规则(如肾形),染色质紧密块状,深紫红色,可见嗜碱性不明显或极弱的隐约核仁(时有突起感),核质比例较高,淡蓝色的少或极少的胞质位于细胞一侧,一般无颗粒。在外周血中,淋巴细胞占 20%~40%,以 T 细胞为主,95%的 Th 细胞和 50%的细胞毒 T 细胞都是小淋巴细胞,且无颗粒和高核质比例。T 细胞含有若干酸性磷酸酶、酸性和中性非特异性酯酶以及 β 葡萄糖醛酸酶,相应染色后呈局灶点状分布;在骨髓中淋巴细胞占有核细胞 12.8%~24.2%,大多为 B 细胞,与外周血中不同。

在超微结构上,T 细胞表面大多光滑,或仅见少量短的胞质突起;胞核多样性,从圆形、小的缺凹至高

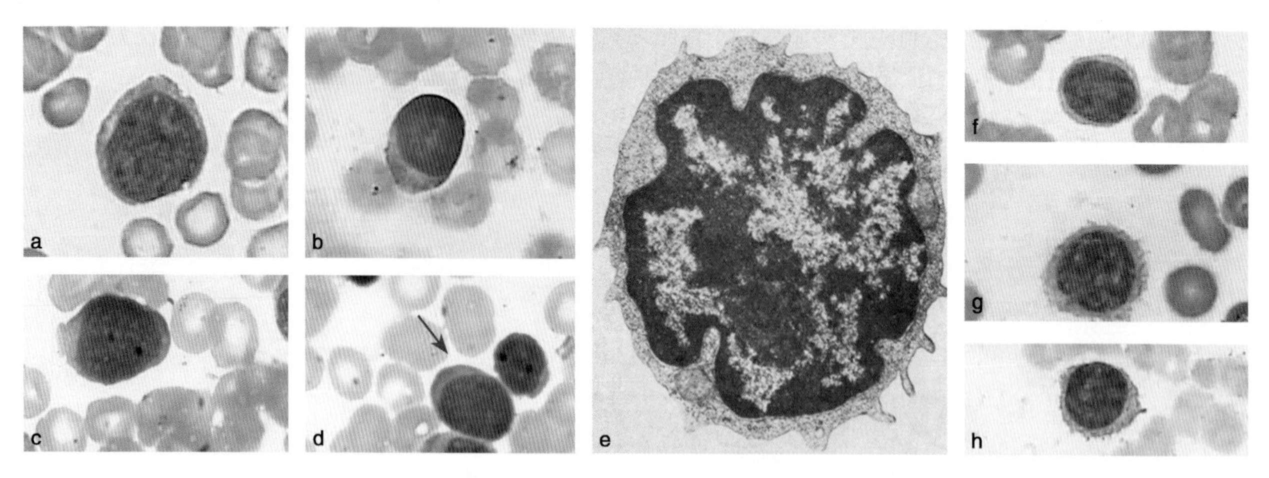

图 11-4 **幼淋巴细和 T、B 细胞**

a~d 为采自血象和骨髓基本正常及原发性免疫性血小板减少症等非淋系肿瘤标本的幼淋巴细胞；e 为核形不规则、异染色质浓集和胞质量与细胞器少的 T 细胞超微结构；f~h 为光镜下 B 细胞，胞核规则，胞质丰富，有微绒毛突起

度卷曲状，核内异染色质丰富浓集而显示非增殖特征，胞质量少。外周血中静止的 T 细胞大多数可见 Gall 小体的胞质结构，由脂滴和初级溶酶体组成。B 细胞表面多有明显的绒毛，10%~20%的 B 细胞表面光滑；胞质较丰富，含有较多散在的单核糖体，静止的 B 细胞无 Gall 小体，处于激活中的 B 细胞以含有长条索状粗面内质网为特征；胞核较 T 细胞规则或仅有小切迹或肾形（图 11-4）。

2. 大淋巴细胞与 LGL　胞体较大，细胞直径 10~15μm，胞核圆形或肾形，常偏位，染色质明显浓集，可见核仁痕迹，核质比例较低，胞质丰富，淡（灰）蓝色，常见少许嗜天青颗粒，可呈污点状（图 11-5），微结构

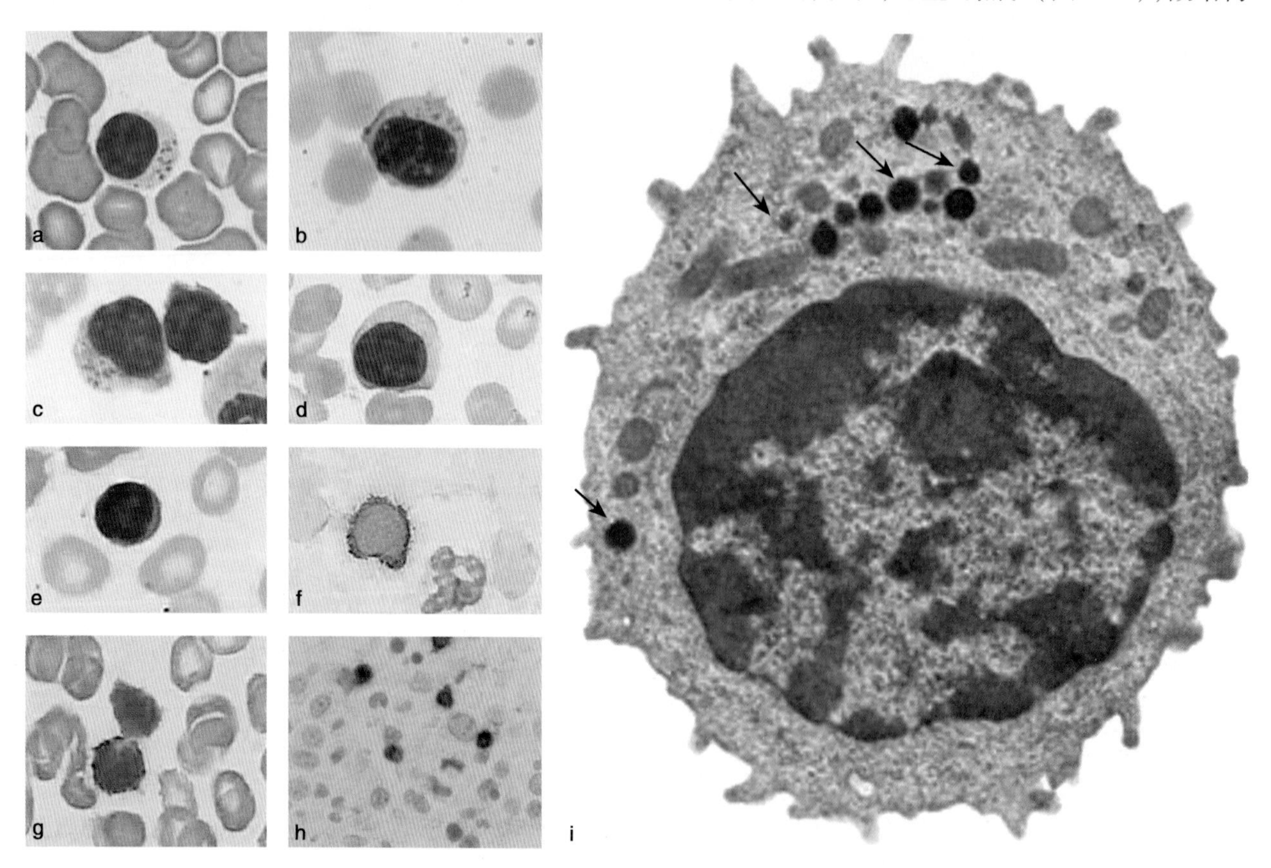

图 11-5 **大颗粒淋巴细胞、大淋巴细胞和小淋巴细胞**

a~c 为外周血和骨髓涂片 LGL，颗粒常位于细胞一侧；d、e 为大淋巴细胞和小淋巴细胞；f、g 分别为 CD20 染色阳性 B 细胞和 CD3 阳性 T 细胞；h 为骨髓切片 CD3 阳性 T 细胞；i 为大颗粒淋巴细胞超微结构，胞质含有大小和致密性不一的颗粒，小颗粒含有粒酶

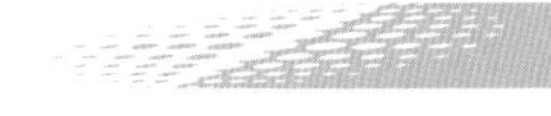

可见特征性平行管状排列和含有溶解细胞的蛋白(如穿孔素,粒酶B)。这一细胞被归类于大淋巴细胞中,将含3个以上嗜天青颗粒者则称为LGL。LGL酸性磷酸酶、β葡萄糖醛酸酶染色阳性,不表达表面免疫球蛋白,相当于NK细胞,但少数为成熟的CD8 T细胞。成熟NK细胞主要分布于外周血和脾脏,在外周血中约占3%,占淋巴细胞的15%(个体间差异大)。感染时增加。

3. 淋巴(样)树突细胞和干细胞样淋巴细胞　淋巴树突细胞来源于淋系细胞的分化,少量存在于骨髓和外周血中,免疫应答旺盛(如病毒感染)时淋巴树突细胞增加。造血干细胞也见于外周血和骨髓,约为千分之一,给予粒细胞聚落因子刺激可以提高原来比例的20~30倍。形态学还不能识别这些细胞,现有认识的造血干细胞为淋巴细胞大小、不见明显核仁、胞质少量嗜碱性和稍有突起的细胞(图11-6)。

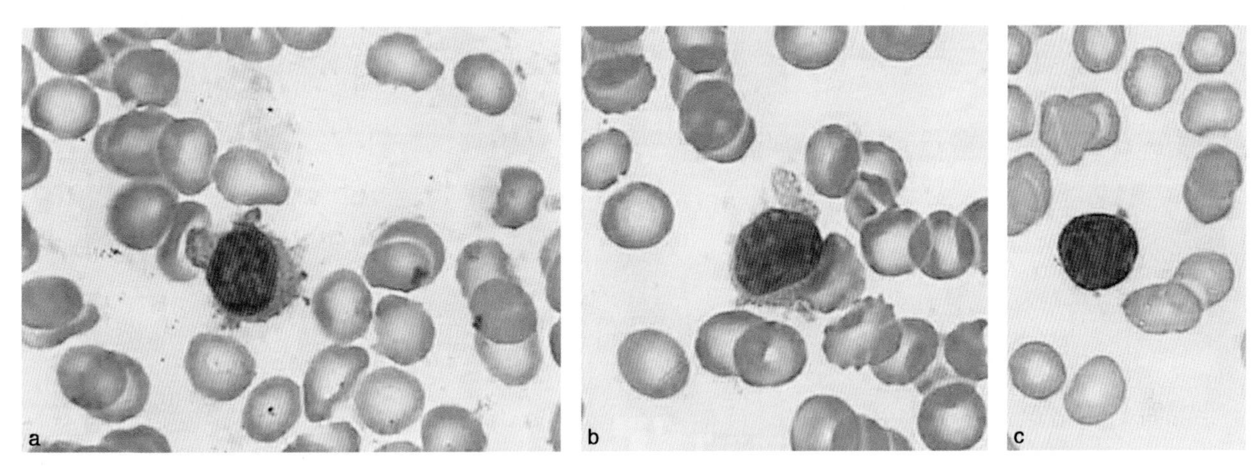

图11-6　淋巴样树突细胞(a、b)和候选的造血干细胞(c)

第三节　非肿瘤性异常淋巴细胞形态学

非肿瘤性异常淋巴细胞形态学是指非肿瘤性病理状态下有变化的一些淋巴细胞,包括不典型淋巴细胞、变异淋巴细胞、LGL和NK细胞等。

一、不典型淋巴细胞与变异淋巴细胞

不典型淋巴细胞(atypical lymphocyte)又译名异型淋巴细胞。由于此类细胞具有幼稚细胞的一些特点而易被误认为白血病/淋巴瘤细胞。不典型淋巴细胞的特点是胞体增大和胞质丰富与嗜碱性,有些细胞胞质可变性增加,易在红细胞排列缺口处伸出(图11-7)。同时,胞核增大和染色质细疏,但又不同于肿瘤性原幼淋巴细胞的染色质。按形态可分为浆细胞型、幼稚细胞型和单核细胞型,这有助于形态学上的认识,但通常还不具有评估意义上的差异。浆细胞型不典型淋巴细胞,胞质中可见雪花样免疫球蛋白晶体,偶见有丝分裂象;也常见胞质颗粒,可能是转化中T/NK细胞(图11-8)。由于不典型淋巴细胞主要见于病毒感

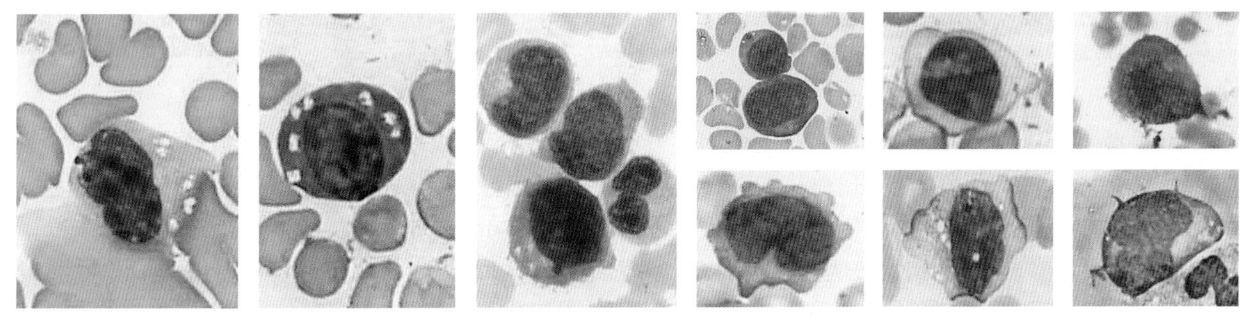

图11-7　形态各异的骨髓不典型淋巴细胞

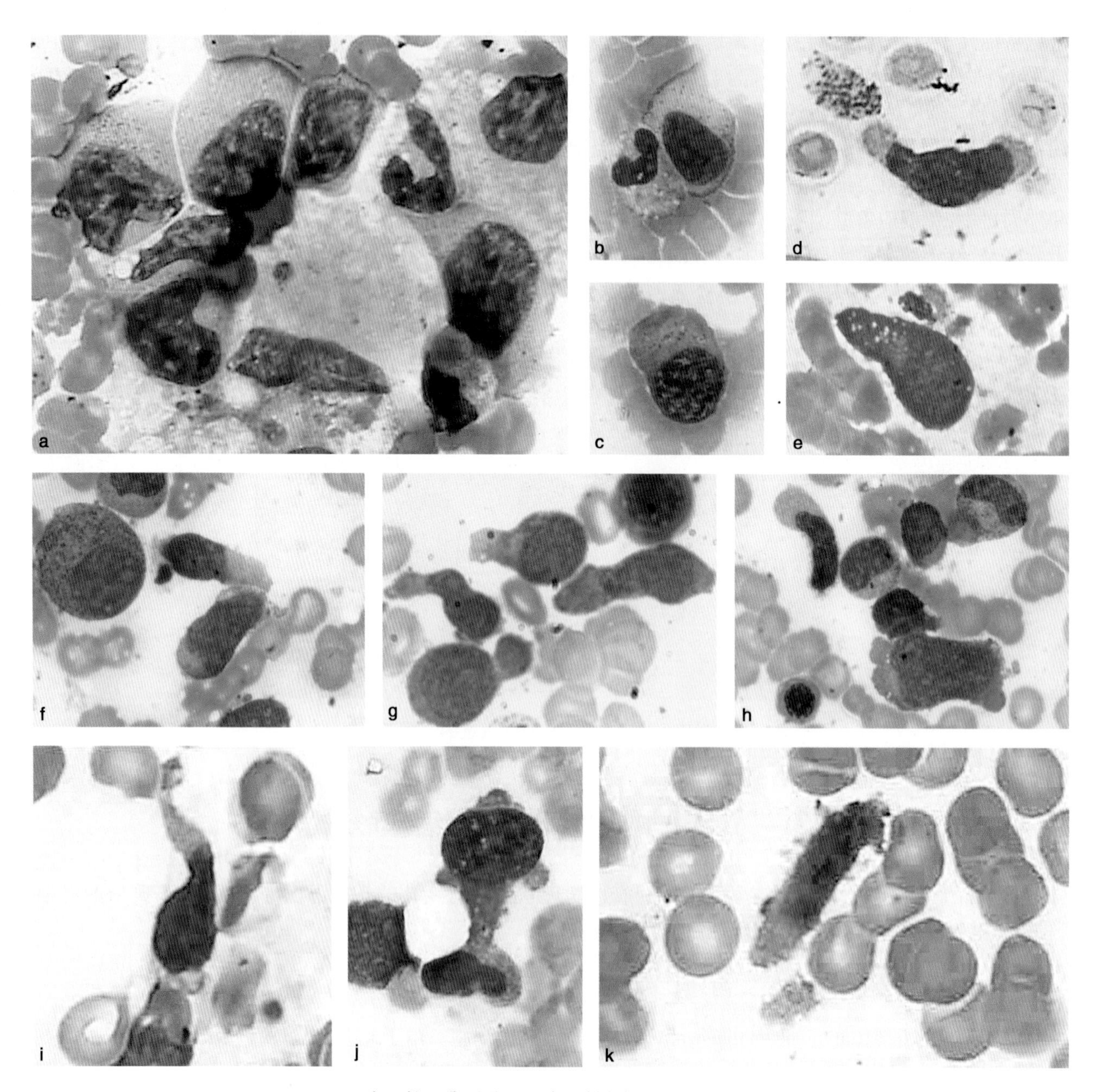

图 11-8 **含颗粒不典型淋巴细胞和刺激相关骨髓变异淋巴细胞**

a~c 为含颗粒不典型淋巴细胞；d~k 为常见于感染性刺激有关的不同形态变异淋巴细胞

染，故也称病毒细胞(virocyte)，是一种反应性或继发性异常淋巴细胞。

检出不典型淋巴细胞表明机体遭受了病原微生物或细胞因子刺激，数量多少常与受刺激或疾病严重程度有关。偶见或少量出现，除了病毒感染外，也见于任何病情较重的疾病(如药疹、非病毒性感染、类白血病反应、转移性癌症甚至淋巴瘤和白血病)，系机体免疫系统的急重反应。在这些疾病中，细胞形态类似过去称谓的 Turk 细胞。

2015 版《ICSH 外周血细胞形态特征的命名和分级标准化建议》认为，炎性和感染性(尤其病毒性)疾病各种免疫刺激下，以及在肿瘤(白血病和淋巴瘤)时，淋巴细胞形态和数量有很大可变性，且术语较为混乱，有变异型、反应性、异常的、活化的和不典型淋巴细胞(atypical lymphocyte)、1~3 型 Downey 细胞、Turk 细胞、免疫母细胞，甚至组合名称，例如单核细胞样淋巴细胞等。ICSH 建议用反应性淋巴细胞描述良性病因的，以异常淋巴细胞用于描述疑为恶性或克隆性病因的淋巴细胞。

我们认为单就成熟淋巴细胞肿瘤的异常细胞而言，形态是复杂的，在免疫表型或病理学诊断明确前，有相当一部分异常淋巴细胞是很不容易分类为反应性或肿瘤性，一些良恶性病例中形态几乎一样。因此，建议用 ELN 血细胞共识中的"不典型淋巴细胞（疑似肿瘤性、疑似反应性与性质不确定）"。"疑似"、"不确定"、"不典型"是一个恰当的术语。原文中"不典型淋巴细胞"通常专指"反应性淋巴细胞"。由于形态学重叠性，区分肿瘤性成熟淋巴细胞需要深的功底，故现在还包括了"肿瘤性"和不确定性质的异常淋巴细胞。我国使用的"异型淋巴细胞、异形淋巴细胞"，尤其是"异型淋巴细胞"都源自"不典型淋巴细胞 atypical lymphocyte"的译名。

淋巴细胞变化很大，除了不典型淋巴细胞形态外，也常见与细胞因子刺激或病毒等病原微生物接触有关的，又与一般描述的不典型淋巴细胞有明显不同形态的异常淋巴细胞。因其主要是细胞形态上变异，我们称之变异淋巴细胞，可能是 NK/T 细胞的一种不典型变异。形态学的主要特点为胞质嗜碱性，形变显著，如蝌蚪状、花生形、鱼尾样、细长形、飞机状和蜈蚣样等多种形状（图 11-8），与一般的不典型（异型）淋巴细胞和肿瘤性淋巴细胞明显不同。一部分胞质中含少许嗜天青颗粒；胞质突起和分离（或脱落）常见。这一特征细胞的临床病理学意义还不十分清晰，但多见于感染（可能多为病毒感染）和淋巴瘤，也见于许多疾病的伴随现象。当变异细胞出现明显的胞体增大、幼稚并明显增多（如图 11-8e、h）细胞时，不能轻易排除恶性转化。

二、异常大颗粒淋巴细胞与非肿瘤性其他异常

异常大颗粒淋巴细胞具有大颗粒淋巴细胞特征，多为 NK 细胞，图 11-9 所列为感染等疾病在血液和骨髓中所见的一些异常形态：胞质异形性伸突，分离状，空泡形成，胞体增大和形状变化。

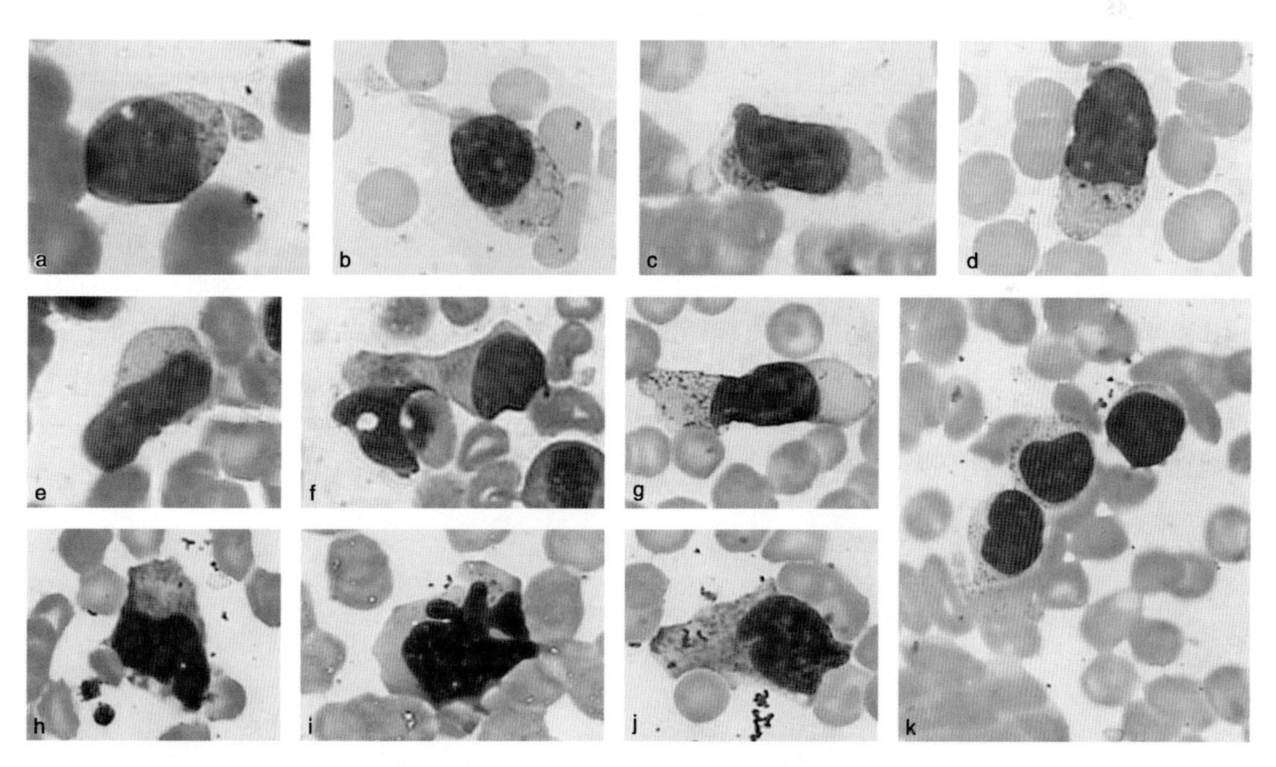

图 11-9　血液中大颗粒淋巴细胞（多为异常形态）

a~c 为大颗粒淋巴细胞胞质分离状突起；d~g 为胞体明显增大异形大颗粒淋巴细胞；h~j 为 HIV 感染血片异常大颗粒淋巴细胞；k 为胞质污点状大颗粒淋巴细胞，慢性大颗粒淋巴细胞增殖病标本

非肿瘤性淋巴细胞的其他异常，可见核形异常、少见的空泡形成、胞质含有吞噬样物质等（图 11-10）。这些细胞大多是急性、重症感染或严重应激的反应。

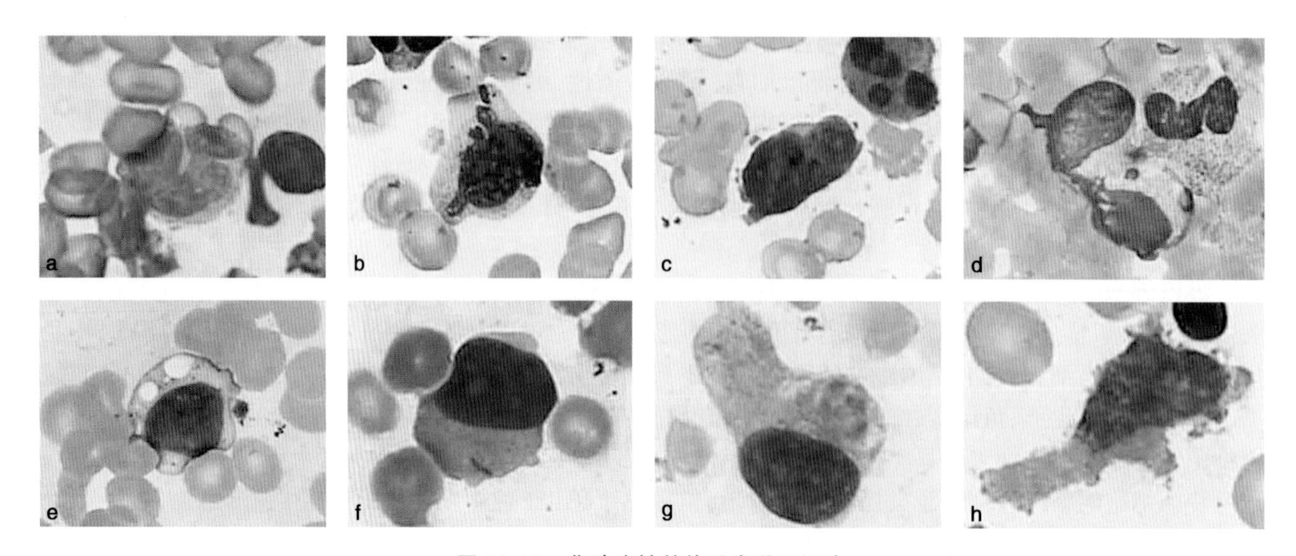

图 11-10 **非肿瘤性其他异常淋巴细胞**
a~c 为核形异常；d 为双核和 2 个碎裂的微核；e 为胞质大空泡形成；f、g 为胞质含有吞噬样成分；h 为胞核和胞质都有异形性改变

第四节 肿瘤性原始淋巴细胞形态学

淋系肿瘤分为原始淋巴细胞肿瘤、成熟淋巴细胞肿瘤两个大的类别。由中枢淋巴组织原始淋巴细胞发生的淋系肿瘤称为原始淋巴细胞肿瘤，包括急性原始淋巴细胞白血病（acute lymphoblastic leukemias，ALL）和原始淋巴细胞淋巴瘤。

一、白血病性原始淋巴细胞

白血病性原始淋巴细胞形态学的多样性也较明显，相当多的病例中为正常形态，虽从一些异形形态中可以窥视原始 T 与 B 淋巴细胞之间的特点，但通常需要细胞免疫化学染色或流式免疫表型检查的证明。FAB 和 WHO 造血和淋巴组织肿瘤描述的原始淋巴细胞形态学见第六章。实践中，ALL 原始淋巴细胞，按形态学还可以分为以下几种。

1. 小原始淋巴细胞　小原始淋巴细胞（small lymphoblast）直径<12μm，染色质均匀细致，常无核仁或隐约可见核仁，核质比例高，胞质量少（图 11-11），轻度嗜碱性。

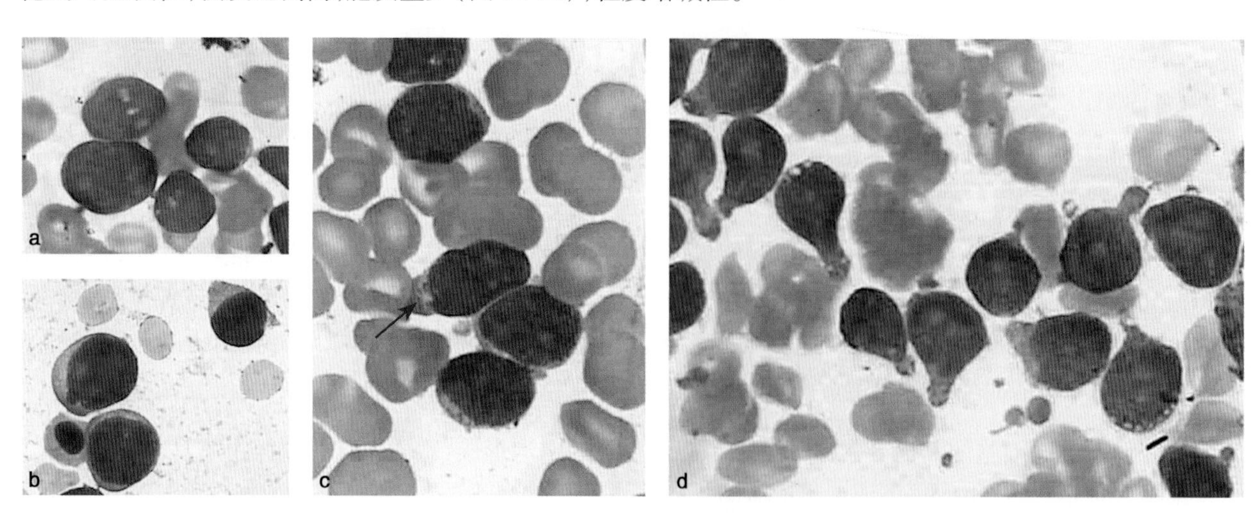

图 11-11 **大小和手镜形原始淋巴细胞**
a 为大小不一原始淋巴细胞，均显示高核质比例；b 为 2 个大原始淋巴细胞和 1 个小原始淋巴细胞；c 为颗粒原始淋巴细胞，MPO 染色为阴性；d 为手镜形原始淋巴细胞

2. 大原始淋巴细胞　大原始淋巴细胞(large lymphoblast)胞体>12μm,染色质均匀但粗细不一(图 11-11),核形可呈肾形、凹陷和切迹,多见核仁,1 个以上;胞质常丰富,嗜碱性,可见空泡。

3. 颗粒原始淋巴细胞　颗粒原始淋巴细胞(granular lymphoblast)为含有颗粒的原始淋巴细胞,多见于中至大型的原始淋巴细胞,颗粒较少(5~10 颗居多),较清晰,有集积倾向,分布于细胞一侧(图 11-11)。颗粒原始淋巴细胞髓过氧化物酶(myeloperoxidase,MPO)染色阴性,不同于原始粒细胞。颗粒原始淋巴细胞伴一定细胞异形性者多有 Ph+或 *BCR-ABL1*。

4. 手镜形原始淋巴细胞　手镜形原始淋巴细胞(hand mirror lymphoblast)为胞质位于一侧,呈阿米巴样、蝌蚪状或手镜状(图 11-11),为对化疗有抵抗性形态学。

5. 空泡形成原始淋巴细胞　见于 ALL 和淋巴瘤,空泡多少不一。ALL 中空泡原始淋巴细胞常有形状变异(图 11-12)时易与原始单核细胞混淆,苏丹黑 B(Sudan black B,SBB)染色有助于鉴别。空泡原始淋巴细胞为阴性,少数可见空泡浅灰色样(尤其位于空胞壁处)弱阳性。

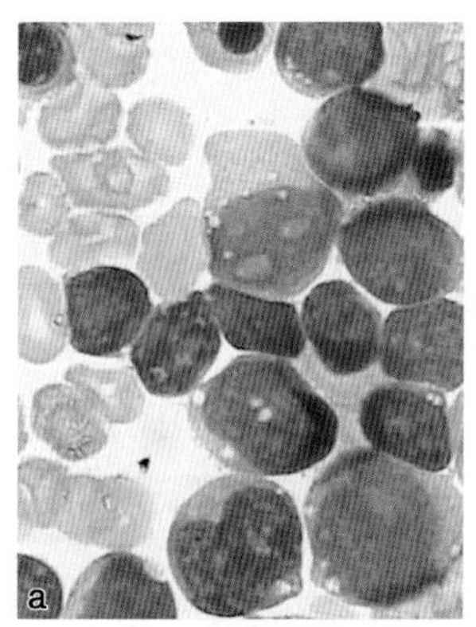

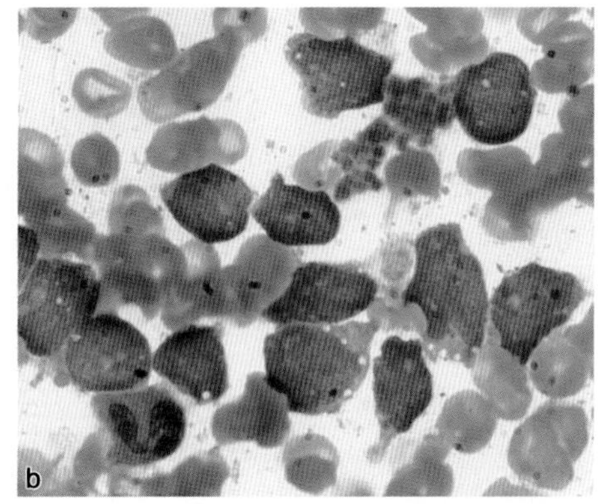

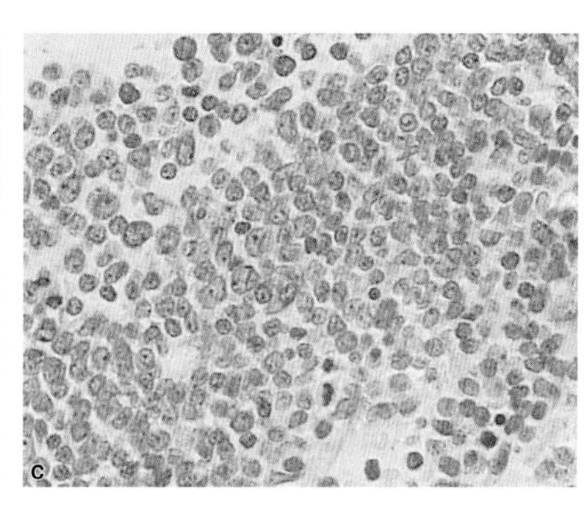

图 11-12　**空泡形成原始淋巴细胞**

a 为 ALL 中可见的空泡形成原始淋巴细胞,与 Burkitt 白血病细胞珍珠样排列空泡特征(见图 2-1)不同;b 为 ALL 原始淋巴细胞少量空泡和明显的细胞异形,可以提示 Ph 染色体和 *BCR-ABL1* 的存在;c 为骨髓切片 ALL 原始淋巴细胞,细胞较为规则、异染色质明显多见 1 个小核仁

6. 异形性原始淋巴细胞　FAB 分类中的一部分 ALL-L2,原始淋巴细胞有明显的异形性,示预后差,且具有这一形态特征的 ALL 常有 Ph 染色体和 *BCR-ABL1*。

7. 原始 T 淋巴细胞　在 ALL 的原始淋巴细胞中,一部分原始 T 淋巴细胞有形态特点:核形呈明显的卷曲和折叠,胞质少、嗜碱性、无颗粒(图 11-13)。原始 T 淋巴细胞核质比例高,胞核扭折和深染均匀的紫色染色质,不同于原始单核细胞的细纤状或粗糙不平感和着色较浅的染色质。酸性 α-乙酸萘酯酶(acid α-naphthyl acetate esterase,ANAE)染色阳性点状或斑点状阳性也是原始 T 细胞的特点之一。

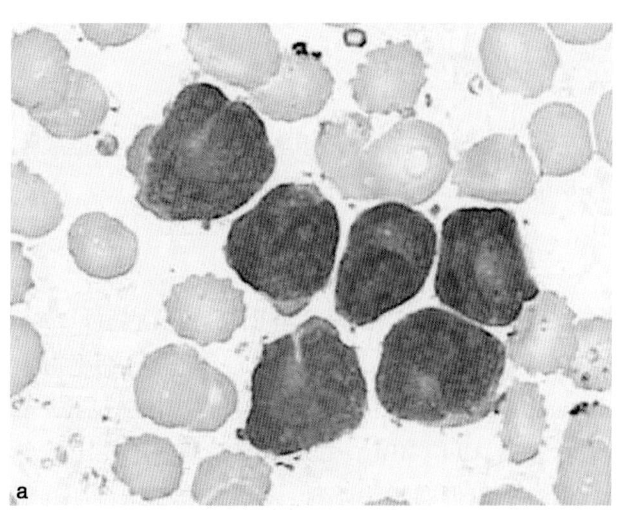

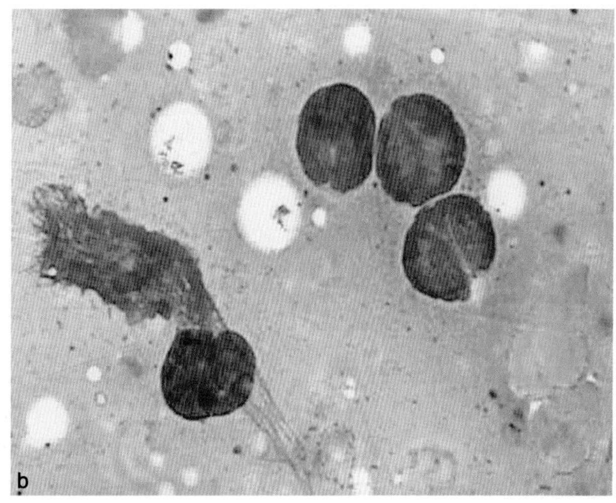

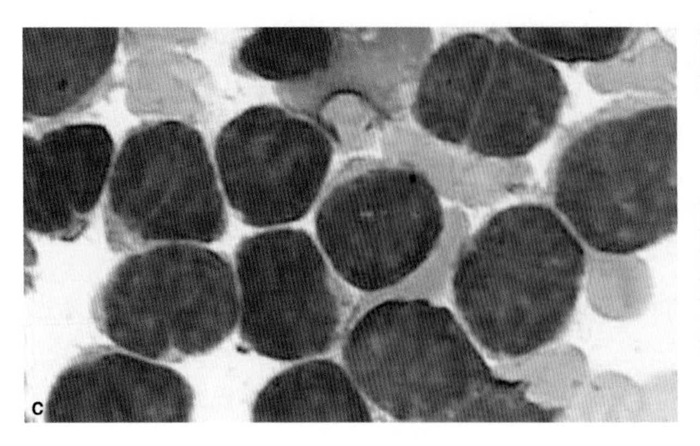

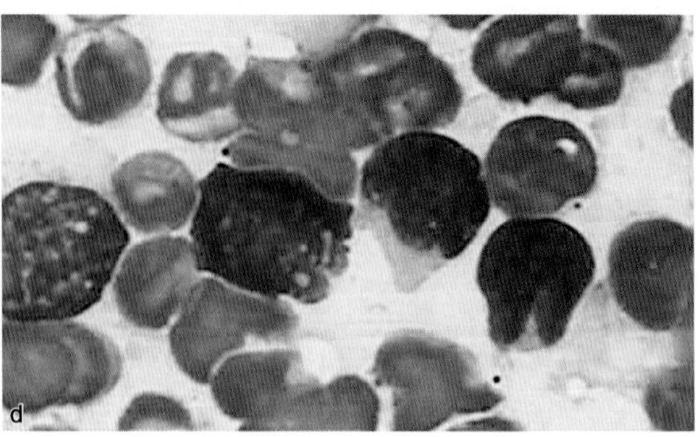

图 11-13 **原始 T 淋巴细胞与类似形态的原始 B 细胞**

a 为骨髓涂片，原始淋巴细胞核形不规则，细胞大小不一、胞核卷曲样扭折或不规则状，胞质量少嗜碱性；b 为同一病例的骨髓印片，胞核为明显不规则和高核质比例；c、d 为部分 ALL 原始 B 淋巴细胞核形类似 T 细胞

二、淋巴瘤性原始淋巴细胞

发生于中枢淋巴组织（骨髓和胸腺）的原始淋巴细胞淋巴瘤，常表达 CD34，TdT 阳性，不表达成熟的分化抗原。淋巴瘤性原始淋巴细胞侵犯骨髓和/或血液时，非白血病性稍为多见，瘤细胞有异形性，常比 ALL 原始淋巴细胞明显（图 11-14）。

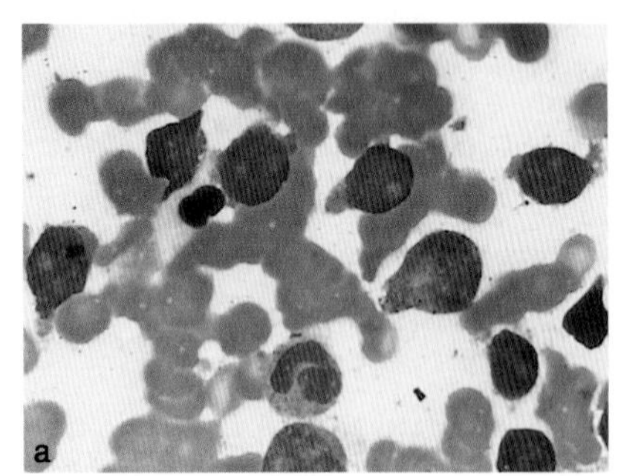

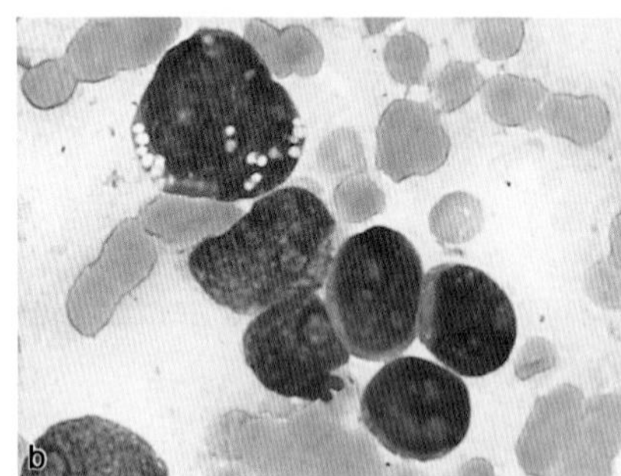

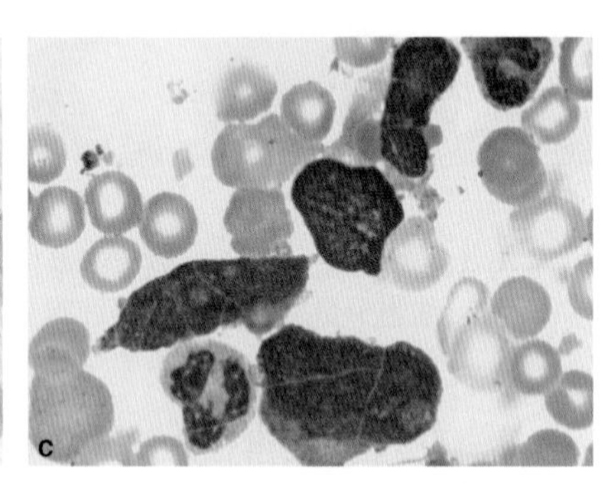

图 11-14 **侵犯骨髓淋巴瘤原始淋巴细胞**

a 为异形原始淋巴细胞增多（28%），淋巴结活检为 T 母细胞淋巴瘤，骨髓细胞学符合白血病性浸润；b 为原始 B 细胞淋巴瘤白血病性浸润，细胞大小不一，大型瘤细胞核畸形、核质比例高，胞质少、有空泡，类似 ALL-L3 原始细胞；c 为原始 T 淋巴细胞淋巴瘤白血病性浸润骨髓的淋巴瘤细胞，细胞显著异形性，染色质粗糙和常见 1～2 个的泡状核仁

第五节 肿瘤性成熟 B 细胞形态学

成熟 B 细胞肿瘤包括成熟 B 细胞白血病和淋巴瘤，在临床上较原始 B 细胞肿瘤更常见，尤其是成人患者。近二十年来，随着免疫表型和分子学的进展，成熟 B 细胞形态学也有了许多新的认知。

一、白血病性成熟 B 细胞

成熟 B 细胞肿瘤主要由白血病和/或淋巴瘤的克隆性成熟 B 细胞组成。慢性淋巴细胞白血病（chronic lymphocytic leukemia，CLL）、单克隆 B 细胞增多症（monoclonal B cell lymphcytosis，MBL）、幼淋巴细胞白血病（prolymphocytic leukemia，PLL）、多毛细胞白血病（hairy cell leukemia，HCL）和 FAB 分类中的 ALL-L3 都属于成熟 B 细胞肿瘤中的白血病类别。它们的细胞形态学复杂，CLL、MBL、PLL 和 HCL 属于形态上成熟细胞范畴者，ALL-L3 为细胞形态不成熟者。在病理意义评估中，以形态学为基础，密切结合临床特征和免疫表型甚至细胞遗传与分子检查的信息。

1. 小淋巴细胞　肿瘤性小淋巴细胞通常用于描述慢性淋巴细胞白血病(CLL)骨髓和外周血中,以及小淋巴细胞淋巴瘤(small lymphocytic lymphoma,SLL)浸润血液时的肿瘤细胞。异常小淋巴细胞胞体约小于2个红细胞(表11-1),核形规则或肾形,染色质块状、核仁不明显或缺乏,胞质少、外形规则和轻度嗜碱性(图11-15)。细胞表达CD5、CD79和sIg和CD19/CD20/CD24阳性。CD5阳性B细胞又称B1细胞,主要见于成人的血液、浆膜腔和外周淋巴组织,少见于骨髓。CLL的小淋巴细胞多认为起源于生发中心后B细胞,也有认为来自骨髓中CD5阳性细胞的克隆性扩增和蓄积。

表11-1　常见肿瘤性B细胞形态特点

细胞类型	大小	核染色质	核仁	胞质	其他	白血病主要类型
小淋巴细胞	<2个RBC	致密块状	不见	极少	胞核规则	CLL
大淋巴细胞	>2个RBC	块状	不明显或1个	可较多	不规则大小不一	CLL混合型
幼淋巴细胞	>2个RBC	块状	明显核仁	丰富	不规则大小不一	PLL
多形性(幼)淋巴细胞	>2个RBC	块状	明显,位于细胞中间	丰富	胞体胞和不规则,异形	伴幼淋增多CLL(CLL/PL)
裂隙细胞*	≤2个RBC	均匀粗糙	无或1~2个不明显核仁	很少,常见狭窄胞质	胞核有1~2个浅的或深的切迹	滤泡淋巴瘤细胞白血病

* 又称切迹淋巴细胞

2. 大淋巴细胞　肿瘤性大淋巴细胞用于描述CLL混合型和不典型的异常淋巴细胞,胞体约大于2个红细胞(表11-1),胞核多规则,染色质块状,核仁不明显或有小核仁,胞质量可较多,核质比例低或不定,胞质无颗粒或偶见颗粒;部分细胞形态变异,不规则性大小不一(图11-15)。

3. 幼淋巴细胞　肿瘤性幼淋巴细胞被描述于PLL和CLL时的异常细胞,具有正常形态的一些特点外,细胞中等大小,常大于2个红细胞或小淋巴细胞的2倍,含有明显的或突出的泡状核仁(表11-1),核仁多为1个,但染色质浓集,尤其在核膜周围,胞核可不规则(凹陷和核裂),核质比例低,胞质嗜碱性(图11-15)。细胞免疫化学特点为SmIg强阳性和CD25、CD38阴性。

4. 多形性(幼)淋巴细胞　多形性(幼)淋巴细胞胞体约大于2个红细胞(表11-1),胞体胞核有变异性,核染色质块状,可见核仁,胞质量偏多,轻度嗜碱性、无颗粒(图11-15)。成熟B细胞肿瘤中,主要见于CLL和PLL。

5. 多毛细胞　多毛细胞(hairy cell)已被特指为HCL的白血病细胞,有形态特征,但肿瘤细胞中一部分细胞缺乏明显的多毛特征。外周血和骨髓中典型的多毛细胞胞质丰富或较丰富,核质比例低,常有多少长短不一、纤细和不规则的“毛发样”突起(典型者周围有细长绒毛)或油煎蛋样胞核伴模糊的蓝灰色胞质(图11-16),无颗粒。胞核比成熟淋巴细胞大,圆形、卵圆形或肾形,多不见核仁或单个小核仁(核仁缺乏或模糊不清),染色质比正常淋巴细胞为松,多呈均质性和毛玻璃样样。细胞缺乏明显的幼稚性。细胞免疫化学染色以SmIg强阳性和CD25阳性为特点,细胞化学反应酸性磷酸酶(acid phosphatase,ACP)阳性并不被酒石酸所抑制。HCL通常有孤立性脾大的临床特点。几乎见于所有HCL病例存在*BRAF* V600E突变。

HCL还有另一少见的不典型类型,其多毛细胞兼有普通型和幼淋巴细胞白血病之形态特点,胞质呈短绒毛突起外,也可见宽大皱褶,胞质嗜碱性,常见明显核仁,核质比较高。白细胞常在50×10^9/L以上,亦无典型型单核细胞和中性粒细胞的减少。

6. 浆细胞样淋巴细胞　浆细胞样淋巴细胞(plasmacytoid lymphocytes)又称淋巴样浆细胞,为白血病相关的肿瘤性B细胞。形态学特征为胞质多少不一,嗜碱性,偏于一侧,无颗粒,似鞋形、船形或泥螺状

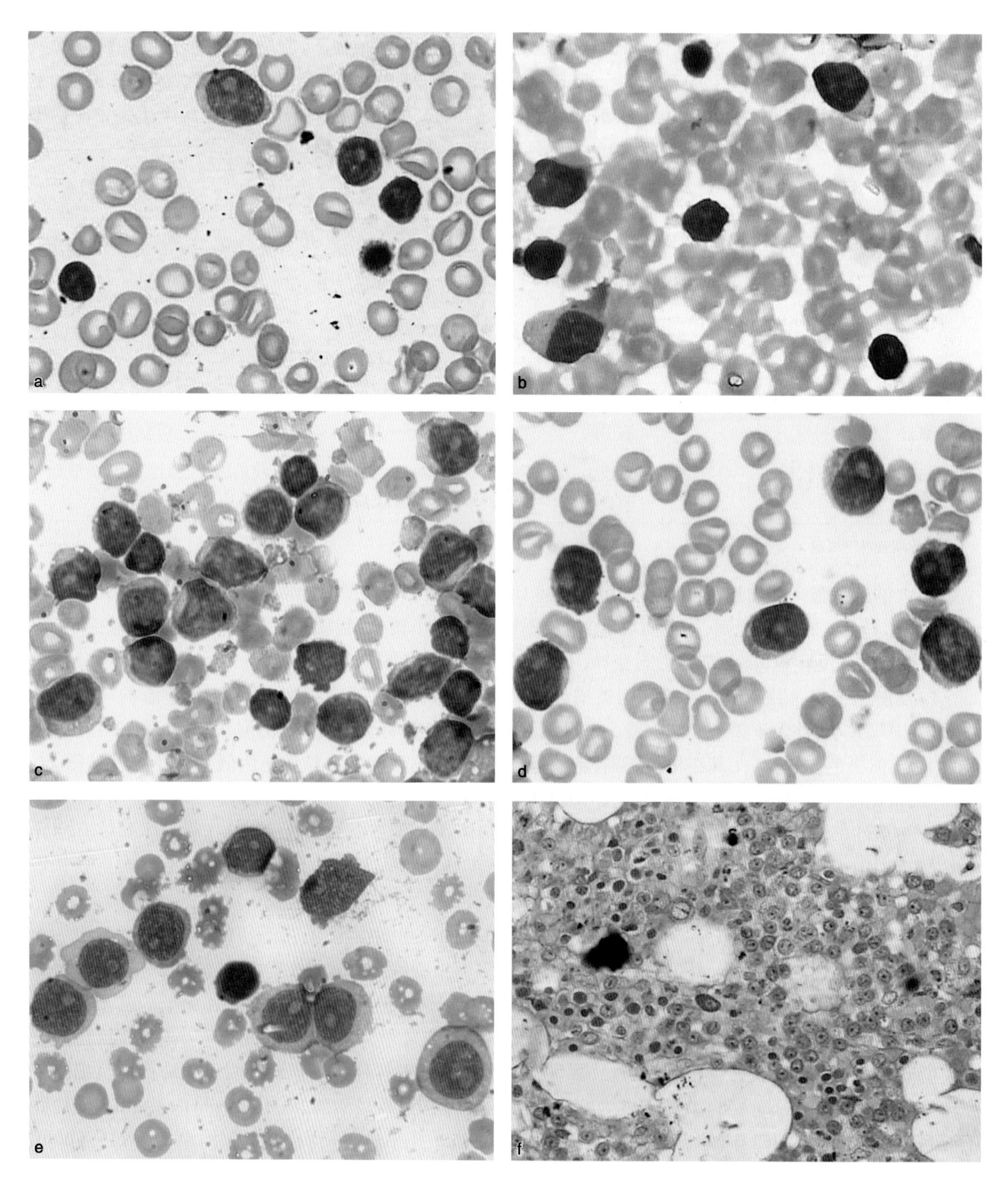

图 11-15 **白血病性成熟 B 细胞**

a 为伴幼淋巴细胞增多 CLL 血片,3 个小淋巴细胞和 1 个大的幼淋巴细胞;b 为伴多形性淋巴细胞 CLL,7 个细胞中 3 个有异形性;c 为大小不一多形性淋巴细胞 CLL;d 为 PLL 的幼淋巴细胞,胞体大,多见 1 个大而突起的核仁;e 为胞质丰富的白血病性幼淋巴细胞;f 为 PLL 骨髓切片,幼淋巴细胞片状浸润,细胞规则、胞核圆形、核仁明显、一个

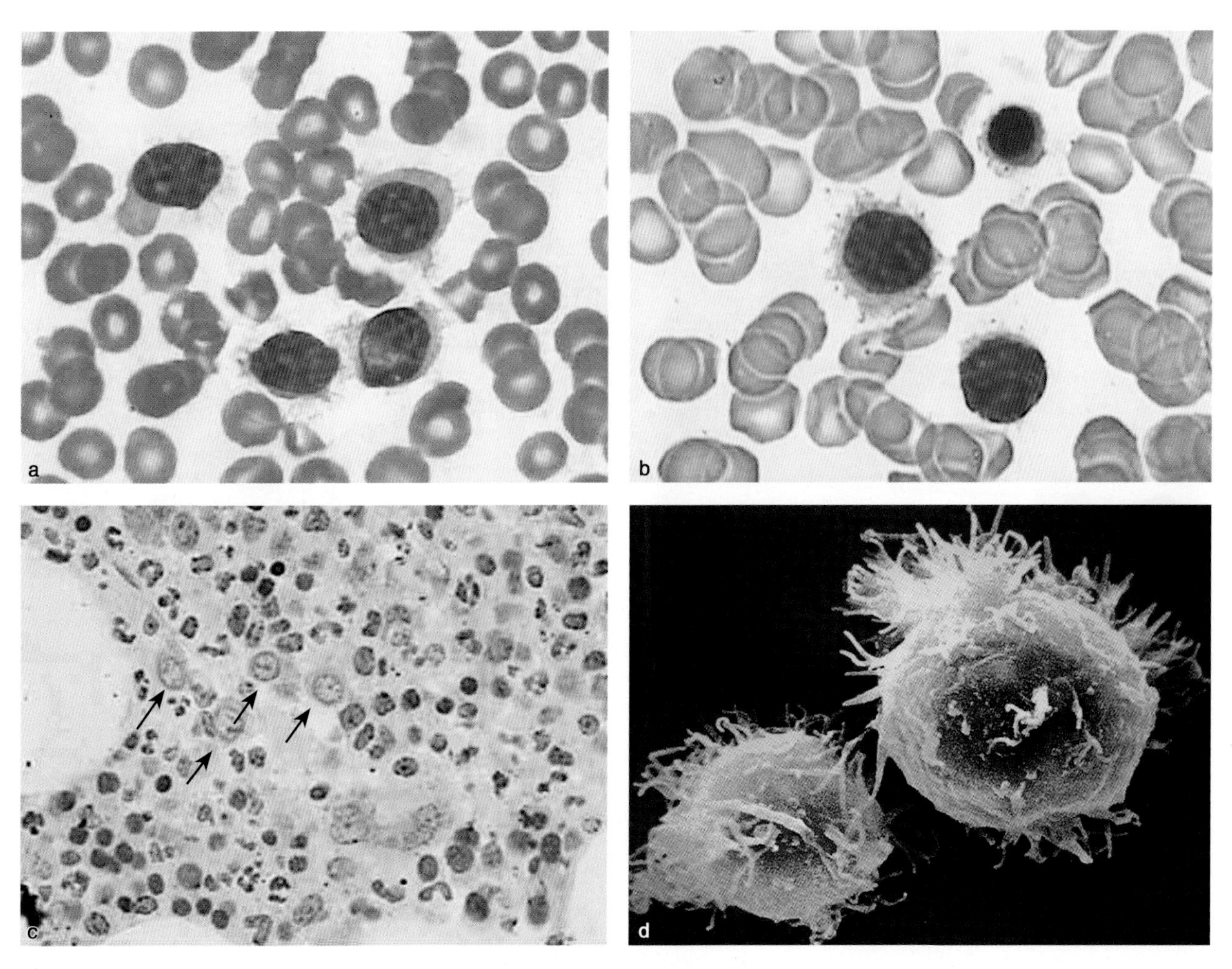

图 11-16　**HCL 多毛细胞**

a、b 为外周血多毛细胞，细胞表面呈细长毛发样突起；c 为骨髓切片，箭头指处为 4 个多毛细胞，胞质丰富，呈间质性浸润；d 为多毛细胞电镜扫描形态

（图 11-17）。主要见于 Waldenstrom 巨球蛋白血症（Waldenstrom macroglobulinemia，WM，又称原发性巨球蛋白血症）、淋巴浆细胞淋巴瘤（lymphoplasmacytic lymphoma，LPL）和浆细胞骨髓瘤（plasma cell myeloma，PCM），少量也见于 PCM 和继发性体液免疫反应增高时。LPL 是常累及骨髓的成熟 B 细胞肿瘤，包括两大特征：常侵犯的骨髓中由淋巴细胞、浆细胞样淋巴细胞和（小）浆细胞为组成的肿瘤细胞和 IgM 血症。原发性巨球蛋白血症是 LPL 的主要类型，为有骨髓受累和克隆性 IgM 血症（也可以其他免疫球蛋白或无 M 蛋白）。外周血三系血细胞常为减少，若穿刺不佳，骨髓涂片象与再生障碍性贫血酷似。一部分原发性巨球蛋白血症骨髓不见明显的浆细胞样淋巴细胞，肿瘤细胞为小而成熟的浆细胞或大小不一的异常淋巴细胞组成。约 90%的 LPL 或 WM 有 *MYD88* L265P 突变。

7. ALL-L3 细胞　ALL-L3 细胞多是以白血病为起病的，免疫表型上属于来源于外周血淋巴组织的成熟 B 细胞肿瘤，与 Burkitt 淋巴瘤是同一肿瘤的不同起病形式。细胞形态上属于不成熟细胞，但与真正源自骨髓造血干细胞分化的原始淋巴细胞不同。细胞形态多为大或中等大的原始淋巴细胞，又与前述形态上成熟的白血病性 B 细胞形态不同。胞质中常含有蜂窝状空泡，有时空泡排列呈珍珠样结构（图 2-1c）。

二、淋巴瘤性成熟 B 细胞

成熟 B 细胞淋巴瘤是高度异质性疾病，不管临床上还是形态学（第二章和第六章）上都是如此。在 WHO 分类中，淋巴瘤没有独立的类别，是与淋巴细胞白血病一起归类于淋巴组织肿瘤（淋系肿瘤）中。淋巴瘤与白血病系同一疾病的不同起病形式，是以血液（骨髓）还是以淋巴组织侵犯哪个为主而言。因此，淋巴瘤类型与细胞形态学之间的关系都很复杂，有必要通过四个简要方法进行概念上的梳理。

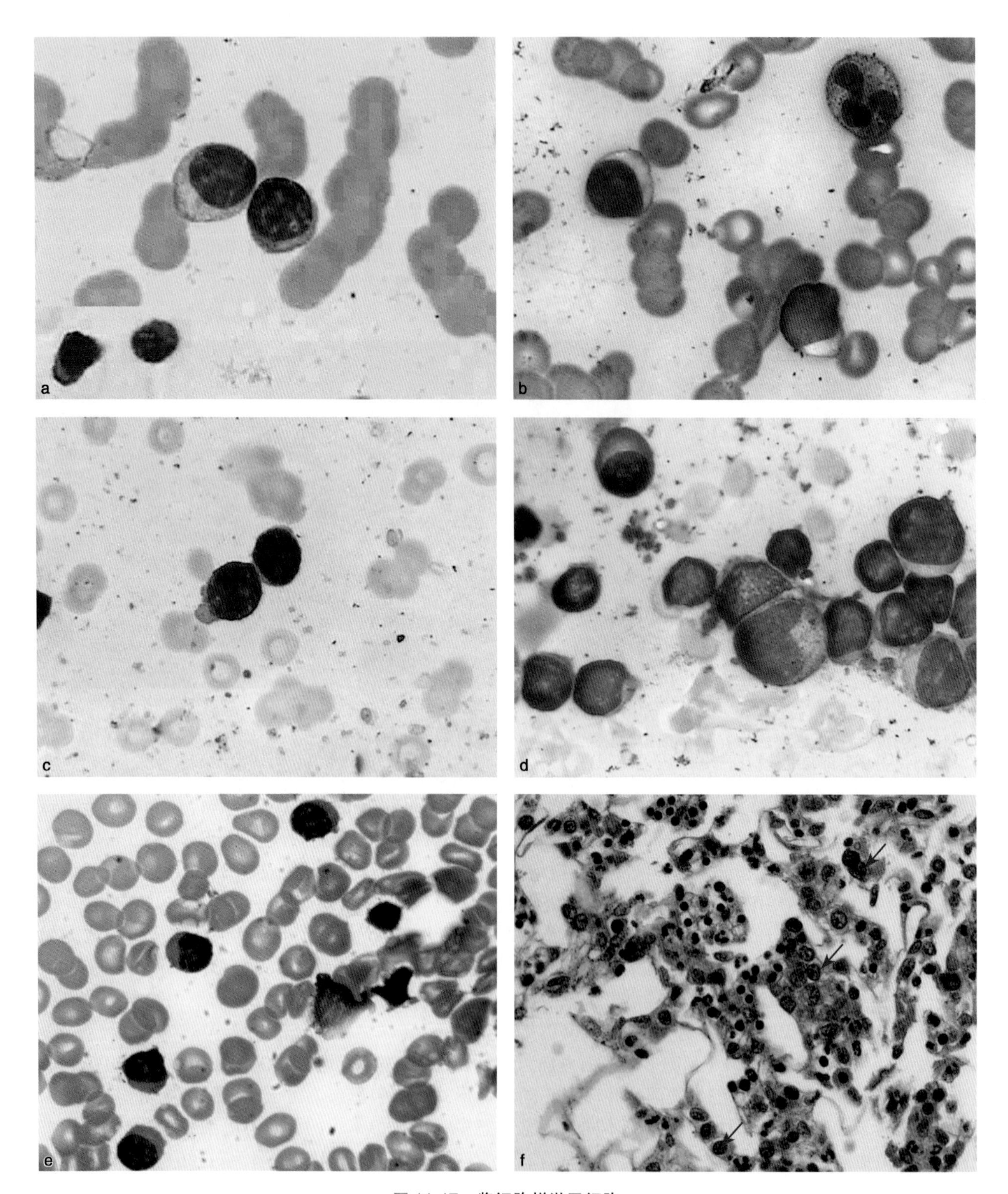

图 11-17 **浆细胞样淋巴细胞**

a~c 为 WM 浆细胞样淋巴细胞；d 为 c 病人骨髓印片，淋巴细胞、浆细胞样淋巴细胞和小浆细胞异常生成；e 为 WM 骨髓象，4 个浆细胞样淋巴细胞和 2 个淋巴细胞；f 为 WM 骨髓切片，浆细胞样淋巴细胞散在和簇状浸润（箭头），胞质位于一侧

1. 化繁为简梳理形态　简化方法见第二章表 2-1。

2. 决定 B 细胞大小与成熟的因素　影响 B 细胞大小与成熟是由淋巴细胞骨髓发育、迁移适宜组织定位（接受抗原刺激）与免疫表型演变的特性决定的。

骨髓和外周淋巴组织是 B 细胞发育成熟中最重要的 2 个组织。骨髓是 B 细胞最初发育的场所，由造血干细胞、淋系祖细胞至形态学可以辨认的原始淋巴细胞分化为成熟的初始 B 细胞。骨髓中 B 细胞发生的对应肿瘤主要是 ALL，也可能包括 CLL 的常见类型。骨髓输送的初始 B 细胞，随血液迁入适宜的外周淋巴组织，经抗原刺激进行功能性发育，细胞由成熟转化为中心母细胞的原幼淋巴细胞，细胞增大、染色质疏松、可见核仁，胞质丰富、嗜碱性、无颗粒。中心母细胞又经分化演变为形态上成熟的 B 细胞，最后向浆细胞终末分化。相对应肿瘤见图 2-12。

免疫表型演变则是评判肿瘤性 B 细胞成熟与不成熟的重要指标。原始 B 细胞白血病/淋巴瘤，即急性原始 B 淋巴细胞白血病/原始淋巴细胞（淋巴母细胞）淋巴瘤，它们表达 CD34+（常见）、TdT+，不表达成熟细胞的 SmIg（κ/λ），而肿瘤性成熟 B 细胞的表达则为相反（见表 2-2）。

3. 侵犯骨髓和/或血液淋巴瘤细胞

（1）小淋巴细胞淋巴瘤细胞：SLL 细胞形态和免疫表型（表达 CD5 和 CD23）与 CLL 一致。以骨髓及血液病变为主者为 CLL；SLL 为淋巴结病变为主，由组织学做出诊断。通常，SLL 初诊时无骨髓累及，在病情中出现淋巴细胞增加、白细胞增加、骨髓淋巴细胞增加时，需要怀疑 SLL 侵犯（图 11-18）。

（2）套细胞淋巴瘤细胞：套细胞淋巴瘤（mantle cell lymphoma，MCL）细胞胞体小或中小型、有轻度异形性，胞质量少、无绒毛状结构，核染色深，可见类似的粗大切迹或碎裂状胞核。一部分为中等大小和胞质

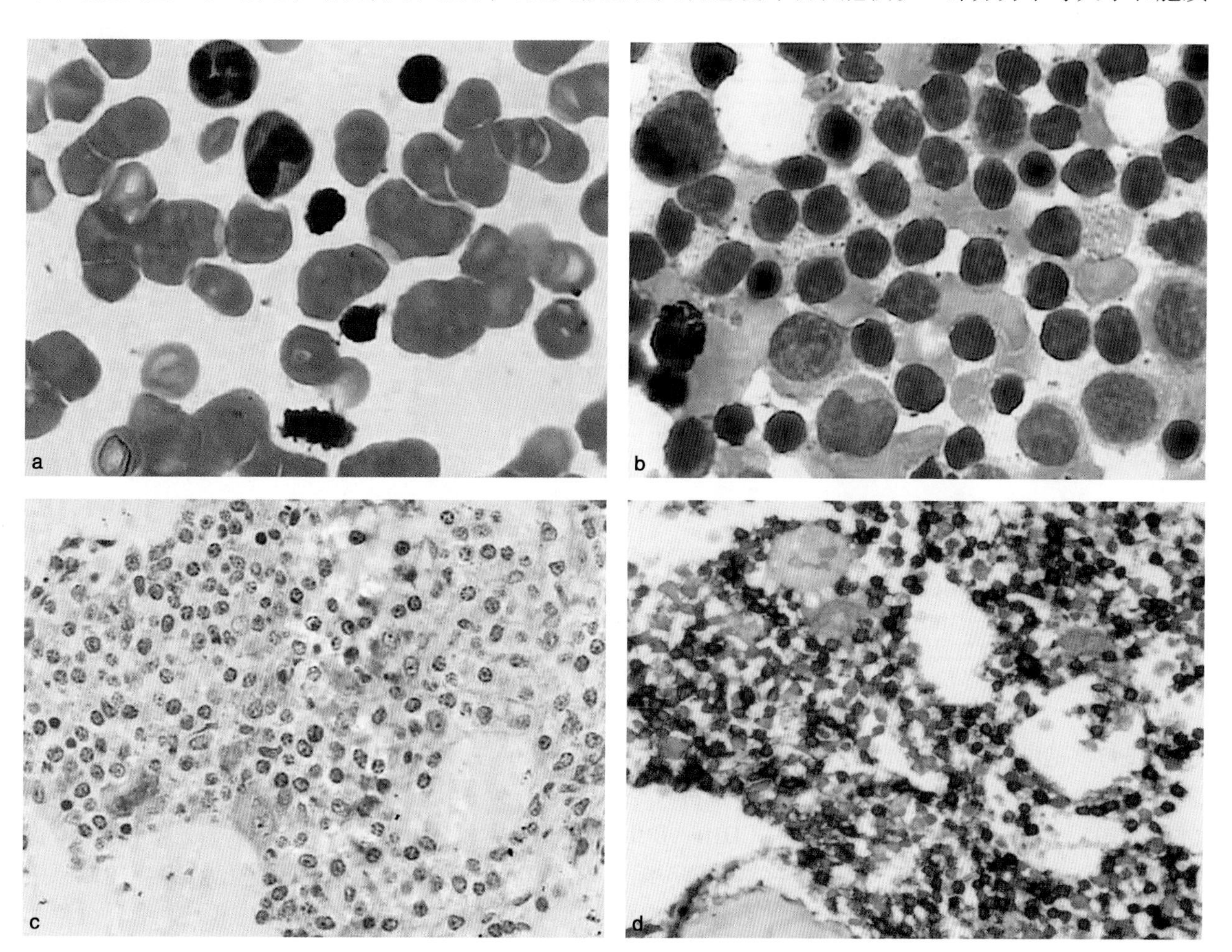

图 11-18　SLL 侵犯骨髓形态学

a~c 为 SLL 确诊 2 个月后发生骨髓白血病性浸润，分别为骨髓涂片、骨髓印片和骨髓切片标本；d 为另一病例 SLL 骨髓侵犯 CD23 染色阳性（CD5 标记同时阳性）

少的幼淋巴细胞。主要免疫表型为 CCND1+、BCL2+、κ/λ+,并常表达 CD5,但 CD23-。少数患者经额外的分子/遗传学异常可以进展为具侵袭性的原始细胞样或多形性 MCL(变异型,图 11-19)。MCL 常侵犯血液和/或骨髓。当血液、骨髓中检出这些异常淋巴细胞时,结合临床和病理学(确诊者),可以作出大致符合或提示 MCL 血液和/或骨髓侵犯。无病理学诊断的初诊者,发现这些异常细胞,结合临床需要疑似 MCL 或其他小 B 细胞淋巴瘤侵犯,建议流式等进一步检查。

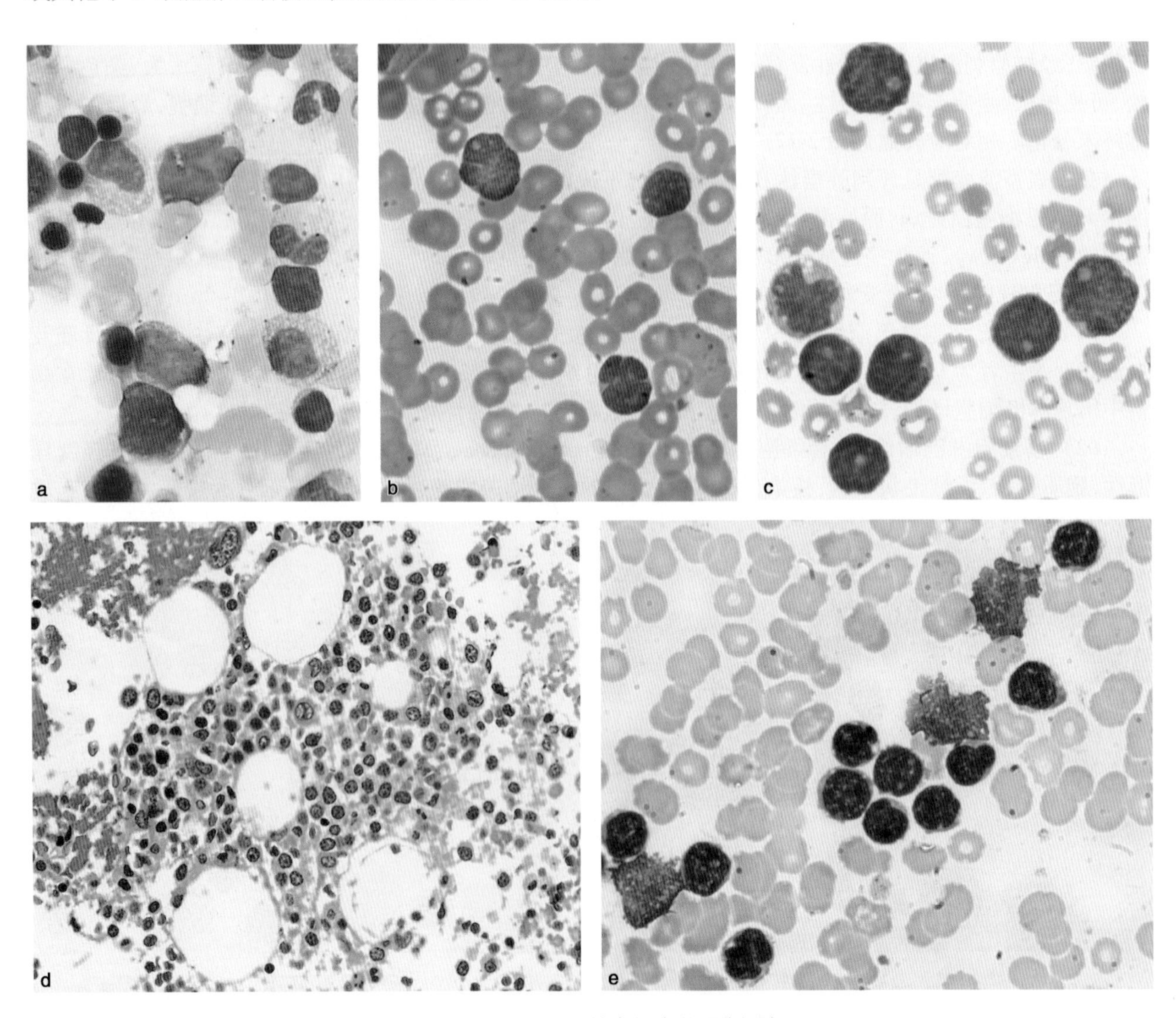

图 11-19 **浸润骨髓的套细胞淋巴瘤细胞**

a 为 MCL 14 个月,R-CHOP 化疗方案 6 个疗程后累及骨髓印片象,涂片淋巴瘤细胞见图 5-9a;b 为另一病例的白血病性浸润,瘤细胞高核质比例,胞核易见裂隙,类似 FL;c 为原始(幼)淋巴细胞样变异型 MCL;d 为 b 患者骨髓切片早期浸润(淋巴细胞聚集成小片状)象;e 为类似 CLL 形态的白血病性浸润,初诊患者的鉴别诊断除了临床和血象特征外,免疫组化非常重要(见第二十章图 20-29)

(3) 滤泡淋巴瘤细胞:滤泡淋巴瘤(follicular lymphoma,FL)主要是静止的生发中心细胞肿瘤,临床上多表现为惰性倾向。侵犯骨髓的 FL 细胞,常有大小和幼稚性不一(以中小型和成熟的细胞为主)的特点(图 11-20)。免疫表型为 CD5-、CD23-、CD10+、BCL2+等。FL 常侵犯血液和/或骨髓。当血液、骨髓中检出异常的小或中小型淋巴细胞,胞质少、易见核裂隙,并有一定异形性和若干比例幼淋巴细胞或类似原始样细胞时,结合临床和病理学诊断,可提示 FL 血液和/或骨髓侵犯。无病理学诊断的初诊者,结合血象和临床,可以疑似(或待排)FL 或其他小 B 细胞淋巴瘤侵犯,建议流式等进一步检查。

细胞形态学上的裂隙形淋巴细胞又称切迹状淋巴细胞,为细胞核出现裂缝或切迹(图 11-20),细胞常为高核质比例和成熟。除了常见于 FL 细胞外,也见于其他成熟(小)B 细胞淋巴瘤、ALL 和感染,不过形态

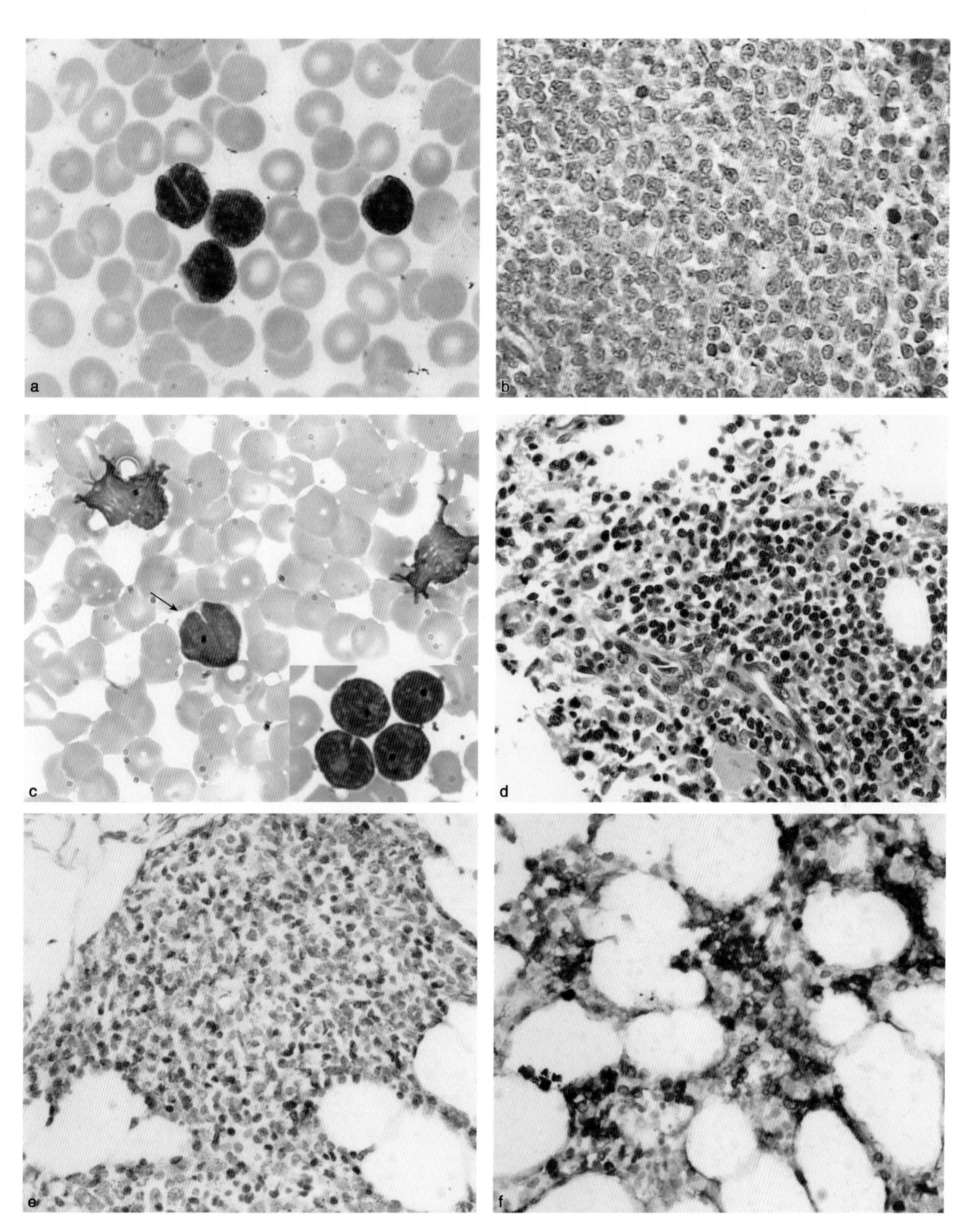

图 11-20　**滤泡淋巴瘤细胞**

a 为血液和骨髓白血病性浸润的 FL 细胞，瘤细胞中小型细胞为主，高核质比例，常见胞核程度不一的裂缝或切迹；b 为 a 患者的骨髓切片象，瘤细胞弥散性浸润；c 为另一病例外周血滤泡淋巴瘤细胞（插图为骨髓涂片）；d、e 为 c 病人骨髓切片及其免疫组化 BCL6 阳性；f 为 FL 细胞亦常见的 CD10 阳性（CD5 和 CD23 阴性）

上的细胞成熟性不同。

（4）边缘区淋巴瘤细胞：边缘区淋巴瘤（marginal zone lymphomas，MZL）一般包含3个类型：脾边缘区细胞淋巴瘤（splenic marginal zone cell lymphoma，SMZL；splenic marginal zone B cell lymphoma，SMZBL）、黏膜相关淋巴组织（mucosa-associated lymphoid tissue，MALT）淋巴瘤（结外）和结内边缘区淋巴瘤（nodal marginal zone lymphomas，NMZL）。淋巴瘤细胞的免疫表型为sIg+、CD19+、CD10-、CD5-、CD23-，不同于其他小B细胞肿瘤细胞的表达。①SMZL细胞：SMZL常见脾大伴血液和（或骨髓）累及。瘤细胞为小淋巴细胞伴有短绒毛且常为单侧（极性状突起为特征），胞核偏位，核质比例高，可见小核仁、核形可以不规则状。因此，当血液、骨髓中检出这些异常细胞时，结合临床特征（初诊时常有孤立性脾大）和病理学诊断，可以提示SMZL血液和/或骨髓侵犯。无病理学诊断的初诊者，结合血象和临床，需要疑似（或待排）SMZL或其他小B细胞淋巴瘤血液或骨髓侵犯，建议流式等进一步检查。细胞形态学上描述的短绒毛淋巴瘤细胞即为脾性淋巴瘤（splenic lymphoma with villous lymphocytes，SLVL）侵犯血液和骨髓时淋巴瘤细胞，即后来称之的SMZL细胞。细胞化学染色ACP阳性并被酒石酸所抑制。②MALT淋巴瘤细胞：为累及结外部位的惰性淋巴瘤，肿瘤细胞为中小型，缺乏短绒毛，有一定异形性，易见幼淋巴细胞和不规则状胞核（图11-21）。③NMZL细胞：肿瘤细胞为小至中等的B细胞，可见短绒毛，混合有单核样B细胞。

（5）大B细胞淋巴瘤细胞：初始B细胞（小淋巴细胞）进入外周淋巴结，在生发中心被高度激活，转化成增殖性原始细胞——大B细胞（也可以在结外）。由大B细胞发生的大B细胞淋巴瘤（large B-cell lymphoma，LBCL）中，最常见又最容易侵犯骨髓的是弥散性大B细胞淋巴瘤（diffuse large B-cell lymphoma，DLBCL）。瘤细胞均具有不成熟形态特征，胞核大、染色质稀疏、可见核仁，胞质丰富、嗜碱性、无颗粒（可以呈原始红细胞样），有一定异形性和空泡（图11-22）。免疫表型为CD19+、CD20+、CD22+、CD79a+、κ/λ+。活化型表达MUM1、CD138和VS38c。不表达CD23和CCND1。

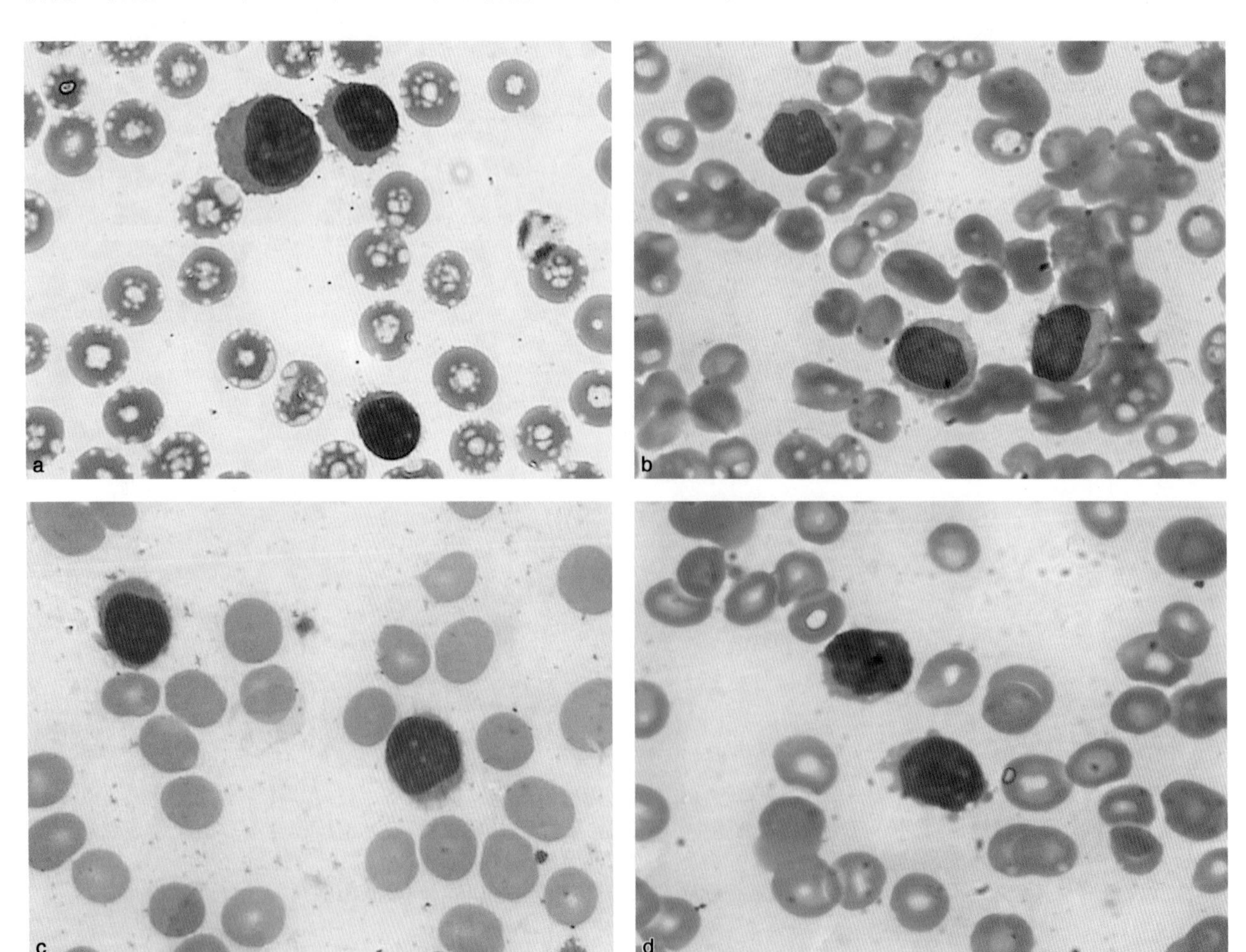

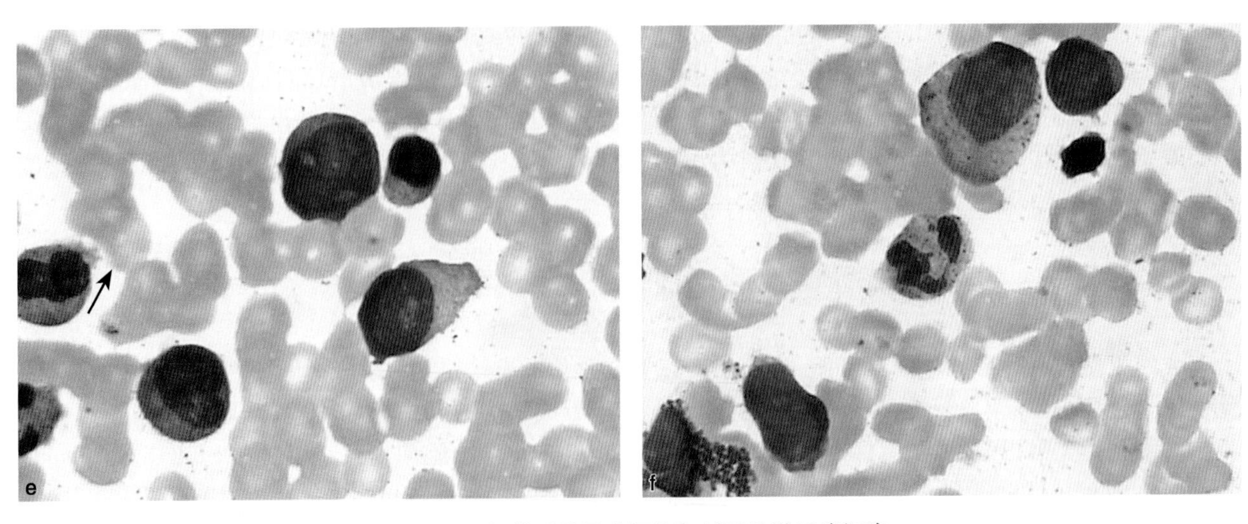

图 11-21　**短绒毛淋巴瘤细胞和 MALT 淋巴瘤细胞**

a~d 为不同病例短绒毛淋巴瘤细胞，胞质丰富，嗜碱性，多见单侧短绒毛（位于细胞一侧），瘤细胞以小细胞为主；e、f 为患右眼 MALT 淋巴瘤 5 年余，发现右眼肿块增大 6 个月，骨髓复查检出中小型淋巴瘤细胞，占有核细胞 8%，瘤细胞有一定的异形性，细胞偏向成熟，幼淋巴细胞为主

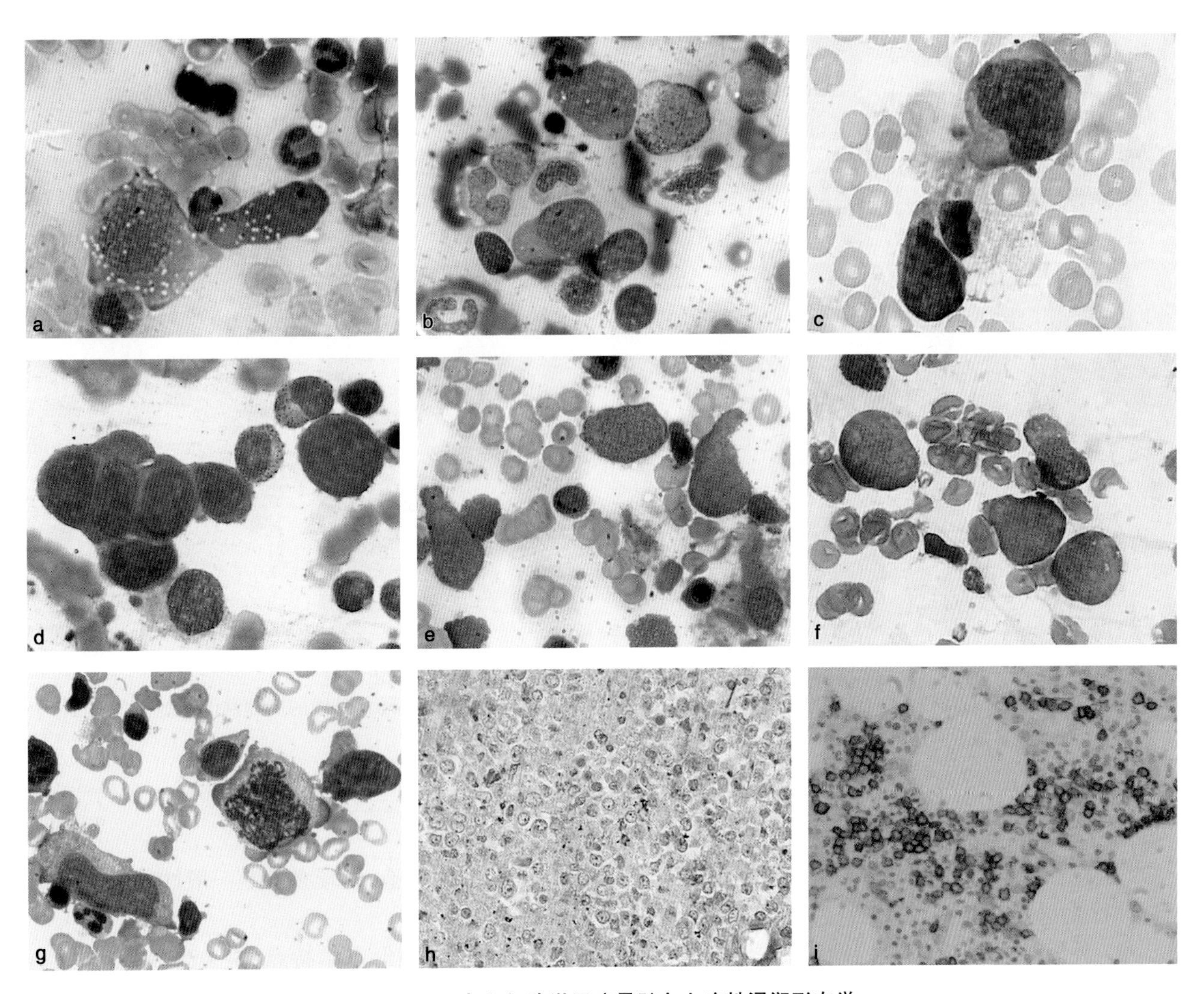

图 11-22　**大 B 细胞淋巴瘤骨髓白血病性浸润形态学**

a~g 为不同病例大 B 细胞淋巴瘤骨髓涂片形态学；h 为 f 患者骨髓切片，淋巴瘤细胞弥散性浸润，细胞大、较规则、异染色质少、多见 1 个细小核仁；i 为 a 病例骨髓切片免疫组化 CD10 阳性，其他如 CD19、CD79a 和 κ/λ 阳性，则可基本表明大 B 细胞淋巴瘤骨髓累及或白血病性侵犯

当血液、骨髓中检出有上述特征的异常大或中大型原幼淋巴细胞时,结合临床特征和病理学诊断,可以提示 LBCL 血液和/或骨髓侵犯,但不能确认具体的 LBCL 类型。无病理学信息的初诊者,结合血象和临床特征,可以疑似 LBCL 侵犯或给出方向性意见,建议流式等进一步检查。Burkitt 淋巴瘤是源于滤泡生发中心原始细胞肿瘤的一种 LBCL,以白血病为起病者即为 ALL-L3(见前述),它们的形态学和免疫表型相同。

第六节 肿瘤性成熟 T/NK 细胞形态学

成熟 T 细胞肿瘤形态学同 B 细胞一样,由形态上成熟和不成熟的细胞组成。间变性 T 大细胞淋巴瘤、免疫 T 母细胞淋巴瘤、血管性 T 细胞淋巴瘤等,为形态上不成熟的原幼淋巴瘤细胞,细胞形态学上可以称为原幼细胞型 T 淋巴瘤细胞;蕈样霉菌病/Sezary 综合征和成人 T 细胞白血病/淋巴瘤(adult T cell leukemia/lymphoma,ATLL)等则为形态上成熟的淋巴瘤细胞,细胞形态学上可以称为成熟细胞型 T 淋巴瘤细胞。T 幼淋巴细胞白血病(T prolymphocytic leukemia,T-PLL)、T 大颗粒淋巴细胞白血病(T-large granular lymphocytic leukemia,T-LGLL)和成人 T 细胞白血病(adult T cell leukemia,ATL)属于成熟 T 细胞肿瘤中弥散性或播散性的白血病类型。

一、原幼细胞型 T 淋巴瘤细胞

侵犯骨髓的淋巴瘤原幼淋巴细胞,大小和形状往往较为悬殊。基本特点为大小不一,胞体和胞核异形(如核长芽和突起),胞质较丰富,周边胞质嗜碱性强,一般无颗粒(图 11-23)。相对于 B 细胞淋巴瘤,T 细胞淋巴瘤的原幼细胞变化更大,如过去所指的恶性组织细胞(如幼组织细胞、多核巨组织细胞、单核样组织细胞,见第二章),多为显著异常的 T 淋巴瘤原幼淋巴细胞。

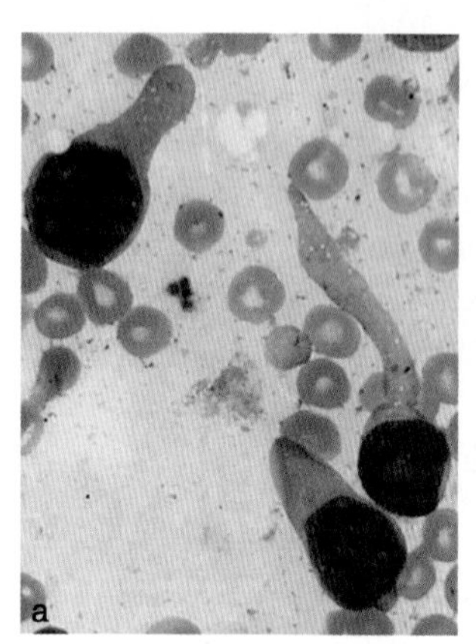

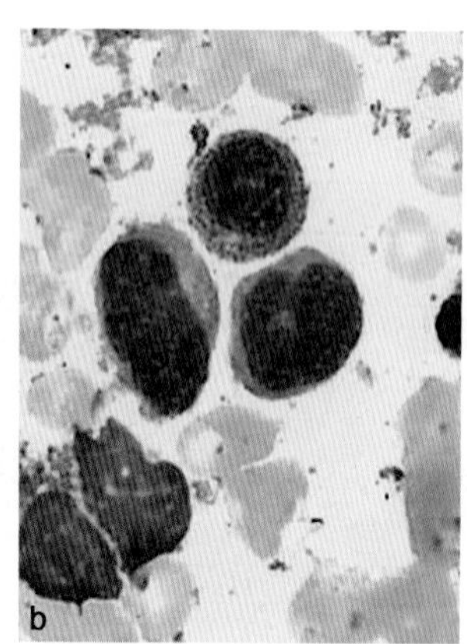

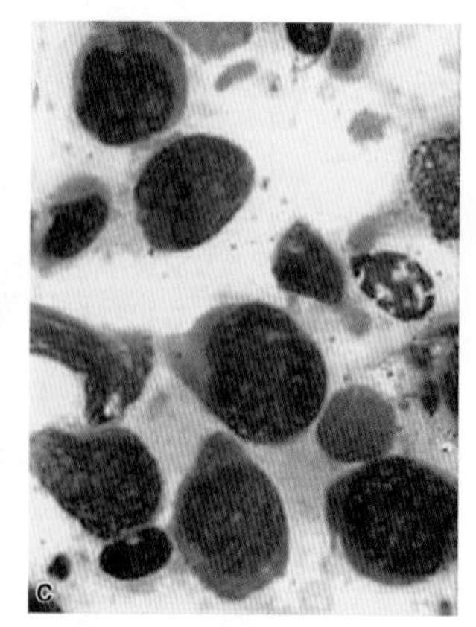

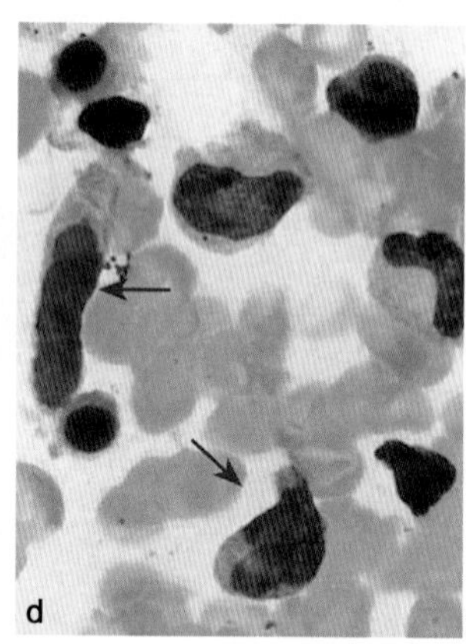

图 11-23 **T 细胞淋巴瘤浸润骨髓的原幼和成熟 T 淋巴细胞**

a 为间变性 T 大细胞淋巴瘤白血病性浸润的原幼淋巴细胞;b、c 为 T 细胞淋巴瘤侵犯骨髓的原幼淋巴细胞;d 为皮肤 T 淋巴瘤浸润骨髓的肿瘤性成熟 T 细胞

二、成熟细胞型 T 淋巴瘤细胞

成熟细胞型 T 淋巴瘤细胞,有一些特指的细胞,如花细胞、Sezary 细胞,但较多的是一般性异常的 T 细胞,往往是以某一种形态的细胞为主,多种形态共存。

1. 肿瘤性成熟 T 细胞一般形态 成熟细胞型 T 淋巴瘤细胞的共性形态学特点:常为高核质比例、不规则核形、轻至中度的嗜碱性胞质和一般无颗粒(见图 15-1),也被笼统称为异常 T 细胞。由于 T 细胞发育、循环和肿瘤浸润的特点,在外周血中的异常细胞常较骨髓多见和典型。

2. Sezary 细胞 Sezary 细胞被描述于 Sezary 综合征(Sezary syndrome,SS)浸润血液和骨髓的肿瘤细胞,大小约 10~20μm,常以显著旋绕的胞核为特征,胞核呈迂回状(脑回状)或纵裂和复杂的弯曲结构,胞质量一般或较少,多呈浅嗜碱性(图 11-24)。Sezary 细胞可分为小细胞为主和大细胞为主或大小细胞混合类型。典型者以大细胞居多,可比单核细胞大,PAS 阳性。细胞表达 CD2、CD3、CD4 和 CD5。当红皮病患者或有皮肤病变的患者外周血中出现这类异常细胞时,需要疑似 Sezary 综合征或相关的 T 细胞肿瘤。骨髓受累时,瘤细胞少量出现也易于遗漏,造血受抑多不显著。

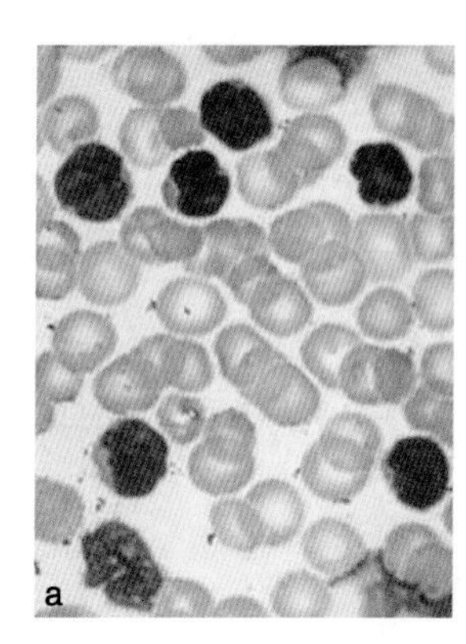
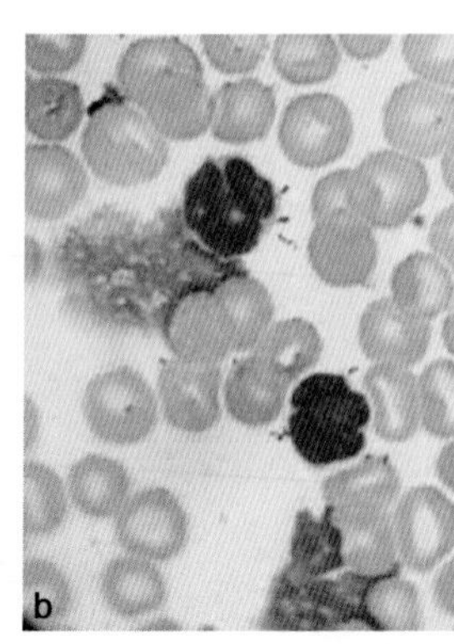
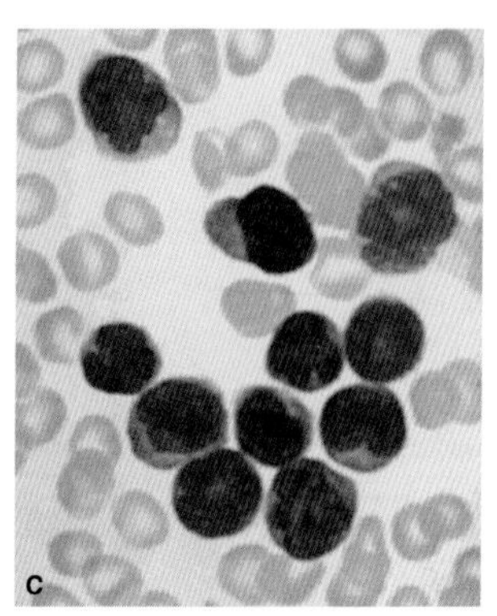
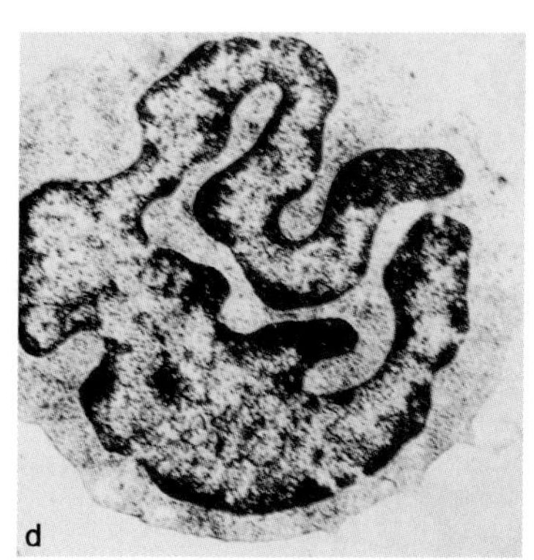

图 11-24　Sezary 综合征细胞和 ATLL 异常 T 细胞

a、b 为大小的 Sezary 细胞;c 为 ATLL 外周血异常 T 细胞,细胞核高度异形,右边 2 个呈花瓣样或鼓突状;d 为超微结构,胞核呈折曲状或蛇盘状

3. 多形性多核叶淋巴细胞　Sezary 细胞和多形性多核叶细胞,胞核显著异形性都与病毒长时间对 T 细胞的刺激有关。多形性多核叶细胞又称花细胞(flower cell),为 ATLL 肿瘤细胞中描述的典型细胞。ATLL 与 HTLV-1 病毒感染强相关,是第一个与反转录病毒感染相联系的白血病。ATLL 瘤细胞大小不一,常有显著的胞核多形性(图 11-24),最具特征的为胞核呈三叶草、花瓣样、菊花样、扭曲状和手套状,核染色质明显粗糙块状,无核仁或有小核仁,胞质量较少,嗜碱性、无颗粒。也可见核仁和脑回形胞核的巨大细胞。瘤细胞 ACP、ANAE 和 β 葡萄醛酸苷酶阳性。瘤细胞免疫表型具有辅助 T 细胞的特征(CD4+ CD8-),经常表达 CD25(Tac 抗原或白细胞介素 2 受体),而常无 CD7 抗原(泛 T 细胞抗原之一)。其他阳性标记有 CD2、CD3 和 CD5。

在评估这些异常 T 细胞意义时,既要重点分析这些细胞胞体胞核的异常程度,同时又需要结合临床。不同类型的成熟 T 细胞肿瘤都可见一般性异常 T 细胞,但不同疾病中又有一些不同的特征。如蕈样霉菌病(mycosis fungoides,MF)异常细胞为一般性异常的 T 细胞;SS 除了一般性异常 T 细胞外,易见细胞核迂回状或深度扭折的 T 细胞(脑回细胞);ATLL 也为一般性异常形态的基础上易见胞核的花瓣状结构(花细胞或多形性淋巴细胞)。

临床上 MF 多为成人或中老年人患者,以斑点状向片状和癌性溃疡形成(即斑状、斑块和肿瘤期三个典型阶段)的皮肤损害为特点。浸润骨髓时,程度常轻,造血基本良好,故不仔细观察也易于漏检。SS 是以全身红皮病(常为剥脱性)、淋巴结肿大和血液中出现异常 T 细胞(三联征)为特征,具有侵袭性行为,可以一开始即为白血病性。

三、成熟细胞型 T 白血病细胞

以典型白血病为表现的成熟 T 细胞肿瘤较少见。过去所称的慢性 T 细胞白血病,多是指临床上常见的 SS、MF 等皮肤 T 细胞淋巴瘤浸润血液和/或骨髓的,且多为不典型(白细胞计数和白血病细胞百分比不明显增高)白血病。

1. T-PLL 细胞　T-PLL 是以成熟的胸腺后 T 细胞表型,小至中等大小的幼淋巴细胞增殖并累及血液、骨髓、淋巴结、肝、脾和皮肤为特征的侵袭性 T 细胞肿瘤,与共济失调-毛细血管扩张症突变基因(ataxia-telangiectasia mutated gene,*ATM*)和 T 细胞白血病基因-1(T cell leukemia1,*TCL1*)重排和突变有关。外周血白细胞明显增高,可以高达>100×10^9/L,幼淋巴细胞有一定异形性,胞质无颗粒,圆形、卵圆形和明显不规则核形,核质比例常较高,可见较明显的核仁(图 11-25)。25%病例为小型白血病细胞,核仁在光镜下不明显

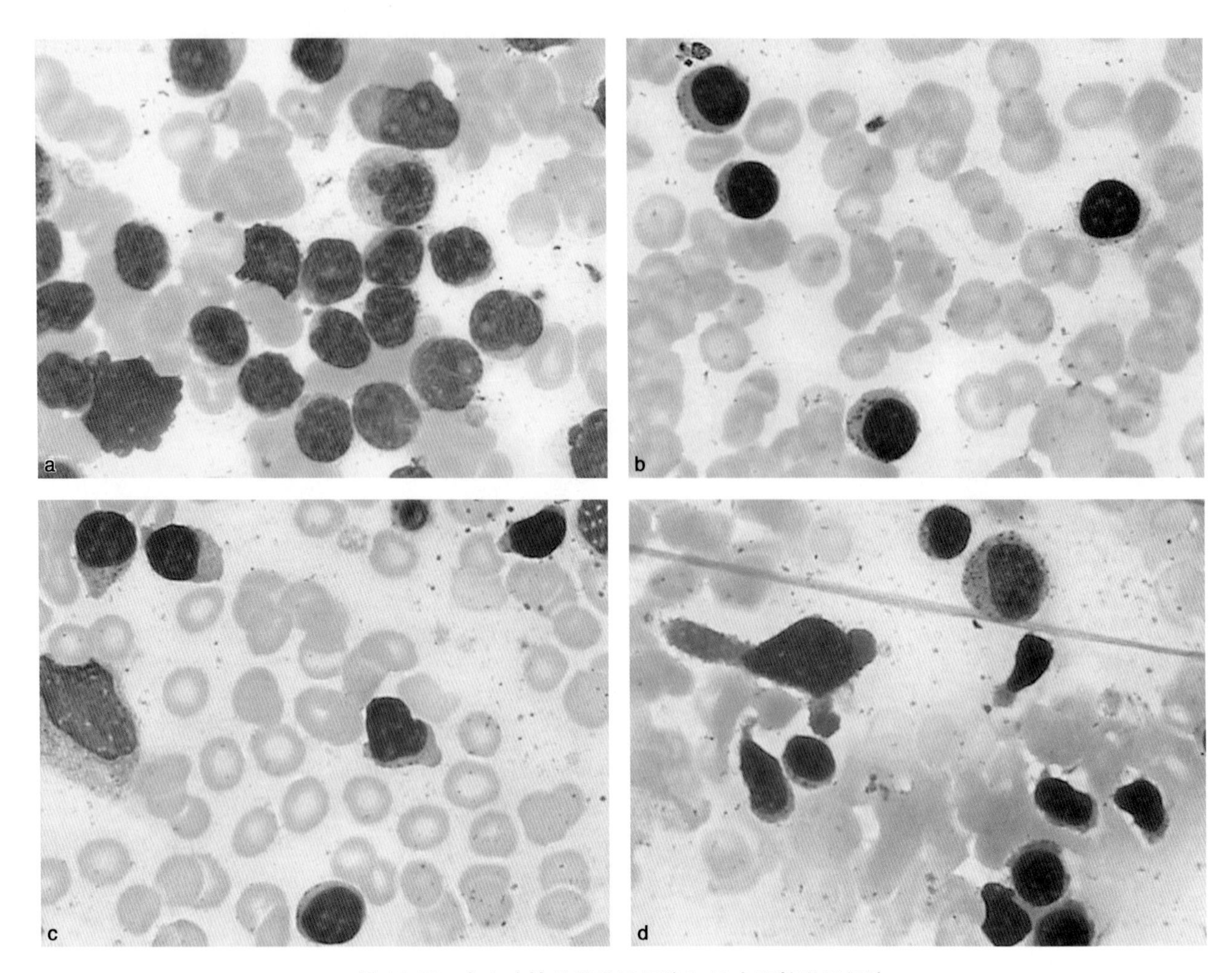

图 11-25 **白血病性 T 幼淋巴细胞和 T 大颗粒淋巴细胞**

a 为患者骨髓涂片，幼淋巴细胞偏大、胞核明显不规则、胞质嗜碱性核质比例（较）高；b 为 LGLL 血片，4 个淋巴细胞都含有少许颗粒；c 为 b 患者骨髓涂片，5 个淋巴细胞都有多少不一的颗粒；d 为骨髓涂片较厚区域，淋巴细胞异形，仍可观察到颗粒

（小细胞变异），少数病例白血病细胞的核形极不规则，甚至脑回样（脑回细胞或 Sezary 细胞样变异）。文献上描述的另一特点是常见胞质突起或泡样突起。细胞化学和细胞免疫化学染色，T 幼淋巴细胞 NAE 染色高尔基体呈点状阳性，ANAE 和 CD7 阳性也有重要的参考意义。

2. T-LGLL 细胞　LGLL 为丰富胞质内有 3 个以上嗜天青颗粒的大淋巴细胞（图 11-25）组成的肿瘤。一般，除了 T-LGLL 外，还包括 NK 细胞大颗粒淋巴细胞白血病（NK-LGLL）。血片形态学检查对 LGLL 的诊断很有帮助。当无明显原因所致的外周血白细胞和 LGL 持续（一般>6 个月）增高（$>2\times10^9/L$）时，可以疑及 LGLL 或慢性 NK 细胞淋巴增殖性疾病，建议流式免疫表型等进一步检查。

3. ATL 细胞　ATL 是 ATLL 的急性型，为最常见的急性变异，以白血病象为特征，外周血白细胞计数明显增高，异常淋巴细胞通常很多、胞核高度多形性，皮疹、淋巴结肿大，高钙血症（常见）伴或不伴溶骨性损害。白血病细胞形态见图 11-24。

四、肿瘤性 NK 细胞

NK 细胞是淋系的一个独特细胞群，因与 T 细胞关系密切，故常合称为 T/NK 细胞。NK 细胞肿瘤按其分化的程度分为早期阶段（原始细胞）肿瘤和成熟细胞肿瘤等多种类型。NK-LGLL 为 LGL 形态的 NK 细胞克隆性增生，属于真性 NK 细胞白血病，mCD3、TCRαβ 和 γδ 受体以及 *TCR* 基因重排均为阴性，CD56 阳性。侵袭性 NK 细胞白血病是 NK 细胞的系统性增殖，伴有 EB 病毒阳性和侵袭性或进行性的临床表现。外周血白血病细胞的特点为胞核增大和不规则形状，染色质疏松和明显核仁；有丰富的浅嗜碱性胞质，以及粗细不一的嗜天青颗粒，这一形态是区分正常 LGL 的特征。白血病细胞 CD2 阳性、mCD3 阴性而 cCD3 阳性，CD56 阳性，细胞毒性标记物阳性，也与 T-LGLL 有所不同。

成熟 NK 细胞肿瘤形态学，包括鼻型 NK/T 细胞淋巴瘤侵犯骨髓或血液时的形态，基本上都具有细胞异形性和胞质颗粒（图 11-26）。

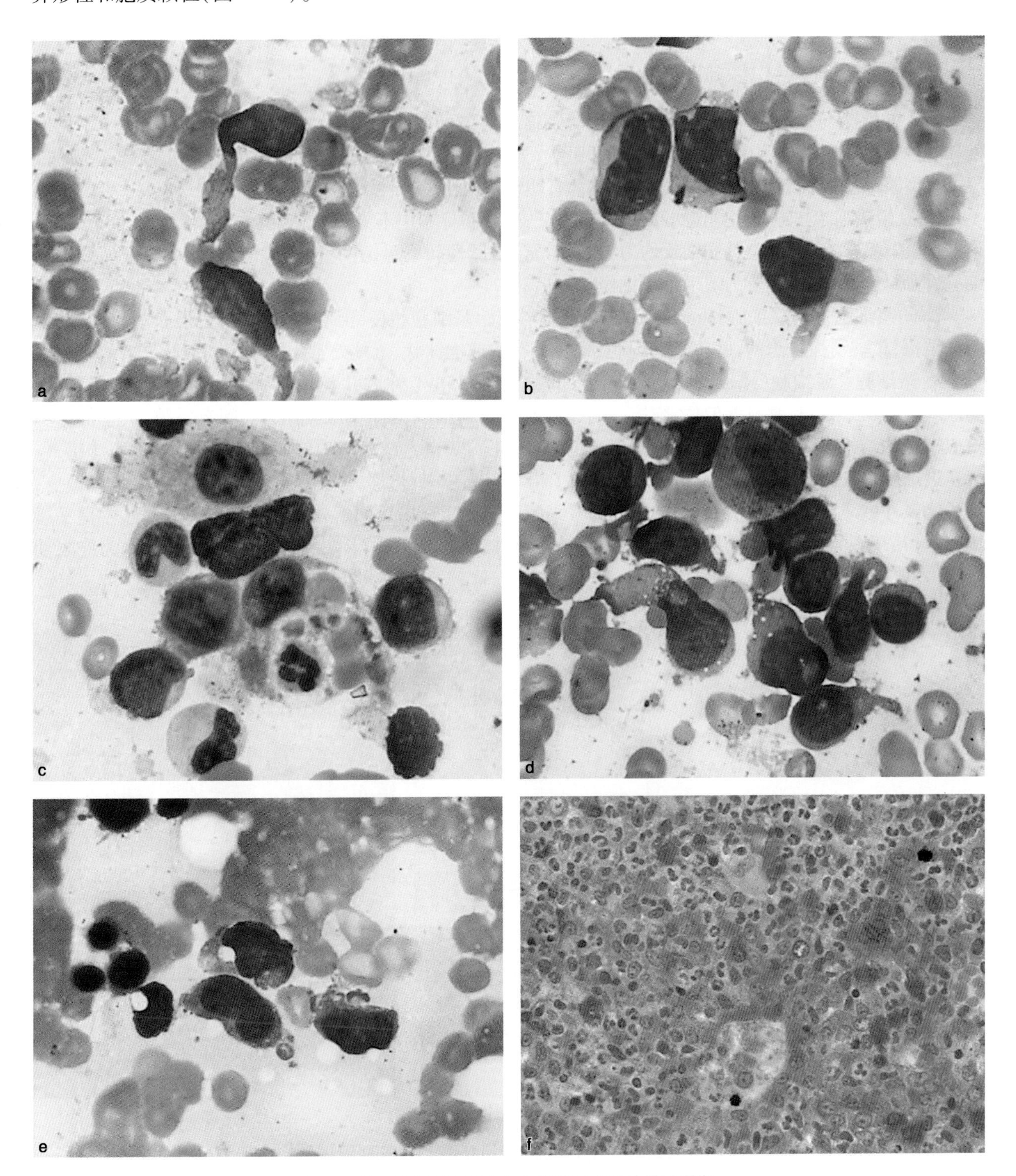

图 11-26 **NK/T 淋巴瘤白血病性和间质性骨髓浸润**

a、b 为 NK/T 淋巴瘤侵犯骨髓和血液淋巴瘤细胞，患者 80 岁男性，左背肿块 1 年，左颈淋巴结活检示 NK/T 细胞淋巴瘤，背部皮肤肿块病理示中等大小淋巴细胞片状浸润，免疫组化 CD4++、CD43+++、CD56++、CD3+、Ki67 30%+，血液 EB 病毒衣壳抗原 IgG（+），血液流式 CD16+CD56+；c 为伴噬血细胞的 NK 淋巴瘤细胞骨髓浸润；d 为 NK/T 淋巴瘤幼稚细胞白血病浸润；e 为 NK/T 淋巴瘤浸润，骨髓涂片 2 个 NK/T 淋巴瘤细胞；f 为 e 病例骨髓切片，淋巴瘤细胞间质性浸润和聚集，淋巴瘤细胞明显异形性

第七节 浆细胞形态学

浆细胞的发生学及其肿瘤被归类为B细胞系列和成熟B细胞肿瘤。在抗原刺激和T细胞辅助下，B细胞可经历原始浆细胞和幼浆细胞阶段，最终成熟为浆细胞，组成浆细胞系列。

一、正常形态学和参考区间

在正常情况下，骨髓中不见原始浆细胞，幼浆细胞偶尔可见，浆细胞为0.2%~1.6%；外周血中不见幼稚和成熟浆细胞。浆细胞多存在于外周淋巴组织，如呼吸道和胃肠道黏膜相关淋巴组织分布着丰富的分泌IgA型浆细胞。浆细胞系每一阶段的细胞都有明显的大小悬殊性。

1. 原始浆细胞　原始浆细胞（plasmabalst）在一般骨髓标本中不见或偶见，胞体较大，约18~35μm，胞核圆形、偏位，多有核仁，染色质细致均匀，胞质丰富，嗜碱性较明显，并有浊感或泡沫状，有时类似原始红细胞，但原始浆细胞胞质较为清晰且不见瘤状伪足。

2. 幼浆细胞　幼浆细胞（proplasmacyte）大小与原始浆细胞相仿，但胞核收缩，染色质较粗糙，有的呈网状结构，核仁消失或隐约，胞质灰（蓝）色，常着色不均或泡沫状，近核处常为淡染。

3. 浆细胞　浆细胞（plasmacytes，palsma cell）直径8~25μm，外形可呈不规则状。胞核圆形或椭圆形，约占细胞的1/2~1/3，常显著偏位，胞核一端邻近或紧贴细胞膜，染色质粗而浓集，间有空隙，故一部分胞核似车轮状结构，偶见双核。胞质丰富，深蓝色（嗜碱性）、灰蓝色或呈不均匀的多色性，还可见泡沫感，也可在近细胞核处或胞质的中间部位出现淡染区（相当于高尔基体）。小浆细胞可小如淋巴样，胞核偏位，少量嗜碱性胞质隅于一侧。超微结构特点为浆细胞胞质内粗面内质网十分发达，几乎充满胞质，常呈平行排列，与其旺盛的合成抗体功能相适应（图11-27），而核内异染色质粗糙，浓集于核周。浆细胞为终末期细胞，一般存活几天后凋亡。

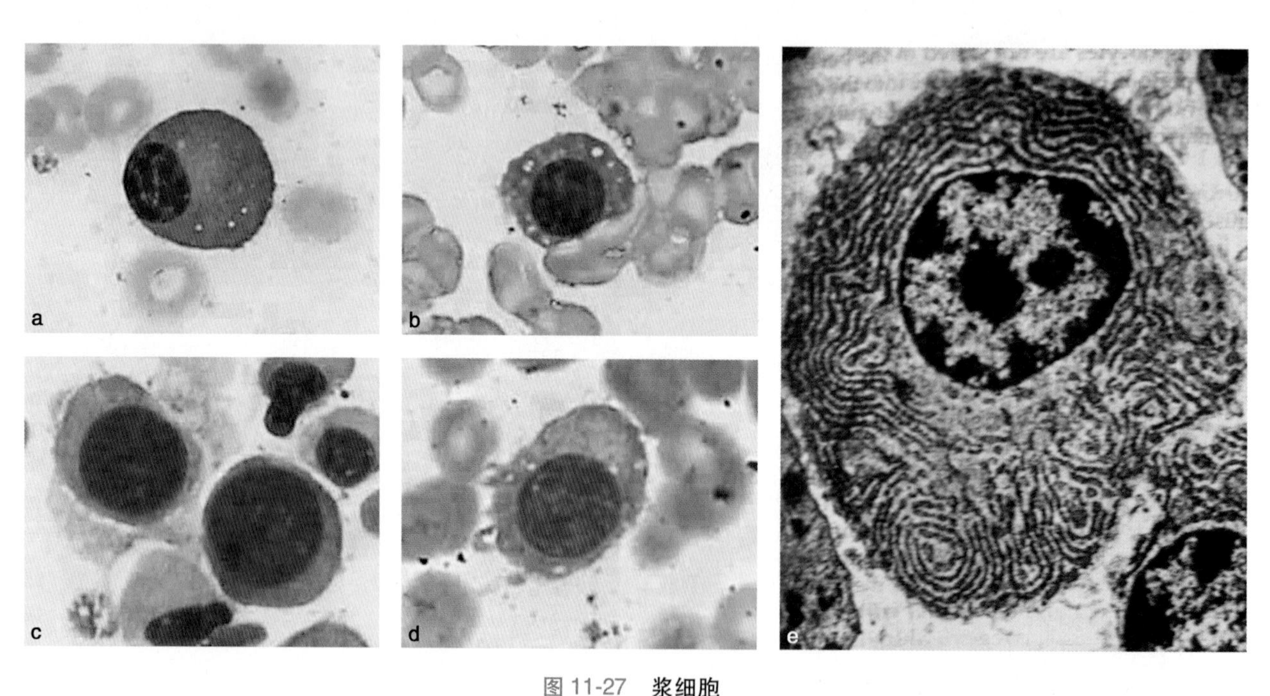

图11-27　**浆细胞**

a、b为浆细胞；c、d为幼浆细胞；e为超微结构，异染色质呈团块状分布，多为于核膜周边，胞质内布满粗面内质网

二、非肿瘤性浆细胞异常

病理状态的浆细胞可出现各种各样的形态学改变，也可无明显变化的正常形态学。根据疾病性质和临床意义，将属于异常的浆细胞分为三大类：反应性增多浆细胞、恶性增殖浆细胞和介于两者之间的浆细

胞。恶性增殖浆细胞又分为浆细胞骨髓瘤(骨髓瘤细胞)和浆细胞白血病(白血病细胞)形态学等。

反应性增生浆细胞,主要反映在细胞轻度增多和形态轻度异常、细胞基本成熟和多为小型的特点上。数量变化上,在3%~10%之间,>10%的偏少,>20%~25%的少见或罕见。形态变化上,大多不见核仁或无明显核仁,可见胞体轻度增大和变异不显著的双核、三核,受严重刺激时还可见四核的异形胞核,也可见中大型变异浆细胞和浆细胞岛等(图 11-28),不过整体上形态缺乏肿瘤性改变(如幼稚性、异形性、单一性和胞膜多不清晰性)。细胞大多数为成熟阶段,可见幼浆细胞,不见原始浆细胞。细胞大小,大多为小型浆细胞,不见胞核大的巨大型浆细胞。

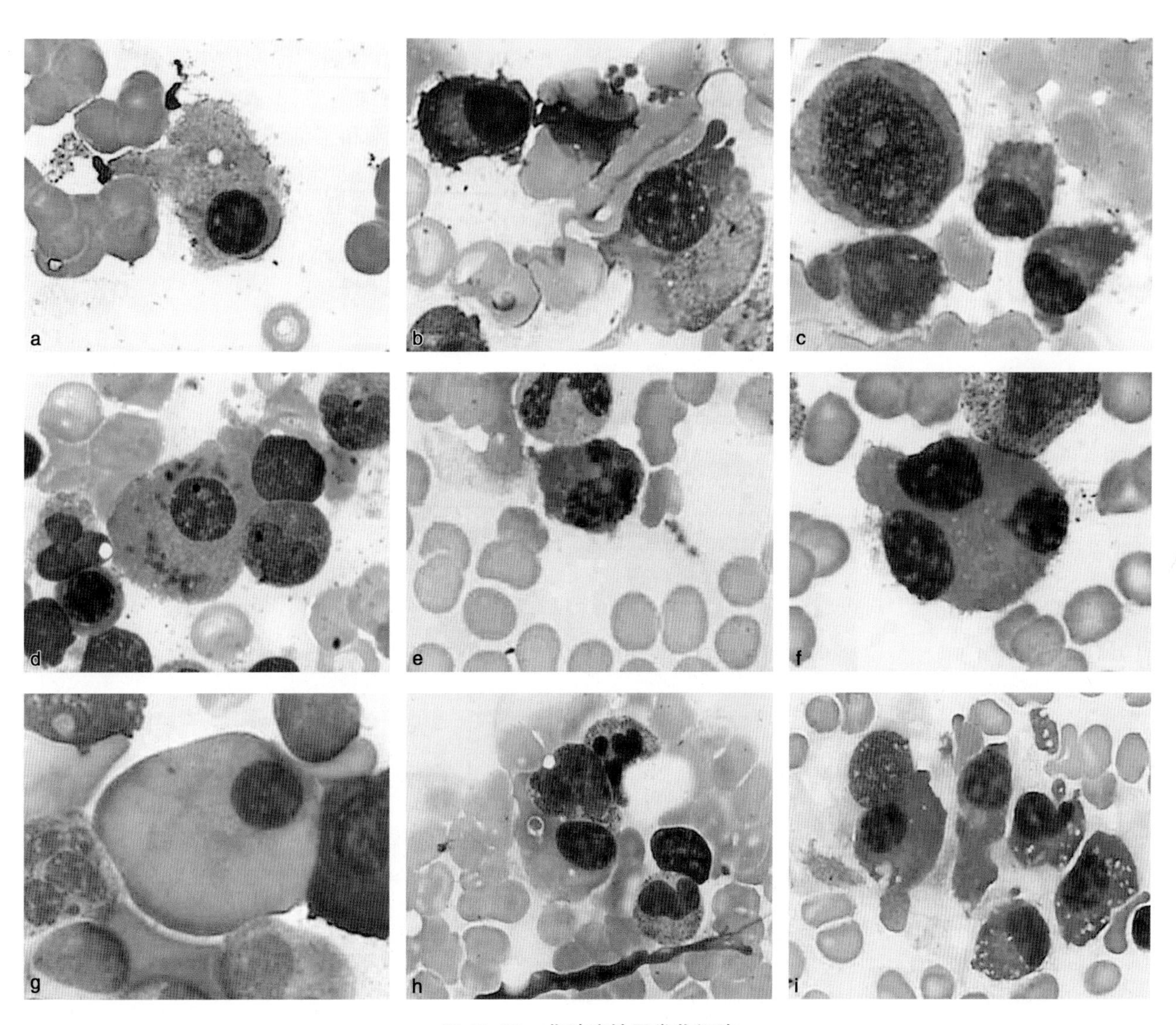

图 11-28 **非肿瘤性异常浆细胞**

a、b 为反应性浆细胞增多症,有的浆细胞胞质红染,也可见小核仁;c 为 AML 伴随的非肿瘤性浆细胞增多;d 为胞质含有 RNA 凝聚样蓝染粗粒状浆细胞;e、f 为反应性增多浆细胞芽样突起核和三核;g 为 AML 缓解时出现的巨大浆细胞,胞质浑厚不均浅红色;h 为胞质含有红色大球体;i 为浆细胞岛及其雪花样结晶体

骨髓中浆细胞反应性增多见于许多体液免疫旺盛的疾病。在外周血中,感染性疾病、自身免疫性疾病以及其他疾病严重时也偶见小浆细胞。非血液肿瘤的浆细胞增多也见于造血减低,如再生障碍性贫血(aplastic anemia,AA)骨髓浆细胞(小浆细胞居多)可高达 20%。一些血液肿瘤可以伴随浆细胞增减(非浆细胞肿瘤性),如急性髓细胞白血病(acute myeloid leukemias,AML)中,急性单核细胞白血病和急性粒单细胞白血病易见浆细胞,AML 不伴成熟型和 ALL 则为不见或偶见。

Russell 小体浆细胞、Mott 细胞和 Dutcher 小体浆细胞,除了异常的 Russell 小体浆细胞见于 PCM 外,大多见于非浆细胞肿瘤性的其他疾病甚至正常人。

三、肿瘤性浆细胞

浆细胞肿瘤属于成熟 B 细胞肿瘤，主要为浆细胞骨髓瘤（plasma cell myeloma，PCM）及其变异型，后者包括浆细胞白血病、惰性骨髓瘤和冒烟性骨髓瘤等。浆细胞肿瘤的其他类型包括意义不明的单克隆丙种球蛋白病、骨孤立性浆细胞瘤、骨外浆细胞瘤、单克隆免疫球蛋白沉积病。

1. 骨髓瘤细胞　骨髓瘤细胞分为多种类型，但在同一病人中的形态学变化可以很大，从成熟型到原始样浆细胞，从小浆细胞到巨大型浆细胞，从单个核到多核和畸形；骨髓瘤细胞的数量高低不一。一般，当浆细胞达 25%～30%以上时，除了偶见外，可以基本确认为浆细胞肿瘤。在把握好形态学的同时，若密切结合临床（如年龄和症状），还可以把百分比适度下降。下述的第 1～3 型骨髓瘤细胞按细胞成熟性描述，第 4～12 型骨髓瘤细胞按习惯性描述。国外有将骨髓瘤细胞分为原始浆细胞型、不成熟型、中间型和成熟型等。我们认为骨髓瘤细胞按细胞成熟程度分类（原始浆细胞、幼浆细胞和浆细胞）最恰当，有特殊形态特征者加以适当描述；从形态看细胞外形和着色等单一者多为骨髓瘤细胞，即克隆性浆细胞。

（1）原始（样）型骨髓瘤细胞：有正常原始浆细胞的基本形态，但胞体常增大且有异形性，如大而蓝的核仁、大而畸形的胞核或多核；发育不同步的核质和大核仁，胞质可因旺盛的分泌蛋白而呈多色性（图 11-29）。细胞恶性程度高，在骨髓中出现不但有重要的诊断意义，还有预后评判意义。

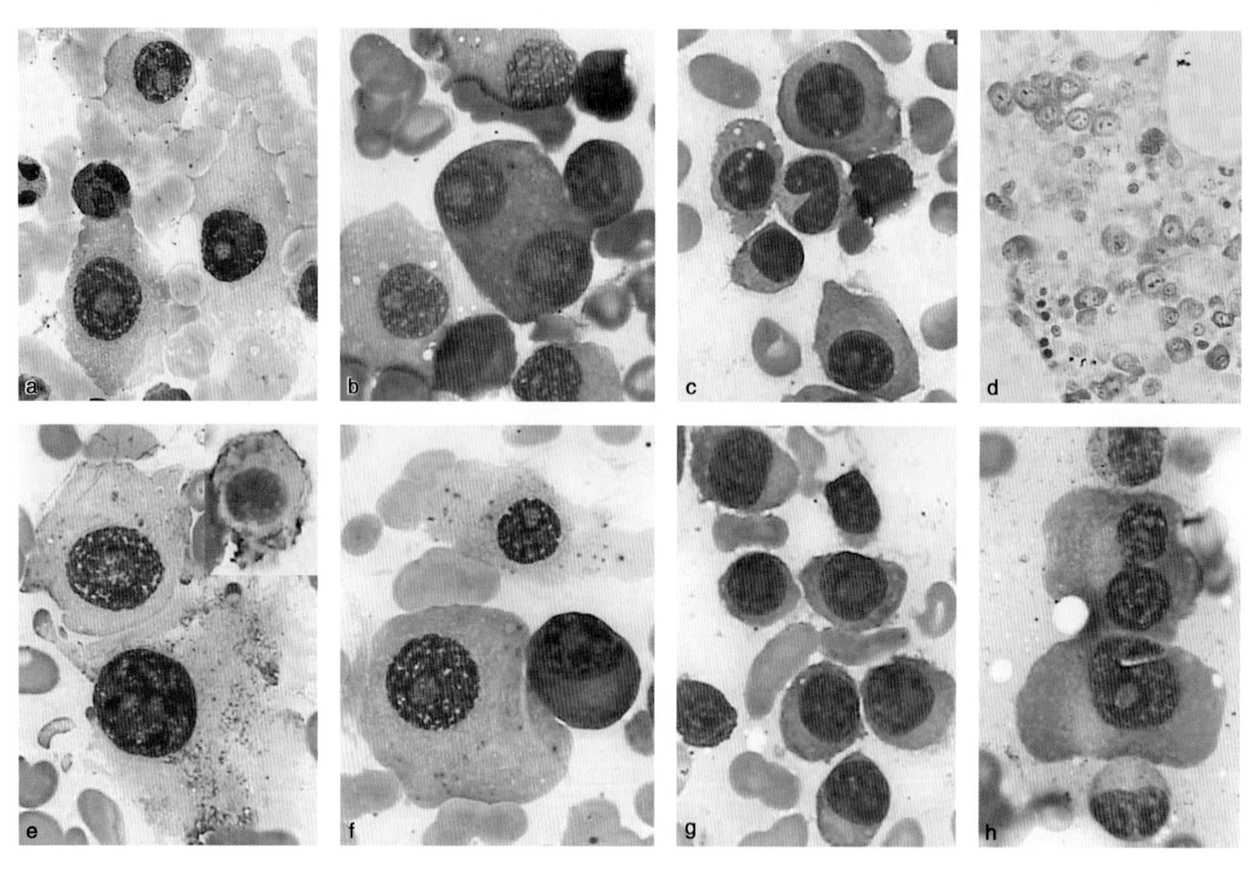

图 11-29　**原始（样）型和幼浆型骨髓瘤细胞**

a～c 为不同形态的原始（样）型骨髓瘤细胞；d 为骨髓切片原幼浆细胞型骨髓瘤细胞，胞质丰富，异染色质缺少，核仁小，常位于细胞中央，不同于原始红细胞核仁形状与分布；g～h 为幼浆型骨髓瘤细胞，插图为含颗粒浆细胞 CD38 阳性

（2）幼浆型骨髓细胞：有正常幼浆细胞的基本形态，但胞体常增大和异形性，如双核、多核等异常，核仁隐约可见（图 11-29）。

（3）成熟型骨髓瘤细胞：有正常浆细胞的基本形态，但常为形态和胞质染色的单一性（如较为鲜明的蓝色或灰色），少数患者中可见核形改变，如大小核、核突起、不规则圆形和核小体等（图 11-30）。单一性和畸形成熟浆细胞，也常具有恶性特征，尤其是有一定数量时。成熟型骨髓瘤细胞以轻链型 PCM 居多。

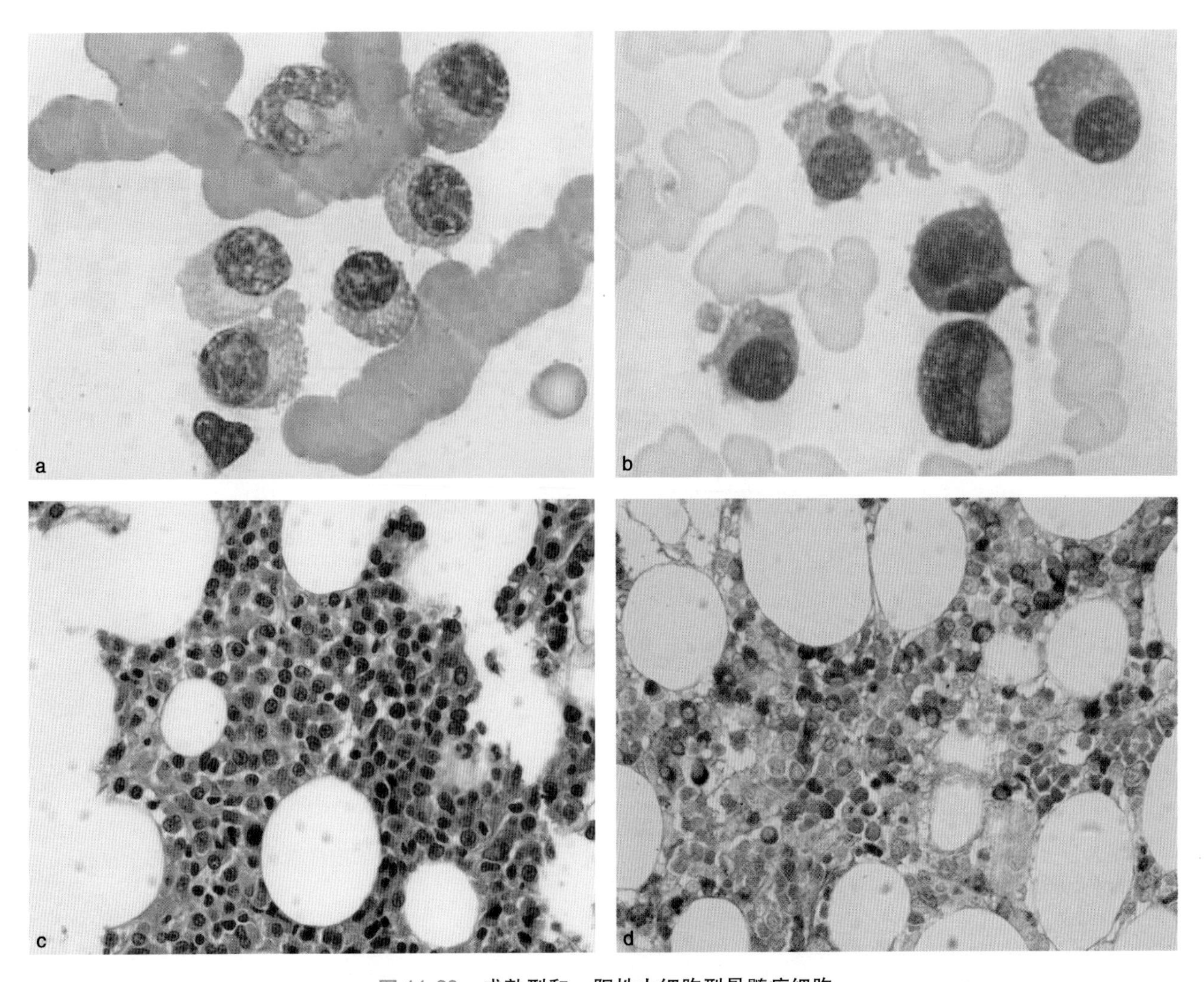

图 11-30 **成熟型和 κ 阳性小细胞型骨髓瘤细胞**

a、b 为不同病例的成熟细胞型骨髓瘤细胞，核碎裂者可看为细胞凋亡；c 为骨髓切片成熟型骨髓瘤细胞；d 为骨髓切片免疫组化 κ 阳性小细胞型骨髓瘤细胞

（4）巨大型骨髓瘤细胞：巨大型骨髓瘤细胞见于原幼浆细胞阶段，胞体巨大，可大至 60μm 以上，常有明显的大核和核仁，也可见胞核畸形（图 11-31）。检出这一细胞具有非常重要的诊断价值，此时即使浆细胞低至 2%，结合临床仍可以提示性质上的评判。

（5）小细胞型骨髓瘤细胞：见于成熟型骨髓瘤细胞，胞体比一般浆细胞为小，甚至淋巴样或中晚幼红细胞样大小，胞质以多色性为主（图 11-31），大多见于轻链型 PCM，但需与巨球蛋白血症的小浆细胞相鉴别（需要结合临床和免疫球蛋白检查）。

（6）网状细胞样骨髓瘤细胞：网状细胞样（或网状细胞型）骨髓瘤细胞为胞核圆形、多有核仁，染色质颗粒状不致密或网状细胞样核染色质、核仁明显，胞质淡染、边界不清（图 11-32）。这一形态特点常与涂片有关。

（7）幼红细胞样骨髓瘤细胞：这一浆细胞的大小和形态类似幼红细胞（图 11-32）。可类似原早幼红细胞，也可与中晚幼红细胞相似。类似原早幼红细胞者，胞质比幼红细胞丰富，嗜碱性比幼红细胞弱，可见多色性，不见胞质舌状突起，而原早幼红细胞则显示强嗜碱性和浑厚的胞质。与中晚幼红细胞相似者，胞质的泡沫感明显比幼红细胞强，细胞膜绒毛样突起比幼红细胞多，而幼红细胞胞质的血红蛋白色和细胞周边的裙变样，为浆细胞所不见，中幼红细胞的块状结构也常不是浆细胞的特点。浆细胞与幼红细胞的另一区分特征是胞核的偏位，前者常明显偏位，紧贴细胞膜，而幼红细胞常为轻度偏位，很少紧贴细胞膜。

（8）单核细胞样和不典型淋巴样骨髓瘤细胞：一部分患者的骨髓瘤细胞类似单核细胞样，为胞核有

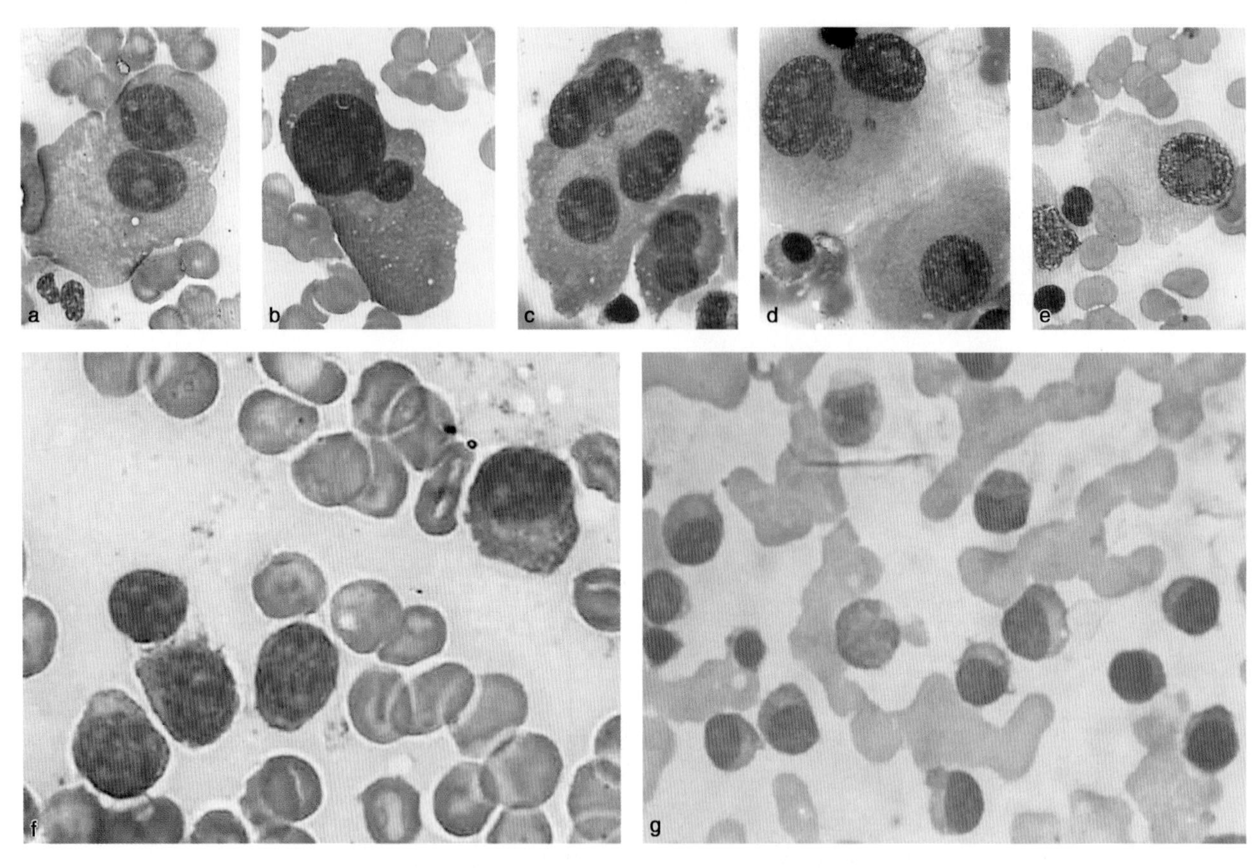

图 11-31 **巨大型和小细胞型骨髓瘤细胞**

a~e 为巨大型骨髓瘤细胞;f 为小细胞型骨髓瘤细胞,与原发性巨球蛋白血症的浆细胞样淋巴细胞有形态上重叠;g 为淋巴样或中晚幼红细胞样骨髓瘤细胞

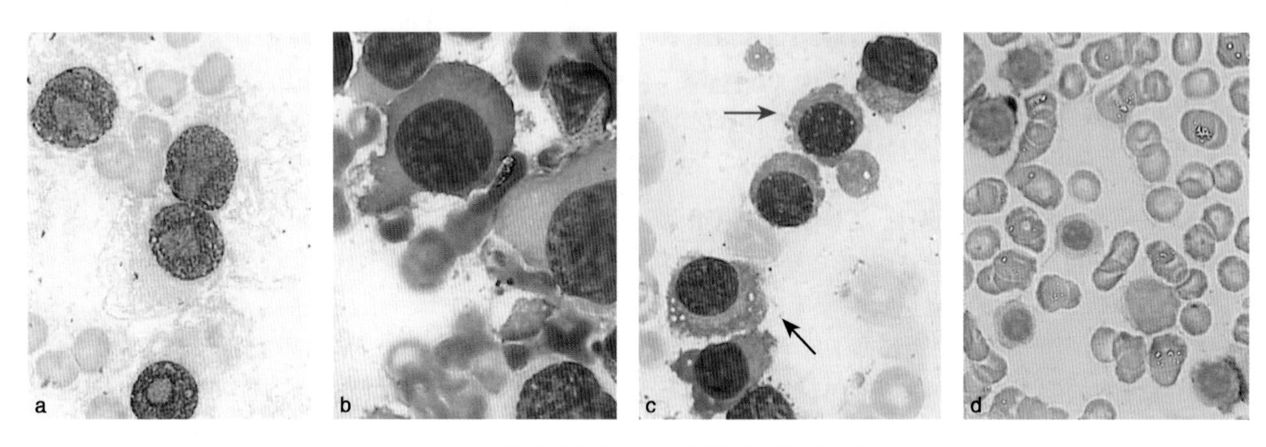

图 11-32 **网状细胞样和幼红细胞样骨髓瘤细胞**

a 为网状细胞样骨髓瘤细胞;b 为原始红细胞样浆细胞;c 为浆细胞(黑色箭头)与幼红细胞(红色箭头);d 为 CD38 染色,左上和右下共 3 个染色阳性浆细胞,中间 2 个幼红细胞阴性

不规则性和不十分丰富的胞质(图 11-33),不注意观察并缺乏其他检查结果的情况下,容易误诊为白血病性单核细胞。也有少数 PCM 患者浆细胞类似不典型淋巴细胞。

(9) 火焰状骨髓瘤细胞:火焰状骨髓瘤细胞(flaming plasma cells)多见于幼浆细胞和浆细胞,以胞质内出现不均匀的红色,或胞质边缘呈明显的红色为特征(图 11-33)。这一形态除见于 IgA 型骨髓瘤外,也见于其他类型。

(10) 含结晶体和颗粒骨髓瘤细胞:多见于幼浆细胞和浆细胞,在胞质内出现多少不一的无色条状、梭形或针形的晶体,也可见紫红色条状结晶体(图 11-34),也有称紫红色条状结晶体浆细胞为 Auer 小体样浆

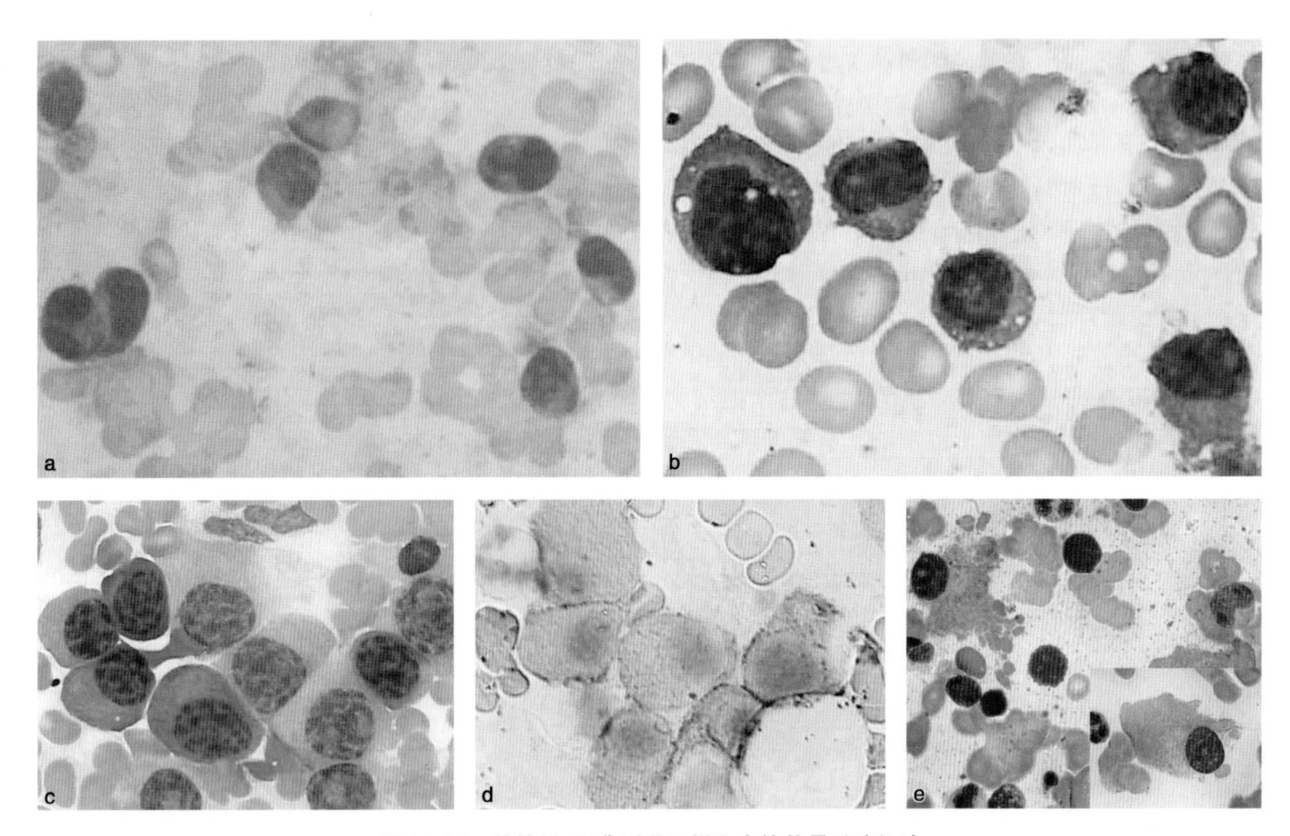

图 11-33　**单核样、不典型淋巴样和火焰状骨髓瘤细胞**

a、b 为 2 例单核细胞样骨髓瘤细胞，初诊时均被误认为急性单核细胞白血病；c 为类似转化的不典型淋巴细胞样骨髓瘤细胞，核染色块状；d 为 c 标本 CD38 染色阳性，患者为 κ 轻链型浆细胞骨髓瘤；e 为火焰状骨髓瘤细胞，胞质呈沸腾状或彩云样

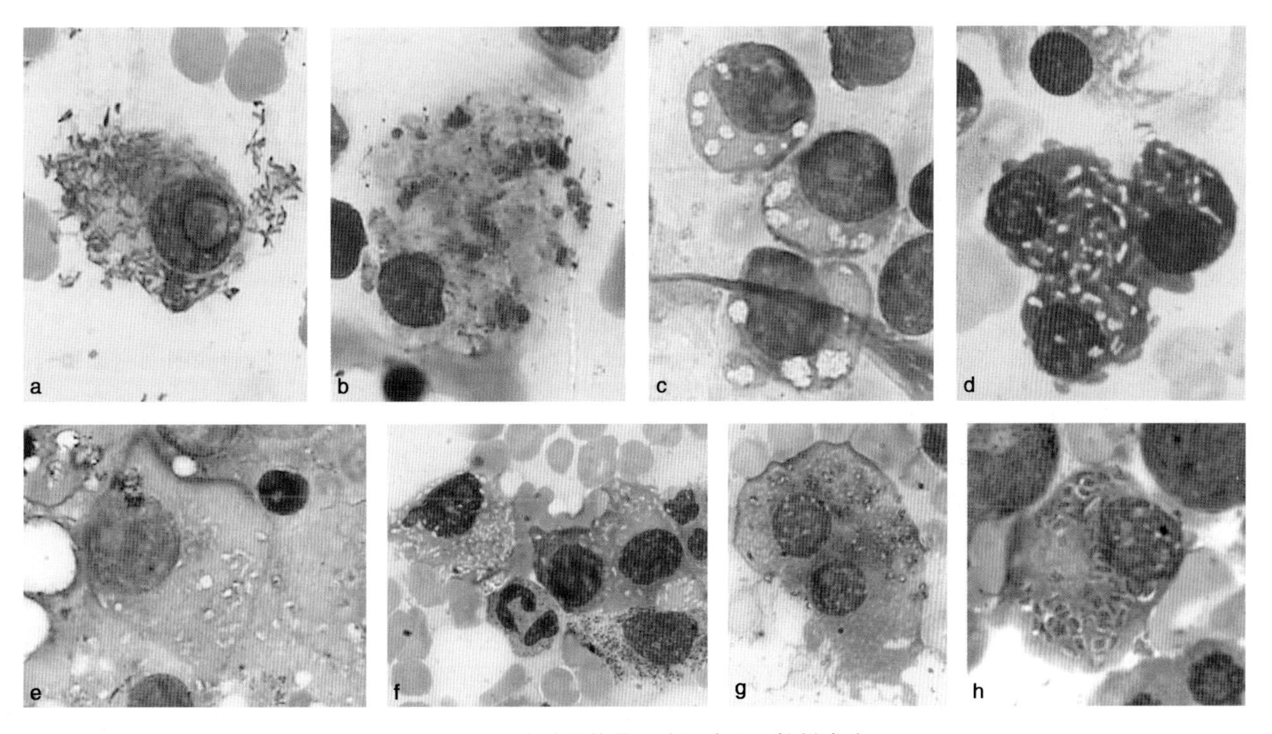

图 11-34　**含结晶体骨髓瘤细胞和颗粒样成分**

a、b 为紫红色条状（杆菌状）和污物集积状晶体浆细胞，c 为雪花点样及其融合的无色晶体浆细胞；d～g 为杆菌与球杆菌样晶体浆细胞；h 为粗大的不规则球杆状颗粒样成分，非 PCM 标本

细胞。这些异常形态均被提示为免疫球蛋白异常合成和沉积(异常凝聚)所致,见于少数PCM病例。也有部分患者,在涂片薄处可观察到骨髓瘤细胞胞质中浅紫红色和紫黑色颗粒(图11-29e和图11-34),甚至出现大量粗大的不规则球杆状颗粒样成分,易被误认为病原体。

(11) Russell小体浆细胞、Mott细胞和Dutcher小体浆细胞:这三种浆细胞有相似的形态学,可见于PCM,但更多地为偶然见于非浆细胞肿瘤的许多其他疾病,甚至正常骨髓象(图11-35)。Russell小体浆细胞为空泡变性一种的类型,在胞质中有数量不一的肉红色球形小体,为免疫球蛋白合成增加或分泌障碍所致。Mott浆细胞(mulberry plasma cell)也是空泡变性的一种类型,着色比Russell小体为浅、也较小,为大小不一的空泡样包含体。Dutcher小体浆细胞为陷入核内小体的浆细胞。浆细胞Dutcher小体、单个或多个Russell小体和Mott细胞的包含体都是相同胞质包含体的形态学表现。文献上还有描述葡萄状(浆)细胞(grape like cell),为有蓝染感的大空泡,常把细胞核挤到一边,形似葡萄状称之。有时这些细胞间形态相似而不易区分,在临床上也常缺乏重要的诊断和鉴别诊断价值。

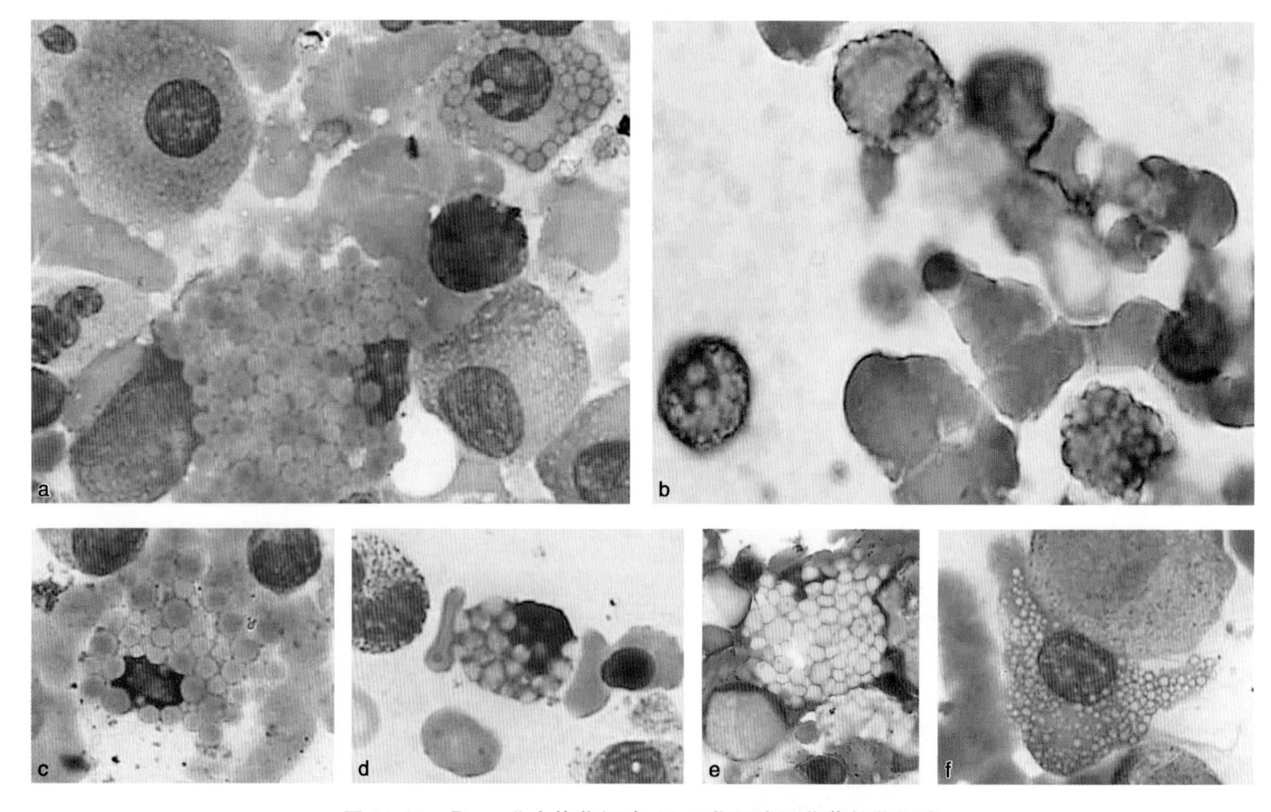

图11-35 **Russell小体浆细胞、Mott浆细胞和葡萄状浆细胞**

a为骨髓瘤Russell小体浆细胞;b为a患者CD38染色Russell小体弱阳性,胞质阳性;c为非肿瘤性Russell小体浆细胞;d、e为葡萄状细胞,非肿瘤性;f为Mott细胞,非肿瘤性

(12) 其他形态:少数患者骨髓瘤细胞呈多毛细胞样、粒细胞样以及其他的各种形态(图11-36),骨髓涂片中检出成簇骨髓瘤细胞,可以预示骨髓组织浆细胞显著增生。骨髓瘤细胞中,还常见胞质分离脱落,意义不明,详见第十三章胞质分离脱落形态学。

2. 白血病性浆细胞　当外周血浆细胞超过2×10^9/L或20%时称浆细胞白血病。浆细胞白血病有原发性和继发性之分。与骨髓瘤细胞相比,原发的白血病性浆细胞,形态以单一性居多,异形性不明显。继发性白血病细胞,主要由骨髓瘤转化,则有骨髓瘤细胞(异形性和畸形性明显)的特征(图11-37),且在外周血中出现的浆细胞数量偏低。通常,外周血中的白血病性浆细胞比骨髓为成熟。细胞免疫化学染色特点为CD38和CyIg阳性。

根据细胞成熟性可分为成熟浆细胞和原始样浆细胞两种类型。临床上,以成熟浆细胞型(小浆细胞和胞质嗜碱性淋巴样浆细胞居多)为主,且多见于中老年人。原始样浆细胞型以年轻患者居多,白血病细胞

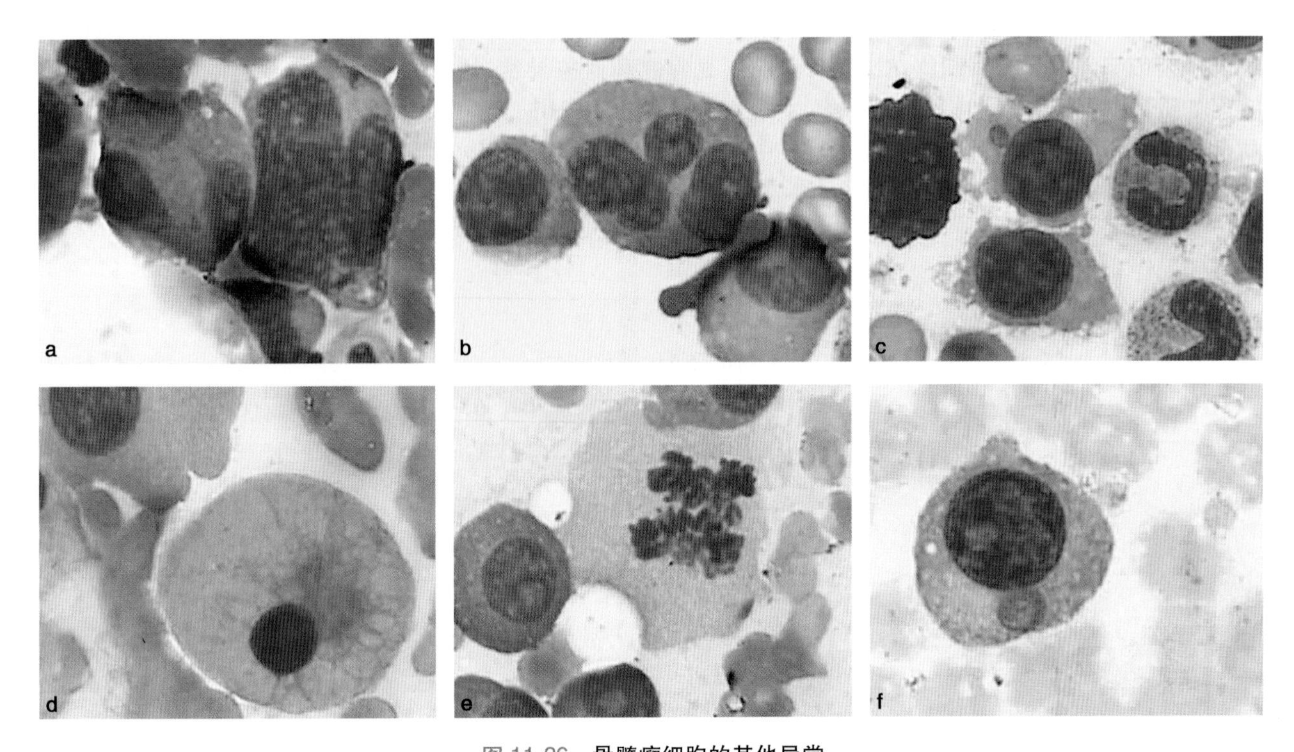

图 11-36　**骨髓瘤细胞的其他异常**

a 为胞核显著异常；b 为核碎裂或凋亡浆细胞；c 为核小体；d 为胞质 RNA 地图样分布；e 为异常有丝分裂；f 为胞质含大球形包含体

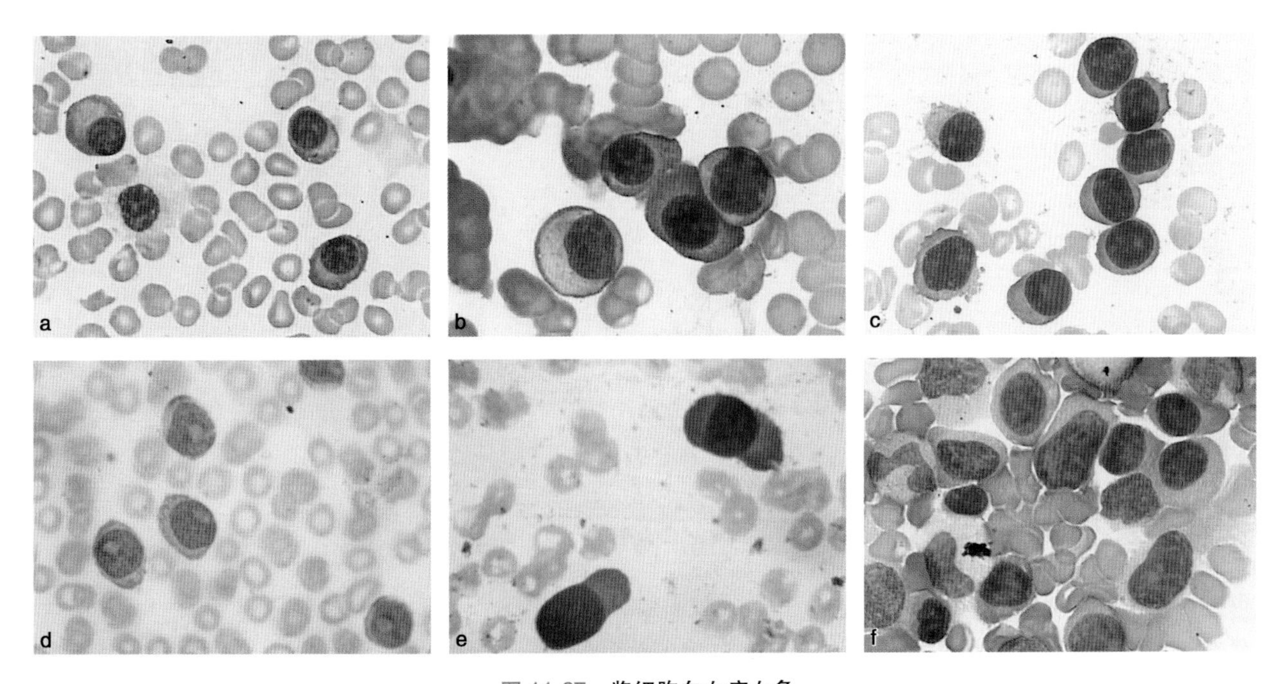

图 11-37　**浆细胞白血病血象**

a~c 为原发性浆细胞白血病；d 为原发性浆细胞白血病，原始浆细胞样；e、f 为继发于 PCM 的浆细胞白血病

以大细胞和有明显核仁的浆细胞组成，胞膜厚而清晰、胞质明显丰富而时有浅明感，涂片厚区域可见胞质刺样突起，这些形态特点可用于鉴别原始红细胞。

3. 其他肿瘤性浆细胞　意义未明单克隆免疫球蛋白病骨髓中异常浆细胞接近正常或见少量幼稚浆细胞。浆细胞瘤中异常浆细胞在浸润骨髓前不见骨髓和血象异常，组织中浆细胞可以正常也可异常。还有诸如重链病，属于少见的 B 细胞肿瘤，肿瘤细胞产生单克隆 Ig 重链而无轻链，形态学和临床上表现为异质性，一般不视为真性浆细胞肿瘤，在骨髓中可见小型浆细胞和淋巴样浆细胞。

第十二章

少见及特殊细胞形态学

骨髓细胞较为复杂，除了造血细胞外，还包括了一些造血基质细胞（hematopoietic stromal cells）和辅助细胞（accessory cells）。造血基质细胞是由间充质干细胞分化而来的一群异质性细胞，包括脂肪细胞、成纤维细胞、内皮细胞和成骨细胞，它们表达归巢受体，产生造血微环境细胞外基质的各种成分。辅助细胞主要包括T细胞和巨噬细胞。这两种细胞是造血微环境的细胞成分，可合成和分泌发挥造血近分泌调节因子作用的可溶性生长因子、分化因子和负调节因子以及一些膜结合细胞因子。许多分泌的细胞因子结合细胞外基质，将这些因子集中在造血微环境内，使它们与发育中的造血前体细胞相邻。本章介绍这些特殊细胞的形态及其不同的临床意义。

髓外血液肿瘤是指造血和淋巴组织肿瘤先于骨髓或同时发生于骨髓外组织的肿瘤。临床上常见受累的髓外组织有体表组织和骨膜（出现肿块）、浆膜腔和脑膜（出现积液和浸润性症状）。最常见的肿块性髓外肿瘤是髓系肉瘤（AML非特定类型之一），其次是浆细胞瘤。浆膜腔积液性血液肿瘤主要是淋巴瘤和白血病。

第一节　少见及特殊细胞形态学

这节涉及的细胞较少见，细胞的发育过程甚至细胞性质也常不太明了，需要更多关注与探讨。如肥大细胞与嗜碱性粒细胞虽为相似的促炎性髓系细胞，但肥大细胞在祖细胞阶段即进入组织发育成熟，对其认识远不如其他髓系细胞。有些细胞是否归入骨髓有核细胞分类尚没有统一说法。根据国际血液学标准化委员会骨髓标本及报告标准化指南，骨髓有核细胞分类中不包括巨核细胞、巨噬细胞、成骨细胞、破骨细胞、基质细胞，涂抹细胞或非造血细胞（如转移性肿瘤细胞）。如果有淋巴细胞聚集，也不计入有核细胞计数，但应在骨髓报告中加以描述。

一、肥大细胞与组织嗜酸性细胞

肥大细胞（mast cell）又称组织嗜碱性细胞，胞体大小约8~25μm，外形变化显著，可呈圆形、蝌蚪状、梭形等不同形状。胞核小而居中或偏位，染色质常被颗粒掩盖而结构不清。胞质丰富，常充满大小不一的深紫色、黑紫色或暗紫色、红紫色或褐色的颗粒，排列紧密，可见胞质颗粒向周围散开（图12-1）。

组织嗜酸性细胞（tissue eosinophilic cell）胞体较大，直径约15~30μm，外形不规则，胞核圆形或椭圆形，染色质网状，常见核仁，胞质丰富，含有明显的嗜酸性颗粒，有时细胞膜破损颗粒呈散开状（图12-1）。此细胞偶见于正常骨髓标本，多见于嗜酸性粒细胞增多时，与嗜酸性粒细胞有关。有时可见组织嗜酸性细胞与造血细胞有亲密接触现象。

二、颗粒网状（样）细胞

细胞较大，直径约30~50μm，外形不规则，胞核圆形或椭圆形，偏位，染色质粗网状，核仁可见、多少不一、浅蓝色。胞质丰富，常呈不规则状，常含较多和粗大的嗜苯胺蓝颗粒，有时排列成线状或融合状（图12-2）。也称此细胞为Ferrate细胞，但形态学上似乎有一定差异。颗粒网状（样）细胞偶见于正常骨髓标本，粒细胞增多时易见，形态学上与早幼粒细胞有一定的近缘性，但其胞质常围绕血细胞和其他细胞呈捕捉或

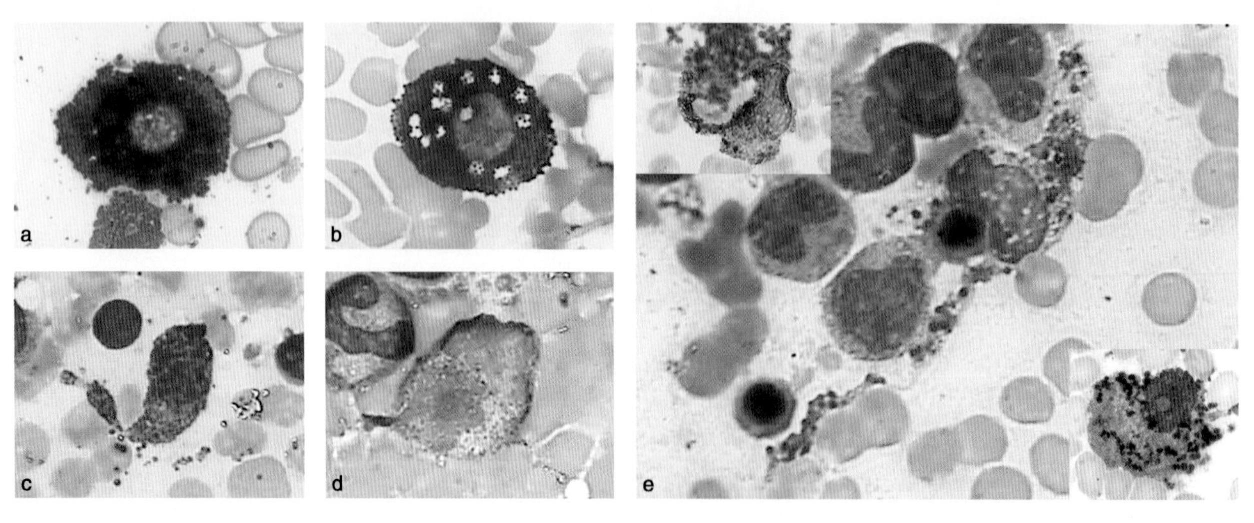

图 12-1 **肥大细胞和组织嗜酸性细胞**

a、b 为细胞完整和规则的肥大细胞，胞质充满颗粒，染色深浅不一，偶见星样结晶（b）；c 为不规则形状肥大细胞；d 为荨麻症血管炎外周血不典型肥大细胞；e 为胞质特长嗜酸性颗粒，插图为胞质伸突的和双染性颗粒的组织嗜酸性细胞

吞噬状（图 12-2），这在早幼粒细胞中常是不见的。此外，在 APL 多见这一形态细胞（图 7-21），在其他 AML 的部分标本（M4、M2）中也易见，且有一共性所见——易于检出 Auer 小体。颗粒网状（样）细胞可能是一特殊的细胞群，与早期粒细胞有关。

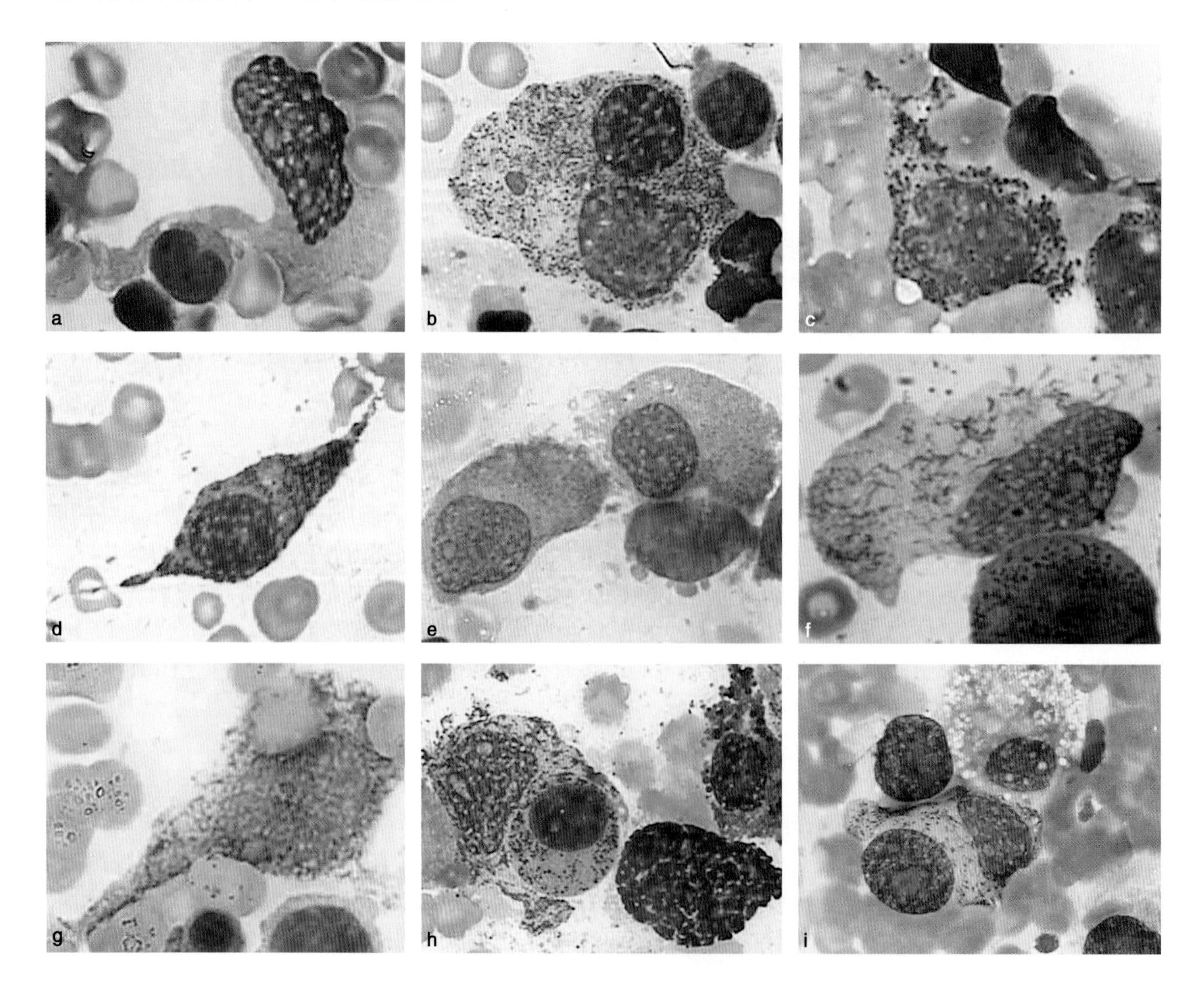

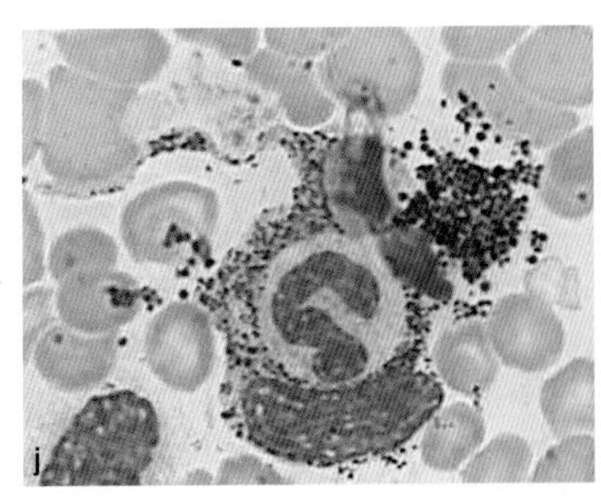
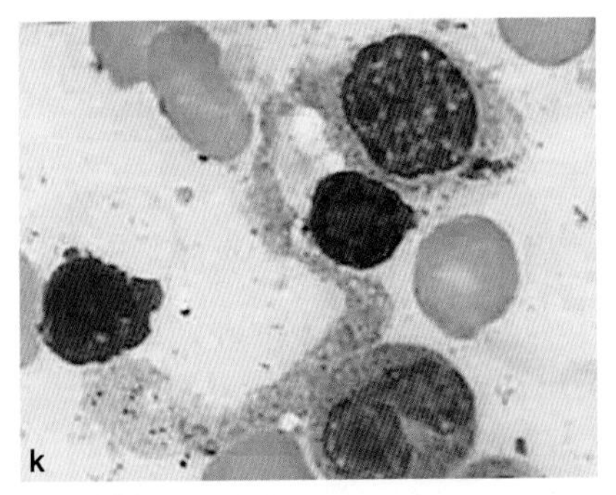
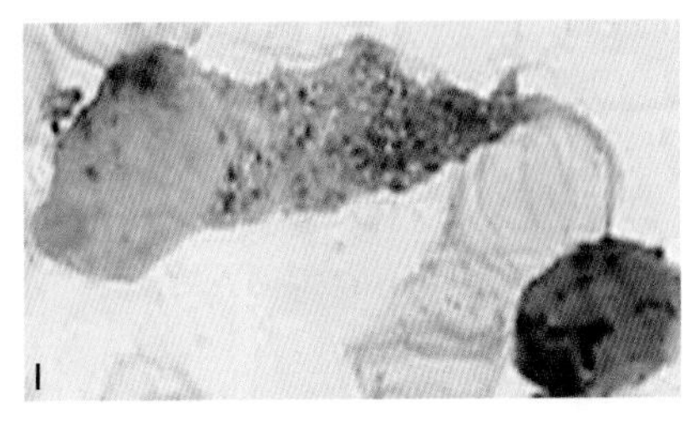

图 12-2　**骨髓颗粒网状(样)细胞和噬血现象与其他形态**

a~d 为一般标本中所见的颗粒网状样细胞;e 为 APL 颗粒网状样细胞;f 为一般所述 Ferrate 细胞的一种;g~i 分别为合围红细胞、幼粒细胞和癌细胞;j 为链式吞噬杆状核粒细胞;k 为狭长胞质;l 为 Phi 小体染色阳性颗粒

正常骨髓标本中,可见比颗粒网状样细胞为小和颗粒为少的类似细胞。观察 AML 更易见颗粒较少的网状(样)细胞,颗粒少与多的颗粒网状样细胞间可能存在某些关系,推测 AML 标本中胞质颗粒少者可能为白血病前体细胞,AML 中这些细胞似乎都与白血病性原始细胞有关,一部分可能与涂片因素有关。

三、网状细胞、内皮细胞、成纤维细胞与脂肪细胞

网状细胞(reticular cell)为造血支架细胞之一。胞体大小不一,呈星形或多突状。胞核圆形,染色质细腻疏松呈网状。胞质丰富,一般无颗粒,浅灰(蓝)色,有时由分泌的基质组分或纤维,呈紫红色,胞质也可见明显的颗粒。细胞周边常为淡染,边界不明显,用碱性磷酸酶染色或坚牢盐染色可显示其梭状狭长的胞质(图 12-3)。造血旺盛时,骨髓片中可明显增多,但有时不易与定居巨噬细胞、内皮细胞等细胞明确鉴别。

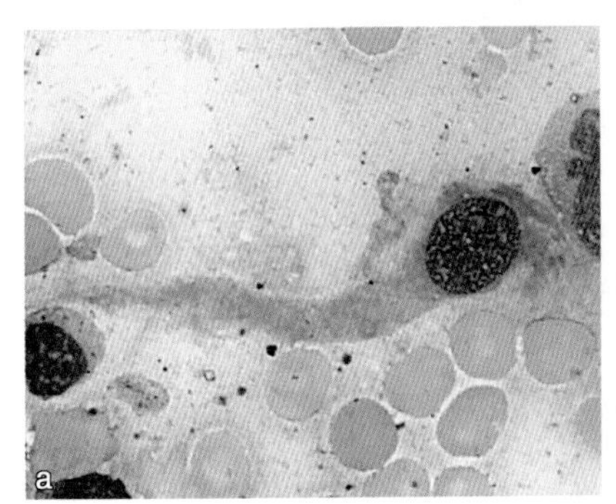
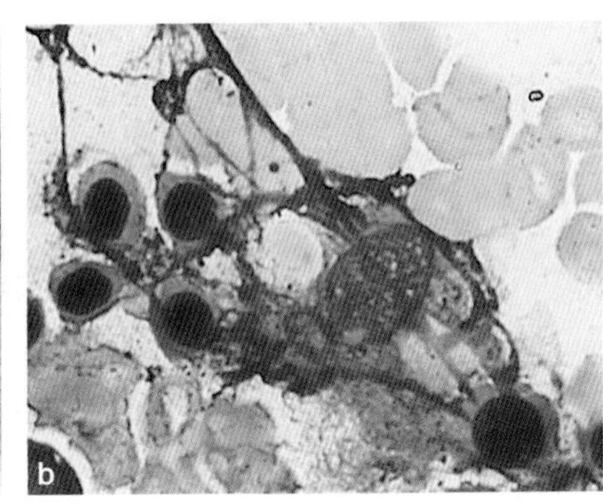
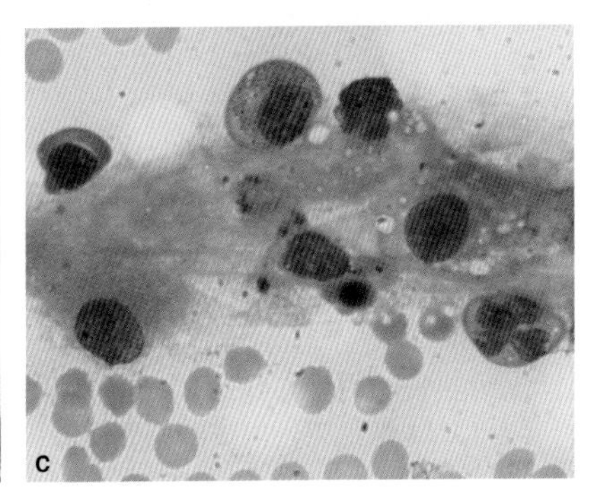

图 12-3　**网状细胞**

a、b 为网状细胞及其网状支架;c 为可疑网状细胞

内皮细胞(endothelial cell)胞体呈梭形或长轴形,胞核圆形或椭圆形,染色质粗粒状,常排列成与胞核长轴一致的索状,无核仁。胞质一般,浅灰色或浅红色,位于胞核两边。在骨髓小粒或涂片中,可见圆圈状或狭长状内皮细胞(图 12-4),CD34 阳性。现在认为,内皮细胞和成纤维细胞是骨髓窦壁的组成部分,构建造血细胞的骨髓基质骨架;内皮细胞还参与调节造血细胞的归巢、运输以及造血前体细胞的增殖和分化。

纤维母细胞又称成纤维细胞(fibroblast),形状类似内皮细胞,胞体较大,长轴较长(图 12-5)。胞核圆形或椭圆形,染色质粗网状,核仁隐约可见。胞质丰富,浅蓝色至浅红色不等。在切片上,成纤维细胞常呈逗点状、梭形的卷曲样排列(图 12-5)。成纤维细胞支持骨髓和淋巴祖细胞的增殖。内皮细胞、网状细胞和成纤维细胞有相似的形态学,有时不易区分。

脂肪细胞(adipocytes,fat cells,lipocytes)也是由间充质干细胞分化而来。胞体直径约 30~50μm,圆形或椭圆形,胞膜易破裂。胞核较小,不规则,常被推至一边,染色质致密网状,无核仁(图 12-5)。胞质充满多量脂肪小球,有时呈一个大的脂肪空泡。脂肪细胞可形成黄骨髓,控制造血组织的容量,当造血需求时造血组织可迅速取代脂肪细胞。脂肪细胞在骨髓涂片中常不易观察,骨髓切片则易于观察。

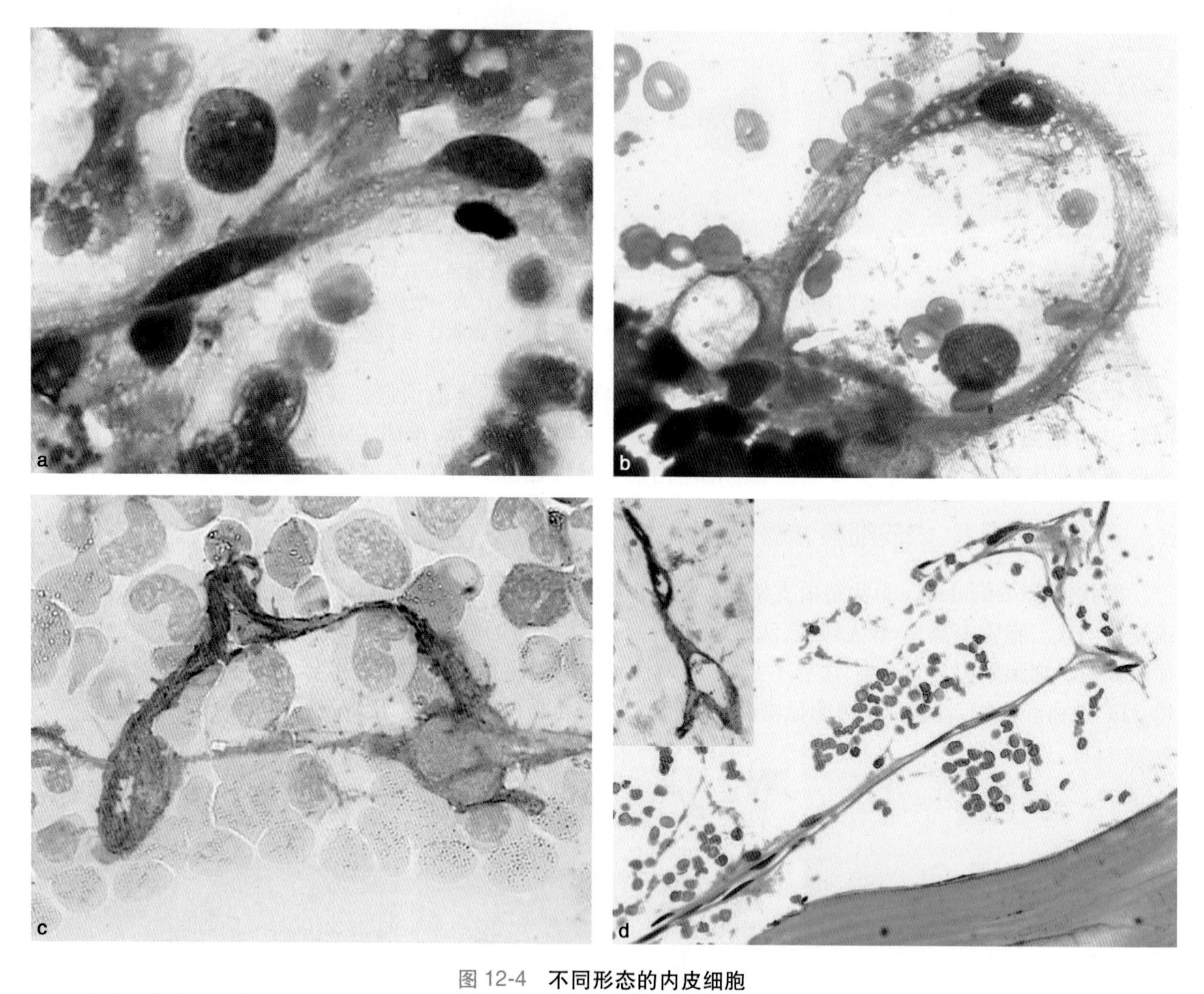

图 12-4 **不同形态的内皮细胞**
a 为狭长状内皮细胞;b 为圆圈状内皮细胞,c 为坚牢盐染色显示内皮细胞胞质;d 为骨髓切片血管内皮血细胞，插图为 CD34 染色阳性内皮细胞胞质

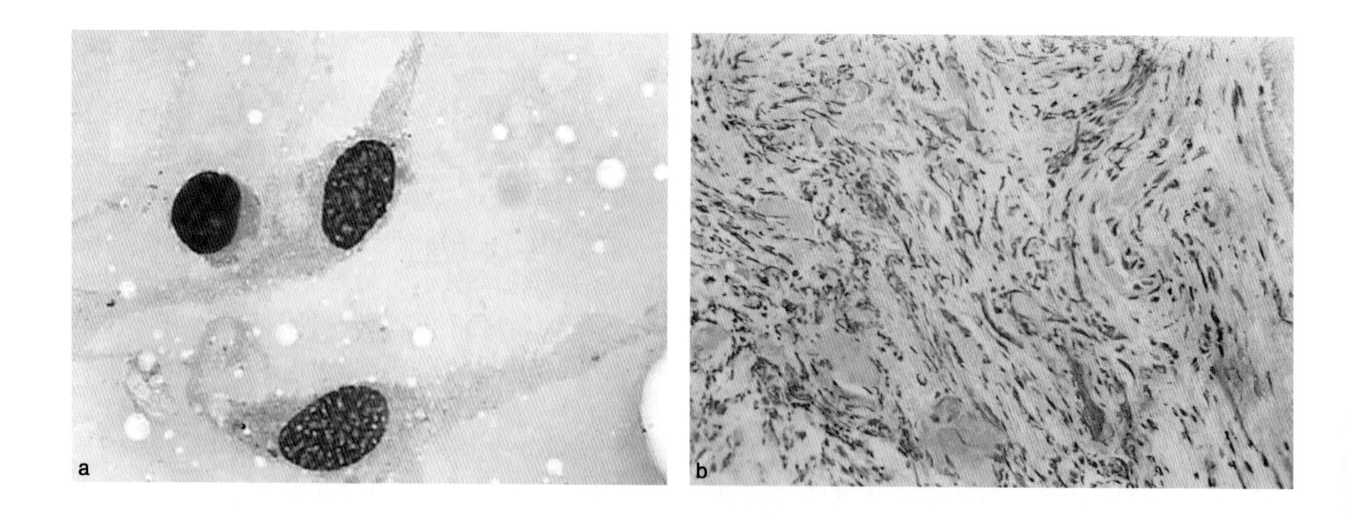

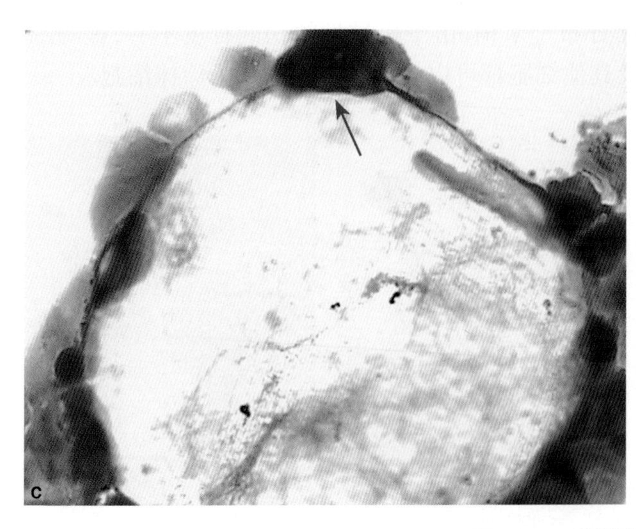

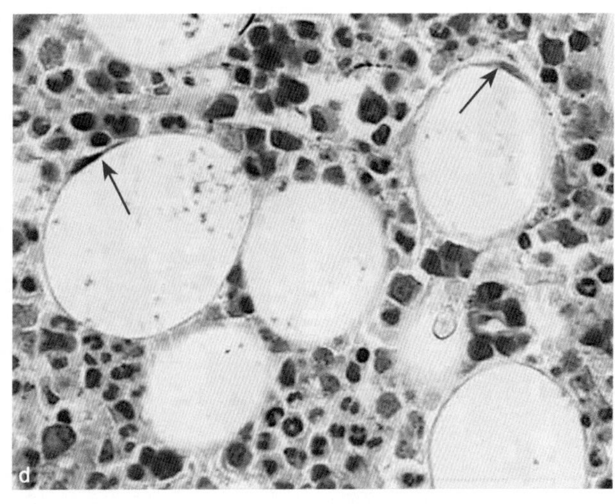

图 12-5 **成纤维细胞和脂肪细胞**
a、b 为骨髓纤维化骨髓涂片和骨髓切片成纤维细胞；c、d 为骨髓涂片和骨髓切片脂肪细胞，箭头为细胞核，有时小空泡状脂肪细胞不易与横切面血管明确区分，CD34 染色血管内皮阳性，脂肪细胞阴性

四、成骨细胞、破骨细胞、涂抹细胞与退化细胞

成骨细胞（osteoblast）是造骨的细胞，起源于间充质干细胞，并且可成熟为骨细胞，后者一旦沉积于骨基质，成为静止细胞。成骨细胞较大，直径约 20~40μm，长椭圆形或不规则形，单个或多个（3~5 个居多，可达十余个）细胞簇状出现，形似浆细胞。胞核圆形（部分长圆形），偏于一侧，可见 1~3 个核仁。胞质丰富，暗蓝色或蓝色，不均匀，近核旁或离核稍远处常有一明显的淡染区，被喻为鱼肚白样胞质（图 12-6），常因胞质偏于一侧似旗帜飘扬，有时在胞质浅染区可见细小紫红色颗粒。儿童期骨髓、造血减低和骨髓肿瘤浸润以及其他不确切原因情况下，可在骨髓涂片中较多地出现。

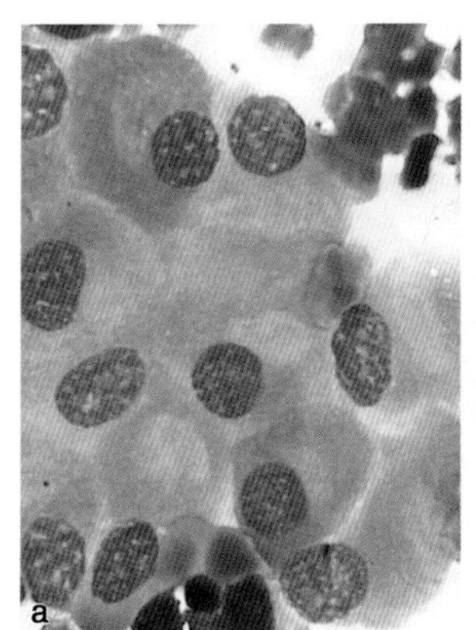

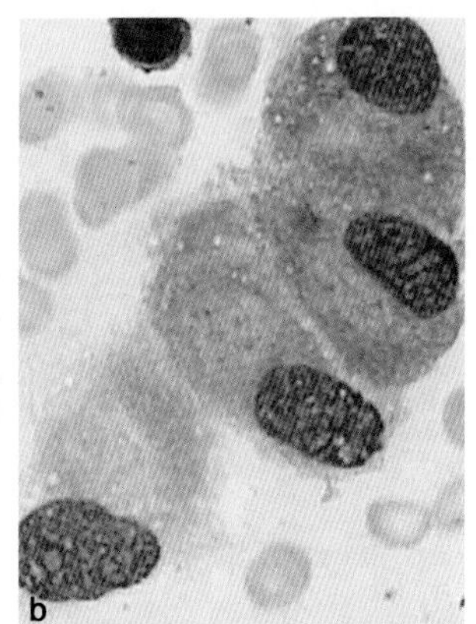

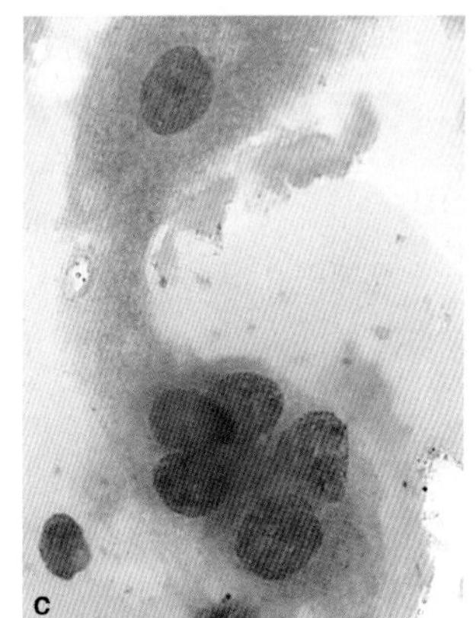

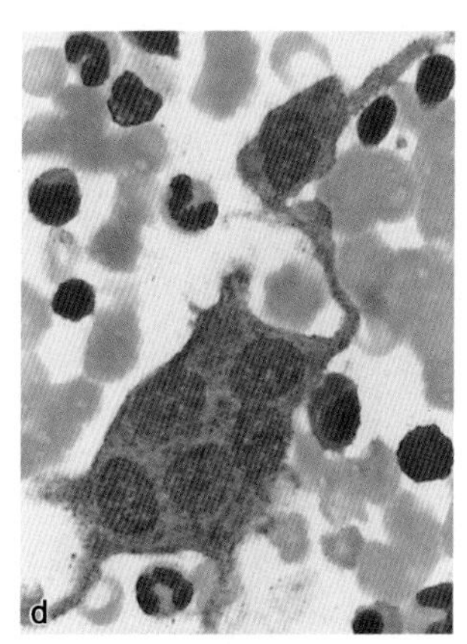

图 12-6 **成骨细胞（a、b）和破骨细胞（c、d）**

破骨细胞（osteoclast）是参与骨组织吸收的细胞，与成骨细胞功能相反，细胞来源于单核细胞的分化。细胞多为大形，直径可达 150μm 以上，可见核质连体分离状。胞核数个，可多达数十个，通常 4~20 个，圆形或椭圆形，多有核仁，染色质均匀细致。胞质丰富，含有粗大的暗红色或紫红色溶酶体颗粒（图 12-6）。正常骨髓偶见破骨细胞，其核数平均为 2.3 个。儿童期骨髓、骨质破坏和原发性甲状旁腺亢进（核数也明显增加，平均为 22 个）以及其他不确切原因时，可在骨髓涂片中较多地出现，原发性甲状旁腺亢进还伴有造血功能减退和成骨细胞增多。

涂抹细胞（smudge cells）又称篮细胞。细胞大小不一，通常只有一个涂抹的胞核和胞质，涂抹明显时只见胞核阴影而不见胞质。胞核呈篮状、扫帚状、条纹状，结构模糊不清被染成浅紫红色一片（图 12-7）。文献中一般描述的退化细胞，除了少数为真正的细胞变性退化外，大多是涂抹细胞。涂抹细胞是在推制涂片中物理性因素造成的细胞损伤或破碎，在涂片上主要分布于末梢，由于机械性损伤的程度不一，影响细胞结构的清晰性亦不同。除了淋系细胞外，粒系细胞及其他细胞都可以在涂片过程中成为涂抹细胞。

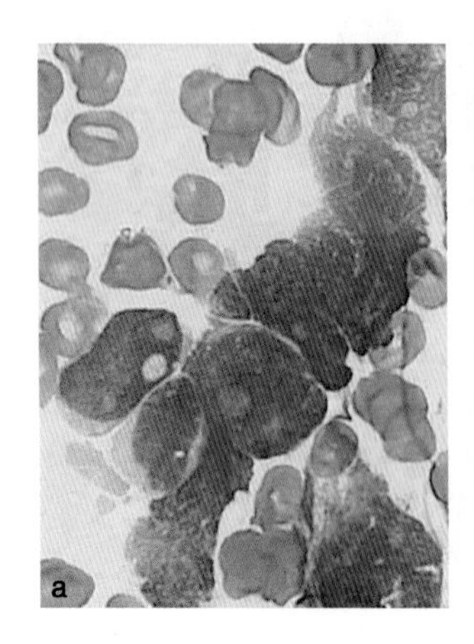

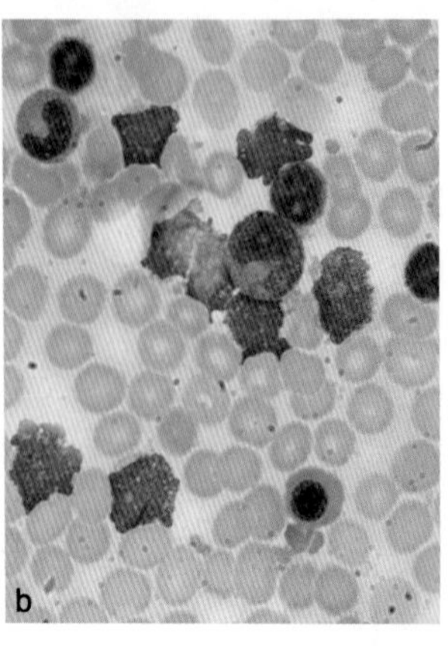

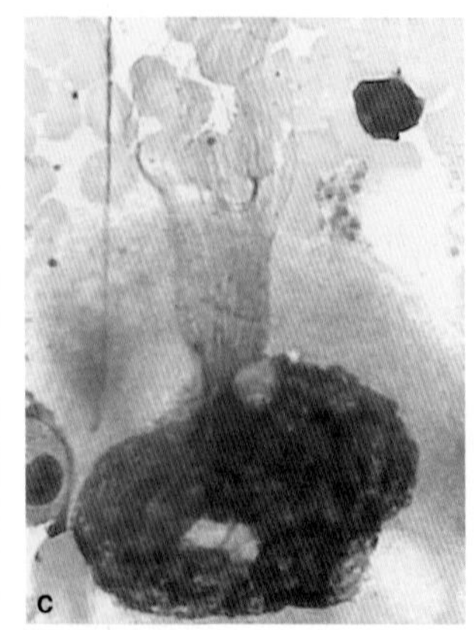

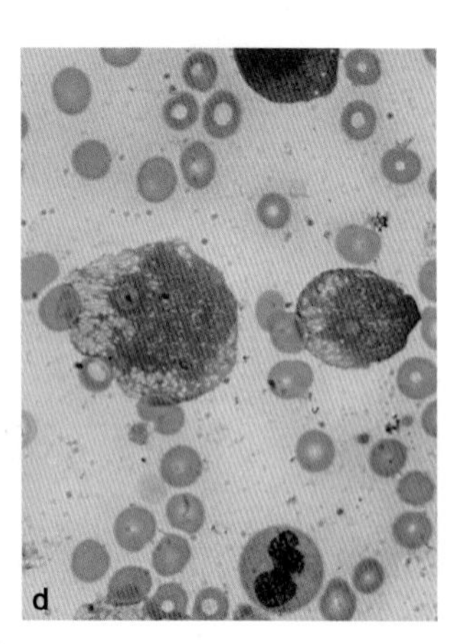

图 12-7 **涂抹细胞**

a 为 ALL 标本，原始淋巴细胞涂抹细胞；b 为 CLL 标本，淋巴细胞涂抹细胞；c 为巨核细胞涂抹细胞；d 为涂抹幼粒细胞

五、狼疮细胞与凋亡细胞

狼疮细胞（lupus erythematosus cells）是中性粒细胞或单核巨噬细胞吞噬光滑匀质体外观的变性胞核成分的一种特殊细胞（图 12-8）。1948 年首先被 Hargraves 在骨髓发现。一般认为，狼疮细胞的形成需要四个条件：受损的白细胞核、狼疮因子、补体和有吞噬功能的中性粒细胞或单核细胞。首先是狼疮因子作用受损的细胞核形成均匀体；在补体作用下，游离均匀体被有吞噬功能的活跃中性粒细胞吞噬。在罕见的情况下，短暂离体的骨髓或浆膜腔积液中可见自发形成红斑狼疮细胞。狼疮细胞多见于系统性红斑狼疮，也可以见于其他结缔组织病。狼疮细胞应区别于巨噬细胞对细胞的简单吞噬作用，通常吞噬的细胞染色质不呈现光滑而且均匀的外观。我们的实验提示均匀体的形成与中性粒细胞胞质变性有关。

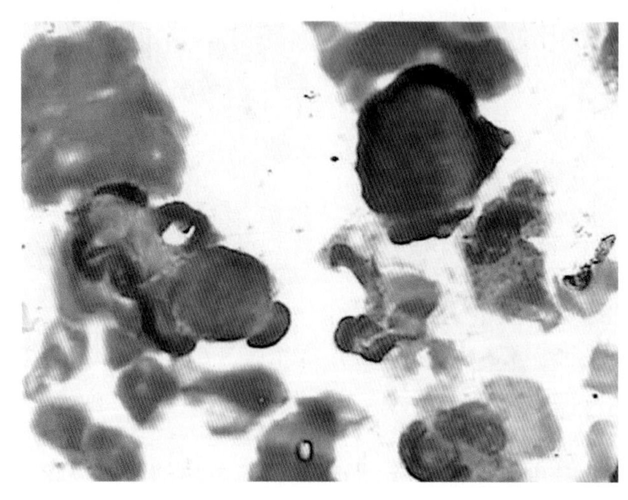

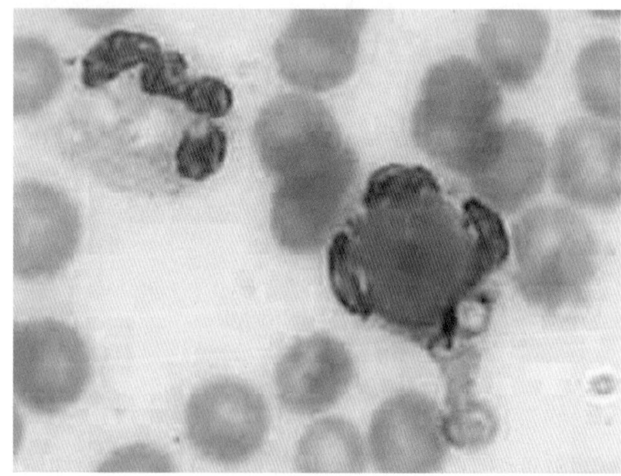

图 12-8 **狼疮细胞**

在细胞形态学检验中，无明显变性和坏死现象的细胞体变小、皱缩和染色质固缩，尤其核膜周边浓染而中央部位淡染的核着边现象；细胞发泡样与胞质鼓突和胞质分离体（脱落物），细胞核鼓突与核小体、核出芽、大小不一双核、多核及至核碎裂（核碎块）或染色质成块状；化疗后的细胞裂解；部分病态造血细胞等，都是可能与凋亡有关的形态学。最具形态特征的是胞核的均质性改变、变小和碎裂。巨噬细胞是专职吞噬凋亡细胞和凋亡小体的细胞，在生理情况下它所吞噬的细胞或细胞碎屑大部分为凋亡所致。

Burkitt 白血病细胞（ALL-L3）、巨幼细胞贫血（megaloblastic anemia，MA）和急性早幼粒细胞白血病（acute promyelocytic leukemia，APL）等都是高增殖和高凋亡的造血和淋巴组织疾病（图 12-9～图 12-11）。骨髓增生异常综合征（myelodysplastic syndromes，MDS）也是高凋亡性血液肿瘤，但形态学检查中可以明显识别的典型凋亡细胞不多。经 EDTA 抗凝的血液和骨髓标本，放置 2 小时后涂片常见许多有核细胞凋亡（图 12-12），最易发生凋亡的是中性粒细胞和原始细胞，最不易发生的是淋巴细胞。细胞凋亡形态与细胞毒性变和细胞坏死不同。

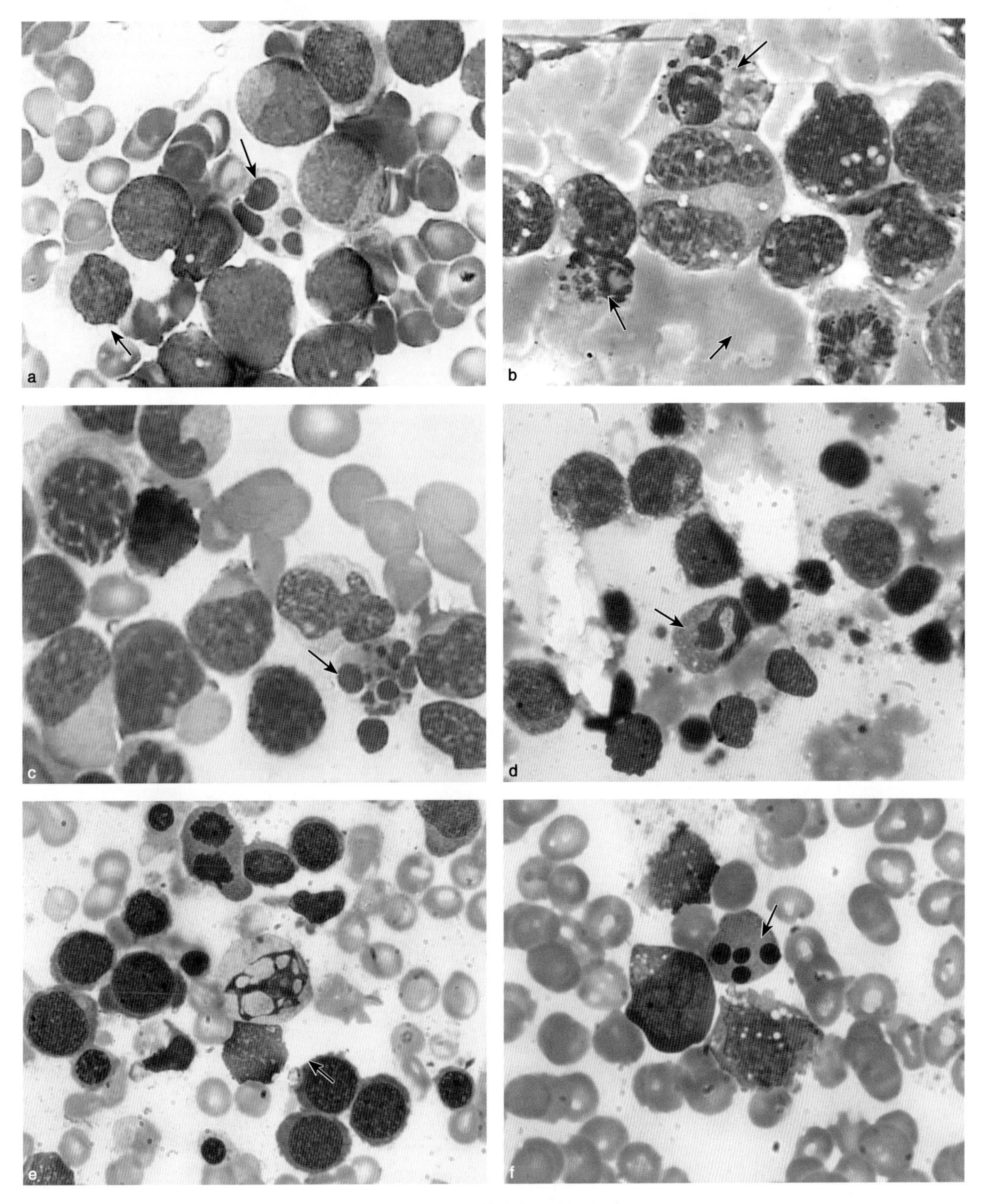

图 12-9　**血液肿瘤骨髓凋亡细胞**

a 为 AML 白血病细胞凋亡；b 为大 B 细胞淋巴瘤细胞凋亡；c 为慢性粒细胞白血病急变血片白血病细胞凋亡；d 为 MDS-MPN 凋亡细胞；e 为 MDS 标本凋亡细胞；f 为 ALL 标本凋亡细胞

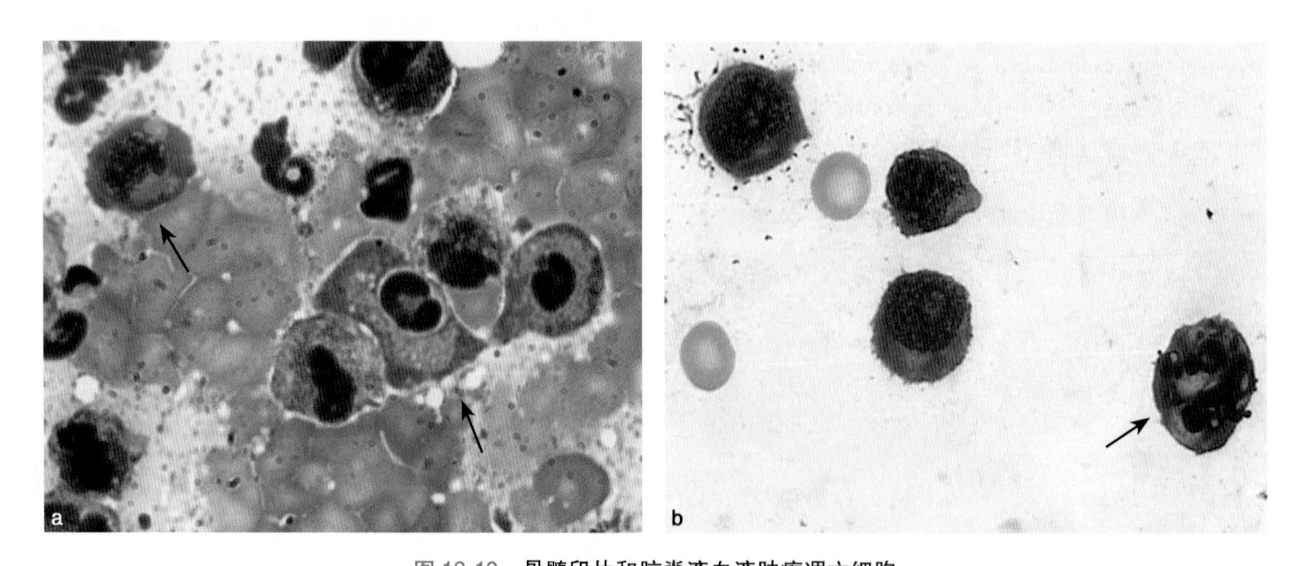

图 12-10 **骨髓印片和脑脊液血液肿瘤凋亡细胞**

a 为骨髓印片 PCM 凋亡细胞(推片厚湿度大而干燥慢情况下,也会形成凋亡细胞);b 为脑膜白血病脑脊液标本白血病性凋亡细胞

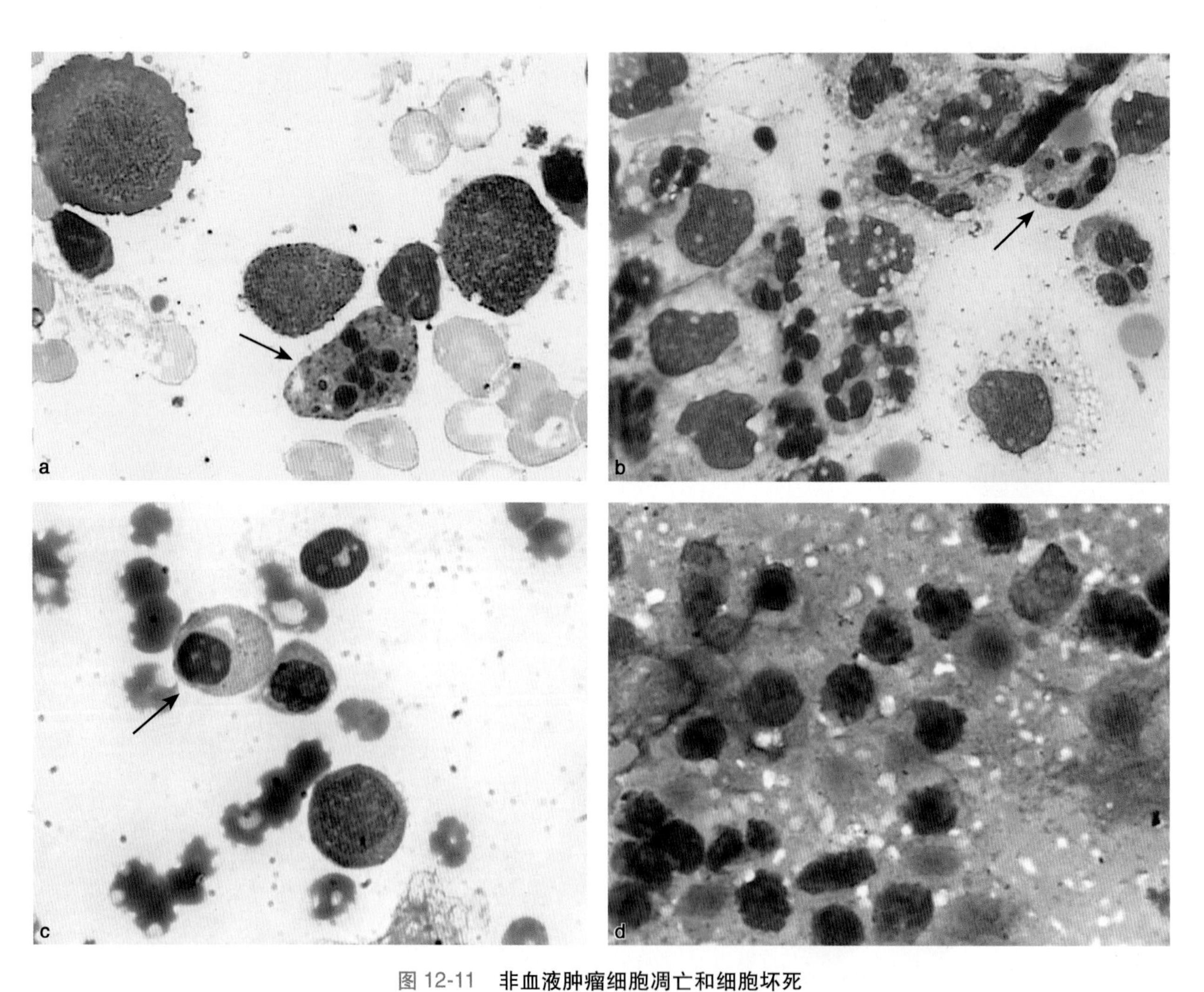

图 12-11 **非血液肿瘤细胞凋亡和细胞坏死**

a 为 MA 幼红细胞凋亡;b 为结核性胸腔积液多量凋亡中性分叶核粒细胞(分叶核失去原有结构,核叶分离变小、均质性,箭头指处);c 为幼粒细胞凋亡,胞核均质化;d 为骨髓坏死标本,有核细胞坏死,胞质崩解和胞核模糊

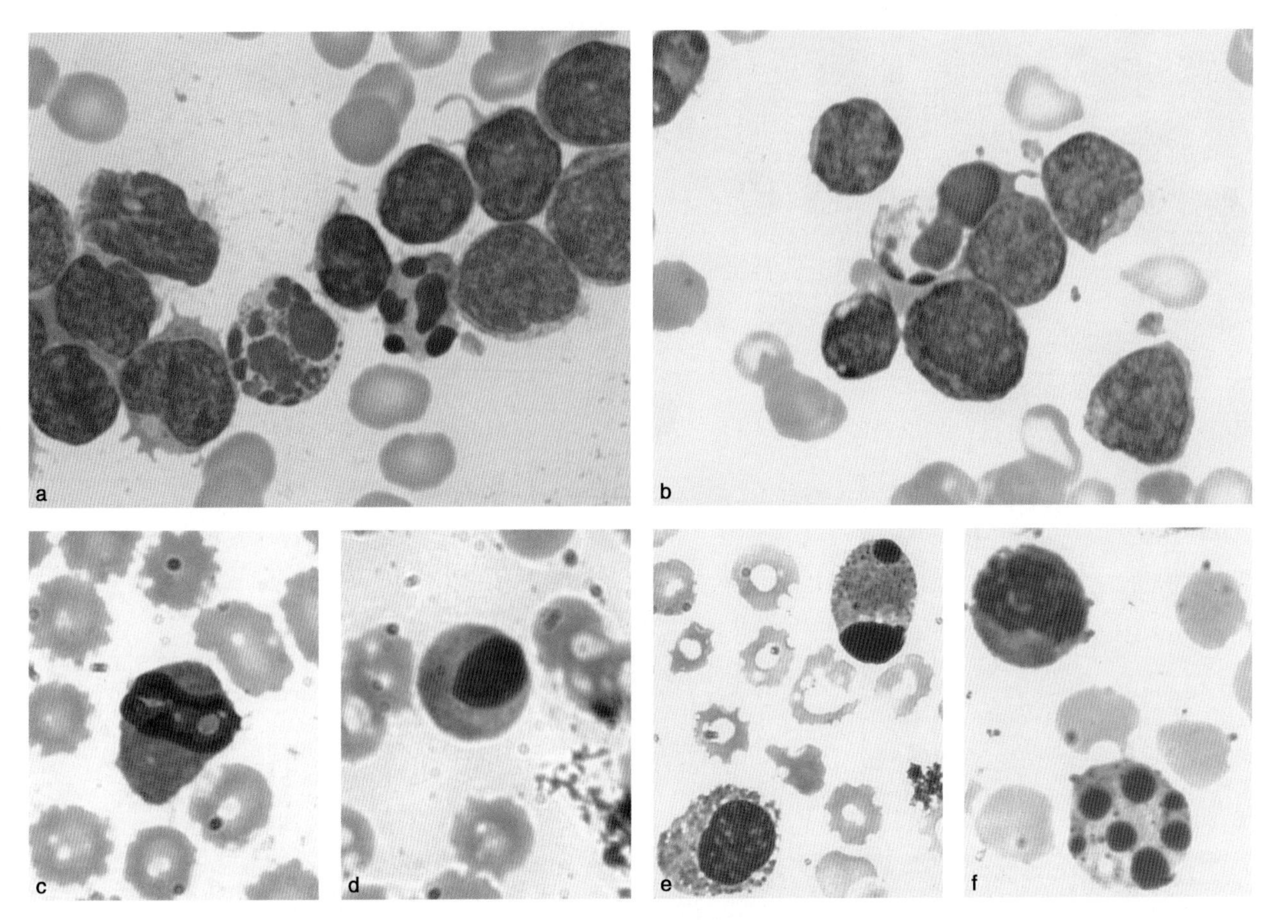

图 12-12　**EDTA 抗凝标本放置后发生的细胞凋亡**

a~c 为原始细胞凋亡；d、e 为幼粒细胞凋亡；f 为中性分叶核粒细胞凋亡

六、转移性骨髓肿瘤细胞

恶性肿瘤早期，骨髓象常无明显变化。中晚期患者骨髓粒细胞常出现继发性增多，少数巨噬细胞增生，呈类感染性细胞学改变。一部分患者，肿瘤细胞经血行扩散转移至骨髓，可在骨髓标本中检出转移性肿瘤细胞。成人中，最常见转移骨髓的是肺癌、乳腺癌、前列腺癌和胃肠道癌。儿童组中，最常见是神经母细胞瘤（neuroblastoma，NB），其次是横纹肌肉瘤、Ewing 瘤、视网膜母细胞瘤。在标本种类中，骨髓切片最易于检出转移性肿瘤细胞，骨髓印片其次，骨髓涂片差。

1. 腺癌细胞　转移性癌中最常见的是腺癌细胞。腺癌细胞来源于腺上皮，具有聚集性，故具有一些形态学特征，如细胞常呈簇或成团，有时呈（不）典型腺腔样结构（腺腔形成）或条索状、乳头状排列，类似腺样结构；细胞大小较为一致，细胞膜较清晰，核仁明显，胞质丰富，可见囊泡样内容物。至于来源于何处组织的腺上皮肿瘤，骨髓形态学检验不能评判。癌细胞的低分化和高分化也是由组织病理学检查作出，组织病理学是以癌细胞形成腺腔多少评判其分化性的（腺腔形成占 80%以上为高分化，低于 50%为低分化，介于两者之间为中分化），与细胞大小无明显关系。因而，骨髓形态学中，一部分标本癌细胞缺乏细胞大小与分化的明显相关性。一般认为癌细胞大或巨大而胞核小者、腺腔（样）结构形成者，分化程度较高；小细胞的腺癌细胞（尤其是团状的小细胞）多为低分化或未分化性，腺管、腺泡状结构少见或不见。然而，在不知病理诊断报告的形态学检验中，低分化腺癌的小细胞与其他肿瘤性小细胞较难区别。此外，转移性腺癌细胞的不典型形态也较常见，如胃腺癌细胞、肺腺癌细胞、胰腺癌细胞由于组织学结构复杂，其不同结构层和不同部位的癌细胞，即使在同一份标本中的形态变化（包括细胞分化性形态）可以非常大（形态学多样性），有典型腺癌细胞形态特征者可作出或（基本）符合腺癌细胞或找到腺癌细胞的细胞学诊断，不典型者则不能做出进一步的类型诊断（图 12-13）。

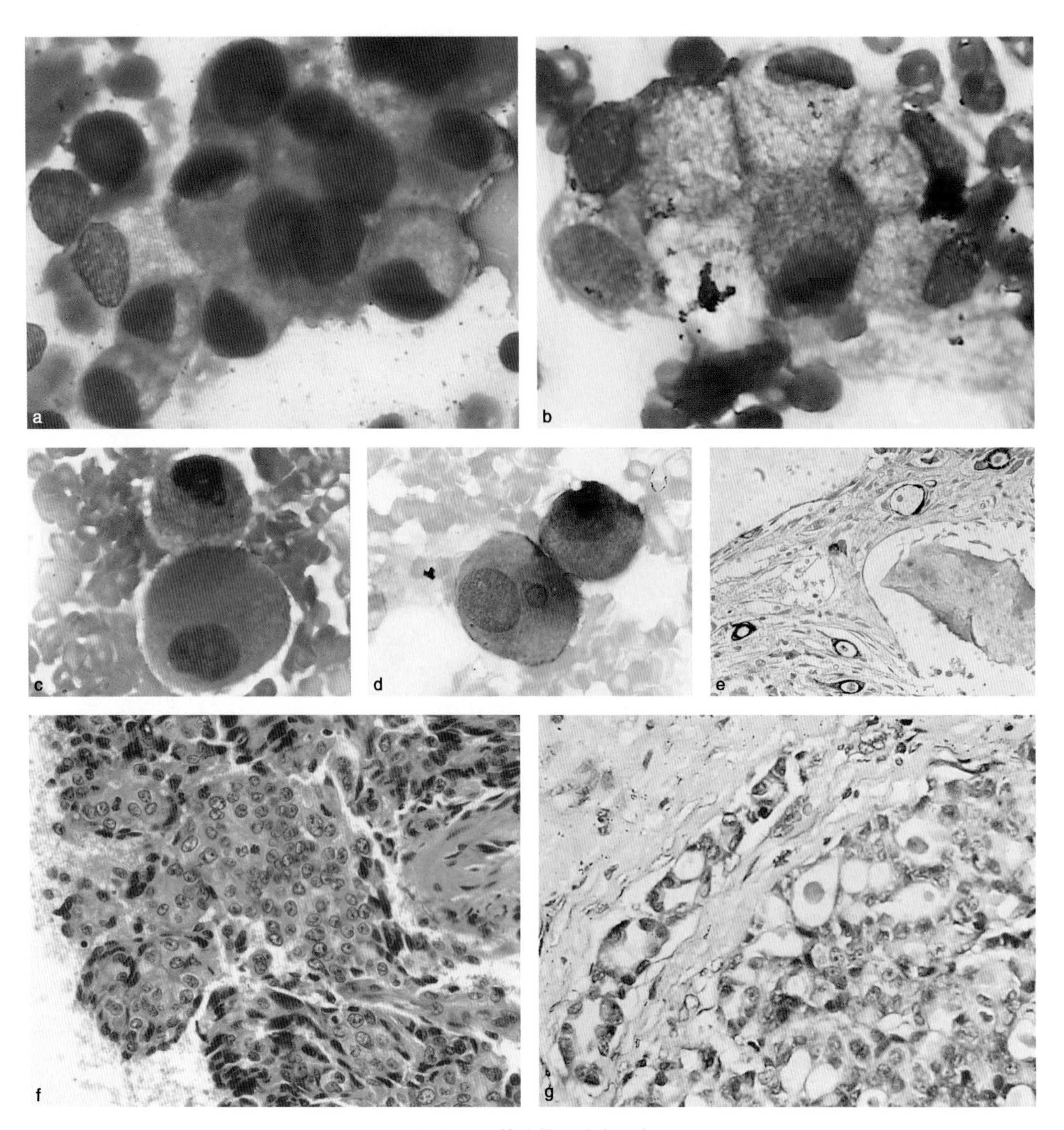

图 12-13 **转移骨髓腺癌细胞**

a、b 为腺癌细胞，分别为乳腺癌和胃癌转移；c 为类似浆细胞的胰腺癌转移细胞；d 为 c 标本 CEA 染色阳性；e 为 CEA 标记显示的印戒细胞癌；f、g 为转移性腺癌细胞的成巢和腺管状排列的结构

2. 鳞癌细胞　鳞癌全称鳞状细胞癌（squamous cell carcinoma），是发生在皮肤、附属器或黏膜的恶性肿瘤。鳞癌细胞较大，核仁明显，胞质丰富，嗜碱性，胞质内容物不明显，胞体可呈棱形、多边状（图 12-14）。细胞免疫化学染色有助于腺癌与鳞癌的鉴别，腺癌主要表达 CEA 等抗原，鳞癌常为高分子量角蛋白等单抗所标记。

3. 神经母细胞瘤细胞　神经母细胞瘤（neuroblastoma，NB）为小细胞性肿瘤，浸润骨髓时，增生活跃，造血明显受抑，类似原始淋巴细胞的瘤细胞大量出现，可高达 90% 以上。瘤细胞常呈菊花样围聚或玫瑰样现象或块样聚集，异形性明显，可见 4～8 个多核瘤细胞呈四方形或莲花样排列（图 12-15）。NB 侵犯骨髓主要见于儿童。骨髓切片，典型者瘤细胞呈玫瑰花样结构，或小簇状、索状浸润，可伴有纤维组织增生。

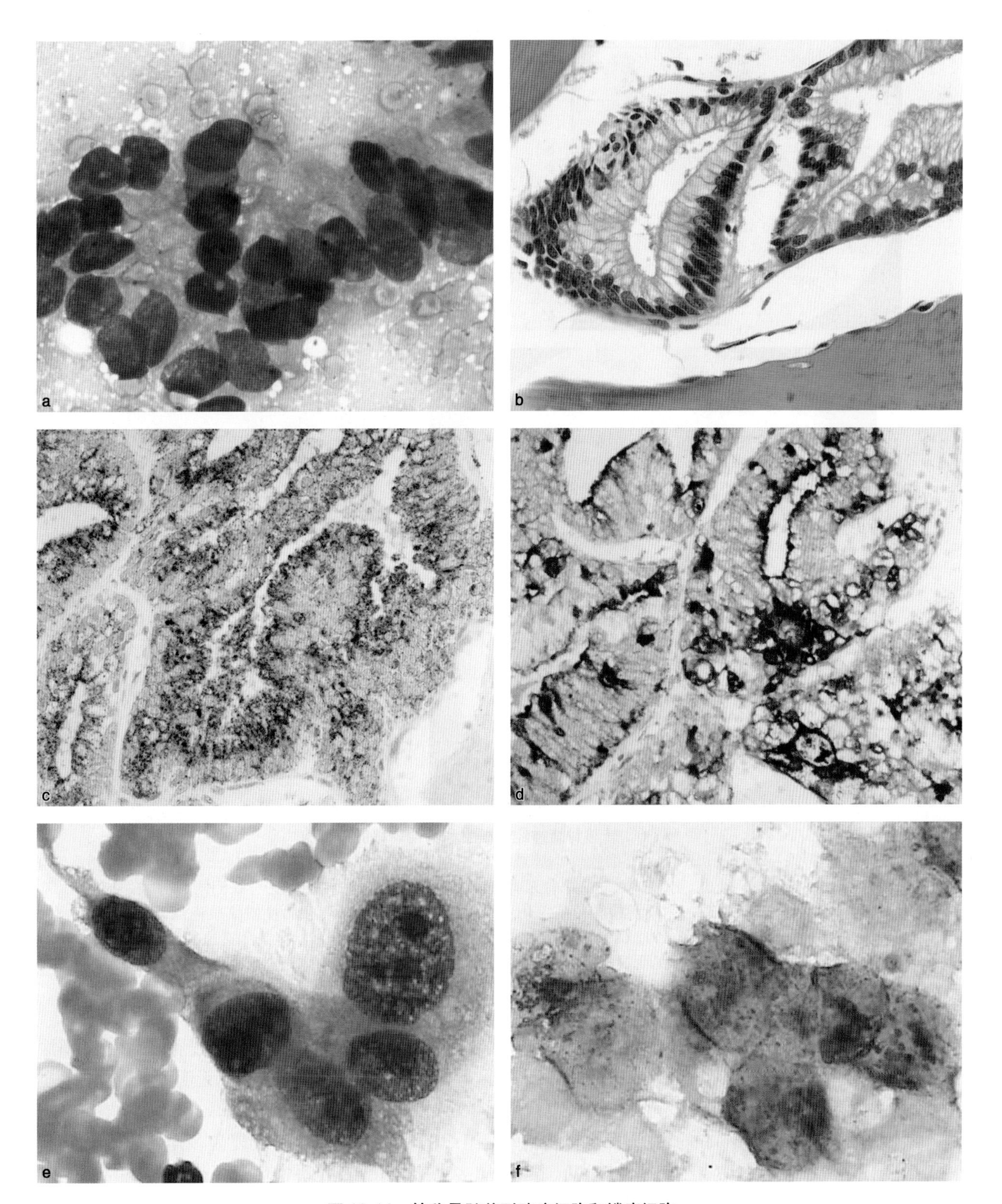

图 12-14　**转移骨髓前列腺癌细胞和鳞癌细胞**

a、b 为前列腺癌转移骨髓的印片和切片腺管状排列癌细胞；c、d 为 ab 患者的 P504S（认为是前列腺上皮内恶性肿瘤的良好标记物，有高的特异性和灵敏度）和 PSA 染色阳性；e、f 为鳞癌细胞和高分子量角蛋白染色阳性

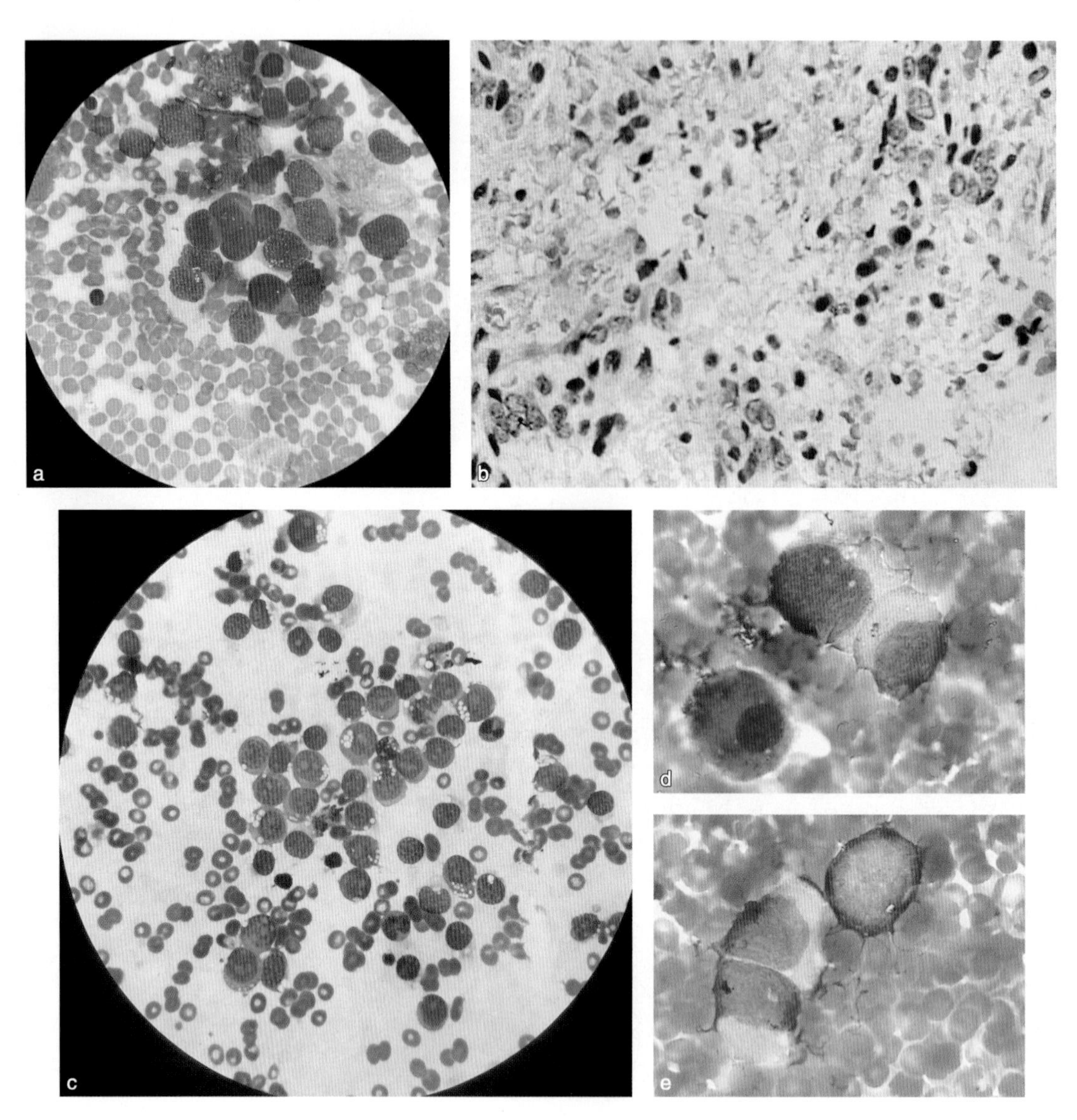

图 12-15 **转移骨髓神经母细胞和其他转移肿瘤细胞**

a 为神经母细胞；b 为骨髓切片神经母细胞瘤小簇或块状瘤细胞，类似 MDS 的 ALIP 结构；c 为骨髓检出聚集性小圆性肿瘤细胞。患儿，男，13 岁，1 个月前无明显诱因出现乏力，全血细胞减少、双侧睾丸肿大，染色体核型为 t(2;4)(q35,q27)。阴囊活检和免疫组化示恶性小圆蓝细胞肿瘤（胚胎性横纹肌肉瘤）。d、e 为患者女 18 岁，腰背部酸痛剧痛 1 月，双下肢麻木 2 周，胸腔积液 3 天，胸腔积液检出类似造血原始细胞样肿瘤细胞，染色质细疏、条纹状，不见明显核仁，细胞有聚集倾向，组织病理学诊断小细胞性肿瘤，胚胎性横纹肌肉瘤

4. 其他转移性肿瘤细胞　Ewing 肉瘤是一种骨肉瘤，以骨质破坏区呈透明状，被侵犯区骨髓穿刺涂片，肉瘤细胞明显大小不一，呈内皮细胞样、网状细胞样、粒单细胞样；胞核（椭）圆形，无明显凹陷，染色质浓集不一，可见位于胞核中间的多为单个的核仁；胞质量少或中等，多色性或嗜碱性。

横纹肌肉瘤（rhabdomyosarcoma）是发生自胚胎间叶组织的恶性肿瘤。临床表现为多样性，胚胎型（多见于婴儿，进展快，表现为无痛性疼痛性肿块）、腺泡型（多见于青壮年，肿块常位于深部软组织），都是常见类型，侵犯骨髓时，瘤细胞与组织病理标本类似，为未分化的小圆形、卵圆形或梭形、星形肌母细胞组成细胞，胞质可见丰富的黏液基质，胞核可见纵行的肌原纤维或横纹（图 12-15），免疫组化肌红蛋白、结蛋白和波形蛋白常见阳性。

七、造血细胞簇和不典型原幼异常细胞

骨髓造血,造血细胞有其一定规律的聚集性排列,典型者在造血细胞中间有巨噬细胞护卫,即造血细胞岛。在骨髓涂片中造血细胞岛有两种:有巨噬细胞和无巨噬细胞护卫的造血岛。后者比前者多见。骨髓切片中,一般观察不到巨噬细胞,为幼稚造血细胞的聚集或簇状生长。骨髓切片中,常见有核红细胞岛(簇)、粒细胞岛(簇),可为病理性或生理性造血的反映;巨核细胞簇仅见于病理造血时(见第九章和第十四章)。骨髓涂片,最常见是幼红细胞造血岛(见第八章)、其次有粒细胞造血岛(见第七章)、罕见的有巨核细胞簇(见第九章)、浆细胞簇(见第十一章)、巨噬细胞簇(见第十章)。骨髓涂片易见幼红细胞造血岛、粒细胞造血岛及其他造血细胞簇时,均为病理性造血紊乱或肿瘤性造血的结果。

不典型原幼异常细胞常为不易分为某个系统或阶段的细胞。在一般性标本中,也容易与造血和淋巴组织肿瘤细胞混淆。这类细胞主要见于感染和非感染性疾病(图 12-16),包括噬血细胞综合征,有以下一些形态学特点:细胞幼稚,但又缺乏白血病性原始细胞的原始性;胞质嗜碱性,无颗粒或颗粒稀少;胞体和胞核常有异形性;在细胞分类中百分比常低,一般<5%~10%;形态学疑似此类细胞多为淋系和/或单核系细胞。在一些造血和淋巴组织肿瘤中,尤其是原幼细胞百分比低者,如 MDS、MPN、慢性白血病,也会遇到一些较难归类的细胞。

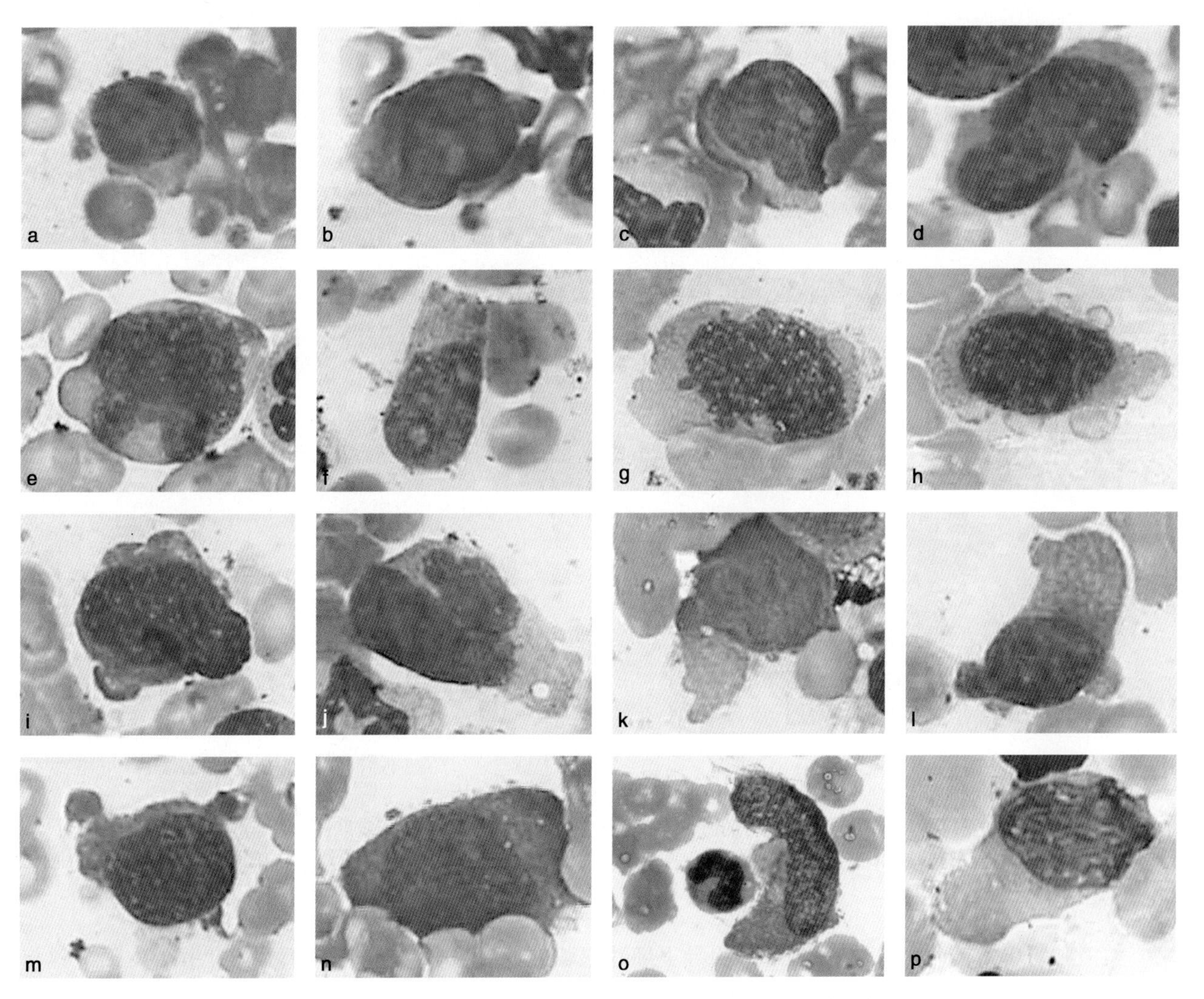

图 12-16 **不典型原幼异常细胞**

a~h 为采自非造血和淋巴组织肿瘤骨髓涂片;i~p 为采自血液肿瘤骨髓涂片

第二节 髓外血液肿瘤形态学

髓系肉瘤和浆细胞瘤是最常见发生于髓外组织的血液肿瘤。现在,因对浆膜腔积液细胞学的重视,发生于浆膜腔和脑脊液中的白血病细胞和淋巴瘤细胞也较常见。

一、体表和器官肿块血液肿瘤原幼细胞

髓系肉瘤多为粒细胞型原幼细胞,先于骨髓病变出现时,可预示不久将发生急性白血病;在白血病治疗中出现时,意味着白血病顽固或恶化;在缓解期出现时,预示白血病将复发。髓外浆细胞瘤,部分患者将发生浆细胞骨髓瘤;在骨髓浆细胞瘤化疗中或缓解期中出现,其意义与白血病基本相同。由于生长环境,肿块穿刺的肿瘤细胞形态常较骨髓涂片中的不典型(图 12-17 和图 12-18)。

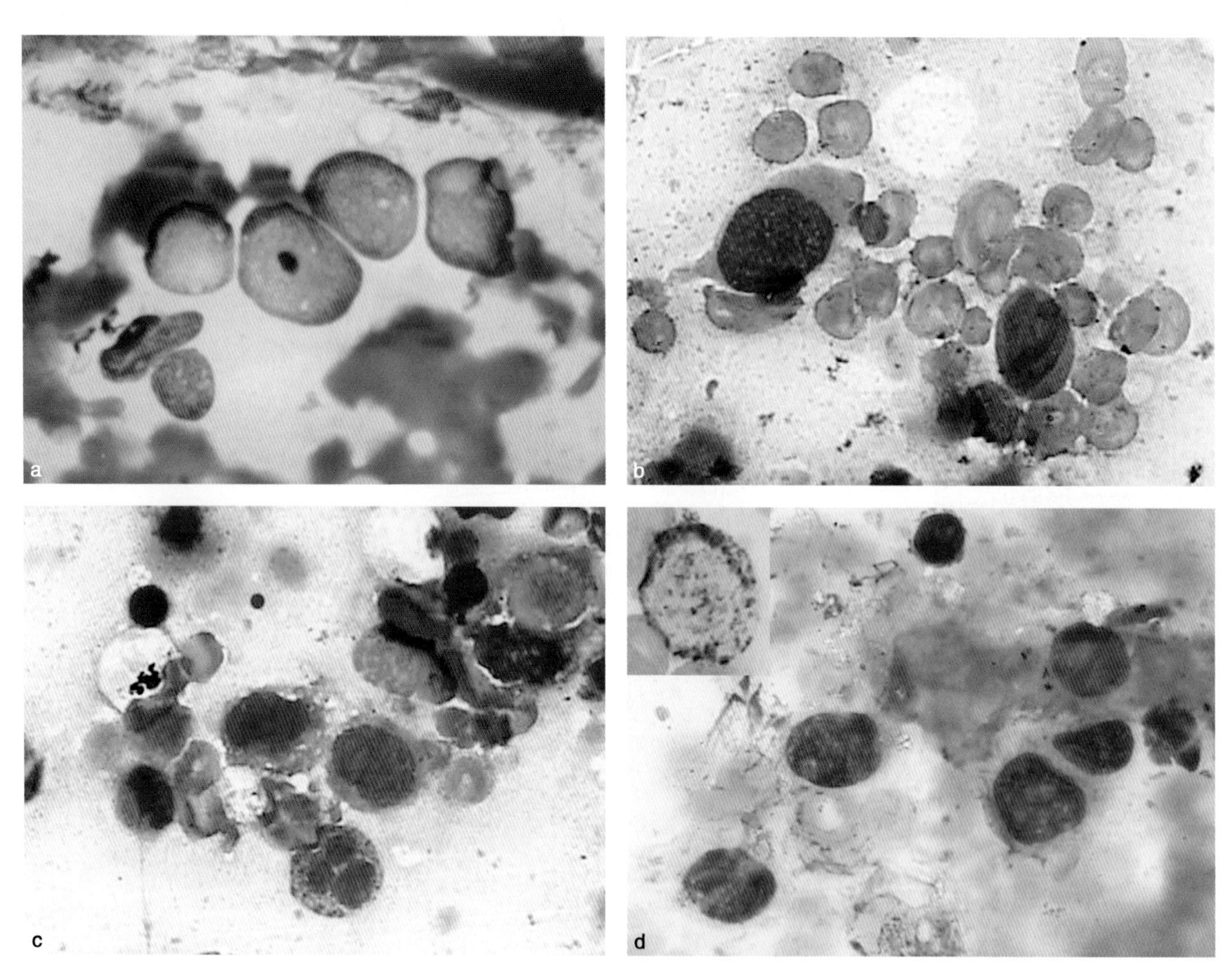

图 12-17 **髓外组织白血病细胞**

a 为 AML(M4)复发以浅表乳腺肿块为先行的肿块穿刺涂片白血病细胞;b 为 M5a 皮肤肿块穿刺涂片原幼单核细胞;c 为 CMML 淋巴结浸润的单核细胞和粒细胞;d 为 M4 浸润鼻腔形成肿块,穿刺涂片原幼单核细胞,插图为幼单核细胞 SBB 阳性

血液肿瘤也常侵犯内脏器官,在超声引导下细针穿刺也日益增多。当前,临床上多应用 18G 活检针与 21G 穿刺针可对肝、脾等脏器淋巴造血肿瘤穿刺取材或活检,成为诊断的一个方法。

二、浆膜腔积液为首发和原发血液肿瘤细胞

淋巴瘤等血液肿瘤,常侵犯浆膜腔和脑膜,甚至以浆膜腔积液或脑膜侵犯首发症状(在浆膜腔积液或

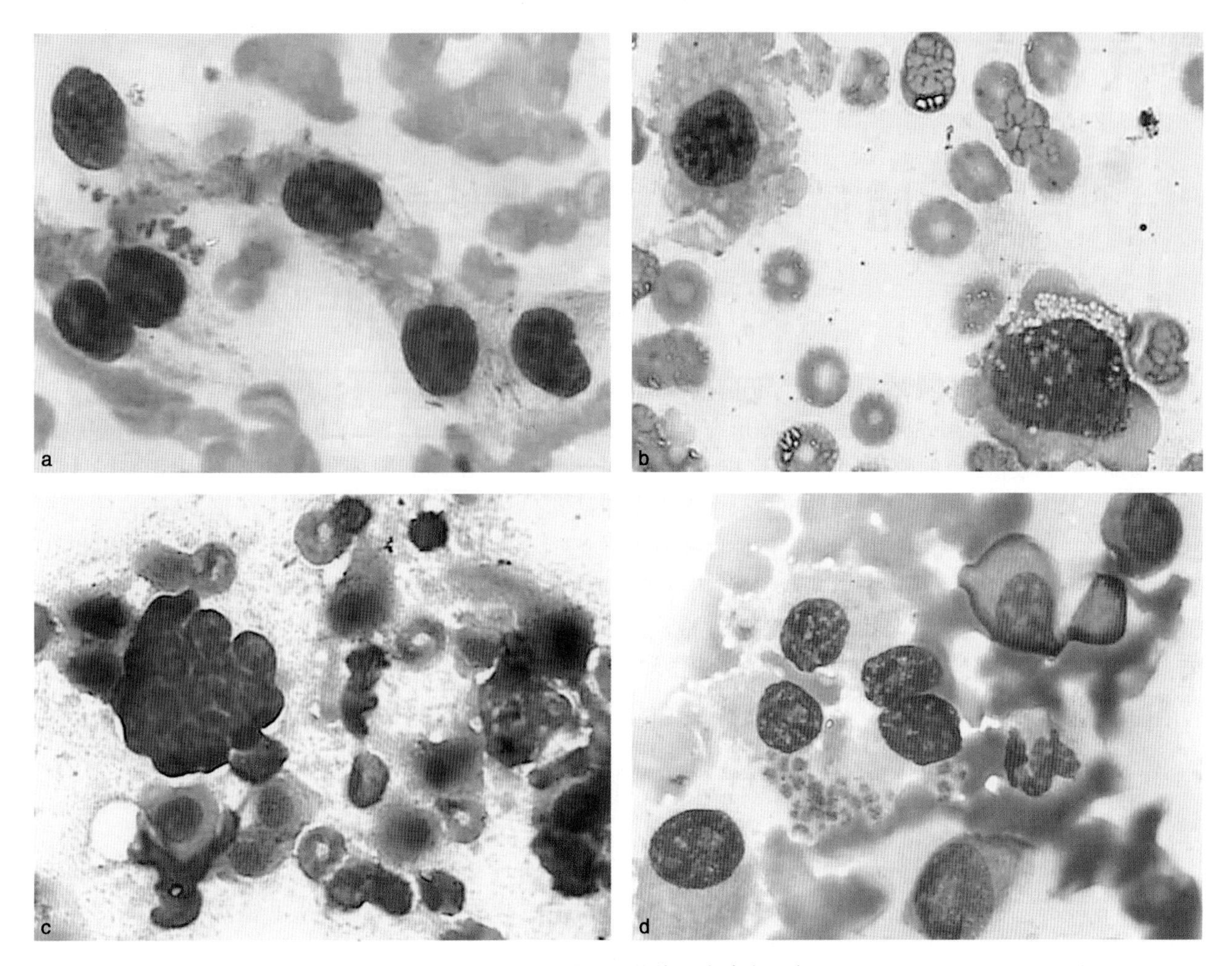

图 12-18 **髓外组织其他血液肿瘤细胞**

a、b 为 2 例浆细胞骨髓瘤疾病进展中发生的髓外浆细胞瘤穿刺涂片骨髓瘤细胞；c 为骨髓增殖性肿瘤伴随的髓系肉瘤穿刺涂片巨核细胞及其他髓系细胞；d 为 IgG 型 PCM 缓解期浆细胞髓外浸润的额头肿瘤穿刺涂片

脑脊液中检出原幼细胞）而被发现。白血病浸润大多是急性白血病，其中又以 AML 为多见，原始细胞多少不一，间皮细胞数量不如炎症明显。淋巴瘤浸润胸腹膜以大 B 细胞淋巴瘤居多，也可是原发浆膜腔的 B 细胞淋巴瘤等。B 淋巴瘤细胞受到浆膜腔环境的影响，常有形态上的显著性变化，如大小、异形性、胞质的丰富与嗜碱性，且常与高凋亡共存。急性淋巴细胞白血病浸润中枢神经系统比 AML 为多见，在脑脊液中检出淋巴瘤细胞也较为常见。详见卢兴国、马顺高和康可上编著，人民卫生出版社出版的《脱落细胞学图谱》。

第十三章

胞质突起与离体形态学

细胞世界精彩纷呈、奇妙无比,迄今仍有许多细胞形态学有待认知。如光学显微镜下形态与电子显微镜下结构与分子和化学成分的联系,细胞形态特征的发生机制,如杯口形核、脑回形核及一些细胞胞质可塑性增加(细胞膜松弛)的原因,细胞或胞核大小的控制机制等。比起细胞核象形态学,胞质形态学中有更多的形态有待熟悉和阐明,胞质突起或分离形态学即是其一。在我们积累的资料中可见,嗜碱性胞质突起与离体在一些病例中格外明显,且有规律性地发生,似乎生长活跃的细胞,胞质不断生长亦不断离体,以维持其固有的形态和功能;除了嗜碱性胞质,还有不同成熟阶段中细胞离体的颗粒性胞质(主要为嗜酸性胞质)。我们认为胞质突起与离体是细胞分化或成熟过程中的常见现象。当今,对于离体胞质的生物学功能主要仅限于血液中纳米级小囊泡的外泌体或微粒、微体以及一般细胞离体胞质超微结构的研究;我们期待更多的专门血液细胞超微结构研究解读血液细胞胞质突起与离体的特质与机制。

第一节 概　　述

胞质突起(cytoplasmic projections)和胞质脱落物(cytoplasmic shedding),又称胞质(游离)体(cytoplasmic bodies),是一种较为常见的现象。尤其是淋巴结、扁桃体、脾脏和骨髓等处,易见胞质脱落物,在病理科称为淋巴腺小体(lymphoglandular body)、淋巴小球(lymphoid globules)、Soderstrom 小体、胞质碎片(cytoplasmic fragments)或淋巴细胞小体(lymphocytoid bodies)。Downey 和 Weidenreich 在 1912 年首先描述淋巴液中淋巴细胞的胞质突起和小的胞质体现象,提出淋巴结中的淋巴细胞通常将其胞质的小部分脱入到淋巴液中。1966 年 Soderstrom 认为淋巴腺小体是淋巴组织和淋系肿瘤特有的。Morito Ohmura 在 1970 年研究发现外周淋巴组织如淋巴结和脾脏(白髓)中有大量不同大小的胞质体(小如血小板,大如小淋巴细胞),而中枢淋巴组织如胸腺中则很少。这些胞质体经卡诺固定液固定后,被甲基绿-派洛宁染成红色(主要由嗜派洛宁颗粒或线状物组成);经 RNA 酶消化后,胞质体嗜派洛宁反应则完全消失。经抗原刺激后的淋巴结和脾脏中,胞质体数量远远大于未刺激的对照组织,并在有许多胞质体的区域易见淋巴细胞的胞质出芽现象。

在骨髓中胞质突起和胞质脱落物也可见,甚至多见。浙江省仙居县人民医院陈慧红等观察 35 例正常骨髓象参考均值为 2.89‰,在造血旺盛的骨髓涂片中增多;浙江省东阳县人民医院俞雅瑶等观察 130 例白血病和贫血标本,观察到急性淋巴细胞白血病(acute lymphocytic leukemias,ALL)骨髓涂片中胞质脱落物明显比急性髓细胞白血病(acute myeloid leukemias,AML)为多见。AML 中,急性早幼粒细胞白血病(acute promyelocytic leukemia,APL)和伴有核红细胞增多 AML 与骨髓增生异常综合征(myelodysplastic syndroms,MDS),都比 AML 伴成熟型和急性粒单细胞白血病为多见。形态上,ALL 中所见的胞质脱落物多为小型,有的仅如大型血小板大小,AML 中多为大型胞质脱落物,可大至 15μm。在贫血中,巨幼细胞贫血(megaloblastic anemia,MA)增多,缺铁性贫血(iron deficiency anemia,IDA)其次,再生障碍性贫血(aplastic anemia,AA)最少。

第二节 胞质突起与离体细胞种类

仔细观察胞质突起与分离形态学,结合一些细胞学基础,还予以我们新的启示和认识:胞质的突起与分离主要见于胞质嗜碱性的原始细胞,包括原始红细胞、原始粒细胞、淋巴瘤细胞、骨髓瘤细胞和白血病性原始

细胞。在粒系中,早幼粒细胞以后阶段少见胞质突起和分离现象,红系亦有这一趋向。除了原始细胞为主的突起与离体的嗜碱性胞质外,还见于不同成熟阶段细胞中突起与离体的颗粒性胞质(主要为嗜酸性胞质)。

一、有核红细胞胞质突起与分离

原始红细胞至晚幼红细胞,各阶段均可见胞质的多形态性突起与分离。我们观察531例标本,原始红细胞胞质多有突起与分离现象,早幼红细胞一半左右有这一形态学,中幼红细胞和晚幼红细胞可见突起现象,但分离现象少见。一般所述的原始红细胞舌状或瘤样伪足突起中,相当多的细胞可见突起处有一分离样或淡染的基部,甚至犹如岩石垒在细胞上,摇摇欲坠;有的在基部处缩窄,为一细柄或细丝样相连。有的细胞突起与分离现象呈帽状,有的呈多个结节状,由大到小,连接胞体处也缩小、向外结节增大;有的似枪管状外展,也有大块状突起和分离现象(图13-1)。

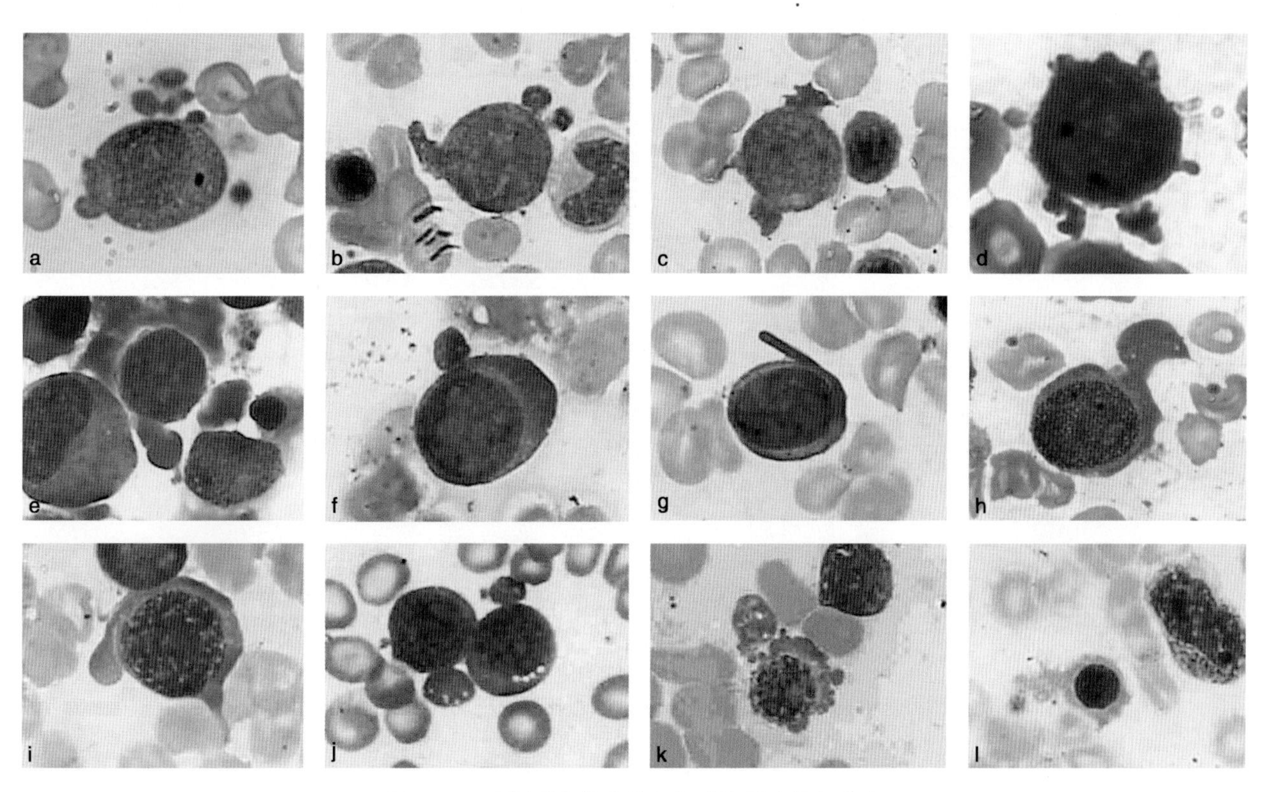

图13-1　**不同形态的有核红细胞胞质突起与分离**

a、b为胞质龟样和蜗牛样突起,可见较小的基部;c为胞质呈博士帽样突起;d、e为火轮状突起与球状结节样由小到大,结间缩小;f为胞质呈垒石样,摇摇欲坠;g为胞质呈枪管状突起;h~j为胞质大块状突起与分离,基部细小;k为早幼红细胞胞质突起与分离;l为晚幼红细胞大块状胞质突起与分离现象

二、粒系细胞胞质突起与分离

正常和一般骨髓象原始粒细胞少见,白血病时原始粒细胞突起与分离状多见(后述)。除了原始粒细胞外,粒细胞反应性或继发性增多者,早幼粒细胞的胞质突起与分离状形态较多,中幼粒细胞及其后期细胞少见。可见尾巴状、细长和大块状突起,多有细小基部(图13-2)。这些胞质分离或释放后成为游离体,即胞质脱落物,含有颗粒。

三、淋巴细胞和单核细胞胞质突起与分离

白血病细胞胞质突起与分离形态见后述。感染和其他非淋巴肿瘤性疾病中所见的淋巴细胞和单核细胞胞质突起与分离现象见图13-3,形态学多类似早幼粒细胞,一部分与幼红细胞相似,可见多个嗜碱性胞质游离。第十一章介绍的变异淋巴细胞和第十章的树突细胞,胞质伸突,都是极易离体的胞质。

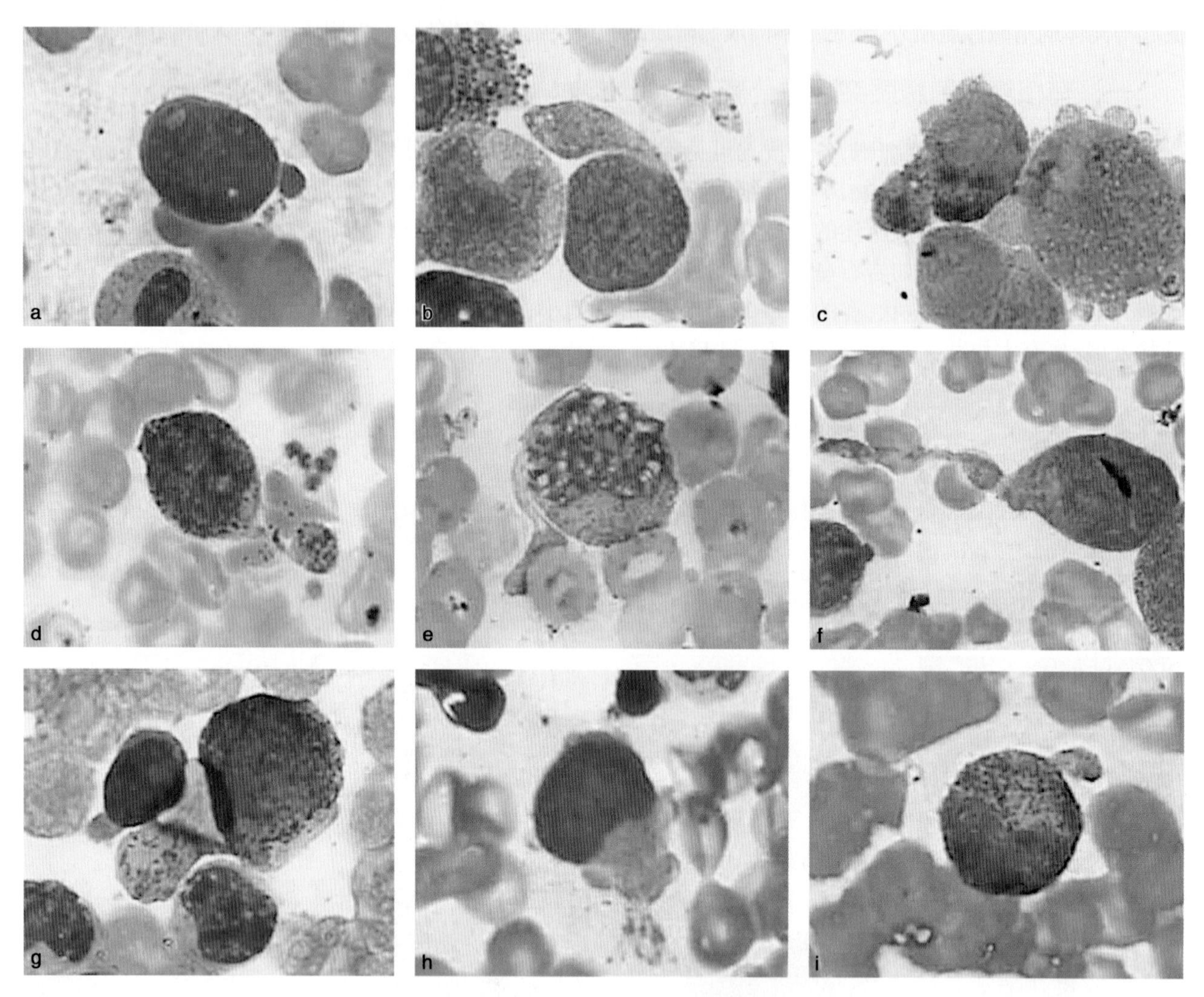

图 13-2 不同形态的粒细胞胞质突起与分离
a 为原始细胞胞质突起处有一淡染的基部；b~i 为形态各异原早幼粒细胞胞质的突起与分离状

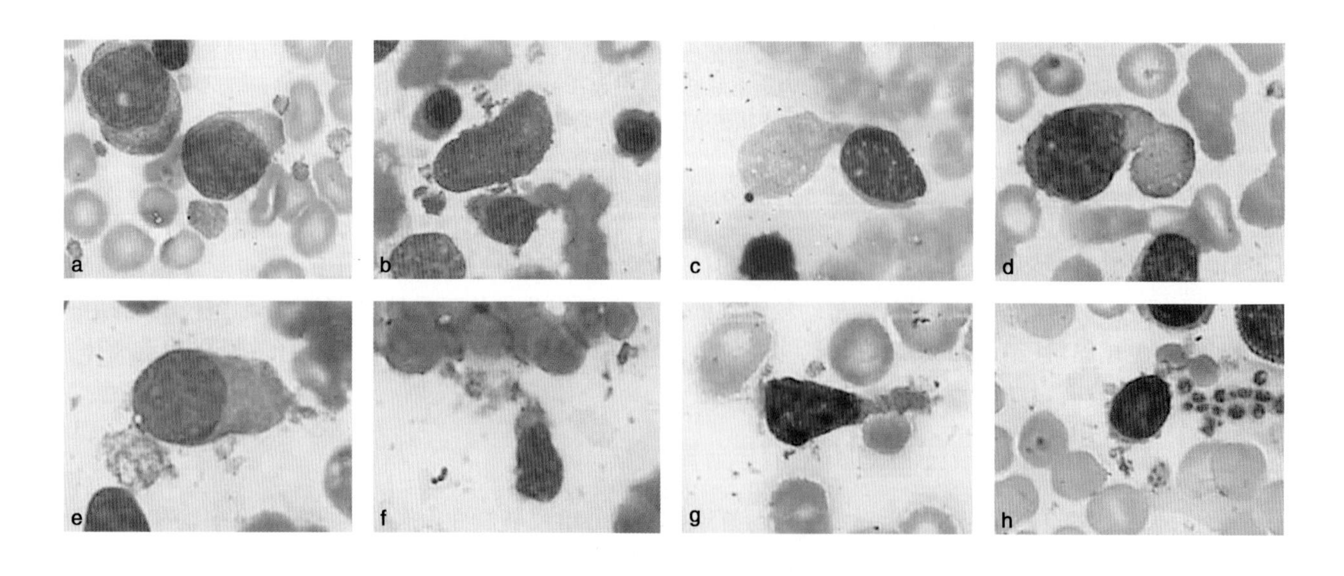

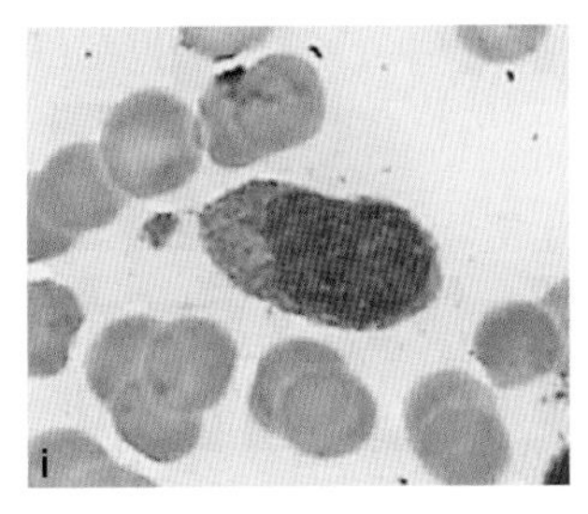

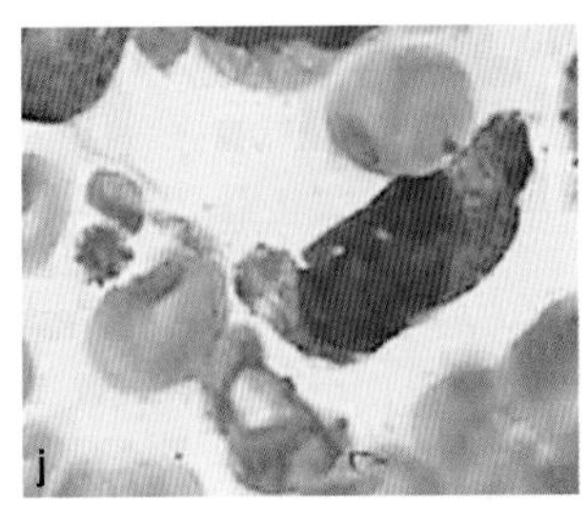

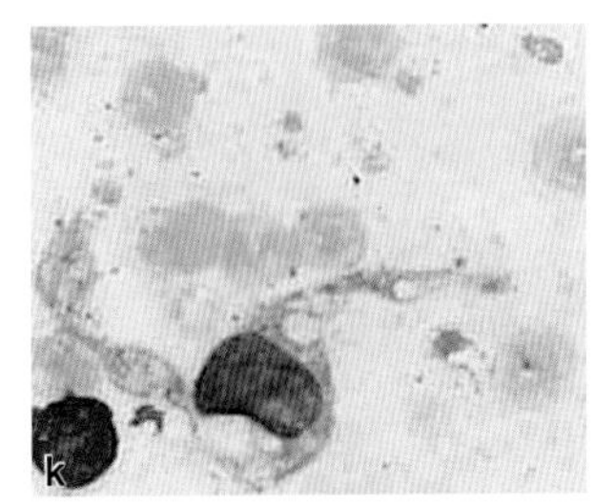

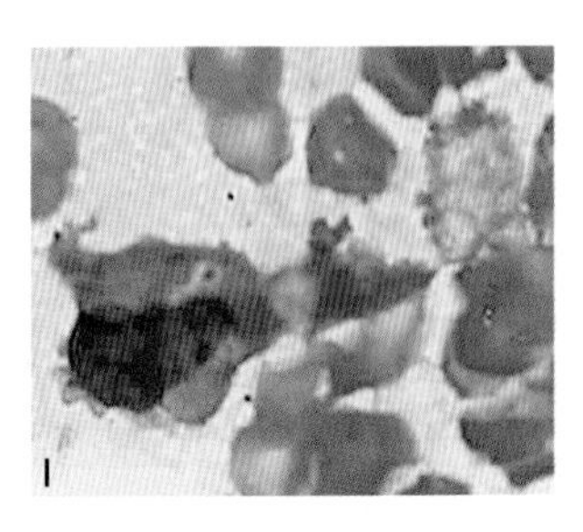

图 13-3　**淋巴细胞和单核细胞胞质突起与分离**

a、b 为嗜碱性胞质突起、分离和游离；c~e 为胞质尾巴样伸突呈离体状；f~h 为胞质云雾状等突起与分离；i~l 为单核细胞与巨噬细胞胞质突起与分离状

四、白血病性原始细胞胞质突起与分离

白血病性原始细胞胞质突起与分离易见，在一部分标本中非常多见，形态各异，分离处基部缩窄明显（图 13-4）。我们曾见一例 MDS 转化时的原始细胞有大量胞质突起。

五、浆细胞、淋巴瘤细胞和肥大细胞胞质突起与分离

浆细胞和骨髓瘤细胞胞质突起和分离形态常见，正常和一般性标本中所见的多为细小突起和分离状胞质，骨髓瘤中可见大块状突起与分离状（图 13-5）。

胞质小体最常见于 B 细胞增殖性病损，其次是 T 细胞病损和髓系肿瘤。在淋巴组织的印片和针吸涂

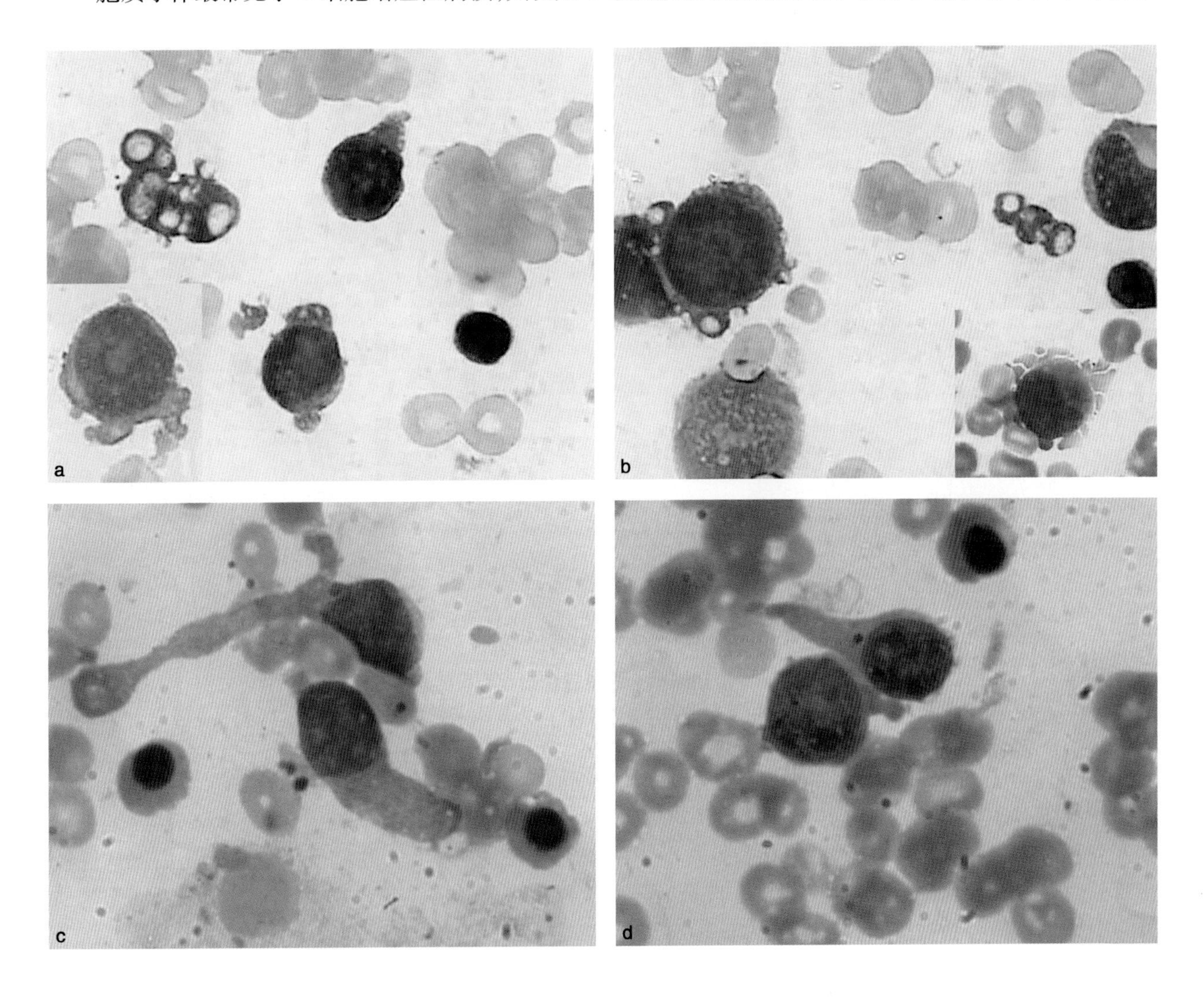

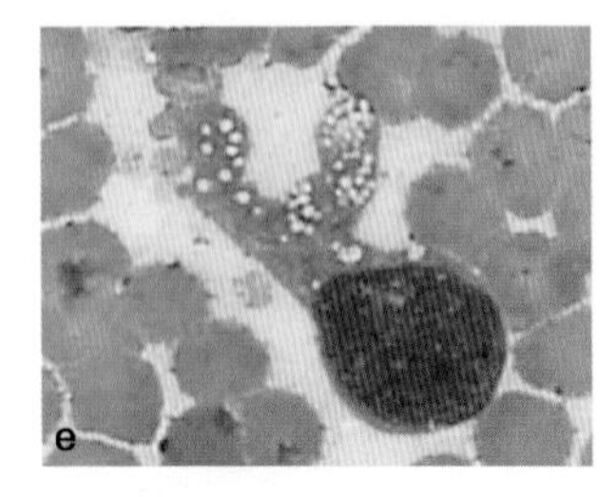
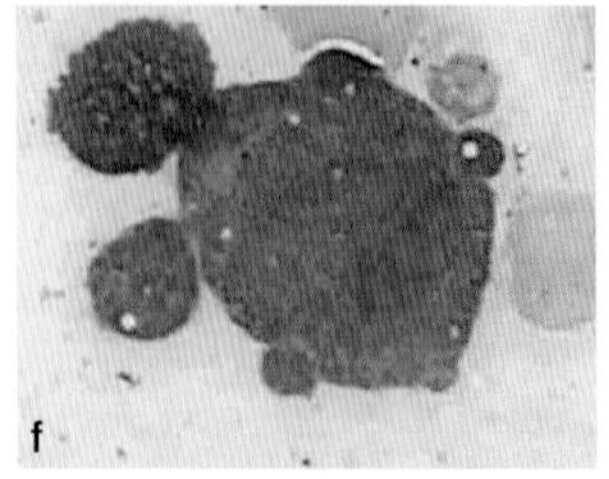
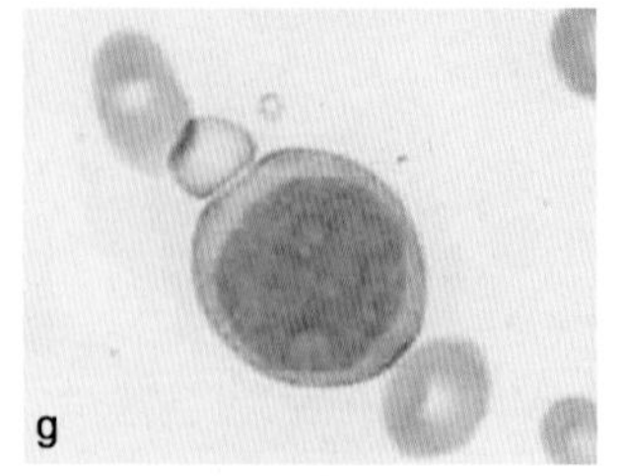
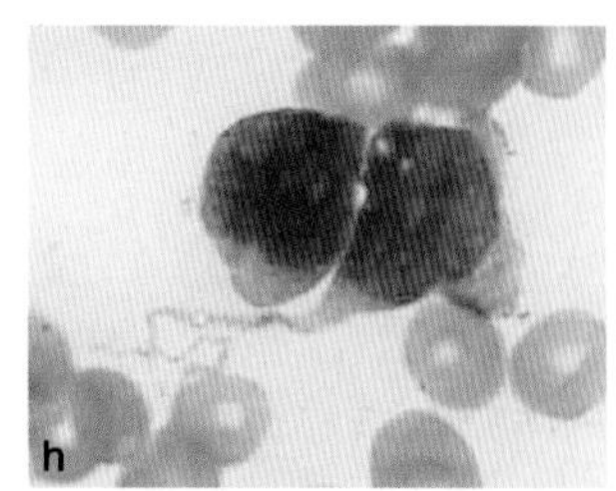

图 13-4 **白血病原始细胞胞质突起与分离**

a、b 为急性白血病原始细胞大块状突起和结节状分离，插图为同一标本胞质呈龟甲状突起，b 为原始细胞胞质龟甲样突起胞质呈风轮状突起；c、d 为一例 MDS 转化中原始细胞胞质过长伸突及分离状形态；e~h 为不同形态的胞质突起与分离，如尾巴样、大块状突胞质离体状并见明显的基部或呈蘑菇样、垒石状和细长线状

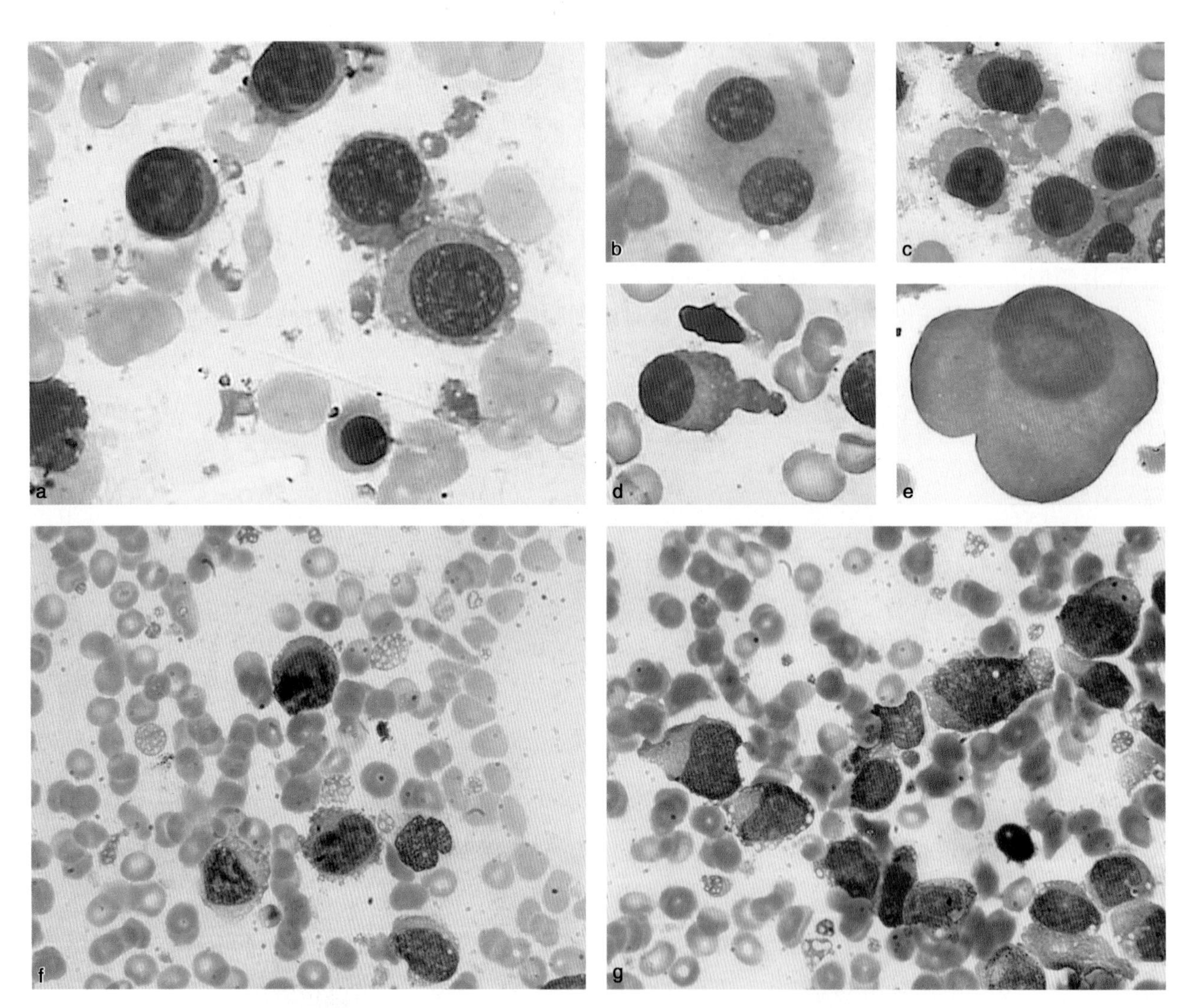

图 13-5 **骨髓瘤细胞和大 B 淋巴瘤细胞胞质突起与分离**

a~e 为不同形态骨髓瘤细胞突起与大量游离的胞质；f、g 为弥漫大 B 淋巴瘤细胞胞质突起与分离

片中，有助于淋巴瘤与其他小而圆细胞肿瘤（如神经母细胞瘤、尤因肉瘤、视网膜母细胞瘤、肾母细胞瘤和胚胎横纹肌肉瘤）的区别。但也可见于小细胞肺癌、非小细胞肺癌、神经节细胞瘤、黑色素瘤、精原细胞瘤和未分化肉瘤。如每高倍视野大于 20 个胞质小体强烈提示淋系肿瘤。大 B 细胞淋巴瘤细胞白血病性侵犯骨髓时，常见淋巴瘤细胞丰富的嗜碱性胞质呈分离状和众多离体脱落（图 13-5）。此外，肥大细胞胞质伸突离体也是最容易观察到的一个少见细胞（见第十二章），组织嗜酸性细胞亦是。

六、骨髓印片胞质突起与离体

骨髓组织印片不如推制涂片时的影响因素多，在印片中同样可以观察到胞质突起和分离形态学，说明这一现象并非推片所致，ALL 印片大量原始淋巴细胞胞质脱落见第十九章，AML 和其他标本见图 13-6。

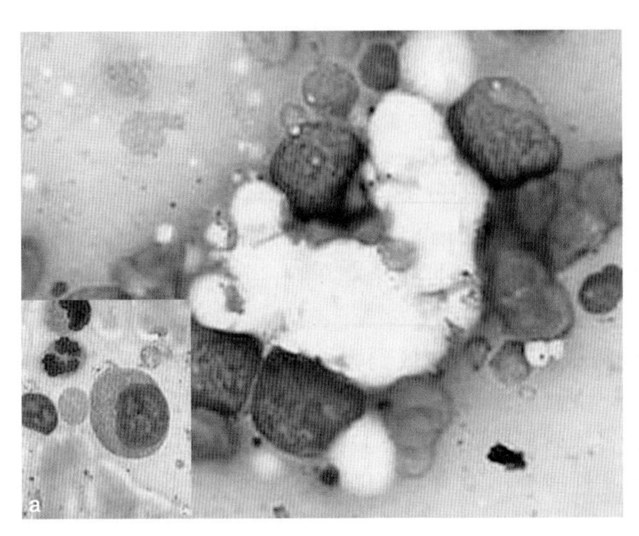

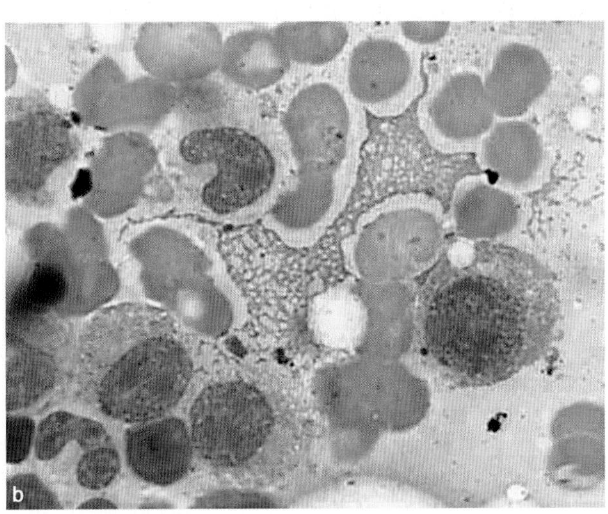

图 13-6　**印片细胞胞质突起与分离现象**
a 为 AML，原始细胞胞质分离和脱落，插图原始粒细胞 2 个分离胞质，一个细丝相连；b 为胞质成片状分离

七、离体的嗜碱性胞质与颗粒性胞质

胞质脱落物可分为嗜碱性和颗粒性，后者常为嗜酸性。离体的嗜碱性胞质由原幼细胞分离，离体的颗粒性胞质为中晚阶段细胞胞质的离体，与细胞的成熟性有关。有核红细胞和原始细胞异常增生（贫血和白血病）的标本可检出高离体的嗜碱性胞质；感染性等疾病中不同阶段粒细胞增多的标本，多见离体的颗粒性胞质。离体的嗜碱性胞质与颗粒性胞质除了前述外，还可有如图 13-7 中的各种形状。

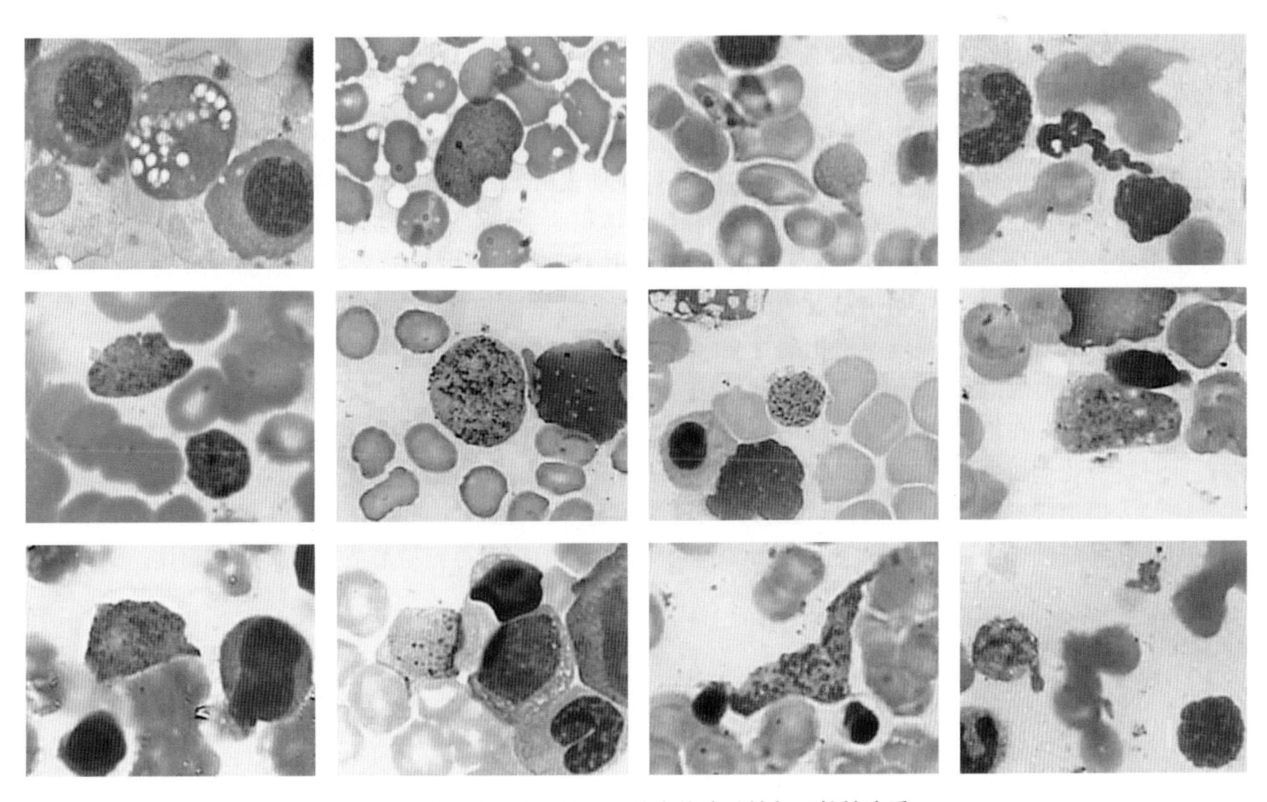

图 13-7　**大小和形状不一的离体嗜碱性与颗粒性胞质**

第三节 胞质突起与离体的机制

胞质突起与离体是形态学新课题。它是怎样生成、作用如何，至今尚不清楚。从微观看，一个细胞是一部完整的机器，推测胞质分离状突起与离体的假设：是细胞发育成熟过程中的必然现象，胞质不断生长而周边“成熟”胞质不断突起离体并作为细胞通讯或运动或释放物质保持与外界功能性的一种方式；抑或是逃避细胞损伤的一种机制，将细胞内外有害因素造成胞质结构损伤时，犹如低等生物的断臂行为发生胞质突起与离体；或是细胞发生凋亡的现象。总结文献中的几种解释如下。

1. 细胞骨架的分解　毒素的直接作用细胞表面导致骨架成分的分解，或导致细胞其他部位的退行性变化，使微丝（包括连接到质膜的接头蛋白）和稳定在细胞内连接的中间丝分解。特定损伤可以通过秋水仙碱以及氟烷和其他挥发性麻醉剂作用于微管解离而重新组装成扭曲的异常纤维，当细胞骨架损伤广泛时，细胞迅速变形。

2. 通过胞吐作用脱去受损的胞质　胞质脱落是种将细胞性物质释放到胞外环境中的胞吐作用，或者进入间质细胞，或进入管道。脱落结构包括：外泌体、膜片段、胞质小泡。胞质脱落在有微绒毛的表面尤其活跃；例如，循环白细胞通过形成小泡和胞质脱落将促凝物质释放到循环中。在急性细胞损伤中胞质脱落明显增加，且正常细胞也有这一作用，作为释放受损细胞性成分小泡的一种机制。

3. 表面小泡隔绝胞质　胞质小泡（blebs,），也称为大泡（bullae），是球状、泡状外突的质膜，内含内质网、核糖体和囊泡等成分的无定形胞质碎屑，通常不含较大的细胞器如线粒体、高尔基复合体和溶酶体。小泡的大小和内含物差异很大。在急性细胞肿胀中，通常为较小、球形、苍白，有细颗粒和小囊泡。质膜直接被磷脂酶或卵磷脂酶等损伤，小泡可较大、含较大的胞质细胞器。

在长泡期间，泡中的胞质物质通过小泡破裂或通过释放完整的小泡而丢失。如果小泡裂解，则下面的质膜快速密封并修复细胞表面。相反，整个小泡可以作为囊泡释放。例如，小泡扩大、突出并从表面远离时，与细胞的附着部分收缩。当这些区域被收紧时，小泡被释放到细胞的周围。

细胞表面附近的细胞骨架完整性的丧失是长泡的主要原因。一部分胞质通过细胞骨架缺陷部分的细胞膜成为小泡。随着急性细胞肿胀的进行，质膜下微丝和微管等细胞骨架网络开始分解。由于微丝中的肌动蛋白解聚，在细胞表面下方出现削弱的区域。在此区域支持的细胞骨架网络消失，使得覆盖的质膜向外膨胀，形成胞质基质中局部的稀薄，表面形成小泡。

在不同类型细胞中，小泡形成过程非常相似。形成小泡的部位取决于损伤的部位与类型。小泡形成的机制最常见的是由 ATP 耗尽而引起。因为单体 G 肌动蛋白聚合成丝状 F 肌动蛋白需要 ATP，当无 ATP 可用时发生肌动蛋白解聚。细胞 Ca^{2+}离子、pH 和细胞体积的变化可以增强小泡形成，但通常较 ATP 缺失的小泡形成要不明显。由于形成有毒氧自由基（O_2^+，H_2O_2，OH・）引起的氧化应激也可形成小泡，但与 ATP 缺失无关；在这种机制中可能涉及硫醇消耗以及与钙运输系统的抑制有关的钙积聚。小泡的质膜干扰磷脂分布，膜损伤后磷脂酰丝氨酸扰乱是被巨噬细胞识别摄取的信号。

缺氧是小泡形成的常见原因。在细胞培养中，可通过去除或中止有害过程或纠正细胞钙水平的过程来逆转小泡形成。在培养肝细胞中，随细胞内 Ca^{2+} 上升，表面小泡迅速形成；纠正离子平衡可防止小泡形成。通过抗氧化剂如生育酚控制过氧化反应，可以防止质膜内局部脂质过氧化引起的小泡形成。

细胞表面形成不规则、多形性、棒状的过程，称为伪足形成（细胞突起），在重症患者的细胞中很常见。尤其是一些肿瘤性造血细胞中，由于缺氧和细胞总体合理性的缺陷很容易形成胞质突起与离体。

第十四章

骨髓组织形态学

骨髓组织由造血细胞、非造血细胞、神经、血管和基质组成，包括相关的骨组织（骨小梁）。造血细胞有造血干细胞、祖细胞、原始细胞及处于不同成熟阶段的各系列细胞，非造血细胞由网状细胞、纤维（母）细胞、脂肪细胞（adipocytes）等组成。非造血细胞与诸如血管、神经和细胞外基质共同构成造血微环境。

第一节　骨小梁和骨髓间质

骨质由骨组织构成，分密质和松质。密质骨质地致密，耐压性较大，配布于骨的表面。松质骨由骨小梁和骨髓组成。骨松质分布于骨的内部，呈海绵状，由相互交织的骨小梁（bony trabeculae）排列而构成造血组织的骨架。骨小梁不但是骨质组成的重要部分，而且是骨髓组织结构观察的首要成分和组织坐标。

一、骨小梁

1. 一般特征　骨小梁骨是皮质骨在松质骨内的延伸部分，呈树叉状、细杆状或条状（图 14-1）且大小和粗细不一的不规则性立体网状结构。骨由骨细胞，胶原纤维和骨基质等组分构成。骨小梁与骨小梁之间区域称骨小梁区间，也称造血主质（区），分布着造血细胞。造血细胞多少与不同部位的骨组织和年龄有关。临床上，采集的几乎都是髂后上棘的骨髓组织，理想的切片标本，骨小梁间区（造血主质区）应达到 10 个左右。造血主质区大小不一，一般在 200μm 以上。造血旺盛的少年与年轻人骨小梁光滑细长；老年人骨小梁则出现一定程度的萎缩，并与骨质疏松有关。

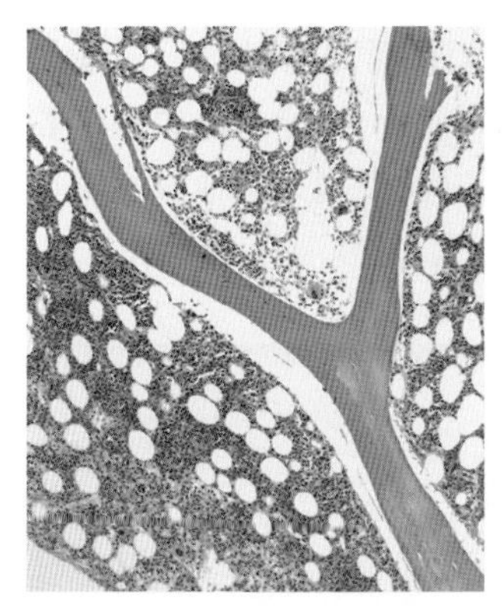
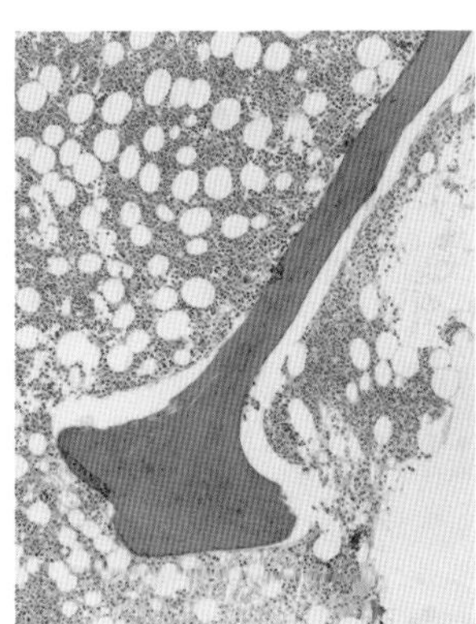
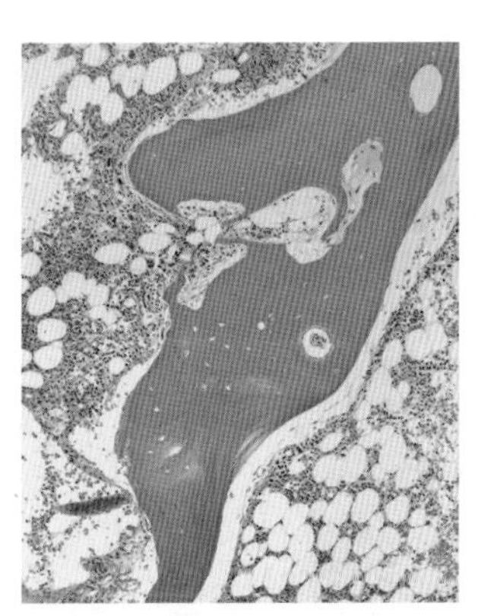
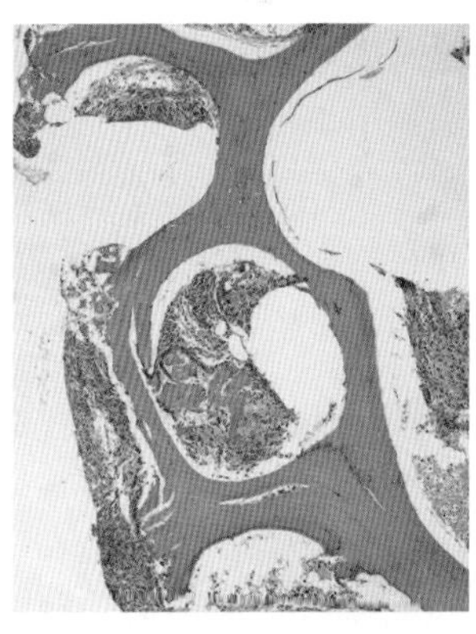

图 14-1　**髂后上棘骨髓骨小梁**
骨髓腔内树杈状、细杆状和厚薄大小不一的骨小梁，其间为造血组织

2. 表面细胞　骨小梁形成后至 20 岁左右，骨小梁表面被覆一层原始骨细胞（osteogenic cell）或成骨细胞（osteoblast），因为位于骨髓腔内表面，故通称骨内膜细胞（endosteal cell）。成骨细胞是一种产生骨基质的细胞，在类骨质增多的骨组织表面可排列成层，并向骨组织表面添加分泌的骨胶原纤维和基质，类骨质钙化后即为骨质。成骨细胞形似浆细胞，核偏位，胞质嗜碱性、有明显的淡染区，染色疏松、细致，胞膜不光滑，有发达的粗面内质网和高尔基体，在分泌类骨质的过程中将自身埋于其中，成为骨细胞。

骨细胞（osteocyte）为扁椭圆形多突起的细胞，单个分散于骨板内或骨板间（见第五章），位于骨陷窝内,细胞不再分裂、不分泌类骨质,逐渐衰老死亡。骨板是骨质内大量胶原纤维平行成层状排列,层间由少量无定形的间质黏合而成。自幼年至老年期,机体内持续进行着骨质的吸收和新生骨形成的缓慢改建。

破骨细胞(osteoclast)是一种骨质吸收细胞,来源于单核巨噬细胞的分化。破骨细胞由多个单个核细胞融合或核内分裂而成的多核巨细胞,直径可达 100μm,4~50 个以上的大小一致的胞核,常定位于骨小梁表面,依靠其表面的纹状缘溶解和吸收骨质。在骨髓切片中常见于皮质骨和网状骨质的侵蚀性壁龛(又称吸收陷窝)内。

成骨细胞(osteoblast)和破骨细胞调节骨形成和骨改建。它们都是紧邻或紧贴骨小梁的大细胞(图 14-2)。在骨小梁表面出现规则排列的成骨细胞时,常示活跃的骨重建过程。浸润性肿瘤时,易见成骨细胞。成骨细胞的活动使某些部位的骨小梁表面不断添加骨质,增固骨密质。肿瘤浸润时,破骨细胞可增多,部分造血减低时破骨细胞也易见,Paget 病时破骨细胞及其胞核数都明显增加。

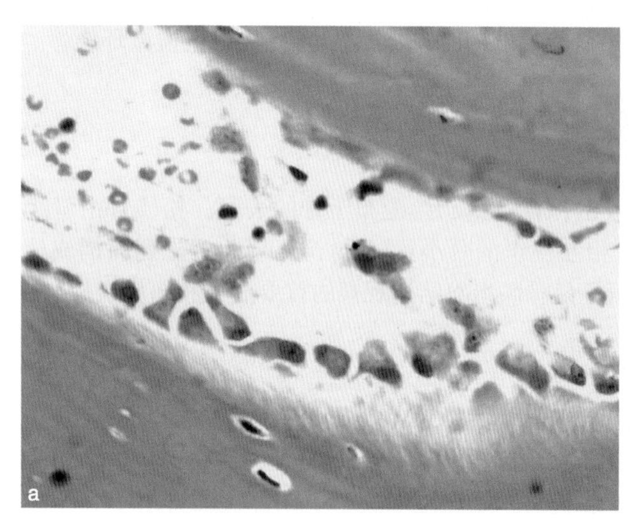

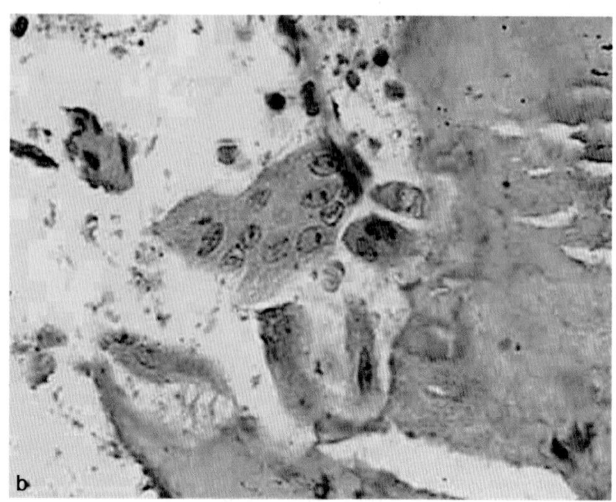

图 14-2 **成骨细胞(a)和破骨细胞(b)**

3. 结构异常 健康人骨小梁具有一定的长度,相互之间有一定的间距,占造血组织的平均值为 26%±5%。骨小梁变细变薄,见于造血细胞增生极度活跃,包括造血组织被异常细胞替代(如急性白血病与 MPN)时。光滑的骨小梁表面被肿瘤细胞侵蚀时,出现锯齿状缺损以及穿透性骨小梁体破坏,常是恶性肿瘤浸润的一个组织特点。骨小梁增厚增宽和新生骨形成,见于骨髓硬化、骨髓纤维化(myelofibrosis,MF)或造血组织萎缩,同时常伴有骨小梁间区狭小(图 14-3),也见于获取的骨髓组织为紧邻骨皮质区以及个别无其他骨髓明显异常的血细胞轻度异常患者。感染等情况下,可见骨小梁死骨形成,骨细胞死亡、消失,骨髓液化和萎缩。

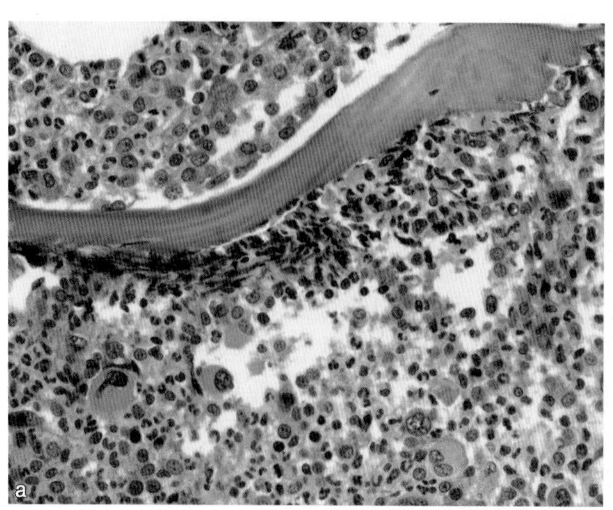

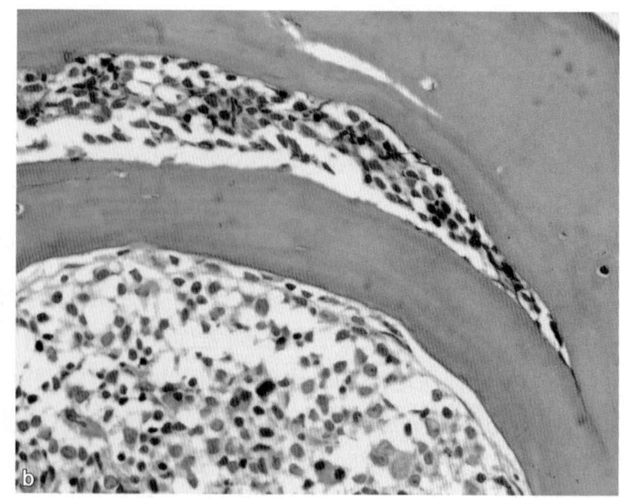

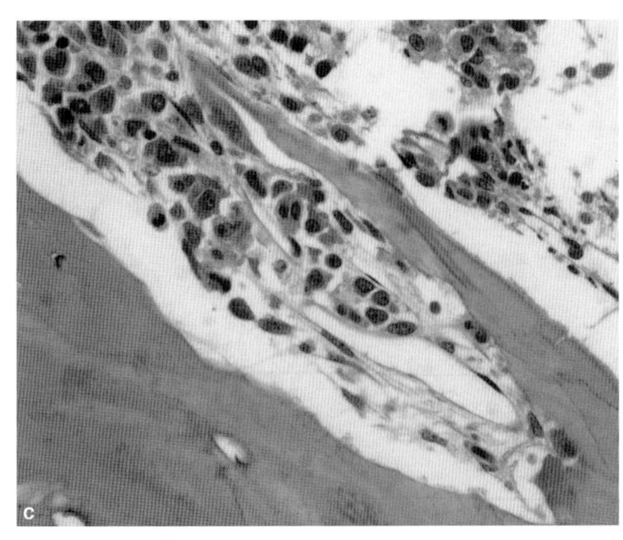

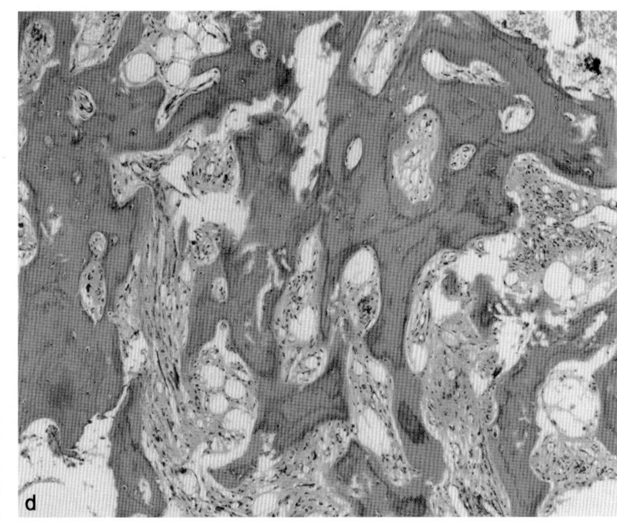

图 14-3　**骨小梁异常结构**

a 为骨小梁变细变薄，CML 标本造血异常旺盛，骨小梁旁纤维（母）细胞增生；b 为骨小梁被白血病原始细胞穿透性破坏；c 为 CMML，骨小梁被异常细胞侵蚀性缺损，内膜面不平整；d 为骨小梁增厚增宽，造血主质狭小，骨髓硬化标本

4. 定位意义　骨小梁是骨髓组织病理学检查中重要的组织界定和定向结构，所谓造血主质（区）即为紧邻的两条骨小梁之间的区域；而用于评判造血细胞或肿瘤细胞是位于骨小梁旁生长还是远离骨小梁生长的，即所谓骨小梁旁区结构是指造血主质区靠近骨小梁 50~100μm 之内的区域者。如正常情况下，原始粒细胞和早幼粒细胞常位于骨小梁旁生长，原始粒细胞移向造血主质或巨核细胞从造血主质移向骨小梁旁区活跃增生，尤其呈簇状生长时，都为骨小梁定位的异常造血结构（见本章第三节）。一般情况下，小梁旁可见脂肪组织。生理性造血减低时，常先出现骨小梁旁区明显的脂肪化；造血旺盛时这一部位脂肪组织常随之减少（图 14-4）。幼粒细胞生长也与骨小梁解剖位置有关，骨髓纤维组织异常增生也常沿着骨小梁旁开始。

二、骨髓间质

脂肪细胞、血管、神经纤维、结缔组织间充质（基质）、成纤维细胞样细胞、网状细胞、巨噬细胞等共同构成造血组织的间质。

1. 血管　血管有动脉、微动脉和血窦。在切片标本，纵面和横切面血管均易见。小动脉有较厚的肌壁层，通常在横切面上极易观察，毛细血管的横切面不易观察（图 14-5）。血窦壁薄，协调成熟血细胞的释放。骨髓组织血管多少与造血旺盛程度有关。

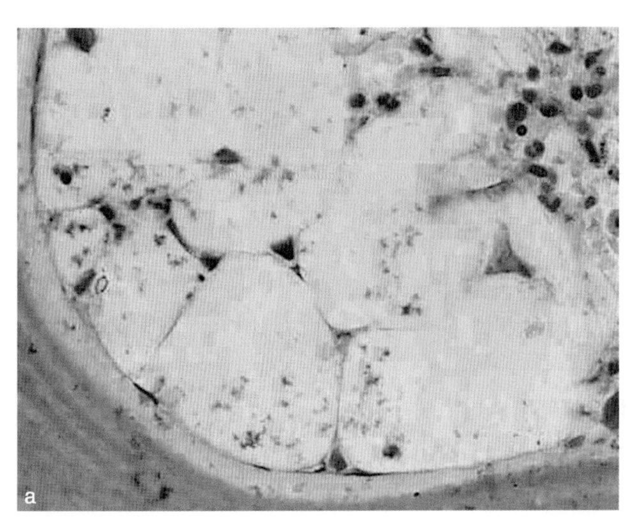

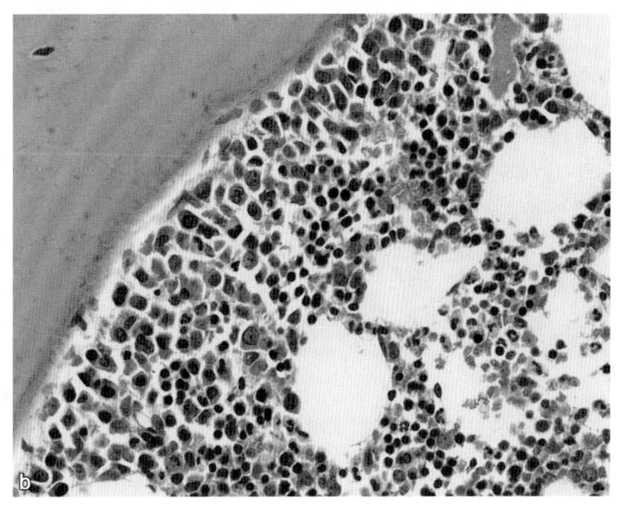

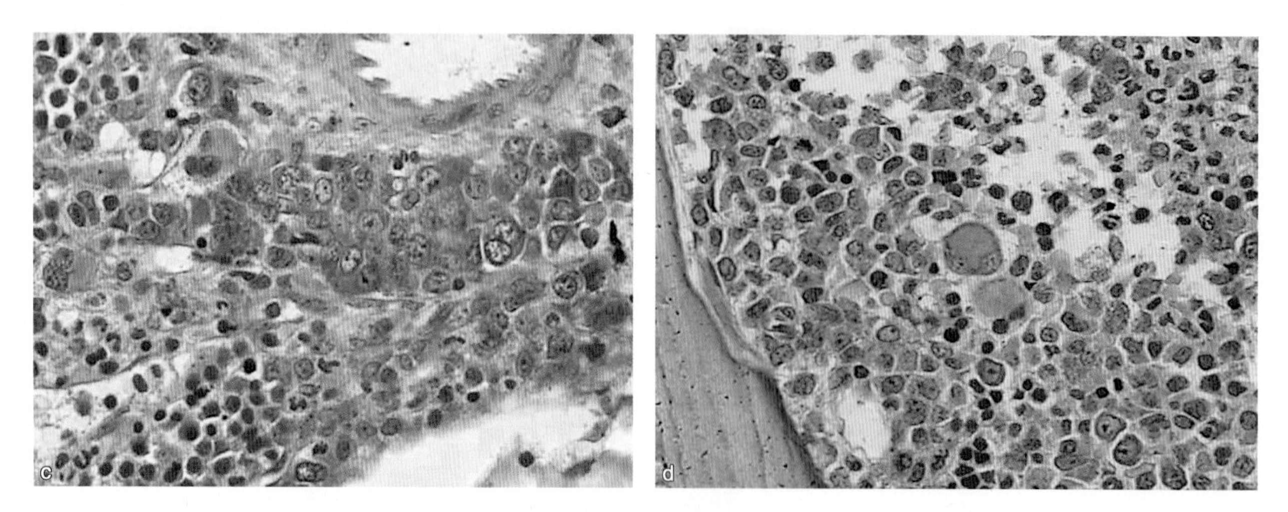

图 14-4 **骨小梁旁细胞性组织结构异常**

a 为骨小梁旁组织脂肪化常比主质区早和明显；b 为为继发性粒细胞增生骨小梁旁幼粒细胞层增厚（3~5 层），正常造血骨小梁旁幼粒细胞为 2~3 层；c 为大 B 淋巴瘤细胞骨小梁旁结节性浸润；d 为 MDS-MPN 转化 AML，骨小梁旁原始细胞聚集性增生

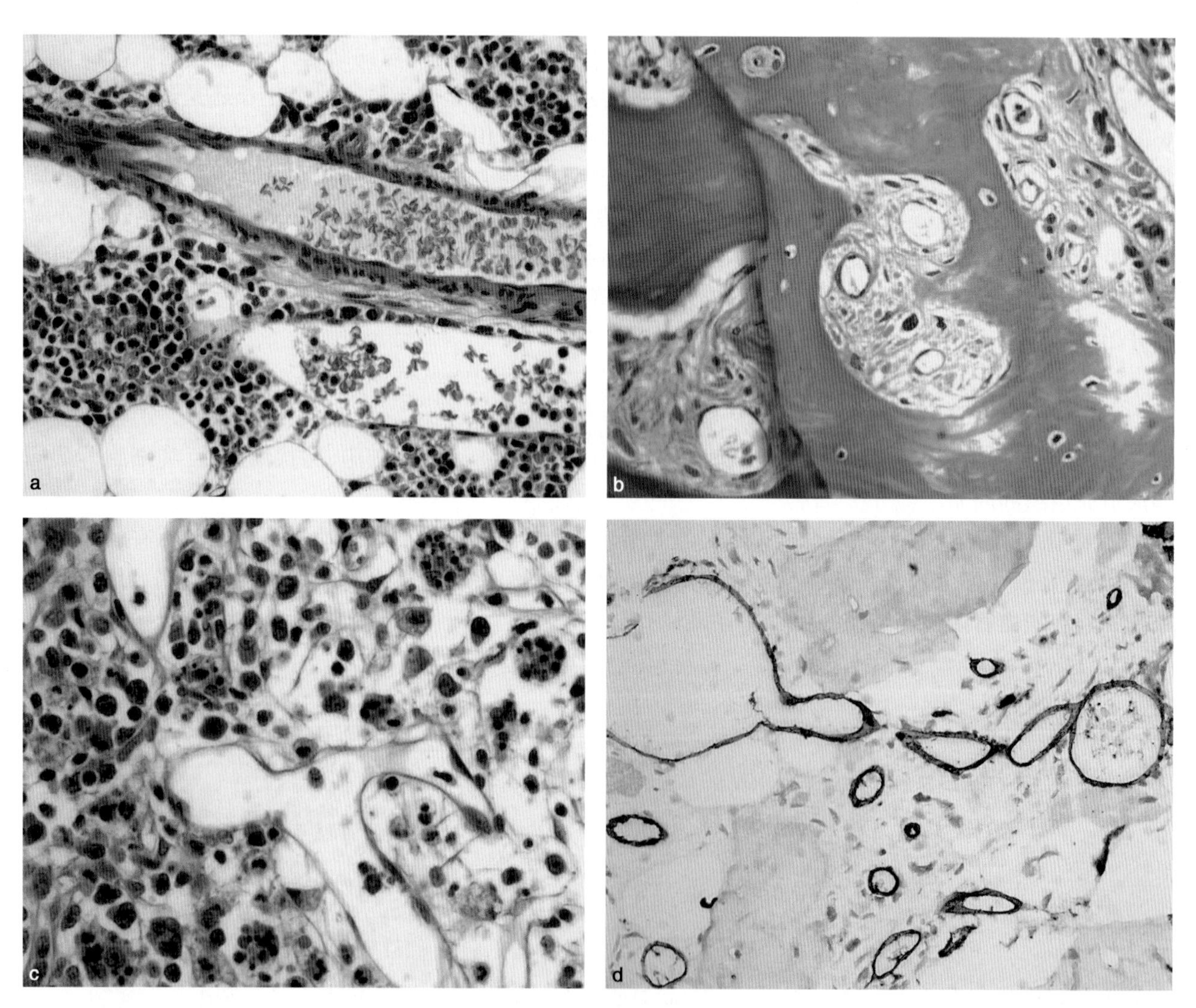

图 14-5 **骨髓切片血管结构**

a 为动脉纵切面的血管平滑肌；b 为骨髓纤维化增加的血管与脂肪细胞不易区分；c 为血窦；d 为 c 标本 CD34 染色显示的血窦和大小血管

血管异常包括动脉增加与管腔扩大，静脉窦（血窦）扩张与破裂，常见于血液肿瘤和显著造血时；窦腔内出现幼稚造血细胞，常见于 MPN，被认为是 MPN 组织学的一个特点（图 14-6）。血管减少见于造血明显减退时。有时还包括异常细胞围聚血管增生。

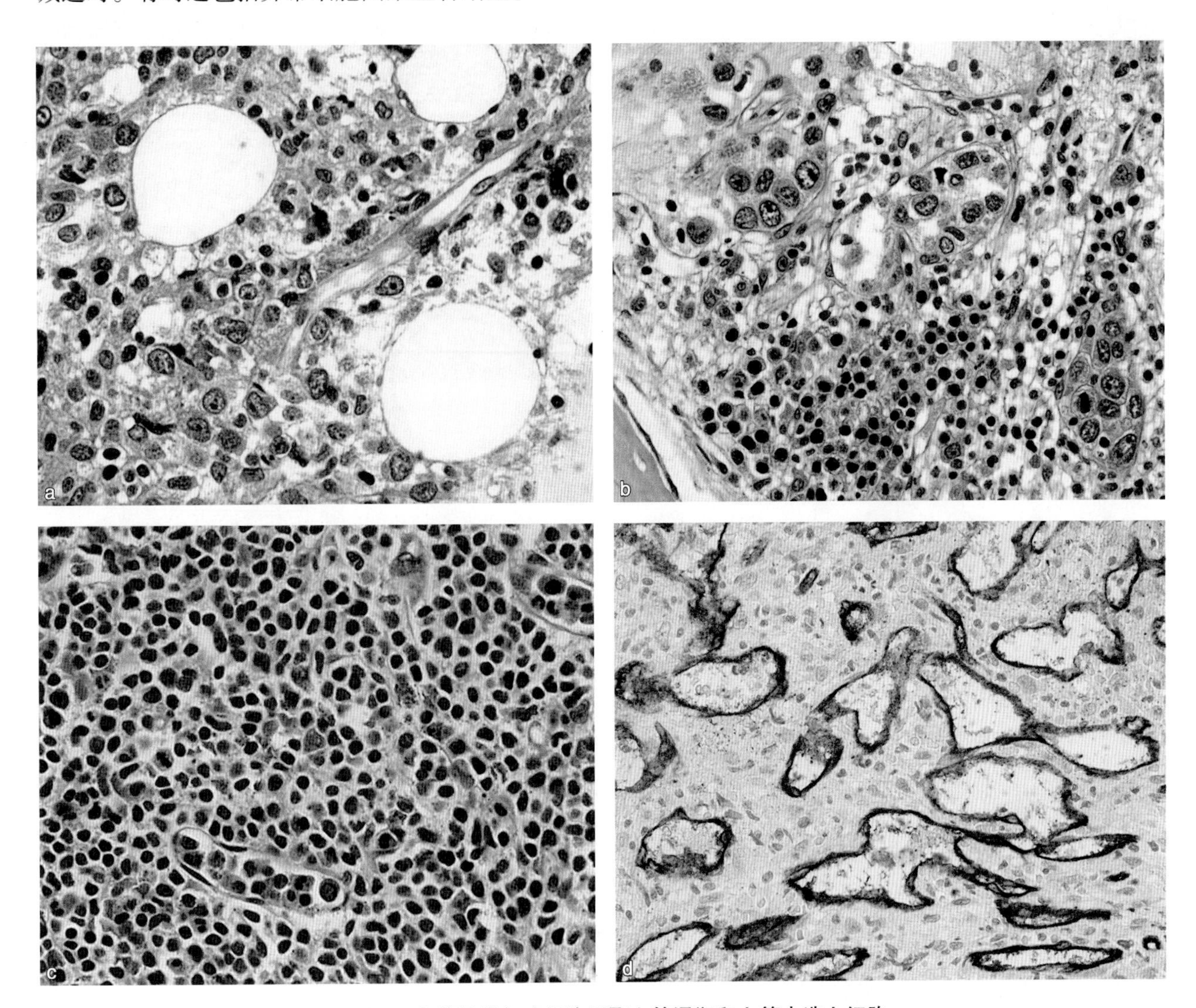

图 14-6　**血管异常与瘤细胞围聚血管浸润和血管内造血细胞**

a 为弥漫性大 B 细胞淋巴瘤细胞沿小静脉周边浸润；b 为血窦内造血，PV 标本；c 为套细胞淋巴瘤细胞血管内生长（白血病性浸润）；d 为 CD34 染色显示显著增生的血管及其血管内的造血细胞，MPN 标本

2. 脂肪组织　脂肪组织是正常的骨髓成分。成年人中，约占造血主质容积的一半。脂肪组织多少与造血活跃度有关，儿童少年造血旺盛，脂肪组织占比减低，中老年人造血出现生理性减退，脂肪组织占比增加（图 14-7）。病理性造血功能降低，如再生障碍性贫血（aplastic anemia，AA），脂肪组织可占造血主质的 80%以上。有时脂肪组织中的小空泡状脂肪细胞与横切面血管不易区分，CD34 染色有助于鉴别（图 14-5）。在造血受抑的脂肪组织之间，出现原始细胞或淋巴细胞或浆细胞扩增时，可以提示或确认为肿瘤性病变（图 14-7）。

3. 网状纤维　正常骨髓组织可见少量网状纤维，即纤细的网硬蛋白纤维，常位于血管周围和骨小梁旁，呈网络样。网硬蛋白是由不显眼的拉长的成纤维细胞所形成（图 14-7）。纤维化是单条网硬蛋白纤维丝数量的显著增多，或纤维束或胶原蛋白的明显形成。网状细胞与巨噬细胞和成纤维细胞，尤其是定居型巨噬细胞之间，有形态学上的相似性，不易鉴别。也有认为网状细胞为脂肪细胞的前体细胞，胞质含有丰富的碱性磷酸酶活性，可合成网状纤维。

纤维组织增生被认为是骨髓结缔组织的继发性反应，正常情况下仅为少量存在，且只有通过网状

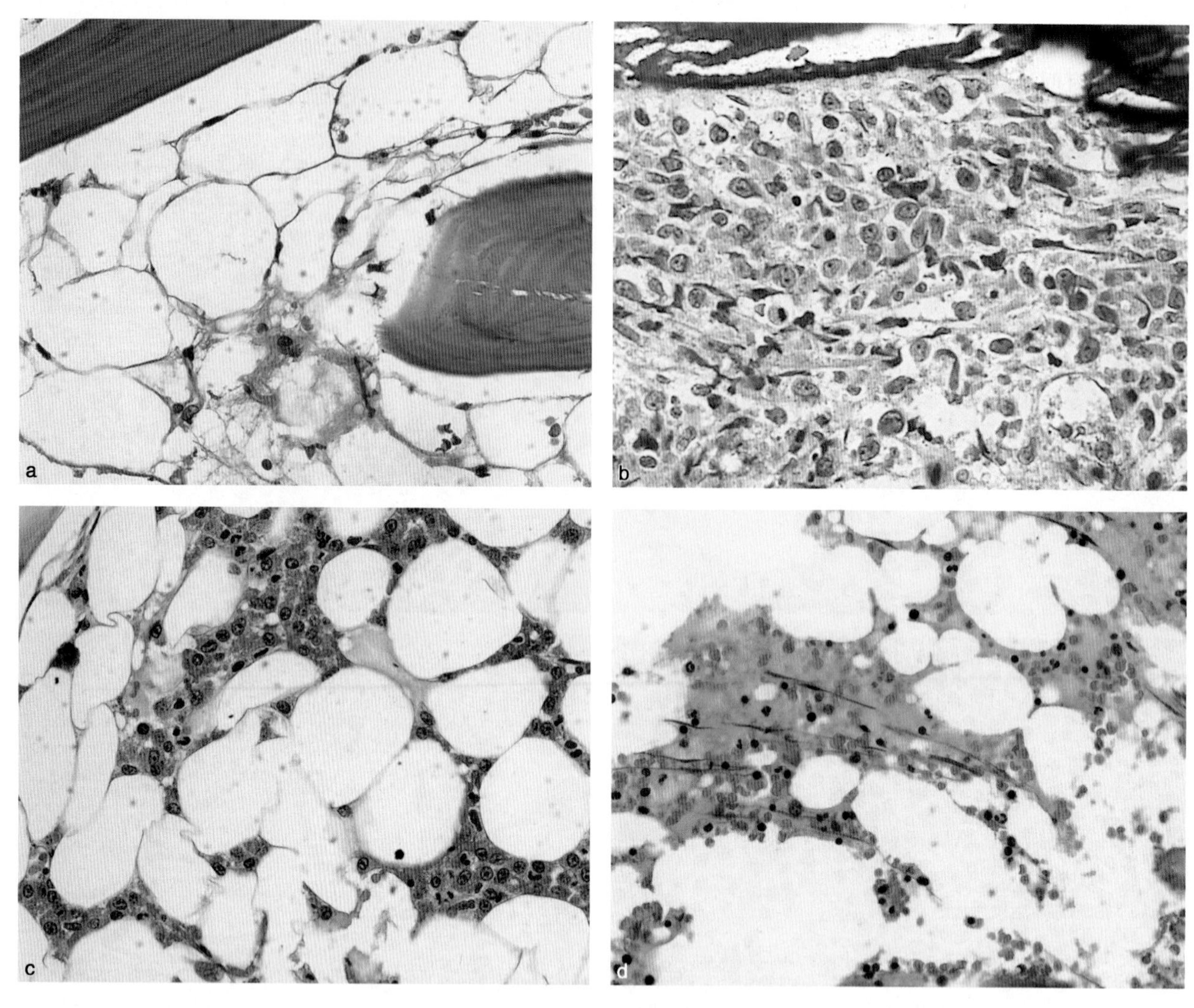

图 14-7 **脂肪组织和纤维组织增生**

a 为造血显著减退,除了 AA 和造血减低外,也见于老年患者;b 为原幼细胞肿瘤性浸润时脂肪组织减少,原始细胞间有细长形、杆状、梭形的纤维细胞生长;c 为脂肪组织之间浆细胞聚集性扩增;d 为轻微增生的纤维细胞及其拉长的网状纤维,且位于造血主质,基本正常

纤维染色显示其分泌的少量网状纤维,明显存在时属于异常组织结构(图 14-8)。纤维(母)细胞呈逗号、长梭形或纤维状。纤维组织弥散性增生时,网状纤维可呈片状卷发样结构,造血组织被替代,几乎都有巨核细胞的异形性增生,且后者是前者的原因,主要见于原发性骨髓纤维化(primary myelofibrosis,PMF)和其他髓系肿瘤等疾病的中晚期。局部纤维组织增生见于许多疾病,常见有造血和淋巴组织肿瘤与转移性骨髓肿瘤。局部或轻度增生也见于非肿瘤性疾病,如自身免疫性疾病、慢性炎症性或感染性疾病。

纤维细胞有很强的吸附性,骨髓纤维化是骨髓穿刺不易成功和不能被印在印片上的原因。白血病骨髓涂片标本中骨髓小粒的多少与网硬蛋白的多少有一定关系,粒单系白血病常不伴有网硬蛋白增加,而急性淋巴细胞白血病(acute lymphocytic leukemias,ALL)等淋系肿瘤常伴有网硬蛋白增加,故在骨髓涂片上反映前者骨髓小粒常见,而后者骨髓小粒缺少。

4. 间质水肿和出血 间质水肿,多见于骨髓组织脱水不完全,少数为骨髓组织的本身病变,如感染。间质水肿在细胞周边形成空晕,有时可以造成细胞误判,如骨髓瘤细胞,尤其胞质少者常被间质掩盖,也可以发生于细胞之间的基质(图 14-9)。间质出血,即红细胞渗出,大多为活检中受损所致,少数见于肿瘤浸润性出血。

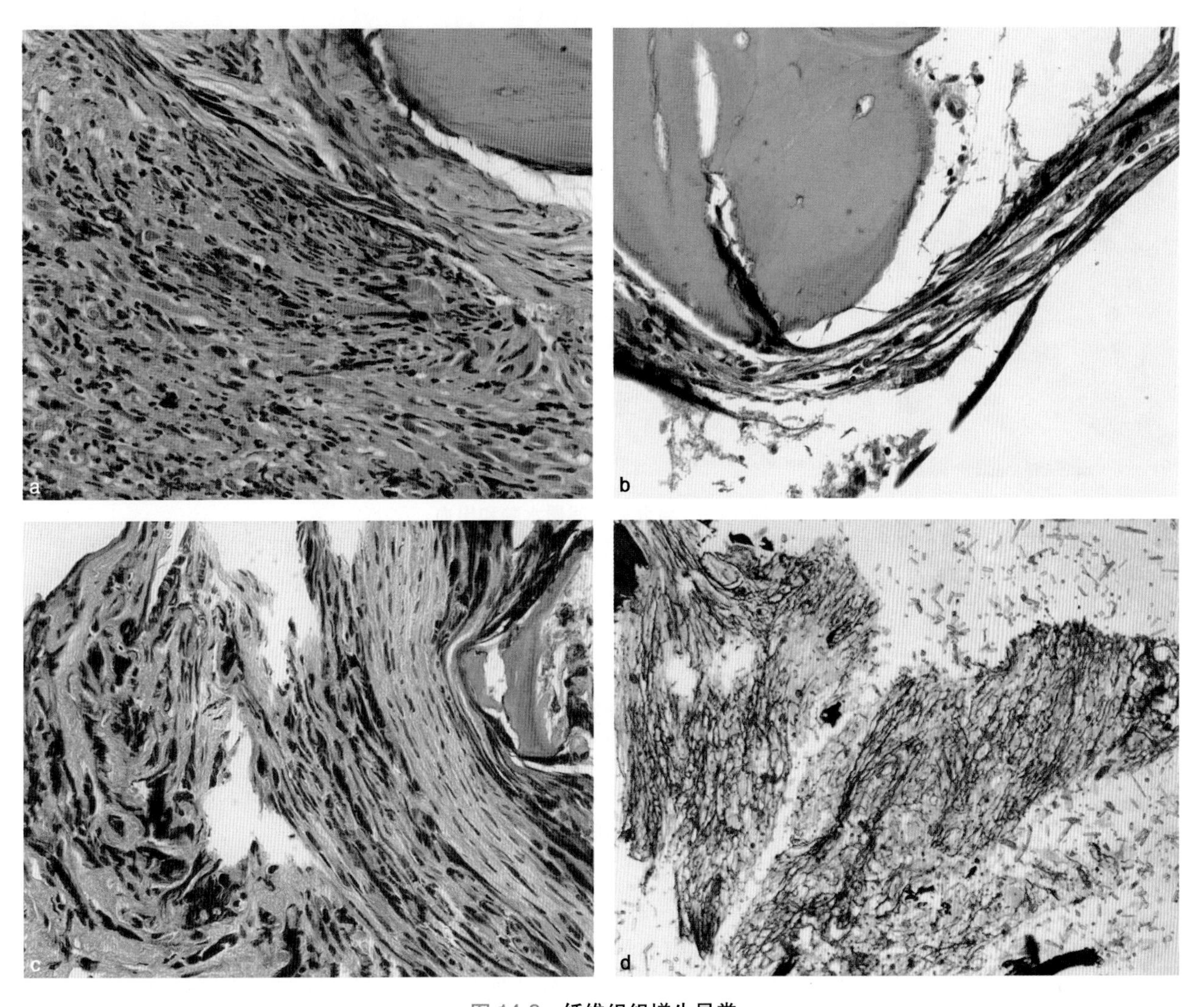

图 14-8　**纤维组织增生异常**

a 为众多细长纤维(母)细胞,呈逗点状、梭形或蝌蚪状;b 为围绕骨小梁旁粗大的网状纤维及胶原纤维束;c 为纤维组织异常增生还常与多形性巨核细胞增生相伴随;d 为骨髓纤维化 Gomori 染色网状纤维(++)

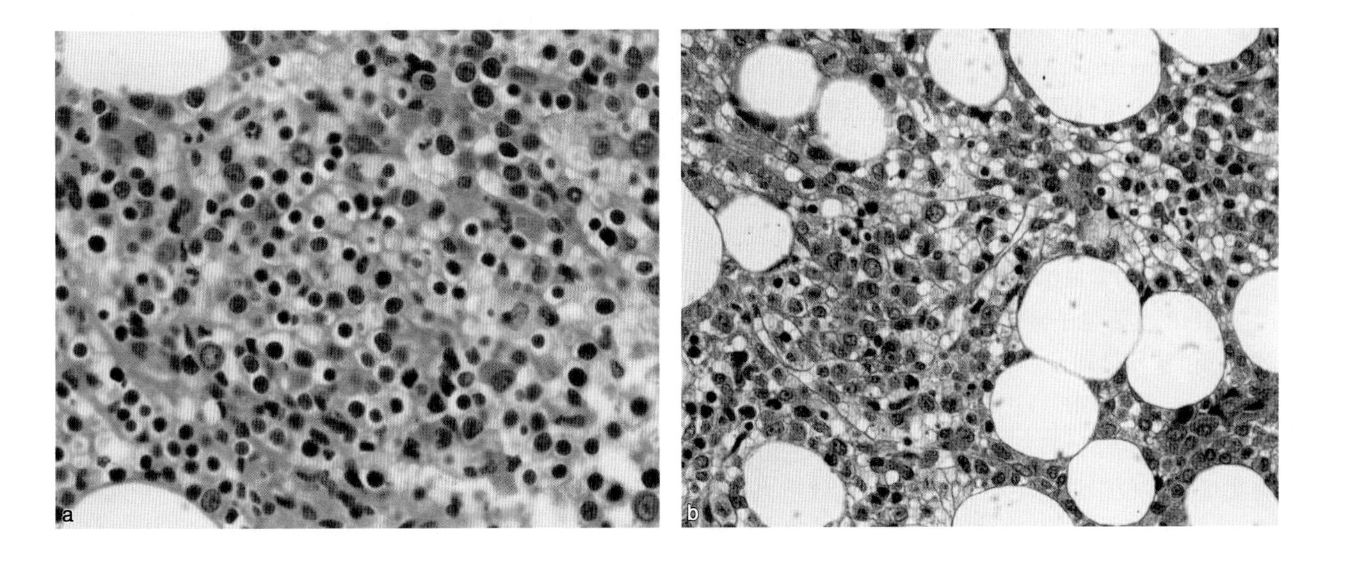

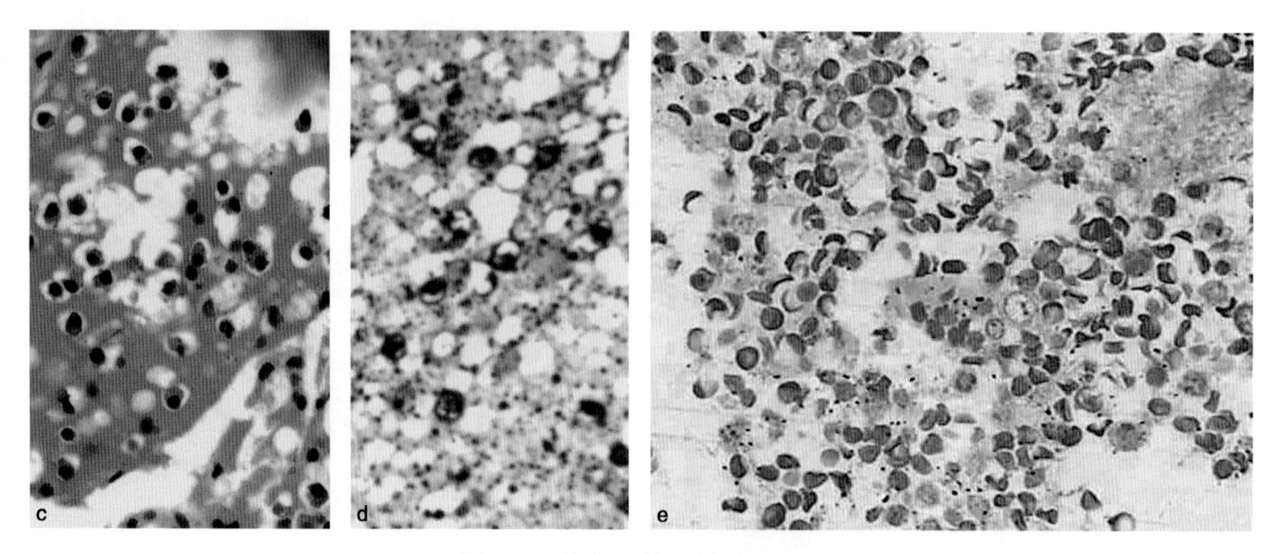

图 14-9 **骨髓切片间质水肿和出血**

a 为间质水肿，分别为有核红细胞和粒细胞受到影响，细胞周围空晕状；b 为水肿发生于细胞之间的基质；c、d 为骨髓瘤细胞周围空晕状水肿及其 CD38 染色后周围空晕易误认为细胞胞质；e 为损伤性间质出血，红细胞因受切面影响有不同的切面形态

第二节　造血细胞分布特征

骨髓切片可以大体鉴定不同阶段的造血细胞，形态学特点见第七章至第十二章相关内容，在组织病理学检查中，很重要的一个方面是观察造血细胞分布的组织特性。

一、粒细胞

1. 原始粒细胞和早幼粒细胞　原始粒细胞和早幼粒细胞常分布于小梁旁区，也见于骨小梁间区的血管周围。原始粒细胞单个，偶见 2 个分布（见第七章）；早幼粒细胞则可以 2～3 个围聚在一起，甚至 3～5 个松散性位于骨小梁旁区或造血主质。原始粒细胞散在性分布增加或 3～5 个围聚在一起，早幼粒细胞 5 个以上紧密围聚在一起或位于造血主质呈较大的簇状分布时，为异常结构。

（1）原始细胞：幼稚性造血细胞在骨髓中造血有一定的分布区域，当某一幼稚细胞在正常分布区域移位于其他部位增殖时称为移位性或错位性（组织）结构。幼稚前体细胞异常定位（abnormal localisation of immature precursor，ALIP）是常见的移位性结构，是指原始细胞小簇或不易与原始细胞区分的数个早期早幼粒细胞（也可以是原幼单核细胞）或数个原始细胞，形成由≥3 个细胞呈比较紧密的分布，而不呈比较紧密分布者称为聚集性结构（图 14-10 和第七章图 7-9a 插图），多为原来位于骨小梁旁生长的原始细胞移位至造血主质的小簇性生长结构。当原始细胞在造血组织克隆性扩增，由 3～5 个 ALIP 向片状、结节状扩展伴有细胞成熟障碍，原始细胞占有核细胞的 20%以上时，可以评判为急性白血病（图 14-11），弥散性浸润是急性白血病常见组织结构模式。

ALIP 主要见于骨髓增生异常综合征（myelodysplastic syndromes，MDS），也见于急性白血病缓解（微小残留）和复发早期，以及 MPN 和骨髓增生异常综合征-骨髓增殖性肿瘤（myelodysplastic/myeloproliferative neoplasms，MDS-MPN）进展时。ALIP 需与原始早幼红细胞的条索状或聚集性增生相鉴别，后者除了染色质结构与原始早幼粒细胞不同外，胞体大、胞质丰富，细胞与细胞之间较为松散是主要特点。原始红细胞聚集增生多位于造血主质，见于红系无效造血的巨幼细胞贫血（megaloblastic anemia，MA）和铁粒幼细胞贫血（sideroblastic anemia，SA）等。在 MDS 和急性髓细胞白血病（acute myeloid leukemias，AML）的早期复发中，有时原始细胞既不呈 ALIP 结构或集积性现象，也不呈片状或结节性浸润，而显示散在性或非常松散的大片状增生（图 14-11）。

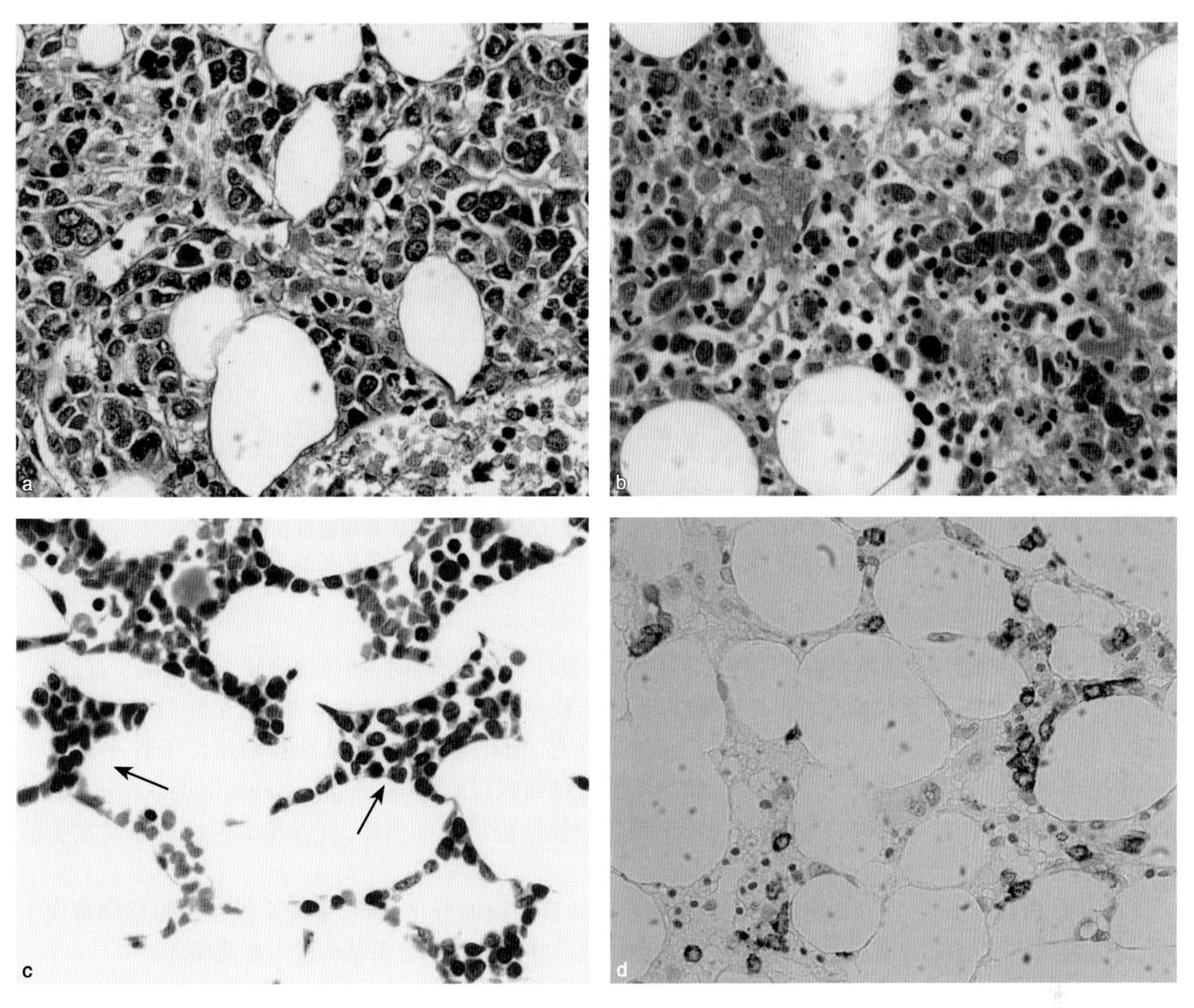

图 14-10　**ALIP 结构和原始细胞小簇**

a、b 为 ALIP 结构,在涂片中不一定可见原始细胞增加,分别为 ET 进展期和 MDS 伴原始细胞增多-2 标本;c 为三个原始细胞簇位于脂肪化组织中增生,最容易评判,AML 标本;d 为 MDS 标本 CD34 染色示原始细胞聚集和散在性生长

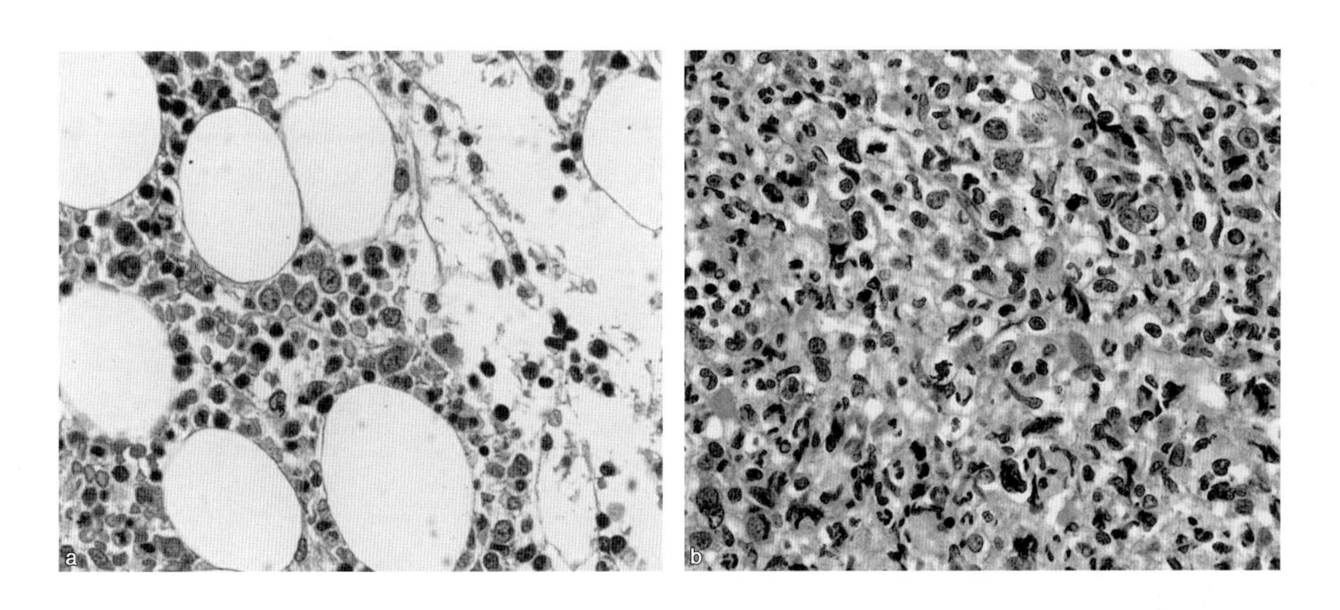

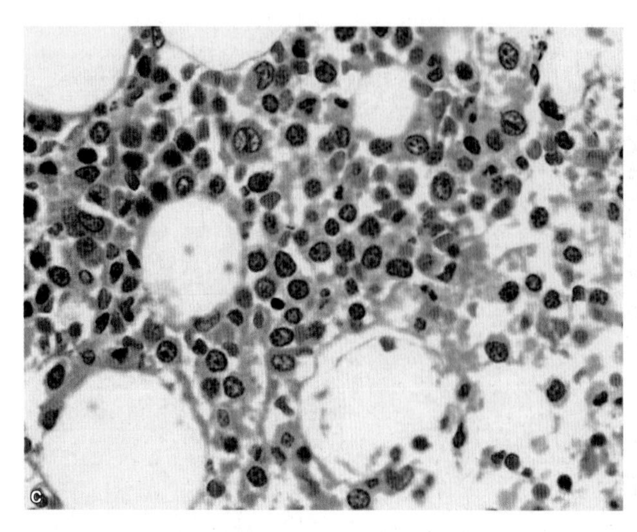

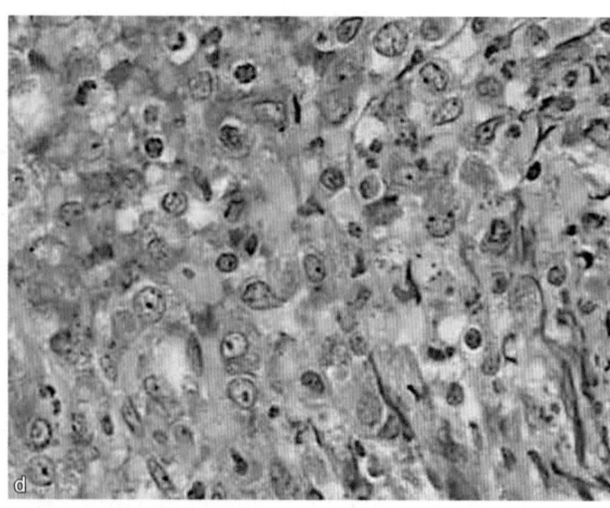

图 14-11 **原始细胞聚集性增生和散在性分布增加**

a 为有 3 个原始粒细胞松散聚集,类 ALIP 结构,MDS 标本;b 为 CML 疾病进展原始细胞散在性分布(5%左右)和纤维组织增生;c 为原幼细胞造血主质区扩增,示疾病演变;d 为原始粒细胞位于主质扩增成不散在的片状结构,比例达 20%以上,归类为 AML

(2) 早幼粒细胞:骨髓粒细胞代偿性或反应性(继发性)造血增加时,如粒细胞缺乏症或减少症、感染性疾病、脾功能亢进,原始粒细胞可以轻度增加,但不出现聚集性或小簇性生长模式,早幼粒细胞可以出现较大的且位于骨小梁间区的大簇,即幼粒细胞造血岛,但正常情况下,早幼粒细胞位于骨小梁旁生长,不出现聚集或簇。在 MPN 中,如 CML 和急性早幼粒细胞白血病(acute promyelocytic leukemia,APL)的复发早期,可以在骨小梁旁和/或造血主质出现早幼粒细胞增生性大簇,可以预示疾病进展或发生的趋向(图 14-12)。

2. 中晚阶段粒细胞 一般,随着原始粒细胞和早幼粒细胞的分化成熟,中晚阶段粒细胞移向造血主质。造血主质中心区域分布着丰富的血窦,粒细胞成熟后穿过独特的血窦结构进入血液循环。

中晚阶段粒细胞分布于造血主质区,常呈簇生长,但在簇状的造血岛中不易检出护卫的巨噬细胞。粒细胞造血岛增多示造血旺盛,尤其是粒细胞明显增生(如感染性疾病)时。杆状和分叶核粒细胞少见而幼粒细胞多见为粒细胞成熟不佳或粒细胞释放外周血过快,粒细胞缺乏症、脾功能亢进和一部分感染疾病常见早中幼粒细胞成熟障碍。MPN(如 CML 和 CNL)和感染疾病以及给予类固醇激素和粒细胞集落刺激因子后,均可见中晚阶段粒细胞(大)片状甚至弥散性分布(图 14-13),但不见明显的粒细胞造血岛。

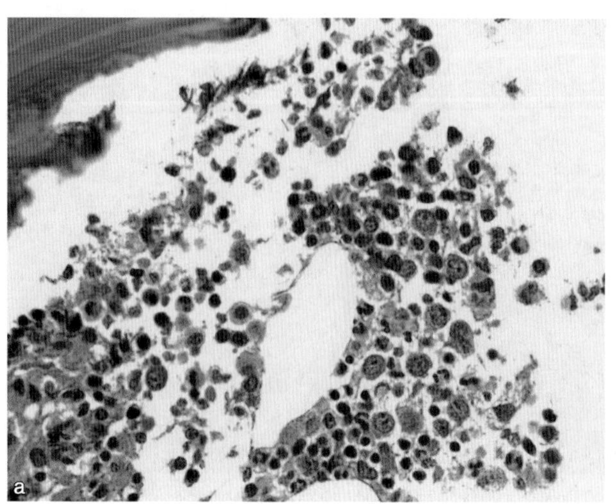

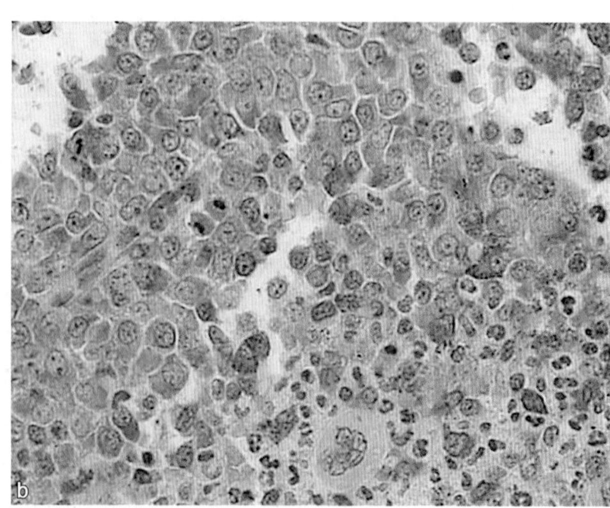

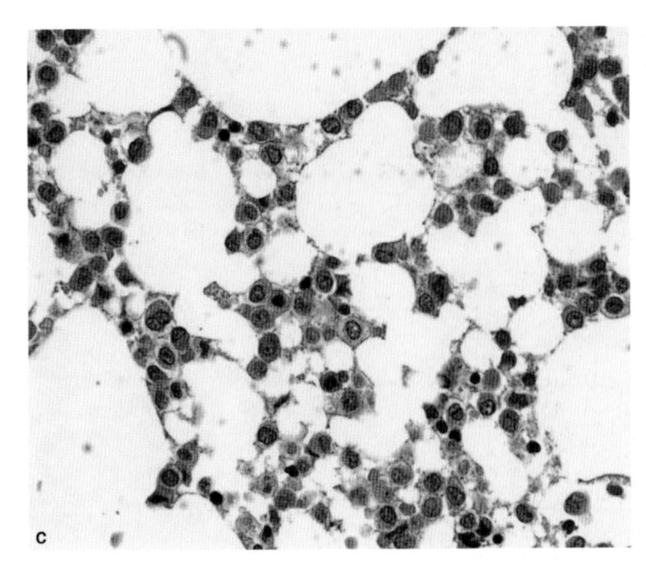
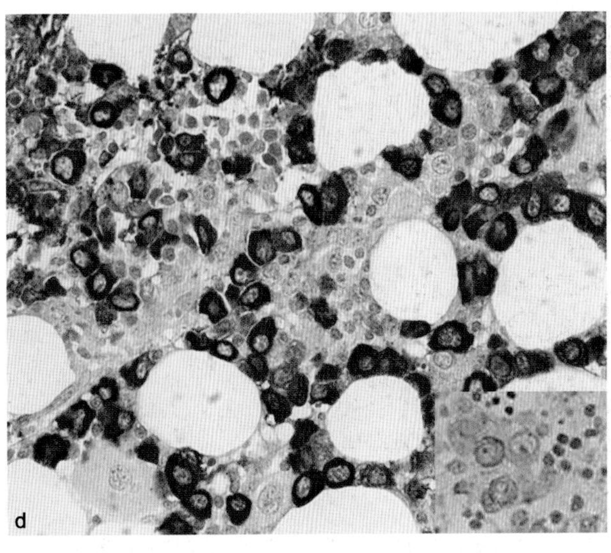

图 14-12 **粒细胞分布特征及其异常结构**

a 为多个早幼粒细胞位于造血主质生长，没有形成簇状生长，示粒细胞增生活跃，粒细胞减少症标本（粒细胞减少症和缺乏症，早幼粒细胞成熟明显不佳见第二十章）；b 为 CML，早幼粒细胞位于造血主质片状增生，需要疑似疾病加速；c 为 APL 早期复发，早幼粒细胞位于主质间质性增生增加；d 为 MPO（插图为 CD117）标记阳性早幼粒细胞，可区别类似的浆细胞和早幼红细胞

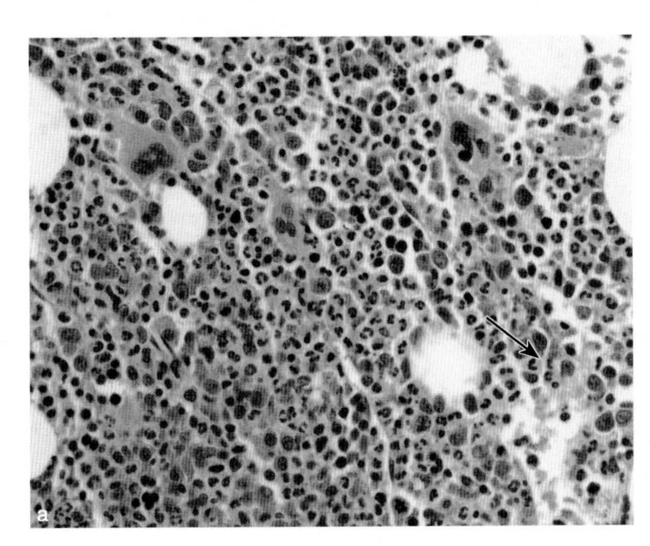
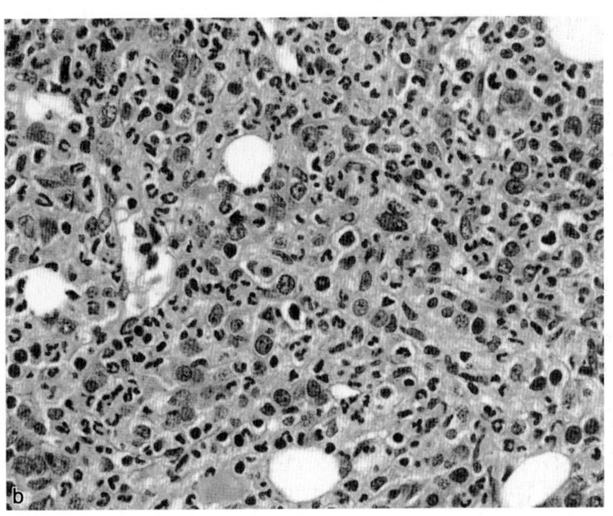

图 14-13 **晚幼、杆状和分叶粒细胞片状与弥散性分布**

晚幼、杆状和和分叶核粒细胞弥散性分布，除了常见的 CML 外，还可见于 ITP 激素治疗后（a，杆状和分叶核粒细胞弥散性分布），给予粒细胞集落刺激因子后（b，骨髓粒细胞显著反应性增生，除成熟阶段粒细胞外，原始粒细胞散在性分布增加，可见 2 个原始细胞聚集，不见 ALIP）

二、有核红细胞

在组织病理学检查中，原始红细胞与早幼红细胞，中幼红细胞与晚幼红细胞不易区分，有时可以将有核红细胞分为原早幼红细胞（早期阶段）和中晚幼红细胞（中晚阶段）。分布特征有散在和簇状（造血岛）的，一般以造血岛出现为主，大小不一。正常情况下，原始红细胞和早幼红细胞散在性分布于造血主质；中晚幼红细胞以簇状为主，多位于造血主质（图 14-14a），也见于骨小梁旁。红系造血旺盛时，原始红细胞和早幼红细胞增加，并可以出现极不规则的簇状或片状结构（如 MA、溶血性贫血、SA、伴有核红细胞增多 AML），甚至弥散性生长。原始红细胞和早幼红细胞胞质比原始粒细胞丰富，原始红细胞条状、块状、大圆点状和十字状的核仁也与原始粒细胞不同。

中晚幼红细胞造血岛虽很普遍，但常不易检出护卫的巨噬细胞，与涂片上多可观察到巨噬细胞不同。中晚幼红细胞造血岛大小不一，呈不规则的圆形或椭圆形状。红系增生旺盛时，造血岛数量明显增加，如

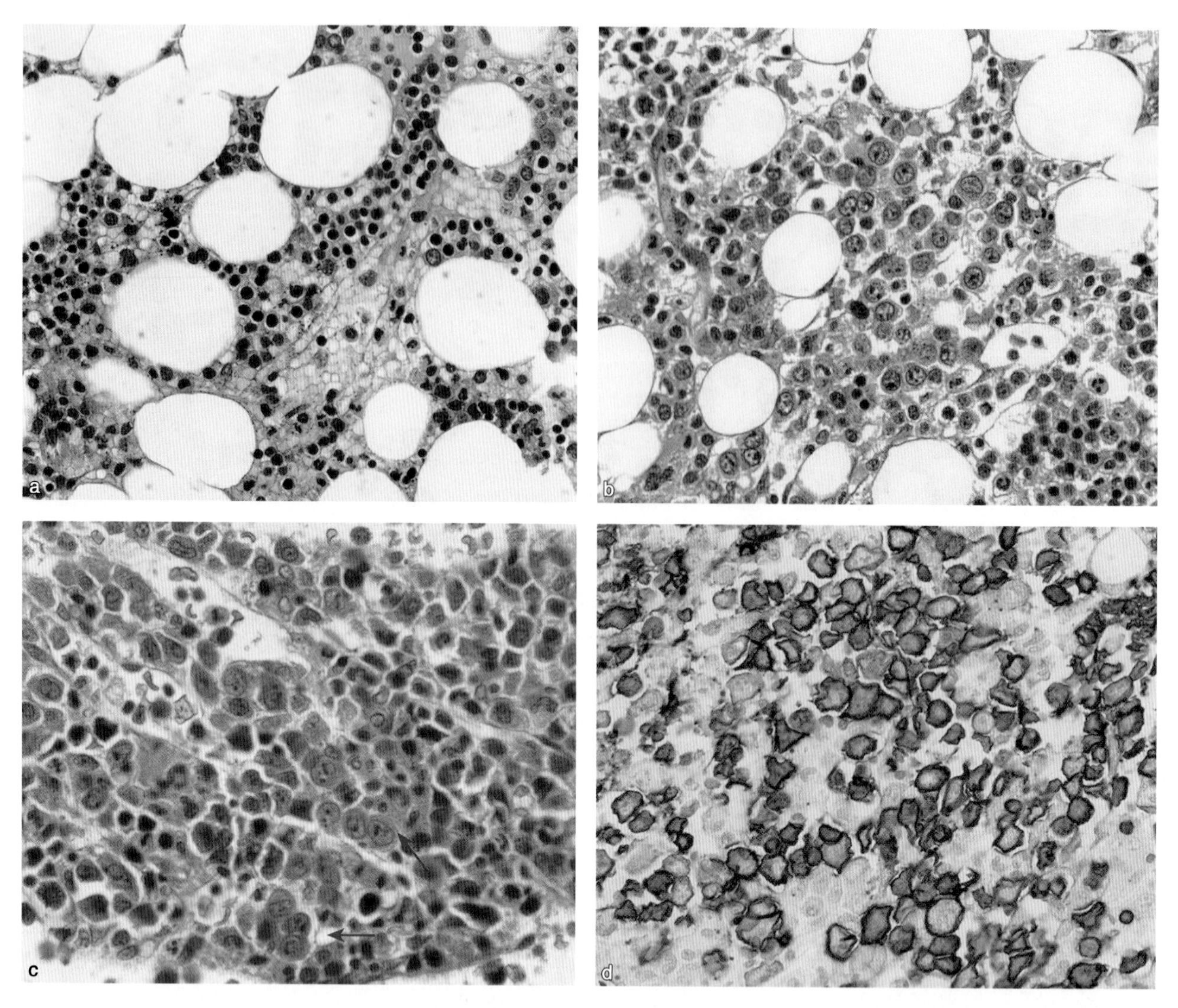

图 14-14 **有核红细胞分布特点**

a 为中晚幼红细胞大小不一的造血岛，多位于骨小梁间区；b、c 为 MA，原始早幼红细胞不但明显增多，且常聚集而类似 ALIP 和小簇状结构；d 为 MA，CD235α 染色阳性是鉴别其他相似细胞的重要指标

溶血性贫血（hemolytic anemia，HA）、缺铁性贫血（iron deficiency anemia，IDA）、SA。AA 时，原始早幼红细胞少见或不见，中晚幼红细胞造血岛明显减少，但可见造血热点（hot spot），即比较小范围的同一阶段幼红细胞或中晚幼红细胞组成的灶性造血，细胞数常小于 20 个。

MA 出现的有核红细胞簇，细胞大且常以原始早幼红细胞为主要组成，常呈条索状的不规则性聚集或成簇性增生；IDA 有核红细胞簇，细胞小，构成的细胞主要为晚幼和中幼红细胞。原始早幼红细胞还需与骨髓瘤细胞、早中幼粒细胞和大 B 淋巴瘤细胞，尤其是簇状结构生长（见第八章和第十一章）相鉴别；晚幼红细胞与淋巴细胞不容易明确区分，需要免疫组化 CD235α 鉴定，阳性反应为有核红细胞。

三、巨核细胞

正常切片平均高倍视野 1~2 个巨核细胞。成熟巨核细胞通常散在单个地分布于骨小梁间区的窦状结构旁，且不发生群集现象，也不相互密接，在非血液肿瘤性疾病（如血小板减少症）偶见三四个巨核细胞不紧密的簇状生长。

切片中，原始巨核细胞和胞体小型的幼巨核细胞不易识别，需要 CD41 或 CD42 细胞免疫化学染色。成熟巨核细胞一般都是大型细胞，且由于胞质极为丰富而常见未切到胞核的胞质片，但观察不到生成的血小板和散在于细胞外的簇状血小板。

巨核细胞分布特征异常在于移位性簇状生长。它是指巨核细胞位于造血主质部位生长的移位至骨小梁旁，见于特发性血小板增多症（essential thrombocythaemia，ET）、真性红细胞增多症（polycythemia vera，PV）、PMF 等 MPN 和 MDS-MPN。簇状生长也可见于造血主质区（图 14-15）。在 MPN 中的巨核细胞簇，CML 以小（型）巨核细胞为主，ET 和 PV 以大型巨核细胞为主（见第九章）。脾功能亢进和感染等良性疾病，巨核细胞增加，一般不出现巨核细胞簇或少见者为无移位的正常大小或中大型巨核细胞簇。

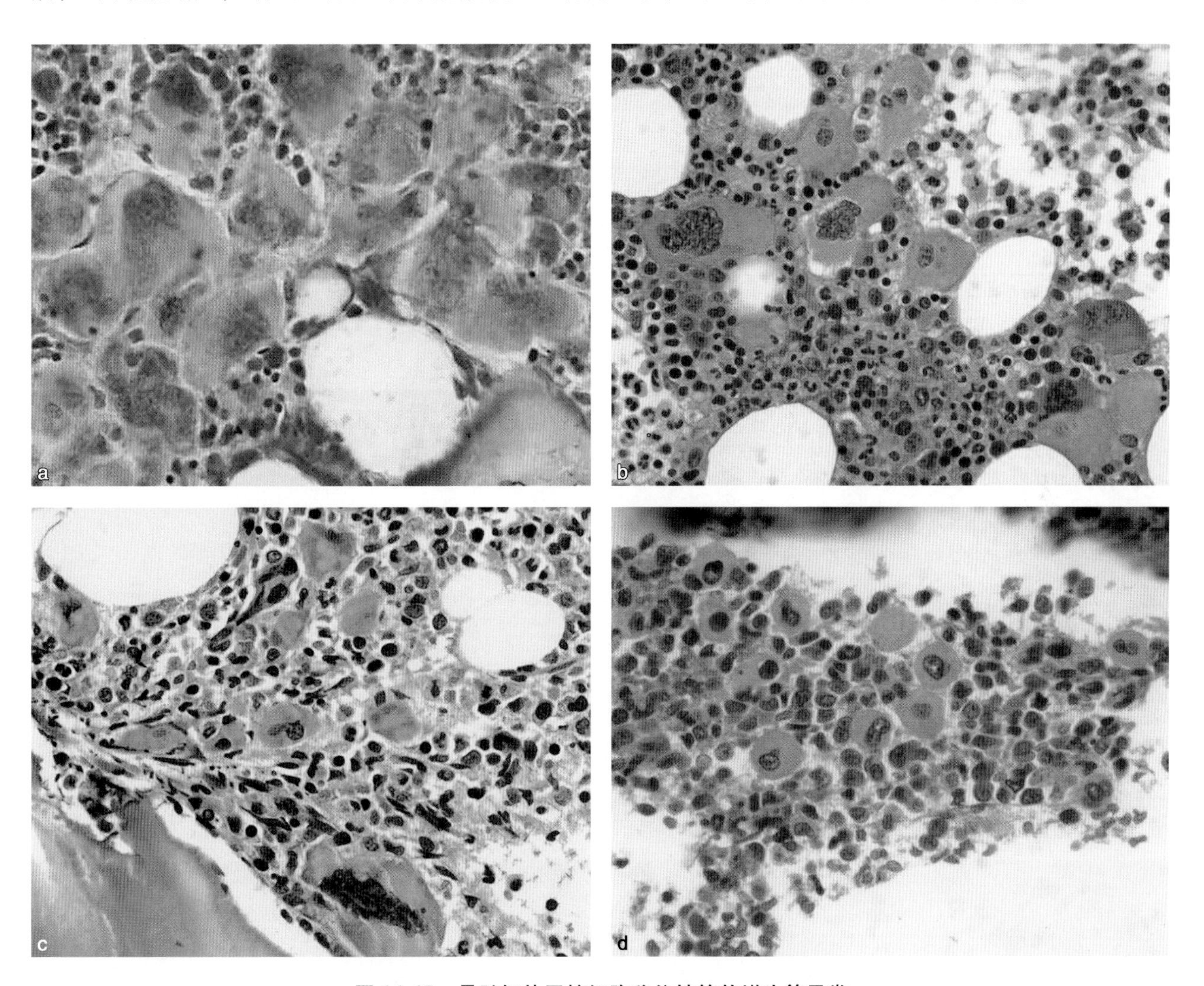

图 14-15　**骨髓切片巨核细胞移位性簇状增生等异常**

a 为巨核细胞位于骨小梁旁增殖，细胞大而高核叶，MPN 不能分类型；b 为大而高核叶巨核细胞位于主质聚集性增生，无异形性，PV 标本；c 为 PV 进展中小梁旁巨核细胞聚集性增生伴胞核小圆化；d 为 CML 小型巨核细胞聚集呈簇现象，胞核趋向小圆化，示病态形态

髓系肿瘤时，巨核细胞聚集或簇状生长常伴有多形性（重在胞体、胞核的大小变化）或异形性（重在胞体和胞核的畸形性改变，且常以小细胞和低核叶的小核居多）形态（表 14-1）。异形性比多形性容易评判，异形性是巨核细胞多形性进一步异常的组织结构，有一定特异性，尤其是纤维组织明显增生时，绝大多数见于 PMF，也是其他 MPN 类型和 MDS 以及 MDS-MPN 疾病进展或疾病晚期的病理过程。因此，巨核细胞异形性异常的程度与 MPN 的早晚期病变有关，早期异形性不明显，随疾病进展逐渐出现明显的原来大小细胞基础上的小型化、核叶离散小圆化、裸核化和异形极端化（图 14-16 和图 9-11～图 9-14）。

四、淋巴细胞

淋巴细胞常单个散在分布于造血主质与脂肪细胞之间。淋巴细胞胞核小，圆形居中或稍偏位，核膜厚，可见小核仁，斑点样异染色质，易与晚幼红细胞混淆。

表 14-1 MPN 初诊及疾病进展中巨核细胞变化*

疾病	侏儒巨核细胞	大而高核叶巨核细胞	多形性巨核细胞	异形性巨核细胞	小圆核巨核细胞	巨核细胞移位和聚集
CML	+++	-	-	-	-	-
CML-AP、BP	+	-	+	++	++	++
PV	-	++	++	-	-	++
ET	-	+++	++	-	-	+++
PV 和 ET 后 MF	+	+	+++	+++	++	+++
PMF	+	+	+++	+++	+	+++
感染和脾亢等巨核细胞增生	-	++	+	-	-	-

* 都可以出现簇状结构；CML 为慢性粒细胞白血病，CML-AP、BP 为慢性粒细胞白血病加速期、急变期，PV 为真性红细胞增多症，ET 为特发性血小板增多症，MF 骨髓纤维化，PMF 为原发性骨髓纤维化

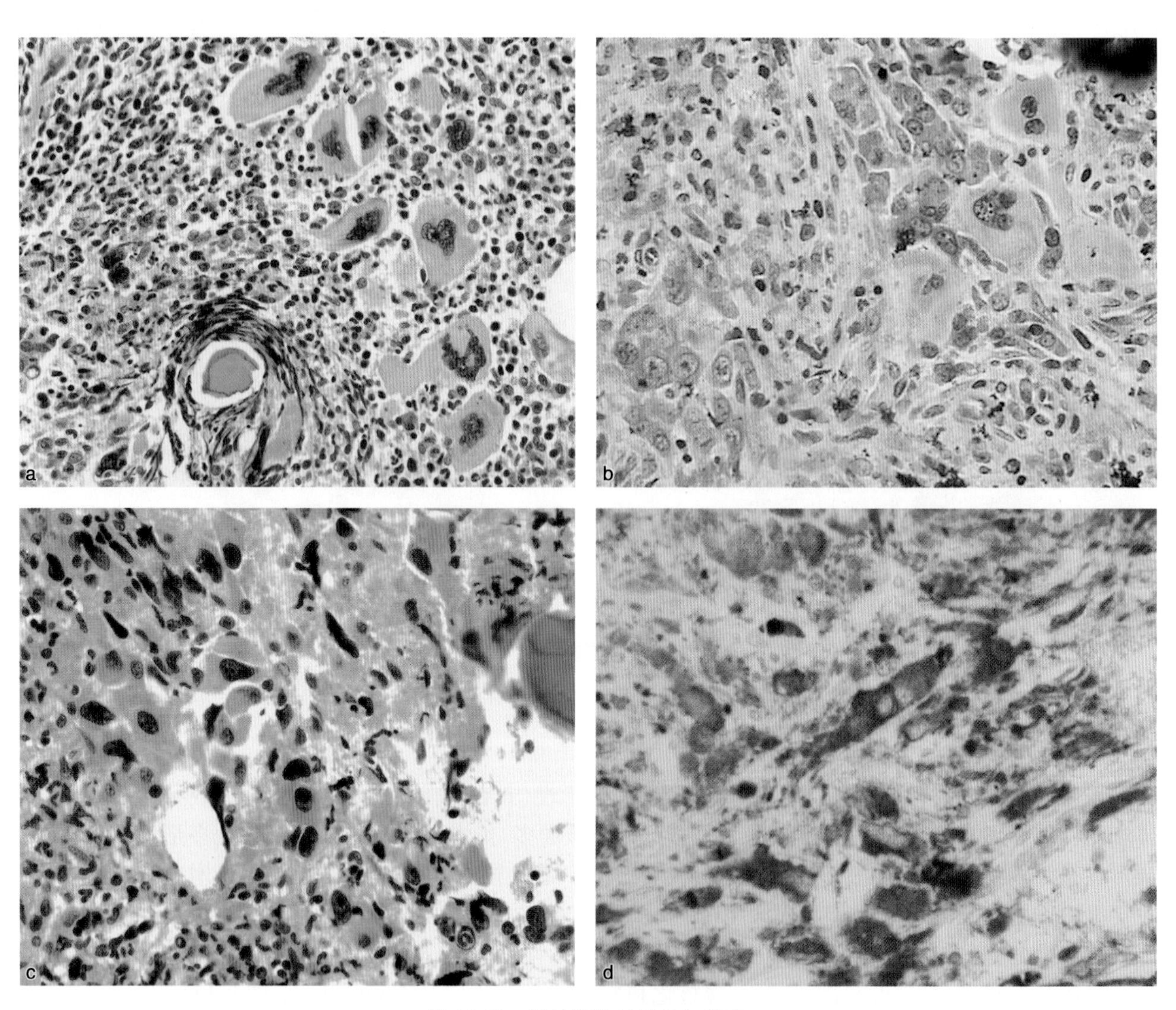

图 14-16 **巨核细胞异形性与疾病**

a 为 ET 大而高核叶巨核细胞多形性和轻度异形性；b 为 ET 转化期，巨核细胞变小、病态和异形，原始细胞簇状增生，纤维组织增生；c 为 ET 后 MF，巨核细胞移位成簇、细胞小型、胞核小圆化和异形；d 为 c 患者 CD61 染色异形性和小型化巨核细胞

正常骨髓中淋巴细胞分布有两种方式:散在性分布(间质性分布)和丛簇状或结节状分布。结节状分布者称为淋巴小结(lymphoid nodule),也称淋巴细胞聚集(lymphocytic aggregate)。在正常的青少年骨髓切片中不易见淋巴小结,在中老年人中可见,也见于许多良性疾病(如 SLE、类风湿性关节炎、糖尿病等疾病)。正常情况和良性疾病中,淋巴小结多位于造血主质(与成熟 B 细胞淋巴瘤常位于骨小梁旁浸润不同),直径常<600μm,由成熟淋巴细胞组成,小结边缘界线较为明显,小结外缘为明显的造血细胞(图 14-17),边界处纤维组织少,结节内淋巴细胞大多为小型,细胞较为单一,B、T 淋巴细胞比例相近,免疫组化可以同时表达 CD20 和 CD3,可见浆细胞和组织细胞,可见生发中心。如果骨髓活检切片中检出淋巴小结或集簇>3 个或检出较巨大的淋巴小结时,应疑及成熟淋巴组织肿瘤(如慢性淋巴细胞白血病早期)。淋巴小结需与淋巴瘤浸润的簇状或结节或灶性结构相鉴别,小细胞性淋巴瘤浸润骨髓时多为片状和弥散性,慢性淋巴细胞白血病切片象常呈弥散性和大片状浸润结构;原幼淋巴瘤细胞浸润时,位于骨小梁旁区浸润较多见,细胞幼稚单一且多有异形,边界不清楚,无生发中心。单一淋巴细胞充满于脂肪细胞间或在间质内呈单行排列也需要怀疑淋巴瘤浸润。白血病性浸润常为 ALL 和淋巴瘤严重侵犯骨髓的常见模式(图 14-17)。

五、浆细胞

浆细胞常定位于小血管壁四周(图 14-18),沿血管壁可呈鹅卵石样排列,或单个及 2~3 个散在性小簇分布于主质(不易觉察血管);胞核圆形多偏位,异染色质呈粗颗粒或小块状,核周边聚集成块,着色深,可

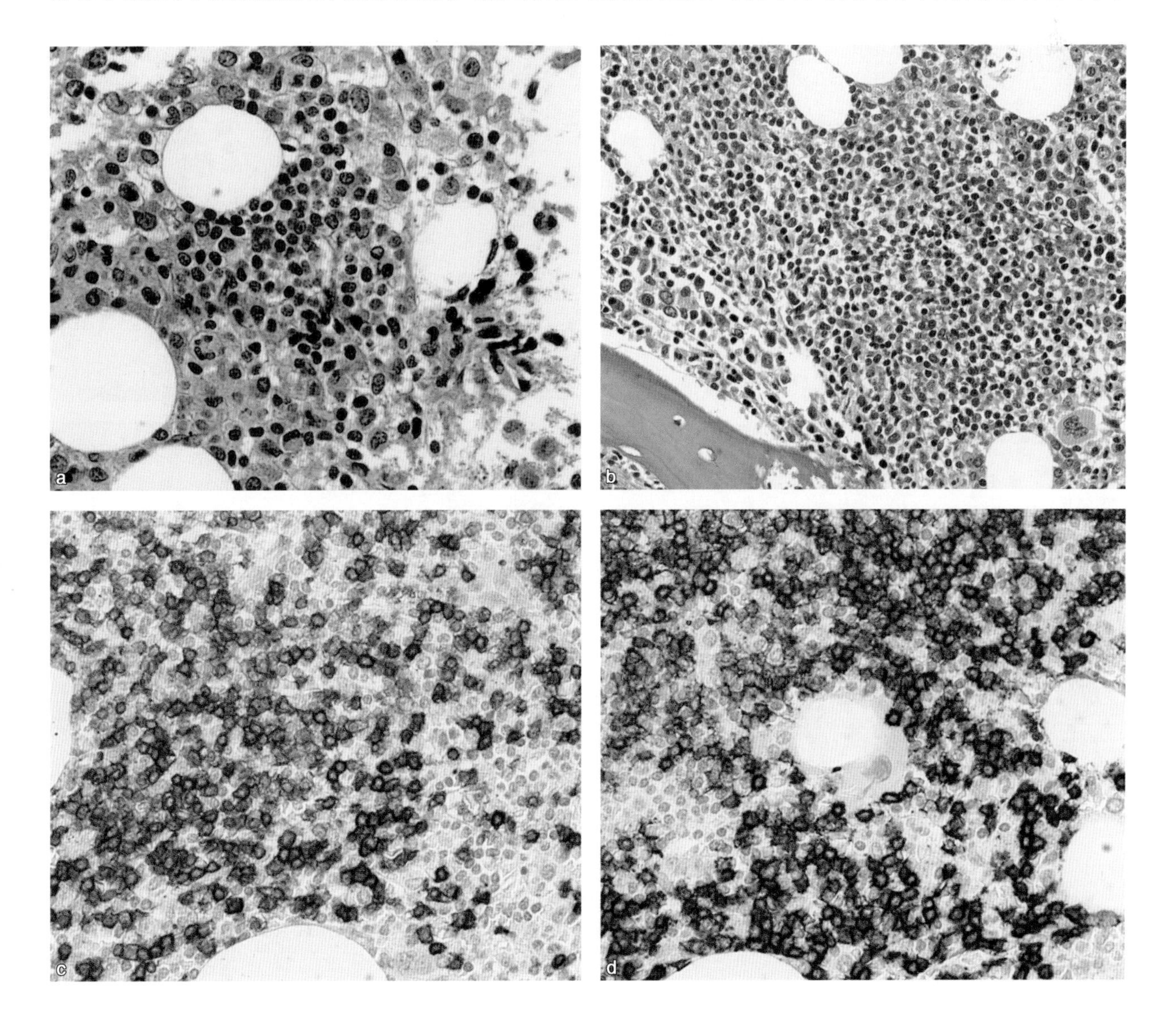

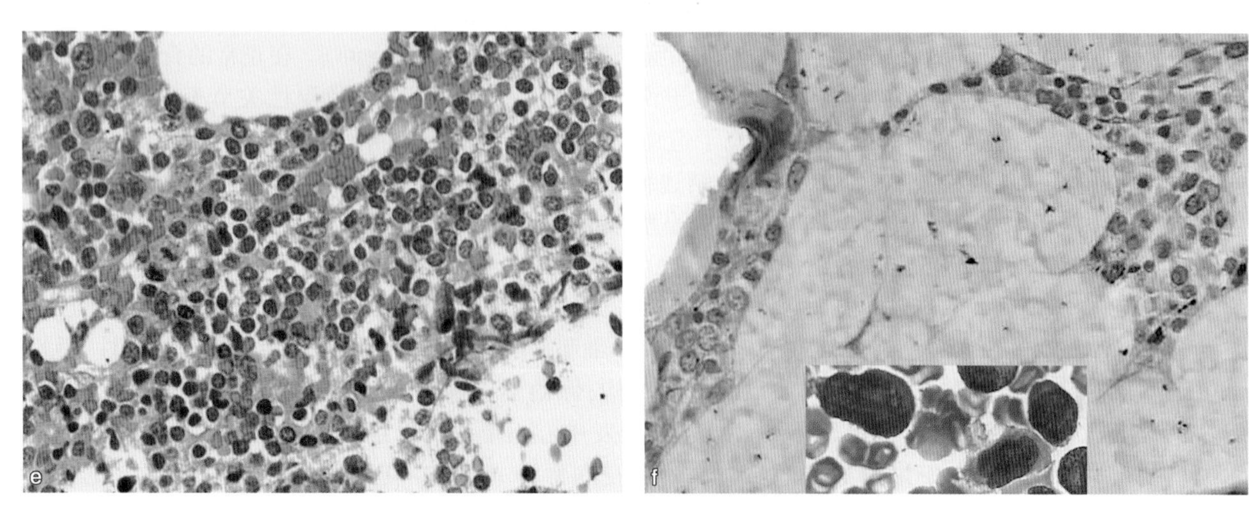

图 14-17 **骨髓淋巴小结和 CLL 早期病变与淋巴瘤浸润**

a、b 为大小不一淋巴小结，与造血细胞界限基本分明；c、d 为 b 巨大淋巴小结的 CD3 和 CD20 染色阳性细胞各占一半左右；e 为 CLL 早期病变，不规则且无明显边界；f 为淋巴瘤细胞在脂肪化主质区呈条状浸润和聚集，比例在 20% 以上，插图为同一病例骨髓涂片淋巴瘤细胞

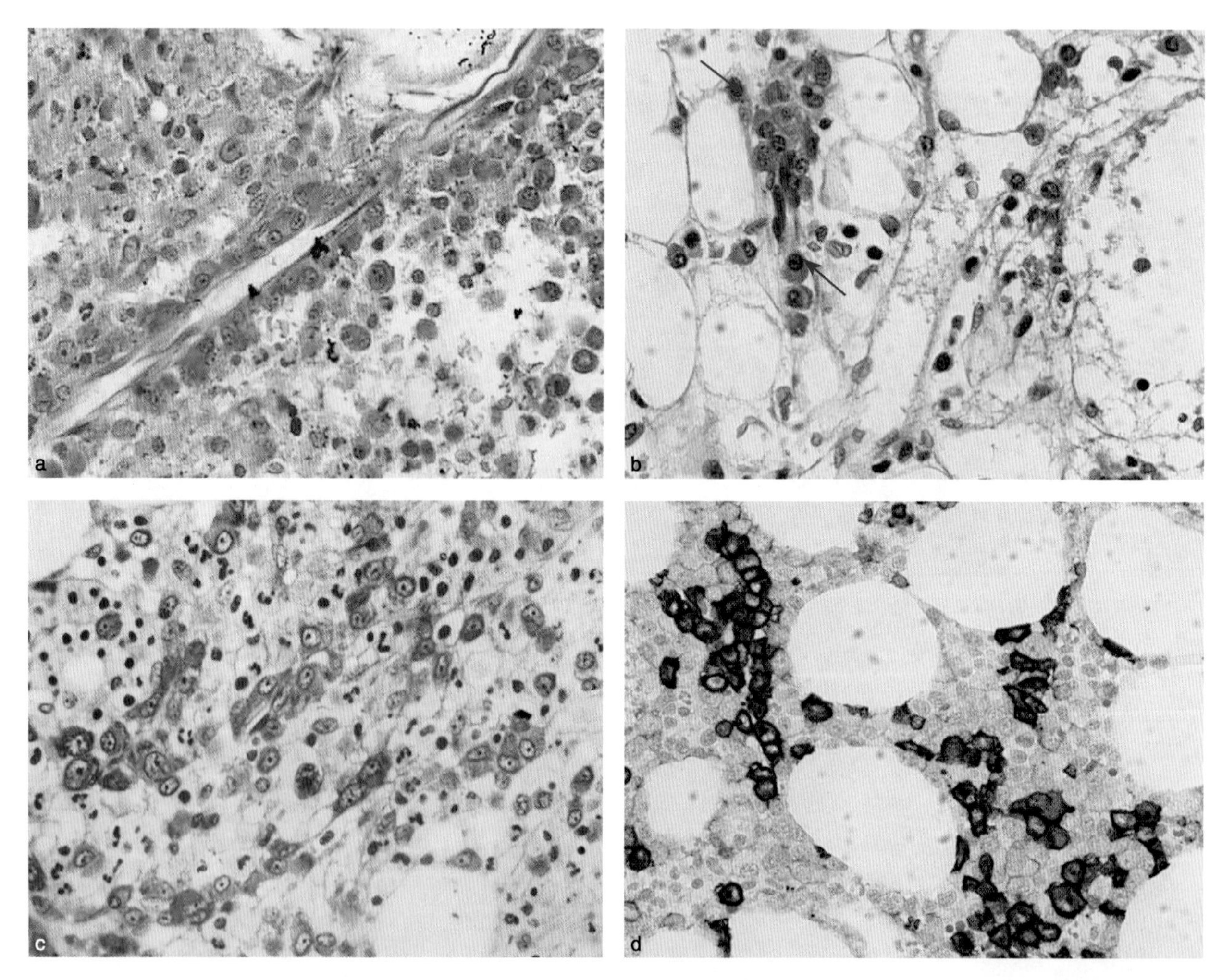

图 14-18 **浆细胞分布与异常结构**

a 为浆细胞常沿血管外膜分布，呈鹅卵石样；b 为自身免疫性疾病反应性浆细胞增多，浆细胞散在性分布于造血主质以及近血管周围；c 为 PCM 原始浆细胞位于造血主质区聚集；d 为免疫组化 CD38 染色，阳性浆细胞沿血管排列和不规则状聚集，反应性浆细胞增多标本

呈车轮状；胞质带宽，染色不均，淡紫或暗红色，伴核周高尔基淡染区。

一般骨髓切片标本中偶见幼稚浆细胞，反应性浆细胞增多和浆细胞肿瘤性增生时增多。反应性浆细胞增多通常为5个或6个浆细胞围绕动脉呈不规则的小丛状，不见明显的幼稚细胞，而浆细胞骨髓瘤(plasma cell myeloma，PCM)常呈大的不规则病灶、结节或片状等异常结构(图14-18)。

用免疫组化(CD38和CD138)显示，正常骨髓中易见浆细胞3~5个聚集在一起的不规则小簇或聚集，也可见5个以上浆细胞簇或聚集性分布。PCM，浆细胞的结构特点是大簇状、片状和弥散性生长，位于造血主质区，也不易观察到其周围的血管。

六、其他细胞

1. 单核细胞和巨噬细胞　骨髓中有少量单核细胞分布于造血主质，但因其形态不易与幼稚粒细胞鉴别，有时凹折的核痕又与原始细胞核仁相似(图14-19)，而不易识别。感染等单核系细胞增多时，可检出不规则的单核系细胞。巨噬细胞定位于骨髓的各个部位。骨髓切片中定居型和游走型巨噬细胞均不易被察觉，感染或噬血细胞综合征时可见增生的巨噬细胞(簇)，但吞噬的细胞碎屑和血细胞等，除了一部分标本外，多不容易被发现。

单核巨噬细胞局部聚集，伴有上皮细胞、淋巴细胞等细胞融合和若干坏死组织的结节性病灶，称为肉芽肿形成(见第二十章)。

2. 肥大细胞和嗜碱性粒细胞　在正常骨髓中肥大细胞少见。肥大细胞颗粒多少不一，但染色后与众

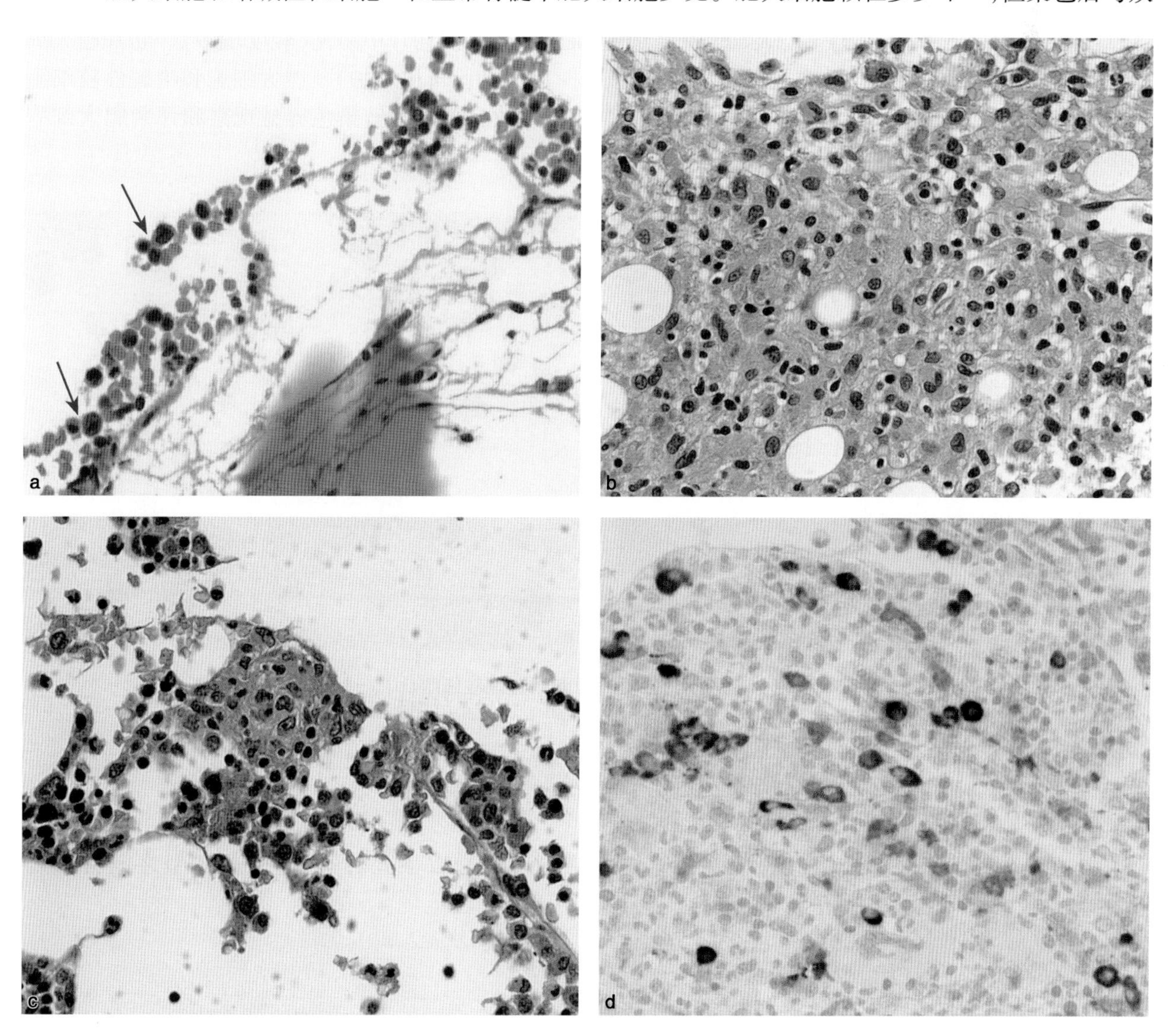

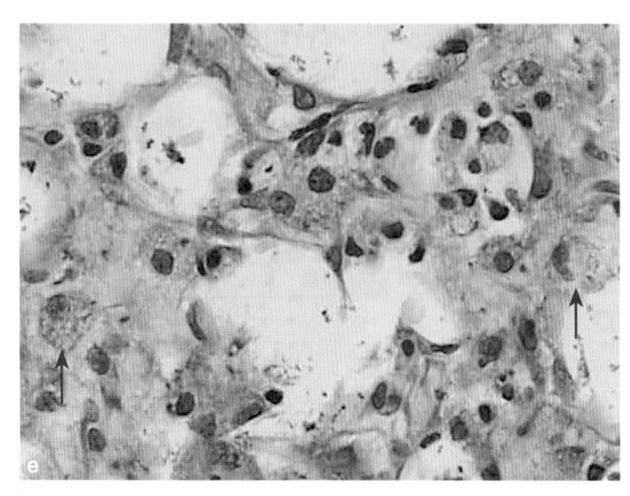

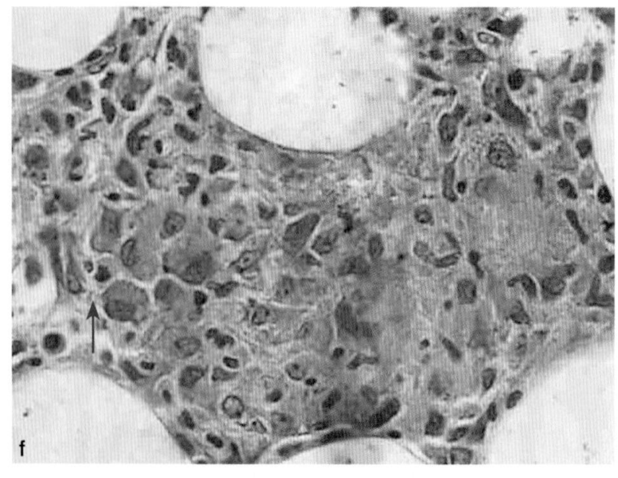

图 14-19 **单核细胞和巨噬细胞**

a 为 2 个大单核细胞(箭头指处),在切片细胞稀薄区域易于观察;b 为感染象,巨噬细胞异常增生,有聚集现象;c 为感染标本,单核细胞增多,局部聚集成微小的类肉芽肿组织;d 为感染性单核细胞增多免疫组化 CD14 染色,阳性细胞散在性分布和局部聚集;e 为噬血细胞综合征标本,巨噬细胞明显增多并类似类肉芽肿组织;f 为结核性骨髓切片,箭头指处为五六个巨噬细胞构成的细胞簇,细胞大小和外形与涂片中相似

不同的颗粒和通常不规则的外形有助于识别。肥大细胞颗粒染色偏紫偏黑,嗜碱性粒细胞小、颗粒呈偏紫红色,位于造血主质(图 14-20)。肥大细胞和浆细胞,在老年人骨髓切片中易见(轻度增多)。切片肥大细胞比骨髓涂片为多见,且常与造血成反比(如造血减低时肥大细胞可以增加)。肥大细胞和嗜碱性粒细胞在 HE 染色标本中常不易观察,尤其是染色偏红时。我们用改良甲苯胺蓝染色容易观察和评判肥大细胞和嗜碱性粒细胞。

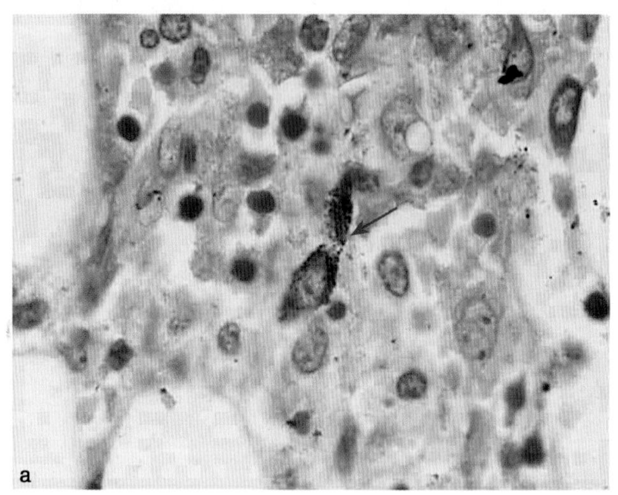

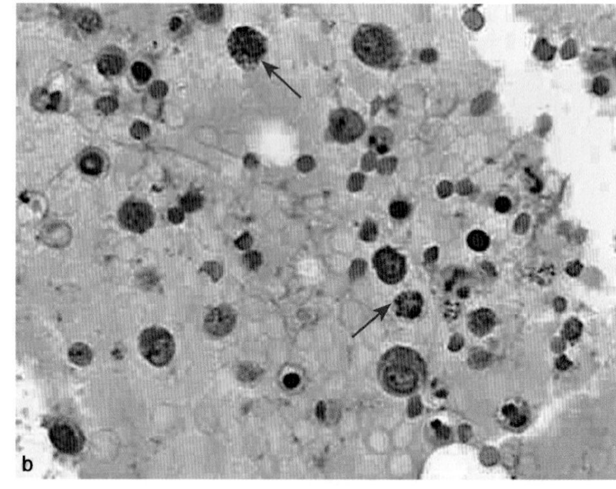

图 14-20 **肥大细胞(a)和嗜碱性粒细胞(b)**

第三节 肿瘤浸润性结构

造血和淋巴组织肿瘤按浸润的早晚期组织学特点可分为以下几种类型,但在各型之间常混合存在。

一、间质型

骨髓整个结构存在,造血主质区散在性分布着瘤细胞,可见有三五个肿瘤细胞的聚集趋向,但未形成明显的簇。见于肿瘤侵犯骨髓的早期浸润（图 14-21），如原幼细胞型淋巴瘤（尤其是大 B 细胞淋巴瘤）、MDS、急性白血病复发早期。

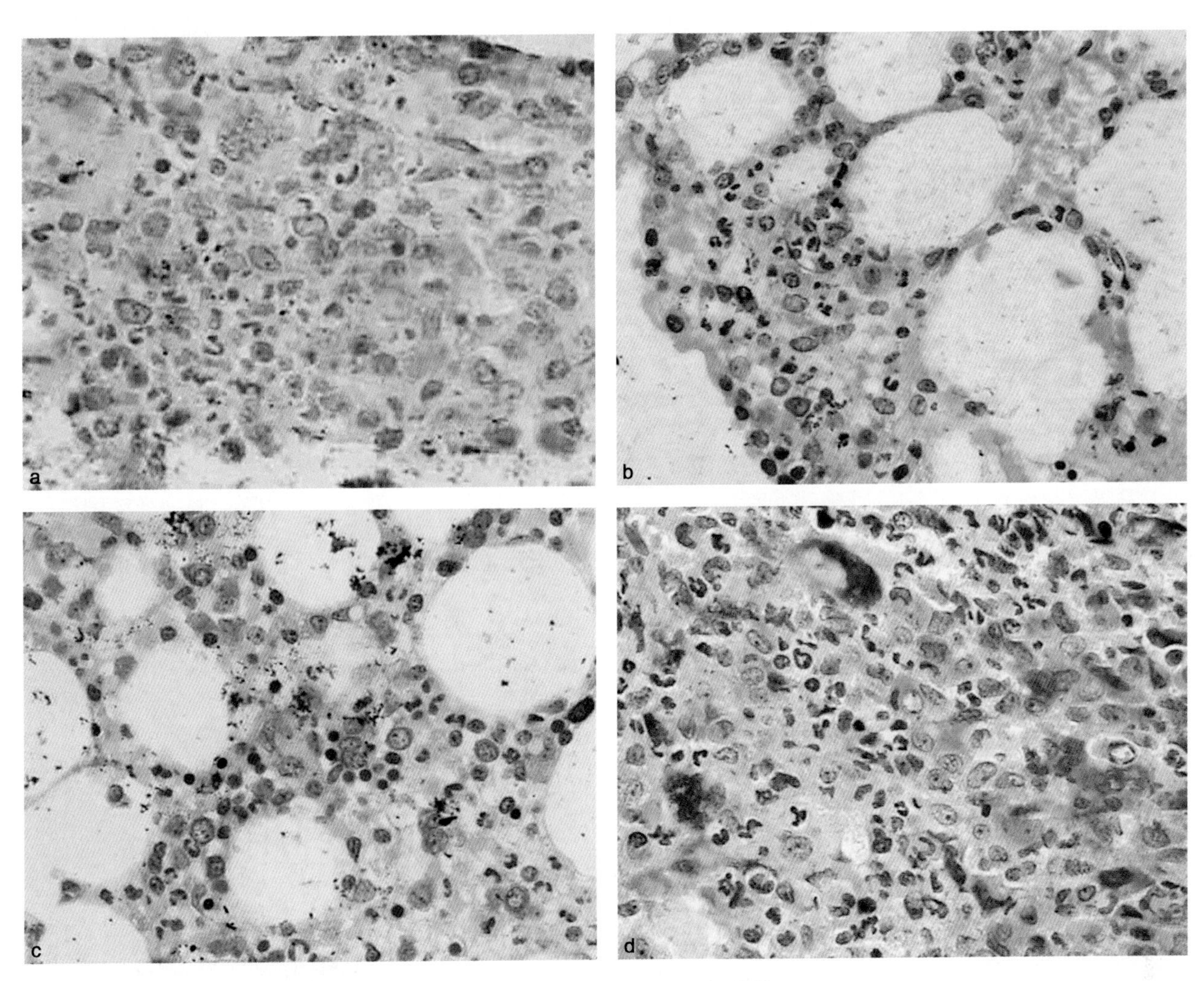

图 14-21　**血液肿瘤细胞间质型浸润**

a 为原幼细胞型淋巴瘤细胞间质型浸润，细胞有异形性；b 为原始 T 淋巴细胞淋巴瘤间质性浸润，淋巴瘤细胞胞体大而有一定的异形性；c 为 AML 完全缓解 13 个月复发前，原始细胞间质性浸润（增加）；d 为 MPN 病情中出现原始细胞间质性增加，示疾病趋向进展

二、ALIP 和小簇结构

ALIP 和原幼细胞小簇结构也为肿瘤浸润的早期结构，常见于 MDS、AML 早期复发或化疗缓解时、MPN 疾病进展期、淋巴瘤等。

三、骨小梁旁型结构

肿瘤细胞位于骨小梁旁区（图 14-22）灶性增生，如淋巴瘤易见这一早期浸润结构；CML 加速期和 AML 缓解后早期复发，可见原始早幼粒细胞沿骨小梁旁浸润性生长。

四、结节型与弥散型

瘤细胞呈局灶性聚集，形成大小不一的结节，浸润区周围的骨髓结构仍完整（图 14-23），多见于肿瘤浸润的早中期，如转移性癌、PCM、淋巴瘤（主要为原幼细胞型淋巴瘤）和 MPN 疾病进展时。

肿瘤细胞在造血主质中呈弥散性浸润，正常骨髓成分消失，或造血细胞<10%（图 14-24），当肿瘤细胞

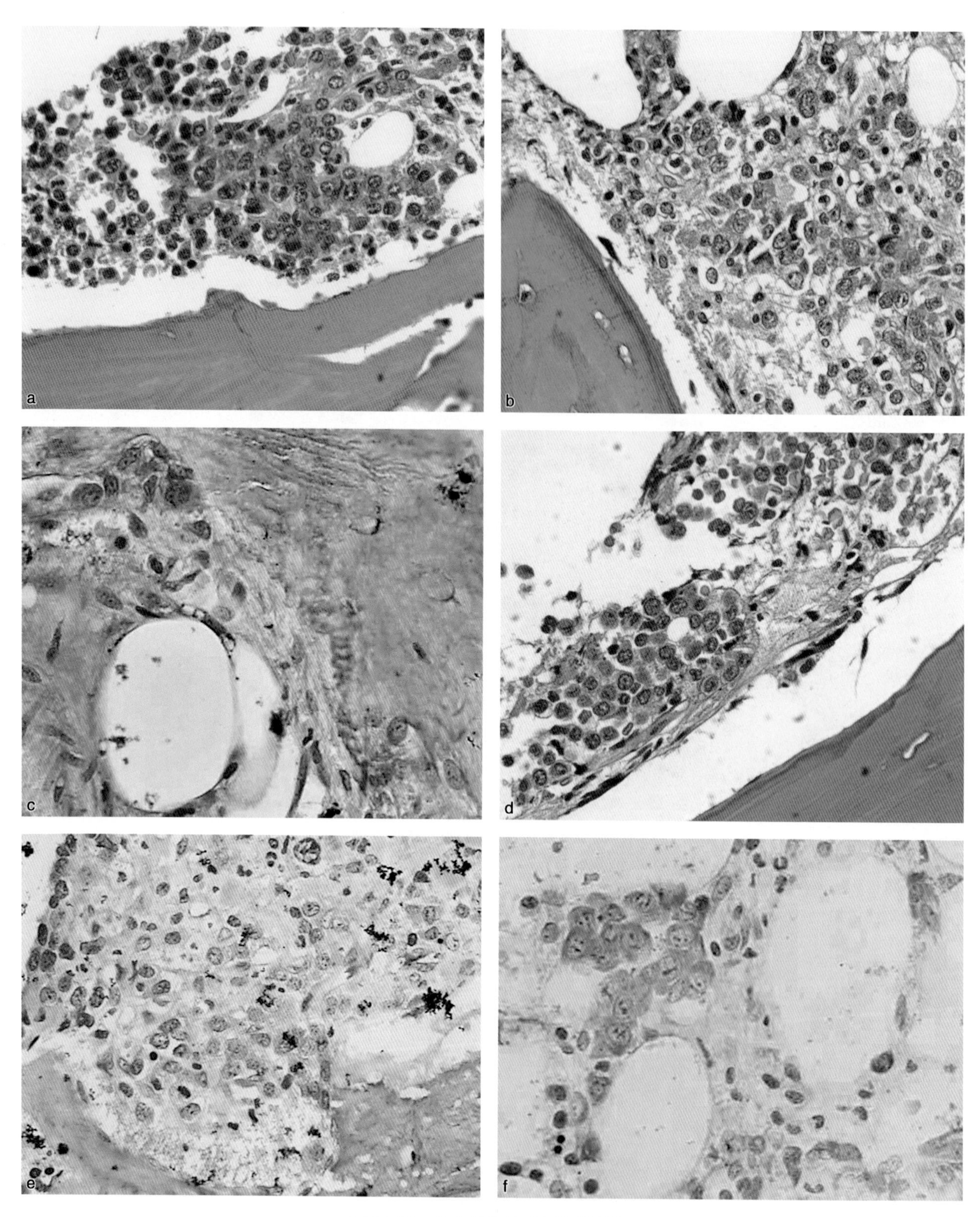

图 14-22 **骨小梁旁肿瘤浸润性结构**

a 为骨髓瘤细胞位于骨小梁旁区生长;b 为弥散性大 B 细胞淋巴瘤位于骨小梁旁区浸润;c 为转移性肿瘤细胞骨小梁旁蚀骨性浸润;d 为 AML 复发时在骨小梁旁出现原始细胞扩增成簇;e 为 MPN 转化的 AML,原始细胞位于小梁旁扩增性浸润;f 为 AML 早期浸润的原始细胞结节性结构(MDS 转化)

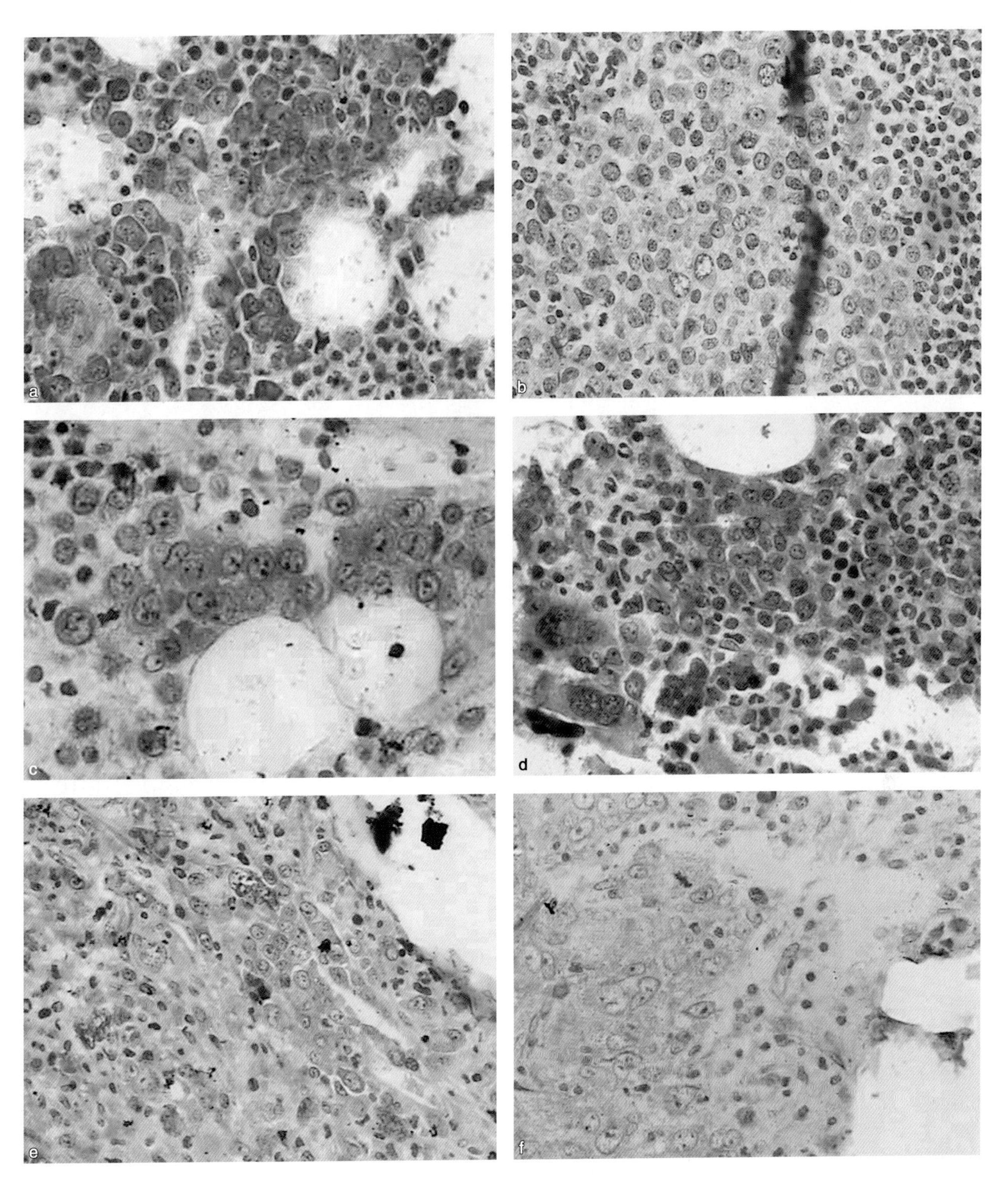

图 14-23　**肿瘤浸润结节型结构**

a 为原始细胞型骨髓瘤细胞结节性浸润结构；b 为弥散性大 B 细胞淋巴瘤大结节性浸润；c 为原始单核细胞结节性结构，原始单核细胞白血病复发标本；d 为 ALL 缓解后早期复发的原始淋巴细胞结节性增生结构；e 为 PMF 病情中出现的原始细胞结节或片状结构，预示 AML 即将发生；f 为转移性癌细胞的汹涌性大结节性浸润

之间紧密分布时称为弥散性塞实性浸润。在造血主质中,有10%以上造血细胞残留时,肿瘤细胞常呈松散的弥散性浸润,称为非纯一性弥散性浸润。肿瘤弥散性浸润多见于白血病,也见于淋巴瘤和PCM等疾病的中晚期或高负荷性浸润。

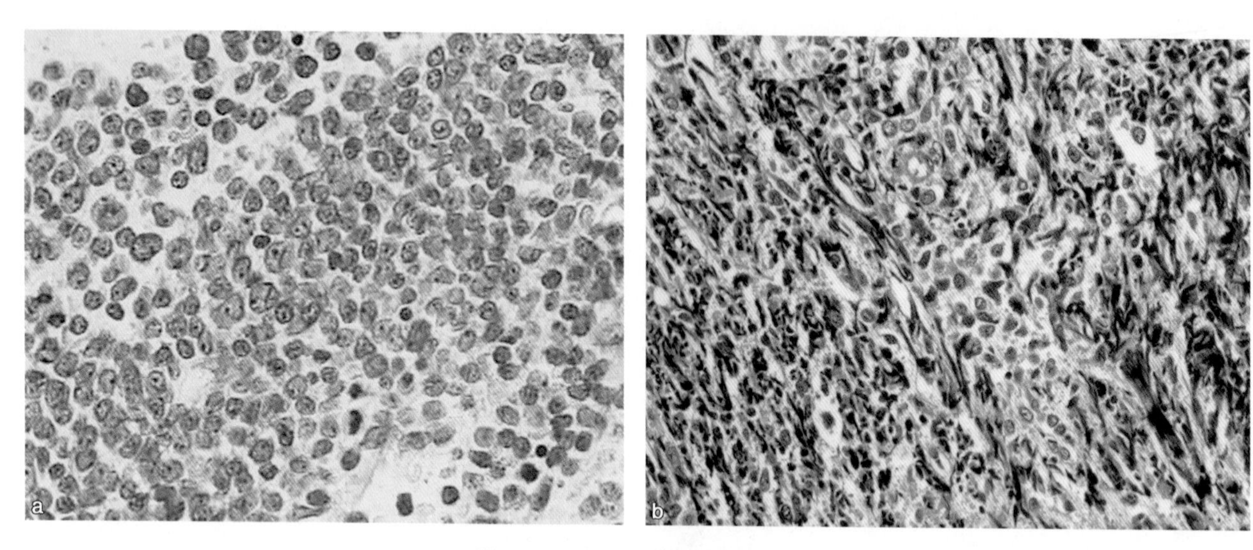

图 14-24 **血液肿瘤弥散型结构**

a 为 ALL 原始淋巴细胞弥散性浸润结构;b 为急性白血病原始细胞与纤维细胞交织性弥散性浸润

第四部分

诊断技术与管理

第十五章

骨髓检查适应证和诊断方法评价

随着时代的进步,形态学的内涵也随之深化和扩展。我们提出的四片联检,即骨髓细胞学的骨髓涂片和印片、骨髓组织学的骨髓切片和血细胞学的血片(包括这些标本的细胞或组织化学和细胞或组织免疫化学染色)的同步整合联检,包含在完整的优化骨髓检查中,尽可能最大限度地提供诊断信息。实验室医师和临床医师都需要从现代理念出发,重新了解和评估这些方法的异同、价值和互补的重要性,并根据不同的患者作出最佳的选择。这也是临床和实验室路径及其质量管理的起始。

第一节 适应证和禁忌证

骨髓检查适应证包括临床上和实验室检查有无法明确解释的血液学异常,需要排除或证实的各种血液病,各种血液病的分期或病情评估或随访,以及评估各种恶性肿瘤有无骨髓累及。

1. 血细胞变化和形态异常　①血细胞减少(尤其是临床不易解释)的各种贫血、白细胞减少症和血小板减少症;②疑似的脾功能亢进(简称脾亢)、浆细胞骨髓瘤(plasma cell myeloma,PCM)、类脂质代谢障碍性疾病等;③血细胞增加的白血病、类白血病反应、感染,以及真性红细胞增多症(polycythemia vera,PV)、特发性血小板增多症(essential thrombocythaemia,ET)和淋巴瘤等,包括这些疾病的可疑病例;④血细胞形态明显异常者;⑤外周血出现原始细胞和幼稚细胞。

2. 经一定检查原因未明或不明的相关体征　①脾和/或肝大;②淋巴结肿大;③发热;④骨痛或骨质破坏;⑤单克隆丙种球蛋白血症;⑥血沉明显增高,尤其是>35 岁者;⑦胸腔积液;⑧高钙血症和皮肤病损;⑨年龄较大者的蛋白尿及肾脏受损;⑩紫癜、出血或黄疸等。

3. 需作血液病病期诊断和治疗观察　如对淋巴瘤病期的评估;造血和淋巴组织肿瘤化疗或骨髓移植前后的骨髓评估;转移性肿瘤骨髓累及的评估;再生障碍性贫血(aplastic anemia,AA)等骨髓衰竭综合征患者病情进展评估。

4. 评估体内铁的贮存　骨髓细胞内外铁检查仍是目前评价体内铁含量多少的金标准,加之直观的细胞形态学所见,是其他方法所不能比拟的。

5. 疑难病例　疑难病例中,一部分是由隐蔽的造血和淋巴组织疾病所致。另一部分为就诊于其他临床科室诊断不明、治疗无效而有血液检查改变者。

6. 以骨髓细胞为样本的其他检查　造血细胞培养,骨髓细胞遗传学和分子学检查,骨髓细菌培养、骨髓细胞流式细胞免疫表型检查等。

7. 其他　如临床需要了解骨髓造血功能,需要排除或需要作出鉴别诊断的造血和淋巴组织疾病。还有因少数病人明显的心理、精神因素经解释仍疑似自己患有血液疾病者等。

骨髓穿刺和活检的禁忌证很少,除了血友病等凝血因子中重度缺陷外,均可进行骨髓穿刺和活检,但局部有炎症(如压疮)或畸形应避开;在常用的成人三个解剖部位(髂前上棘、髂后上棘和胸骨)中,胸骨只能做穿刺不能做活检。

第二节 方法的长处和不足

不同形态学方法整合的四片联检中,每一片都有各自的长处和不足。

一、血片细胞学检查

血片细胞学检查简称血片检查。血片由推片推制而成,加之血液黏稠度和血液细胞量偏少或适中,是细胞学观察的良好标本。较多血液病的细胞形态学改变,血片优于骨髓涂片。

1. 血片细胞学检查的长处 诸如异常红细胞和异常淋巴细胞检验,血片明显优于骨髓涂片。由于骨髓液和血液的物理性和细胞性差异,骨髓液制成的涂片观察红细胞形态较差。尽管红细胞与涂片上细胞区域性分布有关系,但骨髓涂片整体上的普遍性问题仍是因涂片偏厚和有核细胞量丰富所致的红细胞平铺性和清晰性(精细观察)不及血片。因此,可以说血片是观察红细胞形态的最佳标本,可以直接提供贫血诊断的重要依据。如原发性和继发性骨髓纤维化所致的贫血、球形红细胞增多症、椭圆形红细胞增多症、缺铁性贫血(iron deficiency anemia,IDA)、巨幼细胞性贫血(megaloblastic anemia,MA)、微血管性溶血性贫血(microangiophathic hemolytic anemia,MHA)、部分遗传性溶血性贫血。

检查异常淋巴细胞的优点在于异常的淋巴细胞病理生理特点而使之在外周血中的出现数量常比骨髓中的多、形态比骨髓中的典型,如不典型淋巴细胞(异型淋巴细胞)和肿瘤性 T、B 淋巴细胞(图 15-1 和第十一章)。成熟 B 细胞肿瘤的许多病种定义和形态描述就是以外周血细胞数量和形态特征为基准的,如慢性淋巴细胞白血病(chronic lymphocytic leukemia,CLL)诊断中很重要的一条是外周血单克隆性小淋巴细胞(B 细胞)$\geqslant 5\times10^9/L$,CLL 伴幼淋巴细胞增多与幼淋巴细胞白血病(prolymphocytic leukemia,PLL)鉴别诊断的主要条件是外周血幼淋巴细胞<55%还是≥55%。CLL、PLL、多毛细胞白血病(hairy cell leukemia,

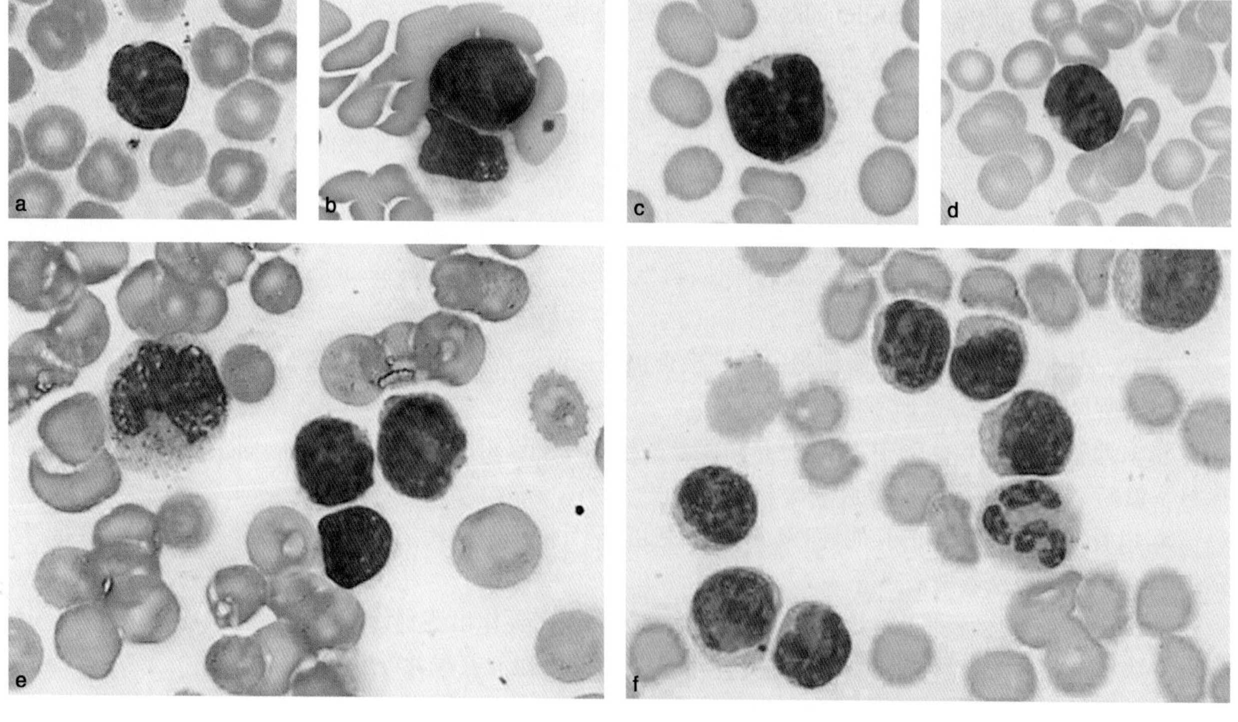

图 15-1 **血片异常成熟 T 细胞**

a~d 为 67 岁男性病例蕈样霉菌病的异常 T 细胞(不规则核形、低核质比例、嗜碱性胞质、无颗粒),皮下多发结节 1 年,全身红斑 2 个月,伴有脾和全身浅表淋巴结肿大;e 为 44 岁男性患者 T 淋巴瘤细胞白血病性浸润,皮肤结节 15 个月,后腹膜和纵隔多发性淋巴结肿大 3 个月,颈部淋巴结肿大 5 个月,白细胞 $35.6\times10^9/L$、血小板 $73\times10^9/L$,血红蛋白 139g/L;f 为 T 幼淋巴细胞白血病,细胞核呈单核细胞样,胞质嗜碱性、无颗粒

HCL)、原发性巨球蛋白血症肿瘤细胞、脾性边缘区淋巴瘤细胞的形态描述(见第十一章)也都是以外周血为主要细胞特征进行的。

还有一些血液病的定义、疾病界定和诊断是以外周血细胞学异常为主要依据的,这是血片检验诊断的另一优势。诸如浆细胞白血病(血片浆细胞≥20%或绝对值≥2×10^9/L),外周血白血病(血片原始细胞>20%而骨髓涂片中<20%),慢性粒单细胞白血病(外周血单核细胞持续增加,≥1×10^9/L),某些成熟淋巴细胞肿瘤(如CLL的淋巴细胞数量和形态),以及对外周血1%原始细胞,骨髓<5%原始细胞,界定一种新的MDS不能分类型(MDS-U)。在一部分原发性骨髓纤维化(primary myelofibrosis,PMF)患者的血片中,可观察到一个特殊的现象:血片有核细胞可见多于并类同于骨髓涂片中的细胞成分。

一些白血病的原幼细胞,由于生长环境不同,外周血中的原幼细胞比骨髓中成熟和典型而易于观察和定性(图15-2)。因此,在髓系肿瘤诊断中,血片原幼细胞检查是一个必需的项目。

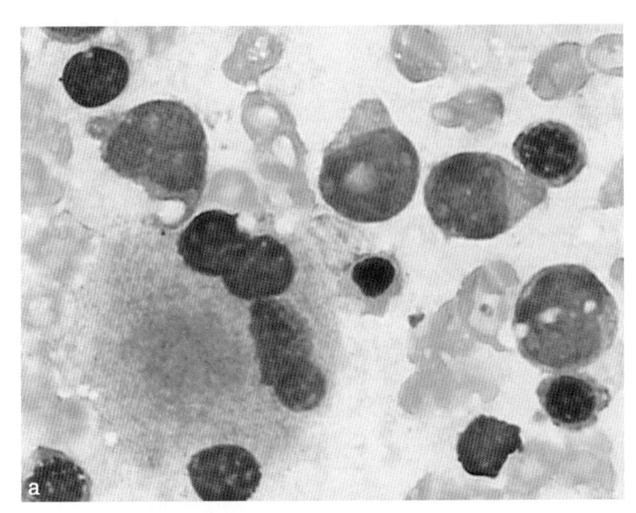

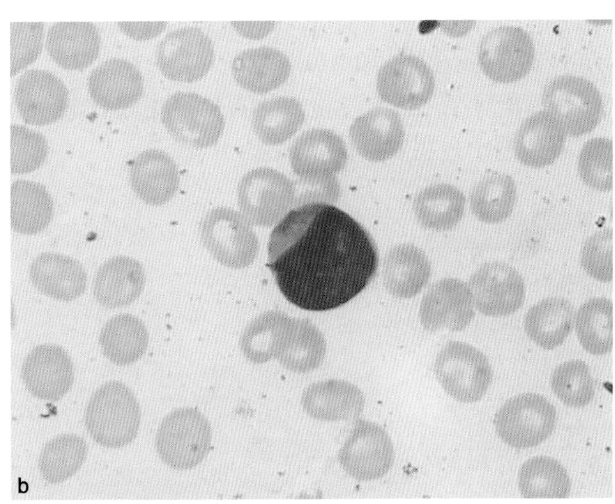

图15-2　**部分急性髓细胞白血病血片和骨髓涂片细胞比较**

a为骨髓涂片,原始细胞既有粒系特点,又有单核系特点;b为a病例血片,原始细胞显有成熟趋向,胞核一面平坦、核染色较深并可见胞质少许颗粒,可评判为原始粒细胞

因此,包括血细胞计数的血象检查是血液疾病诊断的起点,通过分析或评估可使相当多的疾病先于骨髓检查,得到疾病的大类诊断或虽不精细但仍可作出基本的或方向性诊断。

2. 血片细胞学检查的不足　血片形态学检查存在着五个严峻的问题:①门诊血液学检验力量普遍薄弱,幼稚细胞或异常细胞漏检较多;②在血细胞分析仪自动化和特定氛围下,血片检查的重要性被淡化,血片显微镜复检率不足;③工作的特性又决定了血片细胞形态诊断往往缺乏其他参考的信息或人为的诊断力度降低(如临床医师送检单缺乏临床信息,检验技师只顾检验而不太关心病况);④血片细胞形态学检查对造血的深层了解常常显得苍白无力;⑤是缺少资深的学科带头人(包括管理者)和形态学的学术氛围。

自动血细胞分析仪也存在血液细胞识别上的一些严重缺陷:不能准确识别幼稚细胞及其类型;对诸如血液寄生虫和胞质内异常成分,低百分比的幼稚细胞,包括幼红细胞和不典型淋巴细胞,是不能或常不能通过血细胞自动分析仪警示的,或有直方图上微小图形变化也往往不能为一般检查者所察觉。

尽管许多血液病的诊断需要骨髓涂片检查来完成,但是血片依然是骨髓涂片检查中非常重要的一项补充。因此,需要形成技术操作文件,增强血细胞形态学检验诊断的力度。在骨髓检查中,相关人员也应不怕麻烦、主动补充,包括临床医师开具骨髓检验单,明确附加血片为骨髓检查规范的一个联检项目。

二、骨髓涂片细胞学检查

骨髓涂片细胞学检查简称骨髓涂片检查。与血片相比，骨髓涂片检查时，除了可以更深一层了解造血外，还可以从临床医生开具的骨髓检验单上，以及骨髓标本采集前后，获得更多的临床信息，便于结合临床进行针对性检查，并作出更恰当的解释和评估，可以弥补血常规检验诊断的欠缺。

1. 骨髓涂片细胞学检查的长处　与骨髓印片和骨髓切片相比，骨髓涂片因推片使细胞在载玻片上平铺而显大、染色后细胞色彩基本明亮、结构清晰（图 15-3）。骨髓涂片检查简便、快速，并以观察细胞形态（如颗粒、Auer 小体、血小板）、数量、比例上变化、同时可以做多项细胞化学和免疫细胞化学检查（图 15-4）见长，而骨髓印片在这些方面明显不及，骨髓切片观察形态更有欠缺。骨髓涂片另一个长处是在涂片尾部易于集积大细胞（如肿瘤细胞、大原始细胞）而便于检查和定性，这也是其他方法不能比拟的。故长期以来，骨髓涂片检查是血液疾病诊断和治疗疗效评估的基本项目。正如 WHO 在 2017 年更新分类中所述："骨髓中原始细胞和病态造血细胞评估性检查，整合外周血细胞学可以预示恰当的类型，便于临床尽早确定适当的特殊检查（如 APL）"。

2. 骨髓涂片细胞学检查的不足　通过比较和评估，以骨髓涂片进行的细胞学检查的不足也十分明显，有的超乎过去对它的认识。

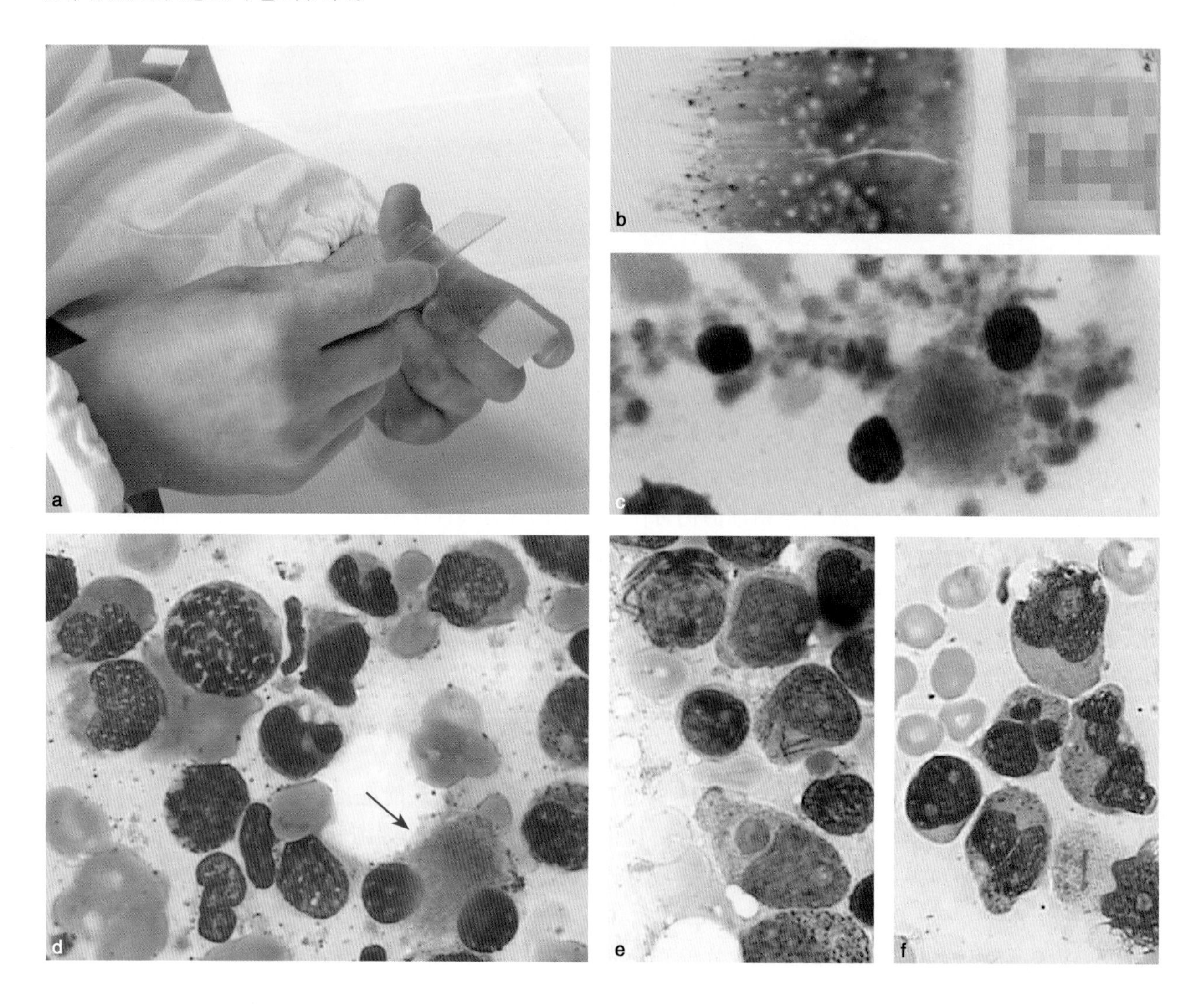

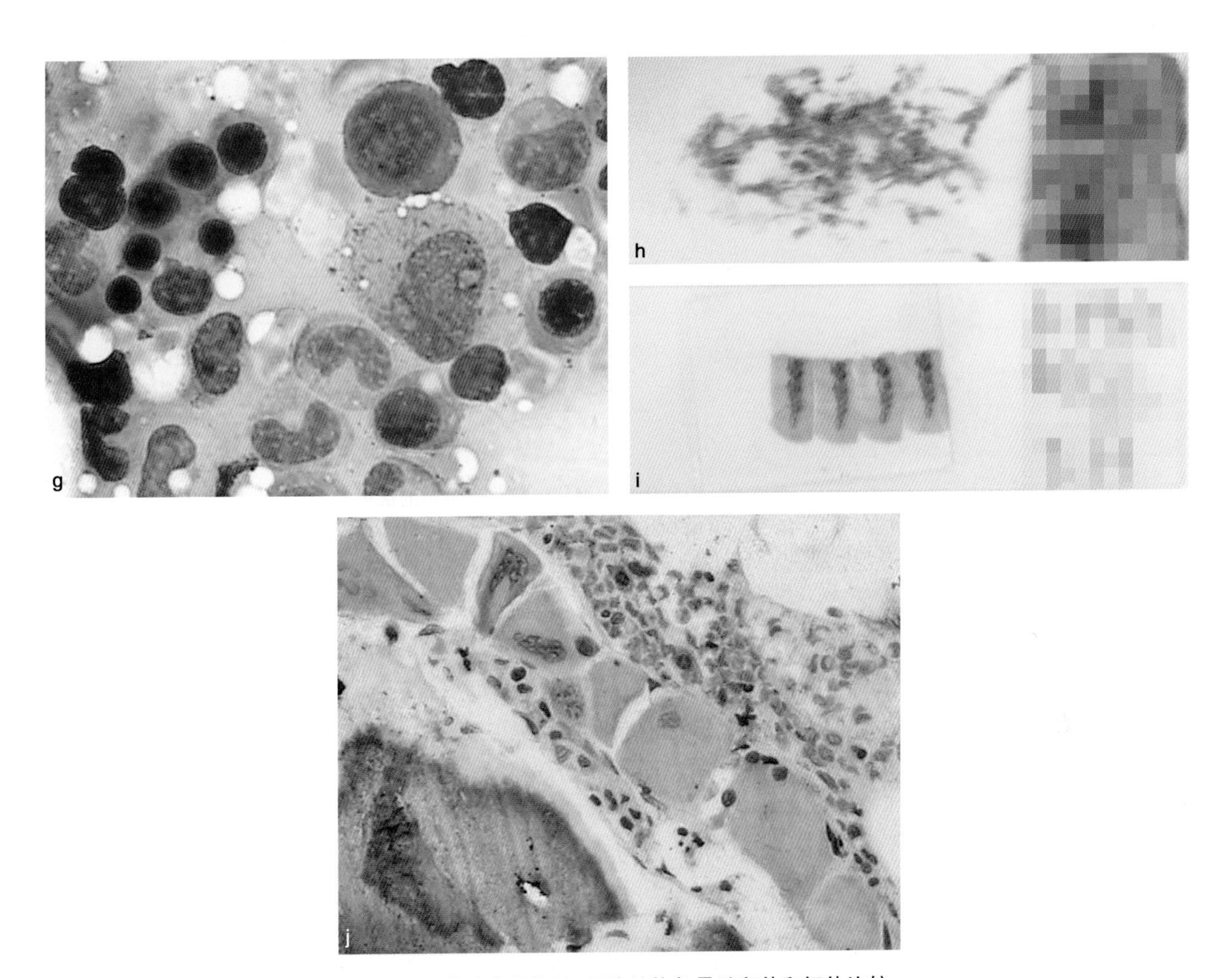

图 15-3　**骨髓涂片特性、细胞结构与骨髓印片和切片比较**

在推片(a)中细胞被推散、平铺而放大(b),染色后可观察颗粒性胞质鼓突和撕拉状分离巨核细胞(c),逸核巨核细胞(d 箭头),中性颗粒过多、空泡和紫黑色颗粒粒细胞(d),柴棒状 Auer 小体等(e),畸形核粒细胞(f)。印片为组织印制(h),细胞分布不均、清晰性(g)不及涂片。切片(i)示细胞和组织的切面,如巨核细胞(j),有核细胞清晰性不及涂片和印片

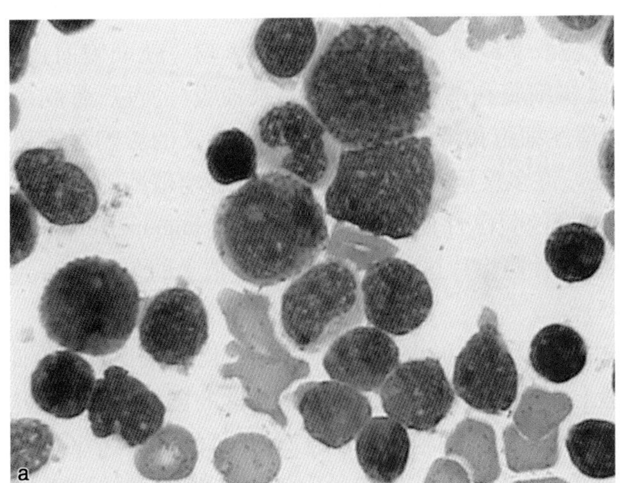

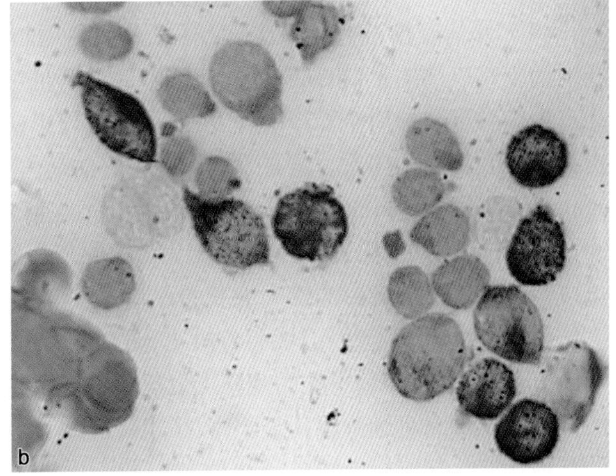

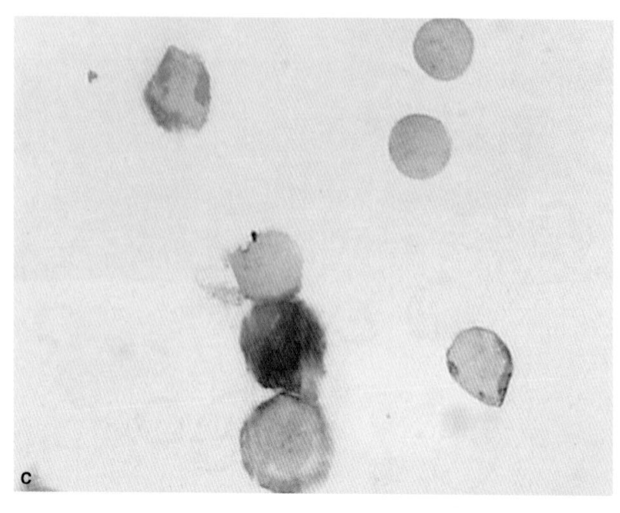

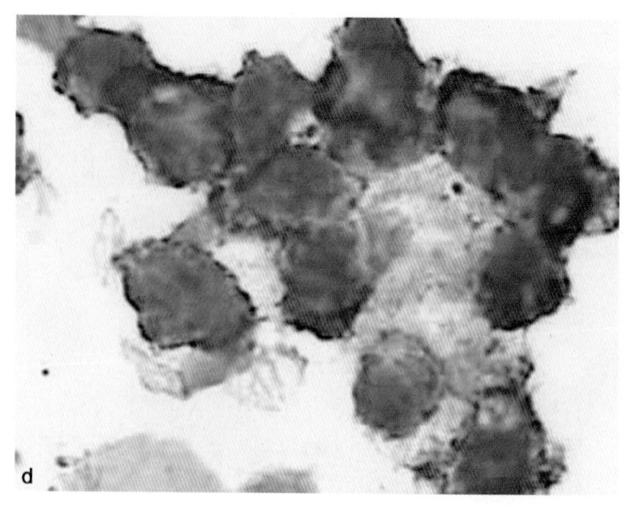

图 15-4 **骨髓涂片细胞化学和细胞免疫化学染色的优势**

原始淋巴和原始粒细胞混合的急性白血病(a)及其细胞化学染色 MPO(b)和抗 MPO(c),大的原始粒细胞均呈阳性反应,小的为阴性;一部分与其他肿瘤细胞容易混淆的骨髓瘤细胞 CD38 染色阳性(d)。这些一般不能通过印片和塑料包埋切片完成

(1) 观察红细胞形态不及血片:骨髓涂片由于骨髓液黏稠性大、含有油脂、有核细胞又多,在制备涂片标本中,细胞均匀性和厚薄度把握上都比血片不易,故相当多的骨髓涂片不容易清晰地观察红细胞形态。尽管部分标本容易观察,但总体上对以异常红细胞为主要病变疾病的评判和诊断,骨髓涂片检查缺乏一定的力度。作者等观察 307 份骨髓涂片标本,有核细胞的多少是观察红细胞难易性的一个主要因素,有核细胞明显和极度减少(易于制片)者易于观察,有核细胞明显和显著增多者不易观察。在常见贫血中,骨髓涂片 IDA 的低色素小红细胞比较容易观察,但与血片相比,血片形态常更为清晰;HA 中的球形红细胞和嗜多色性红细胞形态清晰性也一样。

(2) 观察异常淋巴细胞不及血片和骨髓印片:由于淋巴细胞生长发育的特殊性(包括不易被骨髓穿刺时抽吸),许多疾病的淋巴细胞异常,包括数量异常,在骨髓涂片中明显不及血片变化。故在这方面的检验中,反应性淋巴细胞异常(如传染性单核细胞增多症和淋巴细胞增多症),骨髓涂片意义显著不及血片;恶性增殖的异常淋巴细胞,骨髓涂片也常不及外周血累及者。

(3) 观察部分原幼细胞不及血片典型:造血肿瘤,由于生长环境不同,其原幼细胞在骨髓中形态偏幼稚,加之制成的骨髓涂片常比血片厚,故在骨髓涂片中的部分肿瘤性原幼细胞系列属性不容易评判,尤其是单核系细胞,需要结合血片中的观察。

(4) 评估有核细胞量不及骨髓印片和切片:抽吸骨髓液受到许多非系统因素的影响。就细胞而言,纤维细胞难以被抽吸,粒细胞和幼红细胞最易于抽吸,巨核细胞和淋巴细胞较不易被抽吸。所以,骨髓涂片有核细胞量被外周血稀释的程度,或取材不理想或病理性细胞和组织的干扰,对诊断意义的影响程度超出我们过去对它的印象。这是骨髓涂片检查的最大不足。许多疾病,诸如 AA、脾亢、骨髓增殖性肿瘤(myeloproliferative neoplasms,MPN)、继发性骨髓细胞增多、原发的免疫性血小板减少性紫癜(immune thrombocytopenic purpura,ITP)是以细胞量变化为主要依据诊断的,骨髓涂片这一有核细胞量评估上的欠缺有时会造成诊断上的失误或影响疾病诊断的评判力度(图 15-5)。

(5) 不能观察组织结构:仔细检查,骨髓涂片标本中,可以检出极少的原始细胞簇、巨核细胞簇、浆细胞簇,也可通过对骨髓小粒的观察可以反映骨髓组织学上的一些变化,但检出这些异常的阳性率都很低。原始细胞比例高且细胞量明显丰富,虽也可反映骨髓组织内的原始细胞弥散性浸润,但不能察觉组织学上的其他病变。如对以组织成分移位(错位)、原发或继发的纤维组织增生和异常细胞簇为病变的髓系肿瘤,骨髓涂片均不能提供证据,尤其是 MPN、骨髓增生异常-骨髓增殖性肿瘤(myelodysplastic/myeloproliferative neoplasms,MDS-MPN)。临床上对疑似的这些疾病,若仅做骨髓穿刺有明显的欠缺。

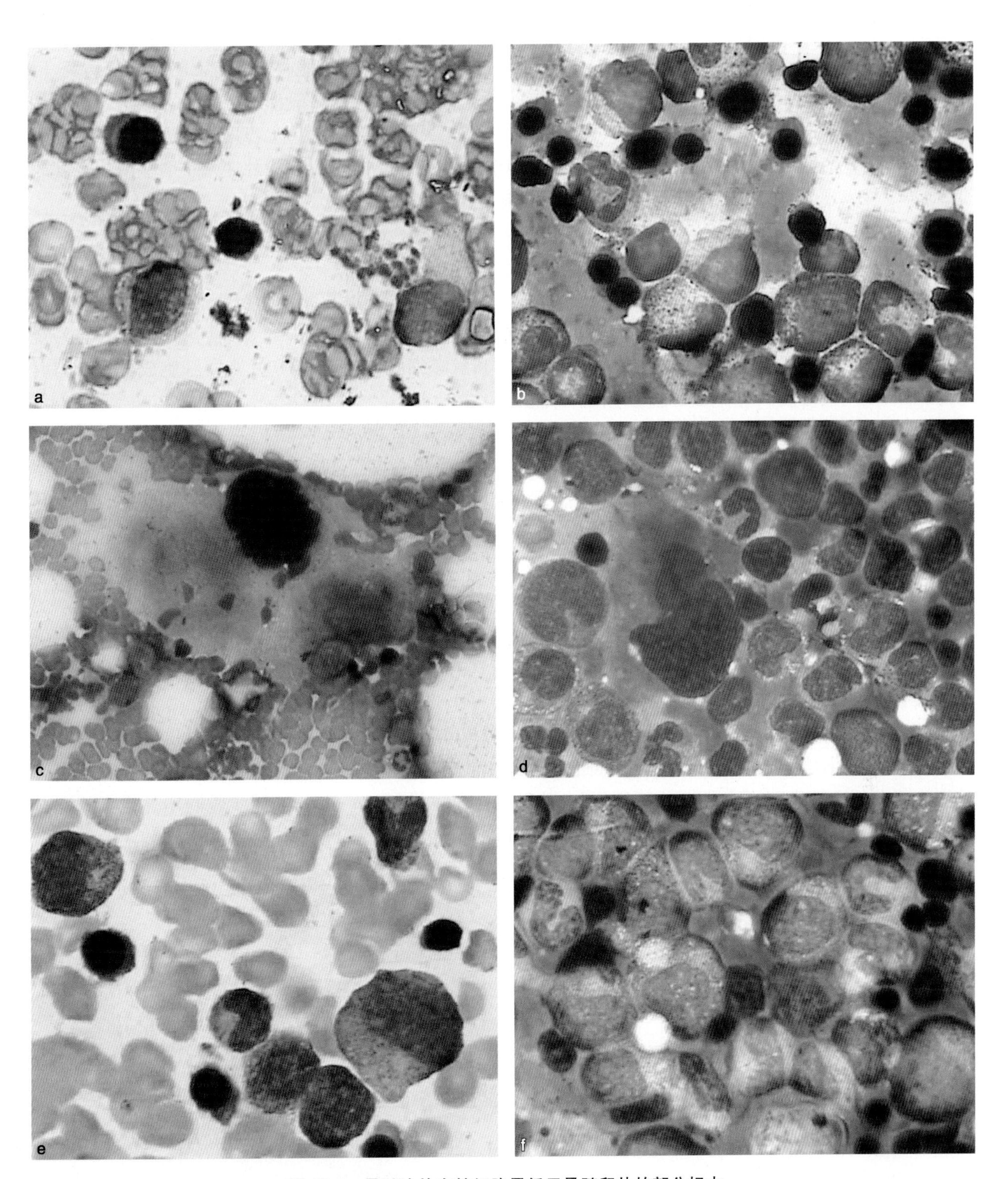

图 15-5　**骨髓涂片有核细胞量低于骨髓印片的部分标本**

a 为骨髓涂片，曾因细胞量明显减少而作出 AA 的错误判断；b 为 a 病人同步检查骨髓印片，细胞量丰富；c 为 ET 骨髓涂片，虽可见巨核细胞但有核细胞明显少见，不易作出明确评判；d 为 c 病人同步检查骨髓印片，有核细胞显著增多，使疾病的诊断变得明确而容易；e 为脾亢骨髓涂片，有核细胞量不够丰富，诊断尚有欠缺；f 为 e 病例同步骨髓印片，有核细胞量明显增加，诊断依据增加

（6）不易察觉肿瘤性早期病变：一般，骨髓涂片检出的异常，骨髓切片（或骨髓印片）中几乎都有明显的组织学上的病变。但骨髓切片中的早期病变，诸如造血肿瘤早期病变和早期复发的造血细胞集积性异常增生、骨髓增生异常综合征（myelodysplastic syndromes，MDS）的幼稚前体细胞异常定位（abnormal localization of immature precursor，ALIP）、淋巴瘤早期浸润的小灶性幼稚淋巴细胞；MPN进展期的骨髓病变，巨核细胞的小型性和异形性等（详见第十四章和第二十章），骨髓涂片检查一般都不能提供可靠信息。又如白血病，骨髓涂片的缓解可早于骨髓切片，而在即将复发时又可迟于骨髓切片，若只单一进行骨髓涂片观察，会失去一些有益的信息。还有部分慢性淋巴细胞增殖性疾病的早期，骨髓涂片变化不明显或仅轻度改变，而不易被发现，而血片或骨髓印片和切片容易察觉。

三、骨髓印片细胞学检查

骨髓印片细胞学检查简称骨髓印片检查。骨髓印片是连接骨髓涂片和骨髓切片的细胞学检查，可快速镜检配合骨髓涂片作出互补报告，具有一定的优越性。印片用Wright-Giemsa染色，比骨髓切片容易观察细胞形态和组成，还可观察嗜碱性粒细胞、肥大细胞和巨噬细胞等，供骨髓切片观察细胞成分和形态时参考，尤其是间质性浸润的肿瘤性原幼（淋巴）细胞。

1. 骨髓印片检查的长处

（1）评估有核细胞量意义常大于骨髓涂片：骨髓印片是将骨髓组织直接在载玻片上印制，干扰因素明显比骨髓液制成涂片时为少。故一般情况下，骨髓印片的有核细胞量要高于骨髓涂片。这是骨髓印片检查实用和有意义的主要方面，既可避免再次骨髓穿刺的困惑，又可迅速及时地对骨髓涂片欠缺的标本提供有价值的诊断信息（图15-5）。

AA、脾亢、反应性或继发性骨髓细胞增多、ET和PV等许多疾患，诊断的主要依据都是骨髓有核细胞量的多少，而骨髓涂片部分标本由于有核细胞量评估不足（细胞量失真），影响疾病的分析及其诊断，也可见因异常细胞数不足而影响明确诊断（如PCM、白血病）。检查骨髓印片有核细胞量可以协助骨髓涂片对这些疾病作出有利的评估。

（2）对部分成熟B细胞肿瘤诊断具有优势：一部分成熟B细胞肿瘤（多见类型为CLL、单克隆性淋巴细胞增多症、小淋巴细胞性淋巴瘤、淋巴浆细胞淋巴瘤、滤泡淋巴瘤、套细胞淋巴瘤）的骨髓涂片表现为有核细胞减少，淋巴细胞不增加或仅为轻度增加，甚至连血象也类似AA表现，而同步骨髓印片检查的部分患者，则显示淋巴细胞量的增多而使诊断变得明朗和容易（图15-6）。

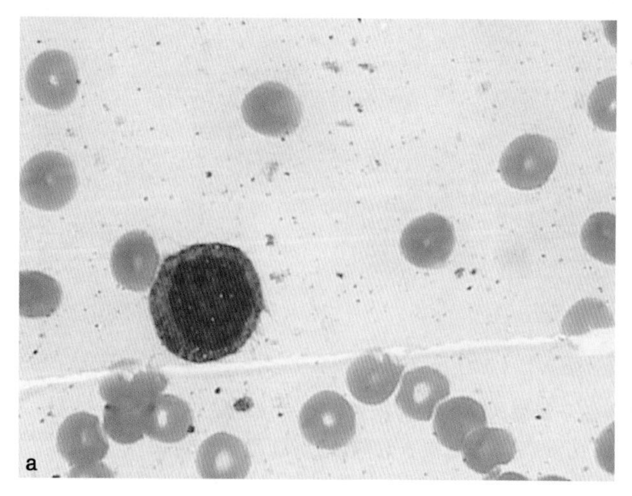
a

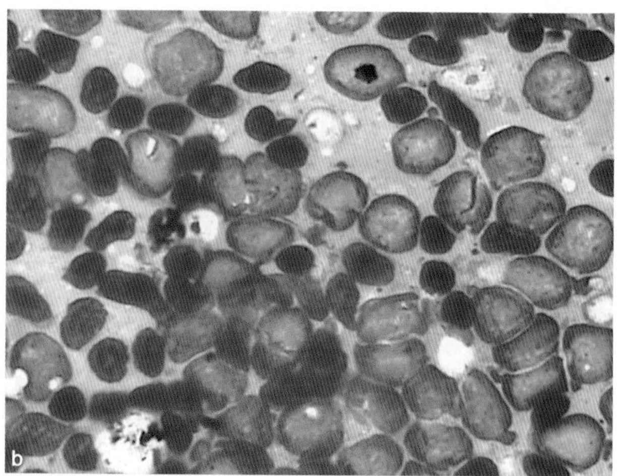
b

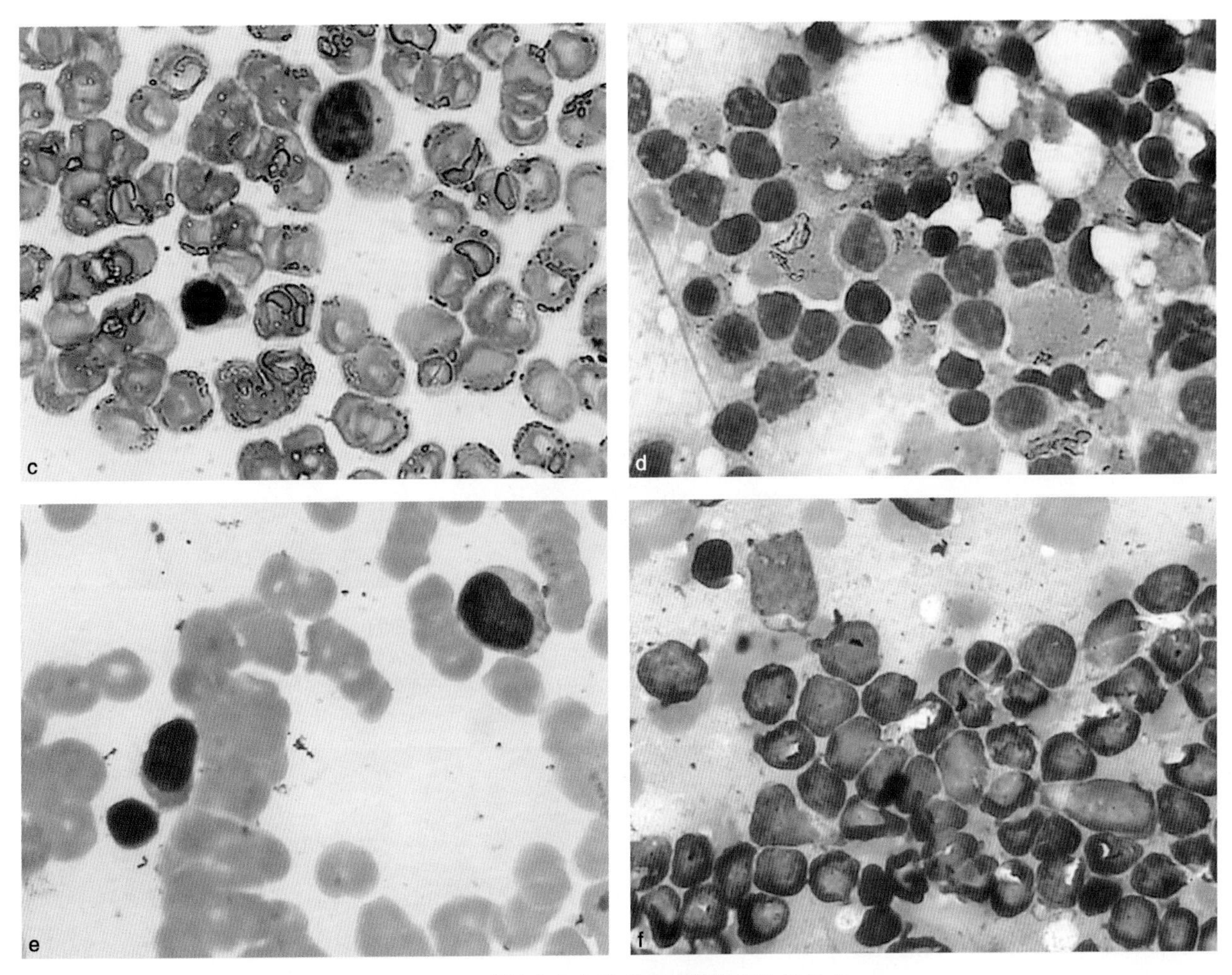

图 15-6　**成熟小 B 细胞肿瘤骨髓涂片和印片象**

a 为外周血三系减少患者骨髓涂片，细胞极度减少，淋巴细胞相对增高（51%），酷似 AA 象；b 为同一病例骨髓印片，细胞明显增多，深浅染淋巴细胞弥散性浸润，作出疾病大类（成熟淋巴细胞肿瘤）的诊断变得快速和容易；c 为骨髓有核细胞显著少见，诊断不明；d 为 c 患者印片，小淋巴细胞聚集成簇现象，结合临床可以使诊断变得明朗；e、f 另一例成熟 B 细胞肿瘤，骨髓涂片淋巴细胞大小不一（e），骨髓印片淋巴细胞片状浸润（f）

（3）检出转移性肿瘤细胞阳性率高于骨髓涂片：恶性肿瘤转移骨髓时，骨髓印片检出肿瘤细胞的阳性率比骨髓涂片高。骨髓涂片上检出肿瘤细胞的，骨髓印片上有之，反之则不然。图 15-7 为几例骨髓印片阳性而骨髓涂片阴性的转移性癌细胞。由于检出转移性肿瘤细胞具有独特的意义，骨髓印片检查的这一价值凸显。

（4）比骨髓涂片易于观察原始细胞聚集性增生和巨核细胞小簇：MDS 和急性白血病化疗缓解或复发时，常在骨髓中出现原始或早期细胞集积性增生。观察这种异常，骨髓涂片由于细胞经过抽吸，又被推片分散而几乎不能观察，骨髓印片则易于观察。巨核细胞异常增生或增殖时，在骨髓印片上也可检出巨核细胞小簇（见第九章图 9-8）。检出这些异常能比骨髓涂片更接近造血组织的病变。

（5）可观察组织形态端貌：骨髓造血有岛性或集积性特点，故良好印片上常见幼红细胞和粒细胞的这一造血现象。脂肪组织的存在和多少可观察造血的程度。造血细胞的聚集性和脂肪组织的存在，也是评估印片制备良好的指标。检查骨髓印片可以窥视肿瘤浸润的组织情况（图 15-8）。①印片上瘤细胞基本呈均一性分布，提示骨髓组织中瘤细胞高度增殖，造血重度受抑，如白血病常表现这一浸润性结构。②印片上瘤细胞片状分布或 3~5 个以上细胞围集在一起者，可提示肿瘤细胞呈结节性浸润，PCM 以及淋巴瘤的早中期常有这一浸润模式。③骨髓印片上瘤细胞呈结节性浸润，同时有核细胞量减少又基质背景清晰时，可提示有骨髓纤维化。④瘤细胞单个散在性分布于造血细胞间，可以评判或提示间质性浸润，是造血和淋巴组织肿瘤早期浸润的常见特点。

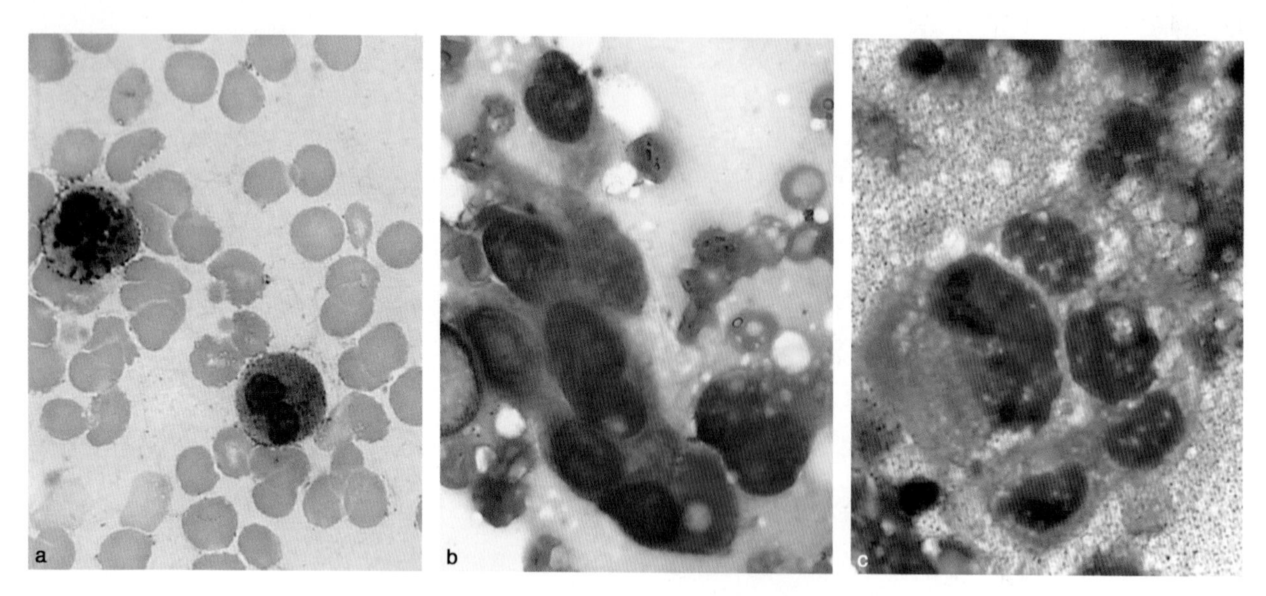

图 15-7 **骨髓涂片阴性而印片阳性的转移性癌细胞**

a 为骨肉瘤骨髓转移，未找到癌细胞的骨髓涂片；b 为 a 病例的骨髓印片，见许多成簇的转移性骨肉瘤细胞；c 为骨髓转移腺癌骨髓印片癌细胞簇，同时造血细胞极少而颗粒状基质明显，还可预示继发性骨髓纤维化伴随

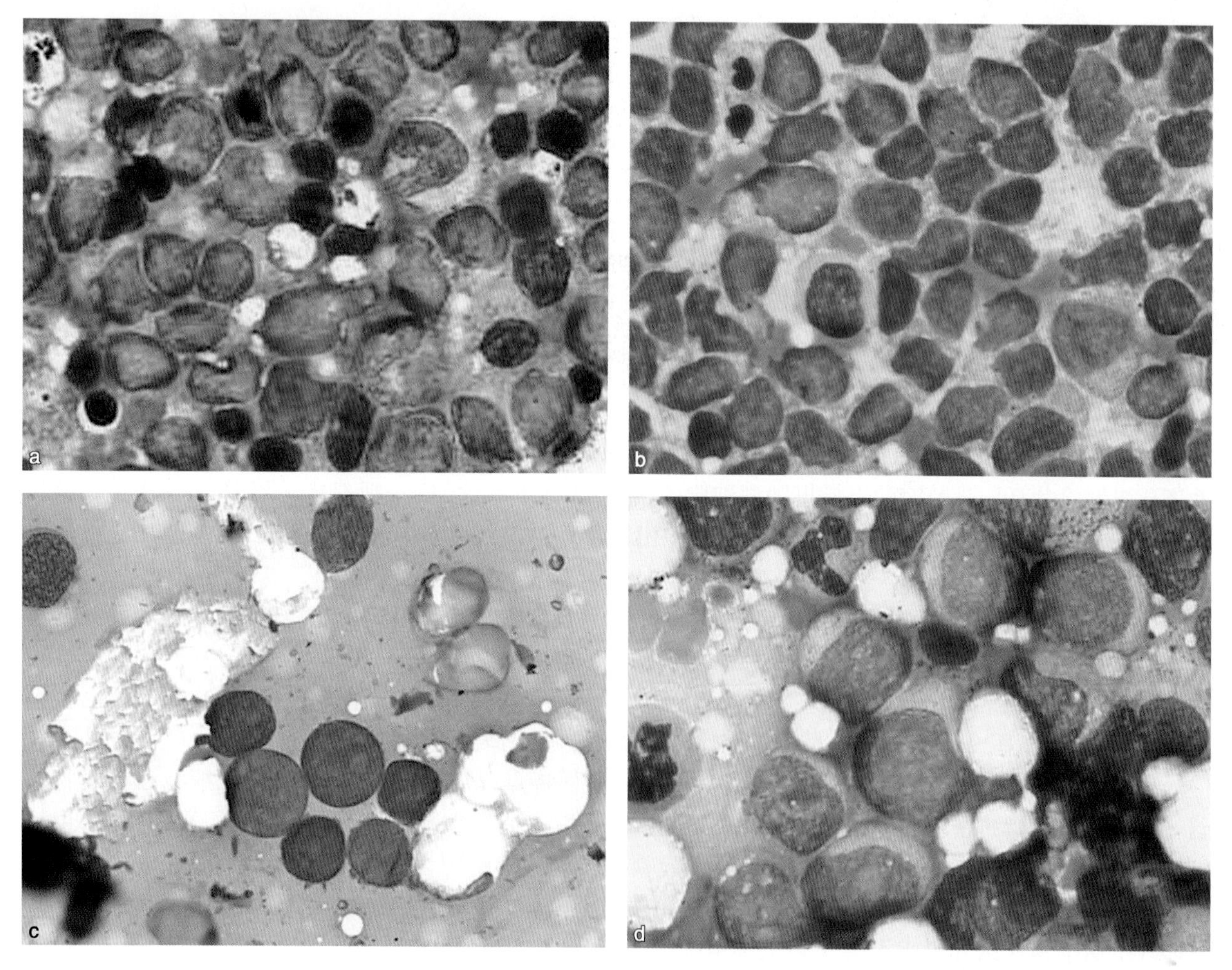

图 15-8 **骨髓印片肿瘤浸润性结构**

a 为成熟淋巴细胞肿瘤（皮肤 T 细胞淋巴瘤）非纯一性弥散性浸润；b 为成熟淋巴细胞肿瘤（套细胞淋巴瘤）纯一性弥散性浸润；c 为伴骨髓纤维化急性白血病的原始细胞结节性浸润，特点为清晰的间质背景中缺乏细胞；d 为不伴纤维化急性白血病复发时的原始细胞结节性浸润

（6）提供骨髓纤维化的某些依据：由于纤维细胞细长并与骨髓基质吸附性强而不被印片。PMF 的印片象特点是：造血细胞明显减少；脂肪组织少见，而间质成分常为清晰和明显；易于检出不典型的（小）巨核细胞。继发于肿瘤的骨髓纤维化印片特点是：在肿瘤散在性、结节性或片状浸润的清晰间质中缺乏细胞分布。2 例骨髓纤维化患者骨髓印片象见图 15-9。

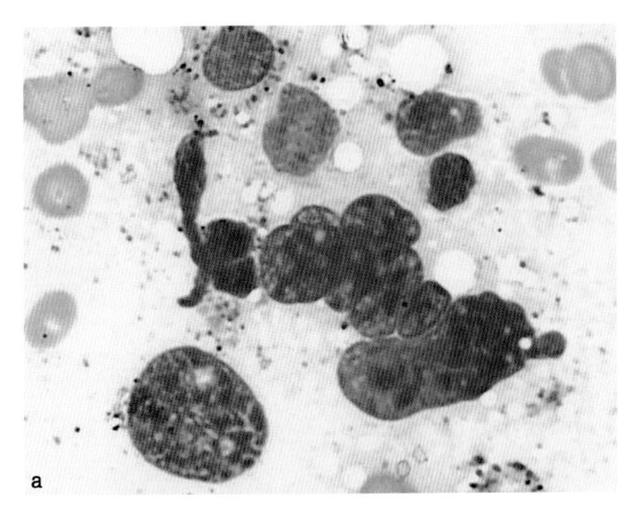

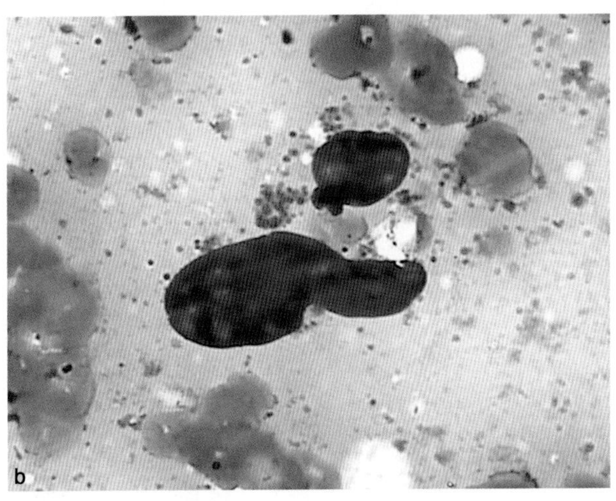

图 15-9　**骨髓纤维化骨髓印片象**

a 为 CML 诊断 18 个月后出现血细胞急剧下降，骨髓干抽，骨髓印片细胞明显少见，但背景基本清晰，易见异常裸核巨核细胞，常可提示骨髓纤维化；b 为 PMF，印片基质背景清晰，有核细胞极少，但见异形性小裸核巨核细胞

（7）可提供骨髓切片观察的某些参考：骨髓印片重在定性检查，当造血和淋巴组织肿瘤早期的间质性浸润（尤其是淋巴瘤细胞）时，原始细胞散在性分布（图 15-10），在骨髓切片上不容易观察。伴有骨髓纤维化时，骨髓切片上的肿瘤细胞，尤其是造血和淋巴肿瘤细胞，虽有多量肿瘤细胞浸润，但往往不易观察肿瘤细胞及其形态。此时，骨髓印片和/或涂片的细胞形态学对骨髓切片观察有参考意义，可协助骨髓切片对诸如原始细胞系列和散在性分布的多少作出评判。

（8）避免再次骨髓穿刺并利于临床及时诊治：骨髓印片检查的上述长处及其快速的检查结果，可以避免因骨髓穿刺不成功的再次穿刺，又能及时提供有益的诊断信息，非常有利于临床及时采取进一步的诊治措施。

2. 骨髓印片细胞学检查的不足

（1）不能观察红细胞和血小板：由于印片的特性，骨髓印片红细胞少，良好的印片标本红细胞更少，加之没有推片所形成的标本厚薄度，故骨髓印片几乎不能观察红细胞形态。骨髓印片标本也几乎不能观察血小板或仅见不甚清晰的类似形态。所以骨髓印片不能提供红细胞和血小板数量和形态方面的信息。

（2）细胞分类可靠性比骨髓涂片差：骨髓印片细胞分布有区域性和聚集性特点，细胞分类的正确性比骨髓涂片差。骨髓印片重在细胞定性、细胞系列定性、疾病定性。

（3）观察有核细胞形态比骨髓涂片稍差：骨髓印片在细胞学诊断上有一些长处，但由于印片较厚，整体上观察细胞形态不如骨髓涂片清晰，尤其是颗粒等胞质内含物。

（4）不能深层评估组织病变：骨髓印片检查可以观察某一些骨髓组织病变的端貌，但全面和深层的了解，以及可靠的程度都显著不如骨髓切片。

（5）不能观察纤维细胞：骨髓涂片因纤维细胞吸附性而不能被抽吸，骨髓印片也因纤维细胞的细胞特性而不能被印片，故骨髓印片也观察不到纤维细胞。

（6）标本有限不能做其他检查：一般骨髓组织印制二张印片标本，过多印制会影响组织标本质量，同

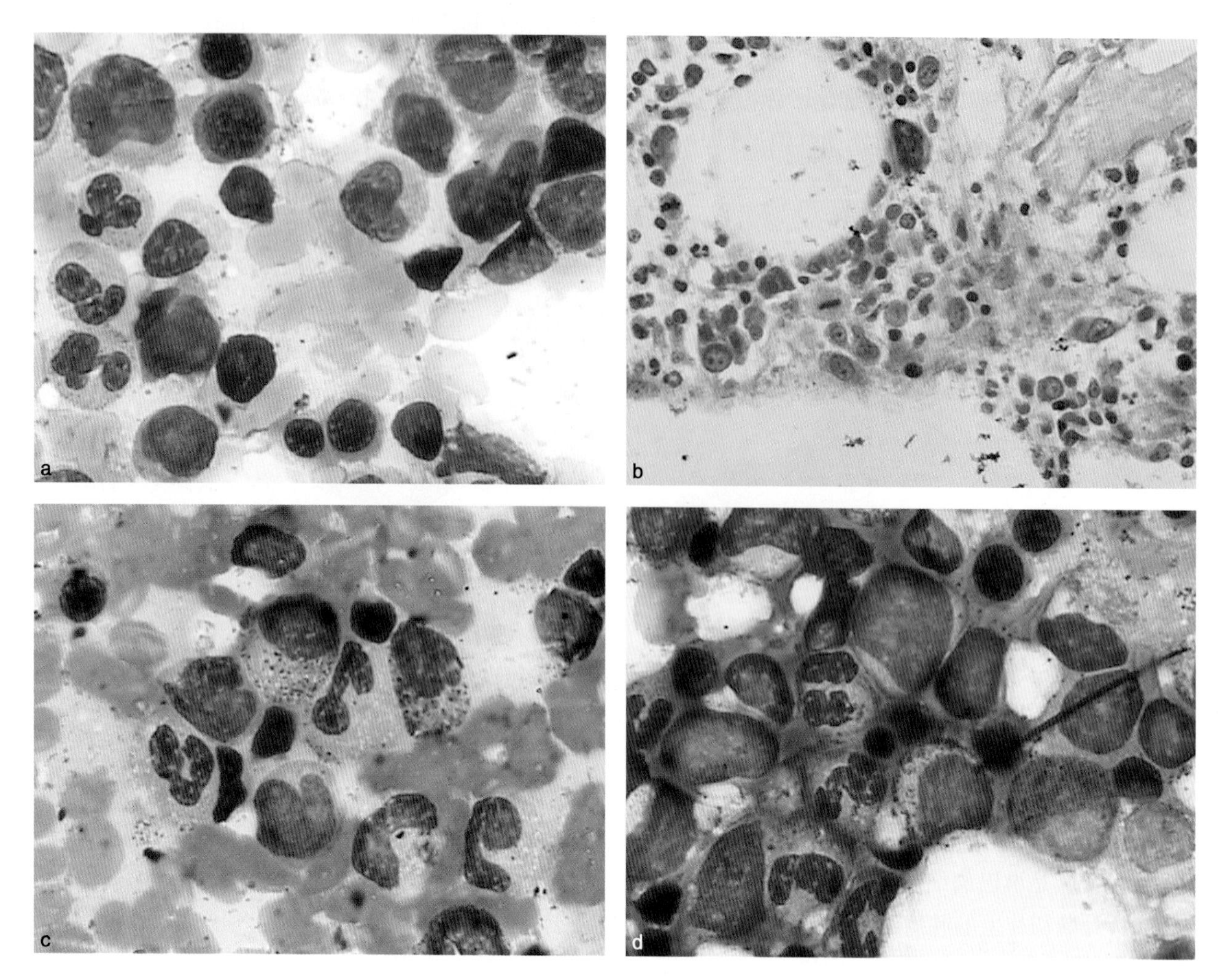

图 15-10 **骨髓印片和切片间质性浸润原始细胞**

a、b 为同一患者骨髓印片和切片，前者见明显的幼稚淋巴细胞间质性浸润，后者则不易评判；c、d 为 Sezary 综合征骨髓印片中的 2 个 Sezary 细胞和 ALL 骨髓印片散在的原始淋巴细胞，患者骨髓切片若不结合骨髓印片或血片和骨髓涂片，都难辨认并作出评判

时也会影响组织的及时固定。所以骨髓印片不作细胞化学和细胞免疫化学染色。这方面的信息需要骨髓涂片和血片标本提供。

（7）标本不佳造成评估力下降：影响骨髓印片的质量主要受骨髓活检时获取的组织标本质量的影响，也受印片制作中的技巧影响。前者如获取的骨髓组织为偏位的或脂肪化的部位，或为多量骨的组织；获取的组织块带有较多的血液也会影响骨髓印片的细胞量和组织印痕。制作骨髓印片应避免组织来回滚动。组织外围有较多血液时，用钳子将组织轻轻在纱布上去除多余的血液。有时也会遇见骨髓涂片细胞丰富而骨髓印片细胞减少，此时骨髓印片检查有核细胞等无意义。

四、骨髓切片病理学检查

骨髓切片病理学检查简称骨髓切片检查。血片、骨髓涂片和印片是快速同步互补的细胞学检查。骨髓切片检查是滞后的互补性方法，但其汇集了前三片的检查信息，进行互补更具有诊断优势（见图 2-8），但其不足也很明显。

1. 骨髓切片病理学检查的长处

（1）评估有核细胞量的最佳指标：骨髓涂片、印片和切片都可评估有核细胞量，但这三片的可靠性是依次递增，切片最佳。因此，比较而言骨髓切片对以细胞量为主要评判的疾病，如 MPN、MDS-MPN、脾亢、反应性骨髓细胞增多症、AA、低增生性白血病和 MDS，能提供最可靠的诊断依据。

（2）检查巨核细胞异形性的最佳指标：骨髓切片上巨核细胞异形性（大小和形态变异）具有独特性，在骨髓涂片和骨髓印片上都是不易观察或尚未被认知。ET 和 PV 早、中期患者，切片上巨核细胞数量增多而无多形性改变，而当这些疾病中出现巨核细胞的异形改变时则意味着疾病的进展。PMF 和其他 MPN 的晚期患者，骨髓切片巨核细胞不但增多而且有特征的异形性改变（见第十四章）。骨髓切片检出这一特征就易对上述疾病作出诊断和鉴别诊断，还可对疾病是否处于进展期作出评判。脾亢和继发性血小板增多症患者，骨髓切片巨核细胞增多，但无异形性。

（3）检查巨核细胞移位性结构的唯一指标：巨核细胞移位增生是常见的结构移位（见第十四章）。正常情况下，巨核细胞位于造血主质，散在性分布。患 MPN 时，可移位于骨小梁旁并呈簇状生长，主要见于 ET、PMF 和 MDS-MPN，也见于 PV 和 CML。脾亢和继发性血小板增多症等继发性患者，骨髓巨核细胞增多而无移位性增生。这些在骨髓涂片和印片上都是观察不到的。

巨核细胞异形性的程度与 MPN 的早晚期病变有关，MPN 早期异形性不明显，进展疾病晚期可出现显著的异形性和小细胞性。巨核细胞异常增殖时也可在造血间质出现巨核细胞簇。

（4）检查 ALIP 的最佳指标：不同类型的造血细胞在骨髓中造血有一定的分布区域，当某一幼稚前体细胞在正常分布区域移位于其他部位增殖时称为移位性或错位性（组织）结构。ALIP 也是常见的移位性结构，为原来多位于骨小梁旁生长的原始细胞或原、早粒细胞（或原、幼单核细胞）移位至造血主质，呈三五成簇生长（见第十四章），与前述的巨核细胞移位方向相反。ALIP 主要见于 MDS，也见于急性白血病缓解（微小残留）和复发早期，以及 MPN 进展时。MDS 和急性髓细胞白血病（acute myeloid leukemias，AML）早期复发时，原始细胞常呈间质性和小簇状增生。切片中检出 ALIP 和原始细胞小灶性增生，骨髓涂片中不一定可以发现原始细胞增多。检出 ALIP 和原始细胞小灶性增生有极其重要的意义，如急性白血病缓解时可获得继续强化治疗的机会，复发时又可为治疗获得最佳时间。

（5）检查造血肿瘤细胞聚集性异常增生的较佳指标：造血肿瘤细胞聚集性异常增生是不同于 ALIP 和正常造血岛的改变。观察这一结构，骨髓切片更优于骨髓印片，重点在于识别早期病变。一般，ALIP 是指原始细胞小簇或不易与原始细胞区分的早期幼稚细胞或数个原始细胞呈比较紧密的分布，而造血肿瘤细胞聚集性异常增生（亲瘤性）是指造血组织中出现与患者先前所患肿瘤相关的同一阶段或前后两个阶段早期细胞的簇状现象，或是比较松散而尚未成簇的幼稚细胞聚集，但又不是红系和粒系正常造血细胞的聚集和造血岛。如见于 CML 加速期和急变期、MDS、MPN 早期及其疾病进展期、急性早幼粒细胞白血病（acute granular leukemia，APL）复发早期的早期幼稚细胞或早（中）幼粒细胞聚集，以及 PCM 早期的浆细胞聚集等（见第十四章）。

（6）评估肿瘤浸润性结构的最佳指标：ALIP 和造血细胞聚集性异常增生常是造血和淋巴组织肿瘤的早期浸润结构（见第十四章）。通常，按肿瘤细胞浸润造血组织的早期、中期、晚期的组织形态学可分为间质型、结节型、骨小梁旁型和弥散型（见第十四章）。

（7）评判骨髓纤维化的唯一直接指标：骨髓切片是评估纤维组织有无增生，以及诊断 PMF 的唯一项目（见图 14-8 和图 12-5），常是评估 AML、CML、MDS、MPN、MDS-MPN 伴骨髓纤维化（见第二十章）时指示疾病进展或预后欠佳的指标。骨髓纤维化还是除 PMF 外 MPN 中晚期的共同病理过程。PMF 时，纤维组织弥散性增生，造血组织被替代，造血细胞少量残留或残留部分未累及造血主质。其他造血和淋巴组织肿瘤伴有骨髓纤维化的程度不一，以局灶性和散在性增生为多见。肿瘤转移骨髓伴随的纤维组织增生也大多为局部性，位于肿瘤细胞周围或骨小梁旁增生。

（8）观察部分病态造血细胞优于骨髓涂片和印片：检出巨核细胞病态形态不但是 MDS，而且是评判 AML 伴有病态造血，也是其他慢性髓系肿瘤进展中发生的一个形态学特点。除了淋巴样巨核细胞外，切片中易于检出多小圆核大巨核细胞和小圆核小巨核细胞（见第九章），对巨核细胞的大小和核叶多少的观察也常比骨髓涂片容易。非髓系肿瘤的巨核细胞增多疾病中，如脾亢、ITP 和 Still 病等，都缺乏巨核细胞的病态形态。

（9）可以观察骨髓涂片不能观察的一些特殊结构：骨髓切片中可以检出的诸如淋巴小结、类上皮肉芽肿组织等结构，有重要的意义，而这些异常在骨髓涂片由于细胞被制片中分散而不能检查。除此之外，骨小梁的结构、间质和血管的异常等，骨髓涂片和骨髓印片均不能观察。

（10）免疫组化染色有助于异常细胞系列和类型的鉴定：细胞免疫化学染色受到单抗种类的限制，在意义评判方面有一定的局限性。石蜡包埋骨髓切片则不受这一影响，可提供血液肿瘤诊断性依据，如常见骨髓形态学不易诊断的成熟 B 细胞淋巴瘤（见第十一章）。

2. 骨髓切片病理学检查的不足　骨髓切片细胞学和组织学检查虽有许多长处，但其不足也多。

（1）不能观察粒细胞和红细胞胞质内成分：骨髓切片不能观察粒细胞颗粒、空泡、Auer 小体和空泡，（幼）红细胞点彩颗粒、Howell-Jolly 小体、核碎裂等几乎所有的细胞内含物，胞质的嗜碱性和嗜酸性染色性也显著不及骨髓涂片和骨髓印片。除球形红细胞（一部分标本）外的红细胞形态均不能观察。因此，对以这些形态学异常为主要诊断依据的血液病，骨髓切片检查无帮助。这也是骨髓切片检查对许多贫血（如 IDA、MA、HA）等诊断的意义不大，对急性白血病也多不能进行较细分类。但在检查附带的骨髓涂片和/或血片中，常会有意外的发现，我们曾观察到一例遗传性椭圆形红细胞增多症，即为漏诊病例经四片联检的互补而确诊（详见第十九章图 19-11）。

（2）不能观察巨核细胞胞质形态和微小巨核细胞：骨髓切片不能观察巨核细胞胞质中的血小板、颗粒、空泡和其他内含物，故对诸如 ITP 等血小板减少症，骨髓切片检查不能评估血小板生成功能和胞质形态。此外，骨髓切片检查几乎不能观察巨核细胞微核和微小巨核细胞（组织免疫化学标记除外），对小型的裸核巨核细胞等形态也不易检查，故骨髓切片观察病态巨核细胞有欠缺，与骨髓涂片和骨髓印片检查互补才是最佳方案。

（3）不易观察巨噬细胞和单核细胞：除了一些特殊标本，如骨髓结核，可检出由单核细胞和类上皮细胞组成的肉芽组织，也可基本描述单核细胞和巨噬细胞的形态（图 15-11），但单核巨噬细胞增多不明显标本，不易从切片中检出如涂片明显的单核细胞和巨噬细胞，也不能观察细胞内成分（如吞噬的细胞、微生物和空泡）。这也是骨髓切片与骨髓印片和骨髓涂片检查的信息需要相互参考的又一原因。

（4）不易观察与纤维组织交织增生的小中型肿瘤细胞：白血病细胞和小中型肿瘤细胞浸润骨髓伴有明显纤维化或细胞挤压时，这些肿瘤细胞往往失去常见的形态而不易观察。此时，需要结合骨髓涂片、骨髓印片检查的信息，才能作出正确判断。

（5）细胞结构的整体清晰性明显不及骨髓印片和涂片：骨髓切片检查，对粒系和红系造血细胞、巨核细胞（原始细胞除外）和淋巴细胞（成熟阶段）均易于观察，而对散在性分布的原始、幼稚细胞，尤其是原幼淋巴细胞（包括淋巴瘤细胞），则不易观察，往往需要结合骨髓印片和骨髓涂片检查的信息（图 15-10）。

（6）塑料包埋切片不易开展免疫组化染色：骨髓切片检查需要提供免疫组化的诊断信息时，塑料包埋超薄切片由于受到实验条件限制，不易进行造血和淋巴组织肿瘤的组织免疫化学染色，而石蜡包埋骨髓切片和骨髓涂片（一部分项目）具有检查这些项目的优势。除了 Gomori 网状纤维染色、铁染色等少数几项外，塑料包埋超薄切片开展白血病组织化学染色也有难度。

（7）标本不佳造成切片检查评估力下降：造成骨髓切片质量不佳主要有两方面原因：获取骨髓组织的部位和技术因素。技术因素包括获取活组织时的活检技术和组织块处理中的各项技能。有时，还会出现骨髓涂片、骨髓印片与骨髓切片之间不一致的情况。如骨髓涂片和/或骨髓印片细胞丰富，而骨髓切片细胞少或者不易观察而失去评判意义。

（8）骨髓切片技术要求高，报告周期长：血片、骨髓涂片、骨髓印片三片可以作出快速的检验诊断，一般可在 48 小时内发出较全面的形态学诊断报告。在特殊紧急情况下，一般采集标本后，这三片联检可在 2 小时左右，也可以作出定性的或方向性的大类诊断，如白血病、转移性肿瘤等。骨髓切片由于组织需要经过固定、脱水、塑料包埋、切薄片等程序，至镜下检查发出报告一般需要 5~6 天，报告周期显著延长。

综上所述，在通常情况下形态学四片联检中的每一片都是不能少的。

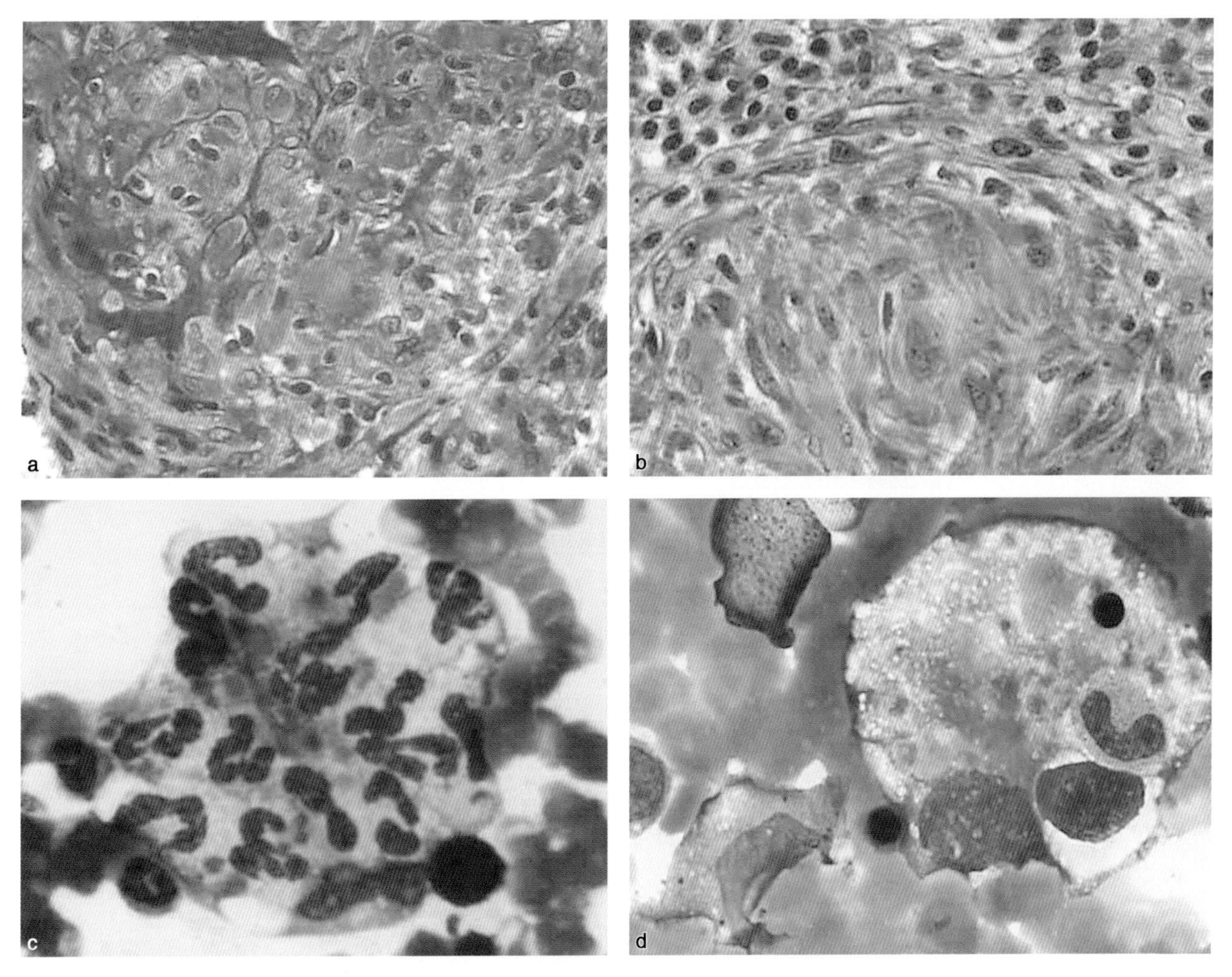

图 15-11　**骨髓切片、印片和涂片巨噬细胞**

骨髓结核肉芽肿由单核巨噬细胞、淋巴细胞等多种细胞组成，巨噬细胞排列紧密(a)，细胞呈网鱼样，外周依次是单核巨噬细胞、淋巴细胞和造血细胞层(b)；巨细胞病毒感染骨髓涂片吞噬众多中性粒细胞(c)，吞噬粒细胞、幼红细胞、淋巴细胞和血小板的巨噬细胞(d)，印片也易观察巨噬细胞空泡和吞噬的血细胞，切片均不能观察到清晰的胞质成分

第三节　检查项目的合理选择与诊断路径

临床医师不但能运用最恰当的检验项目作出诊断，而且正确看待多种检查方法之间各自的局限性和实用性。在了解了骨髓检查的适应证、骨髓检查中不同形态学方法的利弊以及四片联检的诊断优势后，就可以根据病人的病情或可能预见的疾病，选择最佳的形态学检查，同时选择适当的流式免疫表型、细胞遗传学和分子学检查，完善诊断路径。

从实验室角度看，诊断的起点是对临床特征的细读和分析。尽管(分子)细胞遗传学等在血液肿瘤分类及其诊断中的意义增强，但是疾病的诊断依然起始于全血细胞数据以及血液和骨髓形态学的评估。全血细胞变化常是血液肿瘤诊断中第一个较为明确的证据。如当白细胞$>150\times10^9/L$时，除偶见特殊情况外，几乎都是白血病；血细胞减少，尤其是 Hb 和中性分叶核粒细胞，初诊 MDS 多有这一特征；血细胞增高则是 MPN 特征。

一、髓系肿瘤

1. MDS　外周血和骨髓检查是诊断 MDS 的最基本方法(图 15-12)。四片联检模式是适用的较佳的形态学检查，血片和骨髓涂片提供细胞成分和形态学特点，骨髓印片和骨髓切片提供骨髓病态造血（部分患者）和组织学病变特征。流式免疫表型、细胞遗传学和分子检查的互补性及其诊断中重要性也在显现和增强。如伴孤立 del(5q) MDS 的诊断中，根据外周血特征（大细胞性贫血，伴白细胞轻度减少，血小板计数正常或升高）和骨髓形态学异常（伴不分叶和低分叶核巨核细胞）仍不能确诊该病种，需要整合细胞遗传学数据（伴孤立的获得性 5q 缺失）。在 2017 版 WHO 分类中，还需要分子学方法进行 *TP53* 突变分析，从伴孤立 del(5q) MDS 这种预后普遍较好的 MDS 中区分出具有不良预后的部分患者。另外，在环形铁粒幼细胞 5%～15% 的患者中，如果不检测 *SF3B1* 突变就不能确定是否为 MDS 伴环形铁粒幼细胞。

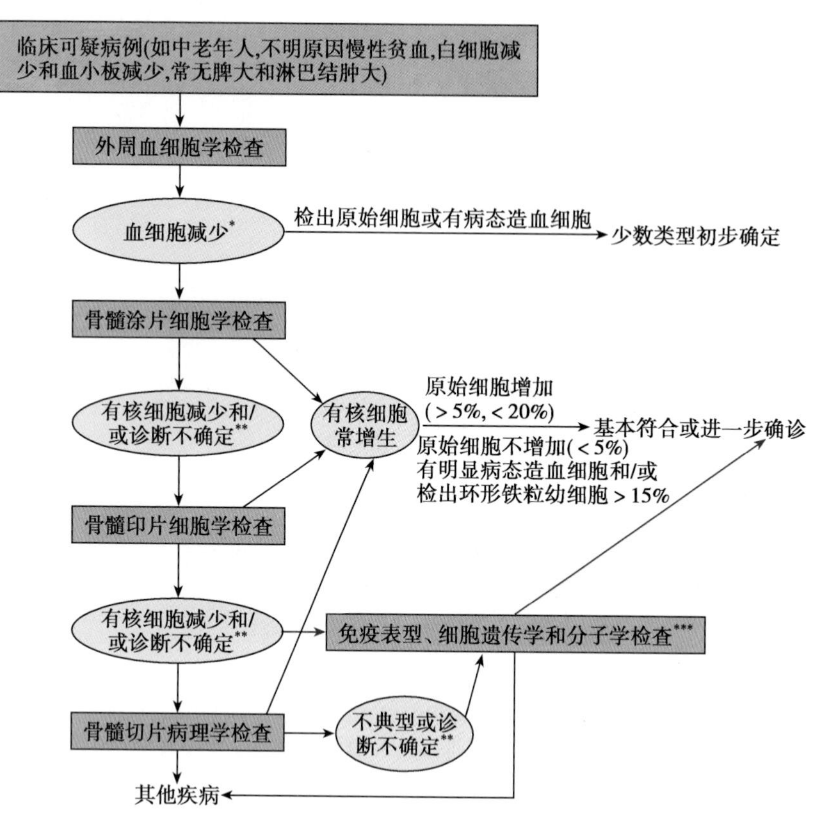

图 15-12 骨髓增生异常综合征诊断路径

* 血细胞减少（定义见第二十三章）是初诊 MDS 分类和诊断前的一个必要条件；** 缺乏诊断依据的被后一方法检出异常特征所互补者为诊断基本符合或大类符合；*** 发育异常模式是 MDS 流式免疫表型的可见异常，免疫组化主要标记微小巨核细胞、原始（巨核）细胞，用于诊断 MDS 相关遗传学异常见其他章节，这些检查常与形态学同步进行

归纳起来，对 MDS 诊断路径与关键性诊断指标意义进行梳理与解释，主要有以下几条。

（1）梳理临床特征对诊断的方向性意义：对于 MDS 诊断，首要的是临床特征分析。通常，对不能临床一般解释的外周血细胞减少，尤其是经常规治疗不见明显效果的中老年血细胞减少患者，需要高度怀疑 MDS。有细胞毒药物治疗病史或化疗和/或放疗相关病史所致者，通常作为优先诊断条件考虑为治疗相关改变 MDS（图 15-13）。

（2）梳理全血细胞计数对诊断的方向性意义：WHO 规定诊断 MDS 时血细胞中必需有一系是减少的。血细胞减少是任何一个 MDS 类型和诊断的一个“必要条件”（表 15-1），是骨髓无效造血和/或骨髓衰竭的结果。因此，在考虑 MDS 时，需要仔细梳理血细胞是否减少，如果没有贫血，除了偶见外，可以暂不考虑 MDS；如果有贫血，而白细胞（中性粒细胞）计数增高者，即使是髓系肿瘤，也不首先考虑 MDS。血细胞减少的定义及若干例外以及和病态造血数量界定见第十八章和第二十三章。

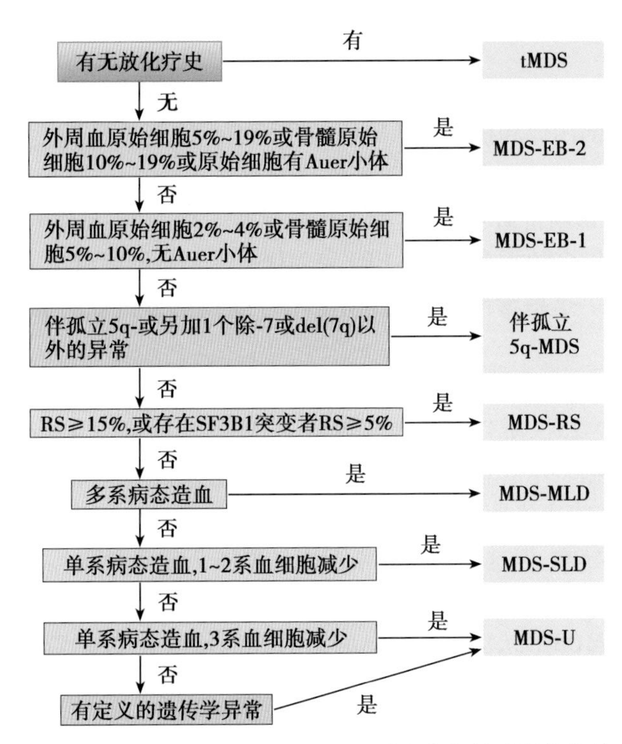

图 15-13 **MDS 诊断路径中关键性诊断指标的诊断优先性**

通常,首先是了解临床特征,有无放化疗史(红色框);然后是外周血和骨髓形态学检查(灰色框),以及细胞遗传学检查(桔黄色框),其他见第二十三章。tMDS 为治疗相关 MDS;MDS-EB 为 MDS 伴原始细胞增多;MDS-U 为 MDS 不能分类型;MDS-SLD 为 MDS 伴单系病态造血;MDS-MLD 为 MDS 伴多系病态造血;MDS-RS 为 MDS 伴环形铁粒幼细胞

表 15-1 髓系肿瘤发病时全血细胞(CBC)计数特征

MDS	血细胞减少(无效造血或骨髓衰竭所致)是 MDS 的特征,发病时几乎都无白细胞增多	MDS-MPN	混合性血象,至少一系因造血增殖和增生减低而出现血细胞增加和减少
AML	造血衰竭或受抑(RBC、中性粒细胞绝对值和血小板计数常显著减少)	MPN	至少一系血细胞增高(主要是有效造血所致),在疾病进展期可以血细胞减少

(3) 梳理原始细胞比例诊断的优先价值:在结合临床特征和血细胞减少特征的基础上,原始细胞比例这一指标是诊断 MDS 是否伴原始细胞增多与不增多类型的最重要标准,具有最优先的实验室诊断权。界定的原始细胞比例几个级别见表 15-2。当外周血原始细胞(≥2%~4%)和/或骨髓原始细胞(≥5%)增多时,可以诊断为 MDS 伴原始细胞增多类型(图 15-13)。

表 15-2 MDS 原始细胞%界定

血液	<1%	=1%	2%~4%(<5%)	5%~19%
骨髓	<5%		5%~9%,	10%~19%

报告中需要表述血液和骨髓原始细胞%

(4) 梳理病态造血细胞诊断价值:病态造血是 MDS 诊断中极其重要的一项指标。尤其是原始细胞比例不增高时,惟有病态造血的存在,或者有定义为 MDS 证据的细胞遗传学异常,才可以考虑 MDS。病态造血的定义、细胞类型和评判条件见第二十三章。在评判中对轻度的病态形态的划分需要慎重。

(5) 梳理环形铁粒幼细胞的意义:环性铁粒幼细胞(RS)是 MDS 诊断中的另一个指标,而且本身属于病态造血范畴。当 RS ≥15%时,认为红系病态造血,而且通常具有独立的评判意义。RS 常与 *SF3B1* 基因突变有关,当 *SF3B1* 基因突变时 RS≥5%即判断为 MDS-RS;同时,需要进一步诊断为 MDS-RS-SLD 还是

MDS-RS-MLD 类型,但必须不是原始细胞增加(MDS-EB)、伴孤立 5q-MDS 和 MDS-U(全血细胞减少和单系病态造血)的类型。

(6)梳理免疫表型意义:在实践中,流式免疫表型检测在评判 MDS 病态造血中具有相当的复杂性,需要谨重。流式免疫表型检测的图像和抗原表达确认的原始细胞比例常低于骨髓形态学计数中的比例。流式免疫表型只有与形态学检查相结合,才具有诊断性评判意义。

(7)梳理细胞遗传学的诊断价值:MDS 常有遗传学异常。孤立 5q-是诊断伴孤立 5q-MDS 类型的最重要的优先证据。对原始细胞增多的类型(MDS-EB)和 MDS-U(全血细胞减少和单系病态造血)类型,染色体核型有无异常则无优先权。这些诊断病例,必须是用常规核型分析证明的异常,而不是荧光原位杂交(FISH)或测序技术。

在无 MDS 诊断性形态学特征时,仅检出+8 或-Y、del(20q),不能诊断为 MDS。但有原因不明外周血血细胞持续减少者,出现如表 23-3 所列其他细胞遗传学异常时,则可以在无诊断性形态学特征(病态造血)情况下推定为 MDS 的证据。尽管在 MDS 中有预后意义的遗传学异常发现在增加,del(5q)是唯一一种定义为特定 MDS 类型的细胞遗传学异常。在 MDS 伴孤立的 del(5q)诊断中,除 del(5q)外,还可以有一种无不利影响的额外染色体异常,但这一额外异常不能是单体 7 或 del(7q)。

(8)梳理基因突变的诊断价值:WHO 认定的(特定的)基因突变有 *SF3B1*。当 *SF3B1* 突变阳性时,RS 比例低至 5%也可以诊断为 MDS-RS。在 MDS 中可见的其他基因突变有 *TET2*、*SRSF2*、*ASXL1*、*DNMT3A*、*RUNX1*、*U2AF1*、*TP53* 和 *EZH2* 等(表 15-3),在无 MDS 的老年人也可见阳性,故不能诊断为 MDS,但可以结论为不确定的潜在克隆性造血"(clonal hematopoiesis of indeterminate potential,CHIP),随访观察。

表 15-3 MDS 中常见阳性率≥5%的突变基因

突变基因	通路	发生率	预后影响
*SF3B1**	RNA 剪接	20%~30%	良好
*TET2**	DNA 甲基化	20%~30%	见解释**
*ASXL1**	组蛋白修饰	15%~20%	不良
*SRSF2**	RNA 剪接	~15%	不良
*DNMT3A**	DNA 甲基化	~10%	不良
RUNX1	转录因子	~10%	不良
*U2AF1**	RNA 剪接	5%~10%	不良
*TP53**	肿瘤抑制因子	5%~10%	不良
EZH2	组蛋白修饰	5%~10%	不良
ZRSR2	RNA 剪接	5%~10%	见解释**
STAG2	黏连蛋白复合体	5%~7%	不良
IDH1/IDH2	DNA 甲基化	~5%	见解释**
*CBL**	信号转导	~5%	不良
NRAS	转录因子	~5%	不良
*BCOR**	转录因子	~5%	不良

*也见于一部分健康人群的克隆性造血细胞;**一般或报道不一致

TP53 突变是预后评判性指标。*NPM1* 和 *MLL* 基因突变是 MDS-EB 和红系明显增生已经或即将进展为 AML 的指标。

2. MPN 和 MDS-MPN 凡是疑似 MPN、MDS-MPN 患者,外周血细胞计数和形态学的优化整合——四片联检模式是最为适用的基本诊断方法(图 15-14)。外周血细胞计数提供诊断的第一个"必须条件",血片和骨髓涂片形态学提供细胞成分和形态学特点(表 15-4),但骨髓涂片提供有核细胞量可有欠缺,需要骨髓印片和骨髓切片提供骨髓增殖特征和组织学病变特征(还提供部分 MDS-MPN 患者的病态造血特征)的证据。细胞遗传学和分子检查的互补性及其诊断中的权重性也在显现和增强。如 MPN 和 MDS-MPN 诊断中,部分病例需要检测 *PDGFRA*、*PDGFRB* 或 *FGFR1* 基因重排,以排除这些基因重排的髓系肿瘤。

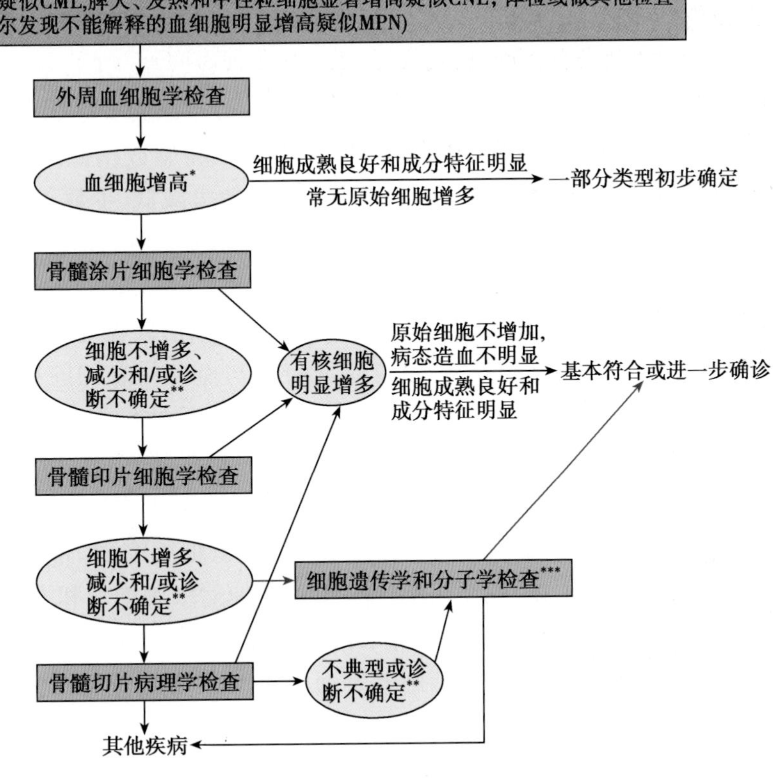

图 15-14　骨髓增殖性肿瘤诊断路径

* 至少 1 系血细胞持续增高和成熟基本良好是 MPN 分类和诊断前的一个必要条件;** 缺乏诊断依据的被后一方法检出异常特征所互补者为诊断基本符合或大类诊断符合;*** 相关细胞遗传学和分子学异常见其他章节,常与形态学同步检查。MDS-MPN 特征为有 MPN 特征外,另有外周血细胞 1～2 系减少和明显病态造血,检查与诊断路径相同

表 15-4　髓系肿瘤诊断时常见的血液骨髓细胞简要特征

疾病	CBC	骨髓细胞构成	骨髓原始细胞%	成熟	形态	脾肿大
MDS-MPN	↑,↓	↑↑	正常～19%	存在	病态	常见
MPN	↑↑	正常～↑↑↑	正常	存在	正常	常见
MDS	↓↓	↑(常见)	正常～19%	存在	病态	无
AML	↑,↓	↓～↑↑(常见)	≥20%	少有成熟	常见病态	常无

归纳起来,对 MPN 诊断路径与关键性诊断指标意义进行梳理与解释,主要有以下几条。

(1) 临床特征梳理:在经典的 MPM 类型中,PV 与 ET 常有形态学与分子学上的重叠,分析临床特征常有方向性,如面部和黏膜暗红(多血)常是 PV 显著的外貌改变和每一个多血期患者几乎都有的症状,皮肤瘙痒(典型者在热水浴后加重,约见于 50%患者)也是一个有意义症状。ET 几乎无这些症状。CNL 的临床特征为不易解释的白细胞(中性粒细胞)增高、脾大和发热。不明原因的脾肿大与白细胞明显增高常是 CML 的特征。PMF 症状复杂,但脾肿大(也有不肿大)与贫血、脾肿大与血小板减少、脾肿大与白细胞增多或减少常相伴随。

(2) 血象梳理:MPN 是有效造血,反映在外周血为血细胞增高和无明显形态学异常。不能一般解释的血细胞一系或一系以上增多,尤其是中老年患者,并有不能解释的嗜碱性粒细胞增多时,常是发现MPN的第一个较为明确的证据。

MPN类型之间血细胞增高常有重叠,但增高的血细胞系列、程度以及有无幼稚细胞常有不同。PV以红细胞和血红蛋白明显增高为特征,白细胞和/或血小板计数正常或增高;ET以血小板计数显著增高为特征,白细胞正常或轻度增高,血红蛋白正常或稍高。PV和ET,一般不见或少见幼粒细胞,有核红细胞更少见。CML以白细胞显著增高为特征,血小板正常或增高,血红蛋白正常或稍低,幼粒细胞明显增高(常在20%以上),嗜碱性和嗜酸性粒细胞增多最明显;PMF,血红蛋白明显减低、少数正常、未见增高,血小板和白细胞高低不定,幼粒细胞和幼红细胞以及泪滴形红细胞易见。但需要注意泪滴形红细胞不是PMF都有的和特有的,它也见于有血栓形成性等疾病,尤其是年老患者。

PV和ET等MPN后发生的MF与PMF(纤维化期)血象常有类同性,梳理病史极其重要。

(3)骨髓涂片和印片形态学梳理:需要在结合临床特征与血象信息的前提下梳理主要的几个方面。①有核细胞、细胞成分与形态:CML细胞量增加最显著,主要是幼粒细胞,巨核细胞增多且以细胞小或偏小型为特点,有核红细胞不增多。PV和ET细胞量为一般性增多。一部分病例不增多。PV红细胞密集分布、巨核细胞和粒细胞部分增多,易见巨核细胞大而高核叶;ET巨核细胞增多且细胞大而高核叶、血小板大簇大片分布。PMF细胞量不定,细胞特征是巨核细胞增多、常见小型、裸核和异形性。②原始细胞与病态造血细胞:原则上说,除了PMF外,MPN无原始细胞增加和无(明显)病态造血特点。③骨髓印片有核细胞与基质背景:涂片常因不同程度的血液稀释和淋巴细胞与巨核细胞不易抽吸而致有核细胞减少,印片基质背景清晰下的巨核细胞异常与异常骨髓细胞聚集性分布常示骨髓纤维化的存在。

(4)骨髓切片形态学梳理:需要在结合临床特征、血象和/或骨髓涂片印片信息的前提下梳理几个方面。①梳理有核细胞量:除了解剖部位差异外,评判有核细胞量多少的可靠性比骨髓涂片和骨髓印片准确。MPN是骨髓细胞增殖的疾病,尤其是与中老年人不相称的细胞增多时,具有大类诊断意义。②梳理细胞成分与形态:CML以粒细胞(幼粒细胞为主)和巨核细胞(偏小型)为主增殖;ET常以大而高核叶的巨核细胞增殖,且易见移位性聚集性生长(巨核细胞的形态和分布位置特征);PV常为红系与巨核细胞或粒系与巨核细胞或粒红巨三系增殖,但程度多不及CML,巨核细胞形态可以类似ET但严重性常不及ET。③梳理纤维组织有无异常增生:PMF常为巨核细胞增殖伴异形性与纤维组织交织增生。CML、ET和PV等MPN发生纤维化时,病理异常与PMF一样,巨核细胞出现小型化、异形化与裸核化,指示疾病进展。④梳理原始细胞和病态造血:意义同骨髓涂片。

(5)流式免疫表型梳理:原则上说,流式免疫表型对初诊MPN诊断无(明显)帮助。在疾病进展中,出现病态造血和/或原始细胞增加时,则有一定意义。

(6)遗传学梳理:遗传学检查提供MPN进一步的诊断证据与鉴别诊断证据非常重要,尤其是形态学不典型表现的ET、PV、CNL等类型。*BCR-ABL1*、*JAK2*、*MPL*、*CALR*、*CSF3*等基因异常检测都是常规项目。以前面信息考虑的CML,要有*BCR-ABL1*阳性证据,不一致时需要核查。95%以上的PV患者存在*JAK2*突变。ET和PML约一半以上病例存在*JAK2*突变,少数病例为*MPL*、*CALR*突变。CNL大多数病例存在*CSF3R*突变。这些基因突变是克隆性MPN的依据(表15-5)。诊断慢性嗜酸性粒细胞白血病非特定类型,必需经过遗传学检查,确认无*PDGFRA/B*、*FGFR1*及*PCM1-JAK2*重排者。

分子指标中,除了*BCR-ABL1*外,*JAK2*、*MPL*、*CALR*等突变的特异性不强。但根据排斥性,检出*MPL*和*CALR*可以否定PV而确定ET和PMF;另从诊断标准看,其他条件符合和JAK阳性者对PV有优先性。MDS-MPN虽常有基因突变(表15-6),但特异性不如MPN的相关基因重排,多作为诊断的补充或增加诊断的一些证据。因此,形态学(尤其是骨髓组织病理学)特征(见第二十四章),也是公认的关键性诊断指标。

表 15-5　MPN 相关基因重排或突变的发生率(%)

MPN	Ph 染色体	*BCR-ABL1*	*JAK2* V617F	*JAK2* 第12外显子突变	*CALR* 第9外显子突变	*MPL* 第10外显子突变	*CSF3R* T6181	备　注
CML-CP	95	100	0	0	0	0	0	*BCR-ABL1* 为 CML 的定义指标
PV	0	0	95~97	2~3	罕见	罕见	0	*JAK2* 等位基因负荷与预后、转化相关
PMF	0	0	55~60	罕见	24	3~5	0	与 *JAK2* 阳性者相比,*CALR* 阳性者与较年轻、惰性和较长生存期有关;*JAK2* 阳性者有更大的血栓风险;三种基因均未突变者与较差预后相关且易于转化急性白血病
ET	0	0	50~60	罕见	24	5~10	0	*JAK2* 阳性者有较高的血栓形成率;*CALR* 阳性者有较高的血小板数和骨髓纤维化转化率;三种基因均未突变者生存期最长,*MPL* 突变者最短
CNL	0	0	罕见	0	0	0	80	*CSF3R* 可见于少数 MDS-MPN,尤其是 aCML

注:*JAK2* 和 *CALR* 一般都是互相排斥的突变

表 15-6　MDS-MPN 类型与基因突变

类型	检 查 项 目
CMML	*ASXL1*,*TET2*,*SRSF2*,*RUNX1*,*SETBP1*,*NRAS*,*CBL*,*NMP1*,*MLL*,
aCML	*CSF3R*,*SETBP1*,*ETNK1*
JMML	5 个基因组合(*NRAS*,*KRAS*,*PTPN11*,*CBL*,*NF1*),继发 *SETBP1*,*JAK3*,*SH2B3*
MDS-MPN-RS-T	*SF3B1*,*JAK2* V617F, *CALR*,*WPL* W515
MDS-MPN-U	*TET2*,*NRAS*,*RUNX1*,*CBL*,*SETBP1*,*ASXL1*

3. AML　白血病的诊断从最初的临床诊断,经外周血细胞学、骨髓涂片细胞学、细胞化学、骨髓组织病理学,到现代的流式细胞免疫学、细胞遗传学和分子检查诊断。诊断技术分层纵深,从解决临床诊断到更好地提供预后、指导治疗和探索病理机制纵深发展。考虑到我国各地实验室的条件不一,并从实用性、简便性出发,包括细胞化学和免疫化学染色的四片联检依然是需要的,形态学仍是必不可少的基本诊断方法。AML 由基本诊断或(大类)类型到细分类型,从基层实验室细胞形态学的基本诊断到现代实验室的多学科技术多参数的细分特定类型的层次进行。这就为临床按需选择提供了更详细的路径。图 15-15 为形态学诊断的基本类型路径。

归纳起来,对 MPN 诊断路径与关键性诊断指标意义进行梳理与解释,主要有以下几条。

(1) 形态学指标在诊断中的优先考虑和提示:不管是外周血还是骨髓涂片,当髓系原始细胞比例达20%时,即可以做出 AML 的诊断。若外周血原始细胞大于 20% 而骨髓原始细胞小于 20% 者,多可以提示为由 MPN、MDS、MDS-MPN、CML 髓系肿瘤转化而来的 AML。

AML 初诊患者,血象与其他髓系肿瘤不同。MDS 是骨髓无效造血和造血衰竭性所致的减少;MPN 为骨髓有效造血所致的血细胞增多;MDS-MPN 为既有 MDS 又有 MPN 所致的血细胞双重特征;而 AML,除了个别患者外,几乎都有贫血。血小板计数也大致相似。白细胞计数高者为原始细胞克隆性扩增,骨髓血液屏障破坏所致的增高。血细胞减少为骨髓造血衰竭或造血受抑所致。血细胞计数异常,加上多数患者在血片中出现较多的白血病细胞是不同于其他髓系肿瘤的特征。

根据原始细胞的典型形态,可以对 AML 的基本类型做出评判,即 FAB 分类类型。不过,此时的类型是粗分的类型(基本类型)诊断,而不是现在普遍要求的细分类型(特定类型与非特定类型,即 WHO 分类)诊断。AML 非特定类型(AML,NOS)为经过临床特征评估、免疫表型和遗传学(细胞遗传学和分子学)等检查特征整合性评估,分出了特定类型(重现性遗传学异常、特定基因突变、骨髓增生异常相关、治疗相关

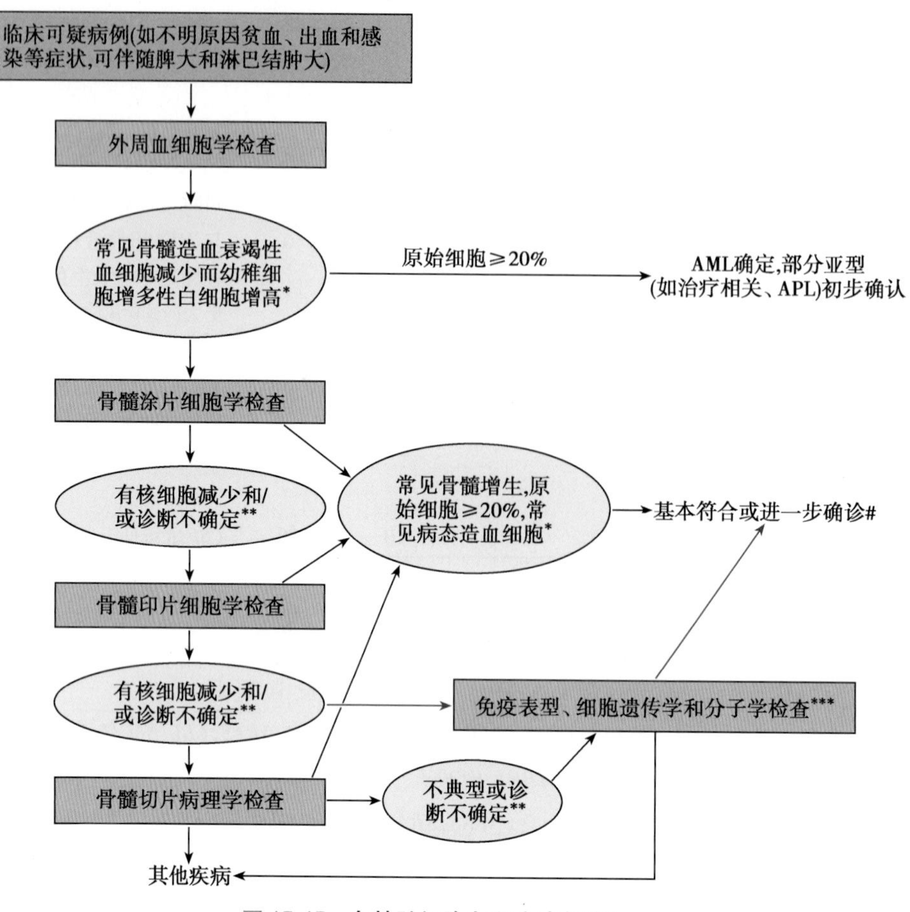

图 15-15 **急性髓细胞白血病诊断路径**

* 全血细胞异常是最先怀疑 AML 的第一个实验室依据,常见的具有评判意义特征是骨髓造血衰竭性全血细胞减少而幼稚细胞增多性白细胞增高(也可减低);** 缺乏诊断依据的被后一方法检出异常特征所互补者为诊断基本符合或大类诊断符合;*** AML 免疫表型检查的意义多在于确认原始细胞的系列,细胞遗传学和分子学异常及其特定类型分类见其他章节,这些检查常与形态学同步进行

AML)等以外的 AML,包括 AML 伴微分化(型)、AML 不伴成熟(型)、AML 伴成熟(型)、急性粒单细胞白血病、急性原始单核细胞和单核细胞白血病、纯红系细胞白血病、急性巨核细胞病血病、急性嗜碱性粒细胞白血病等。AML,NOS 类型的确定都是由形态学特征(标准)作出的。AML 伴成熟与不成熟型的区分指标是 ANC 中粒细胞(早幼粒细胞至分叶核粒细胞)是否≥10%或<10%,或者说原始细胞是否≥90%或<90%。AML 伴成熟型,单核系细胞<20%,原始细胞 MPO 或 SBB 阳性≥3%和/或检出 Auer 小体。急性原始单核细胞白血病与急性单核细胞白血病的诊断性指标是原始细胞(包括幼单核细胞)≥20%,白血病单核系细胞(原始单核细胞、幼单核细胞和单核细胞)≥80%,中性粒细胞<20%;区分急性原始单核细胞白血病还是急性单核细胞白血病的诊断性指标是单核系细胞分类中原始单核细胞≥80%,急性单核细胞白血病以幼单核细胞和/或单核细胞为主。急性粒单细胞白血病的诊断性指标是外周血或骨髓中原始细胞(包括幼单核细胞)≥20%;骨髓中,中性粒细胞及其前体细胞和单核细胞及其前体细胞各≥20%。

根据原始细胞定义,这里的原始细胞包括原始细胞等同意义细胞,如颗粒过多早幼粒细胞(APL)、幼单核细胞(急性原始单核细胞和单核细胞白血病),形态学特征见第六章。根据原始细胞等同意义细胞的典型形态,可以对相对类型,如 APL 或急性(原始)单核细胞白血病做出基本诊断。APL,通常需要遗传学检查证实。在基本诊断类型中,急性(原始)单核细胞白血病,形态学很重要,因流式免疫表型检查较多病例呈不典型性表达。

(2) 临床特征在诊断中的优先考虑:AML 的大类类型也多,最重要的是 AML 伴重现性遗传学异常(包括 AML 伴平衡易位或倒位和 AML 伴特定基因突变)、AML 伴骨髓增生异常相关改变、治疗相关 AML

和 AML 非特定类型(NOS)。这些类型中,诊断项目大致相同,都需要形态学和免疫表型的基本诊断、遗传学的特定类型诊断等。但是,有一些类型具有诊断优先权,如 AML 伴骨髓增生异常相关改变、治疗相关髓系肿瘤(AML 和 MDS)。

AML 伴骨髓增生异常相关改变、治疗相关髓系肿瘤,这 2 个大类诊断最重要指标是外周血或骨髓原始细胞>20%和临床特征(病史)。尤其是治疗相关髓系肿瘤(AML),凡有细胞毒治疗病史(见第二十二章)的证据,并在这个病史过程中出现原始细胞增加(达 20%以上时),就可以做出这一特定类型的诊断。

凡有骨髓增生异常相关改变病史或形态学特征者,需要考虑 AML 伴骨髓增生异常相关改变,但遗传学等检查没有特定的遗传学异常和特定的基因突变,若有则需要归入 AML 伴遗传学异常和特定基因突变的类型。

(3) 细胞化学染色和骨髓切片在诊断中的优先考虑:细胞化学染色是形态学诊断中的常规项目。细胞化学染色在 AML 诊断中的重要性已有下降,但一些类型仍有极其重要的意义。如鉴定单核系细胞,酯酶染色依然举足轻重;甲苯胺蓝染色,基本上是诊断急性嗜碱性粒细胞白血病的关键性指标。

骨髓切片标本在 AML 诊断中,主要作为骨髓涂片细胞形态学不足的补充。涂片原始细胞数量通常需要与切片中的原始细胞数量进行相互衡量,原始细胞计数的可靠性为涂片高于切片,但切片中原始细胞生长模式及其数量常有评判优势。评判切片骨髓纤维化意义有三:一是评判低细胞量(低增生性)AML 的可靠指标,骨髓涂片常因穿刺等因素而评判意义不足;二是诊断 AML 相关前体细胞肿瘤——全髓增殖症伴骨髓纤维化的关键性指标;三是 AML 伴有明显的骨髓纤维化指示预后欠佳。

(4) 遗传学特定异常在诊断中的优先考虑:AML 几乎都有遗传学异常,但一些异常与临床和/或形态学等相关的特征性。此时,需要把这些类型作为特定的类型进行分类诊断。

分子检查中,如有 *RUNX1-RUNX1T1*130(AML1-ETO)、*CBFB-MYH11*、*PML-RARA*、*KMT2A-MLLT3*、*DEK-NUP214*、*RBM15-MKL1*、*BCR-ABL1*;以及 *NPM1* 突变、*CEBPA* 双等位基因突变和 *RUNX1* 突变者,一般在整合诊断中,都需要作出相应的特定类型评判。分子检查,有 *RUNX1-RUNX1T1*130(*AML1-ETO*)、*CBFB-MYH11*、*PML-RARA* 者,不但有诊断优先,而且原始细胞及其等同意义细胞计数可以不足 20%。这种情况尽管少见,照样可以做出特定类型的诊断。基因突变在预后评判中的意义见第二十二章。

由唐氏综合征并发或在进一步检查中发现为唐氏综合征患儿发生的 AML,以及伴胚系突变易感性髓系肿瘤类别中的 AML、AML[不包括 inv(16)(p13.1q22)或 t(16;16)(p13.1;q22);*CBFB-MYH11*]伴嗜酸性粒细胞增多并有 *PDGFRA/B* 或 *FGFR1* 重排者,都有诊断优先权。

(5) 免疫表型特定异常在诊断中的优先考虑:除了例外性,一般免疫表型鉴定的系列特异性也有诊断优先,如系列未明急性白血病。系列未明急性白血病中,最常见的是指混合系列或混合表型急性白血病(见第二十二章),包括有重现性遗传学,如混合表型急性白血病伴基因重排——混合表型急性白血病伴 t(9;22)(q34.1;q11.2);*BCR-ABL1* 和混合表型急性白血病伴 t(v;11q23.3);*KMT2A* 重排。

二、淋系肿瘤

1. 成熟 B 细胞肿瘤　成熟 B 细胞肿瘤,尤其是 CLL 和原发性巨球蛋白血症,四片联检是必须的最佳选择(图 15-16),因部分病例和它们的早期病变病例骨髓涂片检查阴性而骨髓印片和切片检查阳性。这些病例中,骨髓异常淋巴细胞由于穿刺时可以不易被抽吸,有的由于造血受抑(减低)而反映在骨髓涂片上有核细胞量和外周血细胞数均减少。因此,骨髓印片和/或骨髓切片检查成为发现异常淋巴细胞增殖和诊断的指标。成熟 B 细胞淋巴瘤都需要进行四片联检,因评估骨髓有无受累骨髓切片比骨髓涂片重要,但切片中散在性淋巴瘤细胞的形态学确认需要涂片和印片提供参考。急性淋巴细胞白血病(acute lymphocytic leukemias,ALL),骨髓涂片和血片联检也是最佳的选择,骨髓印片和切片对伴骨髓纤维化的病例唯有通过这些标本的检查才能发现。

2. ALL　ALL 形态学诊断的基本类型与细分大类诊断的基本顺序与 AML 相同。优化的形态学(四片联检)检查是 ALL 的基础性诊断,将 ALL 分为 L1~L3(FAB)等类型。ALL 从 FAB(L1 和 L2)到 WHO 分类特定类型诊断路径见第二十九章。

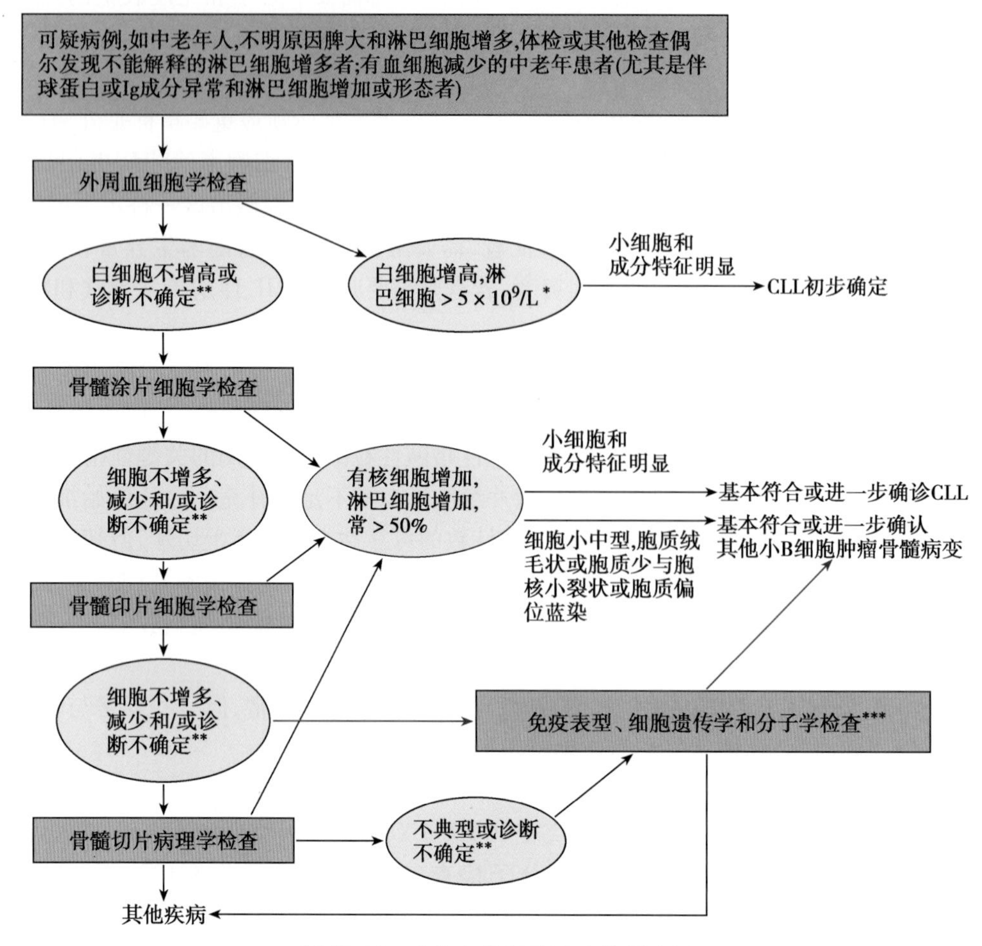

图 15-16 **成熟小 B 细胞肿瘤诊断路径**

* 早期 CLL 和原发性巨球蛋白血症,外周血细胞减少甚至骨髓涂片细胞减少,不能解释白细胞异常和淋巴细胞增高常是 CLL 最先被考虑的第一个实验室指标;** 缺乏诊断依据的被后一方法检出异常特征所互补者为诊断基本符合或大类诊断符合;*** 免疫表型包括流式和免疫组化方法,这些检查常与形态学同步进行,相关的免疫表型、细胞遗传学和分子学特征见其他章节。细胞成分特征以及淋巴瘤细胞的基本评判流程见第二章和第三章

三、贫血和血小板减少症

IDA、MA 和 HA,骨髓涂片和血片联检是必须的最佳选择。这 3 种贫血的大多数病例,细胞形态学(包括细胞化学)结合临床特征可以明确诊断,而骨髓印片对部分病例适用,骨髓切片意义则小。对于 AA,四片联检则是必须的最佳选择,因骨髓涂片常受血液稀释的影响存在假性造血细胞减少、而骨髓印片假性现象少,骨髓切片的假性现象更少。贫血诊断的基本路径详见第三十五章。

对于血小板减少症,四片联检也是需要的,因骨髓稀释常会发生,另因部分缓慢而进行性和原因不明的且无明显出血的血小板减少者可由造血肿瘤(如成熟淋巴细胞肿瘤)引起。一般,对于临床表现典型的 ITP,骨髓切片检查对诊断无明显帮助。

第四节 骨髓形态学检验单填写和提供患者检查前信息

由于骨髓形态学检查不同于一般的检验项目,检查单中有许多需要供检验医师参考的内容。因此,规范的形态学(四片联检)检查单信息需要临床医师认真和支持。可靠的诊断更需要临床医师配合,在检查单上填写相关的临床信息是检验医师形态学诊断分析时非常重要的参考依据。

一、骨髓检查单格式与填写要求

骨髓形态学(四片联检)检验单(忌用申请单),与一般检验单不同。通常送检单又是检查保存单,规范内容应包括与患者相关的临床信息和骨髓检查的内容(表 15-7),并在其背面印制有核细胞分类表、巨核细胞分类表(表 15-8),便于记录原始的检验数据。

表 15-7 ×××××医院骨髓检查单

骨髓标本号__________

姓名________ 性别____ 年龄____ 职业______ 科别______ 床位________ 住院号________________________

主要病史及相关治疗:____

____

体检:一般情况__________________心肺听诊__________________肝脏__________________脾脏____________

淋巴结__________________出血情况__________________骨痛__________________其他____________

实验室相关信息:Hb ______ g/L. RBC ______ $\times10^{12}$/L. MCV ____ fl. MCH ______ pg. MCHC ______ g/L. RDW ______%.

WBC ______ $\times10^{9}$/L. N ______%. L ______%. M ______%. E ______%. B ______%. 幼稚细胞______%.

Plt ______ $\times10^{9}$/L. 网织红细胞______%. 血清胆红素____________ μmol/L. 血清铁____________ g/dl.

血沉______ mm/h. 尿常规________________ 大便常规______________ 其他______________

临床诊断:______________________________检查骨髓项目:涂片、血片、印片、活检、______________________

取材部位:髂后、髂前、胸骨、____采集者________________ 采集日期______________ 送检医师______________

病人地址和电话: 实验室接收标本时间:

____

骨髓小粒: 油滴: 有核细胞量: 巨核细胞计数: /片

细胞分类		BM%	参考值%	PB%	细胞分类		BM%	参考值%	PB%	细胞分类		%	参考值%
粒系细胞	原始粒		0.0~1.6		红系细胞	原始红		0.0~1.8		巨核细胞	原巨核		0~4
	早幼粒		1.8~5.0			早幼红		0.6~3.2			幼巨核		0~14
	中幼粒		5.2~9.2			中幼红		6.4~16.4			颗粒型		44~60
	晚幼粒		7.8~14.4			晚幼红		7.0~17.4			产板型		28~48
	杆状核		12.4~20.4		淋巴细胞			12.8~24.2			裸核型		0~8
	分叶核		10.2~18.6		单核细胞			0.2~1.6		网状/肥大			0.0~1.0
	嗜酸粒		0.8~4.8		浆 细 胞			0.2~1.6		巨噬细胞			0.2~1.4
	嗜碱粒		0.0~0.2		原始细胞			0.0		粒红比例		:1	1.4~3.4:1

细胞化学染色: 细胞外铁 . 内铁细胞阳性 %(Ⅰ %,Ⅱ %,Ⅲ %,Ⅳ %,RS %).

POX 阳性 %. SBB 阳性 %. CE 阳性 %. NAP 阳性 %,积 分.

NBE 阳性 %. NAE 阳性 %. FI 阳性抑制 %. 甲苯胺蓝阳性 %.

细胞免疫化学: MPO 阳性 %. 溶菌酶阳性 %. CD68 阳性 %. CD41 阳性 %.

CD22 阳性 %. CD3 阳性 %. CD 阳性 %.

细胞学特征描述:

结论与建议:

(附解释)

检查________复核________ ____年____月____日

表 15-8 骨髓细胞分类原始记录

	原始细胞	原始粒细胞	早幼粒细胞	中幼粒细胞	晚幼粒细胞	杆状核细胞	分叶核细胞	嗜酸粒细胞	嗜碱粒细胞	淋巴细胞	原始红细胞	早幼红细胞	中幼红细胞	晚幼红细胞	单核细胞	巨噬细胞	浆细胞	肥大细胞	网状细胞	其他
			正	正	正正	正正正	正正													
小计																				

粒红比例　　：1

骨髓切片检查特点

骨髓组组织定：造血容积　%，脂肪组织　%，巨核细胞　/mm^2

粒系：

红系：

巨核细胞：

淋巴细胞：

浆细胞：

纤维组织：

Gomori 染色：

铁染色：

免疫组化：

巨核细胞分类

原始巨	幼巨核	颗粒巨	产板巨	裸核巨		病态巨	
		正	正				
小计							

临床医生除了在检验单（包括电子开单）上明确标注（或打勾）检查项目外，还必须填写患者主要的症状和体征以及相关实验室信息和治疗药物。治疗的某些药物对骨髓造血具有显著影响，如较长时期给予类固醇皮质激素可引起骨髓中性粒细胞的显著造血或类似 MPN 样改变，给予粒细胞集落刺激因子可导致 CML 样和急性粒细胞白血病样骨髓反应。

便于规范骨髓形态学（四片联检）检验单基本信息的完整、清晰，避免因字迹潦草、病历号缺位与错误等所造成的不必要的信息差错。临床医师开具骨髓检验单完成后，另需要打印病人基本信息（姓名、性别、年龄、病历号、科别、床号等）2 联条形码，一张贴在送检单上方靠边的空白处，另一张贴在涂片标本盒上。或者电子开单。

二、提供患者检查前信息（患者准备）

根据患者症状与体征和血液常规检查的结果，需要骨髓检查时，初步告诉患者检查的意义，做检查的大致程序，并根据病人个体的具体状况通俗易懂地解说检查的相关信息，并给予指导，包括骨髓穿刺和（或活检）操作前所要做的手续和准备。这一过程是一个患者准备的过程。

在患者基本了解和同意后，进一步同患者或其家属谈话并作记录，同时请患者或患者委托人在知情同意书上签字。谈话的内容见表 15-9。这也是患者对骨髓检查前准备所要知晓的进一步内容。

表 15-9 骨髓穿刺和/或活检前的谈话内容

1. 解说患者的可能疾病和原因，需要骨髓检查
2. 简要解析骨髓穿刺和活检的方法和意义
3. 说明骨髓穿刺和活检操作中，患者的可能感受和可能的不良反应（如偶有发生的昏厥和肢体发冷等症状）。对操作中患者可能发生的昏厥和肢体发冷等症状，医生将严格规范操作、加强监测、及时处理
4. 介绍操作中出现的可能问题，如干抽、稀释以及可能的取材欠理想，需要更换部位操作
5. 穿刺和/或活检完成后，局部轻压 10 分钟，3 天内不能碰水。穿刺或活检后，一般来说对身体无任何影响
6. 询问有无麻醉药品或药物过敏史
7. 对过度忧虑患者可给予适量的抗焦虑药物，对不配合的儿童和青少年患者也可适量使用镇静药物（可以适度减轻患者疼痛和恐惧或消除患者疑虑和恐惧）
8. 同意骨髓检查，需要患者本人或其委托人签署骨髓穿刺和活检取材的知情同意书

第十六章

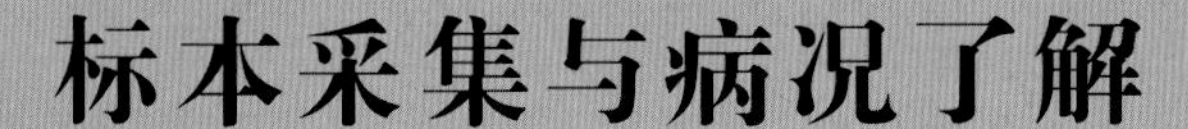

骨髓检查标本采集以临床医师采集居多。考虑标本质量的保证(准确诊断的需要),以及直面患者了解病况对诊断的需要。专门的骨髓检查科室或血液学检验部门都应熟练掌握骨髓标本的采集。同时应倡导、鼓励检验医师尽可能多地获取临床信息,因可靠而详细的临床信息是形态学诊断的首要要素。骨髓检查的标本采集包括骨髓穿刺术获取骨髓液涂片,骨髓活检术获取骨髓活检组织印片和组织固定后制备切片以及血片的采集。

第一节　采集前准备和病况了解

按工作程序,实验室采集标本前工作包括以下五个方面,包括整个过程中对病况的了解。以确保正确的患者、正确的标本采集部位(髂前、髂后、胸骨和特定病变的髂骨部位与其他骨髓穿刺部位),以及行将进行的正确的操作和正确的安全措施。

一、确认病人身份、检验项目、了解病况并做可能检查

1. 确认病人身份　在收到临床医师开具的骨髓检验单时,首先确认病人身份。询问(不是喊叫)患者姓名、年龄等一般信息,仔细核对病人病案号。对于不能说话或表述的患者,必须通过包括有患者病案号的病历或腕带等进行确认。

2. 查看检查项目　查看检查单上的骨髓检查是完整的骨髓检查(四片联检)还是单项骨髓检查(如骨髓穿刺涂片检查)。根据患者情况若为单项骨髓涂片而不够完整时,需要及时与临床医师沟通并提出补充建议。

3. 检查填写内容是否规范　对不符合要求的,如未填写必要的相关临床信息或填写必要的信息(包括血常规等内容)不完整时,都需要及时同临床医师沟通或补充或检查后提供所需的相关信息,包括自己对病况的询问、查看以及做些可行性检查或操作。

4. 了解病况并进行可能的检查　实验室通过采集标本这一过程而直面患者时,实验室人员应该利用这一有利因素进一步了解临床。这是极其重要的一个环节。除了临床医师在送检单上提供的简要病况外,检验医师还应该主动地通过询问、查阅和可能的检查,作进一步的临床信息补充和了解。

询问病史、查阅资料,既是对临床提供资料不足的补充,也是形态学诊断的起始。重点注意:①患者当前血液学信息异常及其程度与发病、症状和体征之间的关系,与已检查的其他实验室结果的关系;②询问过去有无血液学异常和类似症状及体征,有无引起这些异常所见的可能性因素(如接触苯等有毒化学物质、某些药物,包括给予细胞生长因子);③询问或查阅病人原来的基态或患病前的检验值数据,包括个体状况等。详见第三章。

二、确认谈话记录和操作部位、评估重危病人生命体征

询问患者,临床医师是否对(住院)病人进行了骨髓检查前的谈话和记录。确认或询问对拟进行的局部用麻醉药品有无过敏史,尤其是欲使用盐酸普鲁卡因注射液者。

检查骨髓检查单上临床选定的穿刺和活检的部位。确认即将进行的骨髓穿刺和活检的部位，如髂骨(左侧还是右侧)、胸骨还是特定的病变部位。临床医师也会根据患者病况的需要，选定骨髓检查标本采集的要求部位。如进一步了解造血功能时可能会选定胸骨穿刺，髂前上棘和髂后上棘中的一侧病变或疼痛者，会选定病变的或疼痛的一侧。

对于一般患者，不需要生命体征评估(骨髓穿刺或活检操作前的"Timeout")。对于重危病人需要做检查前的生命体征评估，或在负责病人的主治医师指导下进行骨髓穿刺和/或骨髓活检。一般，当血压高于160mmHg，心率大于120次/分，除了重危病人，在其他病人操作中也需要格外慎重。

三、准备洁净载玻片和组织固定液与登记、编号和标识

推荐载玻片规格为1~1.2mm厚度，25.4mm×76.2mm长宽，一端有磨砂区。骨髓涂片，一般准备用片6~8张，初诊急性白血病准备用片10~12张。另需准备2张骨髓印片和2张外周血涂片。

同步骨髓活检者，需要准备骨髓组织固定液。推荐用2ml尖头或圆头塑料有盖EP管作为骨髓组织固定管，内含1ml Bouin固定液，在试管盖上和侧壁有磨砂的写字区写上患者姓名和编号(图16-1)。Bouin固定液，由饱和苦味酸水溶液75ml，40%甲醛20ml，冰醋酸5ml组成(常温保存，有效期24个月)。该固定液优点为组织穿透力迅速而均匀，引起组织与细胞的收缩较轻，固定后组织着色较好，一般仅需固定30~60分钟(如果组织块较大，可适当延长固定时间至2小时左右)。

骨髓检查单按序登记、编号，每张涂片磨砂区写上患者的姓名和编号。按涂片张数的需要，还要在涂片磨砂区写上骨髓涂片、骨髓印片和血片等标识。有条件单位改用电子打印黏贴纸打印患者姓名、年龄和条形码与编码后粘贴检查单和标本上。

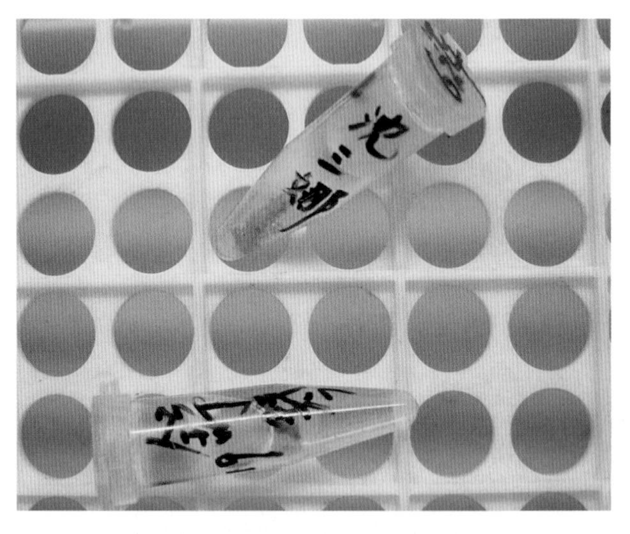

图16-1 **骨髓组织固定用塑料小试管**
内含Bouin液1ml和被固定的骨髓组织

四、取材室消毒和生物安全与美学

每天采集标本前，取材室用紫外线消毒至少一次30分钟。在操作前还需要检查骨髓穿刺和活检的消毒包或一次性穿刺针、活检针是否在使用日期内。

病人的血液和骨髓原则上都被视为有传染性，且当前所用的穿刺针和活检针还有非一次性的，需要防范交叉感染和实验室人员的生物安全措施。除了操作中戴无菌手套外，在接触患者前后，无菌操作前，推制涂片后，操作结束后还需要重视手卫生(规范洗手)。使用过的医疗物品和医疗废物严格按规定处理。在操作室或实验室的恰当位置有放针头等锐器的专用锐器盒和医疗废物箱。

骨髓检查病人病重者较多，且常对骨髓穿刺、活检存有惧怕等心理，实验室人员在直面患者询问病况、解答疑问及穿刺过程中应重视礼仪和言行规范与温馨，树立情感形象，让患者有一种满意、积极、肯定和配合的状态。

五、病人头昏或昏厥的处理

取材室需要备有抢救车。穿刺室应保持干燥和适宜的温度，湿热闷的环境加上患者紧张与恐慌是发生头昏、恶心、心悸、面色苍白、四肢发冷、血压降低、脉搏细弱，甚至昏厥的主要原因。一般都发生在穿刺或活检操作后。

1. 防范措施 首先是做好防范。措施包括：①在操作前，慎细服务；②操作中动作保持温和轻快；③遇紧张患者，应做好解释，体现关爱，必须让患者平静后做检查；④对重危病人应有一定的思想准备；

⑤穿刺室面积和布置需要符合规范。

2. 患者发生头昏的处理 当穿刺或活检术操作中或操作后，患者发生头昏时：①如尚在操作立即终止操作；②将病人移到通风处；③嘱病人安静、平卧；④喂饮适量温开水；⑤休息 10~15 分钟。一般，症状会很快好转、消失，必要时适当延长观察。

3. 患者发生昏厥的处理 当穿刺或活检术操作中或操作后，患者发生昏厥时：①如尚在操作立即终止操作；②立即让病人平卧；③神志不清患者，立即按压人中，并用应急专线电话通知病房（住院病人）或急诊室（门诊病人）医师；④立即观察生命体征，脉搏、呼吸、心跳、血压是否平稳；⑤心搏呼吸骤停者，立即实施心肺复苏，并进行药物抢救。

第二节 采集标本——骨髓穿刺和涂片制备

除非特别要求和婴幼儿患者，首次取材首选髂后上棘。此部位易于穿刺，易于获取骨髓液和骨髓组织，并比其他部位能减轻病人忧虑。

一、髂后上棘骨髓穿刺

1. 慎细服务、温和操作 让患者在诊察床上轻躺慢下，遇严重贫血和病重患者以及极易发生骨折的浆细胞骨髓瘤患者应特别注意，还必须防范重症患者的跌倒或坠床风险。遇紧张患者，应做好解释并体现关爱，必须让患者休息平静后做检查。在骨髓穿刺和活检的整个操作中，动作要保持温和轻快。

2. 病人体位 明确左右髂后上棘穿刺部位。取病人侧卧位（也可取俯卧位），双膝前屈（常比单腿前屈可获得更佳的局部部位）。让病人配合体位时（尤其对不便语言交流的病人），多运用手语和肢体语言（图 16-2）。

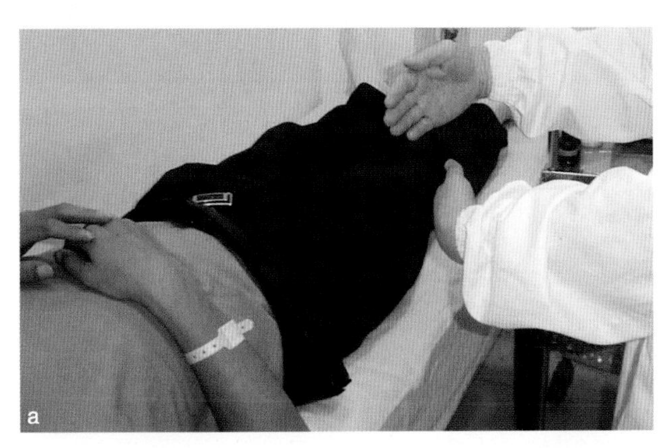
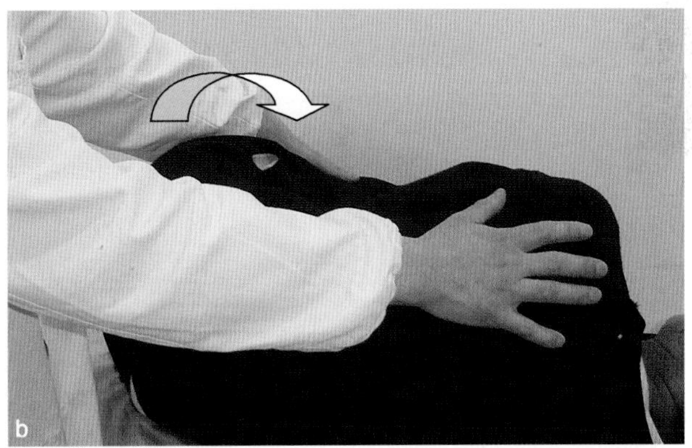

图 16-2 **指定患者体位时的手语和肢体语言**

a 示意患者平卧位转向侧卧位，b 示意双腿往腹部弯曲，肩部和臀部保持垂直位，身体呈虾形，臀部外突

3. 穿刺点定位与标记 取最佳病人体位后，按病人胖瘦、皮肤紧松、骨盆大小和体型予以估计，并以触摸式定位和标记。先用二指触摸髂后上棘的大体方位，用弯曲的食指和拇指触及如图 16-3 中的 A、B、C 和 D 时常会有凹痕感，犹如触摸肿大脾区时的触感，从而可获得明确的穿刺位点，同时在穿刺点上按上“+”指印，或在位点及其邻近皮肤上的某些特点（如色素或痣等）作记号。

遇肥胖而触不到穿刺点者，可选用其他方法予以大体定位：其一为髂后上棘与髂前上棘多在一个水平线上，且常相当于骶骨之骶 1~2 与腰椎 5 位置的上下线内；其二是髂后上棘穿刺点常在旁开腰骶椎的 3~5cm 处。根据这两个定位线进行定位加局部推注麻醉液的针感，可以得到准确的穿刺点。骨髓穿刺失败的常见原因是穿刺点的明显移位。

4. 无菌操作和局部消毒 严格执行无菌操作，操作者戴口罩和帽子。穿刺点用标准消毒液消毒皮肤两次，消毒范围半径不得小于5cm(图16-3e)。根据操作者手的大小选择合适的手套。戴手套时操作者身姿稍向前倾，双手往前斜伸，离开诊察床一定距离，又要注意到旁边助手对操作者位置的影响。初学者戴手套动作要稳、手指套入时要准，如果急于套入易发生手指错位。戴好无菌手套后双手作任何伸展动作均不能像不戴手套时随意，尚不能进行下一步操作时应保持拱手手势位。

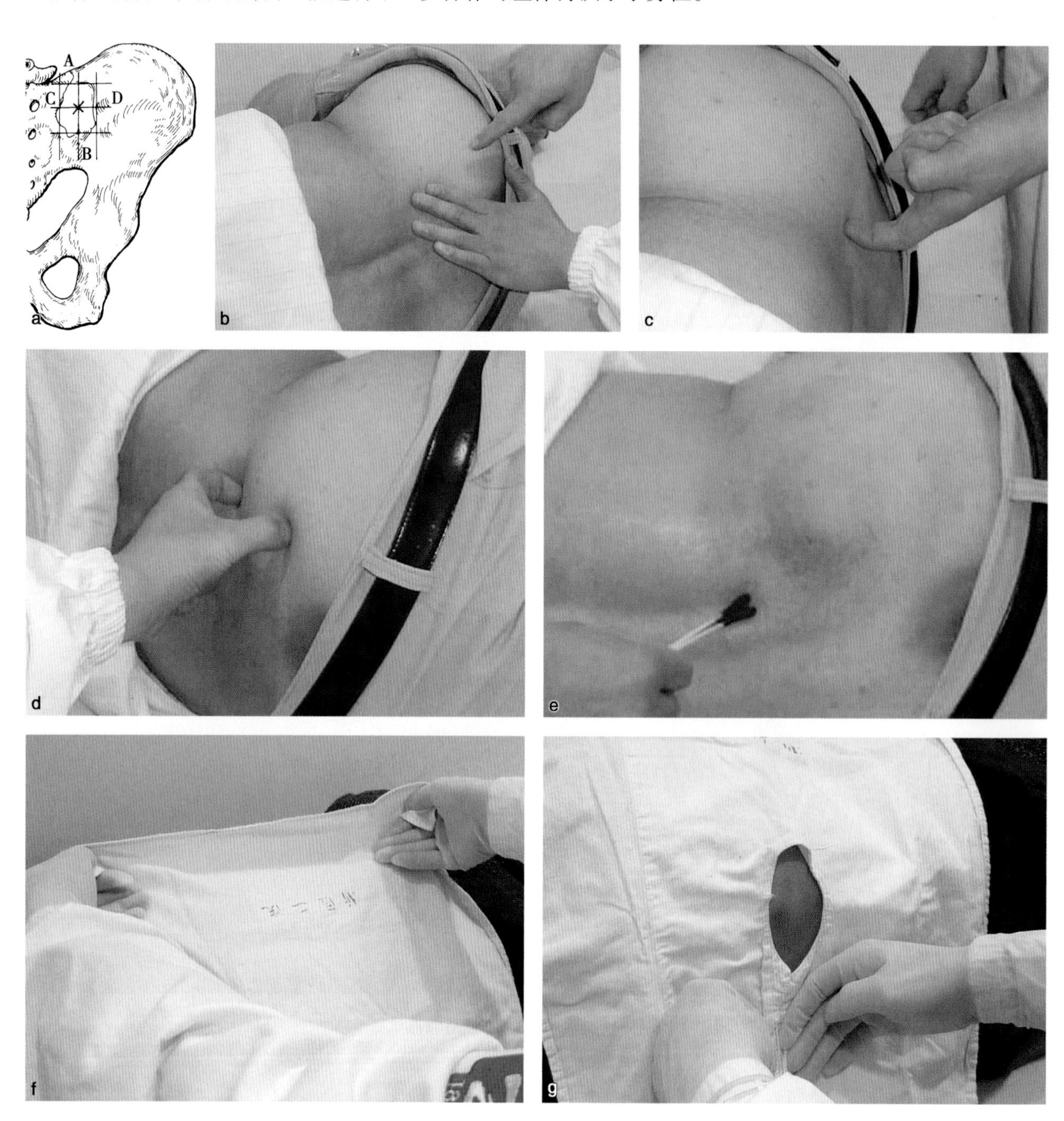

图16-3 髂后上棘穿刺定位、局部消毒范围和铺巾

a为髂后上棘解剖结构和定位点；b为大体触摸穿刺位；c为手指触的姿势和触及定位点A和B；d为手指触的姿势和触及定位点C和D；e为局部消毒范围；f示洞巾铺上时，两手手指回缩并将翘起二角用指背抚平和轻压；g示将下方开口两边紧靠

5. 铺消毒洞巾 助手打开穿刺消毒包，取出消毒洞巾，注意折叠的方向(下方剪开的孔巾)和正反面。当洞巾盖于臀部时，持孔巾的手指回缩，避免接触患者衣裤，而后用指背将翘起的上方二角抚平和轻压(防止洞巾下滑)或请助手在边角上用胶布粘贴。若为下方开口的洞巾，将开口下方两边紧靠。局部消毒后原则上不能用手触摸穿刺中心位点。

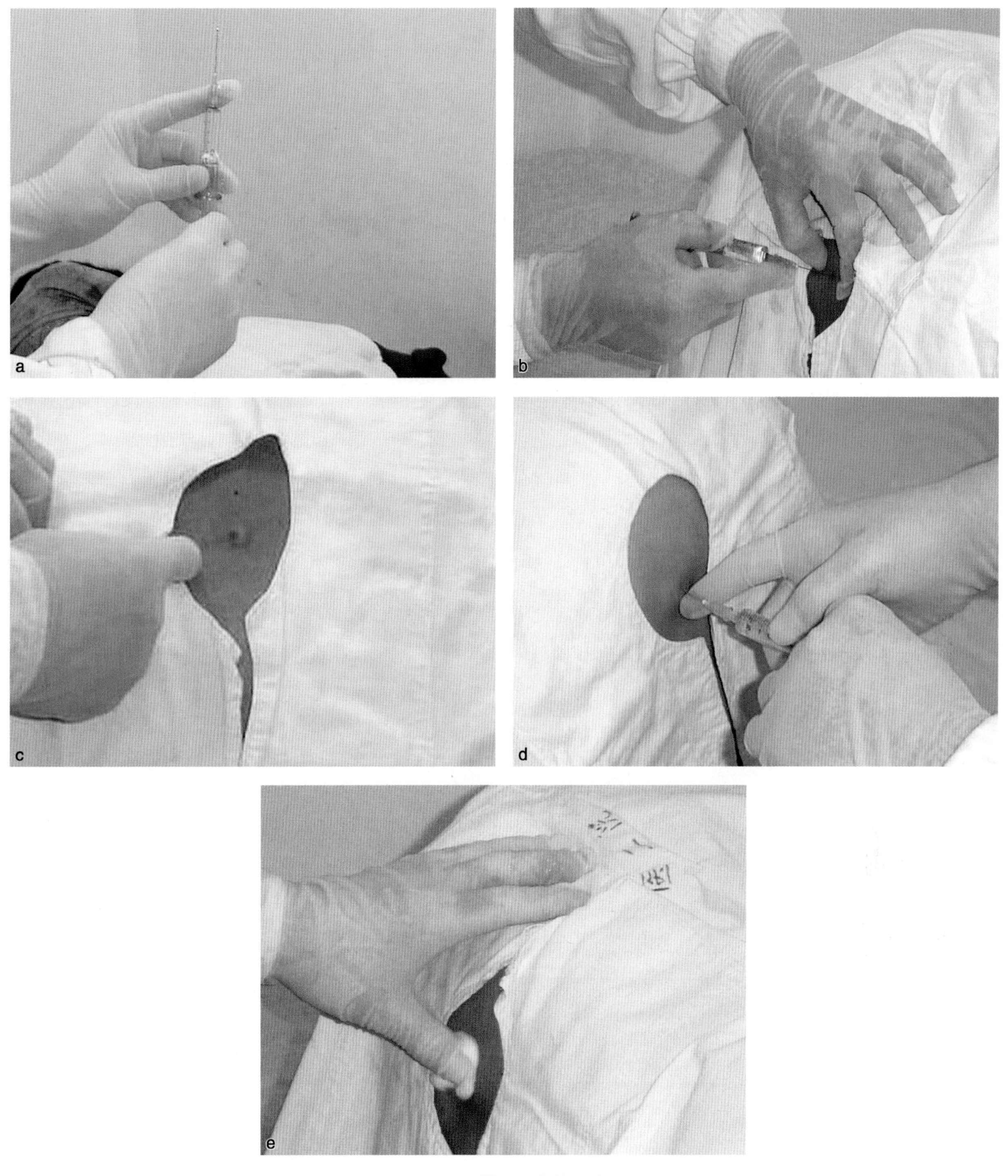

图 16-4 **局麻液推注方式**

a 为抽吸麻醉液后垂直弃去气泡；b、c 为注射手姿和注液后形成的皮丘；d 为垂直进针直至骨膜面推注麻醉液；e 为用消毒棉球轻压弥散药液

6. 局部推注盐酸利多卡因注射液　推荐使用 2%～4%盐酸利多卡因注射液，若用盐酸普鲁卡因注射液必须有皮肤过敏试验阴性的结果。在注射液瓶颈的标记处用砂轮划上 1/3 圈，去掉瓶颈，注意手持位置、使力支点和掰拉方向，可避免初学者瓶颈破碎、划伤手指的危险。

右手持 2ml 或 5ml 针筒，抽吸盐酸利多卡因注射液后垂直弃去气泡（图 16-4），食指扶持针头接合处，无名指扶持针管，中指里屈，使针头孔面尽可能平贴皮肤，另一拇指按皮肤紧松稍做拉动，便于进针和表皮注射。表皮和骨膜为推注麻醉药液的主要部位，位于两者之间的组织因缺乏神经纤维，通常不推注盐酸利多卡因注射液。同时作骨髓活检者宜适当扩大骨膜面的局麻范围。推注盐酸利多卡因注射液完毕，用一颗消毒棉球轻按片刻，使局麻液弥散。

7. 穿刺步骤

（1）取针：穿刺针有国产的非一次性和国外产的一次性穿刺针（图 16-5）。相比较，国外的穿刺针锋利、易于抽吸，活检针的特点是针的顶端稍为细小其后内径稍大而易于把组织块往针管内移动，另一特点是针管均长，用于肥胖者显有长处。国外产的穿刺针和活检针由于均比国产的锋利而使用后，均易于引起局部出血，此外成本约是国产的 10~20 倍。打开或撕开消毒有效期内的穿刺包，取出穿刺针，检查针芯是否卡在槽内（图 16-6a）。

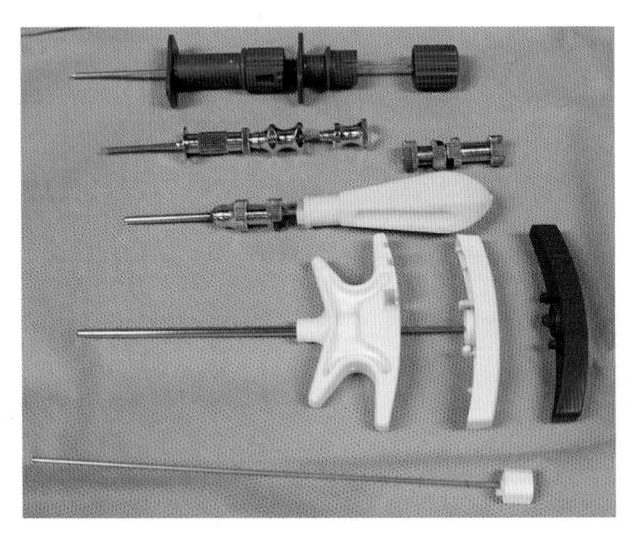

图 16-5 **国产和国外的穿刺针与活检针**

由上至下为国外（意大利）产的穿刺针，国产（上海）的穿刺针、活检针套管、活检针，国外产的穿刺与活检同用针和将针管内组织推出用的推柱

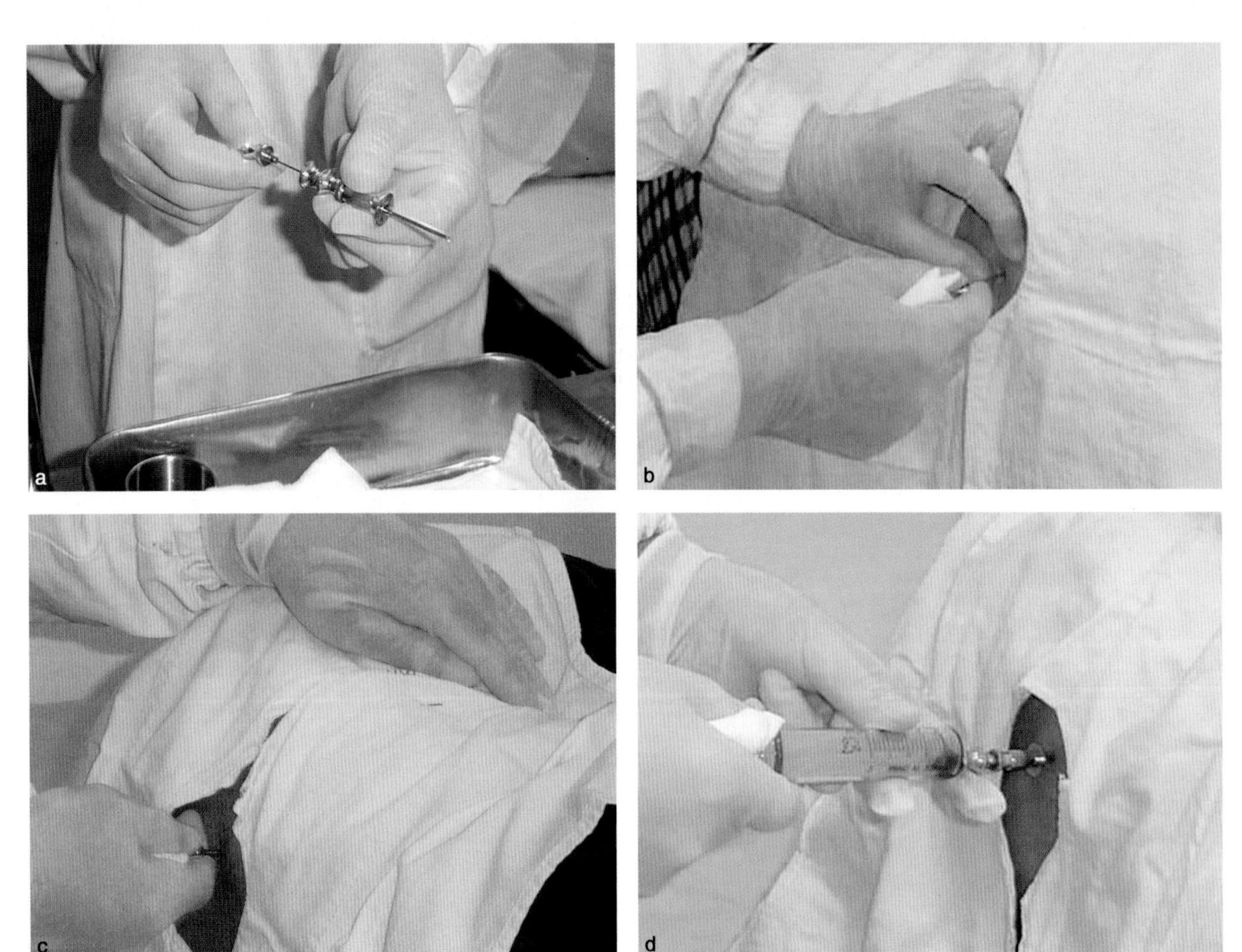

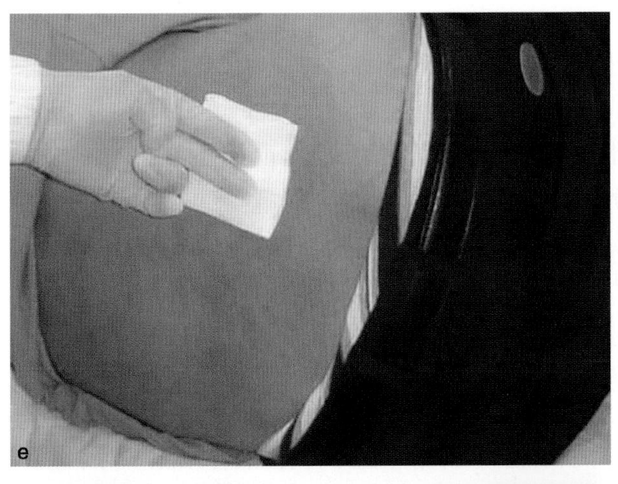
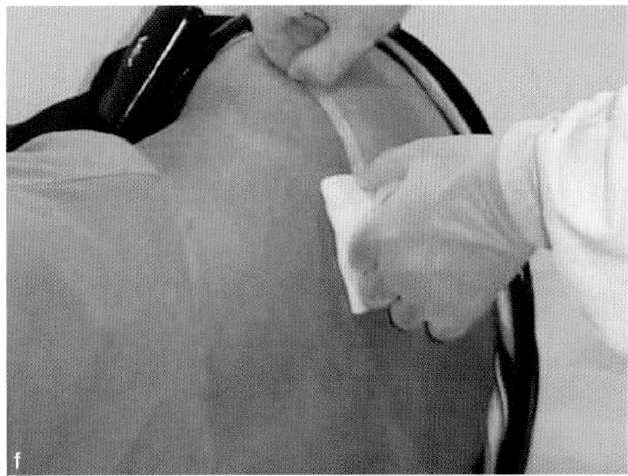
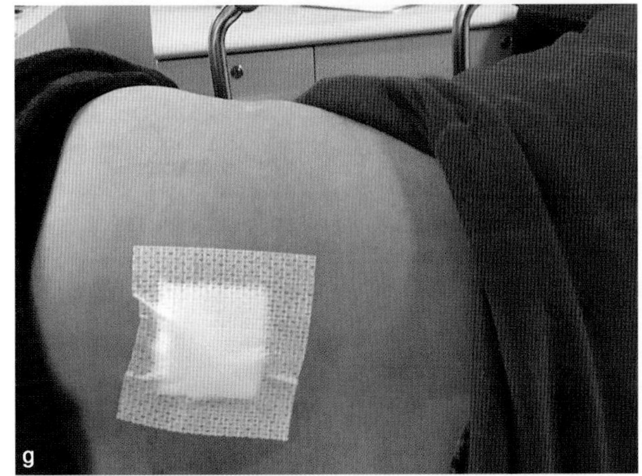
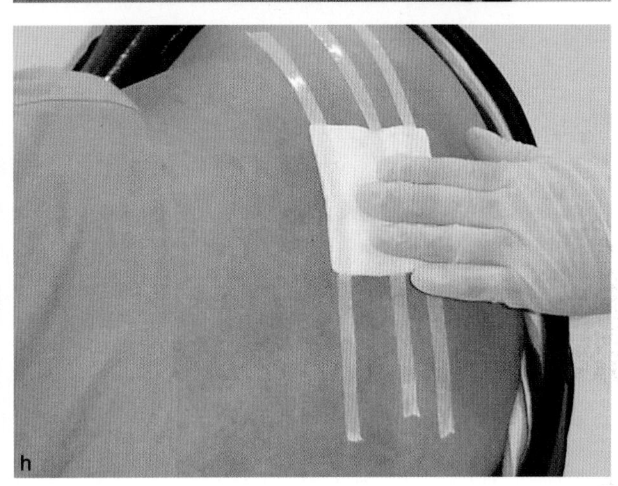

图 16-6　穿刺操作程序

a 为检查针芯与针管是否卡住,然后手持消毒纱布呈三角状握持穿刺针,针把紧顶大鱼际;b 为沿局麻时针眼刺入皮肤;c 为刺入骨膜面对准事先感觉到的位点刺入约 1~1.5cm,另一手扶持患者髂前位以防穿刺中因酸痛时而体位前倾;d 为抽出针芯,接上针筒,一手扶持针筒与穿刺针的接合处,一手抽吸髓液;e 示敷以消毒纱布,用指背按住,一手弃去洞巾;f、g 为粘贴胶布方式或者用医用敷贴贴在消毒纱布上;h 示操作完成后局部按压 10~15 分钟

（2）握针:用纱布填于手持一端的右手掌大鱼际处,食指和拇指握住针柄。

（3）分步穿刺而入:穿刺分两步。先针刺入皮下(图 16-6b)。而后,对准预先定位(注意勿移动或牵拉皮肤,避免定位点移位)并触及骨膜面后,手腕以轻、缓、稳地半钻刺式动作,刺入约 1~1.5cm(图 16-6c)。快速地直刺而入易发生偏位,可导致骨髓稀释或抽吸不成功。

（4）抽吸:抽出针芯,立即接上 10ml 或 5ml 针筒(图 16-6d),左手手指扶持连接穿刺针接口(若用玻璃针筒时要谨防接头处断裂)。抽吸的针筒有用 20ml 甚至 50ml 的,原则上不予支持,因针筒容量越大越不易控制抽吸的骨髓量(相对估量标准为 0.2~0.3ml)。考虑大针筒抽吸负压大易抽吸,在实际工作中也尤必要。

（5）推液:右手抽拉针管,抽吸髓液 0.2ml。不碰及预备的载玻片,以载玻片的垂直方向快速而稍为用力,将髓液推注到载玻片上;或者将骨髓液注射到预备的含 5%EDTA-K_2 50μl 的干燥抗凝试管中,送检查室及时制片,减少储存时间对形态(如细胞凋亡)的影响。

8. 敷以消毒纱布　拔出穿刺针,针眼处敷以消毒棉球后覆盖消毒纱布,用左手二指按住(图 16-6e),右手揭去洞巾后持纸胶或布胶,两手配合粘贴 3 条,先中间后两边,或者用医用敷贴贴在消毒纱布上(图 16-6fg)。

9. 交待和记录　穿刺完成后,嘱病人或其家属局部压迫 10 分钟(图 16-6h),尤其是血小板减少者。局部敷以消毒纱布保持 3 天,并嘱病人或其家属关照在 3 天内局部不能碰水,最后询问患者有无不良反应等。必要时记录操作过程和病人反应。

记录举例：取病人侧卧位，双膝前屈，暴露左（右）髂后上棘和定位；常规消毒、铺巾和2%盐酸利多卡因注射液局部注射后，行髂后上棘穿刺，抽吸髓液约0.3ml，操作过程顺利；出针后局部敷以消毒纱布，无出血；嘱病人或其家属轻压局部10分钟，3天内不能碰水，并询问病人无不良反应。记录骨髓穿刺涂片（后述）的张数。最后操作者签名和日期（年、月、日、时、分）。

10. 查看骨髓涂片　对涂片缺乏小粒而疑似骨髓稀释或取材不佳的标本。如条件许可，立即快速染色予以确认，同时让病人静候，必要时重作骨髓穿刺，并告诉可能原因（如骨髓稀释或造血减低）。

二、骨髓涂片与小粒展片和小粒固定

一般疾病涂片8张，初诊疑似急性白血病涂片12张。涂片应视眼观髓液和首张推片时手感有核细胞多少，适当调整涂片厚薄度，如疑及再生障碍性贫血等有核细胞少时，涂片宜厚，白血病等细胞多时，宜薄。同时采集外周血涂片2张。

涂片制备，刮粘含小粒髓液推片；刮粘少量髓液放于载玻片的一端，一般推片与载玻片成30°～45°并稍为拉锯使髓液往涂片两侧均匀散去后，稍为使力稳而匀速推片。推片与载玻片的度角应视眼观和首张推片时手感，适当调整涂片厚薄，有利于细胞学定性诊断。若推片刮粘髓液量较多时可推制两张涂片，先轻触载玻片使适量髓液于载玻片上，用推片的另一边推片，一张完成后翻转再推制另一张。竖式推片因手持推片离接触玻载片的支点远，平稳性较差，易造成推制的血膜或髓膜宽面不齐。也可准备一块平整的长方木条，载玻片置于其上，一手固定，一手将刮粘的少量髓液可以非常平稳地进行推片。若骨髓稀释，可以通过倾斜玻片将多余的血液淌到一侧。

制备的理想涂片最重要的是有头、体、尾可分的区域，血膜或髓膜长宽范围以（2～2.5）cm×（3～4）cm左右为宜（图16-7），实际操作多在这一范围之间。至于要求推片的涂片两边各留出0.2～0.3mm的空隙区，实际操作多是不易控制的，即使是专业技术人员推片，面对多为易于凝固和黏稠性大的骨髓液和较多的穿刺患者，总体上达不到这一完美要求。虽可用楔形推片，也可采取自制推片（将推片留出2cm的两边各磨成凹三角）可以尝试，但不够现实和实用。我们实践认为涂片有无边间隙对细胞学诊断无任何影响。

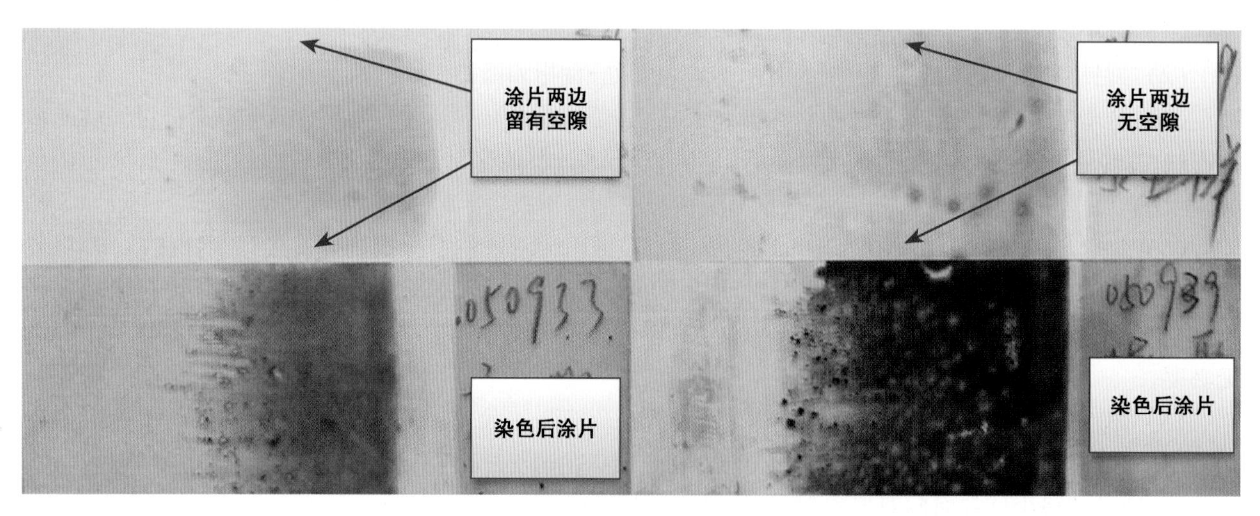

图16-7　**推制骨髓涂片的通常长度**

$EDTA-K_2$抗凝剂对骨髓细胞（APL白血病细胞除外）和染色基本不产生影响，故可提倡用干燥$EDTA-K_2$抗凝管将骨髓液抗凝后再定量（每张5μl）制片，并进行有核细胞直接定量计数等检查，缩小计数误差。中国人民解放军南京军区117医院李早荣主任技师推荐的抗凝制片对缺乏制片技术的临床医师所作骨髓穿刺液标本的处理尤其适用。

髓小粒展片，是刮取骨髓小粒或用吸管吸取含小粒骨髓液于载玻片中央，用另一张载玻片相互轻轻展拉骨髓小粒。拉片观察有核细胞或某些异常细胞较为可靠。含小粒的骨髓凝块也可以如同活检标本进行固定和切片检查，适用于未做骨髓活检或为胸骨穿刺者。

三、骨髓干抽或估计穿刺不理想时的补救方法

癌瘤骨髓转移和造血细胞异常增殖的骨髓“填塞”以及骨髓纤维化时，可出现穿刺干吸。干吸时采用以下方法以获取少量髓液进行细胞形态学诊断。

1. 松动组织法　将穿刺针进入髓腔后，以穿刺位点为中心似松土样轻轻松动组织，然后反复用力抽吸，大多可以获取骨髓液。

2. 获取骨髓微小组织法　不同步做活检者，将穿刺针退至骨膜内面，抽出针芯，再以手腕动作轻、缓、稳地半钻刺式至不能再进入时，作 360°转动后缓缓退出，插入针芯将多可获得的微小骨髓组织压碎展片。用此法观察有核细胞可以优于骨髓涂片。获取的骨髓组织小块也可作骨髓活检。

四、一人穿刺操作和涂片

一般，骨髓穿刺操作由二人进行，其中一人配合。有时由于特殊情况需要一人完成整个操作过程，此时操作前应做好所有准备。符合操作规程的通常步骤如下：①摆好载玻片和推片的位置。②准备好消毒液。③砂轮划好利多卡因液射液瓶颈。④准备好病人体位。⑤消毒皮肤。⑥打开穿刺包，打开麻醉液安瓿瓶颈，置于操作台靠边沿居中约 3cm 处（图 16-8a，箭头所指处）。⑦戴消毒手套和铺巾。⑧持 5ml 针筒将针头以斜角度抽吸麻醉液。针头、安瓿成三角状可增加安瓿稳定性和灵活性（事先操练抽吸并按需移动安瓿）（图 16-8b）。⑨局麻、分两步刺入和髓液抽吸同前骨髓穿刺术。⑩抽吸髓液后快速打到事先准备好的载玻片上。然后，快速拔出穿刺针，盖上消毒棉球和纱布，用孔巾部分反盖并拉上病人手让其局部扶压；快速拉下右手手套，推制涂片。最后，完成推片后，再处理局部穿刺部位，包括敷以消毒纱布、交待和记录（同前）。

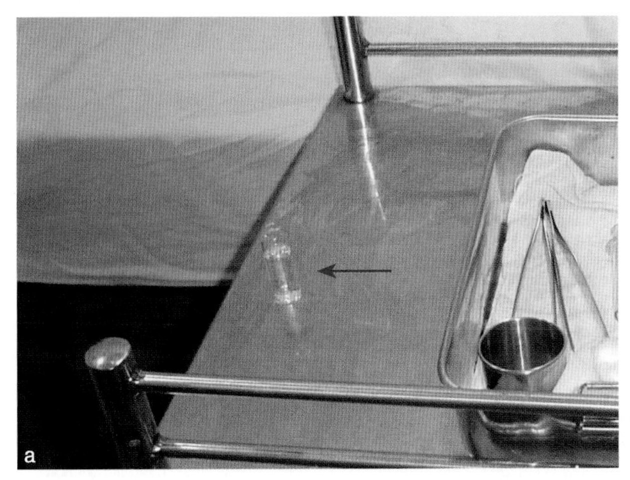

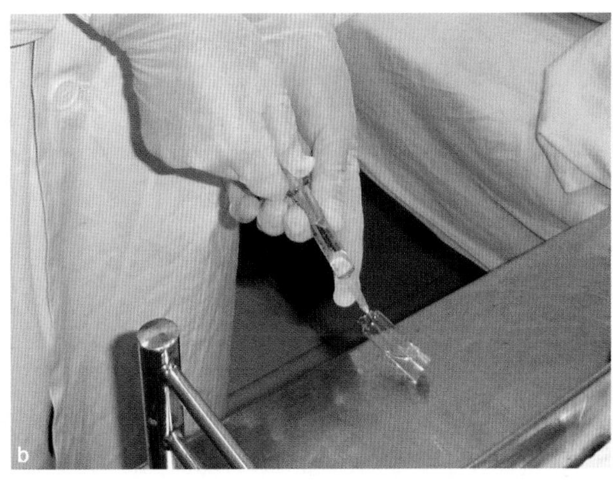

图 16-8　**盐酸利多卡因注射液安瓿放置（a）和抽吸（b）**

五、髂前上棘骨髓穿刺

髂前上棘用于昏迷和病重而不能或不便翻身者，以及需要多部位了解造血功能或局部病变时。患者取仰卧位，髂前上棘后约 1. 5~2. 5cm 处为穿刺点（图 16-9），按上指痕或标记后，常规消毒和局部推注盐酸利多卡因注射液。穿刺时操作者左手拇指和食指固定髂前上棘左右皮肤，右手持穿刺针与骨面垂直（注意体位倾斜度）缓和转钻进入 0. 5~1cm 左右，感觉穿刺针被卡住时，即可抽吸。余同髂后上棘穿刺。髂前上棘骨质坚硬，髓腔又小，稍有偏位或穿刺偏深均易造成穿刺失败。

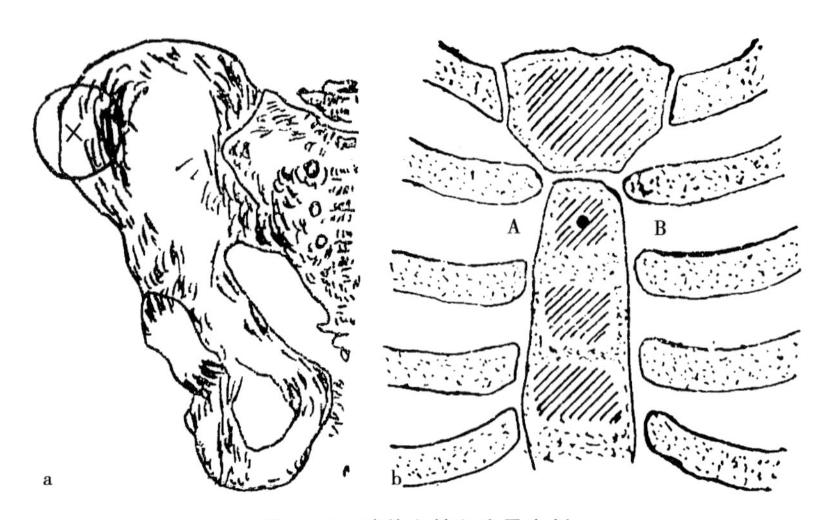

图 16-9 **髂前上棘和胸骨穿刺**

a 为髂骨前面位与髂前上棘穿棘位点(×);b 为胸骨前面位与穿刺位点(A B 之间的黑点位)

六、胸骨骨髓穿刺、胫骨穿刺和婴幼儿骨髓穿刺

胸骨既是造血最活跃的部位,又是穿刺有一定危险和不能进行骨髓活检的区域。因此,此部位常被用于髂后、髂前穿刺不成功以及需要更多的了解造血功能或局部病变时。患者取仰卧位,不用枕头,必要时用枕头垫于背下以抬高胸部,于第 2~3 肋骨之间定位(图 16-9)。定位后作一标记或指痕,按常规消毒和推注局部麻醉液,以 45°(针柄斜向上腹部)缓缓进针,穿刺针进入胸骨深度约为 0.5~1cm,一般穿刺针进入被固定时即示进入髓腔。

胫骨穿刺为 3 岁以下患儿可选择的一个部位。穿刺点在膝关节下 3cm 处或胫骨粗隆下 1~1.5cm 处,消毒和穿刺操作同髂后上棘穿刺。对 1~3 个月患儿进行骨髓穿刺,也可用一次性注射器(连针头或用 8 号针头)在常规消毒下不用局部推注麻醉液直接穿入患儿的胸骨(8 号针头可用于 1 岁以上患儿)或髂后上棘(小于 3 个月)。由于婴幼儿骨质软,直接的一次性穿刺易于把握,也简便安全。对婴幼儿骨髓穿刺,也可尝试用小儿头皮针或小号针头代替穿刺针进行。

第三节 标本采集——骨髓活检、组织印片与固定

一、骨髓组织获取

通常,能获取骨髓活组织的部位有两处:髂后上棘和髂前上棘。骨髓活检与常规部位的骨髓穿刺同步进行,按操作中采集组织部位是否移动,分一步法和二步法(图 16-10 和图 16-11)。一步法可能会引起局部组织出血和一些人工假象,一般采用二步法获取骨髓活组织。

1. 二步法 二步法示意如图 16-10 所示。在完成髂后上棘骨髓穿刺后,在旁开抽吸骨髓液位点约 1cm 处进行骨髓活检术。

(1) 右手持骨髓活检针穿刺进入:打开消毒活检包或将活检针放到刚使用的穿刺包中。取出针管,不套套管(接柱)而插入针芯(国产的非一次性活检针)。沿骨髓穿刺位进入,移动皮肤旁开穿刺点约 1cm 处,稍为刺入骨膜面。

(2) 套上套管钻刺而入:抽出针芯,套上一节或者两节套管(一节长,一节短,儿童患者宜用短套管)后再插入。以手腕动作缓、稳地半钻刺式而入 2~3cm 时,作 360°转动离断组织,缓缓退出。

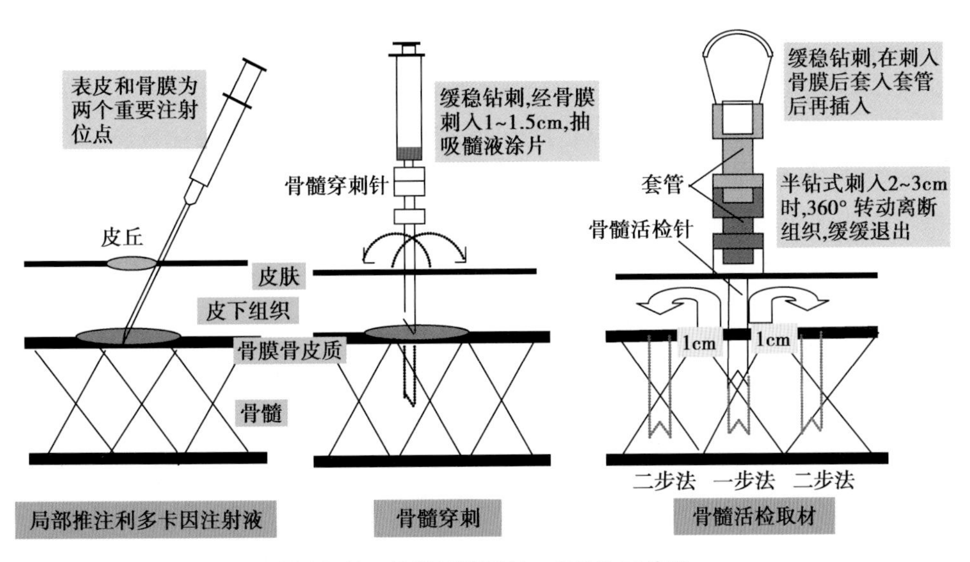

图 16-10 骨髓活检取材一步法和二步法

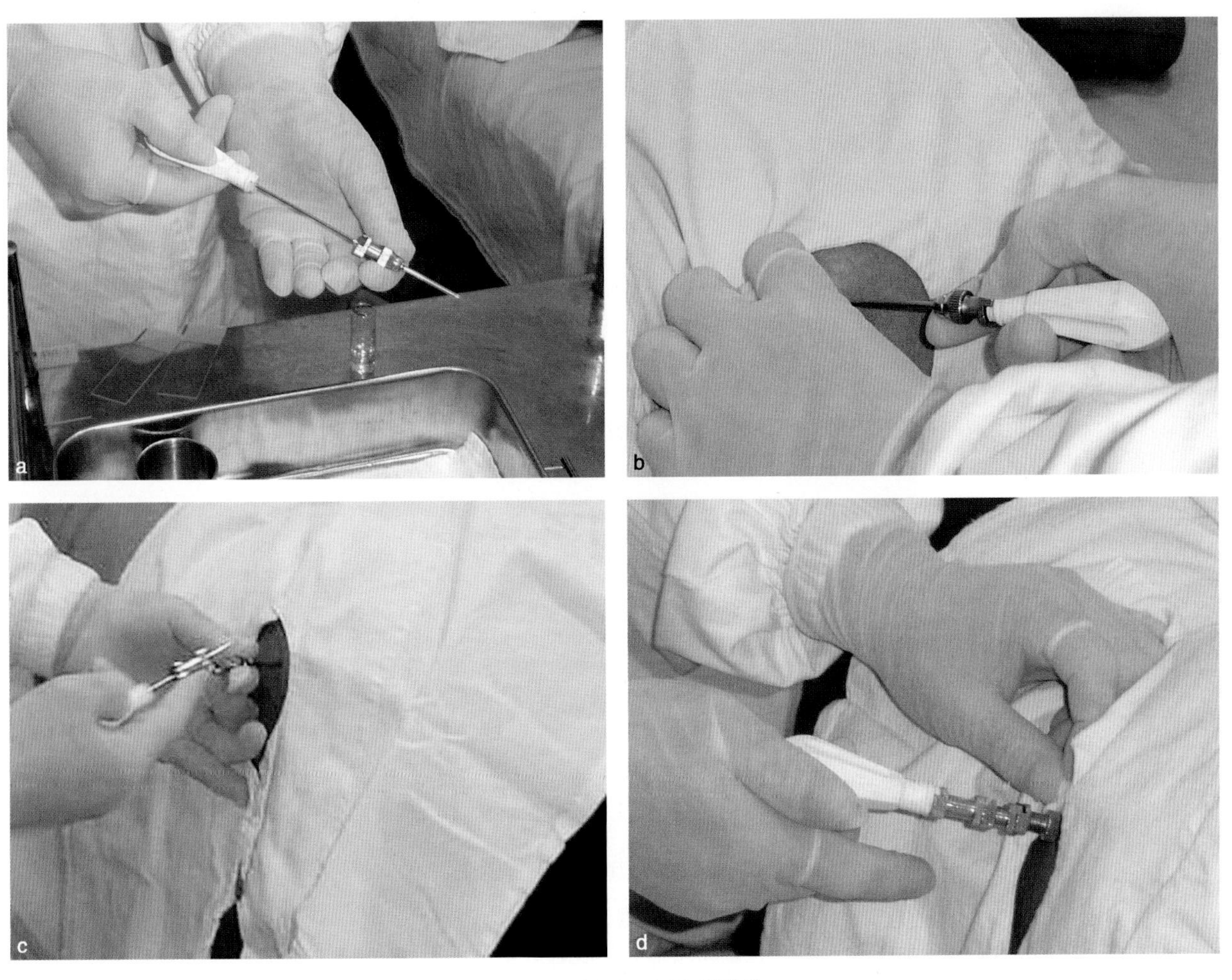

图 16-11 骨髓组织取材操作

a 去掉套管插入针芯；b 钻穿稍入至骨膜面；c 取出针柄（针芯）套上套管；d 以手腕动作缓稳半钻刺式而入 2～3cm，转动 360°离断组织后，缓缓出针

(3) 推出骨髓组织:去掉套管,插入针芯,推出获取的骨髓组织。骨髓组织长度应达到 0.8~1cm 或以上长度,若<0.5cm 时将明显影响异常成分的检出,应重新获取。

(4) 敷以消毒纱布:局部敷以消毒纱布或消毒粘贴,同骨髓穿刺。

2. 一步法 一步法是用活检针完成穿刺、抽吸骨髓液和组织取材。在局部消毒、麻醉、铺巾完成后,用活检针替代穿刺针在穿刺点进行穿刺。穿刺过程同前述骨髓穿刺,抽吸髓液比骨髓穿刺针容易,抽吸的量也常大。抽吸髓液完成后不退出活检针,将套管(接柱)套入,针芯插入固定于骨髓腔的针管,以手腕动作缓缓钻刺(约 100°来回)而入,通常用国产活检针至不能再入时,作 360°转动后缓缓退出。去掉套管,插入针芯,推出获取的骨髓组织。

二、组织印片与固定和血片采集

将获取的骨髓组织推至洁净载玻片上制备印片。印片制作宜快,摆正位置后较为快速地轻轻滚动,或用另一张载玻片放在其上将组织块从玻片一端轻匀地滚向另一端(图 16-12)。然后,立即将组织放入事先准备的固定液中固定(图 16-1)。获取符合要求的组织材料是决定印片质量的关键,取材不理想的组织便不能得到良好的印片标本。获取的组织块中带有较多的血液时,也将影响印片的细胞量。

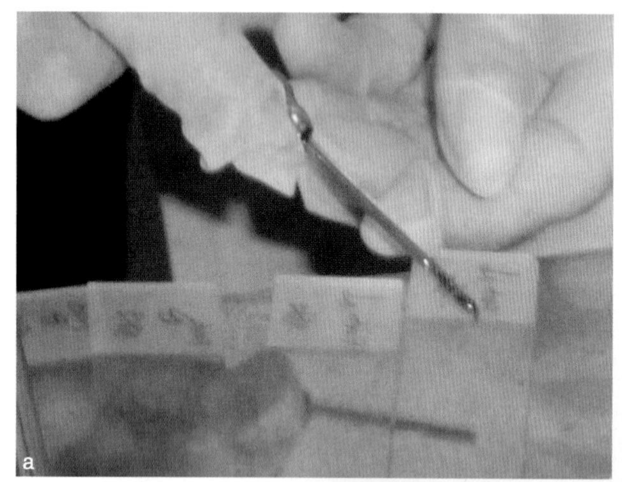

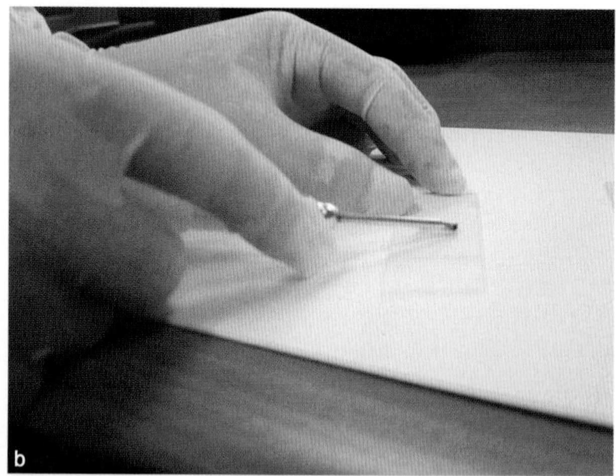

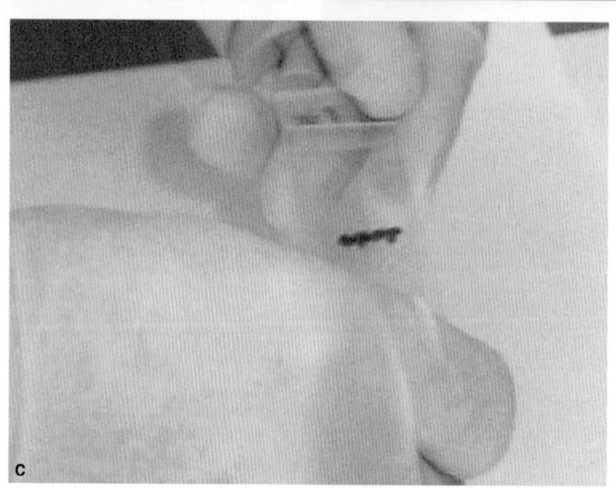

图 16-12 **骨髓印片制备**

a 为将获取的组织块推至载玻片上,摆正位置;b 为较快地轻轻滚动;c 为用另一张载玻片置于其上轻轻滚动。染色后印片见第十五章图 15-3

骨髓穿刺和/或活检操作结束后,采集外周血推制血片 2~4 张,完成一步采集四片(骨髓涂片、骨髓印片、骨髓切片和血片,见第二章图 2-6)。然后,将采集的骨髓涂片、骨髓印片和血片标本,以及活检的组织标本，检查归类，放入相应的标本盒。

三、交待和记录

骨髓活检完成后，嘱病人或其家属局部压迫 10 分钟，尤其是血小板减少者。局部敷以的消毒纱布（或用医用敷贴）保持 3 天，并嘱病人或其家属在 3 天内局部不能碰水，最后询问患者有无不良反应等。必要时记录操作过程和病人反应。

记录举例：由于骨髓活检与骨髓穿刺同步进行，其记录程序为：取病人侧卧位，暴露左（右）髂后（前）上棘和定位，常规消毒、铺巾和 2%盐酸利多卡因注射液局部注射后，先用骨髓穿刺针行骨髓穿刺，局麻点进针，缓和钻刺至骨膜下 1～1.5cm，抽吸髓液约 0.3ml 涂片，操作顺利。随后，持活检针做骨髓活检，原点进入，在旁开穿刺点约 1cm 处，缓和钻刺至骨膜下 2～3cm，360°转动后缓缓退出，获取的骨髓组织立即印片和固定，操作顺利；出针后敷以消毒棉球和纱布或用医用敷贴，无渗血；嘱病人或其家属局部轻压 10 分钟，3 天内局部不能碰水，并询问病人，无不良反应。同时记录获取的骨髓组织长度与颜色（如约 1cm 长，灰白色，组织条完整）。最后操作者签名和日期（年、月、日、时、分）。

第十七章

标本运送、查对、染色与质控

骨髓检查标本采集后的运送与保存，实验室接收标本与核对，分理与染色及其质控的要求等都是实验室管理和技术的重要内容。在标本运送中，除了临床医师外，护工和其他相关人员也应熟知标本运送中需要注意的事项。

第一节　标本运送与查对和分理与染色

标本运送是检查前质量管理的重要环节，运送不当将直接影响标本的细胞质量（形态）。标本的存放也是一个问题。

一、标本运送和存放

经骨髓穿刺而制备的涂片，遇空气中湿度大时应用简易方法（如用报纸在涂片上扇动）加快涂片干燥。涂片干燥后，最好分格盛放于空（药）盒里（也可以重叠）。空盒大小适宜放下涂片并能盖上盖。在盒子上标注醒目的患者姓名、床号、住院号和采集日期。

严禁涂片未干燥就叠放在一起、空盒盖外翻并放上涂片、用纸包涂片拿在手上运送。不宜使用密封性佳的塑料标本盒（图17-1a）盛放涂片标本。因塑料盒盖上盖后，盒内密封，尤其是遇上空气湿度大时，会使涂片红细胞溶解；严重时还影响到有核细胞形态而不能做形态学检验与分析诊断。在传送标本中还应防止涂片湿气侵袭和细雨漂着。杭州迪安检验医学中心在实践中推出适宜于多标本（涂片标本和活检标本）盛放的实用性标本盒。涂片标本制备后不能立即送检，尤其次日送检者，应存放于整洁、盖子平整的盒子内，防止微生物污染和蟑螂等啃嚼。

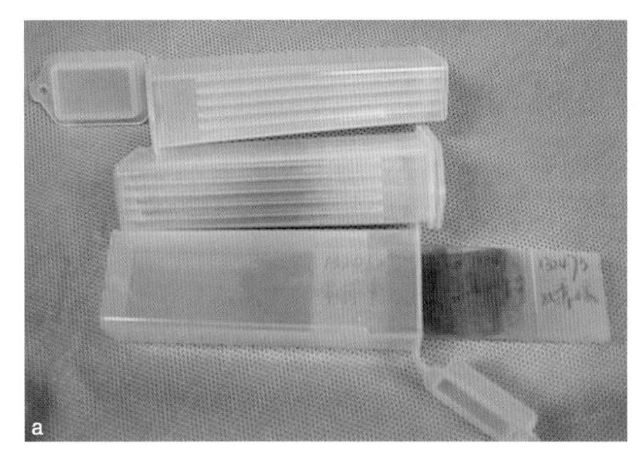

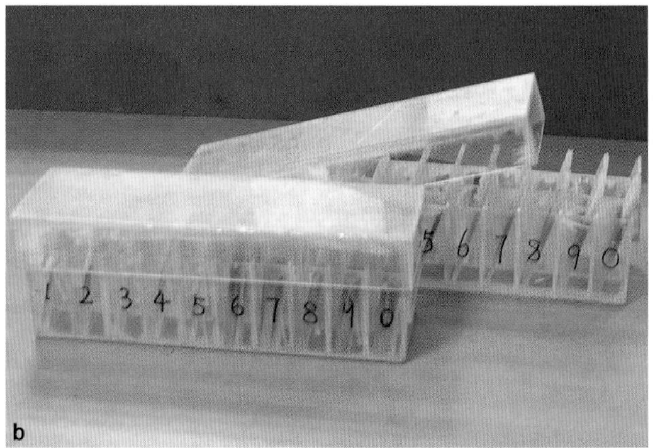

图17-1　有盖密封塑料标本盒（a）和标本存片盒（b）

二、标本接收查对与记录、一般标本分理与染色

标本送达实验室，必须仔细查对送检标本的患者姓名、床号（盛放标本盒上的标识）；查看有无骨髓印

片、血片和固定的骨髓组织(标本类型);查看骨髓送检单上有无填写不符合要求的内容,发现问题及时联系或退回。

记录收到标本的张数、类别和质量,如骨髓涂片、血片;记录涂片、血片等标本制作是否符合基本要求。有骨髓活检者,记录收到的组织标本长度和颜色。按序登记、编号(标识号),每张标本的一端(磨砂区)写上患者姓名和编号,并记录接收标本的日期和时间。标本质量高低是影响形态学诊断可靠性的一个因素,对于明显不符合要求的标本应具体记录。

标本分理是指标本按不同的可能疾病进行不同染色的选取,尤其是细胞化学染色和细胞免疫化学染色。如贫血的常规染色包括 Wright-Giemsa(WG)染色和铁染色等。

我们的经验是一般形态学检查标本的常规选取:选取 3 张良好的骨髓涂片、2 张血片以及印片(制备者)作 Wright-Giemsa(WG)染色。另选取一张骨髓小粒丰富的涂片作铁染色,并在磨砂区再写上"Fe"符号,以了解患者贮存铁和细胞内铁的过多或缺乏。如经铁染色检验可将贫血分为细胞外铁消失和细胞内铁减少的铁缺乏性贫血(缺铁性贫血和缺铁的其他贫血),细胞外铁增加(或正常)而细胞内铁粒增加和环形铁粒幼细胞的铁负荷性贫血(铁粒幼细胞贫血、巨幼细胞贫血、再生障碍性贫血等),细胞外铁增加而细胞内铁减少的继发性或慢性病性贫血。对非贫血患者也可发现隐性缺铁而提供有意义的参考。

再选取一张涂片进行中性粒细胞碱性磷酸酶(neutrophilic alkaline phosphatase,NAP)染色,并在磨砂区写上"NAP"标识,按方法要求及时规范固定,以了解较多疾病中的 NAP 活性状态。

急性白血病患者,除了上述的常规选片外,尚需要选取标本进行细胞化学和细胞免疫化学染色,并分别在标本(如涂片)磨砂区标注染色的缩写字母,如 MPO(POX)、SBB、CD41。

(1) 细胞化学染色:各选一张骨髓涂片作髓过氧化物酶(myeloperoxidase,MPO)、苏丹黑 B(Sudan black B,SBB)、氯化乙酸酯酶(chloroacetate esterase,CE)和丁酸萘酯酶(naphthyl butyrate esterase,NBE),或非特异性酯酶(non-specific esterase,NSE,或 NAE)等染色。

另选一张涂片作甲苯胺蓝染色,以监测 Wright-Giemsa 染色中不易观察的不典型嗜碱性粒细胞和肥大细胞(图 17-2)。嗜碱性粒细胞和肥大细胞在肿瘤性病变中往往呈不典型形态,而甲苯胺蓝染色是显示它们的最佳方法,观察到阳性细胞数和形态多彩性均比 Wright-Giemsa 染色所观察的为显著,有助于评判有无伴随的嗜碱性粒细胞或肥大细胞增多,同时是鉴定嗜碱性粒细胞白血病和肥大细胞白血病(图 17-2)的最佳指标。

(2) 细胞免疫化学染色:细胞免疫化学染色是形态学鉴别诊断方法的一种补充,为一般性形态学诊断不足提供新依据。如急性原始淋巴细胞白血病(acute lymphoblastic leukemias,ALL),除了形态诊断外,需要细胞免疫化学检查给予分型。一些少见白血病,如急性微分化髓系白血病、急性未分化细胞白血病和急性巨核细胞白血病形态学诊断也需要细胞免疫化学提供信息。故可根据需要选取适当的单抗(组合),有针对性选取 1~2 张涂片做细胞免疫化学染色,如抗 MPO、抗溶菌酶、CD41、CD22、CD68,并分别写上缩写字标记,及时规范固定。

抗 MPO 标记染色(粒系细胞为主)和抗溶菌酶(单核系细胞为主)标记染色,主要用于鉴定粒单系原幼细胞,如急性髓细胞白血病(acute myeloid leukemias,AML)中的原始粒细胞、原始单核细胞、幼单核细胞和单核细胞阳性,而 ALL 阴性。

CD41 或 D42 标记染色用于鉴定原始巨核细胞,如急性巨核细胞白血病阳性(图 17-3);还可鉴定髓系肿瘤,如 AML、骨髓增生异常综合征(myelodysplasitoc syndromes,MDS)、骨髓增生异常-骨髓增殖性肿瘤(myelodysplastic/myeloproliferative neoplasms,MDS-MPN)中形态学不易识别的微小巨核细胞(见第二节),经标记染色后阳性细胞数和阳性检出率都高于 Wright-Giemsa 染色。

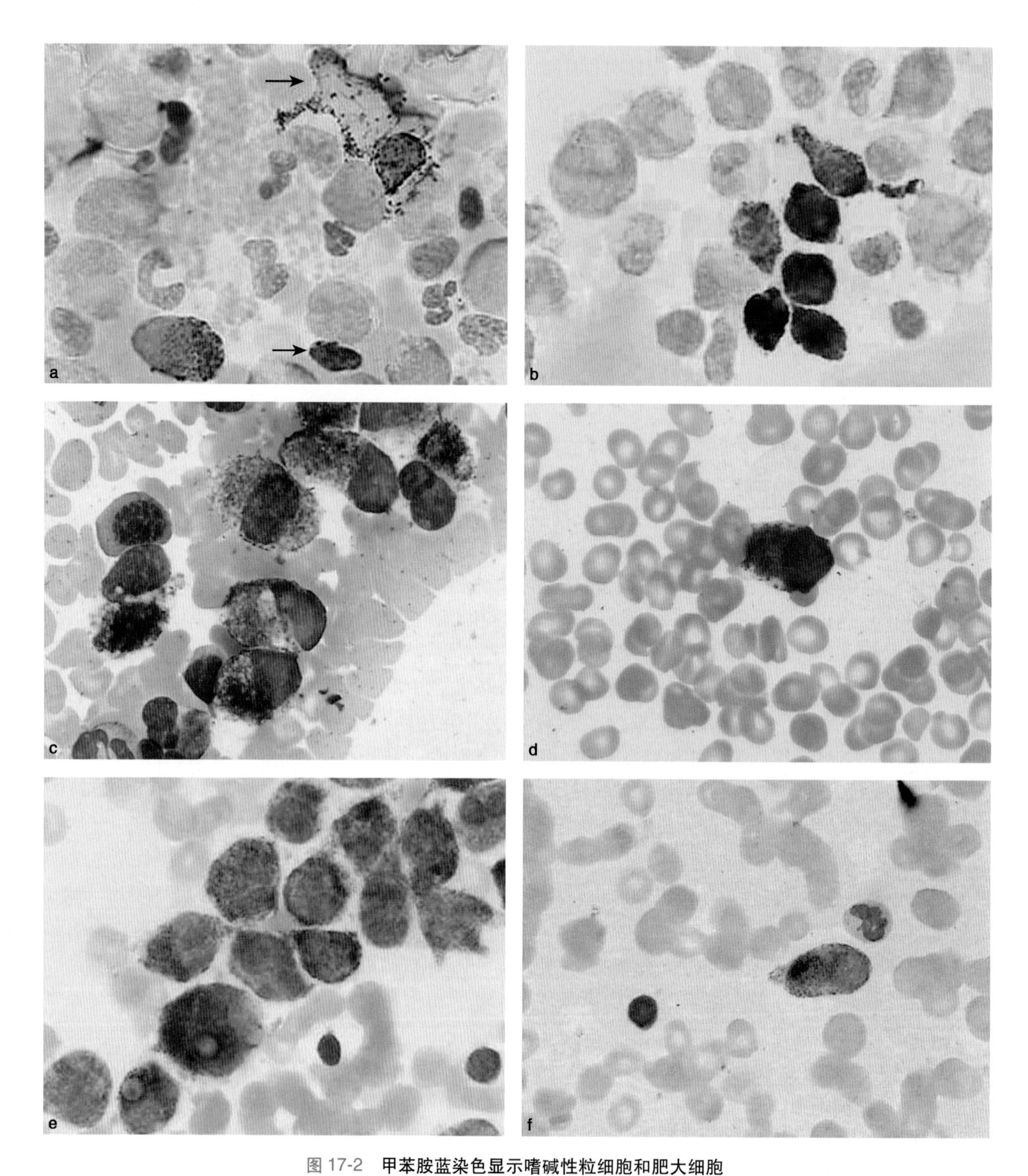

图 17-2 **甲苯胺蓝染色显示嗜碱性粒细胞和肥大细胞**

a 为 CML 早幼和小如淋巴的嗜碱性粒细胞；b 为 AML 中的肥大细胞簇；c、d 为肥大细胞白血病不典型肥大细胞骨髓与血片；e、f 为 c、d 甲苯胺蓝染色阳性细胞

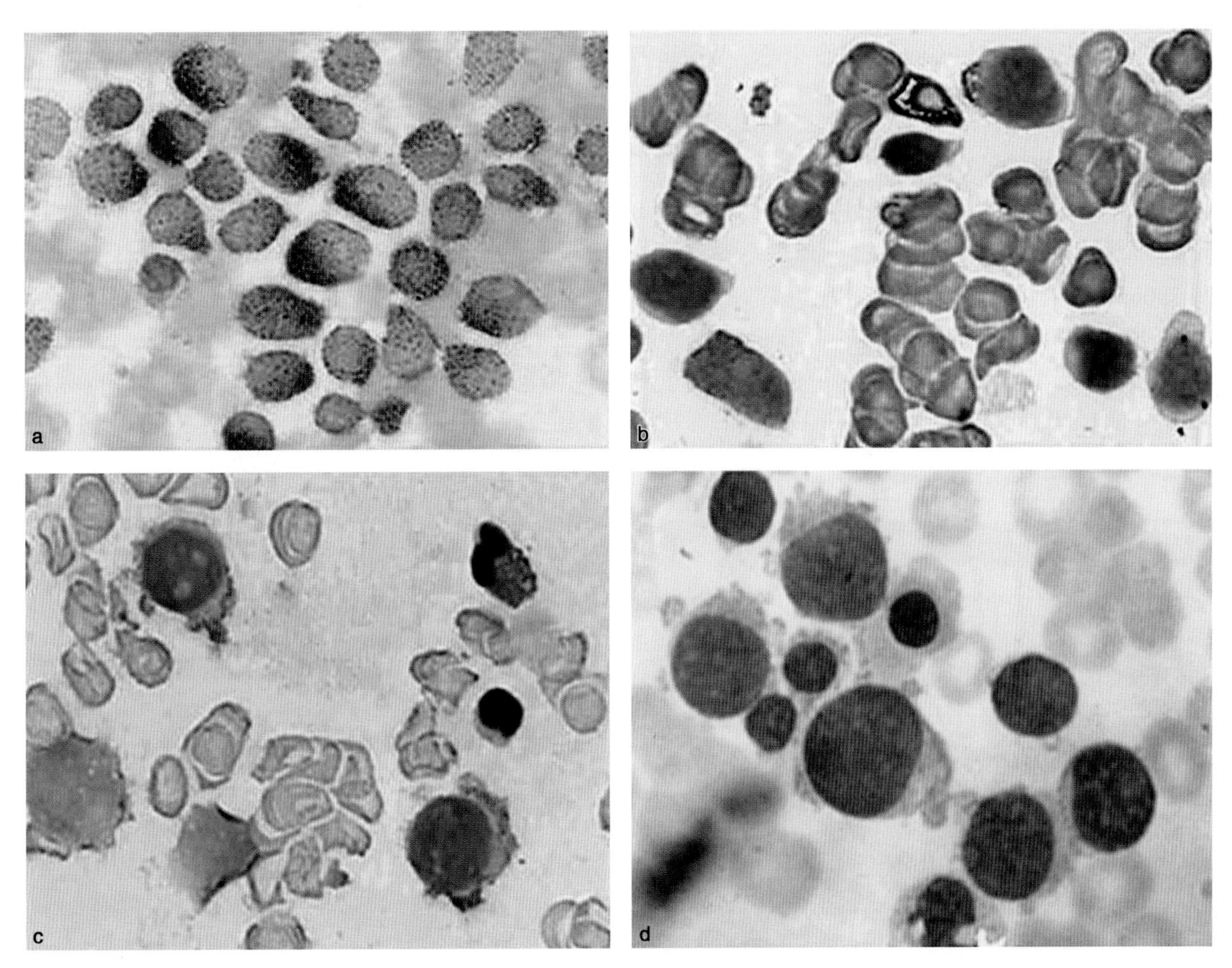

图 17-3 **急性白血病细胞免疫化学染色(骨髓涂片)**

AML(不)伴成熟型原始细胞抗 MPO 阳性见图 6-11;a 为 APL 颗粒过多早幼粒细胞抗 MPO 强阳性;b 为骨髓原始细胞类似淋巴的不典型 AML,抗 MPO 染色一部分阳性,图中 4 个原始细胞 2 个阳性;c 为 CD41 阳性的 2 个原始巨核细胞(M7);d 为患者 Wright-Giemsa 染色原始巨核细胞

三、备用和未染色标本的处理

未选取染色或尚未染色的涂片,存放在如有盖的、内为分格的特制盒内(图 17-1b)。或按序叠放,但其上一张涂片面须朝下,以防虫啃和空气中湿度等对标本质量的影响。也可以用锡箔纸紧密包裹,-20℃保存,以保证细胞抗原的完整性,待使用时恢复至室温状态再打开取片。

第二节 染色方法与质控

染色是骨髓检查的重要技术,分普通染色和特殊染色两大类。普通染色有 Wright 染色,Giemsa 染色,WG(Wright-Giemsa)混合染色(用于涂片),HGF(Haematoxylin-Giemsa-fuchsin)染色和 WGF(Wright-Giemsa-fuchsin)染色(用于切片,见第二十章);特殊染色有细胞(或组织)化学染色,细胞(或组织)免疫化学染色。按目前现状,用于涂片的最佳普通染色是 Wright-Giemsa 混合染色,细胞免疫化学染色是 APAAP(alkaline phosphatase-anti-alkaline phosphatase)和链霉菌抗生物素蛋白过氧化物酶(streptavidin-peroxidase,SAP)法。

一、Wright-Giemsa 染色与要求

国际血液学标准化委员会(International Council for Standardization in Haematology,ICSH)推荐的细胞普

通染色方法为 Romanowsky 染色，但由于其染色剂组成天青 B 质量不易达到要求，故使用最多最广并被许可的还是其中的 Wright-Giemsa 混合染色。Wright-Giemsa 混合染色也是造血和淋巴组织肿瘤 WHO 分类中外周血和骨髓涂片标准染色方法之一。

1. 试剂配制　①染色液：配制方法很多，如 Wright-Giemsa 混合染色配制可选用 Wright 染料 0.5g、Giemsa 染料 0.5g，加入 500ml 的优级纯甲醇中混匀备用。也可分别配制 Wright 染色液和 Giemsa 染色液，如取 Wright 染料 0.84g，倒入含 500ml 的优级纯甲醇瓶中，振荡溶解（在配制的 3~4 周内，每隔数日振摇一次）。取 Giemsa 染料 4.2g 加入已加温于 37℃的 280ml 甘油中，振荡数分钟，待基本溶解后加入优级纯甲醇 280ml，混和（在配制的 3~4 周内每隔数日振摇一次）。②磷酸盐缓冲液：磷酸二氢钾 0.3g、磷酸氢二钠 0.2g，加入 1 000ml 蒸馏水中溶解，调节 pH 6.8 左右。

2. 染色与要求　一般将干燥涂片平放于染色盒架上，滴满 Wright 染液；约 30~60 秒后滴加 Giemsa 染液 1~2 滴；分次加 2 倍于染液的缓冲液混和，保持染液厚约 2~3mm；染色 10~15 分钟后用水冲洗，置于晾片架上晾干（图 17-4）。

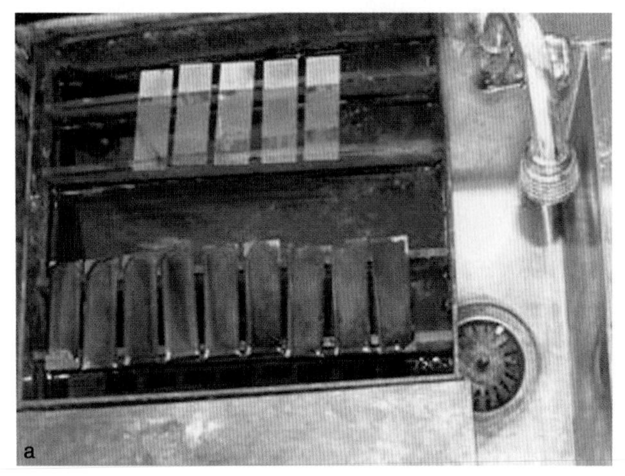

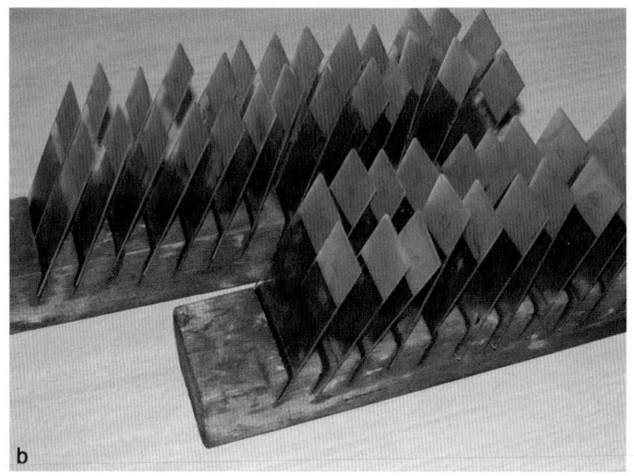

图 17-4　涂片染色盒（a）和晾片架（b）

染色液配制和染色方法的改良很多，实验室可以根据各自的经验适当地灵活掌握，但监管的目的都是一个，染色的细胞需要符合要求。评判的基本标准是细胞膜、核膜、染色质结构清晰，红细胞完整、染色微杏红色。ICSH 推荐的染色要求应达到：染色质为紫色，核仁染为浅蓝色，嗜碱性胞质为蓝色，中性颗粒为紫色，嗜酸颗粒为橘红色，嗜碱颗粒为紫黑色，血小板颗粒为紫色，红细胞为红色至橘黄色，中毒性颗粒为黑色，Auer 小体为紫色，Dohel 小体为浅蓝色，Howell-Jolly 小体为紫色。自配的 Wright 染色液，由于甲醇质量的批间差异，通常会出现染色偏酸。此时，可用氢氧化钠溶液调节缓冲液 pH（适宜 pH 在 6.8~7.0 之间），直至达到满意的染色效果。推荐 Wright-Giemsa 染色用的染色盒以有机玻璃病理湿盒为佳，大小以 25cm×30cm 为宜，内有二排染色架，每排可放置 8 张涂片进行染色，端边有一流水小孔，便于冲洗水流入水槽。

二、细胞化学染色与质控

细胞化学染色是以细胞形态学为基础，运用化学反应的原理对细胞内的酶类、脂类、糖类和无机盐成分进行定位、定性和半定量的分析方法。其主要技术有 3 个步骤：固定-显示-复染。固定用甲醛蒸气固定或液体固定。显示用纯化学方法（如偶氮偶联法显示酯酶、联苯胺色素法显示 MPO（POX）、普鲁士蓝法显示可染铁）或类化学方法或物理学方法（如 SBB 显示脂质）。复染分细胞核（常用苏木精、中性红、沙黄等复染液等）和细胞质（常用伊红、光绿复染液等）复染两种。

细胞化学染色盛行于 20 世纪中期，至今虽受其他新的诊断技术的影响，但许多染色仍是血液病诊断与鉴别诊断的重要方法，如细胞外铁和内铁检查依然是评价患者体内铁缺乏（如缺铁性贫血）的金标准，

MPO、SBB 和酯酶染色等是急性白血病类型或系列评判的常规方法。ICSH 的急性白血病和 WHO 造血和淋巴组织肿瘤分类中,都强调细胞化学染色作为常规诊断项目的重要性。

1. 急性白血病　ICSH 在 1995 年推荐的应用于急性白血病细胞化学主要染色的为 MPO、氯乙酸酯酶(chloroacetate esterase,CE)和 NAE(NSE)三种,另加补充染色 SBB(表 17-1)。WHO(2017)特别强调 MPO 和非特异性酯酶在急性髓细胞白血病诊断与鉴别诊断中的价值。考虑到试剂质量及其配制上的差异和方法的特征性与灵敏性差异,作者实验室将过氧化物酶(peroxidase,POX),即 MPO(重在确认粒系、单核系白血病细胞)、SBB(重在确认单核系白血病细胞)、CE(重在确认粒系白血病细胞)、NBE 或 NAE(重在确认单核系白血病细胞)作为 AML(微分化型和原始巨核细胞型除外)和 ALL 诊断与鉴别诊断的常规项目;另一常规项目——甲苯胺蓝染色则作为提供 AML 有无伴有嗜碱性粒细胞(或肥大细胞)增多或嗜碱性粒细胞白血病(或肥大细胞白血病)诊断的证据(图 17-2)。

表 17-1　国际血液学标准化委员会推荐的细胞化学染色及结果

MPO	CE	NAE(M 型)	诊断解释	另外的检查及备注
+	−	−	AML-M1	排除 NAE 阴性的 AML-M5 病例
+	+	−	AML-M2 或 M3	
+	−	+	AML-M4 或 M5	
+	+	+	AML-M4	混合的 CE 和 NAE 阳性原始细胞
−	−	+	AML-M5*	
−	+	−	AML**	细胞内免疫表型分析
−	−	−	分类不明**	细胞内免疫表型分析
细胞内免疫表型分析				
抗 MPO	cCD3	cCD22	TdT	诊断解释	另外的检查及备注

抗 MPO	cCD3	cCD22	TdT	诊断解释	另外的检查及备注
+	−	−	+	AML	排除混合(双克隆)白血病:膜免疫表型分析
+	−	−	−	AML	
−	−	−	+	分类不明	膜免疫表型分析
−	−	−	−	分类不明	不像 ALL;需要膜免疫表型分析
−	+	−	+	T-ALL	
−	−	+	+	非 T-ALL	膜免疫表型分析
其他结果				不典型白血病,包括双表型/混合变异型:需要借助膜免疫表型分析分类	

* M5 的 MPO(POX)常为阴性而 SBB 阳性;** MPO 阴性应做 SBB 染色

细胞化学检查最重要的任务是明确形态学不典型白血病细胞的系列特性;对于形态学表现典型的白血病侧重在特殊性和例外性,或者在于排除某一系列属性。

(1) 过氧化物酶(POX)染色(ICSH 推荐法):①原理:粒系和单核系细胞含有的 POX 能将二氨基联苯胺的氢原子转移给过氧化氢,产生有色染料沉淀与胞质酶活性处。②试剂:甲醛-丙酮缓冲液(pH 6.6):磷酸氢二钠 20mg,磷酸二氢钾 100mg,蒸馏水 30ml,丙酮 45ml,400g/L 甲醛溶液 25ml(配制后 4℃保存);50mmol/L Tris-Hcl 缓冲液(pH 7.6):基质液:3,3 二氨基联苯胺 20mg,Tris-Hcl 缓冲液 50ml,3%过氧化氢溶液 0.2ml,振荡混合后过滤(临时配制)。③染色:新鲜涂片用冷甲醛-丙酮缓冲液固定 30 秒(4℃),流水冲洗;入基质液温育 10~15 分钟(20℃±5℃),流水冲洗;Giemsa 染液复染 30 分钟,流水冲洗,晾干,镜检。④结果判定:阳性产物为棕黄色颗粒。"−"为胞质中无阳性颗粒;"±"为胞质中细小阳性颗粒;"+"胞质中阳性颗粒较粗大,常呈局限性分布;"++"为阳性颗粒粗大密集,约占胞质的 1/2~2/3;"+++"为阳性颗粒粗大几乎布胞质;"++++"阳性颗粒呈团块状,充满胞质,可覆盖核上。⑤质控对照:由于细胞化学染色的质控物不易保存和标准化,在实际工作中可以采用两种方法,其他标本对照和自身标本中的细胞对照。其他标本对照,为受检标本染色中,同时选择前 1~2 天骨髓检查而无明显改变和无临床可疑血液病的标本或前几天检查而保存的阳性白血病标本作为质控对照,监测对照标本中应该存在的阳性细胞与阴性细胞是否失控。自身标本对照,为受检标本染色后,观察非白血病细胞的反应特性(自身质量监控的重要手段),如残余的应该阳性反应的正常细胞(对照的背景细胞)出现阴性(除非白血病细胞阳性),或阴性的正常细胞出现阳性,首先应考虑技术原因或试剂因素造成的失控。⑥方法评价:POX 染色方法有 Washburn 法、二氨基联苯胺法、四氨基联苯胺法和 Pereira 法等。Washburn 法曾是最为常用的方法,但由于其底物联苯胺具有致癌性,应用渐少。ICSH 推荐三种方法:二氨基联苯胺法(DAB 法)、氨基-甲基卡巴唑法和二盐酸联苯胺法。二氨基联苯胺法是其中的常用方法。⑦结果解释与临床应用:一般粒系和单核系细胞 POX 阳性,并与细胞成熟有关,故早期原始粒和原始单核细胞可呈阴性反应。衰老中性粒细胞阳性反应强度减弱。嗜酸性粒细胞阳性,嗜碱性粒细胞阴性。单核系细胞为弱阳性反应。淋巴细胞、有核红细胞和巨核细胞阴性。

临床上,POX 染色主要用于急性白血病类型之间的鉴别诊断。通常阳性>3%考虑为 AML,<3%考虑为 ALL,但 AML 伴微分化型和原始巨核细胞白血病阳性细胞也为<3%,在急性原始单核细胞白血病中亦多见阴性病例。在 AML 中,APL 的白血病细胞强阳性,AML 伴成熟型和粒单细胞白血病阳性,AML 不伴成熟型弱阳性或阳性,急性原始单核细胞/单核细胞白血病弱阳性或阴性,纯红系细胞白血病细胞阴性。成熟粒细胞或单核细胞 POX 阴性或活性降低为其酶活性缺乏,在髓系肿瘤中主要见于 AML 和 MDS。

对于 MPO 染色反应呈弱阳性者,不仔细检查易于遗漏。弱阳性的反应产物常位于原始细胞胞核收缩处或凹陷处,或细小点状散布于胞质(见图 6-10)。注意后者与细小染料沉着物的区别,染料沉着物在涂片上无区域性,而细小阳性产物仅分布在胞质中,而与胞质外的沉积物无关。此外,在观察中重视显微镜的质量和镜检技巧的把握,尤其注意位于核旁的微弱阳性颗粒(图 17-5)。

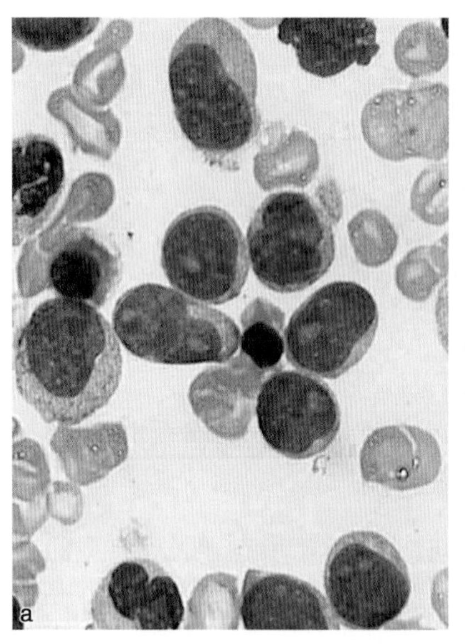

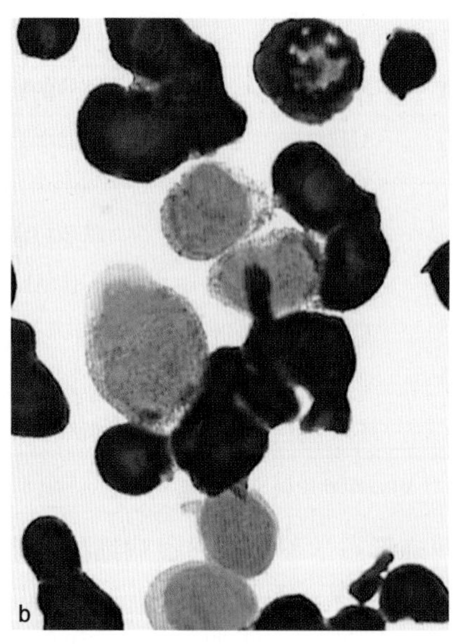

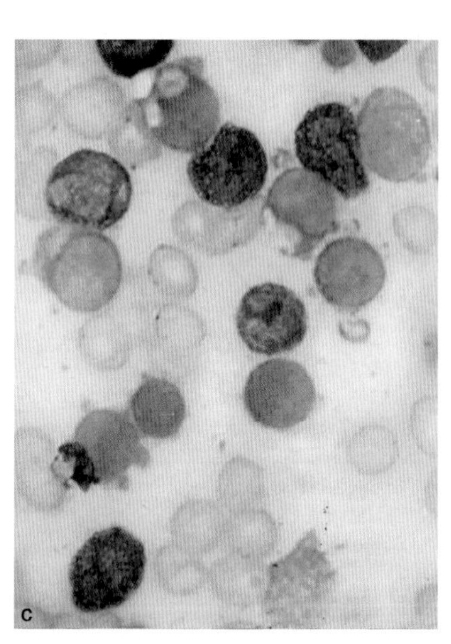

图 17-5 髓系原始细胞 POX 反应和自身质控对照

a 为急性原始单核细胞白血病骨髓象;b 为 a 病人 POX 染色阳性原幼单核细胞,下方 2 个原始单核细胞阴性;c 为急性巨核细胞白血病骨髓标本 POX 染色,原始巨核细胞阴性,而成熟粒细胞阳性为良好的自身质控监测

(2)苏丹黑 B(SBB)染色:SBB 染色更简便、阳性率往往高于 POX(常见 MPO 阴性而 SBB 阳性急性原始单核/单核细胞白血病),与 MPO 同步染色可以起到互补作用而显示更高的诊断与鉴别意义。我们认为在急性白血病定性检查中须有 SBB。①原理:SBB 是一种脂溶性染料,可溶解细胞内的含脂结构,将中性脂肪、磷脂、胆固醇和糖脂等成分被着色为棕黑色至深黑色的颗粒,定位于胞质。②试剂:固定液(40%甲醛或 10%甲醛生理盐水);SBB 贮存液(SBB 0. 3g 溶于 100ml 无水乙醇);SBB 缓冲液(酚 16g 溶于 30ml 无水乙醇,另取 12 水分子磷酸氢二钠 0. 3g 溶于 100ml 蒸馏水中,取两液等量混合);SBB 染色液(取贮存

液 60ml 和 SBB 缓冲液 40ml 混合）；复染液（Wright-Giemsa 染液或 0.5g/L 沙黄溶液）。③染色：涂片 40%甲醛逸散固定或 10%甲醛生理盐水中固定 5~10 分钟；流水冲洗，晾干后入 SBB 染色液温育 1~2 小时；取出快速流水冲洗后复染复染液；流水冲洗，晾干。④结果判定：同 POX，但可见 SBB 阳性而 POX 阴性的同类细胞。⑤质控对照：阳性和阴性标本对照和自身标本中的细胞对照。阳性阴性标本对照，为受检标本染色中，同时选择前 1~2 天骨髓检查而无明显改变和无临床可疑血液病的标本或前几天检查而保存的阳性白血病标本作为质控对照，监测对照标本中应该存在的阳性细胞与阴性细胞是否失控。自身标本对照，为受检标本染色后，观察非白血病细胞的反应特性（自身质量监控的重要手段），如残余的应该阳性反应的正常细胞（对照的背景细胞）出现阴性（除非白血病细胞阳性），或阴性的正常细胞出现阳性，首先应考虑技术原因或试剂因素造成的失控。⑥方法评价：SBB 染色时间应根据实际染色效果而定，一般情况下染色 1~2 小时（以防止反应时间不足而造成的假阴性，尤其是室温温度低时）。采用不同复染液，需要达到阳性和阴性细胞结构和涂片背景清晰。⑦结果解释与临床应用：正常细胞反应与 POX 基本相同。SBB 的阳性率较 POX 为高，在急性原始单核细胞/单核细胞白血病中可见 POX（或抗 MPO）阴性而 SBB 阳性（图 17-6）。因此，作为 POX 的补充提供更为有力的诊断依据，尤其是 MPO 阴性的急性白血病。通常急性原始单核细胞/单核细胞白血病阳性产物为细小和局限，AML 不伴成熟型和伴成熟型阳性颗粒较为粗大，APL 白血病细胞几乎全呈强阳性反应。结果观察时的技巧同 POX 染色。此外，SBB 同 POX 一样，在评估染色阴性细胞中，还需要结合原始细胞的形态学才能做出比较可靠的评判。如在阴性细胞中具有小型的原始淋巴细胞特点，则需要考虑髓淋双系急性白血病（图 15-4）。

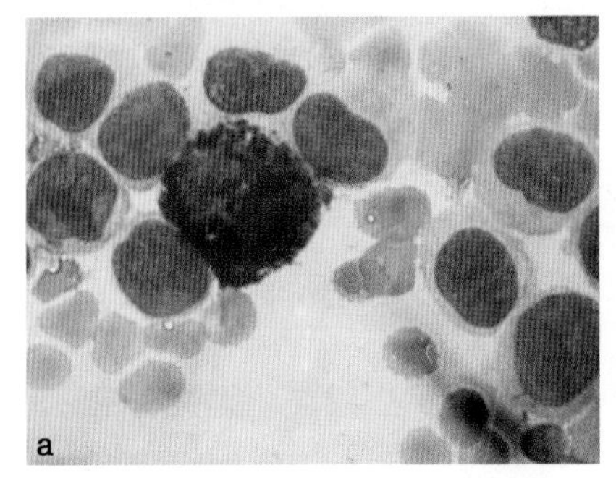

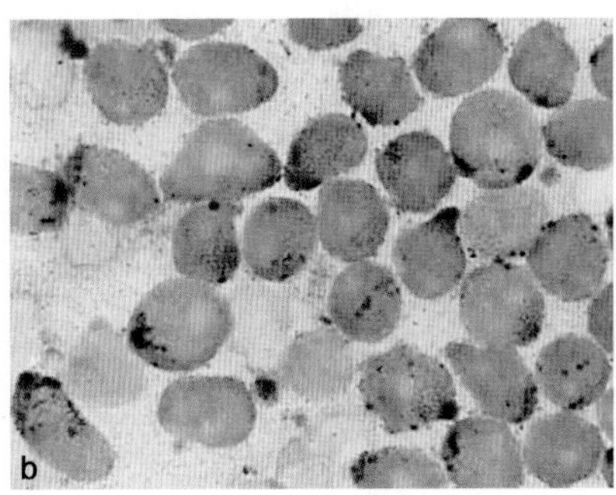

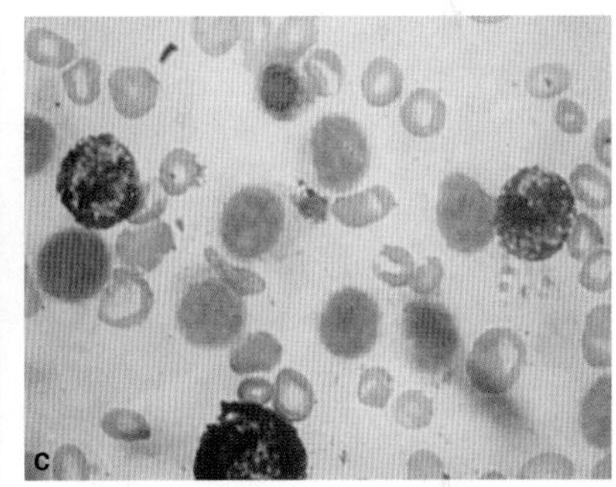

图 17-6 **原始单核/单核细胞白血病、原始巨核细胞白血病和混合系列白血病 SBB 反应**
a 为 M5b POX 阴性，1 个幼粒细胞阳性；b 为 M5a 原始单核细胞 SBB 阳性；c 为 M7 SBB 阴性，中性粒细胞为自身对照阳性

（3）乙酸萘酯酶（NAE）染色和氟化钠抑制试验：①原理：造血细胞内的 NAE 在近中性条件下可水解底物 α-乙酸萘酯，使底物释放 α-萘酚，后者再与重氮盐偶联，生成不溶性有色沉淀定位于胞质。氟化钠抑制试验为基质液中加入氟化钠后，单核系细胞即出现明显的 NAE 活性被抑制。②试剂：固定液（10%甲醛生理盐水溶液）；1% α-NA 溶液（α-NA 1g 溶于 50ml 丙酮和 50ml 蒸馏水）；0.05mol/L（pH7.4）磷酸盐缓冲液和重氮盐（坚牢蓝 RR 或其他相应重氮盐，如坚牢蓝 B）；基质液[0.05mol/L（pH7.4）磷酸盐缓冲液 100ml，一边充分振荡一边缓慢滴入 2ml α-NA 溶液，最后加入重氮盐 100mg，溶解后过滤，分为两份，一份加入氟化钠，终浓度为 1.5g/L]。或者采用以下方法配制：α-NA 100mg 溶解于 50%丙酮水溶液后，加入 0.05mol/L（pH 7.4）磷酸盐缓冲液 100ml，最后加入重氮盐 100mg，溶解。复染液（10g/L 甲绿溶液或 1g/L 沙黄溶液）。③染色：新鲜涂片 2 张，10%甲醛生理盐水溶液固定 5 分钟，流水冲洗，晾干；1 张置入基质液，另 1 张置入加入氟化钠的基质液，各温育 37℃ 1 小时；流水冲洗，复染液复染 2 分钟，流水冲洗。④结果判定：在基质液中以坚牢蓝 RR 为重氮盐，阳性反应为胞质内出现灰黑色至棕黑色弥散性或颗粒状沉积。“-”为胞质中无阳性颗粒；“±”为胞质中可见细少阳性颗粒；“+”胞质显现均匀浅色阳性反应，占胞质 <1/4；“++”为胞质显现均匀灰黑色阳性产物，占胞质<1/2；“+++”为胞质充满棕黑色阳性产物；“++++”胞质充满致密黑色阳性产物呈团块状。加入氟化钠后的阳性酯酶抑制率为未加氟化钠酯酶阳性率或积分减去加氟化钠酯酶阳性率或积分，除以加氟化钠酯酶阳性率或积分，再乘以 100%。⑤质控对照：阳性和阴

性标本对照和自身标本中的细胞对照。阳性阴性标本对照,为受检标本染色中,同时选择前1~2天骨髓检查而无明显改变和无临床可疑血液病的标本或前几天检查而保存的阳性白血病标本作为质控对照,监测对照标本中应该存在的阳性细胞与阴性细胞是否失控。自身标本对照,为受检标本染色后,观察非白血病细胞的反应特性(自身质量监控的重要手段),如残余的应该阳性反应的正常细胞(对照的背景细胞)出现阴性(除非白血病细胞阳性),或阴性的正常细胞出现阳性,首先应考虑技术原因或试剂因素造成的失控。⑥方法评价:NAE染色满意是否,关键之一是配制基质液的技巧,滴入α-NA溶液需要缓慢地一滴一滴滴入又要小心防止滴入的试管触及母液或在振荡中母液沾污试管头。氟化钠抑制试验中,氟化钠浓度很重要,微量称取要准。⑦结果解释与临床应用:正常细胞中,单核细胞呈弥散性絮状阳性,加入氟化钠后阳性酯酶被抑制;粒系细胞、巨核细胞和淋巴细胞多呈细小颗粒状阳性,不为加入氟化钠所抑制。

NAE为单核系细胞特异性较强、中度至强度的弥散性阳性反应并为氟化钠所敏感抑制的酯酶。临床上,NAE染色用于辅助鉴定急性白血病类型。当白血病细胞NAE呈明显的阳性反应(胞质呈弥散性阳性反应,M型),应考虑为急性原始单核细胞/单核细胞白血病(图17-7),其阳性产物并为氟化钠抑制时即可明确诊断;部分阳性并被氟化钠抑制时应考虑为急性粒单细胞白血病,白血病细胞阴性或(弱)阳性,且其阳性产物不被氟化钠抑制者则考虑其他类型白血病。APL有些例外,NAE可呈明显的阳性反应且可被氟化钠抑制。

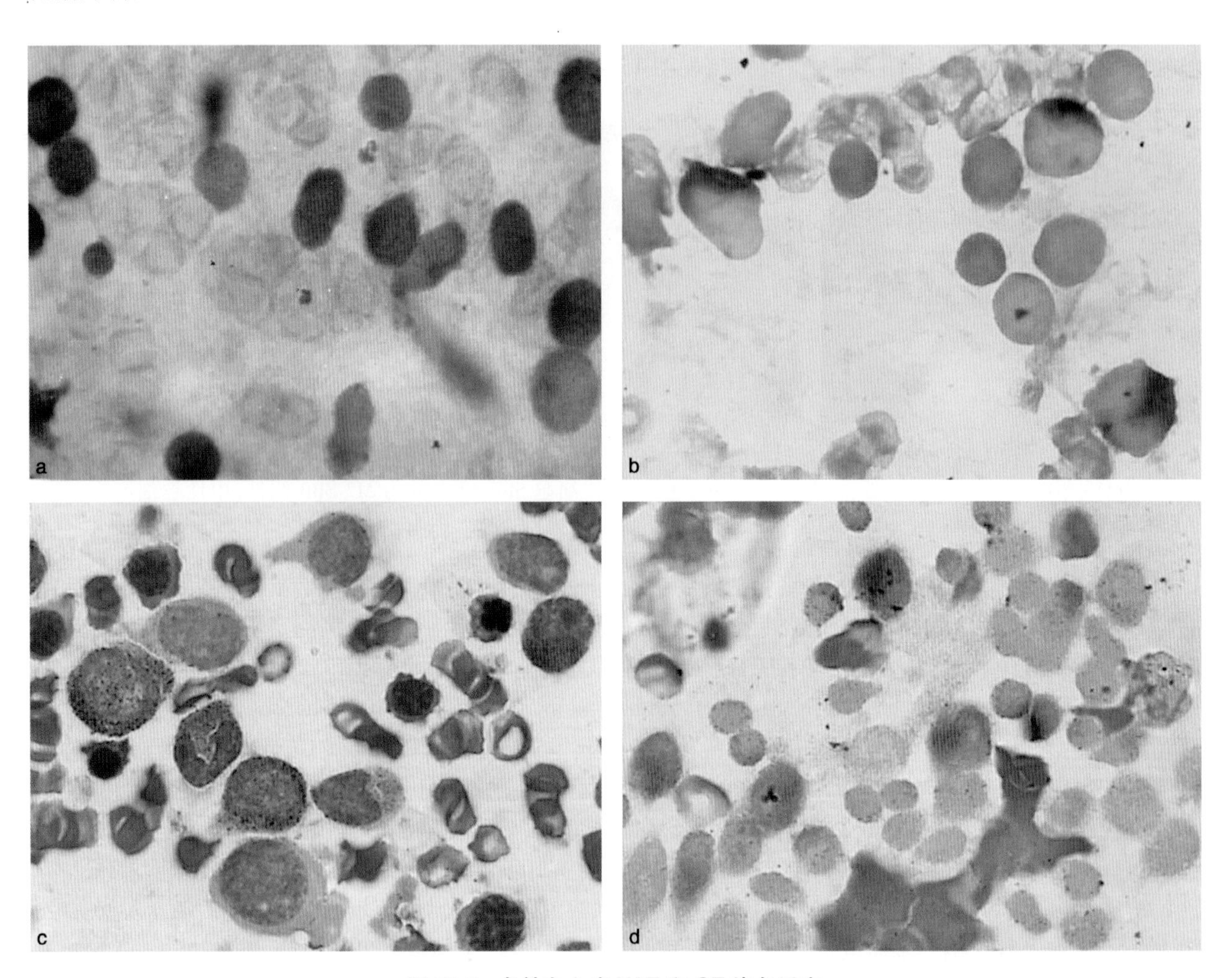

图17-7 急性白血病NAE和CE染色反应

a为M4 NAE染色反应;b、c为血片和骨髓涂片CE染色阳性原始粒细胞和阴性原始单核细胞;d为髓淋双系急性混合白血病的CE染色阳性原始粒细胞和阴性原始淋巴细胞

(4) 氯乙酸ASD萘酚酯酶(CE)染色:①原理:粒细胞内的CE能水解基质中的氯乙酸ASD萘酚产生ASD萘酚,后者与重氮盐偶联生成不溶性红色沉淀,定位于胞质酶活性处。②试剂:固定液(10%甲醛甲醇